核医学与分子影像学

Nuclear Medicine and Molecular Imaging: The Requisites

（第5版）

原著主编　JANIS O'MALLEY | HARVEY ZIESSMAN

丛书主编　JAMES H. THRALL

主　　审　何作祥　王　铁　王荣福

主　　译　王　超　邵玉军

副 主 译　卢　洁　朱　华　刘增礼

　　　　　史育红　仲启平　金从军

北京大学医学出版社

HEYIXUE YU FENZI YINGXIANGXUE（DI 5 BAN）

图书在版编目（CIP）数据

核医学与分子影像学：第 5 版 /（美）詹尼斯·奥马利（Janis O'Malley），（美）哈维·齐斯曼（Harvey Ziessman）主编；王超，邵玉军主译 .—北京：北京大学医学出版社，2022.6
书名原文：Nuclear Medicine and Molecular Imaging: The Requisites, 5th edition
ISBN 978-7-5659-2646-4

Ⅰ. ①核…　Ⅱ. ①詹…②哈…③王…④邵…　Ⅲ. ①核医学②影像诊断　Ⅳ. ① R81 ② R445

中国版本图书馆 CIP 数据核字（2022）第 078229 号

北京市版权局著作权合同登记号：图字：01-2022-2245

Elsevier (Singapore) Pte Ltd.
3 Killiney Road, #08-01 Winsland House I, Singapore 239519
Tel: (65) 6349-0200; Fax: (65) 6733-1817

核医学与分子影像学（第 5 版）

主　　译：王　超　邵玉军
出版发行：北京大学医学出版社
地　　址：（100191）北京市海淀区学院路 38 号　北京大学医学部院内
电　　话：发行部 010-82802230；图书邮购 010-82802495
网　　址：http://www.pumpress.com.cn
E - m a i l：booksale@bjmu.edu.cn
印　　刷：北京金康利印刷有限公司
经　　销：新华书店
责任编辑：冯智勇　　责任校对：靳新强　　责任印制：李　啸
开　　本：889 mm×1194 mm　1/16　印张：32　字数：991 千字
版　　次：2022 年 6 月第 1 版　2022 年 6 月第 1 次印刷
书　　号：ISBN 978-7-5659-2646-4
定　　价：298.00 元

版权所有，违者必究
（凡属质量问题请与本社发行部联系退换）

译审者名单（按章节顺序排列）

王　超　北京核工业医院

仲启平　中国宝原科技质量与信息化部

李云居　中国原子能科学研究院

张燕齐　中国原子能科学研究院

邵玉军　北京核工业医院

金从军　北京核工业医院

刘增礼　核工业总医院（苏州大学附属第二医院）

华　茜　核工业总医院（苏州大学附属第二医院）

卢　霞　江苏省苏北人民医院（扬州大学附属苏北人民医院）

童冠圣　首都医科大学附属北京世纪坛医院

郑朋腾　首都医科大学附属北京世纪坛医院

张硕伦　首都医科大学附属北京世纪坛医院

李　锐　天津市环湖医院（南开大学附属环湖医院）

郭月红　首都医科大学附属北京朝阳医院

高洪波　北京核工业医院

李洪生　南方医科大学南方医院

代若雪　南方医科大学研究生院

陈芷萱　南方医科大学研究生院

王剑杰　北京大学首钢医院

赵　斌　北京大学首钢医院

史育红　核工业四一六医院（成都医学院第二附属医院）

党浩丹　中国人民解放军总医院第一医学中心

关湘萍　北京大学肿瘤医院

朱　华　北京大学肿瘤医院

周妮娜　北京大学肿瘤医院

卢　洁　首都医科大学宣武医院

刘志谋　首都医科大学附属北京潞河医院

合著者

Frederic H. Fahey, DSc
Director of Nuclear Medicine/PET Physics, Department of Radiology,
Boston Children's Hospital, Boston; Professor, Department of
Radiology, Harvard Medical School, Boston, Massachusetts

第 1 章　放射性核素

第 2 章　放射性探测与辅助仪器

第 3 章　单光子发射计算机断层显像、正电子发射计算机断层显像和融合成像核医学在疾病诊断、治疗及医学研究方面有着重要的价值，其临床应用是现代医学的重要标志之一，在恶性肿瘤、心脑血管等疾病的诊断与治疗方面具有不可替代的作用。核医学诊断与治疗是我国人民健康的基本需求。近年来，我国核医学诊断与治疗取得了长足的进步，但是核医学的发展现状与我国经济社会发展的趋势和需求严重不匹配，远远不能满足人民群众的卫生健康需求。2021 年 5 月 26 日，国家原子能机构联合科技部、公安部、生态环境部、交通运输部、国家卫生健康委、国家医疗保障局、国家药品监督管理局等七部门正式印发《医用同位素中长期发展规划（2021—2035 年）》。这是我国首个针对核技术在医疗卫生应用领域发布的纲领性文件，对提升医用同位素相关产业能力水平、保障健康中国战略实施具有重要意义。规划要求实施核医学科的推广计划，包括推动符合条件的

放射性药物按程序纳入基本医疗保险支付范围，并加强核医学学科建设，到 2035 年实现全国范围内的"一县一科"。核医学发展迎来历史机遇期。

由美国阿拉巴马大学伯明翰分校 Janis O'Malley 教授和霍普金斯大学 Harvey Ziessman 教授主编的《核医学与分子影像学》于 1995 年首次出版，此后历经 4 次更新改版，已成为核医学领域的经典书籍。第 5 版《核医学与分子影像学》通过大量的临床应用实例，系统全面地介绍了核医学与分子影像成像方法、临床诊断和治疗的最新进展，是一本难得的核医学参考书。

北京核工业医院牵头组建了译审团队，并且邀请相关领域权威专家指导，与北京大学医学出版社合作，将《核医学与分子影像学（第 5 版）》引进翻译出版。相信本书一定会为我国核医学与分子影像学的推广应用和学科建设提供参考、启发和借鉴。

何作祥
中国核学会核医学分会名誉理事长
清华大学长聘教授
清华大学精准医学研究院副院长
北京清华长庚医院核医学科主任

最近 10 年随着各种影像设备和新型分子探针研发技术的进步，核医学与分子影像技术已经成为临床诊疗疾病的重要平台。由于核医学与分子影像技术在临床的应用越来越广泛，诊疗价值越来越高，正确掌握核医学与分子影像技术已成为保证诊疗质量的关键所在，这对于提高临床诊疗质量、保护患者利益、促进学科发展具有极其重要的意义。

为切实提高我国核医学与分子影像技术的应用水平，由北京核工业医院牵头，组织翻译了这本《核医学与分子影像学（第 5 版）》。这部专著由阿拉巴马大学伯明翰分校的 Janis O'Malley 教授和霍普金斯大学的 Harvey Ziessman 教授担任主编，由国内 16 家科研和医疗机构的 20 多位专家共同翻译，这当中既包括核工业系统的核物理、核医学专家，也包括部分大学附属医院的核医学专家。

本书包括"基本原理"和"临床研究"两篇共 17 章，其中大部分内容侧重于新型分子成像方法及其临床应用的最新进展，力求通过对本书的学习，能够使广大核医学从业人员的业务能力有明显的提高。在审稿的过程中，我深深感到本书具有极高的实用价值，对于指导我们的诊疗规范和正确掌握临床操作技能都是不可或缺的。通过审稿，我从本书中学到了许多全新的知识和内容，收获满满。用爱不释手来形容我对本书的感受，恰如其分。

本书除作为核医学专业人员的必读书籍外，还可作为核医学住院医师规范化培训的参考书及非核医学专业影像科医生和其他专业临床医生的参考读物。尽管经过翻译人员的认真翻译、修改与完善，但仍难免有不足之处，欢迎各位读者批评指正。

王 铁

中国医师协会核医学医师分会名誉会长
吴阶平医学基金会核医学专家委员会主任委员
中华医学会核医学分会第七、八、九、十届副主任委员
北京医学会核医学分会第十届主任委员
首都医科大学核医学系原主任
首都医科大学附属北京朝阳医院核医学科原主任
主任医师，二级教授，研究生导师

根据近年来核医学普查结果，全球平均每万人开展核医学检查的人数约 64 人，其中美国 695 人，欧盟国家 240 人，日本 111 人，我国则为 19 人，仅为全球平均水平的 30% 左右，更是远低于世界发达国家水平。不仅如此，世界发达国家应用的同位素种类、开展的核医学诊疗项目，也是远多于我国。这些国家在长期的核医学研究与实践中，积累了大量经验，取得了丰硕成果，值得学习借鉴。

这部由阿拉巴马大学伯明翰分校的 Janis P. O'Malley 教授和霍普金斯大学的 Harvey Ziessman 教授主编的专著《核医学与分子影像学》已出版到第 5 版。该专著阐述了核医学与分子影像学领域的基础知识及其最新进展，内容权威且紧凑，以众多专栏、表格、重点、易错点和常见问题的形式，归纳了临床实践以及考试中所必备的概念性、事实性和解释性信息。

本书中文版有如下特点：

一是内容新。来自国内十几家科研、医疗机构的专家共同努力，集中时间进行审校，使本专著的中文版书稿在英文版原著出版一年内得以完成。

二是用词规范、用语专业。书中的名词术语，充分参考了《核医学名词》（全国科学技术名词审定委员会公布），尽可能做到用词规范化。而且充分借鉴了国内临床指南、教科书的语言风格，做到表述方式专业化。

三是分工明确。译审团队尽量按照专业特长进行分工，例如：核物理相关的章节，由中国原子能科学研究院的专家进行审校；中枢神经系统章节，由首都医科大学宣武医院的专家进行审校；肿瘤章节，由北京大学肿瘤医院的专家进行审校；内分泌系统章节，由北京核工业医院的专家进行审校。

本书的成稿，恰逢国家原子能机构等七部门联合发布《医用同位素中长期发展规划（2021—2035 年）》之时。规划提出：建立稳定的医用同位素供应保障体系，鼓励放射性新药研发，以及以 PET/CT、PET/MR 为代表的高端诊疗设备的国产化；推广核医学科室建设，在全国范围内实现"一县一科"。这是近年来首次出台鼓励核医学行业发展的重大政策，过去影响行业发展速度和制约创新的因素有望得到解决，政策春风推动下，核医学行业将迎来更快速的发展。

核技术在医学领域中的应用主要有核医学、影像医学、放射治疗等。北京核工业医院拥有北京地区床位数最多的核素诊疗病房，开展了多种新型分子靶向药物的临床诊疗研究，所应用的核素品种、可治疗的疾病种类，均处于国内领先水平。瞄准国际前沿，加强"核技术医学应用"相关专科建设，有助于打造以核医疗为特色的高水平医院，为实现中核集团"建设先进的核科技工业体系、打造具有国际竞争力的世界一流集团"、中国宝原"全力打造国际一流核技术应用产业平台"、中核医疗"成为国际一流的核特色医疗产业集团、引领核技术医学应用产业发展"的奋斗目标而贡献力量。因此，组织翻译本书的构想甫一提出，即得到北京核工业医院领导班子的高度重视，医院拨出专项经费，支持本项目的启动和实施。

医院牵头组建的译审团队，既包括核工业系统的核物理、核医学专家，也吸纳了部分大学附属医院的核医学专家。主要章节的负责人都具有高级职称，大多数还拥有博士学位，许多还具有海外访学经历。他们丰富的科研和（或）临床经验、良好的学术背景和英语水平，为本书的翻译提供了质量保证。值得提出的是，部分译审专家以严谨负责的态度，发现了原著中的若干处笔误，在本书中文版中已进行了更正。

历数已面世的内科学、外科学等医学学科的经典译著，可谓是不胜枚举，反观核医学领域的经典译著，却是屈指可数。我们真切希望，本书能够为我国核医学和分子影像学学科建设、核技术医学应用产业快速发展提供参考、启发和借鉴。

由于时间紧张且水平所限，书中难免存在疏漏和不足，恳请广大同道批评和指正，意见和建议请发邮件到 march@vip.163.com，我们将在本书再版时加以改进。

王　超　邵玉军

第5版序言

本书广受欢迎，现已出版第5版，采用了"核医学与分子影像学"作为本书的新书名。标题的改变反映了过去20年来基于示踪剂的医学成像领域的显著进步。这些进步显著扩大了核医学和分子影像在临床患者诊疗领域的效用与价值。

如您所料，第5版《核医学与分子影像学》中的大部分内容侧重于新型分子成像方法及其临床应用的最新进展，包括PET、SPECT/CT、PET/CT及PET/MRI融合成像。对融合成像的浓厚兴趣使人们清楚地认识到，如今在疾病诊断中，功能和分子信息的价值日益增加。

尽管书名改为了"核医学与分子影像学"，本书依然沿用了前4版的结构。基础科学章节旨在介绍物理学、仪器和核药学的重要原理，以及它们如何影响临床实践的发展。在第5版中对物理学内容进行了扩充与整合，以反映当前的技术。新版还增加了监管问题、辐射安全和质量控制的主题，以及有关核医学和分子成像实践的"非解释性"材料。

临床章节依然遵循从示踪剂分布和定位的基本原理到实际临床应用的逻辑顺序。了解放射性药物如何在正常及患病组织中进行时间与空间上的定位，对于推理分析图像有极大帮助。要想更好地使用新型示踪剂（如镓-68 DOTA、氟-18淀粉样示踪剂和氟-18 PMSA示踪剂），需要对疾病的潜在机制及其示踪剂定位有所了解。

新型示踪剂与SPECT、PET、PET/CT和PET/MRI的新应用扩充了核医学领域，为本专业注入了前所未有的新活力。

《核医学与分子影像学》的读者们在阅读时可以明显感受到这种活力。特别是PET和PET/CT已成为癌症诊断和治疗的基石，PET/MRI在癌症诊断和神经学研究中也变得越来越重要。

本书前4版在放射学和核医学领域广受欢迎。对于重新命名的第5版，Janis P. O'Malley博士和Harvey Ziessman博士对内容进行了大幅更新整合，出色地完成了本书的又一版本。祝贺他们。我相信，读者们会认为第5版比前几版更加出色。

我们希望，《核医学与分子影像学》将成为核医学科和放射科住院医师的实用简明读物，也能便于研究生以及核医学执业医师和放射科医师进行参考和复习。

James H. Thrall, MD
Radiologist-in-Chief Emeritus, Massachusetts General Hospital
Distinguished Juan M. Taveras Professor of Radiology, Harvard Medical School, Boston, Massachusetts

（王　超　译审）

本书是《核医学与分子影像学》的第 5 版。我们感谢本书前 4 版（1995 版、2001 版、2006 版及 2014 版）的合著者们所付出的心血。自上一版以来，该领域发生了许多激动人心的变化，尤其是在新型 PET 制剂和治疗技术方面变化很大。第 5 版在先前成功版本的基础上提供了简明易读的知识回顾，不仅适合准备子专业轮转或考试的放射学及核医学住院医师与研究生，还适合各专业知识水平的执业人员在维持专科医生认定审查期间填补知识空白。

这一版对各章节均进行了大幅更新，且添加了大量高质量的影像图片。本书第一部分依然专门讨论技术问题，其中包括辐射的产生、仪器和检测、放射性药物和质量控制、辐射安全以及监管事项的基本原理与概念。该部分引入了包括 PET/MR 在内的新主题，并介绍了放射性药物授权使用者受到重视的重要事实。本书第二篇聚焦临床成像与治疗，着重介绍生理机制及药代动力学。由于肿瘤学的快速发展，尤其是在前列腺癌和神经内分泌肿瘤的成像及治疗领域，我们对这几部分内容进行了大幅更新，加入了关于受到关注的几种新批准的成像及治疗剂的重要使用信息。广受欢迎的"重点、易错点与常见问题"章节依然对内容进行了出色的梳理与总结。方案及关键事实等仍在专栏及表格中列出，以便于浏览查找。

这些年很荣幸能够帮助指导和培训这些非常有才华、有天赋的医生们，并带领他们走进奇妙的核医学领域。一路走来，学生们也教会我们很多，在我们教育者继续努力进步的过程中，他们的反馈对我们至关重要。此外，收到世界各地同行们关于这本书如何帮助他们及其学生的反馈，也十分有助于我们继续挖掘新素材。希望我们的经验能体现在这本书中，并为下一版本的成功奠定基础。

致谢

我们想要感谢在本书编写过程中做出贡献的人们。书中所用影像由以下人员提供：Suzanne Lapi（哲学博士）、Kirk Fry（医学博士、哲学博士）、Jonathon McConathy（医学博士、哲学博士）、Steven P. Rowe（医学博士）、Bital Savir Baruch（医学博士）、Corina M Millo（医学博士）、Khun Visith Keu（医学博士）、Lauren L Radford（哲学博士）、Mark Muzi（哲学博士）、Les Foto、Farrokh Dehdashti（医学博士）以及 Hong-gang Liu。Hong-gang Liu 还制作了一些动画图像。Suzy Lapi 和 Jon McConathy 协助编辑了脑成像和分子成像章节。

我们还想要感谢我们的爱人和家人在每一版的编写过程中给予我们的全部支持。

Janis O'Malley 还要特别感谢她的母亲 Lanis Petrik 女士。

（王 超 译审）

目 录

放射性核素 | 第1章

在核医学中，给予患者的放射性药物会衰变放出射线，用以成像或进行治疗。为了了解这些放射性药物如何发挥作用以及使用它们时涉及到哪些安全因素，我们需要熟悉放射性衰变的一些基本物理知识。本章讨论了原子结构、不同类型的放射性衰变以及这些射线如何与物质相互作用。

物质的原子结构

原子核的电荷结构

所有物质都是由原子组成的，而原子又由质子、电子和中子组成。带正电荷的质子和不带电荷的中子质量相似，因为它们位于原子核内，所以被称为核子。而绕原子核运动的电子尽管其质量比质子和中子小得多，但它带有与质子相同电荷量的负电荷（表1.1）。表1.1中列出了原子内粒子的一些属性，表1.2中列出的是一些重要的物理常数。

表1.1 原子内粒子的属性

粒子	电荷	质量（amu 或 u）[a]	质量（MeV）[b]	质量（kg）
质子	+1	1.007 3	938.21	1.673×10^{-27}
中子	0	1.008 7	939.51	1.675×10^{-27}
电子	−1	0.000 549	0.511	9.11×10^{-31}

[a] 1 amu=1.661×10^{-27} kg 或碳原子质量的 1/12（碳-12 原子的 1 个核子）。

[b] 能量与 $E=mc^2$ 有关。

异性电荷之间的吸引力使电子保持在原子核周围轨道上运动，这种力被称为静电力或库仑力（库仑是电荷量单位）。原子核中同性电荷的质子之间存在互相排斥的静电力，而核子与核子之间的**强核力**使自由核子结合成为原子核，强核力虽然远强于静

表1.2 相关物理常数汇总

电荷单位	1 安培·秒
库仑（C）	6.24×10^{18} e（静电单位）
电子伏特（eV）	1.602×10^{-19} J（焦）
单电子电荷	-1.6×10^{-19} C（库仑）
单质子电荷	$+1.6 \times 10^{-19}$ C（库仑）
普朗克常数（h）	6.63×10^{-34} J·s（焦·秒）
阿伏伽德罗常数	6.02×10^{23} mol^{-1}（摩尔$^{-1}$）
卡路里（cal）	4.2 J（焦）
真空中的光速	3.0×10^8 m/s（米/秒）
埃（Å）	10^{-10} m（米）

电力，但只能在极短的距离内发挥作用。通常原子核的实际质量小于组成它的核子的质量和，二者的质量差或称作质量亏损，由自由核子结合成原子核时以能量形式释放，所释放的能量称为原子核的结合能。能量与质量通过质能方程 $E=mc^2$ 关联。

各种元素按元素周期表排列。同一元素中所有原子都有相同数量的质子。质子数通常表达为**原子序数**或 Z。所有碳原子都有 6 个质子，所有氧原子都有 8 个质子，所有碘原子都有 53 个质子，则它们的 Z 值分别为 6、8 和 53。但是，特定元素的原子可以有不同数量的中子（即**中子数**，N）。比如，氧原子除了有 8 个质子，大多还有 8 个中子，一些氧原子还有 7 个或 10 个中子。核子的总数（Z 加 N）也就是**原子质量**或**原子质量数** A。因此，仍以氧原子为例，对于有 7 个、8 个或 10 个中子的氧原子，加上其本身的 8 个质子，A 应分别为 15、16 和 18。

不同于以质子数（Z）为特征的元素，**核素**是指具有一定数目质子和一定数目中子且具有特定能级的原子。特定核素可用如下简化符号来表示：

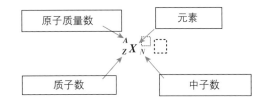

以 53 个质子（Z=53）的碘元素为例，如果碘元素的一个特定核素有 78 个中子（N=78），则其原子质量数（A）为 53+78=131。可以标记为：

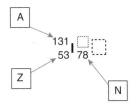

原子序数可以通过元素符号推断出来，且 N=A−Z，所以可以简写为：

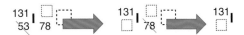

也可以写作 ^{131}I 或碘 -131。术语**同位素**是指相同元素的核素，即其质子数（Z）相同但质量数不同的核素，具有放射性的同位素叫**放射性同位素**。例如，碘的一些常见同位素如下：

$$^{131}_{53}I_{78}, \quad ^{125}_{53}I_{72}, \quad ^{124}_{53}I_{71}, \quad ^{123}_{53}I_{70},$$

在医学上，不同的同位素具有不同的特性，可根据辐射的类型及辐射持续时间，来决定它们的用途。例如，^{131}I（I-131）的 β 射线和高能 γ 射线可分别用于治疗甲状腺癌和甲状腺摄碘率的测量；^{125}I（I-125）的低能 γ 射线和特征 X 射线可用于生物学分析和前列腺癌近距离放射性治疗；^{124}I（I-124）的正电子射线分别可用于正电子发射断层成像（positron emission tomography，PET）扫描仪对甲状腺癌成像；^{123}I 放出的中等能量的 γ 射线已广泛应用于甲状腺疾病和甲状腺癌成像，以及甲状腺功能测定（甲状腺摄碘试验）。

除同位素外，其他特殊术语包括**同中子异位素**，即中子数相同的核素（例如，$^{14}_{8}O$、$^{13}_{7}N$、$^{12}_{6}C$ 均 N=6）；**同量异位素**，即具有相同原子质量数的核素（例如，^{14}O、^{14}N、^{14}C）。Z 和 N 相同（因此 A 也相同）但态不同的核素称为**同质异能素**。在核医学领域，一

个众所周知的同质异能素是锝 -99（^{99}Tc）及其亚稳态锝 -99m（^{99m}Tc）。专栏 1.1 中列出了一些相关的关键术语。

专栏 1.1	原子物质相关重要术语
核子——原子核的组分：质子与中子	
原子序数	质子数，或 Z
中子数	中子数，或 N
原子质量数	核的总数——质子加中子（Z+N）——或质量数（A）
元素	具有相同质子数（Z）的原子
核素	具有特定的质子数（Z）和中子数（N）以及特定原子核能级的原子
放射性核素	不稳定核素：通过衰变形成稳定的核素
同位素	具有相同质子数（Z）的原子，P 代表质子，加粗的字母 P 代表同位素（isoto**p**e）。
同中子异位素	具有相同中子数的原子：加粗的字母 N 代表同中子异位素（isoto**n**e）
同量异位素	具有相同质量数 A 的原子：加粗的字母 A 代表同量异位素（iso**ba**r）
同质异能素	具有相同 Z 和 N（因此具有相同 A）但能级不同的核素

轨道电子的结构

人们对原子的认知不断发展，但仍有必要描述

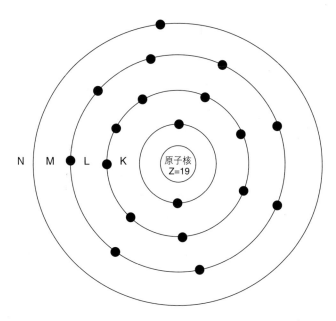

图 1.1　钾原子的玻尔原子模型图。钾的原子序数（Z）为 19，原子核内有 19 个质子，核外有 19 个轨道电子

的轨道壳层上的排列（表1.3）。最内部的壳层称为**K壳层**，向外每一层依次名为L、M、N、O层，按字母表顺序以此类推。每层能容纳的最大电子数为 $2n^2$，其中 n 代表由内向外壳层的序号，则 K 层（n=1）最多容纳 2 个电子，L 层（n=2）最多容纳 8 个电子，以此类推。

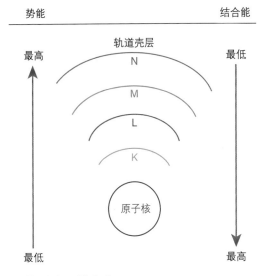

图 1.2 轨道电子结合能

表1.3 用于描述电子的术语	
术语	定义
电子	基本粒子
轨道电子	原子中某个壳层或轨道上的电子
价电子	原子中最外壳层的电子；能够体现化学特性与活泼性
俄歇电子	吸收电子跃迁过程中释放出的能量而激发出来的轨道电子
内转换电子	吸收不稳定原子核退激释放出的能量而激发出来的轨道电子
光电子	与光子发生相互作用（光电效应）并完全吸收光子能量而激发出来的轨道电子
康普顿电子	在康普顿散射过程中吸收了一部分光子能量而激发出来的轨道电子

因电子受电场力束缚，所以电子需要吸收一定的能量才能脱离原子，这种轨道电子**结合能**（binding energy，BE）因原子的不同而不同，取决于原子的 Z 值以及所在的壳层，内壳层电子比外壳层电子更难脱离原子的束缚（图1.2）。

电磁辐射

人们早已了解电磁（electromagnetic，EM）辐射（例如可见光）具有二象性：某些情况下表现为波，某些情况下表现为粒子或光子。电磁波谱（图1.3）根据波长和频率的不同，区分为从低能无线电波到医学成像与治疗中所使用的高能 X 射线与伽玛（γ）射线等。

原子物理学及核物理学中通常使用的能量单位是电子伏特（eV），指一个电子经过 1 伏特的电势差后所获得的能量。1 eV 相当于 1.6×10^{-19} J。EM 辐射以光速（c）传播并满足以下关系：

$$c = \nu\lambda$$

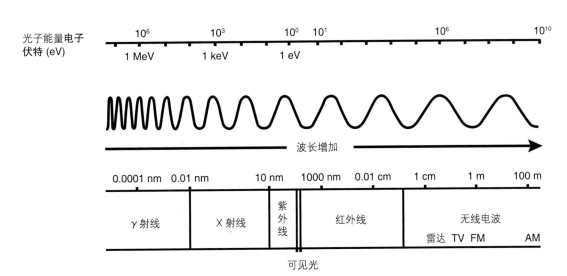

图 1.3 电磁能波谱。γ 射线、X 射线、紫外线、可见光、红外线和无线电波的光子能量（eV）与波长

其中 v 为频率，λ 为波长，$c=3\times10^8$ m/s。

光子能量（E）与电磁波频率的关系为

$$E=hv$$

其中 h 是普朗克常数（6.626×10^{-34} J/s）

联立这些方程，$v=c/\lambda$ 则 $E=hc/\lambda$，因此：

$$E（keV）=\frac{12.4}{\lambda（\mathring{A}）}，其中 \lambda 以埃（\mathring{A}）为单位。$$

可见光的能量略小于 1 eV，而 X 射线和 γ 射线的能量在几 keV（1 keV = 1000 eV）到几十 MeV（1 MeV=10^6 eV）之间。

X 射线和 γ 射线光子的区别不在能量的差别，只是产生方式不同。X 射线产生于核外相互作用，γ 射线产生于核内跃迁，而在产生之后，就无法区分 X 射线与 γ 射线（例如，100 keV 的 X 射线与 100 keV 的 γ 射线完全相同）。

X 射线的产生

X 射线可通过两种方式产生：①原子中的电子从一个轨道跃迁至另一个轨道；②高速带电粒子与其他带电粒子相互作用的减速过程中，由电子库伦相互作用而产生。

特征 X 射线

在第一种情况下，受激电子可能从其原子轨道移出或升高到更高能的轨道。来自更外层轨道的电子则可以跃迁填充受激电子留下的空位，多余的能量即两个电子壳层结合能的能量差，以 X 射线光子或荧光 X 射线的形态释放（图 1.4A），由于不同元素以及不同轨道壳层产生的 X 射线能量均不相同，因此该类型 X 射线被称作特征 X 射线。以碘原子为例：K=35 keV，L=5 keV，M=1 keV，电子从 L 层跃迁到 K 层产生的荧光 X 射线（即 K_α 荧光 X 射线）的能量为 30 keV（35–5 keV），从 M 层跃迁到 K 层产生的荧光 X 射线（即 K_β X 射线）的能量为 34 keV（35–1 keV）。

俄歇电子

除发射特征 X 射线外，还有另一种结果，跃迁产生的能量激发外壳层电子，被激发射出的电子称为俄歇电子（见图 1.4B）。俄歇电子的动能（kinetic energy，KE）由该过程涉及的所有轨道结合能（binding energy，BE）来决定：

$$KE_{俄歇}=BE_{内层}-BE_{外层}-BE_{俄歇}$$

依然以碘原子的结合能为例，跃迁过程如图 1.4B 所示，计算过程应为：

$$KE_{俄歇}=BE_{K层}-BE_{L层}-BE_{M层}$$
$$=35\ keV-5\ keV-1\ keV=29\ keV$$

在 Z 值较低的元素以及结合能较低的外壳层中，发射俄歇电子的可能性比较大。而在 Z 值较高的元素以及结合能较高的内壳层中，产生荧光 X 射线的可能性比较大。

粒子减速与韧致辐射 X 射线

当带电粒子穿过原子时，带电粒子减速也能够产生 X 射线，在核医学中常见为电子或 β 粒子穿过软组织的过程。在这种情况下，带负电的粒子与带正电的原子核相互作用而减速，损失的能量转化成辐射的形式，称为韧致（源自德语的"制动"）辐射。韧致辐射的强度随入射电子的动能与靶材料 Z 值呈线性增

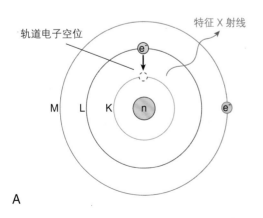

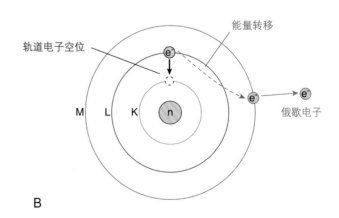

图 1.4　相互作用可能导致发射出特征（荧光）X 射线（图 A，左）或俄歇电子（图 B，右）

长，也就是说，能量越高，靶材料 Z 值越大，韧致辐射 X 射线更容易产生。因此，放射摄影系统采用高能电子束射入钨（Z=74）靶来产生 X 射线，而 β 粒子穿过软组织时，韧致辐射相对较低。

放射性衰变

质子和中子在原子核中稳定存在的组合方式有限。其他不稳定原子核可能发生**放射性衰变**（或**蜕变**）转变为稳定核或低能稳定态，剩余能量发射其他粒子或电磁辐射。初始核或放射性核称作母体，放射性衰变后产生的核素称作子体。虽然放射性衰变产生的子体能量比母体低，但并不一定稳定，可能发生连续衰变。

图 1.5 为稳定核素的 Z 值和 N 值的关系图。在低 Z 处，稳定元素具有相等数量的质子和中子（例如碳 12、氮 14 和氧 16），并分布于 Z=N 线两侧附近。随着原子核变大，质子间的排斥力增加，需要更多中子提供额外的吸引性核力，以维持原子核稳定。原子核稳定与否也受其他因素影响。比如，质

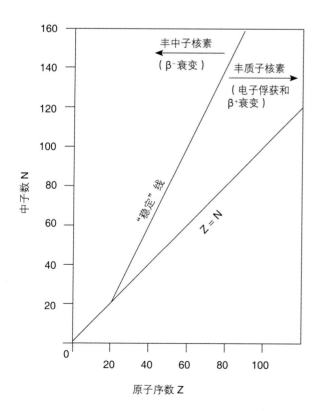

图 1.5 不同核素的中子（N）与质子（P）的关系图。原子序数较小的元素，两者大致相等（Z = N）。随着原子序数的增加，对应的中子数量也在增加，稳定核素集中在"稳定"线上

子数和中子数均为偶数的核素往往比两者均为奇数的核素更稳定。

不稳定核素分布在稳定曲线左右两侧，右侧为**丰质子**核素，左侧为**丰中子**核素。放射性核素向接近稳定曲线的方向衰变，丰质子放射性核素的衰变趋势为 Z 减小、N 增加，而丰中子放射性核素的衰变趋势为 N 减小、Z 增加。

以能够克服核力的高能质子轰击特定靶材料，可产生丰质子放射性核素。回旋加速器是一种典型的粒子加速器，通过交替使用高频电压和电磁场，在螺旋路径内增加带电粒子的动能（图 1.6）。相反，为生成丰中子放射性核素，需要使用核反应堆的中子流来轰击特定靶材料（图 1.7）。

放射性衰变类型

母体向子体衰变也可以用图来表示，这种图称为**衰变纲图**。在衰变纲图中，高能级位于图的顶部，高 Z 值位于图的右侧，导致能量减少的跃迁用向下的箭头表示，如果衰变子体的 Z 值有改变，则箭头左偏表示 Z 值减小，箭头右偏表示 Z 值增加。

α 衰变

通过发射一个 α 粒子（由 2 个质子和 2 个中子组成，本质是一颗电离氦原子），不稳定的重原子可衰变为更靠近稳定曲线的核素。

$$_Z^A X \rightarrow _{Z-2}^{A-4} Y + \alpha = _{Z-2}^{A-4} Y_{jo9} + _2^4 He$$

子核可能不稳定，因此 α 衰变通常会一代又一代地连续进行，直至达到稳定。镭 -226（^{226}Ra）衰变为氡 -222（^{222}Rn）的衰变纲图如图 1.8 所示。

β⁻ 衰变

丰中子放射性核素通过释放一个 β 粒子以减少中子数来达到稳定状态，称为 β 负（β⁻）衰变，也称为负电子衰变或 β 衰变。弱相互作用力导致核子间转移能量，将一个中子转化为一个质子（N–1 和 Z+1），这是不改变原子质量（A）的同量异位跃迁。以 ^{131}I 的 β⁻ 衰变纲图为例（图 1.9），剩余能量以反中微子和 β 粒子（或负电子）的形式，从原子核中释放。该过程可以记作：

$$_Z^A X_N = _{Z+1}^A Y_{N-1} + \beta^- + \bar{v}_{反中微子}$$

反中微子很难测量，因为它质量基本为零，不

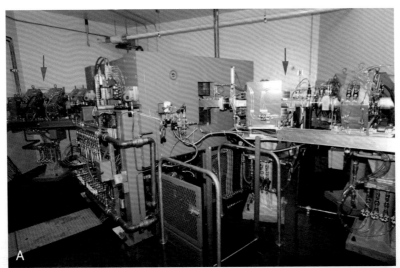

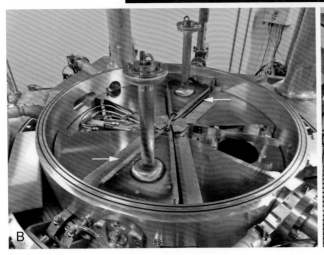

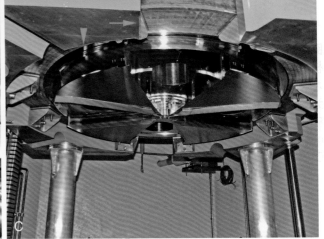

图 1.6　可通过回旋加速器或粒子加速器产生发射正电子衰变的"丰质子"放射性核素。(A) 回旋加速器的尺寸和外观各不相同，有自屏蔽式的，也有防护于厚水泥保护层中的以减少对外界的辐射。箭头所指为束流管线，从中央单元引出，引导高速带电粒子打靶。(B) 回旋加速器底部的加速电极（**箭头所示**）。(C) 回旋加速器顶部的大型磁铁（**箭头所示**）产生电磁场，将粒子束缚于圆形轨道上（Photos courtesy of Anthony F. Zagar,University of Alabama at Birmingham.）

带电，只有能量。带负电荷的 β 粒子与具有相同质量和电荷的电子没有区别，唯一不同仅在于 β 粒子从原子核中发射而出，而电子绕原子核运动。除了可用 ^{99}Mo 制造 ^{99m}Tc 外，其他几种发射 β 射线的放射性核素在核医学治疗应用中也发挥着重要作用：^{131}I、磷 -32（^{32}P）、钇 -90（^{90}Y）以及镥 -177（^{177}Lu）。

β^+（正电子）衰变

不稳定的丰质子放射性核素可以通过 β^+ 衰变或**电子俘获**来减少 Z 值、增加 N 值。在 β^+ 衰变中，母核发射带正电的 β^+ 粒子，即一个正电子（β^+）。与母核相比，所得子核少一个质子，多一个中子，属于**同量异位跃迁**。

$$^A_Z X_N = ^A_{Z-1} Y_{N+1} + \beta^+ + \nu_{\text{中微子}}$$

（平均 β^+ 动能：$E_\beta^+ \approx E_{max}/3$）

正电子与 β^- 粒子（或电子）质量和电荷量相同，但电荷相反。事实上，正电子是电子的**反粒子**，一旦紧密接触，将会发生湮灭，变成两个以 180° 反方向运动的 511 keV 光子，该湮灭过程是正电子发射断层成像的基础。511 keV 的能量值来自 β 粒子质量的能量当量，类似于电子的静止质量（如前文所述，使用 $E=mc^2$）。

为产生正电子衰变，跃迁能必须超过 1022 keV 的阈值（2 倍于 511 keV），以产生正电子并增加轨道电子，从而保持电中性。这些放射性核素通常由

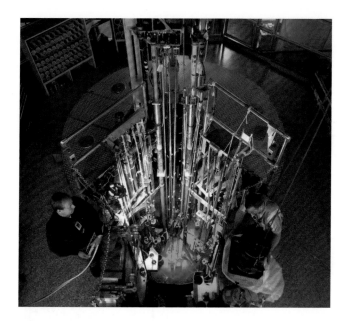

图 1.7　在核反应堆中通过裂变和中子俘获产生放射性核素。可将样品放入如图所示的反应堆中，反应堆内的水起到屏蔽中子的作用。放射性产物发射的电子产生蓝光；介质（如水）中带电粒子的运动速度超过该介质中的光速时，发出的辐射称为契伦科夫辐射（Courtesy of the University of Missouri Research Reactor Center.）

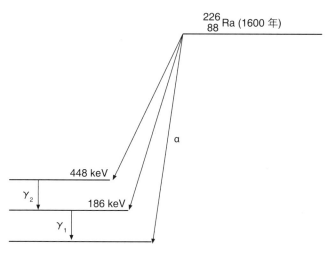

图 1.8　α 衰变。α 粒子（含 2 个质子和 2 个中子）发射导致原子序数（Z）减小 2，原子质量（Z+N）减小 4。^{226}Ra 衰变为子体 ^{222}Rn，箭头向下表示能量降低，箭头左倾表示 Z 值减小

回旋加速器生成。发射正电子的重要放射性核素有：氟-18（^{18}F，图 1.10），氮-13（^{13}N），碳-11（^{11}C），镓-68（^{68}Ga）以及铷-82（^{82}Rb）。

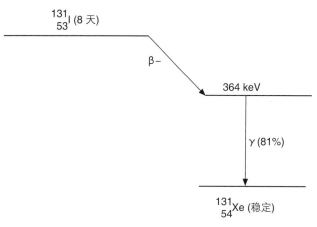

图 1.9　碘-131（^{131}I）衰变为子体 ^{131}Xe 的 $\boldsymbol{\beta}$ 负（$\boldsymbol{\beta}^-$）衰变纲图。$\boldsymbol{\beta}^-$ 衰变（负电子发射）导致子体原子核中增加一个质子（Z+1），因此箭头向右倾斜。因为减少一个中子（N-1），所以该跃迁是原子质量不变的同量异位跃迁

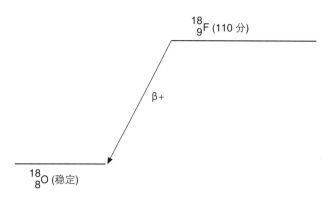

图 1.10　正电子（$\boldsymbol{\beta}^+$）衰变导致丰质子放射性核素失去 1 个质子（Z-1）。因为获得了 1 个中子，所以子体的原子质量不变，这是同量异位跃迁的又一个例子。^{18}F 正电子衰变的子体产物为 ^{18}O。箭头向左下倾，表示 Z 值减小

　　电子俘获。丰质子放射性核素的另一种衰变方式是电子俘获（electron capture，EC）。在这个过程中，一个内层轨道电子被吸入原子核，导致 Z 值减小 1、N 值增加 1。EC 的发生不需要达到能量阈值，跃迁能小于 1022 keV 的阈值时，EC 是唯一可能的衰变方式，但能量大于 1022 keV 时，两种衰变方式均可以发生。如 ^{18}F 正电子衰变发生的概率为 97%，EC 发生的概率为 3%。轨道电子被俘获后会产生一个内层轨道空位，因而会产生荧光 X 射线或发射俄歇电子。只能发生 EC 衰变的放射性核素有铊-201（^{201}Tl；图 1.11）、镓-67（^{67}Ga）以及铟-111（^{111}In）。这些核素均为医用回旋加速器产生获得。

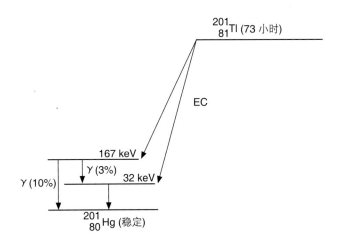

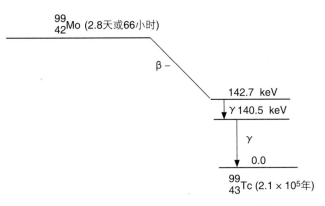

图 1.13 ^{99}Mo 的衰变纲图。β^- 衰变至 ^{99m}Tc，然后同质异能跃迁为 ^{99}Tc

图 1.11   电子俘获是另一种可以减少质子数的衰变，不需要满足能量阈值。^{201}Tl 电子俘获所得子体（^{201}Hg）比母体少一个质子（Z-1）

同质异能跃迁。一些情况下，处于激发态的放射性核素从一个能级衰变到另一个能级时，Z 值和 N 值保持不变。核素从一个同质异能态跃迁到另一态，称为同质异能跃迁。该跃迁可发射 γ 射线，射线能量为初始能级和最终能级的能量差。某些情况下，跃迁过程发生内转换，释放轨道电子（内转换电子），电子动能等于两个能级之差减去电子的结合能。

锝核素相关的跃迁可能是核医学中最重要的同质异能跃迁。如果子核在相当长的时间内（>1 微秒——按核标准已是较长时间）保持激发态，则使用"亚稳态"（即几乎稳定）一词来形容这种状态。^{99}Mo 可衰变为激发态或亚稳态的 ^{99m}Tc，然后跃迁为 ^{99}Tc（图 1.12 和图 1.13）。^{99m}Tc 的半衰期为 6 小时，

半衰期与 γ 射线能量（140 keV）合适以及无 β 或 α 粒子辐射，因此 ^{99m}Tc 被广泛使用。同质异能跃迁的另一实例为 ^{131}I，衰变纲图见图 1.9。氙 -131（^{131}Xe）由 ^{131}I 经过 β^- 衰变生成其激发态，然后立刻发生同质异能跃迁，并释放出 364 keV 的 γ 射线。

放射性衰变计算

含有一定数量（N）的放射性原子样品中，原子不会同时衰变，而是在每种放射性核素特有的平均时间（T_m）内衰变。T_m 的倒数，即放射性原子在每单位时间内发生衰变的比率，称为**衰变常数**（λ）：

$$\lambda = \frac{1}{T_m}$$

因此，在一个较短的时间间隔（dt）内衰变的原子数（dN）定义为：

$$dN = \lambda\, dt$$

方程两端对时间积分：

$$N = N_0 e^{-\lambda t}$$

式中 N_0 为放射性原子的初始数量，N 为经过时间 t 后剩余未衰变原子的数量。

衰变一半物质所需的时间叫做**半衰期**（half-life，$T_{1/2}$）。表示半衰期与平均寿命和衰变常数关系的公式如下：

$$T_{1/2} = \ln(2)\, T_m = \frac{0.693}{\lambda}$$

反过来，可以根据以下公式用半衰期计算衰变常数：

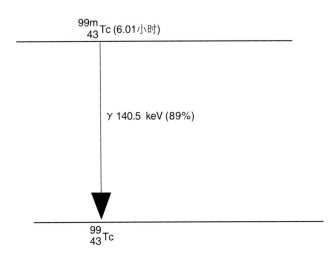

图 1.12   放射性核素的能态变化的同质异能跃迁，比如从 ^{99m}Tc 变为 ^{99}Tc

$$\lambda = \frac{0.693}{T_{1/2}}$$

也可以用半衰期表示放射性衰变方程：

$$N = N_0 e^{\frac{-0.693t}{T_{1/2}}}$$

如果样品在某特定时间点包含 10 000 个放射性原子，一个半衰期后，剩余 5000 个原子；另一个半衰期过后，剩余 2500 个原子；以此类推。因此在一定时间内固定衰变比率的物质发生的衰变数呈指数衰减（图 1.14A）。在 y 轴上使用对数刻度绘制图形（半对数图），结果是一条直线，其负斜率的大小等于衰变常数（图 1.14B）。

活度（A）是单位时间内核转化（衰变或蜕变）的次数。活度定义为样品中放射性原子的数量（N）除以放射性衰变的平均时间（T_m）：

$$A = N / T_m$$

因此，活度是衰变常数与放射性原子数的乘积：

$$A = \lambda N$$

反之，如果已知特定放射性核素的活度，则可以计算出放射性原子数：

$$N = A / \lambda$$

因为活度与放射性原子数直接相关，所以所有的放射性衰变方程都可用于计算活度和原子数：

$$A = A_0 e^{-\lambda t}$$

及

$$A = A_0 e^{-(0.693t)/(T_{1/2})}$$

与活度有关的单位是**贝克勒尔**（1 Bq = 每秒 1 次衰变）和**居里**（1 Ci = 每秒 3.7×10^{10} 次衰变；专栏 1.2）。二者关系如下：

$$1 \text{ mCi} = 37 \text{ MBq}, \text{ 及 } 1 \text{ MBq} = 27 \,\mu\text{Ci}$$

例 1：放射药房正准备一剂 [123]I 标记的临床药剂（半衰期 13 小时）。如果在下午 1 点将给药 10 mCi，那么上午 7 点给药时注射器中的活度应为多少？

$$A = A_0 e^{-(0.693t)/(T_{1/2})}$$

所以

$$10 \text{ mCi} = A_0 e^{(-0.693)(6\,hr)/(13\,hr)}$$

$$A_0 = 10 \text{ mCi}/e^{(-6.693)(6\,hr)/(13\,hr)} = 10 \text{ mCi}/0.726 = 13.8 \text{ mCi}$$

例 2：核医学诊所的工作人员正在用钴 -57 源（半衰期 270 天）测试设备，该钴 -57 源在今年 1 月 1 日经校准含有 200 MBq。9 月 1 日（243 天）时剩余活度为多少？

$$A = A_0 e^{-(0.693t)/(T_{1/2})}$$

所以

$$A = 200 e^{\frac{-0.693 \times 243 \text{ 天}}{270 \text{ 天}}} = 200 \text{ MBq} \times 0.536 = 107 \text{ MBq}$$

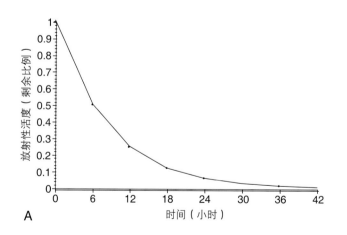

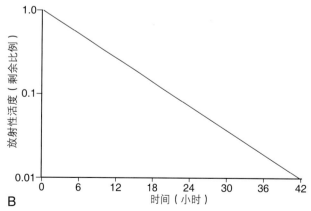

图 1.14　[99m]Tc 的衰变图。（A）显示指数损失的标准图。（B）半对数图

射线与物质之间的相互作用

带电粒子与物质的相互作用

带电粒子可以通过不同方式传递能量。首先，它可以受靶材料中带相反电荷的原子核或轨道电子吸引而减速，其动能以辐射形式释放（**辐射损失**），β^{-} 发射体产生的韧致辐射就是这种相互作用的一个例子，辐射损失的能量与靶材料原子序数 Z 和入射粒子能量成正比。

带电粒子还可以将能量直接传递给原子的轨道电子，导致电子激发和电离。当电子受到激发时，可暂时移动到离原子核更远的壳层，退激时将能量传递给俄歇电子或电磁辐射，这种辐射包含的能量范围很广，可覆盖从外壳层跃迁的可见光或紫外线到内壳层跃迁的荧光 X 射线。

带电粒子相互作用产生的能量可以引起组织中的电子和原子电离，大多电离电子能量较低。某些相互作用会产生高能电子，称为 δ 射线，δ 射线还可以继续引起激发和电离。对核医学具有实际用途的能量中，带电粒子相互作用的能量几乎全部（超过 99%）消耗于激发和电离（或**碰撞损失**），而非辐射损失。

带电粒子穿过单位长度物质的能量损失称为物质的**阻止本领**，与之等同，**传能线性密度**（linear energy transfer，LET）指带电粒子沉积在材料单位长度上的能量（即未损失于高能电子、δ 射线或辐射损失）。阻止本领和 LET 值的大小取决于辐射的类型、辐射能量以及粒子运动轨迹上材料的密度。LET 值越高的辐射对细胞造成的损伤越大，α 粒子的 LET 值高于 β 粒子或电子。

受强电离的影响，α 粒子能量沉积距离很短，在软组织中仅约 1 mm。虽然这些高能粒子很容易被皮肤阻止，但一旦进入体内，会导致大量细胞死亡。意外摄入会极其危险，但应用于治疗也同样非常高效（如使用 ^{223}Ra 治疗前列腺癌）。

相比之下，β^{-} 粒子的穿透距离要长得多，根据初始能量不同，可以从几毫米到几厘米，几毫米的软组织或薄铝片等材料即可将其阻挡。β^{-} 粒子的动能不是单一的，因为它与衰变过程中产生的反中微子分享了能量。β 粒子的最大动能（E_{max}）为母核和子核的能级差，然而计算 β^{-} 粒子对细胞和组织的影响时使用的是平均动能，约等于 E_{max} 的 $1/3$（$E_{\beta} \approx E_{max}/3$），同样适用于正电子的计算。

光子与物质的相互作用

高能光子（γ 射线、X 射线、韧致辐射和湮没辐射）也可以将能量传递给遇到的电子、原子核或整个原子。与带电粒子直接电离原子不同，高能光子首先将能量传递给带电粒子，尤其是电子，再由后者引发物质中的大部分的激发和电离，因此被称为次级电离辐射。

能量较低（几 keV）的光子散射并不沉积能量，被称为瑞利散射。能量超过几 MeV 的光子可产生正负电子对，即一个负电子和一个正电子。核医学常用的能量范围为几十 keV 到大约 1 MeV，在这个能量区间，光子与物质相互作用的方式主要为**光电效应**和**康普顿散射**。表 1.4 列出了和各类相互作用相关的因素。

光电效应

光电效应是光子将其所有能量转移给轨道电子（图 1.15），使其脱离轨道从原子中射出，并产生一

表 1.4　物质中的光子相互作用

相互作用	发生环境	靶材料 Z 的影响	入射光子能量范围（E_0）	靶	出射粒子	次级光子
康普顿散射	软组织环境、诊断能区	几乎与 Z 无关 取决于 e^- 密度（因而取决于靶材料密度）含水 > 无水材料	中能区（≈ 26 keV 到 30 MeV）	外壳层 e^-	反冲 e^-	散射光子 降低图像质量
光电效应	屏蔽体和探测器晶体 /（PMT） 级联电子	高 Z 材料	低能光子 Z^3E^3	最内壳层 e^-	光电子 俄歇电子	特征 X 射线
特征 X 射线	随探测器材料和屏蔽层 Z 值↑而↑		键价弱（如 PMT 光电阴极材料）时↑			
俄歇电子	在软组织中↑		e^-，组织中结合能的影响因子未知			
产生电子对	在医用能量中不常见		最低 1.02 MeV，但实际上远大于 1.02 MeV（不属于诊断能量范围）	通常为原子核，有时为轨道电子	β^+ 和 β^-（或 e^+ 和 e^-）	湮灭光子（源自 β^+）2 个 511 keV 沿相反方向发射

Z：原子序数（质子数）；PMT：光电倍增管；e^-：电子；β^+：正电子（或带正电荷的电子）；β^-：负电子（等同于负电子或 β^- 粒子）。

个电子壳层空位。出射电子定义为**光电子**，其动能等于入射光子能量减去电子初始轨道壳层的结合能。当外壳层的电子填充该壳层空位时，还会发出荧光 X 射线和俄歇电子。与直观想象矛盾的是光电效应最容易发生在受核束缚最强的壳层轨道电子（即高 Z 元素的内壳层电子）。这些电子可能位于最内层轨道壳层，其结合能恰好小于光子能量，而且随着入射光子能量增加，这种相互作用发生的概率会显著减小。光电效应的概率（或 P_{PE}）定义为：

$$P_{PE} \propto Z^3/E^3$$

式中 Z 为原子序数，E 为入射光子动能。

在低 Z 的软组织中，光电效应远不如康普顿散射常见，但是在屏蔽层（如铅）或光子探测器（碘化钠晶体）的高 Z 材料中较为普遍，在包含高 Z 材料（如铯）的 γ 相机光电倍增管中也常发生光电效应。

康普顿散射

入射光子在康普顿散射中不会消失，而是将部分能量传递给轨道电子（康普顿电子）后，使其从原子中射出，光子经偏折或散射后以角度 θ 出射（图 1.16），出射电子和散射光子可能会继续电离或激发其他原子。

散射光子和康普顿电子的动能之和等于初始光子的能量。能量越低的入射光子传递给电子的能量越多，出射光子的散射角也更大（入射光子和散射光子之间的角度更宽），甚至发生 180° 背散射。能量越高的入射光子传递给电子的能量越少，偏转也没那么明显（散射角更窄），因此散射光子和出射电子更集中向前运动。

光电效应在能量较低时十分重要，更容易发生在高 Z 材料的内层电子中。康普顿散射应以中等能量范围的 γ 射线和 X 射线的光子作用于外壳层电子，主要应用于软组织的核医学成像。因为入射光子的能量远大于壳层的结合能，所以在相互作用时核外电子可视为自由电子，因此康普顿散射强度通常取决于电子密度，与靶材料的 Z 值或入射光子能量关系不大。软组织中的电子密度与原子基本一致，所以发生概率随材料密度增加而增加，而不是随着 Z 值增加而增加。含有氢原子时，电子密度会更高，因此水分含量高的组织比无水组织受康普顿散射影响更大。

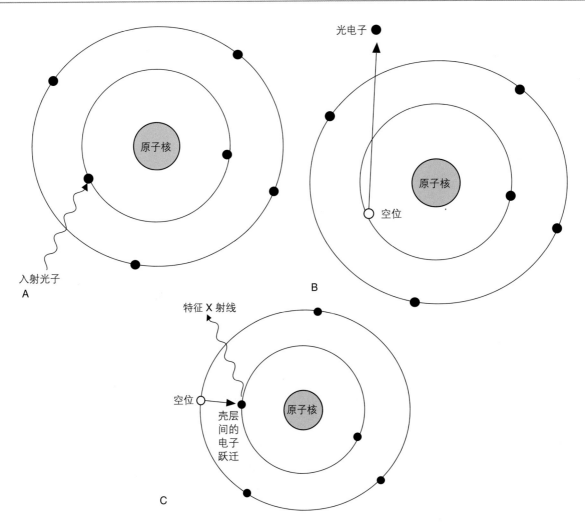

图 1.15　光电吸收。（A）入射光子与轨道电子相互作用。（B）壳层电子发射，形成一个空位。电子从原子中射出，或者运动到离原子核更远的壳层。（C）外壳层的电子向内跃迁，填补轨道空位，并发射特征 X 射线

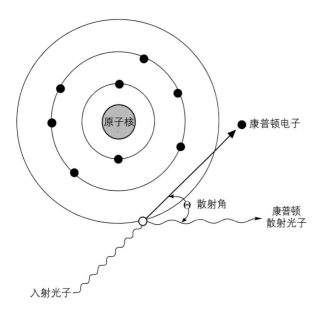

图 1.16　康普顿散射。入射光子与外层或弱束缚电子相互作用，将一部分能量传递给电子后，方向发生改变，且动能降低

推荐阅读

Chandra R, Rahmin A. *Nuclear Medicine Physics: The Basics*. 8th ed. Philadelphia: Williams & Wilkins; 2012.

Cherry SR, Sorenson JA, Phelps ME. *Physics in Nuclear Medicine*. 4th ed. Philadelphia: WB Saunders; 2012.

Eckerman KF, Endo A. *MIRD: Radionuclide Data and Decay Schemes*. 2nd ed. Reston, VA: Society of Nuclear Medicine; 2008.

Loevinger R, Budinger TF, Watson EE. *MIRD Primer for Absorbed Dose Calculations*. Reston, VA: Society of Nuclear Medicine; 1988.

Powsner RA, Powsner ER. *Essentials of Nuclear Medicine Physics*. 3rd ed. West Sussex, UK: Wiley-Blackwell; 2013.

Saha GP. *Physics and Radiobiology of Nuclear Medicine*. 4th ed. New York: Springer; 2013.

（李云居　仲启平　译审）

放射性探测与辅助仪器　　第2章

　　射线（例如 X 射线和 γ 射线）穿过给定的物质时会产生电离和激发，从而可对沉积能的大小进行定量。这种特性使人们能够对辐射束的强度水平或少量放射性核素（包括来自患者体内的放射性核素）进行测量。探测方法要根据探测目的进行适当选择。在某些情况下，对微量放射性核素进行有效探测是必要的，而在其他情况下，准确确定沉积辐射的能量或沉积位置则最为重要。这些过程使用到多种不同的放射性探测方法，包括那些使用放射性药物进行体内成像的方法。

放射性探测

　　图 2.1 呈现了一个基本的辐射探测器模型。该探测器充当一个将辐射能转换为电荷的换能器。在探测器两端施加电压能产生可测量的电子流。辐射探测器通常以两种模式工作，即**电流型工作方式**和**脉冲束工作方式**。电流型工作方式的探测器测量的

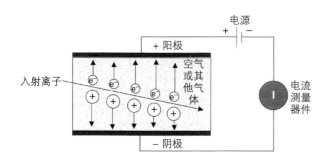

图 2.1　基本探测器框图。辐射探测器大体上充当换能器，将沉积的辐射能量转换为电信号。通常必须提供电压以收集信号，并使用电流或电压测量器件来测量信号。某些情况下会测量特征积分时间内的平均电流，称为**电流型工作方式**。其他情况下会分析每个探测事件的电压脉冲，称为**脉冲束工作方式**（From Cherry,Sorenson JA,Phelps ME. *Physics in Nuclear Medicine*.3rd ed. Philadelphia:WB Saunders; 2003.）

是一段特征积分时间内在探测器中产生的平均电流。该平均电流通常与探测器接受的照射量率或其量程内放射性物质的量成正比。在脉冲束工作方式中，每个单独的探测事件被处理成相应的峰电流（或脉冲幅度）。该脉冲幅度与探测事件的沉积能成正比。脉冲幅度的直方图称为**脉冲幅度谱**，因其显示的是探测器内沉积能的直方图，也被称**能谱**。

　　辐射探测器的某些特性能够体现其工作特征。有一些特征适用于所有的探测器，而另一些特征则适用于脉冲束工作方式的探测器。这些特征不仅可以体现探测器的工作模式，而且可深入了解特定探测器的优势和局限性。

　　探测效率取决于多种因素，包括探测器的本征效率和非本征效率。**本征效率**定义为与探测器相互作用的粒子占入射粒子的份额。它取决于辐射的类型和能量以及探测器的材料和厚度。对于光子，本征效率 D_I 的一阶计算公式为：

$$D_I=(1-e^{-\mu x})$$

　　其中 μ 是目标材料在入射光子能量下的线性衰减系数，x 是探测器的厚度。因此，本征效率可通过使用更厚的探测器或者通过光子能量和探测器材料的选取来优化 μ 值从而得到提高。

　　非本征效率指撞击探测器的光子或粒子占辐射源发射粒子总量的份额。它取决于探测器的大小和形状及其与辐射源的距离。如果探测器距离辐射源足够远（即：距离大于探测器尺寸的 5 倍），那么非本征效率 D_E 可通过以下公式得出：

$$D_E=A/ (4 \pi d^2)$$

其中 *A* 是探测器的面积，*d* 是辐射源到探测器的距离。该公式定义了**平方反比定律**。例如，如果辐射源到探测器的距离变为原来的 2 倍，则辐射束的强

度会变为原来的 1/4。总探测效率是本征效率和非本征效率的乘积：

$$D_T = D_I \times D_E$$

在脉冲束工作方式下，脉冲幅度与探测器内沉积的能量成正比。然而，能量估算中的不确定性（即**能量分辨率**）取决于所使用的探测器类型和入射射线的能量。对于具有特定能量的光子辐射源，与该能量相关的特征称为**光电峰**，如图 2.2 所示。光电峰宽度以光子能量归一化的光电峰的半高宽（full width at half maximum，FWHM）表示，可用于标定探测器的能量分辨率。

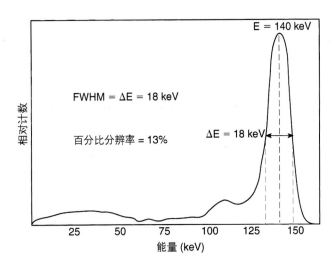

图 2.2　空气中 ^{99m}Tc 的能谱。能量分辨率以光子能量归一化的光电峰宽度（半高宽，FWHM）表示。以图中所示的特定探测器系统为例，其 FWHM 为 18 keV。该探测系统对 ^{99m}Tc 的能量分辨率为 13%（100×18/140）

当探测器受到低强度束流辐照时，计数率与束流强度成正比。然而，探测器处理单个事件所需的时间限制了最大可能计数率。有两种模型描述计数率限制：**非扩展型和扩展型**。非扩展型中，处理每个事件都需要一定的时间，称为**死时间（dead time）**，它定义了探测器饱和时的最大计数率。例如，假设死时间为 4 μs，则会在每秒 250 000 次计数时达到饱和。而在扩展型中，探测器的计数率会在饱和时出现"完全阻塞"，也就是说会在非常高的计数率下完全丢失计数。例如 γ 照相机就是扩展型系统。

核医学中使用的三种基本类型的辐射探测器为**气体探测器、闪烁体探测器和半导体探测器**。这三种探测器基于不同的工作原理，也通常用于不同的测量目的。

在核医学领域，气体探测器每天都被用于测定待给予的放射性药物的量以及检查包装和工作区的污染。然而由于气体探测器的低密度，即使对气体加压，其灵敏度也不足以应用于临床计数和成像。

气体辐射探测器内填充了一定容积的气体，这些气体作为探测器的敏感材料。在某些情况下探测器内填充的气体是空气，而在其他情况下探测器内填充的是如氩气或氙气这类惰性气体。电极位于敏感气体的两端。探测器电路还包含一个可变电压源和一个电流计。当射线穿过敏感气体时，会导致气体发生电离。如果对气体两端施加电压，则产生的离子（电子和正离子）会开始漂移，电路中就产生了可测量的电流。电流将持续存在，直至事件中释放的所有电荷都收集到电极上为止。产生的电流实体称为**脉冲**，这与特定的探测事件有关。如果仅测量平均电流，则该设备需以**电流型工作方式**运行。如果要对单个事件进行分析，则设备需以**脉冲束工作方式**运行。

图 2.3 展示了在气体探测器中收集到的电荷与施加在气体两端的工作电压之间的关系。如果没有电压，气体内就不存在电场，也就不能使探测事件释放出的离子产生漂移，因此就不存在电流，也无法收集电荷。随着电压的增加，离子开始漂移，产生电流。然而产生的电场可能不足以阻止电子和正离子重新结合，因此并不是最初释放的所有离子都能被收集。图 2.3 中的这一部分称为**复合区**。随着电压的增加，电场强度达到了足以收集所有释放离子（无重新结合现象）的水平。此时的工作电压称为饱和电压，产生了图 2.3 中的平稳段，称为**电离室区**。当在该区域工作时，收集的电荷量与探测器中产生的电离度成正比，从而与探测器中沉积的能量成正比。电离探测器或电离室通常以电流型工作方式运行，可用于测定特定位置处的辐射束流强度水平。它们能够以照射量（伦琴，R）或空气比释动能（拉德，rad）来直接测量该强度水平。活度计和电离强度测量计用于监测 X 射线装置的输出量或接受放射性药物治疗患者的照射量水平，这就是核医学领域使用的电离（或离子）室的例子。

如果电压进一步增加，则设备中的漂移电子能够获得充足的能量而产生进一步电离，从而引起级联事件。与电离室相比，该过程会产生更多的电离。总电离与最初释放的电离量成正比，因此这些设备被称为正比计数器或正比室。以脉冲束工作方

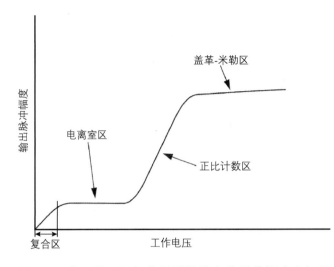

图 2.3 该图显示了气体探测器输出信号的幅度（与所收集的电离电荷量有关）与探测器两端工作电压之间的函数关系。没有电压就没有信号。随着电压的增加，探测器信号开始增强，直至饱和电压为止；平稳段的开始即为电离室区，在该区内，所有最初释放的电荷全部被收集。进一步增加电压会进入正比计数区，在该区内，释放的电子获得足够的能量，导致气体进一步电离。最后会进入盖革 - 米勒区，每次探测都会产生相似幅度的终端事件（即"喀哒"声）（From Cherry, Sorenson JA, Phelps ME. *Physics in Nuclear Medicine*. 3rd ed. Philadelphia: WB Saunders; 2003.）

式运行的正比计数器很少用于核医学领域。如果电压进一步增加，漂移的电子则能够在气体中引起一定程度的激发和电离。激发可以产生紫外线辐射，而这一过程也可以产生电离和进一步的激发。这会导致最终事件的电离水平开始覆盖初始事件，并最终"熄火"。上述过程被称为**盖革 - 米勒（Geiger-Müller）过程**。在盖革 - 米勒装置中，无论入射辐射的能量或类型如何，每个事件都会导致相同的响应幅度。因此，尽管盖革 - 米勒计数器可在选定的能量范围内校准到毫伦琴 / 每小时（mR/h），但不能直接测量照射量。但是，在其他能量范围内的照射量率的估计值可能不准确。盖革 - 米勒巡测仪在探测少量放射性污染方面非常出色，因此通常在一天结束时用于巡测递送的放射性药物包装和核医学临床工作区。

闪烁体探测器

一些晶体材料在吸收电离辐射后会发射大量的可见光光子。这一过程称为**闪烁**，这些晶体材料称

为**闪烁体**。当射线与闪烁体相互作用时，会产生大量激发和电离。退激时，产生的可见光光子数量与闪烁体中沉积的能量直接成正比。在某些情况下，可以向晶体中添加少量杂质来增强光的发射，并使晶体内光的吸收最小化。闪烁物质具有几个基本特性，包括密度、有效 Z 值（原子的平均质子数）、单位能量的发光量以及响应时间。密度和有效 Z 值会影响闪烁材料的线性衰减系数，是探测效率的决定因素。发光量会影响能量以及 γ 照相机的空间分辨率。分辨率由收集的可见光光子的统计变化决定，取决于发出光子的数量。最后，响应时间会影响闪烁体的时间分辨率。核医学领域最常使用的闪烁晶体材料是掺铊碘化钠（thallium-doped sodium iodide，掺铊 NaI），最常用于 PET 的是硅酸镥（lutetium oxyorthsilicate，LSO）或正硅酸钇镥（lutetium yttrium oxyorthosilicate，LYSO）。

闪烁探测器内一旦发光，就必须将其收集并转换为电信号。针对这一目的，最常用的设备是**光电倍增管**（photomultiplier tube，PMT）。闪烁体发出的可见光光子通过光电倍增管入射窗进入并撞击**光阴极**，其中特定的份额（约 20%）会引起光阴极发射向第一打拿极移动的光电子。对于到达第一打拿极的每一个电子，最终到达光电倍增管阳极时都会倍增为大约一百万个电子。因此，光电倍增管在合理的成本内实现了高增益和低噪声的放大度。核医学设备领域目前也正在引入其他固态光探测方法。在**雪崩光电二极管**（avalanche photodiodes，APD）中，入射的可见光光子引发电子的释放，电子在光电二极管中漂移，从而产生了电子雪崩。APD 的增益（几百倍）不及 PMT 的增益高（约一百万倍），但是其探测效率却比 PMT 高得多（约 80%）。第二种固态探测方法是**硅光电倍增管**（silicon photomultiplier tube，SiPMT）。该设备包含数百个非常小的 APD 通道，这些通道的运行方式类似于小型盖革 - 米勒探测器，也就是说每次探测都是一个终端事件。SiPMT 发出的信号代表闪烁体对特定探测事件产生响应的通道号。SiPMT 的探测效率中等（约 50%），需要在低电压下运行。与 PMT 相比，APD 和 SiPMT 的另一个优点是它们可以在磁场中工作。因此，正电子发射型计算机断层仪 / 磁共振（PET/MR）扫描仪的开发涉及 APD 或 SiPMT 的应用。

固态探测技术不仅可用于探测来自闪烁体探测器的光，也可以用于直接探测 γ 射线。**半导体探测**

器探测射线时会释放大量电子，从而决定了其高能量分辨的特点。与碘化钠闪烁体探测器 10% 的能量分辨率相比，锗锂漂移型（lithium-drifted germanium，GeLi）半导体探测器的能量分辨率仅约 1%。但即使在没有射线的情况下，热能也能导致 GeLi 等某些半导体探测器产生可测量的电流，因此这些半导体探测器必须在低温下工作。另一方面，诸如碲化镉（CdTe）或碲锌镉（CZT）等半导体探测器则可以在室温下工作。虽然 CdTe 和 CZT 不具有 GeLi 那么高的能量分辨率，其能量分辨率约为 5%，仍然显著优于碘化钠。

^{99m}Tc 发射 140 keV γ 射线的脉冲幅度测量谱见图 2.4。光电峰对应入射光子能量全部被探测器吸收的事件。这些事件是大多数计数实验中主要关注的效应，因此**有效**事件是落在光电峰的能窗范围内的。其他事件对应探测器材料内散射并沉积能量的光子，其范围包括从极小角度散射的极低能量到 180° 角散射的最大能量（对应能谱中的**康普顿边界**）。低于康普顿边界的能量对应这些散射事件。在某些情况下，光子可能经历多次散射，其对应能谱可能落在康普顿边界与光电峰之间。在患者体内散射然后被探测到的光子就可能处于这一能量区域。最后，根据探测器能量分辨率的不同，脉冲幅度谱可能会变得模糊。因此在图 2.4 中，由于 NaI 的能量分辨率较低，光电峰具有大约 10% 的展宽，而不是像预期的单能 γ 射线的窄尖峰那样。

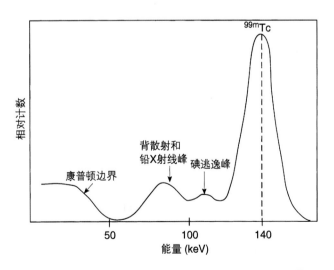

图 2.4 带准直器的 γ 闪烁照相机测得的空气中 ^{99m}Tc 的能谱。碘逃逸峰约在 112 keV 处，值得注意。90 keV 处的 180° 背散射峰与铅（Pb）的特征 X 射线全能峰融合在一起。康普顿边界在 50 keV 处

辅助核医学设备

从医学或监管的角度来看，或者为了提升临床操作水平，除了核医学临床所需成像设备之外，可能还需要其他额外的辅助设备。该设备需要接受检查，包括为保证可靠操作所需的质量控制。

前文已经讨论过，在核医学临床上常用的两种基本的辐射探测仪器是盖革 - 米勒（GM）计数器和电离室。尽管二者工作方式不同，但都是气体探测器。使用 GM 计数器时，所有探测都会导致相同幅度的终端事件——"喀哒"声。该设备在少量污染物探测方面非常出色。它常规用于确定递送到临床的放射性药物包装上是否存在污染，以及探测工作台面和工作人员的手脚是否受到污染。GM 计数器通常配备具有极少量放射性的铯 -137 检验源，检验源固定在仪器侧面。校准时，将探头紧靠检验源，并记录所得照射量率。应每日使用检验源来检验探头，以确保计数器读数与校准时相同。GM 计数器应每年校准一次。

电离室（离子室）测量仪以电流型方式工作评估内部气体（通常是空气）体积中的电离量，因此可以直接测量照射量或空气比释动能率。电离室可以在不同临床位置检测照射量率。例如，可以用它测量放射性药物热室附近非控制区的照射量率。电离室还可以用于检测接受放射性核素治疗（如 ¹³¹I，用于治疗甲状腺癌）的患者的一定距离处的照射量率，以确定患者是否可以出院，确保公众不会暴露于不可接受的辐射水平。电离室也应每年校准一次。

活度计是一种用于测定小瓶和注射器中放射性活度的电离室。包括法规要求的向患者给药前对个人剂量进行测定。活度计可测量的活度范围非常广，从几十微居里到一居里（几百 Bq 到几十 GBq）。该设备具有多种不同设置，适用于不同的待测放射性核素，通常有大约 10 个按键，便于进行临床常用放射性核素的快速选择。此外，这些按键还支持用户自定义放射性核素选择。可以在系统中输入所需放射性核素的正确代码来选择其他放射性核素。

由于活度计是对给予患者的放射性活度进行测定，因此需要一个全面的质量控制程序。法规规定活度计的质量控制程序必须符合生产商的建议或国家标准。一般来讲，该程序包含四个基本的质量控

制测试：几何、精度、线性及稳定性测试。

几何协议是测试活度计在不同体积和方向下对等量放射性活度的样品是否能够给出相同的读数。首先，取得 0.5 ml 体积中定量活度的读数。然后向样品中添加无放射性的水或盐水来增大体积，并再次获取读数。第二次读数与初始读数的偏差不得超过 10%。质量验收期间以及设备大修或设备移位之后应进行几何测试。

精度测试用标准源（通常为钴 -57 和铯 -137）进行检验；所得读数与测试当天测试标准源经衰变校正后的活度相比，偏差不得超过 10%。精度测试应在质量验收期间进行，此后每年进行一次，且应在设备大修或移位后进行。

线性协议是测试活度计在其适用的较广的活度范围内能否正常工作。该设备的测试范围从 10 μCi（370 kBq）到高于临床常规使用的水平［可能高达 1 Ci（37 GBq）］。使用一个 ^{99m}Tc 放射性样品（如几十 GBq），从待测的最高值的开始测试。然后利用放射源在几天内发生的放射性衰变或使用一组厚度不同的铅屏蔽层来使活度读数发生变化，直至获得的读数接近 370 kBq。每个读数与计算得到的线性活度值相比，偏差不得超过 10%。线性测试应在质量验收期间进行，此后每季度进行一次，且应在设备大修或移位后进行。

稳定性协议测试读数的再现性，是指将读数与活度计在某特定日期测得的参考读数的衰变校正值进行比较。测试当天的稳定性读数与衰变校正参考读数相比，偏差不得超过 10%。稳定性测试与精度测试不同，它评估的是日复一日的读数的精密度，而不是精度。使用设备测定患者待服用剂量的每一天都应对该设备进行稳定性测试。

核医学临床通常使用两种非成像闪烁体设备，井型计数器和甲状腺功能仪。井型计数器用于辐射防护和临床方案。甲状腺功能仪可为核医学临床研究提供支持，而其所需设备成本和空间需求仅为核成像设备的一小部分。但这些设备也需要全面的质量控制程序。

井型计数器由中间带孔的 NaI 晶体组成。该晶体中有一个孔，试管及其他样品可放置在设备内进行测量。放置在计数器内的样品基本被探测器包围，几何效率超过 90%。因此，井型计数器可以测量低至 kBq 量级的放射性。井型计数器与活度计不同，后者是一个充气电离室，可测量高达 37 GBq 的活度。它可用于检测放射性药物包装，以确保没有放射性泄漏或渗漏到包装外。该设备还可用于测量进行放射性操作的工作台或密封源（如标准源）上可移动的放射性，以确保放射性没有泄漏。

井型计数器还可用于对各种放射性临床评估的生物样品进行分析。例如在施用 ^{99m}Tc- 二乙烯三胺五乙酸（Tc-99m-diethylenetriamepentaacetic acid, ^{99m}Tc-DTPA）之后，可在若干时间点（例如在第 1、2 和 3 小时）对血液样本进行放射性计数测量，以评估患者的肾小球滤过率（glomerular filtration rate, GFR）。0.2 ml 血液样本中的放射性活度非常小，因此井型计数器是最合适的选择。通过对这些样品和已知活度浓度（kBq/ml）的标准样品进行测量，可以评估患者的 GFR 指标。

甲状腺功能仪由支架上的 NaI 晶体和相关的计数电子学系统组成。给予患者少量放射性碘，将探头放置在距甲状腺一定距离处进行计数。此外，在相同距离处获取某已知标准样品的计数，然后通过这些测量值对甲状腺的碘吸收情况进行评估。

井型计数器和甲状腺功能仪的质量控制程序包括能量刻度、能量分辨率、灵敏度和卡方检验。能量刻度需要为特定放射性核素的标准源设置能窗，例如 ^{137}Cs 的 662 keV 峰。改变放大器增益，直至找到最大计数。在该计数下，窗口与 662 keV 峰相对应。此外，可对峰上一系列窄能窗中的计数进行测量，以估算能量分辨率。还可设置一个标准窗口，可测量已知标准源的计数，并根据衰变次数进行归一，得到对应每次衰变的灵敏度（或 cps/Bq）。最后，比较该计数的不确定性与由泊松分布所预期的不确定性进行卡方检验，对计数器的运行情况进行评估。

患者检查

在核医学中，给予患者的放射性药物在其特定生理或功能通道中分布。接下来使用体外辐射探测器对患者进行成像，以确定放射性药物的体内分布和动力学情况，从而可推断出患者的生理状况，为医生提供患者的基本信息，以帮助诊断、预后、分期和治疗。后面的章节会介绍用来获取这些数据的设备，下一章将介绍单光子发射型计算机断层仪（single-photon emission computed tomography, SPECT）和 PET。然而，首先对信号（即从患者体内发出的辐射）本身的性质进行了解，有助于了解仪器是如何工作的。

放射性药物最常见的是通过静脉注射给药，但在某些情况下也可通过其他注射途径给药，比如动脉内、腹膜内或皮下注射。在其他情况下，放射性药物也可通过胃肠道，或者通过吸入放射性气体或气溶胶进入患者体内。给药后，摄入的途径和速率取决于放射性药物的种类、给药途径以及患者的个体生理状况。然而与放射性药物在体内的分布和动力学有关的特征和参数具有很重要的临床意义。在某些情况下，某些组织对放射性药物吸收［比如肿瘤对 ^{18}F 标记的氟代脱氧葡萄糖（^{18}F-FDG）的吸收］的增加可能具有最重要的临床意义；而在其他情况下，可能是对放射性药物吸收的不足（比如心肌梗死会降低对 ^{99m}Tc-甲氧基异丁基异腈的吸收）具有最重要的临床意义。第一种情况下被称为热区显像任务；后一种情况被称为冷区显像任务。在其他情况下，摄取（**充盈**）或清除（**消除**）的速率可能被视为研究的基本特征。在 ^{99m}Tc-MAG3 肾动态成像中，快速摄取可能表明肾脏灌注良好，而清除延迟可能意味着肾排泄功能受损。在前文所述的 ^{99m}Tc-DTPA 计数方案中，放射性药物从血液中的缓慢清除表明 GFR 降低。在某些情况下，需要将特定结构的摄取情况与其相邻的非特异性摄取进行辨识，那么可能需要具备空间分辨能力以区分这两种结构，而其他任务则可能不需要这种特定的分辨能力。从根本上讲，仪器、采集协议和数据处理方法的选择取决于所面临的临床任务。

为了表征患者体内放射性药物的吸收速率、位置和量，在大多数情况下必须通过患者体外的探测器对患者发出的射线进行探测。有些仪器是专门为体内使用（如术中放射性药物成像）而设计的，但在大多数情况下成像设备位于体外，来探测体内发出的射线。这就要求对核医学成像有效的射线就被限定为高能光子，即 γ 射线和 X 射线。分布在体内的放射性药物与辐射探测器之间的组织厚度从几厘米到 20~30 cm 不等。大多数情况下 α 粒子和 β 粒子是没有意义的，因为它们在组织中的射程范围仅为有限的几毫米，无法离开身体，也不能被体外的辐射探测器探测到。即使是 X 射线和 γ 射线，也必须具有高于 50 keV 的能量才能穿透 10 cm 的组织。另一方面，一旦射线从患者体内发出，那么最好将辐射能量控制在较低水平，否则难以用合适

尺寸的探测器探测到。因此，对于大多数核医学成像应用来说，最佳辐射类型是 50~600 keV 能量范围内的 X 射线和 γ 射线，具体取决于所使用的设备和准直器。

考虑这样一种采用 ^{99m}Tc 标记的放射性药物在患者体内特定深度形成点源的情况。将从该点源发出 140 keV 各向同性的 γ 射线辐射。因此，有利的做法是将辐射探测器尽可能靠近受检者被检查的位置，或在该受检者周围放置多个探测器以尽可能多地收集发射光子。实际上，从多个角度获取数据可以更好地对点源进行定位。那些未经相互作用就离开人体并随后被探测到的出射光子将产生最高质量的空间信息。反之，那些在患者体内散射的光子会干扰空间信息。虽然极小角度散射的光子可能不会产生太大的影响，但更大角度散射的光子也没有多大用处。我们注意到，康普顿散射光子的能量明显低于入射光子，而小角度散射相比大角度散射能量损失更少，因此能量甄别（即仅在光电峰能量的窄能窗内的计数为有效计数）将导致大量散射光子从核医学影像中消失。与点源的情况相比，关于散射的冷区特征成像临床案例可能更具挑战性，例如心肌灌注扫描中的梗死或 ^{99m}Tc-DMSA 扫描中的肾瘢痕。在这些情况下，邻近组织中的散射光子可能会移入冷区，导致图像对比度受损，且无法对特征范围进行正确辨识。还应记住，在真实的临床案例中放射性药物的分布是未知的，且其他组织中的本底水平可能会产生干扰。患者的脉冲幅度谱如图 2.5 所示。

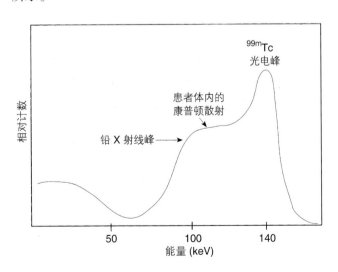

图 2.5　γ 照相机测得的患者体内 ^{99m}Tc 活度的能谱。需注意 ^{99m}Tc 光电峰的下降沿并不清晰，说明使用脉冲幅度分析难以甄别患者体内的康普顿散射光子

γ 照相机

早期核医学中常使用与上一节所述甲状腺功能仪类似的计数装置，来评估特定组织中的放射性活度。例如，可利用探头评估对甲状腺的碘吸收情况。然而不久之后，临床医生意识到，不仅了解目标组织内放射性药物的总吸收量是有益的，能够辨别组织内所吸收药物的空间分布也很有助益。20 世纪 50 年代早期，本尼迪克特·卡桑（Benedict Cassan）将一个聚焦型准直器连接到一个 NaI 晶体和一个装置上，从而以光栅方式从多个位置采集从患者身上发出的（射线的）计数，并绘制出计数的空间分布图。该设备即**直线扫描仪**，可提供生理功能的核医学影像。因此"扫描"这一术语，如甲状腺或骨骼扫描，一直保留在了核医学的词典中。但这些扫描结果需要很长时间才能获取，且无法用于时间序列或动力学研究。尽管如此，直到 20 世纪 70 年代后期，直线扫描仪还一直应用于核医学临床。

20 世纪 50 年代中期，哈尔·安格尔（Hal Anger）开发出了第一台原型 γ 照相机，它可以在没有光栅扫描的情况下对身体的一部分进行成像，为人们开启了进行动力学和生理学门控研究的大门。在接下来的十年中，该技术得到进一步发展，第一台商用 γ 照相机也在 20 世纪 60 年代中期问世。随着人们对仪器操作进行改进并使其更加稳定，又有了层析成像能力的加持，γ 照相机现在仍然是核医学临床中最常用的成像设备。

γ 照相机的示意图如图 2.6 所示。从患者体内发出的 γ 射线穿过吸收型准直器上的孔到达 NaI 晶体。γ 光子与 NaI 闪烁晶体相互作用时会发射出数千个可见光光子，其中一部分被光电倍增管（PMT）阵列收集。通过对相关联的计算机中的光电倍增管信号进行加权求和，可估算二维（2D）x 和 y 坐标以及所沉积的探测事件的总能量。如果沉积能处于预设能窗内（如在光电峰能量的 10% 之内），则接受该事件，并记录该事件的位置。通过这种方式，γ 照相机影像由各事件逐一构建，且单个核医学影像可由成千上万个这样的事件组成。下文将对 γ 照相机的每个组件进行介绍。

γ 照相机的探测材料通常是一块单个较薄的大面积 NaI 闪烁晶体。一些较小的相机依赖于 2D 矩阵型小晶体，但大多数依赖于较大的单个晶体。在

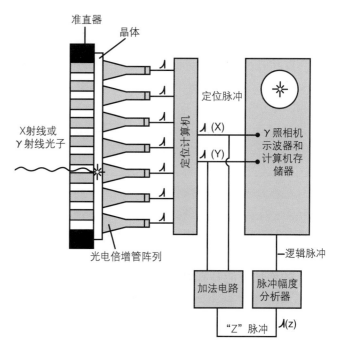

图 2.6 γ 闪烁照相机示意图。该图显示了一个光子通过准直器到达 NaI 晶体并发生光电吸收效应的过程。光电倍增管光耦合在 NaI 晶体上。来自各光电倍增管（PMT）的电信号通过定位电路进行进一步处理，以计算（x, y）坐标值，并通过脉冲的幅度/高度/强度来计算脉冲的沉积能量。能量信号通过脉冲幅度分析器。若该事件被接受，则将其记录在由（x, y）定位脉冲确定的空间位置上

最常见的 γ 照相机设计中，NaI 晶体的面积约为 30 cm × 50 cm，厚度为 9.5 mm。那些仅适用于对能量低于 150 keV 的光子进行成像的相机的晶体厚度可能更薄。其他更常用的对高能光子成像的相机晶体可能更厚一些。但 9.5 mm 的厚度对不高于 140 keV 能量的光子的探测效率超过 85%，对 ^{131}I 发射的 364 keV γ 射线的阻止效率约为 28%，这为晶体厚度的选择提供了一个合适的折中方案。NaI 具有吸湿性，因此会受潮而损坏。NaI 是密封保存的，在与 PMT 阵列相邻的一侧有透明光导，在靠近准直器的一侧有铝金属。NaI 晶体是 γ 照相机中最脆弱的组件，容易受到物理冲击和热冲击影响。若准直器未安装到位，则必须格外小心地处理裸露的 NaI 晶体。还必须控制室内环境，以使空气温度稳定在合适的范围（18~24℃），并确保在短时间内不会出现剧烈变化。

PMT 阵列由 60~100 个光电倍增管组成，每个光电倍增管的直径约为 5 cm。这些 PMT 通常为六边形，并按六边形密集阵列排列在一起，从而尽可能多地收集光子。实际上，尽管 PMT 几乎应用于所有

的 γ 照相机，但是一些小型照相机设计还是采用雪崩光电二极管来收集闪烁光子。每个 PMT 发出的信号都被输入到 γ 照相机的主计算机中。首先，所有 PMT 信号的总和用于对探测事件中沉积能进行评估。此外，每个 PMT 都有一个与其在 x 和 y 方向上位置相关的权重。例如，相机左侧的 PMT 的权重可能较小，而相机右侧的 PMT 的权重可能较大。对于特定的探测事件，若信号加权和较低，则该事件位于相机的左侧，若信号加权和较高，则该事件位于相机的右侧。但是，所述的加权总和不仅取决于事件所在位置，还取决于所收集的光总量，这与沉积能成正比。因此必须用估计的能量值对加权和进行归一。这种确定探测事件位置的方法通常被称为"Anger 逻辑"，以纪念 γ 照相机的开发者 Hal Anger。这样得到的探测事件位置的估计值在 3~4 mm 的范围内，被称为相机的本征空间分辨率。

　　然而对能量和位置的估计可能导致影像出现畸变。直接发生在 PMT 上的探测事件导致所收集到的光子比介于各 PMT 之间的事件略多，因此对应的脉冲幅度略高。能量刻度先标记随位置变化的脉冲幅度谱的偏移量，随后逐事件地进行反向修正，从而提高能量分辨率和能量稳定性。此外，事件在 PMT 上聚集和在 PMT 之间散布还存在固有的非线性。与能量刻度类似，线性刻度确定随位置变化的线性空间偏移量，同样逐个事件地进行反向修正，即可得到没有线性畸变的影像。采集计数非常高的均匀性校准分布可表征 γ 照相机采集过程固有的剩余不均匀性。在每次采集过程中生成均匀性校准图用于设备的均匀性校正。

准直器

　　尽管 NaI 晶体、PMT 和电子学系统可以将探测事件定位在 3~4 mm 范围内，但事件的方向性尚不清楚。在整个视场范围内的任何位置都可探测到来自某个点源的 γ 射线，且在 NaI 晶体中特定位置探测到的计数实际上也可能源自患者体内的任何位置。因此，需要使用准直器确定所探测到的事件的方向性。由于 γ 射线不易聚焦，必须采用吸收性准直，也就是说所有未按期望方向行进的光子都将被准直器吸收，而那些按正确方向行进的光子将被允许通过。因此，吸收性准直本质上灵敏度非常低，因为几乎发射出的所有光子都会被吸收，只有极少数的

光子会通过。一般来说，患者发出的光子中仅有 0.01%（即万分之一）通过准直器并记录在影像中。

　　最简单的是**针孔型准直器**（见图 2.7）。它由一个与 NaI 晶体表面相距一定距离（通常为 20 cm 左右）的单个光孔组成。从辐射源一端穿过光孔的光子将在探测器的另一端被探测到。此外，与远离光孔的物体相比，靠近光孔的物体会被放大。如果 b 是从光孔到物体的距离，f 是从光孔到探测器的距离，那么放大倍率 M 由下式给出：

$$M = f\,/\,b$$

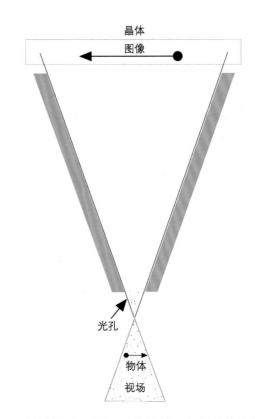

图 2.7　针孔型准直器。图像反转。如果从光孔到物体的距离小于从光孔到 γ 照相机晶体的距离，则图像被放大。光孔越小，空间分辨率越高，灵敏度越低。根据平方反比定律，灵敏度与辐射源到光孔之间的距离成反比。一般来说，在核医学中使用的所有类型准直器中，针孔型准直器提供了最佳空间分辨率和最低灵敏度

　　当使用大视场的相机对小物体成像时，放大倍率可能具有重要意义。放大倍率可使相机本征空间分辨率的影响降至最低，从而提高整体系统分辨率。针孔型准直器空间分辨率 R_{PH} 由光孔直径 d（通常为 4~6 mm）以及物体和 NaI 晶体到光孔的距离决定。

$$R_{PH} = d \times (f+b)\,/\,f$$

应当记住空间分辨率通常由点源成像的大小来表征，因此较大的值对应于较低的分辨率，极小的值意味着极佳的空间分辨率。空间分辨率为 1 mm 的系统与空间分辨率为 5 mm 的系统相比，可产生具有更高锐度的影像。因此，术语"高分辨率"可能存在歧义，因为没有清楚阐明该系统是分辨能力非常高还是 R 值高（分辨率差）。根据前面的公式，使用的光孔越小（d 值小，辐射源尽可能靠近光孔），获得的空间分辨率越好。实际上，所有 γ 照相机准直器都是在非常接近准直器的位置才能达到最佳空间分辨率，且空间分辨率会随着物体与准直器距离的增大而降低。针孔型准直器的几何灵敏度 G_{PH} 取决于针孔面积（πd^2）与辐射源距针孔距离的平方（b^2）的比值，可简化为：

$$G_{PH} \approx 1/16 \, (d/b)^2$$

因此，准直器的几何灵敏度在光孔直径最大时最高，并随着辐射源到光圈之间距离平方的增大而降低，也就是说，它遵循平方反比定律。光圈直径越大，几何灵敏度越高，但空间分辨率越低；反之，光圈直径越小，几何灵敏度越低，但空间分辨率越高。正如在核医学成像中的一些其他案例那样，一方面的改进可能导致另一方面的退步，需要在灵敏度和空间分辨率之间进行取舍。选择使用高灵敏度还是更佳的分辨率可能取决于面临的临床成像任务，但是折中方案一般会在两个参数之间选择一个合适的值。针孔型准直器通常在核医学常用的所有准直器中具有最佳的空间分辨率和最低的灵敏度。当使用具有大视场的 γ 照相机对小器官（例如甲状腺）成像时，或者在需要非常高分辨率的点视图影像这种特殊情况下经常使用针孔型准直器，比如试图在骨扫描中辨别哪块足骨显示放射性药物吸收增加的情况。

与针孔型准直器相比，多孔型准直器可通过许多小孔而非单个小孔来观察物体，具有更佳的几何灵敏度。最常用的多孔型准直器具有大量的平行孔，孔与孔之间有吸收隔片，以限制接收到的 γ 射线从一个孔穿进与之相邻的孔。这些孔通常是六边形的，排列成六边形的密集阵列（图 2.8）。典型的低能量平行孔型准直器的孔径和长度分别约为 1 mm 和 20 mm，孔之间的隔片厚度约为 0.1 mm。平行孔型准直器不会发生放大现象。准直器的空间分辨率取决于准直器孔径 d 和长度 a，以及从辐射源到准直器的距离 b：

$$R_p = (d/a)(a+b)$$

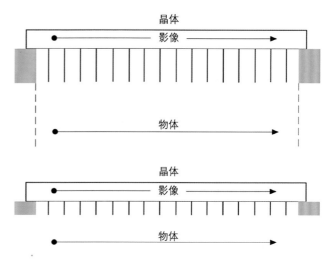

图 2.8　多孔、平行孔型准直器。上方的准直器具有较长的准直孔，以提供更高的分辨率。但其灵敏度比下方所示准直器低。这两种准直器的隔片厚度相同，因此也具有相同的能耗等级

具有小孔或长孔的平行孔型准直器将提供最佳空间分辨率（见图 2.8，上方）。与针孔型准直器相同，平行孔型准直器的空间分辨率在准直器表面为最佳，随着与准直器之间的距离变大而降低。平行孔型准直器的几何灵敏度不仅与小孔直径和长度有关，还取决于各孔之间的隔片的厚度 t：

$$G_p \approx 1/16 \, (d/a)^2 \, d/(d+t)^2$$

孔间隔片厚度最薄的准直器，其几何灵敏度将最高。同时，孔间隔片必须足够厚，以使隔片贯穿的情况（即光子进入一个孔，穿透隔片并进入相邻的孔）最少。通常将隔片设计得尽可能薄，同时还要确保将隔片的穿透量限制在撞击隔片的光子数量的 5% 以下。因此，设计用于较高能量光子（超过 200 keV）的准直器比用于较低能量光子的准直器将需要采用更厚的隔片。与准直器的空间分辨率不同，无论准直器的孔是大还是小，都可以获得最佳的几何灵敏度。因此空间分辨率和几何灵敏度可以权衡。因为几何灵敏度与 $(d/a)^2$ 成正比，而空间分辨率与 (d/a) 成正比，所以准直器的几何灵敏度与空间分辨率的平方大致成正比：

$$G_p \propto R_p^2$$

最后值得注意的是，平行孔型准直器的几何灵敏度与辐射源和准直器之间的距离无关。表面的灵

敏度与距表面一段距离的灵敏度相同。这个事实可能违反直觉，因为人们可能会认为灵敏度会像针孔型准直器那样，随着距离的增加而下降。事实上，准直器上单个孔的灵敏度确实会随着距离增大而降低，但是空间分辨率的降低会增加受到照射的孔的数量，二者可以相互抵消。

汇聚型多孔准直器既提高了空间分辨率，又提高了灵敏度。使用汇聚型准直器（图 2.9），孔的方向聚焦于距准直器表面一定距离的一个点上。从准直器到焦点的距离通常在 50 cm 左右，因此远远超出了患者身体的边界。通过聚焦，可使放大倍率与针孔型准直器的放大倍率相当。因此，空间分辨率通常略优于平行准直器，但不及针孔型准直器。此外，随着辐射源接近焦点，汇聚型准直器的几何灵敏度提高，因此离准直器越远，灵敏度越高。另一方面，由于放大倍数增加，在距离更远处视场会略有缩小。汇聚型准直器的应用与针孔型准直器类似，也是使用具有大视场的照相机对较小的物体成像，获得空间分辨率略有提高的放大影像。

非本征或系统空间分辨率 R_E 取决于本征空间分辨率和准直器几何空间分辨率（分别为 R_I 和 R_C）。

二者之间的一阶关系见下式：

$$R_E = \sqrt{R_I^2 + R_C^2}$$

根据上述公式，本征分辨率或准直器分辨率中较大的那个将决定系统分辨率。除非极其靠近准直器表面，那么准直器的空间分辨率一般都大于本征分辨率，因此准直器的空间分辨率通常是更重要的因素。在涉及放大的情况中，放大会改变本征空间分辨率 R_I，从而将本征空间分辨率对系统空间分辨率的影响降到最低：

$$R_E = \sqrt{\left(\frac{R_I}{M}\right)^2 + R_C^2}$$

系统空间分辨率和准直器几何灵敏度随放射源到准直器的距离而变化（图 2.10）。所有准直器的系统空间分辨率都随着与准直器距离的增加而降低（见图 2.10）。针孔准直器可实现最佳空间分辨率，其次是汇聚型准直器和两种类型的平行孔型准直器，即高分辨率和通用准直器。另一方面，针孔型准直器的几何灵敏度最差，其随着距离的平方的增大而降低（见图 2.10）。两种平行孔型准直器的灵敏度不随距离变化，而汇聚型准直器的灵敏度随距离增加而提高。

标准的 γ 照相机可用于各种研究；然而一些其他的核医学成像设备则是为非常特定的临床应用而设计的。这些设备通常使用新颖的方法进行 γ 射线或光子探测。某些情况会使用诸如 CZT 之类的半导体探测器。其他情况可能使用雪崩光电二极管或硅 PMT 结合闪烁体进行光子探测。乳房成像是这类设备中最重要的临床平面成像应用。紧凑的设备尺寸使其可以靠近乳房，从而获得高空间分辨率。此外，在设计方面能够尽可能地缩小照相机视场边缘和患者之间的无效腔，从而可以在靠近胸壁的位置成像。所有这些特性使得该设备的成像效果比标准 γ 照相机得到改善。

质量控制

为确保任何医疗设备（包括 γ 照相机）正常运行，必须应用全面的质量控制程序。这包括设备首次使用前的质量验收，以及定期进行的常规测试和评估。定期评估性能至关重要，可以确保影像能够充分

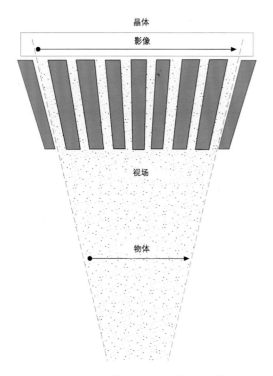

图 2.9　汇聚孔型准直器。利用这种准直器，物体被放大，可使本征空间分辨率的模糊效应降到最低，从而提高系统空间分辨率。此外，接近准直器焦距时，灵敏度随着距离的增加而增加，因此，空间分辨率和灵敏度均提高，但是视场却减小了

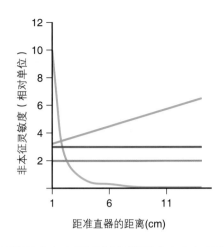 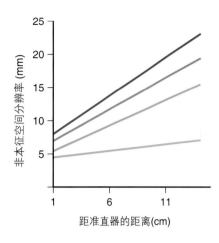

图 2.10 系统灵敏度（**左**）和空间分辨率（**右**）与辐射源到准直器距离的关系曲线。所有准直器的系统空间分辨率均随着距离增大而降低（数值增加）。针孔型准直器（**蓝色**）的空间分辨率最佳（最低值），但灵敏度最低。灵敏度满足平方反比定律。汇聚型准直器（**绿色**）的空间分辨率非常好，而其灵敏度会随着辐射源与其之间的距离向准直器焦距的靠近而增加。高分辨率平行孔型准直器（**紫色**）具有较好的分辨率和合适的灵敏度。通用平行孔型准直器（**红色**）的空间分辨率比高分辨率准直器差，但灵敏度提高了 50%。可以看出，两种平行孔型准直器的灵敏度不随距离变化

显示所给予的放射性药物在体内的分布，并确保通过照相机得到的任何定量值都尽可能准确和精确。

γ 照相机质量控制包括定量或定性测试。定量测试使用各种参数来测定 γ 照相机系统的特性。其中一些参数用于本征评估（即无准直器，以表征系统的光学和电子器件），而其他参数用于包括准直器的非本征评估。如果经常（例如每天）进行非本征测试，则应使用临床上最常用的准直器。但是，最好至少每年对临床上使用的所有准直器进行一次测试。某些参数可以在 γ 照相机视场的不同部分进行评估。**有效视场（useful field of view，UFOV）** 是制造商指定适合临床成像的那部分视场。尽管 UFOV 通常覆盖总视场的 95% 以上，但不一定能覆盖 NaI 晶体或准直器表面的最边缘。**中心视场（central field of view，CFOV）** 是 UFOV 中心 50% 的区域。美国全国电器制造商协会（U.S. NATIONAL ELECTRONIC MANUFACTURERS ASSOSIATION，U.S. NEMA）是一个电器制造商的行业协会，为 γ 照相机制造商规定了表征其设备性能的参数。尽管其中一些参数在临床上可能难以评估，但仍为 γ 照相机质量控制程序中使用的许多定量测量提供了基础。

采用**均匀性**（或泛源）测试评估 γ 照相机对均匀通量的辐射响应的一致性（图 2.11）。不可将其与高计数均匀性校准相混淆。既可测试固有均匀性，也可测试非固有均匀性。测试固有均匀性

时，将准直器移开并暴露在小活度点源 [约 0.05 mCi（2 MBq）] 的辐照下。点源距离应足够远，以确保相机视场照射均匀（至少 2 m）。利用约 3~10 mCi（111~370 MBq）的大面积均匀源获取外部泛源影像。可以使用一个充水的薄的辐射源，将选定的放射性核素（例如 ^{99m}Tc）注入其中并充分混合。更常见的情况是，使用固态的大面积 ^{57}Co 密封源（122 keV γ 射线，半衰期为 270 天）。在常规测试中，采集 500 万到 2000 万个计数，并对影像进行定性评估，检测是否出现任何明显的不一致性。在对首位患者进行放射性药物给药之前，应采集每日泛源，确保相机正常工作。可每年一次对相机使用的所有准直器获取非固有泛源。

可以对 γ 照相机的本征或非本征空间分辨率进行定性或定量评估。一般来说，仅在质量验收期

图 2.11 均匀性（泛源）体模影像

间（也可能在年度质检期间）使用非常小的点源或线源进行定量评估。空间分辨率的高低通过小源成像的宽度来表示。本征空间分辨率的典型值在3~4 mm之间。非本征值取决于被评估的特定准直器及其测试源与准直器的距离。不过对于临床上常用的准直器，在10 cm处测得的外部空间分辨率在8~12 mm之间。临床上更常见的是对非本征空间分辨率进行定性评估，通常是采用四象限栅格体模成像法进行评估（图2.12）。该体模的每个象限均由铅栅和与其等宽的间隙组成，各象限内铅栅的宽度不同（如2.0 mm、2.5 mm、3.0 mm和3.5 mm）。测量准直器表面的非本征空间分辨率时，将体模放置在准直器上，并在其上方放置大面积均匀性辐射源。用户可查看影像，并判断体模中有多少个象限可被辨识为独立栅格。一般来说可辨识的栅格应约为空间分辨率定量值的60%。因此，如果本征空间分辨率为3.5 mm，则应该可以辨别2 mm四象限体模的栅格。通常每周或每月对临床上最常用的准直器表面的非本征空间分辨率进行一次定性评估。应将可辨别的象限数量与质量验收期间确定的象限数量进行比较。通过评估图像中栅格的直线度，四象限栅格体模影像还可用于空间线性的定性测试。

其他可测试的性能参数或特性包括灵敏度、能量分辨率、计数率性能和多窗口重合。最常见的灵敏度测试方法是将已知活度［通常为1.1~3.2 mCi（40~120 MBq）⁹⁹ᵐTc］小面积源（如10 cm × 10 cm）放置在待评估的准直器上计数1分钟，并以计数/分钟/活度的形式来得到非本征灵敏度。对于平行孔型准直器来说，其灵敏度不随距离变化，辐射源到准直器的距离是无关紧要的。对于针孔型或聚焦型准直器，应使用标准距离（如10 cm）。显然，灵敏度的值取决于被评估的准直器。典型的高分辨率和通用准直器的灵敏度在5.0~8.5 cpm/kBq。对于能量分辨率，获取已知放射性核素（通常为⁹⁹ᵐTc）的脉冲幅度谱（或能谱），并用类似按照γ射线归一空间分辨率的方式确定光电峰宽度。典型的γ照相机在140 keV时的能量分辨率为9%~11%。如前文所述，辐射探测器需要花费一定的时间来处理每个事件，若事件记录得太快，则可能会因为死时间或计数率损失而丢失一些事件。计数率性能可通过使用两个活度较高的辐射源计算死时间（以微秒计）来评估，也可通过更改相机所暴露的照射量率并记录观察到的计数率来评估。现代相机的最大观察计数率通常在每秒200 000~400 000计数（counts per second，cps）。最后，可以对多窗口重合进行表征。如前文所述，利用Anger逻辑获得的γ照相机位置判断必须按沉积能进行归一，以使位置判断不随光子能量而改变。在该测试中，将在γ照相机视场的多个位置放置可发射三种不同能量（90 keV、190 keV和300 keV）的Ga-67点源，并评价各点源的成像位置，以确保它们不随成像的光电峰改变而变化。

质量验收期间应评估这些参数，并与制造商的技术参数进行比较。强烈建议由有资质的核医学物理学家来进行这些测试。质量验收后将以不同的频率（每天、每周、每月、每季度或每年）进行质量控制测试。这种情况下可进行定性而非定量的评估。表2.1总结了每种参数所需的推荐测试频率。这些建议适用于典型的γ照相机。对于特定的γ照相机，最合适的质量控制程序由制造商的建议以及该特定相机的临床用途和性能稳定性决定。

每个探测事件的x和y位置以数字方式存储在与γ照相机相关联的主采集计算机中。这些数据可以通过两种方式获取，即矩阵模式和列表模式。在矩阵模式下，根据成像任务的假定空间分辨率预先确定具体的矩阵大小（64 × 64、128 × 128、256 × 256等）。涉及更高空间分辨率的任务则需要更大的矩阵。将所选的矩阵大小映射到视场，每个事件根据估算的(x, y)位置分配到矩阵内的特定的图像元素或像素。然后该像素的值增加1。以此方式生成事件位置的2D直方图。采集结束后，特定像素中的值就是在数据采集过程中分配给该像素的事件总数。6 × 6矩阵的例子如图2.13所示。根据计算机监视器上的

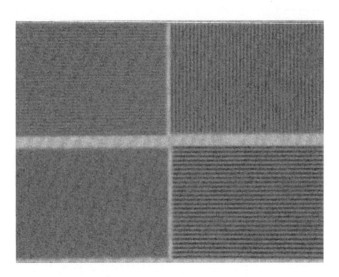

图2.12 四象限栅格体模的空间分辨率影像

表 2.1　γ 照相机质量控制概要	
参数	**说明**
每日	
均匀性	泛源；固有（无准直器）或非固有（有准直器）
窗口设置	确认每个患者使用的每种放射性核素相对于光电峰的能窗设置
每周或每月	
空间分辨率	需要诸如四象限栅格的"分辨率"体模
线性检查	栅格图案线性的定性评估
每年	
系统均匀性	每个准直器的高计数泛源
多窗口重合	用于能够同时对多个能窗成像的照相机
计数率性能	使用衰变或吸收剂法改变计数
能量分辨率	对于内置多道分析器的相机最简单
系统灵敏度	每个准直器每单位活度的计数率性能

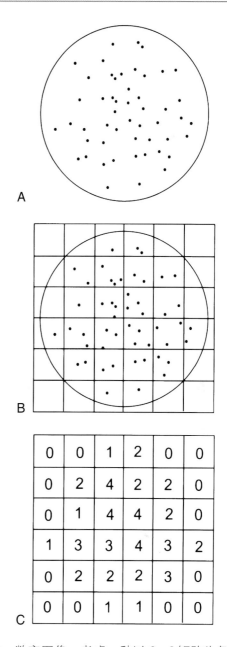

图 2.13　数字图像。考虑一种以 6×6 矩阵为例的采用矩阵模式采集的核医学影像。图 A 为基于 Anger 逻辑计算出的大量事件的位置。图 B 为叠映在这些事件上的 6×6 矩阵显示出的每个事件对应矩阵的像素。图 C 记录每个像素中的事件（点）数量，并以特定灰度或其他颜色表示，创建出数字矩阵

色阶查表，给特定像素中的计数分配一个颜色或灰度值以显示影像。例如计数最多的像素可以用白色表示，没有计数的像素可以用黑色表示，所有其他像素可以用少许灰色表示。也可以用彩虹色表示，紫色表示零计数，红色表示最高计数。此外，还可采用许多其他的彩色表。

很多时候，成像过程会采集多个影像。在某些情况下可采集影像帧的时间序列（也称**动力学研究**）。例如，可以每分钟采集一帧，持续 20 分钟。可以进行多相采集，10 个 30 秒 / 帧之后再采集 5 个 60 秒 / 帧，然后再采集 5 个 120 秒 / 帧。在其他情况下，数据采集可能与诸如心电图（electrocardiogram，ECG）或呼吸门控等生理门控信号有关。以心脏为例，可以用不同的帧来显示心搏周期不同时期的计数，从而生成从舒张末期到收缩末期再循环往复的帧。矩阵模式下，可预先在计算机中建立所需的帧数来进行多帧采集。采集过程中，除了确定心搏周期内的适当帧，还需要确定每个事件的适当像素。

在列表模式下，每个事件的（x, y）位置使用最高级别流式数字化存储。此外，计时和生理门控标记可以定期存储。例如计时标记每毫秒可以存储一次，心电图中 R 峰的时间也是如此（图 2.14）。采集完成

后，用户可以通过后检验的方式选择所需的矩阵大小以及时间或生理信号采集速率。根据这些准则运行后采集程序，以对定义的数据进行格式化。接下来用户可以将数据重新格式化为不同的参数集。这样一来列表模式的采集就非常灵活了，因为它不需要用户预先定义采集矩阵和先验框架。另外，它通常需要更大的计算机存储空间，并且需要运行格式化程序来查看数据。由于这个缘故，矩阵模式是最为常用的。

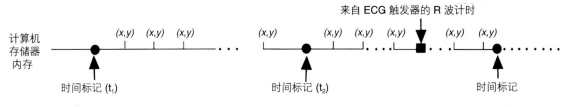

图 2.14　列表模式数据采集。在列表模式下，每个探测事件的（x，y）位置根据最高可用分辨率确定，并按序列存储。此外，会定期存储时间标记和生理信号（例如来自心电图触发器的 R 波计时）。采集完成后，可以选择所需的矩阵大小、时序和生理门控成帧方案，然后运行格式化程序来查看和分析所采集的数据

平面核医学影像中的每一个像素都可以视为它自己的探测器，因此与井型计数器或甲状腺功能仪类似，像素中的总计数符合泊松统计。可以简单地通过像素计数的平方根来估算像素计数的标准差。此外，泊松分布值的总和也符合泊松分布。因此，如果在平面核医学影像上界定感兴趣区，并且将该区域内的像素值相加，则结果也符合泊松分布。核医学定量研究的方式通常为根据感兴趣的特征来界定感兴趣区（regions of interest，ROI），并随后对计数进行比较。在某些情况下可以对患者不同视图的计数进行组合，以提供更准确的定量结果。例如从相反的共轭视图（如前位像和后位像）中获取相同区域的几何平均值（计数乘积的平方根），可以得出一阶估计值，该估计值不受（放射性）活度在体内深度的影响。从理论上讲，此方法适用于点源，但也被证明适用于扩展源。根据从患者的前位像和后位像采集影像上绘制的左、右两侧每个肺的 ROI 来确定计数。计算每个肺中计数的几何平均值，并将每个肺的计数除以两肺计数总和来计算每个肺的微分函数。

在动力学研究中，可将每帧中的感兴趣区计数绘制成时间的函数，得到的图称为时间 - 活度曲线（time-activity curve，TAC）。对于寿命较短的放射性核素，应将图上的每个值进行放射性衰变校正至采集开始的时刻或至放射性药物给药的时刻。在 Tc-99m-MAG3 肾脏研究的示例中，TAC 可用于评估药物的肾灌注和清除率。

放射性探测和计数是核医学的基础。核医学临床每天都在使用各种类型的探测器，如气体探测器、闪烁体探测器和半导体探测器。有些用于支持临床的辅助目的，例如在辐射防护中使用的探测器。其他探测器则专门用于特定的临床目的以采集生物数据。多数情况下会使用 γ 照相机来获得所给予的放射性药物在体内分布的影像，从影像可以推断出患者的生理功能，以进一步确定患者的医学状况。核医学临床使用的所有设备必须遵循严格的质量控制程序，以确保所得患者数据的完整性。γ 照相机的质量控制程序包括质量验收和日常执行的常规测试。用 γ 照相机获得的核医学影像提供了患者体内从特定视角和在特定时刻的放射性药物分布的快照。这些影像也可用于动力学（时间序列）研究或与生理门控（如 ECG）进行配合。可以针对具体特征绘制ROI，以对动力学过程进行区域性定量分析或绘制TAC。核医学仪器不断发展，不断开发出为特定临床任务（如乳房成像）设计的设备。在未来可以预见，开发的脚步还将继续。

推荐阅读

Chandra R, Rahmim A. *Nuclear Medicine Physics: The Basics*. 8th ed Philadelphia: Williams & Wilkins. 2018.

Cherry SR, Sorenson JA, Phelps ME. *Physics in Nuclear Medicine*. 4th ed. Philadelphia: WB Saunders. 2012.

International Atomic Energy Association. *Nuclear Medicine Physics: A Handbook for Teachers and Students*. Vienna, Austria: International Atomic Energy Agency. 2014.

International Atomic Energy Association. *Planning a Clinical PET Centre*. Vienna, Austria: International Atomic Energy Agency. 2010.

International Atomic Energy Association. *Quality Assurance for PET and PET-CT Systems*. Vienna, Austria: International Atomic Energy Agency. 2019.

International Atomic Energy Association. *Quality Assurance of SPECT Systems*. Vienna, Austria: International Atomic Energy Agency. 2009.

International Atomic Energy Association. *Quality Control Atlas for Scintillation Camera Systems*. Vienna, Austria: International Atomic Energy Agency. 2019.

National Electrical Manufacturers Association. *Performance Measurements of Positron Emission Tomographs*. Rosslyn, VA: National Electrical Manufacturers Association. 2018.

Powsner RA, Powsner ER. *Essentials of Nuclear Medicine Physics*. 3rd ed. Malden, MA: Blackwell Science. 2012.

（张燕齐　金从军　译审）

单光子发射计算机断层显像、正电子发射计算机断层显像和融合成像

第 3 章

放射体层摄影的数据采集

在放射性核素平面显像数据采集过程中，目标探测对象前方及后方的放射性会与目标探测对象的放射性产生重叠，从而使目标探测对象放射性对比度下降，导致放射性核素平面显像在应用过程中有一定的局限性。计算机断层显像（computed tomography，CT）较平面射线照相技术能提供更优的软组织对比度；同理，相较于平面显像，放射性核素断层显像能实现体内放射性药物的三维（three-dimensional，3D）分布，从而提高图像对比度及清晰度。Tomo 在希腊语中是"切割"的意思；因此可以把断层显像看做将人体"切割"成分离的影像平面。目前断层显像技术主要有 SPECT 和 PET。

有限角度断层显像以类似于传统 X 射线体层摄影的方式聚焦目标平面，并使平面以外的数据变得模糊不清。目前已经研究了各种有限角度的成像系统，包括多孔准直器系统，伪随机、编码板准直器系统和各种旋转斜孔准直器系统。虽然临床应用有限，但人们对特定的成像系统（包括设计用于心脏和乳房成像）重新燃起了兴趣。

能够在 180° 或 360° 范围内采集数据的断层显像方法可以对探测对象进行更完整的重建，因此其应用更广。旋转 γ 照相机 SPECT 系统实现了真正的横轴断层扫描。PET 则通过**湮灭符合探测**（annihilation coincidence detection）来采集 360° 的数据，而无须使用机械准直器。与有限角度断层显像方法相比，这些成像方法最重要的特征是只将目标成像平面的数据用于图像的重建，从而使图像对比度得到改善。关于图像重建，既往多采用滤波反投影方法（将在下文中进行讨论）；现如今，迭代技术如有序子集最大期望值法（ordered subsets expectation maximization，

OSEM）的应用也越来越频繁。本章回顾了 SPECT 和 PET 的图像采集及重建，包括 PET/CT、PET/MR 和 SPECT/CT 等融合成像技术的使用，以及为确保高质量显像结果所需的质量控制。

诊断成像中的断层成像技术包括 SPECT、PET、CT 以及磁共振成像（MRI），均以**投影数据**的形式呈现患者各种角度的原始数据。虽然 SPECT 和 PET 在数据采集方法上有所不同，但数据的性质本质上是相同的。图像重建则涉及对这些数据的进一步处理，从而得到一系列关于目标探测对象的横断层面图像。

SPECT 和 PET 图像采集过程如图 3.1 所示。在使用平行孔型准直器的 SPECT 系统中，旋转的 γ 照相机在某一特定位置采集的数据来自经过该点垂直于碘化钠（NaI）晶面表面的投影线，图中称为**原点线**（见图 3.1，左图）。在这一点获取的数据代表沿这条线（或**射线**）产生的计数的总和，称为**射线总**

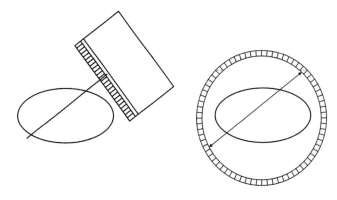

图 3.1 SPECT 和 PET 图像采集过程示意图。对于 SPECT（**左图**），γ 照相机围绕患者旋转，获取每个角度的投影图像。每个投影图像代表在该角度获得的多个体层的投影。对于 PET（**右图**），患者位于探测器环内。正电子湮灭事件使两个光子向相反的方向发射。当在较小的符合时间窗（5~12 ns）内探测到两个事件时，它们将被视为同一个事件，并且假定它们发生在连接两个探测器的响应线上

量。这些穿过患者身体的射线总量值即为在该横断层面这一特定视角处的投影数据。而对于 PET，射线总量表示沿特定响应线（line of response，LOR）收集的数据，该响应线则连接了参与符合探测事件的一对探测器（见图 3.1，右图）。

　　对于 SPECT 图像采集，每个角度采集的投影图像都包括该角度视野内所有体层投影图像的堆叠。图 3.2 左图显示了 SPECT 脑扫描在五个不同视角的投影。而对于某一特定层面（见图 3.2 中白色虚线），将其每个视角的投影数据堆叠则可得到正弦图（见图 3.2，右图），即沿 x 轴是不同的断层投影位置，而沿 y 轴是不同的视角。该图之所以被称为正弦图，是因为点源的投影图类似于向侧面旋转的正弦波。对于更复杂的探测对象（如大脑扫描）可以理解为探测对象内每一点得到的许多这样的正弦波相互重叠。正弦图代表重建一个特定层所需的完整投影数据集。对于穿过探测对象的每个横断层面，都在正弦图中生成一个单独的平面。投影视图和正弦图在显示断层成像采集的投影数据时可相互替代。投影视图是通过每个投影角度呈现的单独图像来显示所有断层

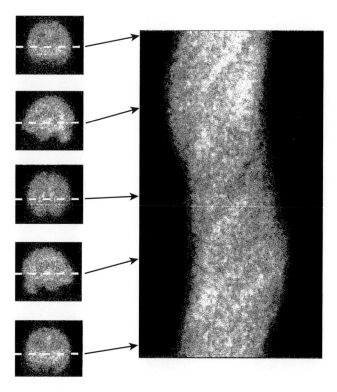

图 3.2　SPECT 投影图像和正弦图。**左图**为 SPECT 脑扫描在五个不同视角的投影图像。对于某一特定层（用**白色虚线**表示），其投影数据可以堆叠形成正弦图（**右图**）（From Henkin RE. *Nuclear Medicine*. St. Louis:Mosby;2006.）

平面的投影数据，而正弦图是通过每个断层平面的正弦图来展示所有投影角度的投影数据。

　　PET 图像采集过程（见图 3.1，**右图**）涉及湮灭符合探测事件的两个探测器间特定 LOR 采集的数据。这些数据代表沿此 LOR 的射线总量，通常以正弦图格式表示，正弦图的横坐标（x 轴）代表探测器中心到 LOR 的垂直距离，纵坐标（y 轴）则是 LOR 与水平面的夹角。相较于投影图，以正弦图来展示 PET 数据采集更为直接。在 PET 探测事件中，会对符合事件中涉及的两个探测器进行识别，并记录其 LOR。在正弦图中定位出对应该特定 LOR 的位置，并添加其数据。在收集许多此类事件之后，每一 PET 层面的投影数据将用一组正弦图表示。同样，这些数据也可以用类似于 SPECT 的投影视图显示。这是 2D 模式下 PET 数据采集的方法，这种模式下每个横断层面的数据采集是独立的。目前大多数 PET 扫描仪仅有 3D 数据采集模式，在这种模式下，LOR 穿过相互平行的横断层面，相应的投影数据将包括穿过探测对象的斜视图或正弦图。对于飞行时间 PET（在本章下文中讨论），不仅需要记录 LOR，而且还需要记录湮灭符合探测事件中涉及的两次探测之间的时间差，这也将纳入数据的重建中。

　　断层显像数据可以通过动态或门控方法获得。例如，PET 可以按照时间顺序进行简单或多时相扫描（例如，5 秒一帧采集 10 帧，30 秒一帧采集 4 帧和 60 秒一帧采集 5 帧）。也可以通过心电图（electrocardiogram，ECG）或呼吸信号之类的生理门控方法进行采集。例如，心肌灌注 SPECT 则是以 ECG 作为门控信号进行数据采集。采集动态或门控数据时，将单独对每个时间或门控点采集的完整投影数据集进行重建。

断层图像重建

　　像时间信号一样，图像可以被视为信号的空间变化或不同频率的信号总和。由于图像不同部分其明暗程度不同，因此将图像视为信号的空间变化是很直观的。在核医学图像中，亮区和暗区可能分别对应放射性药物高摄取和低摄取区域。相反，尽管包含不同频率的信号，但将图像视为不同频率信号的总和并不直观。比如，对于音频信号，我们自然能以频率的形式来感知。一个合唱表演包含了女高音、女中音、男高音和男低音，这些声部的组合有望带来非常愉快的体验。但是，我们不能以信号的

时间变化来感知音频信号并本能地称其为音乐。音乐可以用任一表现形式完整地描述，在某些情况下，时间（即真实）或频率的表现形式都是理解音频数据的最佳方法。对于图像数据也是如此，只是它是信号的空间变化而非时间变化。

影像数据最好在真实空间或频率空间中表示。数学家约瑟夫·傅里叶（Joseph Fourier）在 1807 年指出，将大量不同频率和幅度的正弦和余弦信号相加，可以生成任意信号。幅度随频率变化的函数称为**傅里叶变换**，它定义了每个频率下的图像的组分。低频信号能够提供探测对象的整体形状，而高频信号有助于识别图像中的锐利边缘和具体细节。音频信号可以通过强调某些频率（低频或高频）来操纵；图像也是如此。图像噪声通常存在于所有频率中；如果强调低频信号，则图像噪声可能较小但图像模糊，而强调高频信号将会使探测对象边缘和噪声都更加突出。这种可以筛选出某些空间频率，同时去除其他空间频率的图像处理方法称为**滤波**。

尽管迭代技术在 PET 中的应用已有十多年时间，**但滤波反投影法**从 40 年前 CT 发明以来一直是医学断层摄影数据（包括 SPECT、PET 和 CT）最常用的重建方法。目前，滤波反投影法仍然用于 SPECT 图像重建，并且仍然是 CT 图像重建最常用的方法。在反投影中，我们假定在投影的某一特定点探测到的所有数据都来自从该点发射出的线上的某一位置。对于使用平行孔型准直器的 SPECT，即为经过检测点且垂直于 NaI 晶体表面的原点线。对于 PET，即假定事件来自连接湮灭符合探测事件中涉及的两个探测器的 LOR。通常，反投影不假设事件发生在沿线的什么地方，因此计数沿该线均匀分布。换句话说，计数沿原点线或 LOR 被**反投影**。沿着每个投影的每个位置的所有计数都被**反投影**到重建图像上（图 3.3，**A**）。其结果称为简单反投影；它具有大量条纹状伪影，使得除了最简单的探测物之外的其他所有探测物的重建影像都难以辨认（见图 3.3，**B**）。这些条纹伪影是由于反投影过程中频率空间采样不均匀引起的（在反投影过程中，低频采样率要比高频采样率高得多）。为了对此进行补偿，在重建期间应用了**斜坡滤波器**，该滤波器的响应幅度随频率线性增加（图 3.4）。结合斜坡滤波器进行的反投影被称为**滤波反投影**。大量准确、无噪声的投影数据使滤波反投影能够产生出色的、近乎完美的重建效果。

然而，对于真实的临床数据，投影是有噪声的，斜坡滤波器可能会加强数据中的高频噪声。因此，除了斜坡滤波器之外，还加用了**窗口滤波器**，以便将高频投影平滑地消除。常用的窗函数包括汉明（Hamming）和巴特沃思（Butterworth）滤波器（见图 3.4`）。使用窗滤波函数需定义截止频率（频率归零点），高于截止频率的信号将不会用于重建图像。值得注意的是低频信号形成图像整体形状，高频信号则使图像边缘锐利、具体细节得以显示，因此可以通过改变截止频率来改变所得重建图像的外观。截止频率太低重建图像会模糊（图 3.5，**A**），而截止频率太高图像的噪声也会增加（图 3.5，**C**）。选择合适的截止频率则能够得到兼顾噪声与细节的影像（见图 3.5，**B**）。只要选择适当的截止频率，滤波反投影不失为一种简单、快速且稳定的图像重建方法。

作为滤波反投影的一种替代，**迭代重建**所得图像往往噪声更小，条纹状伪影更少，并将数据采集

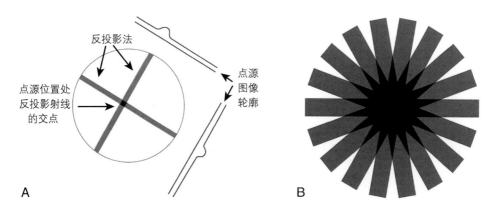

图 3.3　简单反投影。（A）沿着投影的每个位置的计数都在重建矩阵上反投影，因为该算法无法了解事件的起源，这个过程被称为**简单反投影**。（B）简单反投影会导致条纹状伪影，使得除最简单的探测物可辨别以外，其他所有的探测物都无法辨别

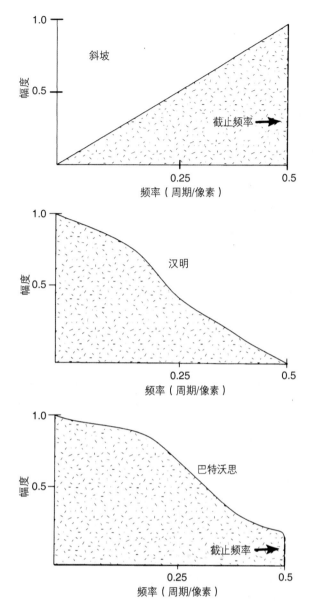

图3.4 斜坡、汉明和巴特沃思滤波器。斜坡滤波器是一种"高通"滤波器，用于减少背景活度和星状伪影。汉明和巴特沃思滤波器是"低通"滤波器，用于降低高频噪声

相关的物理因素纳入重建过程，从而获得更准确的结果。在迭代重建中，需对重建区域的初始投影图作出假设。此外，还假定了一个可以结合光子衰减和康普顿散射的成像过程模型。当然，它还可能包括其他与数据采集过程相关的假设，比如假设设备空间分辨率的估计值会随着视野内位置的变化而变化，因此可以把准直器空间分辨率随探测对象与准直器之间距离的变化整合到重建过程中。

基于此模型和对探测对象的初始假设，将模拟一组新的投影，并将其与实际采集的投影组进行比较。然后，以像素值之间的比率或差值为参数表示两组投影之间的差异，将其反投影并添加到对探测对象的当前估计中，以生成新的估计值（图3.6）。重复以上步骤不断地对像素进行更新修正，直到得出满意的图像。当前估计通常得益于类似于最大似然等统计模型。换句话说，该过程生成了与探测对象投影数据具有最高统计似然性的估计值。

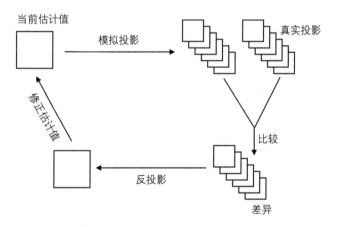

图3.6 迭代重建过程。对探测对象的初始估计生成一组模拟投影。将其与真实投影数据进行比较，然后将差异反投影并添加到初始估计中。重复此过程，直到模拟投影和真实投影之间的差异在可接受的水平内

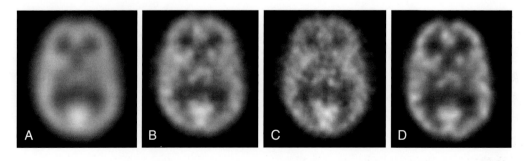

图3.5 不同滤波方法对重建图像的影响。（A）SPECT 图像重建的截止频率过于平滑，影像非常模糊。（B）SPECT 图像重建的截止频率合适，噪声水平和锐利度适中。（C）SPECT 图像重建的截止频率过于锐利，细节显示较好，但存在过多图像噪声。（D）通过有序子集最大期望值法（OSEM）获得的 SPECT 图像

最大似然最大期望值（maximum-likelihood expectation maximization，MLEM）算法是 SPECT 和 PET 数据重建常用的迭代算法。

与滤波反投影法相比，通过迭代法得到的重建数据通常更准确。但是，可能需要大量迭代（可能多达 50 次）才能生成可接受的估算值，并且每次迭代所需时间与单次滤波反投影的时间大致相同；因此，用迭代算法进行图像重建所需时间大概是滤波反投影法的 50 倍。为了减少迭代次数，可以将投影数据均匀分为一系列有序子集，并在各个子集完成对像素的更新，而不是对整个投影数据进行更新。一般来说，如果把数据分为 15 个子集，重建同等质量的影像所需的时间仅为原来的 1/15。15 个有序子集迭代 3 次能够获得等同于整个数据组 45 次迭代的结果。临床最常用的有序子集方法称为 OSEM 法。图 3.5D 所示为同一重建区域通过滤波反投影及 OSEM 重建所得图像。由于 OSEM 等更快算法的应用以及计算机技术的发展，目前 SPECT 和 PET 数据迭代重建可以在 5 分钟甚至更短时间内完成，这在临床工作中是可以接受的。随着计算机技术的发展，迭代重建可能在不久的将来会常规应用于与 CT 相关的更大数据集。

衰减校正

SPECT 和 PET 成像的一个特殊问题是组织中辐射衰减。从探测对象深部发射的光子较外周表层发射的光子更容易被覆盖的组织吸收。因此，从深部组织获得的信号实际上发生了**衰减**。为了使获得的信号不受深度影响，必须通过**衰减校正**对衰减的信号进行补偿。有充分的证据表明，传统上未经衰减校正的成像（例如心肌灌注显像）可以从适当的衰减校正中受益。衰减校正常用的方法有解析法和透射扫描法，虽然两者截然不同，但均被设计用于创建图像衰减校正矩阵，矩阵中每个像素值代表对采集数据的校正因子。不同的方法会应用于图像重建的不同过程，有的应用于重建过程中，有的则在得到重建图像后再进行校正运算。

若身体某一部位几乎全部由软组织组成的，可以假设其对信号的衰减是近乎均匀的，此时可以应用解析法进行衰减校正，如 Chang 算法。Chang 算法是一种后重建方法。重建完成后，在计算机上勾画出每个体层身体部位的轮廓。根据该轮廓，计算其内每个像素位置的深度，从而计算出适当的校正

因子，生成校正矩阵，并且对逐个像素应用乘法校正。Tc-99m 在软组织中的线性衰减系数为 0.15/cm，但这仅适用于没有散射的点源。因此，为了补偿散射通常用 0.12/cm 作为 Tc-99m 的衰减系数。在肝脏 SPECT 显像研究中，7 cm 的深度会造成探测到的放射性活度降低约 60%，因此观察计数值必须乘以系数 2.5（0.4×2.5=1）以校正衰减。用于 PET 成像（主要是脑成像）类似的分析方法也已被开发。

当同一视野中有多种组织成分（不同组织有不同的衰减系数）时，上述算法应用存在局限性，对于心脏成像来说尤为明显，因为心脏的软组织被含气的肺和胸腔的骨结构共同包围。为了对不均匀衰减进行校正，透射扫描方法被应用于衰减校正。其实质上是利用 X 射线管对胸部进行 CT 扫描，从而求出组织的衰减分布图。老式 SPECT 和 PET 系统也曾用放射性核素点源发射扫描进行衰减校正。该技术与 CT 的应用类似，不同的是扫描仪中使用的是放射源，而不是 X 射线管，因此所得数据的噪声要大得多，需要先将其分割成不同的组织类型，然后才能创建衰减校正系数分布图。目前，制造商已逐渐放弃使用发射扫描方法进行衰减校正。

SPECT/CT 或 PET/CT 融合扫描仪能获得与 SPECT 或 PET 扫描相同轴向范围的 CT 图像。CT 扫描的管电压为 80~120 kVp，约产生 40~60 keV 的有效能量。管电流-时间乘积（毫安）可在 4~400 mA 范围内变化，具体取决于 CT 扫描的目的是诊断、解剖定位还是衰减校正。使用查找表将 CT 扫描中的 Hounsfield 单位转换为所需光子能量的衰减系数。所求得的衰减系数图则可应用于重建完成后或重建过程中。

发射断层显像数据的展示

旋转 γ 照相机 SPECT 的一个特殊优势是可以同时收集大量图像数据。PET 数据则是分步获得的，但是生成的重建数据也有较大的体量。对于 SPECT，三个不同轴向像素大小相同；而对 PET 而言，轴向采样结果可能与横向采样结果略有不同。但是，无论哪种情况，一旦完成了横断层面的重建，就可以轻松地将其用于其他正交平面。因此，矢状面和冠状面图像可以从横断层面的重建数据中生成。

将重建数据重新调整为与原始横向平面倾斜的平面对心脏成像尤其有用。因为心脏的长轴与重建数据三个主轴中的任何一个都不重合。将原始数据集重新定向以获得垂直和平行于左心室长轴的图像

是必要的。计算机操作人员需定义心脏长轴的几何形状，并重新调整数据以创建倾斜于横断层面的心脏长轴和短轴平面（图 3.7）。最佳倾斜角度因患者而异。

另一有效的方法则是将断层数据看作闭环电影成像中不同视角的一系列平面图像。早期 SPECT 成像就是通过观察原始投影数据的闭环电影成像来实现这一目的的。目前，在一些心脏成像软件数据包的质量控制中，这一方法仍在沿用。值得注意的是，这些原始投影数据往往有噪声，所以很难观察到信号强度的微小变化。目前，一种常见的方法是重新投影横断层图像以生成一系列平面图像，这些图像的噪声将大大降低。经常使用的重投影方法是**最大强度投影扫描**（maximum-intensity projection scan, MIPS），它是通过对沿特定视角投影轨迹上的最强的信号进行重投影来实现的。这些 MIPS 图像强调了放射性积累增加的区域，同时提供了单个断层平面中涉及正常结构的放射性增加的区域的整体印象。在某些情况下，需对 MIPS 图像进行距离加权，以使距离观察者较远处的放射性活度显得不那么强烈，从而增强 3D 效果。

单光子发射计算机断层显像（SPECT）

对于常规核医学的常用放射性药物，SPECT 可以实现体内放射性药物分布真正的 3D 采集、重建和展示。在过去的 30 年里，SPECT 逐渐发展，特别是在心脏核医学领域，SPECT 已成为标准成像方法。在 SPECT 成像过程中，会获得患者一系列投影图像。大多数情况下，通过单个成像设备围绕探测对象旋转获得投影图像，但也可以通过使用多个成像设备或通过多个孔型探测器同时获取这些投影图像。然后，如上一节所述重建这些投影数据，从而生成一系列穿过探测对象的断层图。

最常见的 SPECT 设备是旋转 γ 照相机，它由一个或多个安装在特殊旋转机架上的 γ 照相机探头组成。市面上几乎所有的 γ 照相机都具有 SPECT 功能。早期的 SPECT 使用单个 γ 照相机探头，而现代通常使用两个探头。能够灵活组合的双探头系统非常受欢迎。用于全身成像时，两个探头通常平行排列；用于心脏成像时，两个探头呈直角排列（图 3.8）。一些专用于心脏成像的装置，探头永久性地呈直角放置。为了在给定的时间能采集更多的数据，

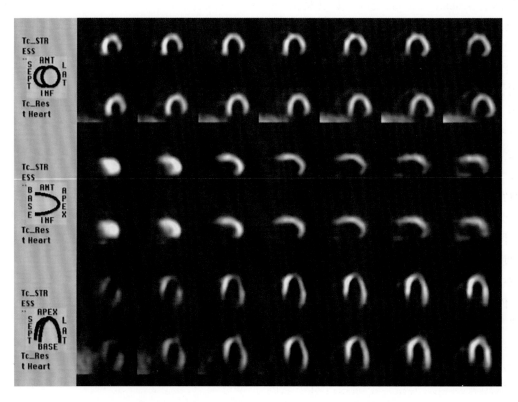

图 3.7　心脏 SPECT 图像将数据重新调整生成多个平面。上面两行是垂直于左心室长轴获得的短轴视图。中间两行是水平长轴图像，下面两行是垂直长轴图像。患者左心室下壁可见一较大范围的固定灌注缺损区。数据的重新调整使得病灶定位更加精确

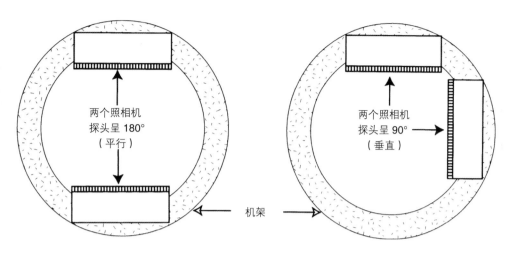

图 3.8　双探测器 SPECT 系统的两种组态

最好使用多个探头。与 CT 相比，SPECT 成像时光子量较少，因此其数据采集需要 10~30 分钟。为了避免成像期间患者的移动及尽可能减少在此期间药代动力学的改变，需在合理的时间内完成显像的同时获得尽可能多的计数。SPECT 成像突显了改进 γ 照相机系统性能的必要性。泛源不均匀会使从每个视图或投影中获得的数据失真，产生图像伪影。SPECT 相机理想的平面性能包括 3.5 mm 的固有空间分辨率［通过半高宽（FWHM）估算］、1 mm 或更小的线性失真以及 3% 以内的校正积分均匀性。如第 2 章所述，当代所有的旋转 SPECT 系统都具有能量和均匀性校正功能。

最近，已经开发出专用于心脏成像的 SPECT 系统，其探测器或许使用 Anger 逻辑定位事件。不同于传统 γ 照相机使用大型单晶探测器，这些探测器多使用碲锌镉（CZT）固态探测器而不是 NaI 闪烁物质。这些探测器通常采用像素化设计，探测器元件约为 2 mm × 2 mm。基于闪烁的系统，由于采用多晶体设计，通常使用对位置敏感的光电倍增管或光电二极管进行光信号检测。使用 CZT 的系统具有更高的固有效率和更高的能量分辨率（能峰为 140 keV 时为 6%，而使用 NaI 的系统为 9%~11%），这不仅可以减少图像中的康普顿散射，还可以增强双核素采集的能力（例如 Tc-99m 和 I-123）。最后，这些系统中的探测器具有提高灵敏度的物理设计特性，例如多个探测器或针孔型准直器同时观察心脏。灵敏度提高可以缩短采集时间或降低放射性药物的注射剂量，从而降低患者的辐射剂量。不同系统有不同的设计特征、采集程序和质量控制方法。尽管前景广阔，但这些设备的应用仍然相当有限。因此，剩余章节将重点介绍旋转照相机。

专栏 3.1 总结了使用旋转 γ 照相机进行 SPECT 成像时必须考虑的因素。除了先前所述的校准和 γ 照相机标准质量控制外，对这些因素进行优化有助于生成高质量 SPECT 图像。

专栏 3.1　SPECT 的图像采集问题
准直器选择
轨道
矩阵大小
角增量：视图数量
180° *vs.* 360° 旋转
生成一张视图的时间
总检查时间

总体来说准直器的选择受限于制造商供货，但仍需要根据临床成像任务具体选择。在隔片厚度和孔直径固定的情况下，具有较长通道的准直器分辨率更高，但代价是灵敏度降低。但是，即便 SPECT 成像光子含量相对较少，准直器的选择也是尽可能偏向于高分辨率而不是高灵敏度，因为与高灵敏度或通用准直器相比，高分辨率准直器可以提供更高的图像质量，即使计数更少。多探头 SPECT 系统允许在每个投影角度进行更长时间的采集，以补偿使用高分辨率准直器时丢失的一些计数。

除了用于平面和 SPECT 成像的平行孔型准直器外，还有专门针对大脑和心脏 SPECT 成像而设计的特殊聚焦准直器可以选择。这些会聚型准直器允许更多的晶体用于放射性探测，对探测对象有放大作用并且提高了探测灵敏度，其灵敏度与放大倍数成正比。因此，当空间分辨率相同时，会聚型准直器较平行孔型准直器有更高的灵敏度。但会聚型准直器会导致几何畸变，必须在图像重建时加以考虑。

成像轨道（圆形或非圆形）选择取决于目标探测器官（图 3.9）。目前，几乎所有系统都提供圆形和非圆形探测轨道。由于平行孔型准直器表面的分辨率最佳，理想的成像轨道应当使探测器在采集过程中尽可能靠近目标探测对象。出于这个原因，大多数扫描仪采用非圆形轨道实现躯干成像。圆形和非圆形轨道均可用于大脑成像，具体选择取决于操作员能否避开肩部放置探测器。当使用特殊的会聚型准直器时，轨道通常由系统自动确定，该系统可将目标探测器官保持在聚焦区域中。

角度采样间隔和采集弧的选择取决于具体临床应用场景和使用的准直器。进行躯干成像时，通常使用完整的 360° 采集弧。大多数 SPECT 数据通过使用 128×128 的图像矩阵、高分辨率准直器和 ⁹⁹ᵐTc 标记放射性药物进行采集。但是，当探头

分辨率不佳或计数密度较低（成像时患者体内放射性活度极低）时，可以使用 64×64 矩阵。通过 CT 扫描进行衰减校正的 SPECT/CT 混合扫描仪需要使用 128×128 矩阵来采集发射扫描数据。当采用 128×128 矩阵时，角度采样间隔应设置为 3°。如果使用分辨率较低的 64×64 矩阵，则采集间隔可增加到 4° 或 6°。矩阵大小、角度采样间隔以及准直器的选择组合起来，"平衡"了各个参数的分辨率。但是，在某些情况下这些参数可能会有所不同。例如，小儿患者的体型较小，也可以缩减采集投影数量。

对于心脏成像，可以采用 180° 采集弧。因为心脏位于靠近左前胸壁的位置，所以通过右前斜位到左后斜位的 180° 弧线成像，可以获得最佳数据（图 3.10）。即便需要对数据进行 CT 衰减校正，该采集范例在临床实践中也被广泛接受。

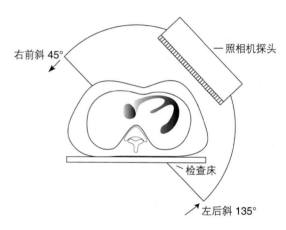

图 3.10　心脏成像常用的 180° 弧线，从右前斜位（RAO；45°）到左后斜位（LPO；135°）

另一个需要考虑的问题，是采用连续数据采集还是"步进"数据采集。连续采集的优点是不会在探头从一个角度位置移动到另一个角度位置的过程中浪费时间。但是，数据会因为探头的运动伪影而变得模糊。对于大多数临床应用，在灵敏度和分辨率之间权衡取舍的结果是使用步进扫描。但也有例外情况，比如当示踪剂分布快速变化时以及需测定示踪剂浓度而不是其空间分布时。

通常情况下，SPECT 成像的计数很差，因此，显像时间最好尽可能长。在剂量学和辐射照射可接受限度内，给药剂量越大，采集到的计数可能越多。尽管不应超过临床可接受的放射性剂量限值，但权衡辐射风险与效益时必须将获得诊断质量图像的可能性纳入考量。如果采集过程中患者移动，导致不

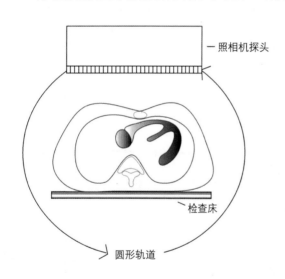

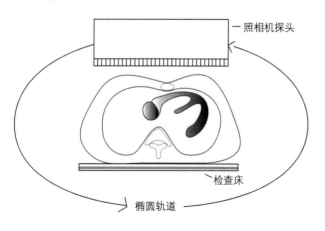

图 3.9　圆形轨道（**上图**）和非圆形（此处为椭圆形）轨道（**下图**）

同角度采样视图之间的数据配准错误，获得计数统计再高也没有意义。大多数临床方案将总成像时间限制在 20~40 分钟。相应地，每个投影的时间通常为 20~40 秒，但是对于 ^{67}Ga 和 ^{111}In 这种计数特别少的核素，每个投影的采集时间可能需要 60 秒。

即使将 SPECT 的总采集时间限制在 30 分钟以内，患者的运动仍可能是一个问题。某些设备制造商提供了运动校正程序，但这些程序仅在一个维度（垂直运动）上起作用，而不在三个维度上都起作用。在准备过程中花些时间使患者处于舒适的姿势，可以提高患者依从性。头部扫描时，患者的手臂可以自然放于身体两侧。在心脏、胸部、腹部或骨盆的 SPECT 成像中，手臂通常会被抬高到视野之外，以免干扰光子朝向探测器的路径，但这可能会增加患者的不适。无论行哪一部位 SPECT 成像，重要的是使注射部位位于视野之外，以防注射点残留放射性产生伪影（图 3.11）。在患者膝下放置支撑物以减少下背部的压力，将患者置于最舒适的位置，从而提高依从性。如果患者的手臂置于头顶，则可能需要为手臂提供额外的支撑来减轻肩部疼痛。

在使用旋转 SPECT 扫描仪之前，必须对其进行适当校准，包括均匀性、旋转中心和像素大小。对于具有多个探测器的扫描仪，探头之间必须相互匹配，以确保每个探头处于相同的投影角度（例如，在患者正上方）时，会对探测对象体内同一位置的事件，在采集的投影图像中的同一位置 (x, y) 进行记录。通常，这是通过在已知位置对一组辐射源进行成像并对两个探测器的像素大小和旋转中心进行匹配来实现的。探头匹配和像素大小调整可由现场服务工程师执行，而由技术人员进行常规调整。技术人员通常进行均匀性和旋转中心校准。每个生产商都会指定应该如何以及以何种频率执行这些校准。最常见的是每月进行一次校准。但是，某些生产商也会建议采用更低的频率，比如最多每季度校准一次。

所有的 γ 照相机，不管调整得多好，都会有无法避免的不均匀性。在 SPECT 成像时，均匀性的微小变化（在平面显像中无法识别）也会导致明显的**环状**或**靶心状**伪影（图 3.12，**箭头所示**）。通常含 5 百万到 1 千万计数的平面显像均匀性图像不足以用于 SPECT 成像中的均匀性校准。对于具有大视野和 128×128 矩阵的仪器来说，需要 1 亿到 2 亿个计数（每个像素大约 10 000 个计数）才能将非均匀性相对误差控制在 1%，这对于无伪影的 SPECT 来

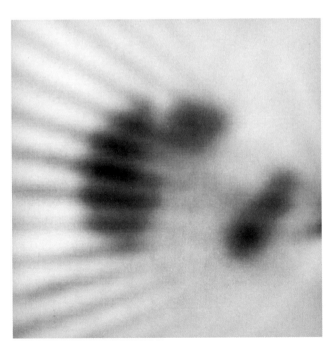

图 3.11　SPECT 因视野中注射部位的放射性残留所致伪影。由于成像视野中注射点残留放射性，造成肝脏和脾脏的 SPECT 图像质量下降。星爆状伪影是放射性热区在图像上反投影的结果。在这种情况下，重建算法无法调和注射部位的放射性活度

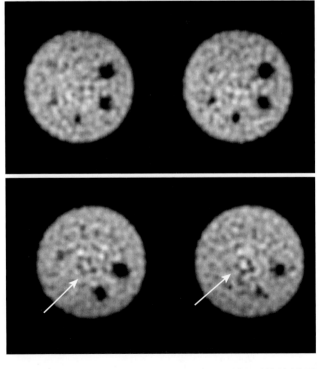

图 3.12　SPECT 环状伪影。上图，无环状伪影的体模影像。下图，由于均匀性校准不充分导致体模影像带有明显环状伪影（**箭头所示**）

说是必要的。获取如此大数量的计数需要大量时间。但应避免放射源活度过大，因为高计数率还会导致 γ 照相机电子设备的性能下降，并使其记录伪符合事件。保守地说，校正泛源的计数率应控制住每秒 20 000~30 000 计数。均匀性校准既可以在内部使用点源进行，也可以在外部使用面源进行。面源中的放射性应均匀分布，非均匀性偏差应控制在 1% 以内。尽管含水面源也可以用于均匀性校准，但放射源很难在水中混合均匀且容易造成数据溢出。因此，通常使用密封的钴 57 源进行外部均匀性校准。

旋转中心校准需将旋转轴与图像重建矩阵的中心相匹配。在查看原始 SPECT 数据的旋转显示时，它是原始数据旋转所围绕的点。最重要的是，它是图像重建对准线。通常按照与均匀性校准相同的时间表进行旋转中心校正。许多多探测器系统也使用这些数据来匹配探头。每个制造商对于旋转中心和多探头配准都有非常具体的方案，方案内容通常包括采集一组点或线放射源的一系列图像。

如前所述，旋转 SPECT 要求 γ 照相机发挥最佳性能。对于平面显像而言可接受的探测器性能有时对 SPECT 成像来说是不足的，可能会使成像无法进

行。除了前面讨论的校准外，还应执行 γ 照相机每日、每周和年度质量控制程序。应特别注意均匀性的变化，因为有效视野内均匀性的微小变化也可能导致明显的伪影。

应定期对圆柱形体模进行成像，如图 3.13。将放射源添加到充满水的圆柱形体模中，形成一个均匀放射源，以用于测试是否存在由于均匀性校准不足所致的环状伪影。此外，体模内的其他结构也可用于对比度和空间分辨率的质量控制。在所示例子中，对不同大小和间距的固体树脂玻璃棒以及不同大小的实心球也进行了成像。这些结构是没有放射性活度的区域，因此在图像上呈"冷区"。当然，体模还可以设计用于"热区"成像的结构。通常需定期（例如每季度一次）做此类体模的 SPECT 成像，并将结果与参考标准进行比较，以确定 SPECT 性能是否下降。

对每个患者所获取的成数据进行回顾性分析是质量控制程序必不可少的环节，尤其是对 SPECT 而言。成像过程中患者移动过度会降低 SPECT 扫描质量，因为不同角度投影中的数据配准不良会导致明显的伪影。有一些方法可用于对患者移动情况的评

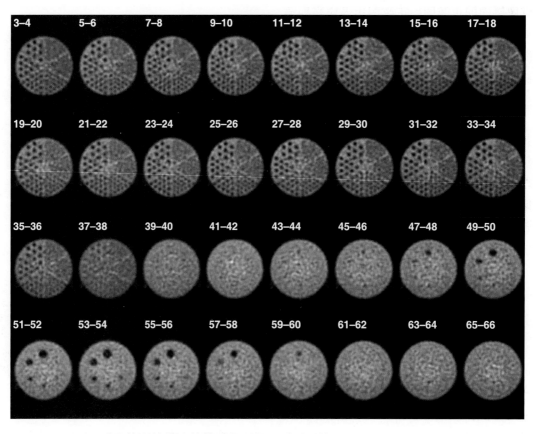

图 3.13　SPECT 质量控制体模。体模采集所得一系列图像

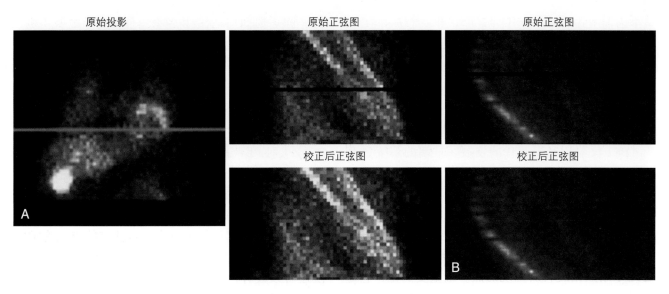

原始投影　　　　　　　原始正弦图　　　　　　　原始正弦图

校正后正弦图　　　　　　校正后正弦图

图 3.14 患者质量控制。(A)心肌灌注成像的正弦图。正弦图对应左图中光标所在平面。注意投影数据的规律性变化，提示从一个投影视角度切换到下一个投影视角的过程中，心脏保持稳定，没有发生移位。(B)连续投影数据正弦图中存在多个间隙。将这些不连续处与 A 图中数据进行比较。这些不连续处表明：从一个采样位置切换到下一个采样位置过程中探测对象发生了过度移动

估：在闭环电影成像中查看未经处理的投影图像时，若患者移动幅度过大，显示器中会出现闪烁或不连续的图像。有些实验室通过在患者身上放置放射性标记物源来进一步评估患者的移动情况。另一种方法是观察成像层面的正弦图。正弦图边界应当平滑，且不同成像层面之间的强度变化应该很小。出现任何不连续性都可能提示患者存在移动（图 3.14）。只有上下移动可以很容易地校正。正弦图的不连续性也可能提示仪器发生了故障。除了对患者的移动情况进行评估，正弦图还可用于对探头配准不良进行评估。正弦图中某点（此处第一探头数据采集结束且第二探头采集数据开始）出现横向移位可能表明探头配准存在问题。对某点源进行断层图像采集有助于确定偏移是否由探头配准不良引起。最后，应仔细检查患者的重建数据，看是否存在影响诊断质量的异常或伪影。

正电子发射计算机断层显像（PET）

　　PET，尤其是 PET/CT，是一个正迅速发展的核医学领域。正电子的独特性使 PET 成为可能。当正电子与带负电荷的电子结合而湮灭时，发射出两个呈 180° 反向运动、能量相等（511 keV）的光子。不同于 SPECT 成像检测单个光子，在 PET 成像中，位于探测对象对侧的两个探测器元件对成对的湮灭光子进行检测。若同时（或"符合"）检测到光子，则

假定湮灭事件发生在两个成对探测器的连线上（即响应线或 LOR 线）（图 3.15）。因此，无须通过机械准直器来确定湮灭辐射光子的方向。这一过程被称为**湮灭符合探测**，是 PET 成像的标志。

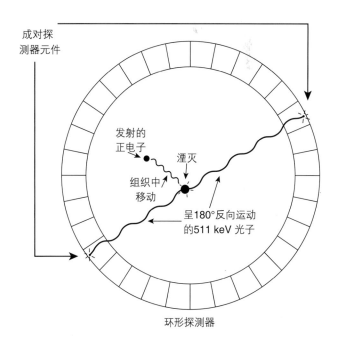

图 3.15 PET 环形探测器。发射后的正电子会在组织中移动一小段距离后再发生湮灭。511 keV 的质子沿相反的方向发射

　　湮灭符合探测使 PET 灵敏度较传统核医学成像

至少增加 100 倍，因此其图像质量明显优于 SPECT。与 SPECT 类似，在 PET 成像时可将成对探测器之间发生的计数视为射线，从而生成投影并对投影数据进行重建。滤波反投影和迭代法（例如 OSEM）均可以用来重建 PET 数据，但由于后者大大改善了图像质量，因此更常用。

　　PET 仪器历经了几代的发展。早期的系统只有一个带多个探测器的单环，一次只能对单个层面进行断层显像。而现在，PET 通常由带有多个探测器的多个环组成，这些探测器可覆盖 15~20 cm 的轴向视野。一个探测器通常能与探测器环对侧的多个探测器配对。这些符合探测器形成了包围探测对象或器官的视野（图 3.16）。多环系统可在同一时段对有一定体积的探测对象进行成像。早期，通常在探测器环与环之间插入铅或钨等吸收性材料作为 **隔板**，以减少探测环平面内散射，并屏蔽来自其他探测环视野内的光子，这种环与环之间有隔板的采集模式被称为 2D 采集模式，因为这种采集模式将符合探测限制在 2D 横向平面。随着时间的推移，探测环数量增加，移除隔板以探测跨横向平面的数据（即 3D 模式）则更为常用。3D 采集模式显著提高了 PET 扫描仪的系统灵敏度，但康普顿散射符合和随机符合的数量也有所增加。目前，多数 PET 探测环之间没有隔板，因此又被称为 **纯 3D 采集模式**。3D 采集模式的实现得益于散射校正算法的改进以及反应时间更快

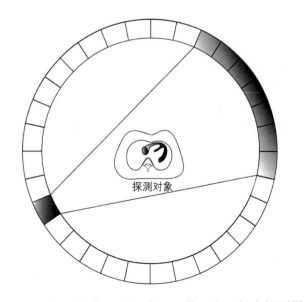

图 3.16　探测器的配对。在 PET 装置中，每个探测器与位于检测环对侧的多个探测器配对，以产生一道包围探测对象的探测器弧。这种多重配对策略提高了设备的灵敏度

的新型探测器材料对随机符合事件探测的减少。

　　选择合适的 PET 探测器材料时，必须考虑探测器的探测效率（与晶体有效原子序数 Z 和密度相关）、分辨率（空间分辨和能量分辨率，与晶体光输出量相关）以及闪烁晶体的响应时间或衰变时间。NaI（γ 照相机常用的探测器材料）的密度和原子序数（Z）对 PET 成像中的 511 keV 的 γ 光子的探测效果并不理想。锗酸铋（bismuth germinate oxide，BGO）的密度约为 NaI 的 2 倍，原子序数为 74（NaI 的原子序数为 50），在过去 30 年中一直被用于 PET 成像。BGO 的缺点主要是，光输出量较低（即能量分辨率较低），且光衰减时间较长。晶体光衰减时间较长，就必须使用 10~12 ns 的符合时间窗。新型探测器材料，如硅酸镥（lutetium oxyorthosilicate，LSO）、硅酸镥钇（lutetium-yttrium oxyorthosilicate，LYSO）和硅酸钆（gadolinium oxyorthosilicate，GSO），具有高密度、时间分辨率更佳和光输出量更高的优势，使符合时间窗缩短至 5~6 ns，这样一来随机符合事件的数量也减少了约 50%，更为飞行时间 PET 的实现提供了可能。光输出量越好，能量分辨越好，从而减少了散射符合事件的数量。因此，目前最先进的 PET 扫描仪一般采用 LSO 或 LYSO 作为探测器晶体材料。

　　现代 PET 扫描仪的空间分辨率很好，这主要取决于探测器模块（小晶体后接光电倍增管构成）的大小。在临床扫描条件下 PET 空间分辨率明显高于 SPECT。先进的 PET 仪器其空间分辨率一般在 5~8 mm FWHM 范围内；而小动物专用 PET 的空间分辨率约为 1.5 mm。

　　正电子及与其湮灭相关的物理特性限制了 PET 的最终空间分辨率。首先，不同放射性核素其释放的正电子动能不同，高能正电子（例如由氧 -15、镓 -68 和铷 -82 发射的正电子）在湮灭辐射前可能在组织中穿行若干毫米（见图 3.15），因此，探测器所探测到湮灭辐射事件的位置与放射性核素的实际位置有一段距离，这样一来削弱了 PET 对患者体内放射性示踪剂生物分布进行真实定位的能力，降低了图像分辨率，尤其是对于能发射高能正电子的放射性核素（如 ^{68}Ga 和 ^{82}Rb，与 ^{18}F 相比）。其次，湮没光子的非共线性也限制了 PET 的空间分辨率。如果正电子 - 电子对在湮灭时仍在运动，其湮灭光子对的运动轨迹（并非完全相反呈 180°）与沿单一射线的真共线性存在小偏离（见图 3.15），从而可能导致对湮灭符合事件的定位出现 1~2 mm 的偏差。因此，临

床 PET 扫描仪的分辨率被限制在 3~3.5 mm，而这与探测器尺寸无关。

湮灭符合探测

PET 断层显像的特殊电路可检测到由单个正电子湮灭事件释放出的两个湮灭光子。若这两个光子在规定的**符合时间窗**内被探测到，则将它们视为来自同一湮灭事件。目前应用的 PET 扫描仪符合时间窗约为 6 ns（基于 BGO 的旧型扫描仪中符合时间窗可能长达 12 ns）。当成对探测器探测到两个光子的时间差在 6 ns 以内，则将该事件称作**真符合事件**，并被记录为沿着连接两个探测器的 LOR 发生。若单个记录的事件在符合时间窗内无法匹配成对，则被认为是无效数据。这种无须借助吸收性准直器而有效获取数据的方式称为**电子准直**。电子准直使 PET 仪器的探测灵敏度明显高于 γ 照相机。符合探测的弊端是当计数率较高时两个不相关或随机事件在符合时间窗内被记录，从而产生了所谓的**随机符合事件**。这种随机符合无法提供关于定位放射性药物的有用信息，因此，若不进行校正，会使图像本底增高，对比度下降。

PET 数据的记录有多种方式，具体取决于数据采集模式是 2D 模式还是 3D 模式。PET 数据可以存储为正弦图（2D）或投影图（3D），无论哪种存储方式，图中每个像素的计数代表着沿着成对探测器之间特定 LOR 被记录下来的符合事件。我们只知道符合事件发生在 LOR 上，但并不清楚具体发生在 LOR 的什么位置。最后，多使用迭代重建法对正弦图或投影数据进行重建（有时可能使用滤波反投影）。

飞行时间 PET 利用符合时间窗内湮灭光子到达的时间差，对 LOR 上事件发生的具体位置进行了估计。根据两个事件之间的时间差 Δt，计算出事件的估计位置 Δd，公式如下：$\Delta d = (\Delta t \times c)/2$，其中 c 为光速。在现有探测器（如 LSO 或 LYSO）基础上，飞行时间技术能沿着 LOR 将符合探测事件定位在距离湮灭事件发生部位 7 cm 以内，这将明显改善 PET 图像质量，特别是对体型较大的患者。然而，当成像对象直径较小时，如脑成像和儿童成像，飞行时间技术相对而言不具备优势。新型数字化 PET 系统进一步改善了探测器的时间分辨率，从而将湮灭事件定位到约 4 cm，显著提高了 PET 图像质量。

PET 质量控制

一台 PET 扫描仪拥有大量探测器，如一台环形直径 80 cm、晶体尺寸 4 mm 的扫描仪可拥有多达 32 000 个晶体。与任何成像系统一样，这些晶体对均匀活度源的响应也会发生各种变化。为了校正这些变化，采集了高计数的均匀性校准器，并用于校正。PET 均匀性校正与 SPECT 类似，不同之处在于 PET 探测器是固定的，特定探测器中的小变化导致的数据采集异常不会呈 360° 传播。因此，PET 均匀性改变不会形成类似 SPECT 的环状伪影，所以 PET 均匀性校正不用太频繁，可能每季度进行一次。

PET 将探测到的湮灭符合件记录为计数，更准确地说，记录为像素计数率。这些数据最好以微居里 / 毫升或贝克勒尔 / 毫升为单位进行表示。因此需通过校准扫描来获得像素计数率与放射性浓度之间换算的转化系数。具体实施方法是对一个已知放射性浓度（微居里或贝克勒尔 / 毫升）的均匀体模成像，并计算体模中的放射性浓度与图像像素计数率之比，该比值即为转化系数（定标系数）。PET 系统会备份定标系数并用于后期图像重建，以便以放射性浓度为单位对获得的图像进行分析。上述定标系数在放射性活度定量时尤为重要，计算标准摄取值（standardized uptake value，SUV）。SUV 是一个比值，代表经给药活度和个体患者（通常为患者体重）标化的某像素中的放射性浓度。若放射性药物在患者体内均匀分布，则 SUV 值为 1。像素计数 - 放射性浓度转化校准不准确，将导致测得的 SUV 值不准确。

一台 PET 扫描仪有大量的探测器单元，其中少数探测器可能无法正常工作，为了评估每个探测单元是否能正常运行，需利用均匀放射源对 PET 探测器进行日质控。通过质控数据，用户可以评估哪些探测器单元未能正常运行。虽然不同制造商生产的 PET 有不同质控方法，但最终结果都提示系统是否正常运行。若质控结果提示系统无法正常运行，则需要采取纠正措施。

在一些情况下，为了进行肿瘤评估，可能要将 PET 重建图像中的像素值转换为 SUV。通常，医生会通过比较两次 PET 扫描间 SUV 的变化来提示患者疾病进展或缓解情况，因此，确保不同扫描间 SUV 的一致性非常重要。PET 扫描仪电子器件的漂移会导致定标系数与患者数据无法配准。验证 SUV 准确性的一种方法是在临床扫描协议下对已知放射性浓度的均匀体模进行成像，模拟患者采集方式将体模放射性活度和质量输入到数据采集系统。通过数据重建，可以获得每个重建层面的平均 SUV，不同层面平均 SUV 的波动范围应在 1.0 ± 10% 以内。若超出此范围，则提示需对扫描仪重新进行校准。通过上述方法可以对机器校准情况进行检查，其优点是必要时候可随时用体模对机器进行重新校准。

对圆柱形断层成像体模进行成像也可用于评估 PET 扫描仪性能。这种体模类似于 SPECT 的质控体模，不同之处在于为了评估对比度，PET 体模可以包含放射浓度高于本底的"热灶"（图 3.17）。通常一个季度成像一次即可，但也可频繁成像，并与定量准确度检测相结合。一次 PET 体模数据采集即可对均匀性、分辨率、对比度和定量准确度进行评估。体模中的热灶可以是尺寸依次递减的球体或圆柱体，有特定的靶 - 本底比值（例如 2.5∶1 或 4∶1）；成像时需记录每一个热灶的 SUV。与 SPECT 类似，PET 分辨率的检测通常需要热背景下尺寸逐渐缩小的冷棒源来实现。应用临床协议对 PET 体模成像，将热灶的 SUV 值与期望值进行比较，并将最小冷棒源和

最小热灶的尺寸记录下来。体模本底的平均 SUV 一般约 1.0 ± 10%。由于上述体模的制作过程很复杂，通常情况下，相较均匀体模而言，较少用于检测 PET 扫描仪的定量准确度。

融合成像

核医学检查非常适用于观察人体生理学特征。核医学显像是器官特异性的，但其图像分辨率较低，有时很难对发射型断层显像中观察到的特征改变进行准确定位。PET/CT 和 SPECT/CT 的融合使得 PET 或 SPECT 的功能信息与 CT 的解剖信息直接结合，极大地提高了融合显像模式的临床实用性。CT 的引入对于区分核医学图像中的病理结构和正常解剖结构非常有用。对 PET 而言，CT 可以帮助区分放射性摄取增加的区域到底是转移性淋巴结还是棕色脂肪组织。对于各种 SPECT 显像亦是如此，例如甲状旁腺显像和背痛患者局部骨骼 SPECT 成像。

PET/CT 扫描仪一般将 CT 装置放置在 PET 装置的前面；而在 SPECT/CT，CT 装置可位于 SPECT 装置的后方或与之平行。无论是 SPECT/CT 还是 PET/CT，发射扫描之前或之后进行 CT 扫描都是可以的，但临床常见的操作流程是先进行 CT 扫描。CT 扫描数据既可以用来做衰减校正，也可显示解剖细节。

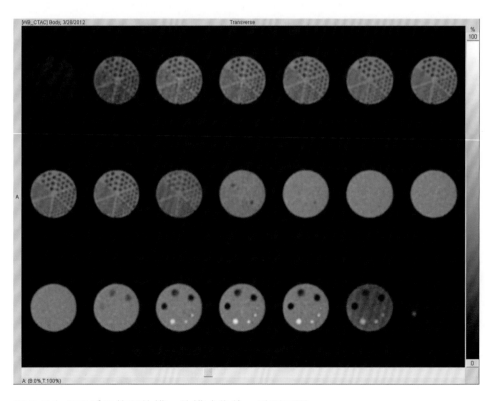

图 3.17　PET 质量控制体模。体模成像的一系列层面

融合显像系统中的 CT 可以是性能最先进的，也可以是一般性能的，尤其是在 SPECT/CT 成像系统中，这些 CT 只要能够达到临床成像所需即可。融合显像系统中 CT 的质量控制与临床 CT 扫描仪相同，不在本章讨论范围内，因此不再赘述。但是，需定期对测试探测对象进行融合成像，以确保两种成像模式能够配准。

若用 CT 透射扫描对核医学发射扫描进行衰减校正，如两者的数据集之间存在配准不良，则会引入伪影。CT 扫描的速度明显快于透射扫描，这可能导致两次扫描的呼吸模式不同，从而使横膈区域的数据配准变得困难。因此，结合 CT 扫描对衰减校正图像和非衰减校正图像进行检查，评估配准不良情况非常重要。在心脏成像中（不管是 PET 成像还是 SPECT 成像），心脏配准不良可能会导致假阳性结果。

近年来，许多供应商都推出了 PET/MR 融合扫描仪；有的仪器是将 PET 扫描仪安装在 MR 设备中，可以同时获取两种显像；有的仪器 PET 和 MR 扫描仪彼此相邻，但共用同一检查床。PET/MR 融合显像可能会在一些有吸引力的研究中有应用潜力，但具体临床价值仍有待进一步确定。

推荐阅读

Chandra R, Rahmim A. *Nuclear Medicine Physics: The Basics*. 8th ed. Philadelphia: Williams & Wilkins. 2018.

Cherry SR, Sorenson JA, Phelps ME. 2012. *Physics in Nuclear Medicine*. 3rd ed. Philadelphia: WB Saunders.

International Atomic Energy Association. *Planning a Clinical PET Centre*. Vienna, Austria: International Atomic Energy Agency. 2010.

International Atomic Energy Association. *Quality Assurance for PET and PET/CT Systems*. Vienna, Austria: International Atomic Energy Agency. 2009.

International Atomic Energy Association. *Quality Assurance of SPECT Systems*. Vienna, Austria: International Atomic Energy Agency. 2009.

International Atomic Energy Association. *Quality Control Atlas for Scintillation Camera Systems*. Vienna, Austria: International Atomic Energy Agency. 2003.

National Electrical Manufacturers Association. *Performance Measurements of Positron Emission Tomographs*. Rosslyn, VA: National Electrical Manufacturers Association. 2018.

Powsner RA, Palmer MR, Powsner ER. *Essentials of Nuclear Medicine Physics*. 3rd ed. Hoboken NJ: Wiley Blackwell. 2013.

（金从军　邵玉军　译审）

第 4 章

放射性药物

为了获得稳定性而经历放射性衰变的不稳定原子被称为放射性核素。这些原子发出的辐射有时可用于医学成像和治疗。经批准用于人体且掺入放射性核素及其标记化合物被称为放射性药物。放射性药物可以显示人体的生理学、生物化学或病理学状况，而不会引起任何明显的生理效应。它们也被称为"放射性示踪剂"，因为它们的给药剂量低于药理学剂量，用于"追踪"体内特定生理或病理过程。本章介绍临床重要放射性核素和放射性药物，以及关于其生产、放射性标记和质量保证的一般原理。专栏 4.1 中列出了一些与放射性成像和治疗药物相关的术语定义。

专栏 4.1	有关放射性药物及其性质的重要术语

放射性核素：通过放射性衰变跃迁为更高稳定性的不稳定元素同位素。

放射性药物：美国 FDA 批准用于成像或治疗的放射性 / 放射性标记化合物（即药物）。

活度：衰变率；以单位居里（3.7×10^{10} 次衰变 / 秒）或以公制单位贝克勒尔（1 次衰变 / 秒，1 mCi=37 MBq）表示。

半衰期（或 $T_{1/2}$）：样本中一半放射性原子完成衰变所需的时间。

平衡：当母体的半衰期比子体长时，所含放射性母体 / 子体对之间形成的稳态或恒定关系。用于描述**发生器**内进行的放射性核素生产。

无载体：未受同一元素的其他同位素（稳定或具有放射性）污染的放射性药物。请勿将其与载体分子相混淆。

载体分子：经放射性标记的选定物质，用于评估或治疗特定生理参数或细胞功能，实现或改善如定位、累积和（或）本底清除等特性。

比活度：单位体积或重量中放射性核素的浓度（即 mCi/mg）。优先选择高比活度。

辐射丰度：也称辐射产额；放射性物质衰变将产生所需辐射的可能性。

放射性核素生产

天然存在的放射性核素通常是具有很长半衰期（>1000 年）的有毒重元素（例如铀、钶、钍、镭和氡）。这些放射性元素大多在核医学领域并没有应用，而临床用放射性核素通常是人工生产的。表 4.1 列出了使用 γ 照相机进行医学成像时用到的单光子发射放射性核素的物理特性。双光子正电子发射示踪剂详见表 4.2。表 4.3 列出了用于治疗目的的几种重要放射性核素。

医用同位素生产涉及以下四种方法之一：核反应堆中的核裂变或中子活化、粒子加速器（即回旋加速器）中的带电粒子轰击或放射性核素发生器中形成所需药剂的放射性母体的衰变（图 4.1）。

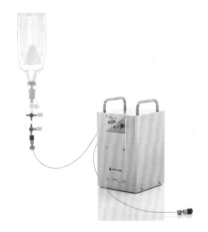

图 4.1 放射性核素发生器。考虑到 ^{68}Ga 的半衰期很短，只有 68 分钟，且标记如 ^{68}Ga-DOTATATE 等示踪剂需要漫长的过程，因此现场生产是最佳选择。当距离回旋加速器较远时，可以使用商用发生器生产 ^{68}Ga。锗 -68 母体在回旋加速器中生产，并通过二氧化钛床与硼硅酸盐柱结合。可以用无菌 HCl 洗脱子体 ^{68}Ga（GalliaPharm ^{68}Ge/ ^{68}Ga Generator,courtesy of Eckert & Ziegler Radiopharma GmbH,Berlin,Germany.）

表 4.1　临床用单光子成像放射性核素的物理特性

放射性核素	主要衰变方式	物理半衰期	主要光子能量，单位 keV（丰度 %）	生产方法
^{99}Mo	β⁻	2.8 天	740（12），780（4）	反应堆
^{99m}Tc	同质异能跃迁	6 小时	140（89）	发生器（^{99}Mo）
^{131}I	β⁻	8 天	364（81）	反应堆
^{123}I	EC	13.2 小时	159（83）	回旋加速器
^{67}Ga	EC	78.3 小时	93（37）、185（20）、300（17）、395（5）	回旋加速器
^{201}Tl	EC	73.1 小时	69~83（Hg X 射线）、135（2.5）、167（10）	回旋加速器
^{111}In	EC	2.8 天	171（90）、245（94）	回旋加速器
^{133}Xe	β⁻	5.2 天	81（37）	反应堆
^{57}Co	EC	272 天	122（86）	回旋加速器
^{137}Cs	β⁻	30.17 年	662	反应堆

β⁻，负 β；EC，电子俘获

表 4.2　回旋加速器生产的正电子发射放射性核素的物理特性

放射性核素	物理半衰期	正电子能量 E_{max}（MeV）	E_{mean}（MeV）	软组织中最大范围（mm）	软组织中平均范围（mm）
^{11}C	20.4 分	0.96	0.39	4.2	1.2
^{13}N	10 分	1.2	0.49	5.5	1.8
^{15}O[a]	2 分	1.73	0.73	8.4	3.0
^{18}F	110 分	0.63	0.25	2.4	0.6
^{68}Ga	67.8 分	1.90	0.84	10.3	2.9
^{82}Rb	1.3 分	3.38	1.56	8.6	5.9
^{89}Zr[a]	78.4 天	0.902	0.40	3.8	1.3
^{64}Cu[a]	12.7 小时	0.653	0.28	2.5	0.7

[a] 实验应用。

Conti M，Eriksson L. Physics of pure and non-pure positron emitters for PET：A review and discussion.*EJNMMI Phys.*2016；3（1）：8.

表 4.3　治疗应用中常用的放射性核素

β⁻ 发射体							
放射性核素	半衰期	E_{max}（MeV）	E_{ave}（MeV）	最大粒子范围（mm）	平均粒子范围（mm）	适用于成像的 γ 光子	用途举例
碘 -131（^{131}I）	8.01 天	0.606	0.81	2.4	0.4	364 keV（81%）	甲状腺癌、甲状腺功能亢进症
钇 -90（^{90}Y）	64.1 小时	2.28	0.94	11.3	3.6	无 γ：轫致辐射	CD20 抗体：淋巴瘤微球：结肠癌肝转移瘤肝细胞癌
镥 -177（^{177}Lu）	6.7 天	0.50	0.14	1.7	0.28	208（11%）	神经内分泌肿瘤

表 4.3 治疗应用中常用的放射性核素（续表）

β⁻ 发射体							
放射性核素	半衰期	E_{max}（MeV）	E_{ave}（MeV）	最大粒子范围（mm）	平均粒子范围（mm）	适用于成像的 γ 光子	用途举例
钐 -153（^{153}Sm）	46.3 小时	0.81	0.22	3.1	0.7	103 keV（29%）	骨转移瘤
铼 -186（^{186}Re）	3.7 天	1.07	0.33	3.6	1.2	137 keV（9%）	骨转移瘤
锶 -89（^{89}Sr）	50.5 天	1.496		8.0	2.4	910 keV（0.01%）	骨转移瘤
磷 -32（^{32}P）	14.3 天	1.71	0.70	7.9	2.6	无	骨转移瘤 [a]、腹膜内卵巢癌转移瘤、胸腹瘘

α 发射体					
示踪剂	半衰期	衰变	E_α（MeV）	主要 γ（keV）和丰度 %	用途
镭 -223（^{223}Ra）	11.4 天	α 多步子体也会衰变 $\left(\dfrac{\alpha}{\beta^-}\right)$	5~7.5	82、154、270（γ 总计 1.1%）	前列腺转移瘤
锕 -225（^{225}Ac）	10.0 天	α	5.9	99（5.8%）	实验应用
铋 -213（^{213}Bi）	45.6 分	α/β⁻	6.0	440（27.3%）	实验应用
铅 -212（^{212}Pb）	10.64 小时	Bi-212 子体 β⁻ α/β⁻†	6.1	238.6（43.1%）	实验应用
砹 -211（^{211}At）	7.2 小时	α	6.0	500~900 keV（≤ 1%）^{211}Po 发出的 77~92 keV X 射线	实验应用

[a] 某些应用未经美国食品和药物管理局批准。

表 4.4 概述了生产方法。生产中涉及的各种反应都可以用反应式描述，需注明反应类型、转化中涉及的所有粒子以及初始同位素和最终产物，如专栏 4.2 中所列示例。

当一种非常重的核素，如铀 -235（^{235}U），在反应堆中受到中子轰击时，中子可以被俘获。这个原子不通过放射性衰变来达到稳定，而可能经历**核裂变**，即原子分裂。该过程会产生两种更小的核素（例如质量在 72~161 的核素，位于周期表中间），并释放能量和多个中子。其中许多都是高能中子，它们随后会引起进一步的裂变反应，从而形成链式反应，可在反应堆内以可控方式发生。裂变反应的子体包括用于治疗或成像的若干种放射性核素，例如钼 -99（^{99}Mo）、碘 -131（^{131}I）、氙 -133（^{133}Xe）和铯 -137

（^{137}Cs）。通过这种方法生产的放射性核素通常是无载体的。

而在中子活化过程中，稳定的靶材料接触反应堆中的热中子，如果靶原子俘获了中子，就会产生中子活化。在这种情况下形成的不稳定原子通过发射 γ 射线和 / 或 β⁻ 衰变达到稳定。除了所需子体产物以外，还会产生污染物，包括同一元素的其他同位素。因为这些同位素都具有相同的化学性质，所以很难将所需子体分离出来。因此，这种产物并非无载体。产生的富中子放射性核素几乎总是通过 β⁻衰变达到稳定。通过这种方法生产的同位素包括 ^{32}P、^{89}Sr 和 ^{153}Sm。^{99}Mo 和 ^{131}I 也可以通过这种方法生产，但与裂变生产出的物质不同，用这种方法生产的产物并非无载体。

表 4.4　医用放射性同位素的生产方法

特性		回旋加速器	核反应堆		放射性核素发生器
			裂变	中子活化	
轰击粒子		质子、氘核、α、氚	中子	中子	衰变产生
产物		质子过量	中子过量	中子过量	质子或中子过量
衰变模式		β^+　电子俘获	β^-	β^-	不同
无载体		是	是	否	是
高比活度		是	是	否（难以通过化学方法分离）	是
成本		高 [a]	低	低	^{99m}Tc 低，^{68}Ga 高
产生的常见医用放射性同位素	β^-		^{99}Mo	^{32}P	
			^{131}I	^{89}Sr	
			^{133}Xe	^{153}Sm	
			^{137}Cs	^{99}Mo	
				^{131}I [b]	
	β^+	^{18}F			^{68}Ga
		^{11}C			^{82}Rb
		^{13}N			
		^{15}O			
		^{89}Zr			
	电子俘获	^{201}Tl		^{125}I	
		^{123}I		^{51}Cr	
		^{67}Ga			
		^{111}In			
	同质异能跃迁				^{99m}Tc，^{81m}Kr

β^-，负 β；β^+，正电子发射。

[a] 历史上高于反应堆生产；现在用于氟代脱氧葡萄糖（fluorodeoxyglucose，FDG）的 ^{18}F 经济实用。[b] 来自 ^{130}Te（n,γ）$^{131}Te \xrightarrow{I(\beta^-)} {}^{131}I$。

专栏 4.2　放射性核素生产反应式示例

常用缩写：p，质子；n，中子；d，氘核；α，阿尔法；γ，伽马；f，裂变；β^-，负 β；EC，电子俘获。

反应式简写格式：

靶原子（辐照粒子，辐射）放射性核素产物

示例：

回旋加速器生产

$$\text{氟 -18：}{}^{18}O\,(p,\,n)\,{}^{18}F$$

$${}^{67}Ga:\ {}^{68}Zn\,(p,\,2n)\,{}^{67}Ga\qquad {}^{123}I:\ {}^{124}Te\,(p,\,2n)\,{}^{123}I$$

$${}^{66}Zn\,(d,\,-n)\,{}^{67}Ga\qquad {}^{121}Sb\,(\alpha,\,-2n)$$

$${}^{66}Zn\,(d,\,-n)\,{}^{67}Ga\qquad {}^{121}Sb\,(\alpha,\,-2n)$$

$${}^{122}Te\,(d,\,n)\,{}^{123}I$$

间接生产：${}^{124}Xe\,(p,\,n)\,{}^{123}Cs\,(\rightarrow\perp)\,(\beta\uparrow+)\,(\downarrow\uparrow 123)\,Xe\,(\rightarrow\perp)\,(\beta\downarrow\uparrow 123)\,I$（无载体）

反应堆生产

$$\text{裂变反应（n, f）：}{}^{235}U + {}^{1}_{0}n \rightarrow {}^{236}U \rightarrow {}^{99}_{42}Mo + {}^{135}_{50}Sn + 2{}^{1}_{0}n\ \text{OR}\ {}^{235}U\,(n, f)\,{}^{99}Mo$$

$$\text{中子俘获（n, γ）：}{}^{50}Cr\,(n,\,\gamma)\,{}^{51}Cr\ \text{和}\ {}^{98}Mo\,(n,\,\gamma)\,(\downarrow 99)\,Mo$$

发生器生产

$${}^{99}Mo \xrightarrow{I(\beta^-)} {}^{99m}Tc\ \text{和}\ {}^{68}Ge \xrightarrow{EC} {}^{68}Ga$$

第三种生产方法为在回旋加速器中用带电粒子（质子、氘核、α粒子）轰击靶材料，产生富质子放射性核素，这些核素将经历正电子衰变（例如氟-18 [^{18}F]）或电子俘获（例如碘-123 [^{123}I]、镓-67 [^{67}Ga]、铊-201 [^{201}Tl] 和铟-111 [^{111}In]）。这种生产方法所产生的放射性核素不仅无载体，而且通常比反应堆中产生的药剂（可能含有其他裂变产物）所含污染物更少。

最后，医用同位素也可以在放射性核素发生器中产生，该发生器由放射性母体组成，母体衰变产生适合成像的放射性子体。发生器系统对于核医学领域非常重要，其中一个关键原因是它的便携性，发生器可以运输到距离反应堆或回旋加速器较远的位置，有助于克服因放射性药物半衰期较短而造成的生产及输送的时间限制。多年来，不同的发生器系统一直是多种放射性同位素的重要来源（表4.5），包括最重要的单光子发射示踪剂 ^{99m}Tc，以及PET发射体 ^{68}Ga，其在美国的临床应用正迅速增长。

表4.5	放射性核素发生器系统和母体/子体半衰期				
母体	母体半衰期	子体	子体半衰期	有效期	达到平衡
^{99}Mo	66 小时	^{99m}Tc	6 小时	1~2 周	短暂
^{68}Ge	270 天	^{68}Ga	68 分	12 个月	长期
^{82}Sr	25 天	^{82}Rb	1.3 分	28 天（28~42）	长期
^{81}Rb	4.5 小时	^{81m}Kr	13 秒	20 小时	长期

放射性核素发生器

发生器包含一个玻璃或塑料柱，柱中含有如氧化铝（Al_2O_3）、阴离子或阳离子交换树脂或氧化锆等吸附材料。母体放射性核素固定在柱上，装载柱放置在铅容器中，两根柱子末端由一根管路相连接，使放射性核素可以从母体柱到达装载柱，该过程称为"**洗脱**"。

有两种类型的发生器系统可用于洗脱。"湿式"系统是现今区域放射药物学中最常用的系统，带有一个生理盐水（0.9%）储液罐（图4.2）。通过在出口或收集口处放置一个特殊无菌真空瓶来完成洗脱。真空瓶设计用于从柱上吸取适量的盐水。

在临床成像常见的"干式"系统中，将经过体积校准的盐水装料置于入口处，并将真空瓶置于收

集口处（图4.3）。真空将盐水洗脱液从原始瓶中吸出，流经柱进入洗脱瓶中。洗脱体积在5~20 ml范围

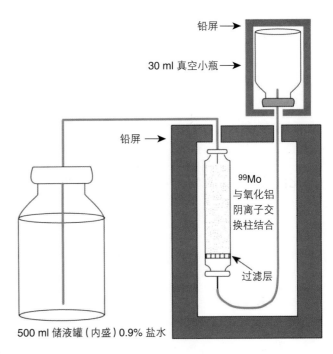

图4.2 湿式放射性核素发生器系统

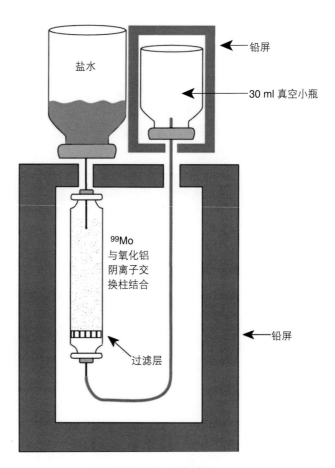

图4.3 干式放射性核素发生器系统

内。如果一天中需要进行附加或应急研究，也可以进行洗脱过程。由于母体的衰变，发生器的可用活度量每天都在减少。放射性同位素衰变以指数形式发生，通常用活度的对数（y 轴）随时间（x 轴；图 4.4）的变化图来表示。

发生器平衡

发生器的特性取决于子体相对于母体产生的速度以及随后衰变的速度。当子体的 $T_{1/2}$ 比母体短时，两个实体的放射量达到**平衡**——也就是说，两种活性的比值保持不变〔当母体的 $T_{1/2}$ 小于子体时，无法达到平衡（图 4.5A）〕。

当母体的 $T_{1/2}$ 比子体长得多时（例如，是子体的 100 倍），则会达到**长期平衡**（图 4.5B）。在这种情况下，在大约 6~7 个子体半衰期之后，母体与子体的活度变得相等。看来，母体原子一旦衰变，产生的子体原子也随之衰变，因此二者衰变的数量相同。例如，正电子发射锗 -68/ 镓 -68（^{68}Ge/^{68}Ga）发生器就是一个达到长期平衡的系统。

当母体的 $T_{1/2}$ 略长于子体时（即，大约 10 倍），则达到了**暂时平衡**，此时子体活度略大于母体活度。例如，最常用的发生器钼 -99/ 锝 -99m（^{99}Mo/^{99m}Tc）发生器就是暂时平衡系统。然而，^{99}Mo 衰变为 ^{99m}Tc 的时间仅占总时间的 87%（其余时间直接衰变为基态

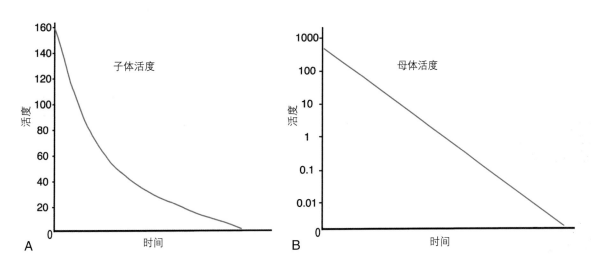

图 4.4　放射性核素衰变。（A）随着放射性衰变，活度呈指数下降。通常用 y 轴上的活度对数和 x 轴上的时间的关系图表示，将曲线转化为直线（B）

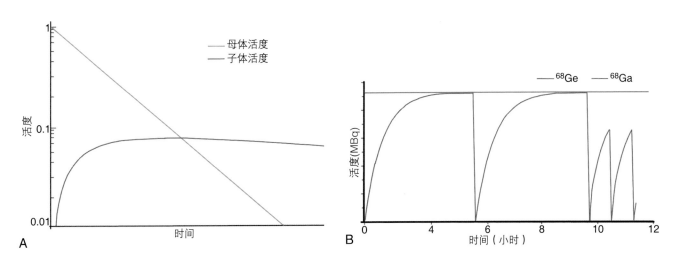

图 4.5　长期平衡。（A）如果母体放射性核素（蓝线）衰变的半衰期比子体（红线）短，则不会达到平衡。然而，当母体半衰期远大于子体时（例如，是子体半衰期的 100 倍），则能够达到长期平衡，其中母体（蓝线）和子体（红线）的活度相等。（B）在该 ^{68}Ge/^{68}Ga 发生器系统中观察到发生器洗脱的影响表现为子体活度呈周期性突然下降，起初在峰活度时发生，然后表现为达到峰活度之前的部分洗脱

^{99}Tc），因此子体的实际数量略低于母体，如图4.6所示。

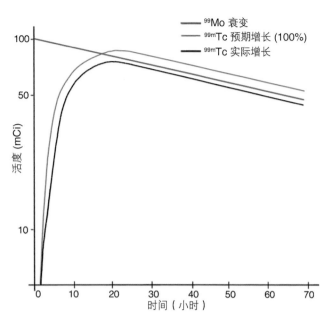

图4.6　暂时平衡。如果母体半衰期仅略长于子体半衰期（例如在 ^{99}Mo/^{99}Tc 发生器中），则会达到暂时平衡。当绘制母体的活度对数（蓝线）和子体的预期活度（红线）与时间的关系图时，最终在平衡中子体活度超过了母体。对于 ^{99m}Tc，子体实际产生的放射量（黑线）比预期要少，因为 ^{99}Mo 衰变为 ^{99m}Tc 的时间仅占总时间的 87%，而剩下 13% 的时间则衰变为 ^{99}Tc

钼-99/锝-99m 发生器系统

由 ^{235}U 裂变产生的 ^{99}Mo 被称为**裂变钼**。^{99}Mo 产生后，会进行化学纯化，然后输送至由氧化铝构成的离子交换柱。交换柱的 pH 值通常将调节为酸性以促进结合。氧化铝的正电荷与钼酸盐离子牢固结合。表4.6列出了与 ^{99m}Tc 发生器相关的事宜。

发生器运行和生产

图4.6说明了 ^{99}Mo 衰变与子体 ^{99m}Tc 内生或积聚之间的关系。^{99m}Tc 的最大累积活度出现在洗脱后23小时。这个时间点很方便，尤其是如果有足够的 ^{99m}Tc 来完成每天的工作，并且活度以 ^{99m}Tc- 高锝酸盐（^{99m}TcO$_4^-$）的形式从发生器中洗脱。此外，几小时后就会产生足够的活度，发生器可以每天进行不止一次的部分洗脱（图4.7）。进行部分洗脱后，大约4.5小时可达到最大活度的50%，8.5小时达到最大活度的75%。

尽管人们对 ^{99m}Tc 的积累率非常关注，^{99m}Tc 也在不断衰变，稳定 ^{99}Tc（或称"载体" ^{99}Tc）在发生器中累积。商业运输后收到的发生器或几天未进行洗

表 4.6　钼 -99/ 锝 -99m 发生器系统		
放射性核素参数	**母体（^{99}Mo）**	**子体（^{99m}Tc）**
半衰期	66 小时	6 小时
衰变方式	β$^-$	同质异能跃迁
子体产物	^{99m}Tc（以 ^{99m}TcO$_4^-$ 的形式）、^{99}Tc	^{99}Tc
主要光子能量	740 keV、780 keV	140 keV（89%）
发生器功能		
离子交换柱的成分	Al$_2$O$_3$	
淋洗液	生理盐水（0.9%）	
从洗脱到最大子体产量的时间	23 小时	

注：^{99}Mo 的衰变纲图很复杂，能够发射超过 35 种不同能量的 γ 射线。列出的能量为临床实践和放射性核素纯度检验中使用的能量。

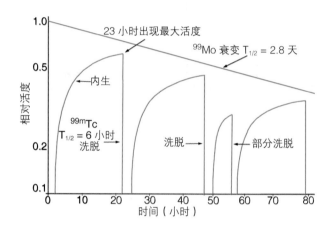

图4.7　^{99m}Tc 洗脱效果。图中为 ^{99}Mo 的衰变曲线（蓝线）和 ^{99m}Tc 的内生曲线（红线）。对包括部分洗脱在内的连续洗脱进行了图示，以相对活度对数与时间的关系图表示。达到峰活度的时间近乎完美，使大量 ^{99m}Tc（以 ^{99m}Tc 高锝酸盐形式）能够在早晨时得到

脱的发生器的洗脱物中含有大量的载体 ^{99}Tc。载体 ^{99}Tc 的化学性质与 ^{99m}Tc 相似，因此它可能会与 ^{99m}Tc 竞争并对放射性药物标记效率产生不利影响。如果洗脱物中含有足够的载体 ^{99}Tc，则可能无法发生完全还原，从而导致标记不良和最终制剂中出现不需要的放射化学污染物。为避免这种情况，可用洗脱液先冲洗掉 ^{99}Tc 并丢弃。

放射性药物

核医学的理想是做到以最低的辐射暴露产生最高质量的图像。因此，放射性标记的选择至关重要。例如，除非患者正在接受治疗，否则应使用纯 γ 射

线，避免 α 或 β⁻ 衰变粒子增加辐射剂量。由放射性核素衰变产生的光子必须具有足够的**丰度**（即，每个衰变事件产生辐射的可能性都很高）以及适合体外检测的能量。在单光子发射示踪剂中，首选 100~200 keV 的 γ 光子。尽管可使用的能量范围可以更宽，但可能会导致影像质量下降。低能光子更容易被散射或吸收。高能光子不仅能增加辐射剂量，还能更频繁地穿透准直器并穿过照相机晶体，且不会发生相互作用。在正电子（β⁺）衰变中，如果正电子在湮灭前只经过很短的距离，则分辨率会提高。由此产生的以 180° 角发射出的两个能量相对较高的 511 keV 光子，最有可能被 PET 相机中的专用探测器环探测到。使用双光子正电子发射示踪剂进行的成像通常比使用常规单光子核医学示踪剂进行的成像质量更高。

放射性核素半衰期（$T_{1/2}$）的长度应该为足以支持其应用，通常为几个小时，因为时间过长会增加辐射剂量。但是，在计算实际或**有效半衰期**（T_E）时，不仅需要考虑放射性核素衰变的**物理半衰期**（T_P），而且还必须考虑**生物半衰期**（T_B）。生物半衰期由放射性示踪剂在体内摄取和清除时穿过人体的不同器官所决定（如血浆、细胞内液、尿）。可以使用以下公式来计算 T_E：

$$T_E = \frac{(T_P \times T_B)}{(T_P + T_B)}$$

如前所述，所用放射性核素也应无载体，不含来自同一元素的稳定或其他放射性核素污染物。载体物质会对生物分布和标记效率产生负面影响。同位素污染物会增加对患者的辐射，尤其是其具有高光子能量、较长 $T_{1/2}$ 或会导致微粒辐射时。所用放射性核素还应具有高比活度，即每单位重量（mCi/mg 或 MBq/mg）的放射活度较高。无载体放射性核素的比活度最高。

对于 γ 照相机，^{99m}Tc 最符合所需的使用特性，对于 PET，所选示踪剂通常是氟 -18。专栏 4.3 列出了放射性药物的所需特性。一些放射性原子可以无须修饰直接使用，例如放射性碘、镓和铊，因为这些元素可以利用人体自身的系统进行摄取。然而，大多数放射性药物都把能够确定定位及分布的生物活性分子或药物载体和放射性核素结合在一起。

寻找一些放射性药物，其能够在靶系统或靶器官中迅速积累同时在本底组织中迅速清除，产生**高靶本底比值**。表 4.7 列出了常用放射性药物的定位机

专栏 4.3　放射性药物的理想特性

成像
  放射性核素
  100~200 keV 的 γ 光子能量
  无 β⁻ 或 α 粒子发射
  半衰期足够长，以方便制备、运输和成像

载体分子
  稳定结合其载体分子（如果使用）
  无毒性
  快速、特异性定位
  本底清除快捷

治疗
  快速、特异性定位
  在对辐射敏感的组织（如骨髓、肺）中本底清除的停留时间较短
  微粒辐射不会超出待治疗的肿瘤或组织
  可用"交叉火力"杀死紧邻的异常细胞
  发射有助于分布评估的适用于成像的其他 γ 射线

表 4.7　放射性药物的定位机制

机制	应用或举例
分区定位	血池显像，直接法膀胱显像
被动扩散（取决于浓度）	血脑屏障破坏、肾小球滤过、脑池显像
毛细血管阻塞（物理嵌顿）	肺灌注显像
腔室生理漏	胃肠出血、尿路或胆道系统漏的检测
代谢（促进运输）	葡萄糖、脂肪酸
主动转运（细胞主动摄取）	肝胆显像、甲状腺和肾上腺显像；肾小管功能；氨基酸显像（例如前列腺）
化学结合和吸附	骨骼显像 淀粉样血管斑块显像
细胞俘获	脾显像（受热损伤的红细胞）
趋化性	白细胞定位
受体结合和储存	肾上腺髓质显像、生长抑素受体显像；多巴胺转运蛋白（dopamine transporter, DAT）
吞噬作用	网状内皮系统显像
抗原 - 抗体	肿瘤显像
多重机制	
灌注和主动转运	心肌显像
主动转运和代谢	甲状腺摄取和显像
主动转运和分泌	肝胆显像、唾液腺显像

制。熟悉正常分布模式很重要，以便更好地识别因疾病或准备不足而可能出现的异常情况。放射性药物的质量问题通常与放射性标记的难度有关。

放射性药物制备

锝放射性标记

^{99m}Tc 的化学性质很复杂。在大多数标记过程中，锝必须由其 +7 价态还原。通常使用亚锡离子完成这一还原过程。^{99m}Tc- 硫胶体的标记是一个例外，因为其需要加热。

用于放射性标记这些药剂的**商业试剂盒**，包括内含适量亚锡离子（锡）的反应瓶、待标记的非放射性药物以及其他缓冲剂和稳定剂。用氮冲洗小瓶，以防止大气中的氧气干扰反应。样品标记过程的步骤顺序如图 4.8 所示。将高锝酸钠吸入注射器，并在剂量校准器中进行含量测定。确认 ^{99m}Tc 的活度后，将样品添加到反应小瓶中。添加的 ^{99m}Tc 活度量取决于使用多次剂量瓶所需的患者剂量数、制备时间与预估给药时间之间由衰变引起的放射性降低的估计值，以及产品的体外稳定性。每个患者的药剂均保存在特殊的铅屏蔽容器中，并在分配前单独进行含量测定。

过量氧气会直接与亚锡离子反应，使试剂盒还原力过低，从而可能导致制备过程中产生多余的游离 ^{99m}Tc- 高锝酸盐。试剂盒制备后可能产生游离高锝酸盐的另一个问题是辐射分解。这种现象是由于辐射本身引起的分子分解，这种现象不太常见，但当使用 ^{99m}Tc 放射性活度过高时则可能会发生。游离高

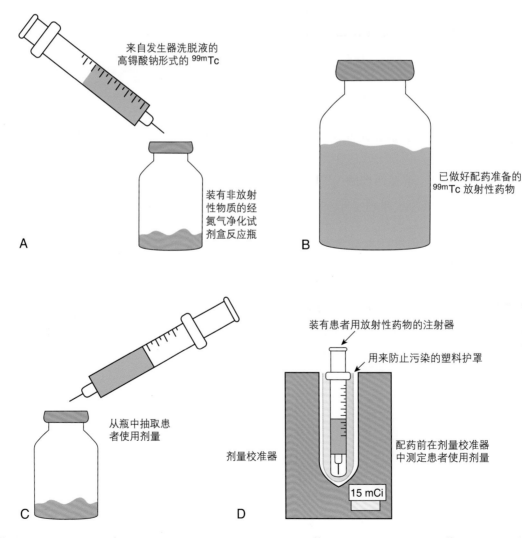

图 4.8 ^{99m}Tc 标记的放射性药物的制备。（A）将高锝酸钠形式的 ^{99m}Tc 加入反应瓶。（B）^{99m}Tc 放射性药物已做好配药准备。（C）从瓶中抽取患者使用剂量。（D）配药前，在剂量校准器中测定每次剂量

锝酸盐可通过甲状腺和胃的摄取以及通过尿液排出得到证实。

常用单光子放射性药物

表 4.8 总结了几种主要的用 ^{99m}Tc 标记的放射性药物，并在关于各个器官系统的章节中进行了更详细的讨论。表 4.9 列出了非 ^{99m}Tc 放射性药物（单光子），部分药物将在以下讨论中介绍。表 4.10 和表 4.11 分别列出了 PET 和治疗用放射性药物。

放射性 ^{131}I 和 ^{123}I

存在于碘化钠中的 ^{131}I 是临床核医学领域第一个重要的放射性药物。追溯至 20 世纪 40 年代，它被用于甲状腺的生理学研究达数十年之久。随后，它被用于对闪烁显像的放射性药物进行放射性标记，包括人血清白蛋白、大颗粒聚合白蛋白（macroaggregated albumin，MAA）、邻碘马尿酸钠和 MIBG。这些放射性药物现在已不再用于诊断。

^{131}I 的缺点包括主要光子能量相对较高（364 keV）、半衰期长（8 天）和 β 粒子辐射，导致显像剂的剂量测定较差。尽管 ^{131}I 是治疗甲状腺功能亢进症和分化型甲状腺癌的重要放射性药物，但出于诊断目的，尽可能用 ^{123}I 替代。其中包括 ^{123}I-MIBG 和用于评估帕金森综合征的新型药剂碘（^{123}I）氟潘（DaTscan）。

与 ^{131}I 相比，^{123}I 的半衰期更短（13.2 小时），其主要光子能量（159 keV）更适合于 γ 照相机成像，其光子通量大约为 ^{131}I 的 4 倍。它通过电子俘获衰变，不存在 ^{131}I 的 β⁻ 发射。通过具有不同回旋加速器靶材料的新生产技术，进一步改进了剂量测定方法，新技术使 ^{123}I 的生产不受其他半衰期更长的碘同位素的污染（碘同位素限制了给予患者的放射性药物量）。

即使在 ^{131}I 因其半衰期更长，允许进行多日成像以提高靶本底比值的优势情况下，^{131}I 有时仍会被 ^{123}I 取代。例如甲状腺癌全身扫描和 MIBG 显像。

为了减少对甲状腺的辐射照射，有必要对放射性碘化药物进行质量控制。在非甲状腺显像应用中，通常采用口服碘［碘化钾溶液（SSKI），鲁氏碘液（10% 碘化钾 /5% 碘）或碘化钾片］封闭甲状腺，以防止任何碘以放射化学杂质或代谢产物形式在甲状腺蓄积。方案各不相同，但是在放射性示踪剂给药

表 4.8　^{99m}Tc 标记的放射性药物

示踪剂	应用
^{99m}Tc- 高锝酸钠	梅克尔憩室检测、唾液腺和甲状腺闪烁显像
^{99m}Tc- 替马诺噻	淋巴闪烁显像
^{99m}Tc- 硫胶体	淋巴闪烁显像 肝 / 脾闪烁显像、骨髓闪烁显像；胃排空
^{99m}Tc- 亚甲基二膦酸盐	骨骼闪烁显像
^{99m}Tc- 大颗粒聚合白蛋白（MAA）	肺灌注闪烁显像、肝动脉灌注闪烁显像
^{99m}Tc- 红细胞	放射性核素心室显像、胃肠道出血、肝血管瘤
^{99m}Tc 锝气体	肺灌注显像
^{99m}Tc- 二乙烯三胺 - 五乙酸（DTPA）	肾脏动态闪烁显像、肺通气（气溶胶）、肾小球滤过率
^{99m}Tc- 巯乙甘肽（MAG$_3$）	肾脏动态闪烁显像
^{99m}Tc- 二巯基丁二酸（dimercaptosuccinic acid，DMSA）	肾皮质闪烁显像
^{99m}Tc- 亚氨基二乙酸（HIDA）/ ^{99m}Tc- 甲溴苯宁	肝胆闪烁显像
^{99m}Tc- 甲氧基异丁基异腈（Cardiolite）	心肌灌注闪烁显像、乳腺癌显像
^{99m}Tc-tetrofosmin（Myoview）	心肌灌注闪烁显像
^{99m}Tc- 依沙美肟（HMPAO）	脑灌注闪烁显像、白细胞标记
^{99m}Tc- 比西酯（ECD）	脑灌注闪烁显像

ECD，半胱氨酸乙酯二聚体；HMPAO，六甲基丙二基胺肟。

表 4.9　非 ^{99m}Tc 单光子放射性药物

示踪剂	应用
诊断	
^{133}Xe 氙（惰性气体）	肺通气闪烁显像
^{81}Kr 氪（惰性气体）	肺通气闪烁显像
碘（^{123}I）化钠	甲状腺闪烁显像、甲状腺摄取功能研究
^{111}In-oxine 白细胞	炎性疾病和感染检测
^{123}I- 间位碘代苄胍（meta-iodo-benzyl-guanidine，MIBG）	肾上腺髓质肿瘤显像
^{111}In- 喷曲肽（OctreoScan）	生长抑素受体肿瘤显像
碘（^{123}I）氟潘（DaTscan）	帕金森病和帕金森综合征的多巴胺转运蛋白受体显像

表 4.10　用于 PET 的放射性药物

示踪剂	应用
^{18}F- 氟代脱氧葡萄糖（^{18}F-FDG）	肿瘤显像 感染显像 心脏：活力、肉瘤诊断 大脑：痴呆、发作间期癫痫、+/- 复发性胶质母细胞瘤
^{68}Ga-DOTATATE	生长抑素受体阳性的神经内分泌肿瘤（NET）
^{18}F-fluciclovine	复发性前列腺癌
^{18}F-florbetapir	淀粉样蛋白
^{18}F-flutemetamol	淀粉样蛋白
^{18}F-florbetaben	淀粉样蛋白
^{82}Rb	心脏灌注
^{13}N- 氨	心脏灌注
^{18}F-NaF	骨转移瘤
^{11}C- 胆碱	前列腺癌

表 4.11　治疗用放射性药物

示踪剂	应用
碘（^{131}I）化钠	甲状腺癌和甲状腺功能亢进症（格雷夫斯病、毒性结节和毒性结节性甲状腺肿）
^{111}In-ibritumomab（Zevalin）[a]	B 细胞淋巴瘤治疗（抗体）
^{90}Y 微球	
^{90}Y-TheraSphere	肝细胞癌
^{90}Y-Sirsphere	结肠癌肝转移
^{177}Lu-DOTATATE（Lutathera）	神经内分泌肿瘤（生长抑素受体阳性）
碘（^{131}I）苄胍（Azedra）	嗜铬细胞瘤或副神经节瘤（≥12 岁 /MIBG 阳性）
^{223}Ra（Xofigo）	转移性前列腺癌
^{89}Sr（Metastron）	转移性前列腺癌
^{153}Sm-lexidronan（Quadramet）	转移性前列腺癌
^{32}P- 磷酸铬（Phophocol）	渗入腹膜或胸膜腔的积液 其他治疗应用：腹膜转移、血友病关节疾病；腔内肿瘤治疗（如胶质母细胞瘤）

[a] 以前经美国 FDA 批准但临床上不再可用的其他放射性标记抗体。

之前 1~12 小时开始服用甲状腺阻断药物，剂量相当于至少 100 mg 碘。

^{111}In

已证明 ^{111}In 可用于临床核医学领域。其主要光子能量 172 keV 和 245 keV 非常理想，而且丰度很高（> 90%）。2.8 天的半衰期允许进行连续多天的序列成像。放射性药物的例子包括：用于检测炎症和感染的 ^{111}In-oxine 白细胞，以及用于检测神经内分泌肿瘤的生长抑素受体 - 结合肽 ^{111}In- 喷曲肽（OctreoScan）。

^{67}Ga

过去，^{67}Ga 已被用于多种用途：对骨和软组织感染以及肿瘤进行显像。自 ^{18}F- 氟代脱氧葡萄糖（^{18}F-FDG）取代 ^{67}Ga 成为淋巴瘤的首选显像剂以来，Ga 的使用率大幅减少。现在，它通常只用于解决慢性感染中的偶发问题。这些偶发问题包括：术后脊柱骨髓炎的诊断；区分对手术无反应的严重鼻窦炎与骨髓炎；对有夏科氏关节的糖尿病足进行评估；以及在无法进行 ^{18}F-FDG PET 检查时，对不明原因发热的原因进行确定。

^{67}Ga 的作用方式类似于铁类似物，通过运铁蛋白等分子转运至体内感染或创伤部位。因为其半衰期（78.3 小时）相对较长，所以可在几天内进行成像，以提高靶本底比值，但也会导致患者照射量增加。在最初的 24~48 小时内，主要通过尿液进行清除，随后肠道排泄成为主要途径。过去，进行腹部评估结肠活动需要使用轻泻剂，但自从有了结合计算机体层摄影的单光子发射计算机体层显像（single-photon emission computed tomography with computed tomography，SPECT/CT），定位准确度得以提升。其成像特性也不尽如人意，因为四种主要 γ 光子不仅包括 93 keV 和 185 keV 的光子，还包括具有更高能量的 300 keV 和 395 keV 的光子。

^{201}Tl

20 世纪 70 年代中期，^{201}Tl 开始用于心肌闪烁显像。其作用方式类似于钾离子类似物，在通过心肌毛细血管床时具有较高的净清除率（~85%），这使其成为存活心肌局部血流的出色标志物。

其主要缺点是缺少理想的成像能峰。由于其 135 keV 和 167 keV 能量的 γ 发射丰度较低，可采集 69~83 keV 范围内的特征汞 X 射线（有时还可另外采集 167 keV 的 γ 光子）。在这些 X 射线能量较低的情况下，使用 γ 闪烁照相机将散射光子从主要光子中甄别出来是次优选择。由于其成像性能不佳，^{99m}Tc 标记的心肌灌注放射性药物最为常用。

放射性惰性气体

放射性惰性气体用于肺通气显像。最常用的是 ^{133}Xe。与 ^{99m}Tc-DTPA 气溶胶相比，它的优势在于：可更好地分布到慢性阻塞性肺病（chronic obstructive pulmonary disease，COPD）或其他导致呼吸困难的疾病患者的肺外周。它的缺点之一是：其主要光子能量相对较低（81 keV），这决定了 ^{99m}Tc 灌注闪烁显像之前的通气闪烁显像的性能。由于其成像特性较差和剂量测定问题，^{99m}Tc 标记的气溶胶更为常用。^{133}Xe 的半衰期为 5.2 天，通过氙捕集器（木炭）可在一定程度上解决辐射安全问题。

氪 -81m（^{81m}Kr）具有优势，原因为：主要 γ 射线能量较高（190 keV）；半衰期较短（13 秒）；允许灌注后成像和多视图采集而无须考虑滞留活度或辐射剂量。但是，^{81}Rb/^{81m}Kr 发生器系统价格昂贵，且由于半衰期短而必须每天更换。在美国，临床上已不再使用这种气体。

值得注意的是，较新的药剂 ^{99m}Tc 锝气体可能会率先成为通气显像的优选药剂。其光子能量在成像方面比 ^{133}Xe 更优越。此外，与 ^{99m}Tc-DTPA 相比，新药剂在 COPD 病例中的分布特征有所改善，因为其粒子非常小，与气体的特性类似。尽管由于难以获得美国 FDA 的批准，该药物的使用在美国一直被搁置，但其在其他地方已得到广泛使用。

用于 PET 的双光子放射性药物

常用的正电子发射放射性核素的物理特性总结见表 4.2。目前对已用于 PET 的许多放射性药物进行了描述。碳、氮和氧普遍存在于生物分子中。因此，从理论上讲，几乎可以对任何有生物学意义的分子进行放射性标记。羟基类似物 ^{18}F 具有比 ^{11}C、^{13}N 或 ^{15}O 更长的半衰期，已被用作葡萄糖类似物 FDG 的标记。^{18}F-FDG 已在全身肿瘤显像中有了广泛的临床应用，并较小范围地用于脑部和心脏显像。^{18}F-FDG 的摄取是肿瘤代谢和活性的标志。

^{18}F-FDG 根据大脑中代谢模式的变化也已用于诊断退行性痴呆，它还有助于寻找发作间期的癫痫病灶。^{18}F 标记的 PET 药剂已获 FDA 批准，用于淀粉样变性脑显像。在心脏中，这种放射性药物可以将存活心肌的区域与缺血性瘢痕的区域区分开，并有助于确定心肌肉瘤引发的心力衰竭。

铷 -82（^{82}Rb）可从母体寿命较长（锶 -82，$T_{1/2}$=25 天）的发生器系统获得。由于其可在发生器系统中获取，无须进行回旋加速器现场生产。与铊一样，它是一种钾类似物，用于心肌灌注显像。与使用 ^{99m}Tc 标记的药剂（例如 ^{99m}Tc- 甲氧基异丁基异腈）或使用 ^{201}Tl 进行的研究相比，使用此 PET 药剂进行的心脏显像速度极快。然而，^{82}Rb 有一个局限性：其正电子发射的能量很高（3.15 MeV）。这导致在湮灭前软组织中的平均路径相对较长，降低了药剂可利用的空间分辨率。^{15}O 也在较小程度上具有这一特性。

新型 PET 放射性药物已在美国获得批准。其中包括 ^{68}Ga-DOTATATE，该放射性药物在欧洲已在生长抑素受体阳性的神经内分泌肿瘤（neuroendocrine tumor，NET）的显像中使用多年。该药剂不仅已被证明比 ^{111}In- 喷曲肽更敏感，而且成像时对患者造成的辐射剂量也更低。由于这些原因，PET 药剂正在迅速取代 ^{111}In- 喷曲肽。新型前列腺药物包括 ^{18}F- fluciclovine（经 FDA 批准用于复发性前列腺癌的评估），以及目前正在评估中的 ^{68}Ga 标记的 PMSA（试验药剂）。

大多数发射正电子的放射性核素的生产及其随后与 PET 放射性药物的结合，价格昂贵且过程复杂，需要回旋加速器（或其他特殊加速器）和相对精密的放射化学处理设备。可以使用具有自动化学分析功能的独立内部小型回旋加速器，但对于大多数临床环境而言价格昂贵。^{18}F 具有巨大的临床需求量以及相对较长（2 小时）的半衰期，因此已按放射药房所处地点分区对 ^{18}F-FDG 进行生产和分销。

新型放射性药物的开发

关于放射性药物的放射性组分和医药组分，已制定了严格的法规。美国核管理委员会（Nuclear Regulatory Commission，NRC）对与辐射有关的安全注意事项（参见第 5 章）进行监督，《美国药典》则制定了许多与药物相关的质量标准和安全指导原则。FDA 对药物质量和安全性做出了规定，在所有放射性药物用于临床使用或人体研究试验之前，都必须获得 FDA 的批准。开发新药剂时，临床前研究首先要检查该药剂的安全性、药代动力学 / 药效学、剂量学和潜在用途。在进行临床试验之前，通过一些可能的途径向 FDA 提交申请，包括向机构的放射性药物研究委员会（Radioactive Research Drug Committee，RDRC）提交申请，或提交通过新药临床试验（Investigational New Drug，IND）申请。在此过程中，研究人员必须对制造程序、临床前药理学和毒理学研究结果以及方案本身的技术细节进行阐述。获得 IND 批准后，可以提交新药申请（New Drug Application，NDA）或简略新药申请（Abbreviated New Drug Application，ANDA）以上市销售。这些项目对于正在开发新药剂的研究人员非常重要，这些药剂包括许多正在进行临床可用性研究的新 PET 药剂。

放射性核素和放射性药物的质量保证

本章主要探讨与放射性核素生产和放射性标记的放射性药物相关的质量控制（quality control，QC）。放射性药物的 QC 程序涉及支持与放射性药物相关的标准、维护测量设备（例如剂量校准器）、限制不必要的照射，以及对政府机构（例如 NRC）所规定的活动进行管理。第 5 章详细介绍了许多与辐射安全和授权用户（Authorized User，AU）的角色相关的问题。

放射性核素生产质量控制

QC 是放射性核素和放射性药物生产的重要组成部分。可以将问题归类为与放射性核素纯度、化学纯度、生物污染物和其他物理问题（例如 pH 值、粒径和渗透压）有关的问题。专栏 4.4 对与放射性核素生产有关的一些问题进行了定义。

专栏 4.4　放射性药物质量控制参数定义

化学纯度：制剂中不需要的（非放射性）化学物质的量。

放射性核素纯度：所需放射性核素相对于其他放射性污染物的比例。

放射化学纯度：所需适当形式（例如氧化态或与适当载体分子结合）的放射性核素或放射性药物与其他形式（即氧化或未结合形式）的该等物质相比的量。

生物纯度：存在或不存在微生物和热原（内毒素）。

注：其他化学 / 物理性质包括 pH 值、粒径、渗透压和溶液澄清度。

---

^{99}Mo/^{99m}Tc 发生器质量控制

对于放射性核素发生器，在商用发生器装运之前要执行严格的质量评估程序；但是，每次洗脱发生器时，每个实验室都必须执行 QC 步骤，以确保材料符合法规指导原则（表 4.12）。

表 4.12　^{99}Mo/^{99m}Tc 发生器质量控制限值

问题	类别	检测测试	标准
^{99}Mo 穿透	放射性核素纯度	剂量校准器测量中的屏蔽剂量 740 /780 keV ^{99}Mo 光子（阻断 140 keV）	<0.15 μCi ^{99}Mo/mCi ^{99m}Tc 给药时 ^{99m}Tc 活度 < 0.1%
Al^{3+}（洗脱时来自发生器离子交换柱的 Al_2O_3）	化学纯度	比色斑点测试 与粉红色标准品（金精三羧酸）比较	<10 μg/ml 或 <10 ppm（裂变发生器）
氧化 ^{99m}Tc（除了所需 +7 价态还原态 ^{99m}TcO$_4^-$ 的形式）	放射化学纯度	瞬时薄层色谱法、电泳法、凝胶色谱法	≥ 95% 的 ^{99m}Tc 活度应为 ^{99m}TcO$_4^-$
无菌	生物纯度	接种巯基乙酸盐液体培养基和大豆酪蛋白消化物培养基	《美国药典》规定培养 14 天并评估其生长状况
热原性	生物纯度	鲎变形细胞溶解物凝胶法	测定的革兰氏阴性菌内毒素所引起的反应 注意：鞘内给药的限制要严格得多

放射性核素纯度

$^{99}Mo/^{99m}Tc$ 发生器洗脱过程需要的唯一放射性核素就是 ^{99m}Tc 高锝酸钠（$^{99m}TcO_4^-$），其他任何放射性物质均视为杂质。这些污染物的数量受到严格限制，因为它们会导致额外辐射照射且无任何临床益处，还会影响放射性标记。^{99}Tc 是 ^{99m}Tc 同质异能跃迁的子体，从辐射或健康的角度来看不是问题（考虑到衰变为稳定的钌 -99 的半衰期为 2.1×10^5 年）。因此，未将其作为放射性核素杂质进行检测。其他放射性核素杂质包括与反应堆中 ^{99}Mo 生产有关的杂质（例如 ^{131}I、^{89}Sr 和 ^{90}Sr）。然而，^{99}Mo 本身是最常见的杂质。

NRC 为 ^{99}Mo "穿透"量设置了所允许的限值，且在每次洗脱后必须进行测试。最简单且使用最广泛的方法是，将发生器洗脱物放入一个特殊的铅容器中，该容器旨在吸收 ^{99m}Tc 的 140 keV 光子，但允许 ^{99}Mo 的一部分高能 740 keV 和 780 keV 的 γ 射线穿透。将屏蔽的样品置于剂量校准器中，并在 ^{99}Mo 设置下进行测量。然后在 ^{99m}Tc 设置下测量未屏蔽的样品，从而可以计算 ^{99}Mo 与 ^{99m}Tc 活度的比率。

给药时，NRC 限值为：每 1 mCi ^{99m}Tc 活度对应 0.15 μCi 活度（kBq ^{99}Mo/MBq ^{99m}Tc < 0.15）。因为 ^{99}Mo 的半衰期比 ^{99m}Tc 半衰期长，所以污染物的比例随着时间推移而增加。若初始读数显示 ^{99}Mo 水平接近最大值，则应在给药前对拟给予患者的实际剂量进行重新研究，或用数学方法计算累积因子。从实际角度看，可将 ^{99}Mo 活度视为未改变，并计算 ^{99m}Tc 的衰变（表 4.13）。穿透很罕见，但不可预测。当这种情况发生时，^{99}Mo 水平可能会远远高于法定限值。

化学纯度

当化学杂质具有毒性、生物活性、影响放射性标记或改变放射性药物特性时，通常需要引起关注。对发生器洗脱物进行常规的柱填充材料 Al_2O_3 检测。铝含量过高可能会干扰某些放射性药物的正常分布。例如，使 ^{99m}Tc- 硫胶体的肺活度和 ^{99m}Tc- 亚甲基二膦酸盐（^{99m}Tc-MDP）的肝摄取增强。通过比色定性斑点测试，确定是否存在不可接受的水平。将洗脱物样品点在特殊的试纸上，该试纸会变色，在存在氧化铝的条件下会变成粉红色。将该强度与标准品进行比较，其中《美国药典》（USP）限值设置为 10 μg/ml。

表 4.13	^{99m}Tc 的物理衰变		
时间（小时）	剩余比例	$T_{1/2}$ 数量	活度百分比
0	1.00	1	50
1	0.891	2	25
2	0.794	3	12.5
3	0.708	4	6.25
4	0.631	5	3.125
5	0.532	6	1.56
6	0.501	7	0.78
7	0.447	8	0.39
8	0.398	9	0.195
9	0.355	10	0.098
10	0.316	11	0.049
11	0.282	12	0.024
12	0.251	13	0.012

^{99m}Tc 物理半衰期为 6.02 小时。注意：当使用相同放射性标记的多个剂量在彼此相近时间成像时，4 个半衰期通常足以减少本底。然而，当特定器官中的活度量很高或必须进行准确测量时（例如在血清采样时），可能需要 8 个半衰期（甚至 10 个，基本处于本底状态）。

放射化学纯度

要求所用材料不得含其他放射性核素和有害化学物质，但要含有所需形式的放射性活度，即所谓的放射化学纯度。

当 ^{99m}Tc 从发生器中洗脱出来，所需 ^{99m}Tc- 高锝酸盐的化学形式为 +7 价态。商业试剂盒用于制备其他 ^{99m}Tc 的标记药物基于其 +7 价氧化态。发生器洗脱物的 USP 标准为：95% 或以上的 ^{99m}Tc 活度以这种形式存在。+4、+5 或 +6 价的还原态会导致产生杂质。通过薄层色谱法可以检测到这些还原态。发生器洗脱物的放射化学纯度问题并不常见，但若试剂盒标记不佳，则应考虑是否存在这些问题。

其他放射性核素限值

尽管了解与 ^{99m}Tc 生产相关的 QC 限值至关重要，但也已针对其他放射性核素中的污染物设定了严格限值。对于在反应堆中通过裂变生产的材料，必须识别并清除其他裂变副产物，例如 ^{131}I。在 PET 生产中，存在的污染源较少，但根据所选靶材料和反应类型不同，可能会出现污染源。对于发生器产生的 ^{68}Ga，可观察到杂质和穿透。与 ^{99m}Tc 或 ^{82}Rb 发生器一样，母体放射性核素能在洗脱过程中穿透。每次洗脱后，必须仔细评估放射化学及其他污染物和杂质（表 4.14）。

^{99m}Tc 标记放射性药物的质量保证

同样重要的是：测试 ^{99m}Tc 标记的制剂产品的放射化学纯度并确认存在所需形式的产品（如标记前测试放射性核素时所要求的），即为特定或所需放射化学形式标本占总放射性活度的百分比（表 4.15）。例如，假设无其他杂质，若在放射性标记过程中 5% 的 ^{99m}Tc 活度以游离高锝酸盐形式存在，则放射化学纯度为 95%。每种放射性药物都有符合 USP 标准或 FDA 要求特定的放射化学纯度（通常为 95%）。引起放射化学杂质的原因包括：初始标记不佳、辐射分解、分解、pH 值变化、光照射，或存在氧化剂或还原剂。

体外测定放射化学纯度的常用方法是薄层色谱法。根据可能的污染物选择测试条的溶剂和材料。对于锝放射性药物，所测杂质为游离高锝酸盐和不溶性水解还原锝。

考虑这样一个例子：放射性药物 ^{99m}Tc-二膦酸盐的样品被放置在测试条的末端（图 4.9 和图 4.10）。在存在溶剂丙酮的情况下，纸色谱条上的游离 ^{99m}Tc-高锝酸盐将与溶剂前沿一起移行，而 ^{99m}Tc-二膦酸盐和水解还原锝仍留在原点。为了对水解还

表 4.14　发生器产生的放射性核素的杂质限制

发生器系统	杂质	限制	评论
^{68}Ge/^{68}Ga	放射化学	<0.001% ^{68}Ge 穿透 >95% 游离 ^{68}Ga	来自其他发射体的标称活度 <0.001% 对发生器进行预洗脱，若超过 2 天未洗脱则将其丢弃
	化学	Fe<10 μg/GBq Zn < 10 μg/GBq	
	生物学	<30 EU/L 细菌内毒素	
^{82}Sr/^{82}Rb	放射化学 ^{82}Sr 穿透 ^{85}Sr 污染	0.02 μCi/mCi ^{82}Rb（0.02 kBq/MBq） 0.2 μCi/mCi ^{82}Rb（0.2 kBq/MBq）	校准后 42 天到期，通常必须在 1 个月内更换，以保证充足的活度

表 4.15　放射性药物质量控制参数

参数	定义	污染物和问题示例
化学纯度	制剂中不需要的非放射性化学物质的量	^{99m}Tc 发生器洗脱物中的氧化铝（Al^{3+} 或 Al$_2$O$_3$）
放射性核素纯度	除所需放射性核素外的其他类型的放射性物质	^{99m}Tc 发生器洗脱物中的 ^{99}Mo ^{123}I 剂量中的 ^{124}I
放射化学纯度	其他形式的所需放射性核素	氧化/还原状态的变化会改变试剂盒的标记效率 游离、未结合的 ^{99m}Tc O$_4^-$ 由不溶性 ^{99m}Tc 以锝氢氧化物或锝标记的氢氧化亚锡形式（也称为水解/还原或 ^{99m}TeO$_2$）形成的胶体 [a]
生物纯度	不存在微生物和热原（内毒素）	无菌；无热原制剂
物理状态及其他化学性质	所需物理形式的总药物分数	^{99m}Tc-MAA 或硫胶体中的粒径大小正确；溶液中不存在颗粒污染物 用于制造放射性药物的试剂盒存在问题，例如亚锡离子不足 制剂的混浊或脱色，pH 值、渗透压超出可接受限度

[a] 由不溶形式的 ^{99m}Tc 形成的胶体可被骨髓、肝和脾中的网状内皮系统吸收，并改变放射性药物的分布。

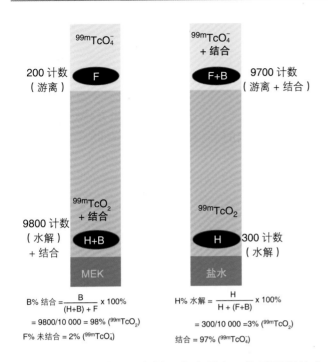

图 4.9 薄层色谱法。将样品点在原点，然后置于盐水或甲基乙基酮（methyl ethyl ketone, MEK）溶剂中。使试纸条干燥并将其切成两半，然后在剂量校准器中对每一条试纸进行测定。在本示例中，放射性药物通过了检测

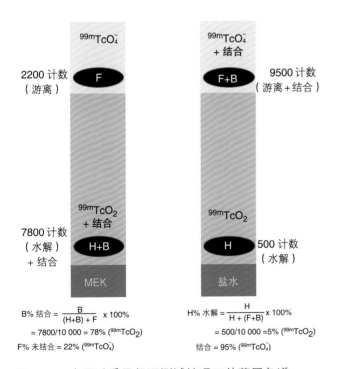

图 4.10 未通过质量保证测试情况下的薄层色谱

原锝进行选择性检测，使用了以盐水为溶剂的硅胶条。在该系统中，游离高锝酸盐和 ^{99m}Tc- 二膦酸盐均随溶剂前沿移动，水解还原锝再次停留在原点。

使用该组合程序可以对三种组分中的任一种进行测定。通过将一条色谱条切割成两条，并对每端进行单独计数，可对放射性标记进行定量测定。已开发出针对各种主要锝标记放射性药物的色谱系统。

体内放射化学杂质会导致本底活度或其他不需要的定位，并降低图像质量。对于许多药剂而言，通过改变体内生物分布，可以识别是否存在放射化学杂质。例如，不溶形式 ^{99m}Tc 形成的胶体可被肝、脾和骨髓中的网状内皮系统摄取。

非 ^{99m}Tc 标记放射性药物的质量控制

放射化学和放射性核素纯度方面的注意事项也适用于其他单光子药剂和正电子放射性药物（见专栏 4.4 和表 4.15）。放射化学纯度对于放射性碘化试剂很重要，因为如果放射性标记与载体分子分离，游离放射性碘有可能被甲状腺摄取。其他 QC 程序旨在确保所给予的放射性药物的无菌性和非致热原性。为确保给药剂量在规定量范围内，对剂量校准器性能的 QC 监控非常重要。

无菌和热原测试

无菌意味着没有活生物体（见表 4.15）。**非致热原性**表明没有代谢产物，如内毒素。因为许多放射性药物在使用前现用现配，所以在对患者给药前进行确定性检测是不切实际的，这使得核药学对严格灭菌技术的需求倍增。

高压灭菌是一种众所周知的对制备瓶及其他器具和材料进行灭菌的方法，但不适用于放射性药物。当需要终端灭菌时，可以使用各种膜过滤方法。为此，已经开发出孔径小于微生物的特殊过滤器。必须使用孔径为 0.22 μm 的过滤器对溶液进行灭菌。它能过滤掉细菌，包括**假单胞菌**等微小生物。

USP 对无菌检测标准进行了界定。标准培养基，包括巯基乙酸盐液体和大豆酪蛋白消化物培养基，用于不同类别的微生物，包括需氧和厌氧细菌与真菌。

热原是引起发热反应的蛋白质或多糖代谢产物，由微生物或其他污染物质产生。它们甚至可以在无菌制剂中存在。典型的临床症状包括在注射后数分钟至数小时内出现发热、寒战、关节痛和头痛。USP 使用鲎变形细胞溶解物用于热原检测。该检测基于以下观察结果：在存在热原的情况下，鲎血液中的变形细胞溶解物制剂变为不透明。

分配放射性药物

正常程序

所有实验室均应遵循一般辐射安全程序（专栏4.5）。放射性药物的分配受美国 FDA 和核监管委员会（NRC）以及各州药品委员会和医院辐射安全委员会颁布的严格规章制度的约束。临床使用的放射性药物必须获得 FDA 批准。放射性药物为处方药，未经授权人员许可使用属违法行为。NRC 授权用户和放射药房负责确认处方是否适当，确保向患者给予正确的放射性药物剂量，并对处方和给药剂量文件进行记录。

在分配任何材料之前，应执行质量保证措施。本章前文已介绍了 ^{99}Mo/^{99m}Tc 发生器系统和 ^{99m}Tc 标记的放射性药物的质量保证措施。对于其他药剂，在完成给药前应参考药品说明书或用于配制和分配的流程，了解必须进行的放射色谱法分析或其他质量控制步骤。即使法律没有规定，也应该始终执行质量控制。在给药前，应对每剂药物进行物理检查，确定是否存在任何颗粒或异物（例如，多剂量注射瓶顶部的橡胶）。给予患者的每剂药物必须在剂量校准器中进行活度测定。给药活度应在处方要求的

专栏 4.5 辐射安全程序

在存在放射物质的区域穿实验室工作服

处理放射性物质时，须佩戴一次性手套

离开该区域前，对手和身体进行放射性污染监测

必要时使用注射器和小瓶护罩

请勿在储存或使用放射性物质的区域进食、饮水、吸烟、使用化妆品或储存食物

在有放射性物质的区域佩戴个人剂量监测仪

切勿用嘴吸移液管

将放射性废物弃置于指定的安全区域内已标记且有适当保护的容器中

给装有放射性物质的容器、小瓶和注射器贴上标签。不使用时，请放置在屏蔽容器中或安全区域内的铅屏蔽层后面

将所有密封源（泛源、剂量校准器源）存储在安全区域中的屏蔽容器中

向患者给药前，测定并记录活度

了解在发生辐射事故、辐射安全设备操作不当或许可材料被盗或丢失时应采取的措施以及应联系的人员（辐射安全负责人）

±20% 以内。

特殊注意事项

妊娠和哺乳

对于每一位转诊至核医学服务机构接受诊断或治疗程序的育龄妇女，均应考虑其妊娠的可能性。妊娠本身并不是进行核医学检查的绝对禁忌证。例如，孕妇肺栓塞的发病率和死亡率都很高。因此，通气灌注闪烁显像的获益风险比很高，在这种情况下进行该检查是可以接受的。将辐射剂量保持在最低限度。^{99m}Tc-MAA 不能穿透胎盘，但氙能穿透。放射性碘也能穿透胎盘。胎儿甲状腺在妊娠 10~12 周时发育出摄取放射性碘的能力，可能因治疗性 ^{131}I 子宫内照射而患上呆小病。

进行哺乳和母乳喂养的妇女需要特别注意。是否需要暂停母乳喂养取决于放射性核素的半衰期及其分泌到母乳中的程度。放射性碘可以分泌到乳汁中，在 ^{131}I 给药后应完全终止母乳喂养。NRC 规定，必须将该后果向患者进行口头和书面说明。对于 ^{131}I，2 天后恢复母乳喂养是安全的。对于 ^{99m}Tc 药剂，12~24 小时就足够了。有关各种放射性药物的更多母乳喂养建议见表 4.16。

儿科患者的剂量选择

给予儿童的放射性药物剂量已通过使用各种方法减少。因为身体器官的成熟速度不同，以及身体不同部位与体重的比率不断变化，所以实现这一目标还没有完美的解决方法。根据经验，在剂量选择方面，体表面积与剂量的相关性大于体重与剂量的相关性。现在已开发出了多种公式和列线图。

基于体重的近似值使用以下公式计算：

$$\text{小儿剂量} = \frac{\text{患者体重（kg）}}{70\ \text{kg}} \times \text{成人剂量}$$

另一种计算方法是使用韦伯斯特（Webster）法则：

$$\text{小儿剂量} = \frac{\text{年龄} + 1}{\text{年龄} + 7} \times \text{成人剂量}$$

另一种计算方法是使用克拉克（Clark）小儿药量计算规则：

$$\text{小儿剂量} = \frac{\text{体重（磅）}}{150\ \text{（磅）}} \times \text{成人剂量}$$

表 4.16 对于母乳中分泌的放射性药物的建议

放射性药物	给药活度 mCi（MBq）	建议咨询	停止母乳喂养
^{67}Ga- 枸橼酸盐	5.0（185）	是	停止
碘（^{131}I）化钠	0.02（0.7）	是	停止
碘（^{123}I）化钠	0.4（14.8）	是	48 小时
^{123}I-MIBG	10（370.0）	是	48 小时
^{201}Tl	3（111）	是	96 小时
^{111}In- 白细胞	5（185）	是	48 小时
^{99m}Tc-MAA	4（148）	是	12 小时
^{99m}Tc- 红细胞	20（740）	是	12 小时
^{99m}Tc- 高锝酸盐	5（185）	是	24 小时

MAA，大颗粒聚合白蛋白；MIBG，间位碘代苄胍。

Modified with permission from Stabin MG,Breitz HB.Breast milk excretion of radiopharmaceuticals:mechanisms,findings,and radiation dosimetry.*J Nucl Med*.2000;41:863-873.

该公式不适用于婴儿。此外，在某些情况下，计算出的剂量可能不足以进行有效诊断，因此必须综合医师的判断。例如，疑似胆道闭锁的新生儿可能需要 ^{99m}Tc-HIDA 24 小时延迟显像，而剂量过低时不可行。因此，须建立每种放射性药物的最小剂量。

可合理达到的最低量（As Low As Reasonably Achievable，ALARA）这一概念一直是核医学中关于给药剂量的基本原则。最近这一概念在小儿影像诊断领域再次被强调。它被重新表述为可生成高质量影像的最低吸收辐射剂量。表 4.17 列出了关于儿科给药剂量的专家共识和建议。

美国核管理委员会和协定州

NRC 对所有反应堆副产品的使用和处置、使用人员的辐射安全以及公众安全进行监管。某些州（称为协定州）已与 NRC 签订了监管协议，授予其对境内使用或拥有副产物、放射源或特殊核材料进行授权和检查的权限。目前，有超过 40 个州是协定州，并且这个数字还在增长。这些州同意制定至少与 NRC 一样严格的法规。

授权用户

授权用户是在医用放射性物质的安全处理和使用方面经过正式培训并有经验的人员，有权订购、接收、储存和管理放射性药物。成为授权用户一般有两种途径：通过专业委员会认证，或具有培训和工作经验。NRC 根据放射性药物的使用类型（获取和稀释、显像和定位以及治疗）明确了成为授权用户的要求（专栏 4.6）。一旦达到授权用户合格状态，候选人可以向医院辐射安全委员会和辐射安全负责人等申请成为具有放射性物质许可证的授权用户。

专栏 4.6 美国核管理委员会 10 CFR 第 35 部分：副产品材料的医疗用途

35.190 摄取、稀释和分泌研究培训
35.290 显像和定位研究培训
35.390 任何需要书面指导治疗的培训
　35.392 ^{131}I ≤ 33 mCi
　35.394 ^{131}I >33 mCi
　35.396 β 发射体的母体给药

医疗事件

NRC 将**医疗事件**定义为以下不当放射性药物剂量给药情况：患者错误、放射性药物错误、给药途径错误，或给药剂量不同于处方剂量，即患者全身的有效剂量当量超过 5 rem 或任何单一器官的有效剂量当量超过 50 rem（专栏 4.7）。《美国联邦法规》（10 CFR-35）对放射性药物用药不当进行了定义并规定

表 4.17　对于小儿放射性药物给药活度的北美共识指南

放射性药物	备注	给药活度	最低给药活度	最高给药活度
^{123}I-MIBG	[A]	5.2 MBq/kg（0.14 mCi/kg）	37 MBq（1.0 mCi）	370 MBq（10.0 mCi）
^{99m}Tc-MDP	[A]	9.3 MBq/kg（0.25 mCi/kg）	37 MBq（1.0 mCi）	
^{18}F-FDG	[A，B]	躯体：3.7~5.2 MBq/kg（0.10~0.14 mCi/kg）脑：3.7 MBq/kg（0.10 mCi/kg）	26 MBq（0.7 mCi）14 MBq（0.37 mCi）	
^{99m}Tc-DMSA	[A]	1.85 MBq/kg（0.05 mCi/kg）	18.5 MBq（0.5 mCi）	100 MBq（2.7 mCi）
^{99m}Tc-MAG3	[A，C][A]	无动态显像：3.7 MBq/kg（0.10 mCi/kg）动态显像：5.55 MBq/kg（0.15 mCi/kg）	37 MBq（1.0 mCi）	148 MBq（4.0 mCi）
^{99m}Tc-IDA	[A，D]	1.85 MBq/kg（0.05 mCi/kg）	18.5 MBq（0.5 mCi）	
^{99m}Tc-MAA	[A][A]	如果[99m]Tc 用于通气：2.59 MBq/kg（0.07 mCi/kg）；不使用[99m]Tc 的通气研究：1.11 MBq/kg（0.03 mCi/kg）	14.8 MBq（0.4 mCi）	
[99m]Tc- 高锝酸盐（梅克尔憩室显像）	[A]	1.85 MBq/kg（0.05 mCi/kg）	9.25 MBq（0.25 mCi）	
[18]F- 氟化钠	[A]	2.22 MBq/kg（0.06 mCi/kg）	14 MBq（0.38 mCi）	
[99m]Tc（用于膀胱显像）	[E]	无基于体重的剂量	每个膀胱充盈周期不超过 37 MBq（1.0 mCi）	
[99m]Tc- 硫胶体（用于口服液体胃排空）	[F]	无基于体重的剂量	9.25 MBq（0.25 mCi）	37 MBq（1.0 mCi）
[99m]Tc- 硫胶体（用于固体胃排空）	[F]	无基于体重的剂量	9.25 MBq（0.25 mCi）	18.5 MBq（0.5 mCi）
^{99m}Tc-HMPAO（Ceretec）/^{99m}Tc-ECD（Neurolite）用于脑灌注		11.1 MBq/kg（0.3 mCi/kg）	185 MBq（5 mCi）	740 MBq（20 mCi）
[99m]Tc- 甲氧基异丁基异腈（Cardiolite）/[99m]Tc- 替曲膦（Myoview）用于心肌灌注（单次扫描或同一天 2 次扫描中的第一次）		5.55 MBq/kg（0.15 mCi/kg）	74 MBq（2 mCi）	370 MBq（10 mCi）
[99m]Tc- 甲氧基异丁基异腈（Cardiolite）/^{99m}Tc-tetrofosmin（Myoview）用于心肌灌注（同一天 2 次扫描中的第二次）		16.7 MBq/kg（0.45 mCi/kg）	222 MBq（6 mCi）	1110 MBq（30 mCi）
Na[123]I 用于甲状腺显像		0.28 MBq/kg（0.0075 mCi）	1 MBq（0.027 mCi）	11 MBq（0.3 mCi）
[99m]Tc- 高锝酸盐用于甲状腺显像		1.1 MBq/kg（0.03 mCi/kg）	7 MBq（0.19 mCi）	93 MBq（2.5 mCi）

表 4.17 对于小儿放射性药物给药活度的北美共识指南（续表）

放射性药物	备注	给药活度	最低给药活度	最高给药活度
^{99m}Tc-WBC 用于感染显像		7.4 MBq/kg（0.2 mCi/kg）	74 MBq（2 mCi）	555 MBq（15 mCi）
^{68}Ga-DOTATOC 或 ^{68}Ga-DOTATATE	[G]	2.7 MBq/kg（0.074 mCi/kg）	14 MBq（0.38 mCi）	185 MBq（5 mCi）

注：此信息仅供参考。根据患者群体、准直器的选择和临床方案的具体要求，实际用法可能会有所不同。可根据核医学执业医师的指令，适当调整给药活度。对于体重超过 70 kg 的患者，建议最大药活度不超过患者体重（kg）与基于体重的推荐给药活度的乘积。一些医师可能设置一个固定的最大给药活度，该最大活度为基于体重的推荐给药活度的 70 倍，以 MBq/kg 或 mCi/kg 表示。例如，使用 ^{18}F-FDG 进行全身显像，所需活度约为 10 mCi（370 MBq）。推荐给药活度基于假定针对 ^{99m}Tc- 放射性药物使用低能量高分辨率准直器，对 ^{123}I-MIBG 使用中能量准直器。如果设备或软件允许，部分医师可以使用较低给药活度。某些特定患者可能需要更高的给药活度。未对静脉注射 ^{67}Ga- 枸橼酸盐给出推荐剂量；静脉注射 ^{67}Ga- 枸橼酸盐的使用频率应该很低，且只能以低剂量使用。

[A] 也可使用 EANM 剂量卡 2014 年第 2 版的给药活度。

[B] 体型较小的患者应使用较低的剂量。给药活度可能需要考虑患者体重和 PET 扫描仪上的可用时间。也可使用 EANM 剂量卡 2014 年第 2 版的给药活度。

[C] 给药活度假定图像数据以每个图像 1 min 的速度重构。如果在每个图像上以更长的时间重新构建图像数据，则可能减少给药活度。

[D] 对于新生儿黄疸，可以考虑更高给药活度（1 mCi）。

[E] 可以使用 ^{99m}Tc- 硫胶体、^{99m}Tc- 高锝酸盐、^{99m}Tc-DTPA 或其他可能的 ^{99m}Tc 放射性药物。^{99m}Tc 膀胱显像可使用多种给药和显像技术，其中许多技术都可以使用较低的给药活度。适当降低给药活度的例子见 2014 年 EANM 小儿剂量卡第 2 版。

[F] 给药活度可根据患者体重或儿童年龄进行确定。

[G] 给药活度基于 EANM 剂量卡 2014 年第 2 版中 60 kg 患者的剂量（采用了 EANM 剂量卡的最小和最大剂量）。在编制本剂量表时，对北美儿童几乎没有使用这种放射性药物的经验。

[1] Gelfand MJ,Parisi MT,Treves ST.Pediatric Radiopharmaceutical Administered Doses:2010 North American Consensus Guidelines.J Nucl Med 2011;52(2):318–322.

[2] Lassmann M,Treves,ST.Pediatric Radiopharmaceutical Administration:Harmonization of the 2007 EANM Paediatric Dosage Card（Version 1.5.2008）and the 2010 North America Consensus guideline.Eur J Nucl Med Mol Imaging 2014;41(8)1636 Epub Mar 6 2014.

© Image Gently.Society of Nuclear Medicine and Molecular Imaging.

专栏 4.7 辐射照射年剂量限值（美国核管理委员会条例）

成人职业性照射

5 rem（0.05 Sv）总有效剂量当量

　　50 rem（0.5 Sv）- 任何器官、组织或四肢

　　15 rem（0.15 Sv）- 眼晶状体

未成年人（＜18 岁）职业性照射

　　成年工作者限值的 10%

胚胎 / 胎儿职业性照射

　　妊娠期间 0.5 rem（5 mSv）

公众成员

　　0.1 rem（1 mSv）

　　　任何时间内 2 mrem（0.02 mSv）（平均值）

了处理程序；但是，该术语在 2002 年有更改。先前称为**用药不当**的状况现在称为医疗事件。很多先前的用药不当情况不再需要向 NRC 或州报告。

任何核医学诊断程序导致发生医疗事件的可能性都极低。大多数医疗事件与放射性 ^{131}I 有关。但是，

一旦发现医疗事件时，必须遵守事件报告和患者管理的规定。具体处理方法取决于所涉及的材料种类和患者的不良照射量。所有医疗事件必须报告给辐射安全负责人、监管机构、涉事医生和受影响的患者。每个事件的完整记录必须保留 10 年，并可供 NRC 审查。

诊断用放射性药物的不良反应

诊断用放射性药物的不良反应极为罕见，因为它们是按不会引起生理效应的药理学次极剂量配制的。值得关注的是，在反复暴露于放射性标记的抗体显像剂后，可能会产生人抗鼠抗体（human antimouse antibodies，HAMA）反应。这是 FDA 迟迟不批准放射性标记抗体的一个考虑因素。由于 ^{99m}Tc-fanolesomab（NeutroSPEC）可能存在严重的不良作用，已被撤销批准。^{111}In- 卡罗单抗喷地肽（ProstaScint）、^{111}In- 和 ^{90}Y- 替伊莫单抗（Zevalin）及 ^{131}I- 托西莫单抗（Bexxar）被证明安全，但由于其他原因已不再用于临床。

辐射事故（泄漏）

在繁忙的核医学实践中，总会发生放射性物质意外泄漏事件。根据放射性核素种类和泄漏量，将泄漏分为轻微和重大两类。对于 ^{131}I，小于 1 mCi 的泄漏为轻微泄漏；超过这个限度的泄漏为重大泄漏。对于 ^{99m}Tc、^{201}Tl 和 ^{67}Ga，超过 100 mCi 的泄漏为重大泄漏。

应对两种泄漏的基本原则是相同的（专栏 4.8）。发生轻微泄漏时，警告该区域的人发生了泄漏。尽力阻止泄漏材料扩散。用吸水纸盖住泄漏材料。轻微泄漏可以使用肥皂和水、一次性手套和远程手动设备进行清理。所有受污染的材料，包括手套和其他物品，均应放在指定的袋子中进行处理。应持续监测该区域，直至盖革 - 米勒（GM）测量仪的读数处于本底水平。还应监测所有相关人员，包括手套、鞋和衣服。必须将泄漏报告给该机构的辐射安全负责人。

专栏 4.8　放射性泄漏的应对程序

1. 通知该区域的所有人员发生了泄漏。
2. 隔离该区域并覆盖溢出物（吸水纸），以防止污染扩散。
3. 如果衣物被污染，将其脱下并放入塑料袋中。
4. 如果有身体被污染，用温水冲洗受污染的区域，并用肥皂清洗。
5. 通知辐射安全负责人。
6. 穿戴手套、一次性实验室外套和短靴，用吸水纸清理溢出物。
7. 将所有受污染的吸水纸放入贴有标签的放射性废物容器中。
8. 用适当的辐射巡测仪检查受污染的区域或身体。

发生重大泄漏时，立即疏散该区域人员。使用吸水垫防止进一步扩散，如有可能，对放射性进行遮盖屏蔽。密闭房间，并立即通知辐射安全负责人。辐射安全负责人通常会对下一步相应措施进行指示，例如何时以及如何进行清理和去污染。

在处理轻微和重大泄漏时，应尽量将患者、医务人员和环境的辐射照射降至最低。在确保安全之前，辐射安全负责人必须限制患者和人员进入该区域。但是，不存在能为每次泄漏提供确定的处理方法的绝对指导原则。每个实验室都有义务制定一套自己的书面程序。在确保安全之前，辐射安全负责人必须限制患者和人员进入该区域。

核药学中的质量控制

本章前文介绍了 ^{99m}Tc 标记的放射性药物的选定质量控制程序和 $^{99}Mo/^{99m}Tc$ 发生器系统。放射化学纯度和放射性核素纯度的注意事项也适用于其他单光子剂和正电子放射性药物（见表 4.15）。放射化学纯度对于放射性碘化试剂很重要，因为如果放射性标记与载体分子分离，游离放射性碘有可能被甲状腺摄取。其他质量控制程序旨在确保所服用放射性药物的无菌性和非致热原性。对剂量校准器性能的质量控制监控对于确保给药剂量在规定量内非常重要。

无菌和热原测试

无菌意味着没有活生物体（见表 4.15）。**非致热原性**表明没有代谢产物，如内毒素。因为许多放射性药物在使用前现用现配，所以在对患者给药前进行确定性检测是不切实际的，这使得核药学对严格灭菌技术的需求倍增。

高压灭菌是一种众所周知的对制备瓶及其他器具和材料进行灭菌的方法，但不适用于放射性药物。当需要终端灭菌时，可以使用各种膜过滤方法。为此，已经开发出孔径小于微生物的特殊过滤器。必须使用孔径为 0.22 μm 的过滤器对溶液进行灭菌，可以过滤掉细菌，包括假单胞菌等小生物。

USP 已对无菌检测标准进行了界定。标准培养基，包括巯基乙酸盐液体和大豆酪蛋白消化物培养基，用于不同类别的微生物，包括需氧和厌氧细菌与真菌。

热原是引起发热反应的蛋白质或多糖代谢产物，由微生物或其他污染物质产生（参见表 4.15）。它们甚至可以在无菌制剂中存在。典型的临床症状包括在注射后数分钟至数小时内出现发热、寒战、关节痛和头痛。USP 检测使用鲎变形细胞溶解物用于热原检测。该检测基于以下观察结果：在存在热原的情况下，鲎血液中的变形细胞溶解物制剂变为不透明。

放射性药物剂量校准器

剂量校准器是放射药物学中的重要仪器，需要符合质量控制要求。包括四个基本测量值：准确度、线性、精密度或恒定性以及几何学。所有这些测试都必须在安装时和维修后执行。

准确度。准确度通过使用从美国国家标准与技术研究院获得的参考标准源测得。该测试每年进行一次，并使用两种不同的放射源。如果在剂量校准器中测得的活度与标准或理论活度相差超过 10%，则必须重新校准设备。

线性。 线性测试旨在测定校准器在一系列测量活动中的响应。一种常见的方法是对 ^{99m}Tc-高锝酸盐进行取样，并序贯测量其放射性衰变过程。因为活度随时间的变化是可定义的物理参数，所以观察到的测定值出现任何偏差都表明设备出现故障和非线性。另一种方法是使用预校准的铅衰减器，对同一样本进行序贯测量。该测试每季度进行一次。

精密度或恒定度。 精密度或恒定度测试可衡量剂量校准器随时间推移测量同一样本的能力。使用钡 -133（356 keV，$T_{1/2}$ 10.7 年）、铯 -137（662 keV，$T_{1/2}$ 30 年）或钴 -57（122 keV，$T_{1/2}$ 271 天）等寿命长的标准品。每天进行一次测试，测试结果应在参考标准值的 10% 以内。

几何学。 几何学测试在剂量校准器的验收质控期间进行。问题在于，对含有相同放射性活度的不同体积的样本进行测量或观测，得到的放射性活度可能不同。对于给定的剂量校准器，如果读数从一个体积到另一个体积的变化超过 10%，则将计算校正因子。为方便起见，校正因子基于最常测量的材料体积，通常根据剂量校准器的日常临床使用进行确定。

接收放射性包裹

必须根据包裹表面和距离 1 m 处测得的活度为装有放射性物质的包裹贴上标签（表 4.18）。包装必须通过严格的耐久性测试：跌落测试、角跌落测试、压缩和喷水 30 分钟。美国运输部不仅制定了有关包装标签的法规，还制定了有关空运和卡车的运输规定。任何运载 III 级黄色标签类别包裹的卡车的所有侧面都需要设置标语牌。

表 4.18　放射性物质包裹接收的检测限值

测试	照射限值
表面检测	< 200 mR/h
1 m 处活度	< 10 mR/h
擦拭测试	6600 dpm/300 cm²

收到放射性包裹后，必须从交付之时起正常工作时间内 3 小时或下一个工作日开始的 3 小时内对其进行污染监测。首先进行目视检查，查看是否有损坏

或泄漏的迹象。然后使用 GM 计数器在表面处和 1 m 处进行外部检测。最后进行擦拭测试，用吸水纸擦拭 300 cm² 的表面并在闪烁计数器中计数。任何超过限值的包裹都必须通知寄件人（表 4.19），并且必须保存检验记录，包括日期、检验人员姓名、检验读数、制造商、批号、产品类型和数量以及校准时间。

表 4.19　放射性包裹标签类别

标签类别	照射量 表面（mR/h）	照射量 1 m 处（mR/h）
I 白色	< 0.5	—
II 黄色	> 0.5 且 ≤ 50	< 1
III 黄色	> 50 且 ≤ 200	> 1 且 ≤ 10
禁止使用	> 200	> 10

放射剂量学

临床核医学中闪烁显像程序可施用的放射性活度量取决于患者可接受的辐射照射。患者辐射照射取决于给药剂量在人体各器官中分布的百分比、在各器官中的滞留时间曲线以及人体中各器官的大小和相对分布。该信息从新放射性药物开发和监管批准过程中的生物分布和药代动力学研究中获得。作为批准过程的一部分，每种放射性药物的辐射吸收剂量已进行过估算，该估算结果包含在包装说明书中（表 4.20）。

人体任何器官的辐射吸收剂量（rad，拉德）取决于生物因素（摄取百分比、生物半衰期）和物理因素（放射性核素发射的辐射量和性质）。1 拉德等于每克（g）组织吸收 100 尔格（erg）。辐射吸收剂量的计算公式为：

$$D(r_k \leftarrow r_h) = \dot{A}_b S(r_k \leftarrow r_h)$$

该公式表明，k 区域的吸收剂量由源区域 b 的活度产生，等于源部位中以微居里 - 时为单位给出的累积放射性活度（Ã）乘以每微居里 - 时以拉德为单位的每单位累积活度的平均吸收剂量（S）。通过对源不同区域的摄取和滞留进行实验测量，确定累积活度。每单位累积活度的平均吸收剂量以物理测量为基础，根据放射性核素发出的辐射确定。

某个部位或器官的总吸收剂量是周围所有区域的放射源和靶器官内活度的剂量之和。例如，在 ^{99m}Tc-

表 4.20　核医学常用诊断程序的辐射剂量

放射性核素（rem）	示踪剂	活度（mCi）	最高剂量（rads）（器官）	有效剂量当量（rem）
^{18}F	FDG	10	5.9（膀胱）	0.7
^{67}Ga	枸橼酸盐	5	11.8（骨表面）	1.9
^{99m}Tc	DISIDA	5	2.0（胆囊）	0.3
	HMPAO	20	2.5（肾）	0.7
	MAA	4	1.0（肺）	0.2
	MDP	20	4.7（骨表面）	0.4
	MAG3	20	8.1（膀胱壁）	0.5
	甲氧基异丁基异腈	20	2.7（胆囊）	0.7
	Tetrofosmin	20	2.7（胆囊）	0.6
	硫胶体	8	2.2（脾）	0.3
^{111}In	白细胞	0.5	10.9（脾）	1.2
^{123}I	碘化钠（摄取 25%）	0.2	2.6（甲状腺）	0.2
^{123}I	MIBG	10.0	0.1（肝）	0.07
^{133}Xe	惰性气体	15	0.06（肺）	0.04
^{201}Tl	氯化物	3	5.1（肾）	1.2

国际单位换算：1 rem=0.01 Sv；1 mCi=37 MBq。FDG，氟代脱氧葡萄糖；HIDA，肝胆亚氨基二乙酸；HMPAO，六甲基丙二基胺肟；MAA，大颗粒聚合白蛋白；MDP，亚甲基二膦酸盐；MIBG，间位碘代苄胍。

Data from Siegel JA: *Guide for Diagnostic Nuclear Medicine and Radiopharmaceutical Therapy*. Reston, VA, Society of Nuclear Medicine, 2004.

tetrofosmin 扫描中计算心肌吸收剂量时，必须考虑到心肌局部放射性活度以及肺、血液、肝、肠、肾和一般本底软组织中的放射性活度。每种组织中的摄取百分比和生物学行为都不相同。源器官的几何形状及与心脏的距离不同，则到达心肌的辐射量也不同。该公式适用于每个源区域，并对各部位活度进行求和。

影响剂量的因素包括最初给药的活度量、患者之间互不相同的生物分布、给药途径、排出率、患者体型以及是否存在病理过程。例如，肾衰竭患者体内经肾清除的放射性药物的辐射照射量更大。另一个例子是，对于甲状腺功能亢进、甲状腺功能正常或甲状腺功能减退的患者，甲状腺中放射性碘的摄取百分比不同。

辐射吸收剂量（rad 或 Gy）不能描述不同类型辐射的生物效应。当量剂量（rem 或 Sv）可体现人体组织中的吸收剂量与辐射的有效生物损伤之间的关系。即使吸收剂量相同，并非所有辐射的生物效应都相同。为了确定当量剂量，必须将吸收剂量（rad 或 Gy）乘以入射辐射类型所特有的质量因子。

有效剂量的计算方法是将实际器官剂量乘以"风险权重因子"，得出每个器官对于癌变的相对辐射敏感性，然后将所有数字的总和相加，即得出全身有效剂量或仅得出有效剂量。这些权重因子的设计应使此有效剂量代表整个身体（均匀）所能接受的剂量，该剂量会使不同器官接受不同剂量时产生相同的癌症风险。有效剂量可用于比较各种显像模式的辐射剂量。

在特定器官系统章节中，以表格形式提供了每种主要放射性药物辐射吸收剂量的估算值。

推荐阅读

Holland JP, Williamson MJ, Lewis J. Unconventional nuclides for radiopharmaceuticals. *Mol Imaging*. 2010;9(1):1–20. https://doi.org/10.2310/7290.2010.00008.

Huclier-Markai S, Alliot C, Varmenot N, Cutler CS, Barbet J. Alpha-emitters for immunotherapy: a review of recent developments from chemistry to clinic. 2012;12(23):3.

Jodal L, Le Loirec C, Champion C. Positron range in PET imaging: non-conventional isotopes. *Phys Med Biol*. 2014;59:7419–7434.

Lapi S, Radford L. Methods for the production of radionuclides for medicine. Chapter 4. In: Lewis J, Zeglis B, Windhorst A, eds. *Radiopharmaceutical Chemistry*. Springer; 2019.

Saha G. *Fundamentals of Nuclear Pharmacy*. 7th Ed. Springer International; 2018. Print and eBook.

Sai K, Zachar Z, Bingham P, Mintz A. Metabolic PET imaging in oncology. *AJR*. 2017;209:270–276.

（刘增礼　华　茜　译审）

分子成像（molecular imaging，MI）是无创性影像学技术，在细胞和分子水平上可视化机体的功能变化，并对该变化进行定量测定。在多种不同的分子功能影像技术中（表5.1），利用放射性核素标记分子探针进行靶向示踪是最重要的技术之一，仅需要示踪剂量的分子探针就能够实现分子成像及功能测定，最大程度地减少其对患者和被测组织的影响。近年来，^{18}F-FDG 作为 PET 显像剂在癌症诊疗领域的应用使该方法得到了有力证实。一些新的放射性药物也获得了美国 FDA 批准，还有大量的放射性药物正在研究中，在已经完成的基础研究及多中心临床试验中取得了比较好的效果。本章概述了分子影像领域令人振奋的研究进展和重要成果，以期更好地理解分子成像的价值，推动分子成像从基础研究向临床应用的转化。

分子成像广泛地应用于临床，主要用于疾病诊断，早期治疗反应监测，指导靶向治疗决策，促进新药研发等。分子成像是发展个体化、精准医疗的核心部分，相关的常用术语见专栏5.1。

成像技术

放射性核素显像

PET 的优势是具有较好的分辨率和很高的灵敏度。与解剖学影像技术，如与 CT 或 MR 相结合，获得同时提供功能变化信息和解剖结构的融合影像图像，诊断的准确性得到了很大的提高。通过 CT 衰减矫正，使用半定量分析技术计算标准摄取值（standard uptake value，SUV），可以进行进一步分析比较。另外一种相对于PET 来说更为便宜、容易获得的放射性核素显像技术是 SPECT，SPECT/CT 融合影像技术可以明显提高诊断的特异性，但是仍然很难实现定量分析。

此外，还发展出了一些特异性更高的局部影

像仪器，如正电子发射乳腺摄影（positron emission mammography，PEM）、^{99m}Tc-MIBI（^{99m}Tc-甲氧基异丁

表 5.1　分子功能成像方法

成像方法	优点	缺点
PET	• 灵敏度高 • 可探测浓度为 $10^{-10} \sim 10^{-12}$ • 定量测定 • 可实现时间监测 • 许多正在研发中可临床转化的示踪剂	• 有辐射危害 • 需要回旋加速器生产短半衰期核素 • 空间分辨率相对较低
SPECT	• 容易获得 • 多种显像探针	• 与 PET 相比，空间分辨率较低，定量分析困难 • 有电离辐射
光学成像	• 较高的空间分辨率 • 灵敏度高 • 可探测的浓度为 $10^{-9} \sim 10^{-16}$ • 简单易行，价格低廉	• 探测组织深度有限 • 临床应用困难
MRS	• 无电离辐射 • 测定体内固有分子，无须造影剂	• 检查区域有限 • 灵敏度有限 • 可探测的浓度为 $10^{-9} \sim 10^{-16}$ • 信号弱
MRI	• 分辨率高	• 时间分辨率较低 • 灵敏度较低
超声造影	• 便携 • 无辐射 • 成本低 • 气体微泡增强的高频显像具有良好的空间分辨率 • 实时时间监测	• 气体微泡仅用于研究 • 灵敏度较低 • 定量分析困难

MRI，磁共振成像；MRS，磁共振波谱；PET，正电子发射断层显像；SPECT，单光子发射计算机断层显像

专栏5.1　分子成像常见术语定义

细胞凋亡：程序性细胞死亡，是机体清除损伤、衰老、无用细胞的方式。

药效动力学：研究药物在活体内各组织的作用途径，包括药物剂量与效果之间的关系。

药物遗传学：用个体化的基因组学研究机体对药物的反应。

药代动力学：研究活体内组织器官对药物的代谢，包括生化改变及药物吸收、分布、代谢和排泄的变化。包含使用探针或放射性示踪剂标记药物。

报告基因系统：通过组织工程技术，应用基因编码产物评估、监测基因转染后在体内的生物学过程。

信号放大：使用酶激活造影剂（例如，蛋白酶激活光学剂）。

靶点识别-DNA微阵列：通过检测mRNA表达来有效地识别潜在的靶点。但是还需要进一步对靶点进行验证，因为转录、翻译后并不一定表达蛋白产物。

靶点识别-基因组学：研究DNA序列、基因及其控制和表达。

靶点识别-蛋白质组学：应用高通量技术（DNA微阵列的替代方法）定量检测组织蛋白表达。质谱分析是基于蛋白质组学，使用细胞系、患病及未患病的组织样本进行免疫组织化学分析，可以用于组织阵列分析。

靶点确认：靶点一旦被识别，其在各种组织中的表达及亚细胞定位被进一步评估，以确定靶点在分子成像及靶向治疗中的价值。

转化医学：将基础研究转化到临床应用的过程，包括必要的患者分析和临床试验以确保安全性。

肿瘤标志物：可用于特异性识别和监测癌症的物质。它们可以是癌症组织和细胞释放到血液或尿液中的特异物质，也可以是用分子成像技术能够识别的物质。

基异腈）乳腺专用伽马显像（BSGI）/乳腺分子显像（molecular breast imaging，MBI）等，相对于全身显像，明显提高了诊断灵敏度。小动物PET和小动物SPECT用于小动物的基础研究，也具有较高的成像灵敏度。

功能性磁共振成像

当极性分子处于磁共振成像（MRI）扫描仪的强外磁场中，它们原本杂乱无章的轴向自旋运动会在平行或反平行于外磁场磁力线的方向上排列，低能级的极性分子对于射频脉冲所产生的信号，经过计算机后处理后重建获得MR图像，施加的梯度磁场有助于MR信号的空间定位。由于氢质子是机体中最常见的极性分子，所以通常利用组织含水量的差异获得MR图像。MRI探测的靶点不如核医学影像技术多，所以一般来说，灵敏度较核医学影像技术低，

但是能够提供非常好的解剖结构分辨率，空间分辨率能够达到1 mm（而PET的空间分辨率为5 mm）。

除了提供精确的解剖结构信息以外，功能性磁共振成像技术（functional MRI，fMRI）为临床疾病的诊疗提供了多种有价值的功能信息。首先，动态对比增强（dynamic contrast enhancement，DCE）MRI可以探测肿瘤的微血管信息。弥散加权（diffusion weighting，DW）fMRI序列基于水分子运动，能够反映正常和病变组织内水分子弥散运动及受限程度，细胞数量少的组织中，如肿瘤坏死区域，弥散不受限，而细胞数量多的组织，则弥散受限，DW信号增强。基于DW-MR，还可以计算表观弥散系数（apparent diffusion coefficient，ADC）值，进行定量分析。ADC值较低的肿瘤（如胶质母细胞瘤）预后往往较差。血氧水平依赖（blood oxygen level dependent，BOLD）fMRI可以区分顺磁性去氧血红蛋白与非极性氧合血红蛋白，在氧浓度较高的区域T2信号增强，用于检测肿瘤组织血流灌注区域氧供情况以及与认知相关的神经元活动情况。

磁共振波谱

磁共振波谱（magnetic resonance spectroscopy，MRS）成像的优势是可以显示活体组织中的物质代谢。因为只有极性分子才能产生磁共振信号，通过检测常见原子的极性同位素，如 ^1H、^{13}C 或 ^{31}P，实现MRS成像。在有机体中，只有H-1具有较高的丰度，而其他极性同位素的浓度则很低。例如，碳元素中仅有1%是 ^{13}C，而且 ^{13}C 中仅有25%可用于磁共振波谱成像。因此，为了检测关键代谢产物（例如枸橼酸盐、胆碱和丙酮酸盐），需要使用高场强磁体和新技术（例如超极化）提高检测效能。由于信号水平很低，在非常均匀的磁场中成像效果好，所以MRS在乳腺癌、前列腺癌以及脑肿瘤中有很好的临床应用价值。

光学成像

生物发光和荧光光学成像技术目前仅用于临床前研究中小动物（通常是小鼠）显像或表浅靶点（内镜检查或外科手术中暴露病变）的显示，主要是因为低能量光子在软组织的衰减和散射使得深部组织成像困难。其优势是成像费用低廉、对于病变的显示较为灵敏。

含有荧光素酶的萤火虫、水母和一些细菌能够进行生物发光显像。当荧光素酶插入到探针的DNA中，获得报告基因，给予反应的底物d-荧光素时，

就会产生化学反应，出现低水平的光学信号。

　　荧光成像是一种将荧光粒子标记的荧光物质如荧光蛋白，通过组织基因工程技术导入实验动物体内或靶组织，外部光源激发后产生荧光信号，进行分子成像。荧光信号比生物发光的信号强，而且不需要给予生物发光的底物，但是定量分析困难。光蛋白包括绿色荧光蛋白（green fluorescent protein，GFP）和具有组织吸收少、在近红外（near-infrared，NIR）波长具有发射光谱峰值的新型蛋白。

超声成像

　　对比增强功能超声（ultrasound，US）目前的研究进展包括气体微泡技术与高频超声技术的结合。应用脂质和生物聚合物稳定后的小气泡，直径仅有几微米，可以结合于多肽和抗体分子进行超声功能显像。超声显像的优势在于应用广泛，时间分辨率高，没有电离辐射。微气泡可以作为动态增强对比剂，并且具有潜在治疗价值，包括基因治疗以及肿瘤治疗。

生物标志物

背景

　　活检是有创的检查方法，而且会出现取样误差，体外分析也不能展现疾病的功能变化和病变程度的全貌。活体操作本身还会造成组织的损伤，离体后的组织标本检测又可能出现固有误差和操作误差。因此，研究活体状态下机体系统性改变的生物标志物非常重要，这些生物标志物是可以测量的，能够显示细胞功能及疾病特征性的改变，从而反映疾病状态，甚至可以作为临床研究方案的替代终点。

　　以前，通过测量病变大小，广泛应用的实体瘤临床疗效评价标准（Response Evaluation Criteria in Solid Tumor，RECIST 1.1）进行生物标志物成像。近年，大量的临床试验应用 ^{18}F-FDG PET/CT 分子成像，以标准化的 PET 报告作为生物学标准［即 PET-RECIST（PERCIST）和 Lugano PET 淋巴瘤标准］已经被普遍接受。

　　细胞功能的许多参数是分子功能成像的潜在生物靶点，包括：细胞代谢、增殖、多肽和生物膜合成、受体表达、缺氧、新生血管生成和细胞凋亡等。目前已经成功研发了靶向细胞内、外的靶点，包括基于细胞骨架构成的分子、受体的配体、抗体或酶为靶点的分子探针等，如表 5.2 所示。

表 5.2　PET 和 SPECT 功能显像

细胞参数	示踪剂	研究阶段 [a]
糖酵解	^{18}F-FDG	C
细胞增殖	^{18}F- 氟代脱氧胸腺嘧啶核苷（FLT）	T
生物合成	^{11}C- 胆碱	T
	^{11}C- 乙酸盐	T
氨基酸转运和代谢	^{18}F- fluciclovine（原名称 FACBC）	C
	^{11}C- 蛋氨酸	T
	^{18}F- 酪氨酸（FET）	T
	^{18}F-FDOPA	C[b]
	^{11}C-L- 甲基色氨酸（AMT）	T
缺氧	^{18}F- 氟硝基咪唑（FMISO）	T
	^{64}Cu-ATSM	T
	^{18}F-FAZA	C
细胞凋亡	^{99m}Tc-annexin-V	T
血流量	^{15}O- 水	P，T
受体表达 生长抑素	^{111}In- 喷曲肽	C
	^{68}Ga-dotatate	C
	^{68}Ga-dotatoc	C[b]
	^{68}Ga-dotanoc	C[b]
	^{64}Cu-dotatate	T
PSMA	^{68}Ga-PSMA	T
	^{18}F-DCFBC	T
		C
激素	^{18}F-16α-17β- 氟雌二醇（^{18}F-FES）	T
	^{18}F- 双氢睾酮（FDHT）	T
酪氨酸激酶及受体信号转导 新生血管生成	^{18}F-galacto-RGD	T
	^{123}I-VEGF，^{89}Zr-VEGF	T
表皮生长因子受体（EGFR）	^{111}In-DTPA-EGF	T
	^{68}Ga-DOTA-EGF	P/T
人类表皮生长因子受体2（HER2）	^{68}Ga-DOTA-F（ab'）$_2$- 赫塞汀	P
	^{111}In-DTPA- 曲妥珠单抗	T
单克隆抗体/抗原表达	B 淋巴细胞表面 CD20	
	^{111}In- 替伊莫单抗	C
	^{90}Y- 替伊莫单抗（Zevalin）	C
	PSMA	
	^{111}In-卡普单抗喷地肽（ProstaScint）	C

[a] C：临床；T：临床转化；P：基础研究。

[b] 美国以外的一些地区应用于临床。

PSMA：前列腺特异性膜抗原；RGD：精氨酸 - 甘氨酸 - 天冬氨酸；

VEGF：血管内皮生长因子。

细胞代谢和增殖

葡萄糖代谢：^{18}F-FDG

  ^{18}F-FDG 是糖酵解的示踪剂，主要用于肿瘤分期、治疗监测和再分期方面。与 CT 显像比较，^{18}F-FDG PET 能够提供更有价值的功能学信息。其摄取水平可以预测癌症患者的生存期，并且与肿瘤增殖相关抗原（Ki-67）具有相关性，也用于痴呆的诊断及鉴别诊断。^{18}F-FDG PET 在癌症诊疗领域的应用非常成熟，常常作为阳性参照，评价其他核医学技术的临床应用价值。但是，^{18}F-FDG PET 分子显像也具有一定的局限性，例如对于许多分化较好、生长缓慢的肿瘤，诊断灵敏度及特异度较差。另外，^{18}F-FDG 作为非特异性显像剂，在炎症和感染病灶中也有摄取。

DNA 合成：^{18}F- 氟代胸腺嘧啶脱氧核苷

  与 ^{18}F-FDG 示踪葡萄糖代谢不同，^{18}F- 氟代胸腺嘧啶脱氧核苷主要监测 DNA 合成，其摄取的比率与 DNA 合成相关，而且不参与 mRNA 的合成，主要反映细胞增殖活性，从而诊断恶性肿瘤。最常见的放射性核素标记胸苷类似物是 ^{18}F- 氟代胸腺嘧啶脱氧核苷（^{18}F-FLT），但是目前的研究表明，^{18}F-FLT 的代谢远比预想的更为复杂。

  胸腺嘧啶脱氧核苷（胸苷）和 ^{18}F-FLT 被胸腺嘧啶核苷激酶 1（thymidine kinase 1，TK1）磷酸化后，通过主动转运的方式进入细胞内。与胸苷不同，^{18}F-FLT 进入细胞后不能进一步代谢而滞留于细胞内。TK1 活性与细胞增殖有关，正如增殖指标 Ki-67 一样，TK1 活性在癌症细胞中也是上调的，因此 ^{18}F-FLT 摄取增加提示癌症细胞的增殖活性增强。但是，TK1 依赖的"补救途径"并非胸苷摄取的唯一途径，细胞内还存在从头合成的途径（图 5.1）。细胞和肿瘤组织是利用补救途径还是从头合成途径合成核苷酸，存在着很大的差异。

  由于 ^{18}F-FLT 并不仅仅与肿瘤增殖相关，所以相关的影像学研究结果并不一致就一点也不奇怪了。而要改变这种研究结果相互矛盾的情况，就需要标准化的图像显像流程及采集方法（包括采集时间以及动态采集的方法），对于研究对象的选择也必须更合理。此外，在一定情况下，^{18}F-FLT 能够

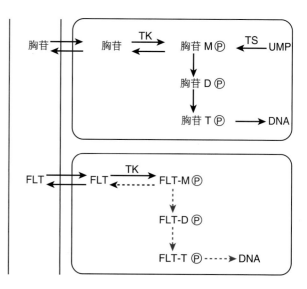

图 5.1 胸苷作为成像的生物标志物。（上部）胸苷被细胞摄取，并通过外源性补救途径，被胸腺嘧啶核苷激酶（thymidine kinase，TK）1 磷酸化。胸苷酸合酶（thymidylate synthase，TS）及脱氧尿苷（deoxyuridine，UMP）参与内源性胸苷的从头合成途径。（下部）类似于非结合胸苷，^{18}F 标记的胸苷（^{18}F-thymidine，FLT）被细胞摄取，磷酸化后滞留于细胞内。但是，如虚线箭头所示，FLT 不能进一步代谢，也不能参与 DNA 合成。FLT-D：二氟胸苷；FLT-M：一氟胸苷；FLT-T：三氟胸苷；P（带圆圈）：磷酸基团

对胶质瘤进行分级、评估肿瘤（如乳腺癌）的早期治疗反应。^{18}F-FLT 真正有价值的应用前景是对于预后及治疗反应的评估价值，但是还需要进一步的深入研究。

  ^{18}F-FLT 在正常组织中的生物分布（图 5.2A）与 ^{18}F-FDG 不同：前者在大脑中的分布量非常低，肝脏中有轻度的摄取，而骨髓中摄取较高（图 5.2B），在肿瘤中的最大摄取量低于 ^{18}F-FDG PET（图 5.2C）。此外，^{18}F-FLT 在血脑屏障完好无损的脑组织中几乎没有任何摄取，因此，其在高级别脑胶质瘤诊疗中有一定的应用价值（图 5.3），但是对于低级别脑胶质瘤和不强化的肿瘤诊断敏感性较差。

  按照 FDA 对于新药研发的相关规定，FLT 的使用需要完成新药临床试验申请（IND）。为了促进 FLT 尽快应用于临床，美国国立卫生研究院（National Institutes of Health，NIH）所属的美国国家癌症研究所（National Cancer Institute，NCI）提交了 ^{18}F-FLT 的 IND 申请，并通过美国放射学会成像网络（American College of Radiology Imaging Network，ACRIN）开展了多中心试验。

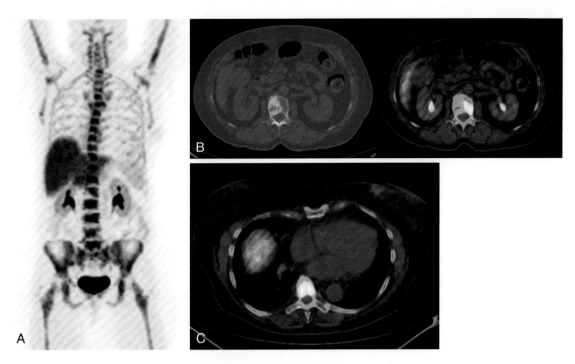

图 5.2　^{18}F-FLT 诊断乳腺癌。（A）最大强度投影图像（MIP 图）显示：骨骼高摄取，肝脏中等程度摄取，脑组织中摄取极低。（B）同一患者的 PET/CT 轴位融合图像显示：硬化性骨转移灶中放射性摄取很低。（C）左乳内侧原发性肿瘤病灶中放射性摄取增高

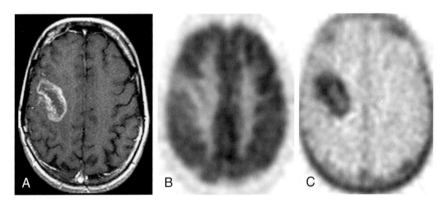

图 5.3　^{18}F-FLT 在脑胶质瘤诊断中的应用。（A）钆增强 MRI T1 加权序列显示：右侧额顶叶皮质可见体积较大、明显强化的肿瘤病灶。（B）相同层面的 ^{18}F-FDG PET 显像提示肿瘤病灶部位未见明显放射性摄取，呈假阴性。（C）^{18}F-FLT 在肿瘤病灶部位有明显的放射性摄取（Image courtesy of Dr. Mark Muzi, PhD, University of Washington, Seattle.）

生物合成

氨基酸转运、代谢和多肽合成

2016 年，放射性核素标记的 L-亮氨酸类似物 ^{18}F-fluciclovine（Axumin）获得 FDA 批准，用于前列腺特异性抗原（prostate-specific antigen, PSA）升高，怀疑前列腺癌复发患者的诊断。其他非极性中性氨基酸衍生物在肿瘤组织中也有一定量的摄取，包括 ^{11}C-蛋氨酸、^{18}F-酪氨酸（^{18}F-fluoroethyltyrosine,

^{18}F-FET）、^{18}F-L-6 氟 -3,4 二羟基苯丙氨酸（^{18}F-FDOPA）和 ^{123}I-甲基酪氨酸，可以通过主动转运的方式被细胞摄取，相比于 ^{18}F-FLT 依赖于血脑屏障（blood-brain barrier, BBB）破坏才能被肿瘤细胞摄取，氨基酸显像剂示踪脑肿瘤更具有优势，对于脑肿瘤诊断的灵敏度也优于 ^{18}F-FDG（图 5.4）。虽然 ^{18}F-FET 被广泛研究，但是 ^{18}F-FDOPA 可能是最具有潜力的，在分化较好的神经内分泌肿瘤（特别是 ^{68}Ga-生长抑素类似物显像为阴性时）、嗜铬细胞瘤和副神经节瘤（比 ^{123}I-MIBG 准确度更高）、特发性帕金森病以及不

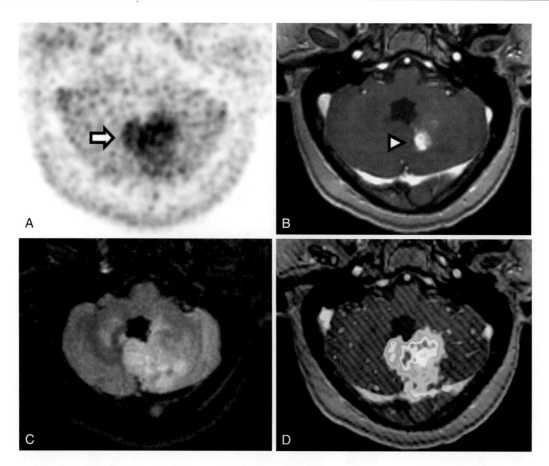

图 5.4 髓母细胞瘤患者的 ^{18}F-FET PET/MR 成像。(A) 放射性示踪剂注射后 10~15 分钟的图像。(B) 增强 MR 三维 (3-D) 成像 T1 加权序列。(C)MRI FLAIR 序列。(D)^{18}F-FET PET/MR 融合图像。与 MRI 提示的病灶部位相比，肿瘤复发灶放射性摄取明显增高（白色箭头），且放射性核素显像显示的病灶面积明显大于增强 MRI 提示的复发病灶的范围（三角箭头指示），与放射性示踪剂通过 L- 氨基转运系统穿越血脑屏障进行转运的情况一致。(Image courtesy of Dr. Jonathon McConathy, MD, PhD, and Alyssa Reddy, MD, University of Alabama at Birmingham.)

金森病以及不同级别的脑胶质瘤都具有更好的临床应用价值。与 ^{18}F-FDOPA 相比，^{18}F-FET 在脑肿瘤中摄取更高，尽管可能并不一定会提高诊断的准确率。神经肿瘤领域的专家推荐上述特异的核医学分子功能显像与增强 MRI 结合起来，对原发性和复发性胶质瘤进行诊断。

注射显像剂前禁食 4 小时，能够通过减少非放射性标记物质与显像剂竞争而改善图像质量。在注射 ^{18}F-FDOPA 前口服 200 mg 卡比多巴，可以增加胰腺肿瘤对于显像剂的摄取，提高诊断的敏感性。^{18}F-FET 动态显像结合静态显像，计算肿瘤 / 脑比值等方法能够提高诊断的准确率，肿瘤 / 脑比值大于 2.1~2.5 要高度怀疑恶性病变，阳性预测值高达 98%，但在多发性硬化的脱髓鞘病灶、血肿及缺血性病灶，可能出现假阳性。

氨基酸 PET 显像剂的发展很快，目前在美国仍处于研究阶段，还没有用于临床，但是在一些欧洲国家已经批准用于临床（例如商品化的 ^{18}F-FDOPA 显像剂 IASOdopa ）。^{18}F-FET 和 ^{18}F-FDOPA 已在很大程度上取代了蛋氨酸显像剂，这是因为放射性核素 ^{11}C 的半衰期仅仅只有 20 分钟，限制了其临床应用。但是，^{11}C- 蛋氨酸在肿瘤诊断中还是有一定的临床应用价值，如在前列腺癌中具有一定的应用优势。目前，还有一些新的氨基酸显像剂对于肿瘤的诊疗价值正在研究中，例如 α-［^{11}C］-L- 甲基色氨酸（α-［^{11}C］-L-methyltryptophan，^{11}C-AMT ）示踪色氨酸的合成代谢通路。

脂质代谢与磷脂合成

肿瘤组织在生长增殖过程中需要大量的脂肪酸作为能量底物，所以脂肪酸合成酶及胆碱酯酶的表达均会增加。^{11}C- 乙酸盐、^{11}C- 胆碱、^{18}F- 胆碱在前列腺癌的临床试验中都有大量的研究，一定程度上避

免了 ^{18}F-FDG 在该领域应用的局限性。脂质代谢显像剂在原发性前列腺癌诊断中具有较好的灵敏度，能够很好地避免膀胱对于肿瘤诊断的影响，因为不同于 ^{18}F-FDG，脂质代谢显像剂不通过泌尿系统排泄。另外，其对于肿瘤转移灶也具有较好的诊断价值。胆碱的摄取与肿瘤的分级没有相关性，良性前列腺病变中也具有一定的摄取，所以也存在一定的假阳性，是其应用的局限性。

乏氧显像

乏氧是多种肿瘤的一个重要的预后因素，往往提示肿瘤易于复发和转移，生存率低。肿瘤乏氧也是导致放疗和全身性治疗耐受的一个重要因素。缺氧会促使肿瘤细胞向更具有侵袭性和耐药性的表型转化，该过程通过缺氧诱导因子 1（hypoxia-inducible factor 1，HIF-1）介导，它可以导致细胞周期阻滞、诱导新生血管生成和加速糖酵解。

^{18}F- 氟硝基咪唑

硝基咪唑是一类乏氧化合物。在活细胞中，它们被还原为 RNO_2 自由基。当存在氧气时，自由基被再次氧化，不带电荷的硝基咪唑会扩散到细胞外。当缺氧时，自由基不能被再次氧化，处于还原状态，并与细胞内分子结合后滞留于细胞内。

亲脂性 ^{18}F- 氟硝基咪唑（FMISO）很容易扩散到细胞内，通过硝基还原酶会生成自由基负离子。缺氧时，这些自由基不能被氧化而与细胞内组织大分子结合，滞留于细胞内。因此，达到平衡（通常在注射显像剂后 2 小时左右）后，^{18}F-FMISO 的浓聚表明组织处于缺氧状态。^{18}F-FMISO 的临床应用价值已在多种肿瘤的研究中进行了评估（图 5.5），与 ^{18}F-FLT 一样，^{18}F-FMISO 也是美国国家癌症研究所提交的研究性新药，加快了其研发的进度。

^{64}Cu-ATSM

另一大类乏氧显像剂是基于金属螯合物的二硫代卡巴腙。铜（II）- 二乙酰 - 双（N4- 甲基氨基硫脲；Cu-ATSM）可以被不同的铜同位素进行放射性核素标记。^{64}Cu- ATSM 的半衰期（12.7 小时）非常适合临床使用和商品化流通。与 ^{18}F-FMISO 一样，^{64}Cu-ATSM 在进入细胞后被还原，生成不稳定性化合物，有氧情况下被再次氧化，自由扩散至细胞外，而在乏氧的组织中，铜从螯合物上解离出来，不能自由通过细胞膜而被滞留于细胞内。

乏氧成像临床应用

乏氧示踪剂的研究包括 ^{64}Cu-ATSM 在宫颈癌中的应用价值，^{18}F-FMISO 在头颈部癌症、非小细胞肺癌以及脑胶质瘤中的应用价值。特别是在胶质母细胞瘤中，肿瘤坏死组织周边细胞存在明显的乏氧显像，而且肿瘤的侵袭性与乏氧之间存在相关性。^{18}F-FMISO 对于肿瘤预后价值的作用尚不清楚，有研究提示 ^{18}F-FMISO 乏氧显像可以指导治疗决策，例如更加精准地勾画外照射治疗的生物靶区。

第二代乏氧显像剂，如 ^{18}F- 氟硝基咪唑阿糖胞苷（^{18}F-fluoroazomycin arabinoside，^{18}F-FAZA）正在进行临床前和早期转化研究，旨在缩短达到最佳靶 / 本比值的时间和延缓洗脱时间，从而获得较好的图像质量。^{18}F-flortanidazole（^{18}F-HX4）是第三代乏氧示踪剂，其在肿瘤组织中的滞留量依赖于肿瘤组织的

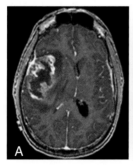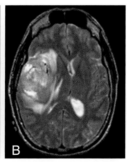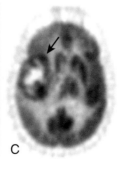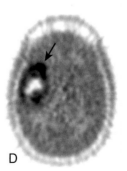

图 5.5 ^{18}F-FMISO 肿瘤乏氧显像。MRI 脑部 T1 加权序列，（A）钆增强显像，（B）为 FLAIR 序列，提示右侧额叶可见一个具有侵袭性、明显强化、具有占位和水平效应的肿块灶。（C）^{18}F-FDG PET 显示该病灶呈周围环形放射性摄取增高（箭头所示）。（D）^{18}F-FMISO PET 显像能够明确显示肿瘤组织中明显缺氧的部位（箭头所示），缺氧区域可能对化疗和放疗不敏感（Image courtesy of Dr.Mark Muzi,PhD,University of Washington,Seattle.）

氧含量，最大的优势在于能大幅度缩短成像时间。

信号与表达

　　细胞与细胞外环境通过复杂的信号转导途径进行功能调节。激素、抗体和效应蛋白与跨膜受体及其他蛋白结合，引起一系列的级联效应，促进或抑制细胞的功能活动。当细胞功能失常时，过度表达某些特定的蛋白，有望成为新治疗方法的潜在靶点。

　　这些癌症的新治疗方法以及多种生长因子受体介导途径都与酪氨酸激酶受体通路相关。另外一个值得关注的领域是通过血管内皮生长因子（vascular endothelial growth factor，VEGF）及其受体（vascular endothelial growth factor receptor，VEGFR）抑制肿瘤组织新生血管生成。另外一个思路是通过阻断人表皮生长因子（epidermal growth factors，EGF）或人表皮生长因子受体（HER 或 ErbB）阻止肿瘤细胞的增殖及转移，例如 HER2 靶向治疗在乳腺癌治疗中的应用。

　　其他潜在的肿瘤靶点包括：胰岛素样生长因子（IGF）抑制凋亡，还有死亡因子和死亡受体，调控肿瘤细胞的活性。细胞凋亡不同于肿瘤、创伤或感染相关的细胞坏死，是正常机体中存在的清除衰老或无用细胞的主要方式。凋亡信号可以启动细胞内一系列级联信号反应，导致细胞功能和结构一系列的变化，例如细胞表面磷脂酰丝氨酸的表达。磷脂酰丝氨酸是探针（^{99m}Tc-annexin-V）凋亡显像的靶点。

　　直接示踪信号转导因子有助于肿瘤的诊断和治疗。用于 PET 或 SPECT 显像的放射性核素标记小分子多肽配体和类固醇激素示踪剂如表 5.3 所示。放射性核素标记的 VEGF 分子和靶向结合整合素

表 5.3　基于表皮生长因子和酪氨酸激酶抑制剂免疫治疗的分子成像研究

信号通路	标记核素	治疗药物	靶点	临床应用
ErbB/ 表皮生长因子				
EGFR	^{18}F ^{11}C	吉非替尼	TK-I 受体	NSCLC
EGFR	^{89}Zr ^{64}Cu	西妥昔单抗	嵌合 IgG1 mAb	转移性结肠癌；转移性 NSCLC；头颈部癌
EGFR	^{89}Zr ^{64}Cu	帕尼单抗	人 IgG1 mAb	肾细胞癌；转移性结肠癌
EGFR	^{11}C	厄洛替尼	TK-I 受体	胰腺癌；NSCLC
BCR-ABL	^{11}C	伊马替尼	TK-I	CML；AML；胃肠道间质肿瘤
HER2/EGFR	^{18}F	拉帕替尼	TK-I	乳腺癌伴脑转移；其他实体瘤
HER2	^{89}Zr ^{64}Cu ^{111}In	曲妥珠单抗	人源化 IgG1 mAb	乳腺癌；胃癌
新生血管生成				
VEGFR	^{89}Zr ^{64}Cu	贝伐单抗	人源化 IgG1 mAb	卵巢癌；输卵管癌；宫颈癌；胶质母细胞瘤；结肠直肠癌；肺癌
VEGFR/PDGFR/KIT	^{18}F	舒尼替尼	多靶点 TK-I 受体	肾细胞癌
VEGFR/PDGFR/KIT/RET/FGFR	^{11}C	索拉非尼	多靶点 TK-I	肾细胞癌；肝细胞癌；许多其他癌症
VEGF	^{89}Zr	VEGF	结合配体	N/A
整合素 $\alpha\nu\beta_3$	^{68}Ga ^{18}F	NOTA-RGD Galacto-RGD	结合受体	N/A

BCR-ABL：易位至 22 号染色体的融合基因产物；EGFR：表皮生长因子受体；ErbB：成红细胞白血病病毒癌基因（或在人类中为 EGF）；FGFR：成纤维细胞生长因子受体；HER2：人表皮生长受体；KIT：干细胞受体；mAb：单克隆抗体；NSCLC：非小细胞肺癌；PDGFR：血小板衍生生长因子受体；RET：原癌基因；RGD：精氨酸 - 甘氨酸 - 天冬氨酸多肽；TK/TK–I：酪氨酸激酶 / 抑制剂；VEGF：血管内皮生长因子；VEGFR：血管内皮生长因子受体。

$\alpha\nu\beta_3$ 受体的 RGD（arginine-glycine-aspartic acid）多肽正处于研究阶段，依然存在很多挑战。例如，细胞凋亡显像剂 ^{99m}Tc-annexin-V 由于腹部本底摄取太高，无法有效区分坏死细胞和凋亡细胞。

单克隆抗体的应用

单克隆抗体（monoclonal antibodies，mAb）在很多疾病的治疗中发挥着越来越重要的作用。mAb 通过与相应配体的结合，或者与细胞表面抗原或受体结合，达到抑制组织细胞功能活动的目的。贝伐单抗（Avastin）是第一个获得 FDA 批准的抗 VEGF 单克隆抗体，是一种抗新生血管生成药物，用于多种癌症的治疗。将上述单克隆抗体通过螯合剂与放射性核素连接，被标记，就能够获得分子成像的显像剂（图 5.6）。由于大分子的抗体从体内清除需要很长的时间，所以，单克隆抗体显像剂的标记应该选择长半衰期的核素（表 5.4），但在某些情况下，短半衰期核素可以标记抗体片段，因为抗体片段分子量小，机体洗脱时间明显缩短，能够获得靶点和本底对比较好的图像。

临床已经批准应用的几种抗体分子探针存在的主要问题是靶点/本底比值较低，单光子显像剂的分辨率有限，所以目前临床应用较少或已被淘汰。然而，一些研究中的用于诊断和治疗的新型 PET 示踪剂明显提高了诊断的灵敏度，而且具有定量分析功能。尽管高本底和其他限制性因素仍然存在，但放射性核素标记 mAb 在诊断和治疗方面的独特价值依然值得关注。

放射性核素标记的 mAb 能够帮助评估新治疗药物和 mAb 本身的药效动力学情况。mAb 活体显像对于治疗前明确治疗靶点的表达、对于临床靶向

表 5.4　长半衰期放射性核素标记抗体方法

放射性核素	半衰期	主要发射射线	E_{max}（MeV）	mAb 标记
全抗体成像的放射性核素标记				
^{64}Cu	12.7 小时	β^+（17.8%）	0.66	是
		β^-（38.4%）	0.57	
		γ（EC 44%）	1.34	
^{76}Br	16.2 小时	β^+，（γ）	3.98	是
^{89}Zr	78.5 小时	β^+，（γ）	0.90	是
^{124}I	100.3 小时	β^+，（γ）	2.14	是
抗体片段成像的放射性核素标记				
^{68}Ga	1.1 小时	β^+	1.89	mAb 片段
^{18}F	1.8 小时	β^+	0.63	mAb 片段
^{111}In	2.8 天	γ 俄歇电子	0.171/0.245 0.019	是

治疗具有巨大的应用价值。众所周知，三阴性（不表达 HER2、雌激素受体、孕激素受体）乳腺癌及其转移灶的预后很差，然而，相当一部分患者病理活检的结果是不正确的，而且原发灶和转移灶的病理特点也不一样。非结合曲妥珠单抗（赫赛汀）已经应用于临床，通过结合 HER2 受体，能够抑制肿瘤生长达到治疗作用，而放射性核素锆 -89（^{89}Zr）标记的曲妥珠单抗可以示踪治疗靶点 HER2 的表达，使得赫赛汀靶向治疗能够合理地应用，节省患者的医疗费用（图 5.7）。在未来的研究中，单抗可以携带治疗放射性核素，通过靶向结合特异性的单抗治疗靶点，发挥放射性免疫治疗的价值（表 5.5）。

0.1 M NaHCO$_3$, 2 h, RT

0.5 M HEPES, **Zr-89**, 37℃, 1 h

DFO-Bz-NCS　　**mAb**

图 5.6　经放射性标记的单克隆抗体（mAb）正逐渐成为强有力的诊断和治疗工具。许多正在研究中的显像剂均基于已经批准使用的非结合治疗性 mAb。锆 -89（Zirconium-89，^{89}Zr）半衰期较长，因此适合进行放射性标记，以便有充足的时间清除未结合的大分子 mAb，降低本底。构建显像剂要防止放射性同位素或者螯合剂分子影响显像剂靶点的结合（Image courtesy of Dr. Suzanne Lapi, PhD, University of Alabama at Birmingham.）

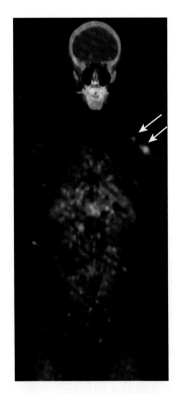

图 5.7 个体化显示患者的治疗靶点能够提早预测靶向治疗是否有效。该乳腺癌患者应用 ^{89}Zr- 标记的 HER2 结合单克隆抗体——曲妥珠单抗进行分子成像，显示了 HER2 受体的表达，提示靶向治疗有效（箭头所示）（Image courtesy of Dr.Suzanne Lapi,PhD, University of Alabama at Birmingham,and Farrokh Dehdashti,MD,Washington University in St. Louis.）

表 5.5 靶向放射免疫治疗

同位素	半衰期	发射射线	能量（MeV）	射程（mm）
^{90}Y	2.7 天	β^-	2.27	2.714
^{131}I	8.0 天	β^-, γ	0.61	0.40
^{177}Lu	6.7 天	β^-, γ	0.50	0.28
^{225}Ac	10.0 天	α, β^-	5.83	0.04~0.1
^{211}At	7.2 小时	α	5.87	0.04~0.1
^{212}Pb	10.6 小时	β^-	0.57	0.14
子核	1.0 小时	α, β^-	6.1	0.04~0.1
^{212}Bi（36%）	0.3 微秒	α	8.8	
^{212}Po（64%）				

受体表达显像

生长抑素受体

PET 和 SPECT 生长抑素受体（somatostatin receptor,

SSTR）成像是临床上常用的肿瘤分子诊断方法，也是决策是否进行相关靶点靶向治疗的主要影像技术。发射 β 射线的镥 -177（Lutetium-177，^{177}Lu）或钇 -90（Yttrium-90，^{90}Y）标记的奥曲肽化合物能够有效地治疗神经内分泌肿瘤和其他 SSTR 表达阳性肿瘤。这些示踪剂在美国开展了大量的科学研究，但是临床应用在欧洲是最多的。

类固醇激素受体

在乳腺癌的治疗中，不仅激素受体的表达状态至关重要，对于雌激素有治疗反应的乳腺癌也可以通过药物剥夺肿瘤的激素供应达到治疗目的。因此，应用放射性核素标记的探针靶向示踪此类受体是目前研究的热点之一。

^{18}F-16β- 氟 -5α- 双氢睾酮（^{18}F-FDHT）已投入临床试验阶段，主要检测原发性前列腺癌和转移灶中的雄激素受体表达。其中，^{18}F-16α-17β- 氟雌二醇（^{18}F-FES）在乳腺癌中受体靶向显像研究提示，^{18}F-FES 摄取高低与患者的预后以及对芳香酶抑制剂的治疗反应具有相关性。对于 HER2 受体的评估，除了 ^{89}Zr- 曲妥珠单抗之外，也正在研究其他的 SPECT 和 PET 放射性核素标记抗体示踪剂，包括 ^{111}In- 曲妥珠单抗和 ^{68}Ga- 标记的 F（ab'）$_2$ 抗体片段。

报告基因显像和基因治疗

许多情况下，无法直接示踪靶点，可以通过将标记的报告基因连同启动子一起插入 DNA 序列，获得靶基因的报告基因，其中报告基因编码的蛋白质，可以成为分子显像以及靶向治疗的靶点。

策略

许多病毒载体可以将遗传物质转导至宿主细胞，最常见的是 I 型单纯疱疹病毒（herpes simplex virus type I，HSV1）。HSV1 具有高度感染性，在宿主细胞上具有广泛的靶点。HSV1 的另外一个优势是含有许多非必需基因，从而有足够的空间插入报告基因，却不用担心损失病毒感染宿主细胞的能力以及在宿主细胞内的复制能力。研究人员构建了包含有插入报告基因病毒载体的质粒系统，转染细胞后，通过靶向报告基因分子探针进行基因分子功能成像。例如，在临床前研究中，可以将荧光素酶基因插入到细胞中，然后通过光学成像监测转染的细胞中靶向基因的表达。报告基因主要分为两种，通过受体表达的报告基因和通过酶进行表达的报告基因显像。

如果插入的报告基因产生受体，则可对受体表达的量进行成像，反映细胞活性。尽管存在很多挑战，例如需要开发具有足够亲和力的探针，较理想的成像靶点，需要在细胞表面表达，易于结合等，目前仍有一些具有潜力的报告基因系统正处于临床研究中，包括 D_2 多巴胺能受体和生长抑素受体系统。

基于酶的报告基因系统比基于受体的报告基因系统更常用，具有信号放大的优势。不同于基于受体报告基因的一对一作用模式，基于酶系统的报告基因为一对多的作用模式，一个酶分子可以作用于许多底物分子，所以具有放大作用。在报告基因显像中最常用的酶是基于 HSV1-tk 的酶。一旦细胞被转染，HSV1-tk 表达后就会产生含有几种潜在底物的酶，这些底物包括更昔洛韦、5- 碘代脱氧尿嘧啶核苷和 1-2'- 脱氧 -2' 氟 -1-β-d- 阿拉伯呋喃糖基 -5- 碘尿嘧啶（1-2'-deoxy-2'fluoro-1-β-d-arabinofuranosyl-5-iodouracil，FIAU），可以被放射性碘标记，获得 ^{124}I-FIAU、^{123}I-FIAU 和 ^{18}F- 氟更昔洛韦等分子探针。

监测基因治疗效果

重组基因技术的应用是令人兴奋的研究领域，为治疗癌症等疾病提供了新的解决方案。但是，此类新方法的研发需要精确的监测技术，将治疗基因与分子成像的报告基因连接起来，利用 PET 或 SPECT 分子功能显像可以实现活体、无创监测基因治疗的效果。

例如，在治疗中，可以通过给予更昔洛韦，与 HSV1-tk 作用，在细胞内形成具有毒性的化合物，从而杀死转染了 HSV1-tk 的宿主癌症细胞。或者，也可以利用携带治疗基因的受体（如生长抑素受体）转染宿主细胞（如癌细胞），例如通过 ^{111}In- 奥曲肽（靶向示踪生长抑素受体）或 ^{68}Ga-DOTATOC（靶向示踪生长抑素受体）评估报告基因在体内的生物分布，探针在体内随时间的动态变化，以此评估基因治疗的效果。

纳米技术

纳米粒子的研究发展很快，纳米粒子一般指直径约 1~100 nm 的微小有机及无机粒子，是另一个将分子成像及靶向治疗融为一体的领域。纳米粒子既可以作为成像对比剂，也可以作为靶向治疗的给药系统，靶向于特异性的肿瘤标志物甚至像 pH 值等因素。经稀土标记的纳米粒子可用于光学成像和 MR 成像。放射性核素标记 ^{18}F 和 ^{64}Cu 标记的纳米颗粒可以用于 PET 成像。

生物标志物成像和新药开发

生物标志物成像在药物研发的各个阶段都发挥重要的作用，还能够识别预后因子，指导临床治疗决策。除了识别潜在的治疗靶点，分子成像技术能够评价药物药效学和治疗反应，从而避免不合理的治疗，及时开展有效的治疗。

具有潜力的新药进入临床试验阶段，需要考虑许多因素（图 5.8）。首先，必须明确治疗靶点是否存在。在 I 期和 II 期（早期）临床试验中，入选相对数量较少的患者，进行药代动力学、生物分布和代谢的研究。当评估复杂的药物转运和动力学机制时，利用短半衰期核素（如 ^{11}C）标记的放射性药物进行分子显像，可以进行高通量、系列研究。继而通过临床试验观察药物对肿瘤和正常组织的影响来评估药代动力学特性，以此评估药物的安全性。另外，明确所研究的药物是否会影响分子成像探针的生物分布或清除率也很关键，因为这可能会影响分子成像评价药物结果的准确性。

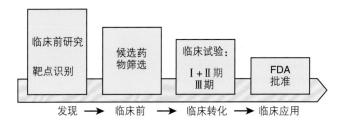

图 5.8　新药研发进程

在随后的 II 期和 III 期临床试验，生物标志物成像可以反映早期的治疗反应，甚至可以作为研究的替代终点。很多情况下，应用常规影像技术（例如 CT）检测，肿瘤的体积没有明显的变化，但是利用分子成像方法检测，肿瘤的生物学性质已经发生了明显的变化。大型临床试验要求在多中心、应用严格对照的方法进行研究，因此，分子标志物成像必须要广泛开展起来，而由 ^{18}F、^{64}Cu 或 ^{124}I 标记的 PET 示踪剂具有足够长的半衰期，便于运输，在多中心临床试验中具有应用的优势。

　　一种新药从获得 FDA 批准到投入临床使用需要巨大的费用，新药研发的成本不断增加，所以，对于新药的筛选和研究方案的监测往往格外严格。为了最大限度地节约成本，建议前瞻性地入选合适的受试对象，从而避免不必要的招募人数。例如，在开始一项新的淀粉样物质治疗药物的前瞻性纵向试验之前，先确定哪些患者可能会罹患阿尔茨海默病，将会明显提高研究的效率，大幅度节约研究的成本。可以肯定，在药物治疗靶点筛选的临床前研究、发展新的治疗方法以及检测治疗效果的临床试验中，无创性分子成像技术一定会发挥越来越重要的作用。

推荐阅读

Asabella AN, Di Palo A, Altini C, Ferrari C, Rubini G. Multimodality imaging in tumor angiogenesis: present status and perspective. *Int J Mol Sci.* 2017;18(9):18144. https://doi.org/10.33901/ijms180918144.

Blankenberg FG, Norfray JF. Multimodality molecular imaging of apoptosis in oncology. *AJR Am J Roentgenol.* 2011;197(2):308–317.

Bollineni VR, Kramer GM, Jansma, Liun Y, Oyen WG. A systematic review on [F]FLT-PET uptake as a measure of treatment response in cancer patients. *Eur J Cancer.* 2014;55:81–97.

Brader P, Serganova I, Blasberg RG. Noninvasive molecular imaging using reporter genes. *J Nuc Med.* 2013;54:1147–1172.

Dehdashti F, Wu N, Bose R, et al. Evaluation of [(89)Zr]trastuzumab-PET/CT in differentiating HER2-positive from HER2-negative breast cancer. *Breast Cancer Res Treat.* 2018. https://doi.org/10.1007/s10549-018-414914.z. PubMed PMID:294422144.

Dijkers EC, Oude Munnink TH, Kosterink JG, et al. Biodistribution of 89Zr-trastuzumab and PET imaging of HER2-positive lesions in patients with metastatic breast cancer. *Clin Pharmacol Ther.* 2010;87(5):5814–5892. https://doi.org/10.1038/clpt.2010.12. PubMed PMID: 203577143.

Dunphy MP, Lewis JS. Radiopharmaceuticals in preclinical and clinical development for monitoring therapy with PET. *J Nucl Med.* 2009;50(suppl 1):1014S–121S (2009).

Ferda J, Ferdova E, Hes O, Mracek J, et al. PET/MRI: Multiparametric imaging of brain tumors. *Eur J Radiol.* 2017;94:A14–A25. https://doi.org/10.10114/j.ejrad.2017.02.034.

Ferrara K, Pollard R, Borden M. Ultrasound microbubble contrast agents: fundamentals and application to gene and drug delivery. *Annu Rev Biomed Eng.* 2007;9:415–447.

Fliss CP, Cicone F, Shah NJ, Galldiks N, Langen KJ. Amino acid PET and MR perfusion imaging in brain tumors. *Clin Transl Imaging.* 2017;5:209–223.

Herholz K. Brain tumors: an update on clinical PET research in gliomas. *Semin Nucl Med.* 2017;47:5–17.

Laforest R, Lapi SE, Oyama R, et al. [89Zr]Trastuzumab: evaluation of radiation dosimetry, safety, and optimal imaging parameters in women with HER2-positive breast cancer. *Mol Imaging Biol.* 2014. https://doi.org/10.1007/s11307-0114.0951-z. PubMed PMID: 271414421.

Ledezma CJ, Chen W, Sai V, et al. 18F-FDOPA PET/MRI fusion in patients with primary/recurrent brain gliomas: initial experience. *Eur J Radiol.* 2009;71(2):242–248.

Mankoff DA, Farwall DF, Clark AS, Pryma DA. Making molecular imaging a clinical tool for precision oncology. *JAMAOncol.* 2017;3(5):1495–1701.

Nishino M, Jagannathan JP, Ramaiya NH, Van den Abbeele AD. Revised RECIST guideline version 1.1: what oncologists want to know and what radiologists need to know. *AJR Am J Roentgenol.* 2010;195(2):281–289.

Pereira PM, Lolkje A, Henry KE, Lewis JS. Imaging human epidermal growth factor receptors for patient selection and response monitoring—from PET imaging and beyond. *Cancer Letters.* 2018;419:139151.

Shields AF, Jacobs PM, Sznol M, et al. Immune modulation therapy and imaging: workshop report. *J Nucl Med.* 2018;59:410–417.

Ulaner GA, Lyashchenko SK, Riedl C, et al. First-in-human HER2-targeted imaging using (89)Zr-pertuzumab PET/CT: dosimetry and clinical application in patients with breast cancer. *J Nucl Med.* 2017. https://doi.org/10.29147/jnumed.117.202010. PubMed PMID: 2914141495.

Virgolini I, Ambrosini V, Bomanji JB, et al. Procedure guidelines for PET/CT imaging with 148Ga-DOTA-conjugated peptides: 148Ga-DOTA-TOC, 148Ga-DOTA-NOC, 148Ga-DOTA-TATE. *Eur J Nucl Med Mol Imaging.* 2010;37(10):2004–2010.

Wahl RL, Jacene H, Kasamon Y, Lodge MA. From RECIST to PERCIST: evolving considerations for PET response criteria in solid tumors. *J Nucl Med.* 2009;50(suppl 1):122S–150S.

Weissleder R, Ross BD, Rehemtulla A, Gambhir SS. *Molecular Imaging.* Peoples Medical Publishing House; 2010; ISBN-10 1-140795-005-7.

Wong AN, McArthur GA, Hofman MS, Hicks RJ. The advantages and challenges of using FDG PET/CT for response assessment in melanoma in the era of targeted agents and immunotherapy. *Eur J Nucl Med Mol Imaging.* 2017;44(suppl 1):S147–S177.

Zhou Y, Adjei AA. Targeting angiogenesis in cancer therapy: moving beyond vascular endothelial growth factor. *The Oncologist.* 2015;20:14140–1473.

（卢　霞 译审）

骨骼系统 第6章

骨骼是由无机成分羟基磷酸钙（$Ca_{10}[PO_4]_6[OH]_2$）晶体、有机成分胶原和血管组成，并在不断地改变和重塑。这种生理活动可通过钙、磷酸盐或羟基离子（OH^-）的放射性类似物成像方式，定位骨骼中因生长或修复导致骨转换增加的区域。尽管 X 线和计算机体层摄影（CT）等常规影像方法能够显示清晰的解剖结构，但对于疾病而言，核医学技术通常更为灵敏，因为它们评估的是器官或系统的功能。

骨显像使用的放射性药物是由放射性组分 ^{99m}Tc 和定位载体分子，例如亚甲基二膦酸盐（MDP），两者结合而成。骨显像是一种非特异性检查，能够评估肿瘤、感染、创伤、关节炎和代谢性骨病等多种疾病对骨骼的损伤效应。由于骨显像能够以合理的成本对全身骨骼进行高灵敏度成像，因此，面临 CT 和磁共振（MR）成像技术所取得的巨大进步，骨显像能够在其被引入几十年后依然被广泛应用。

由于照相机探测器技术和处理软件的进步，闪烁显像的图像质量随着时间的推移有了显著提高。通过使用三维（3-D）技术 SPECT，准确度也得到了提高。此外，由于放射性摄取原因的多样性，与 CT 相结合可以解释非特异性放射性分布异常的病因。将 CT 与 SPECT 融合的技术尤其有助于改善骨显像特异性低的劣势。使用混杂型 SPECT/CT 扫描仪采集影像会取得更好的融合效果。

PET 影像通常优于传统的单光子显像剂（如 ^{99m}Tc-MDP）所获得的影像。近年来，^{18}F-FDG PET/CT 技术的迅速普及改变了很多疾病（尤其是癌症）的评估方式。^{18}F-FDG 显像通常被作为骨显像检查的补充或提升。另一种 PET 示踪剂 ^{18}F-NaF 是一种具有高灵敏度的骨显像放射性药物，与 ^{99m}Tc-MDP 相比，它所需要的显像时间更短。虽然骨对 ^{18}F-NaF 的放射性摄取无特异性，在良性和恶性疾病中都会被摄取，但氟化钠 PET/CT 依然显示出比骨显像更高的准确度。然而，由于不被保险覆盖，^{18}F-NaF 在美国的临床使用受到限制。

本章将介绍常用的 ^{99m}Tc-MDP 骨显像，使用放射性核素标记白细胞和 ^{99m}Tc 硫胶体的骨髓显像，以及 ^{18}F-NaF PET/CT（^{18}F-FDG PET 在第 13 章中有更全面的介绍）。此外，还将讨论使用亲骨性的 β 发射体（即锶 -89[^{89}Sr]、钐 -153[^{153}Sm]、铼 -186[^{186}Rh] 和磷 -32[^{32}P]）和最近获批的 α 发射体镭 -223（^{223}Ra）在转移性骨肿瘤的放射性核素靶向治疗中的应用。最后，将概述骨质疏松症与使用双能 X 射线测量仪（dual-energy x-ray absorptiometry，DEXA）的骨密度检测方法。

骨骼的放射性核素显像：放射性药物

理想的放射性药物应当价格合理，理化性质稳定，能够在靶器官迅速积聚，并在本底组织中迅速清除。它还应当具有便于显像和测定计量的特征。对于单光子 γ 照相机成像，^{99m}Tc 符合这些要求，它具有理想的 140 keV γ 光子能量和 6 小时的半衰期。对于 PET，所有示踪剂均发射一对 511 keV 的湮灭光子，以 180° 角反向运动。最常用的正电子显像核素是 ^{18}F。其 109.8 分钟的半衰期既足够短，能够最大程度地减少患者的辐射剂量，又能够有足够的时间在异地的回旋加速器和放射性药物生产设施进行生产，并在检查所要求的时间内送达。

^{99m}Tc-MDP

锝 -99m 与磷酸盐类似物的载体分子相结合产生了能够显示骨转换的示踪剂。锝 -99m 焦磷酸盐（Tc-99m pyrophosphate，^{99m}Tc-PYP）是最早使用的显像剂，这种显像剂具有特征性的 P-O-P 键（图 6.1）。然而，后来发现，含有二膦酸盐结构的示踪剂更具有优势：其 P-C-P 键更稳定，经肾脏排泄具有更高的本底清除率。锝 -99m 羟基亚甲基二膦酸盐（Tc-99m hydroxymethylene diphosphonate，^{99m}Tc-HMDP 或 HDP）和锝 -99m 亚甲基二膦酸盐（Tc-99m methylene diphosphonate，^{99m}Tc-MDP）都能获得高对比度影像，但 ^{99m}Tc-MDP 更为常用（图 6.2）。

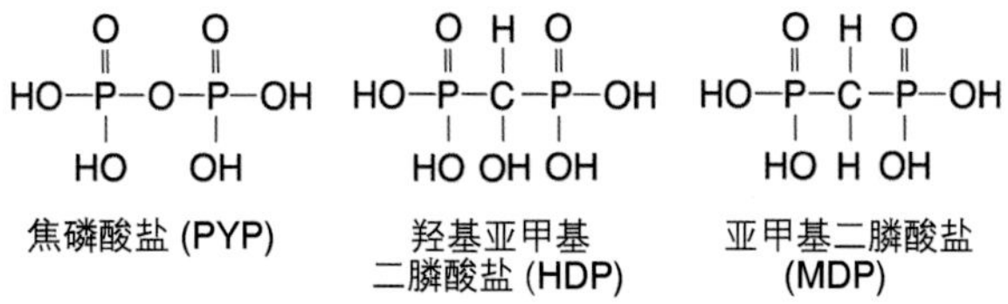

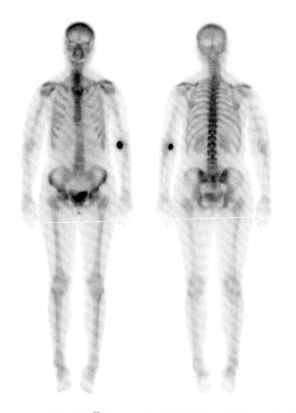

图 6.1 焦磷酸盐和二膦酸盐的化学结构

图 6.2 正常成人 ^{99m}Tc-MDP 全身骨显像。显像可见清晰的解剖学结构。有些部位的放射性相对增高属于正常，包括骶髂关节和胸锁关节等关节部位一定程度的放射性摄取。左侧肘窝软组织可见注射部位有少量的放射性滞留

制备

^{99m}Tc-MDP 可通过简易试剂盒来制备。锝 -99m 可以从钼 - 锝发生器中以高锝酸钠（Na^{99m}TcO$_4$）形式获得。后者被注射到含有 MDP、稳定剂和亚锡离子的小瓶中。亚锡（Sn Ⅱ）的作用是作为还原剂，使锝 -99m 高锝酸盐与 MDP 载体分子之间形成螯合键。

因为氧气会导致亚锡离子水解（从 Sn Ⅱ 到 Sn Ⅳ），因此，如果有空气进入小瓶，可能会导致标记不完全。亚锡离子不足会产生游离的高锝酸盐（"游离锝"），从而导致软组织放射性本底增加，影像质量下降，并使得甲状腺、胃和唾液腺的摄取增加。^{99m}Tc-MDP 应在制备后 2~3 小时内使用，否则放射性药物分解也可能产生游离锝。钼 - 锝发生器洗脱物中的过量铝离子可能导致胶体形成，可被肝脏网状内皮系统摄取而使得肝脏显影。

摄取和药代动力学

^{99m}Tc-MDP 被静脉注射后迅速分布到细胞外液中，并快速被骨骼吸收。虽然药物聚集与局部的血流量有关，但成骨活动是导致骨骼摄取的主要原因。在骨形成和修复的活跃区域的骨摄取比成熟骨高得多（图 6.3）。^{99m}Tc-MDP 与骨的结合是通过与骨基质中的矿物成分羟基磷灰石之间的化学吸附作用实现的。某些积存无定形磷酸钙的部位有可能导致 ^{99m}Tc-MDP 在骨外部位摄取，如营养不良性软组织骨化。放射性减低的部位可见于血流量减少、无血流或梗死区域。无放射性摄取或冷区也常见于溶骨性转移灶。

大约 50% ^{99m}Tc-MDP 的注射剂量被骨骼摄取，其余部分被通过肾脏排泄。尽管骨摄取峰值在注射后约 1 小时，但靶本底比值在 6~12 小时为最高。为了在获得较好本底清除率但又受限于锝 -99m 相对较短的半衰期（6 小时），与方便患者之间取得平衡，显像通常选择在注射后大约 3 小时进行。此外，放射性示踪剂的半衰期也将成像时间限制在注射后最长 24 小时内。放射性药物剂量测定见书末附录。

^{99m}Tc-MDP 显像方案

患者在注射显像剂后应充分水化，建议饮几杯水，以提高本底清除率。多排尿可降低辐射剂量。需要注意，尿液污染可能会混淆或遮挡可能的病变

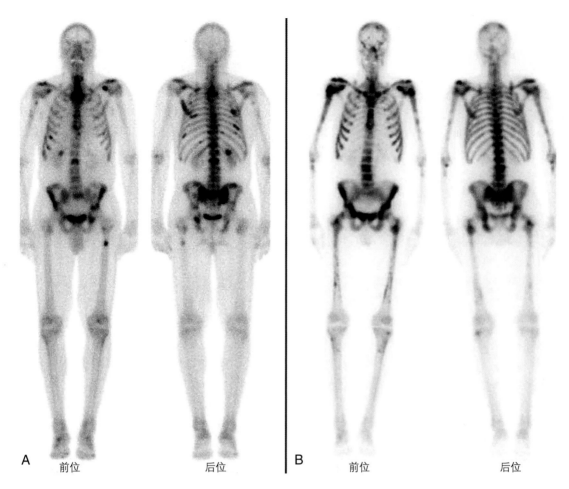

A　前位　　　后位　　　B　前位　　　后位

图 6.3　前列腺癌骨转移。(A)多发放射性浓聚灶大部分位于中轴骨。(B)2 年后，患者的病情进展，脊柱、肋骨和骨盆可见弥漫性放射性增高，颅骨和长骨近端可见多个新病灶。对于被称作"超级显像"或者"完美骨显像"的患者，在某些部位，如骨盆，其外形可显示几乎正常。但相应部位在 CT 片上显示为近似硬化改变，这也应被视为明显进展

部位。

　　有三个主要时相可用于骨显像。第一时相是在注射后即刻进行快速动态采集，以评估受关注区域的血流状况。随后是第二时相，即软组织相，可持续几分钟。随后的延迟显像构成第三时相。少数情况下，需要在 18~24 小时进行更进一步延迟显像以便清除软组织中放射性，使靶本底比值达到最大，这也即所谓的第四时相。

　　注射前，应该决定是否需要评估是否行局部血流和软组织显像，或仅进行常规延迟成像已足够。专栏 6.1 列出了这两种采集方案的用途。转移性疾病和背痛的评估可仅通过延迟显像进行。动脉血流量增加和软组织放射性异常有助于诊断以下几种急性病症：骨髓炎、关节假体疼痛、骨折、缺血性坏死（或骨坏死）、骨移植状态和复杂性局部疼痛综合征（以前称为反射性交感神经营养不良）。专栏 6.2 列出

专栏 6.1　骨显像的应用

三时相骨显像

感染
　　骨髓炎
　　蜂窝织炎
　　糖尿病性溃疡和夏科氏关节伴潜在骨髓炎
　　脓毒性关节
关节假体疼痛——感染或松动
骨折
　　创伤后
　　外胫夹疼痛 / 应力性骨折
　　老年性隐匿性骨盆骨折
缺血性坏死 / 骨坏死
局部疼痛综合征（反射性交感神经营养不良）
骨移植状态
瘫痪患者异位骨化

了三时相显像和常规延迟显像的采集方法，专栏 6.3 给出了 SPECT 显像的简要采集参数。

在进行三时相动态显像时，需要以"弹丸"的方式静脉注射 ^{99m}Tc-MDP，把需要显像的部位置于照相机探头下方（图 6.4）。注射部位应选择避开可疑的病变部位。例如，任何情况下，如果需要对侧进行比较，则应考虑在其他部位，例如足部进行注射。第一时相的血流影像包括采集系列的 1~4 秒动态图像，持续 60 秒。然后，血池或软组织相（第二时相）需要采集感兴趣区的主要部位和任何次要部位的影像，例如关节炎患者或多处应力性骨损伤的患者。延迟显像的时间可能不同，年轻患者为 2 小时，老年、肥胖和肾功能不良患者可能需要 3~4 小时。

使用低能高分辨准直器，可以获得骨显像的全身影像或局部平面影像。全身扫描时探头能够以设定的扫描速度，快速、无缝地扫描患者全身。除此之外，探头还可以固定于目标部位进行局部显像，可提供更高分辨率和更多细节的影像。在大多数影像中心，要在完成全身扫描后，再采集有症状部位的高计数局部影像，或增加可疑部位的影像采集（图 6.5）。

也可对采集方法做其他改变。使用针孔准直器放大视野可更好地显示儿童关节、髋骨坏死和腕骨创伤情况。在 SPECT 中，围绕在感兴趣部位的照相机探头可采集大量数据。能够以横断面、冠状面和矢状面的方式重建 3D 图像。SPECT 图像提供了更好的分辨率、更精确的定位，并可改善"冷"和"热"病灶的对比度（图 6.6）。这不仅可以提高灵敏度，而且准确的定位可以提高特异性，避免因良性病变摄取造成混淆（图 6.7）。

　　正确诊断的关键是需要结合相应部位 CT 的影像。如果 X 线影像上没有发现可以解释放射性摄取增高的原因，那么，就更应该怀疑摄取是因为发生了早期转移的结果。虽然有商业软件可以将不同时间获得的 SPECT 与 CT 影像相融合，但在混杂型的 SPECT/CT 扫描仪上获得检查结果通常更准确，因

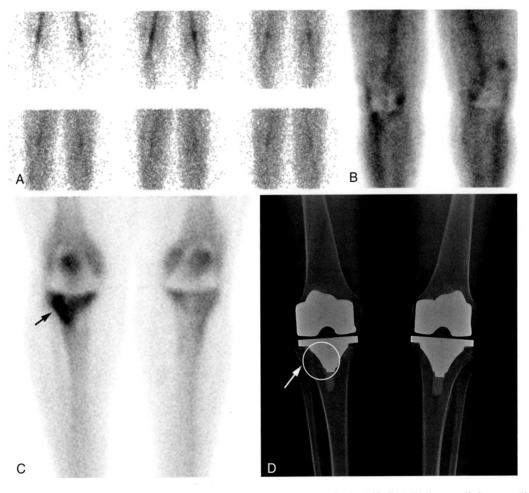

图 6.4　右膝关节假体疼痛数月患者的三时相骨显像。（A）显示正常膝关节灌注影像，图像每 1~2 秒间隔采集 1 分钟获得的动态影像。（B）血池相影像显示左侧假体放射性缺损，其周围软组织有轻度放射性摄取，其中假体内侧与右侧股骨髁之间以及胫骨外侧区域放射性增高。（C）3 小时后延迟显像显示放射性浓聚灶位于胫骨右外侧下方（箭头所示），X 线平片可见相应部位局灶性透亮影。（D）虽然急性感染的表现不尽相同，但感染局部的血流量通常都会增加。该病例的表现更类似慢性过程，应为假体松动所致

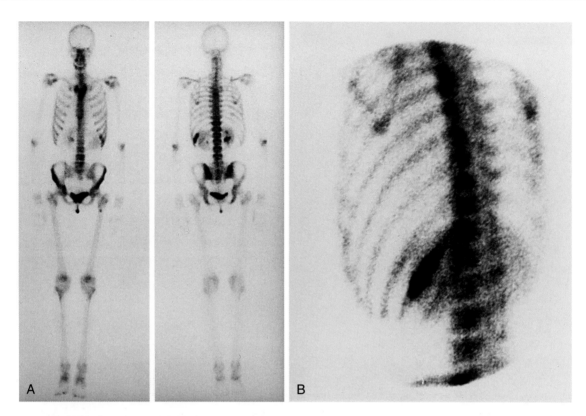

图 6.5 （A）乳腺癌患者的前位和后位全身影像具有在单幅影像上显示全身骨骼的优点。注意左下方一根肋骨的放射性异常摄取。（B）同一患者的左后斜位局部高计数率显像。病变部位和形态特征通常在局部显像中更清晰。本例患者的病变沿肋骨走行，是典型的转移瘤表现

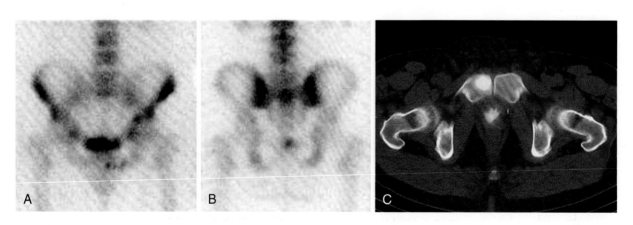

图 6.6 ^{99m}Tc-MDP 骨显像的骨盆前位（A）后位（B）局部平面影像，显像显示：膀胱似乎存在放射性示踪剂，外生殖器上可能有皮肤污染。（C）SPECT/CT 融合影像显示：上述区域中有一处实际是位于右耻骨上支对应的转移灶

为这两项检查的层厚和摆位更加一致，并且消除了病变在两次检查期间发生变化的可能性。

^{18}F-NaF PET/CT

　　^{18}F-NaF 最初于 1972 年被美国 FDA 批准为骨显像放射性药物。然而，PET 示踪剂的高能 511 keV 光子不太适合与当时的 γ 照相机配合使用，随着锝 -99m 标记的放射性药物被引入后，^{18}F-NaF 逐渐被取代。^{18}F-NaF 于 1984 年被列为停用药物，直到大约 20 年后专用型 PET 和随后的 PET/CT 被广泛应用后，它才重新得到普遍使用。氟化钠在 PET/CT 的重新使用显示了对骨肿瘤的高灵敏度（图 6.8）。

　　氟化钠的临床使用受到医保支付的限制。美国医疗保险和医疗补助服务中心（Centers for Medicare and Medicaid，CMS）最近裁定：没有足够证据支持将氟化钠 PET 扫描列入保险报销范围，尽管作为

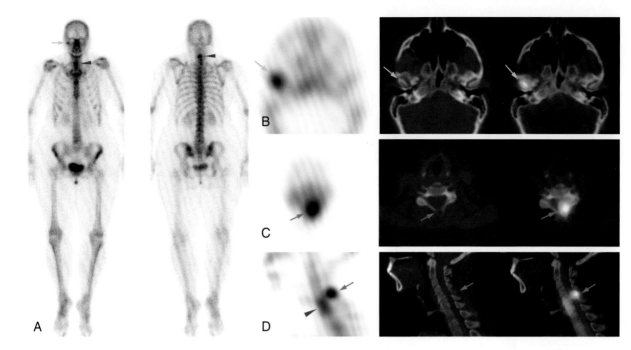

图 6.7　SPECT/CT 的特异度提高。（A）^{99m}Tc-MDP 全身骨平面显像前位和后位图像，（左）显示颈椎后方（红色箭头所示）和右侧面部（黄色箭头所示）的摄取情况。（B）头部 SPECT/CT 横断层 SPECT（右列）、CT（中列）和融合（左列）图像，在全身影像显示的面部（顶行）摄取位于右侧颞下颌关节（黄色箭头所示），未发现骨结构异常——可能为炎性活动改变。（C）SPECT/CT 横断层显示颈椎病变包含两处放射性增高灶。最显著的增高灶位于 C5 棘突和左后椎板处，这是甲状腺癌溶骨性转移所造成的骨侵蚀结果（蓝色箭头所示），而不是在前位像所见的由于轻度退行性改变，或（D）矢状面上的退行性骨盘改变（红色箭头所示），这些改变显示良性活动性轻度增加

美国家肿瘤 PET 登记计划（National Oncologic PET Registry，NOPR）的一部分进行的一项大型多中心临床试验显示 ^{18}F-NaF 对患者管理有显著影响。此外，由于生产许多医用放射性同位素的核反应堆老化这一严重问题而导致锝 -99m 短缺，^{18}F-NaF 被认为是 ^{99m}Tc-MDP 的潜在关键替代品，因为生产氟 -18 只需要回旋加速器而不是反应堆。

^{18}F-NaF 显像方案

静脉注射后，^{18}F-NaF 通过化学吸附作用聚集在新骨形成区域，这与 ^{99m}Tc-MDP 相似。然而，NaF 在血液中与血浆蛋白的结合率不高，这导致它从肾脏中被快速清除。这就允许显像能够最早在给药后 30~45 分钟进行（但是延迟至 60~90 分钟显像图像会更好）。鉴于其高靶本底比值和优异的分辨率，PET 显像无须 CT 进行衰减校正。但使用 CT 衰减校正，可使得图像更均匀，从而防止未经衰减低密度骨出现高于实际放射性摄取的假象。CT 还有助于定位在骨病变的部位，并鉴别其是恶性还是良性。

全身的低剂量 CT 扫描只需几秒钟即可完成。随后将采集 PET 发射扫描数据，扫描过程中，患者在扫描仪机架内按床位序列采集影像，每个床位宽度为几厘米，采集 1~2 分钟。一些 PET 中心主张联合使用 ^{18}F-FDG 和 ^{18}F-NaF 所谓的"鸡尾酒"显像法，以便在同一次检查过程中同时评估骨骼和软组织。

患者应充分饮水，多排尿。并在注射后几小时内继续多饮水，以尽量减少膀胱的辐射剂量。虽然 PET 光子能量较高，可导致患者辐射剂量增加，但其相对较短的半衰期（109.8 分钟）仍有助于减少辐射暴露，详见书末附录。

影像解读

正常分布与改变分布

骨骼的外观结构随年龄增长有很大变化。最明显的是，处于生长中的骨骼会在其所有活跃的生长板处聚集放射性示踪剂（图 6.9）。这些区域通常也是创伤、原发性骨肿瘤和骨髓炎的主要发生部位。因此，儿童应束缚身体以制动并将其置于照相机旋转和距离对称的位置。成年人生长板逐渐减少并消失，某些残留骨化中心的区域如胸骨和胸骨柄关节，

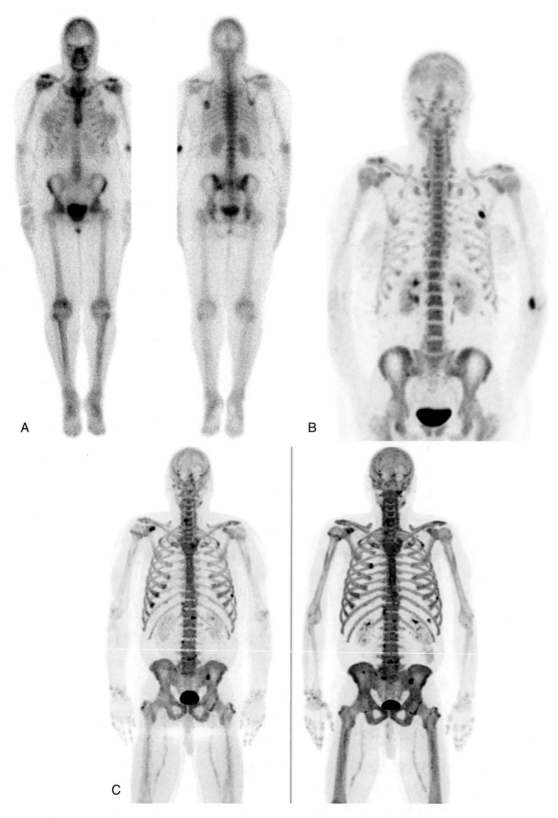

图 6.8 ^{18}F-NaF 骨扫描比普通骨显像更灵敏。(A)罹患三阴性晚期乳腺癌的女性病人的 ^{99m}Tc-MDP 骨显像显示,左上肋骨处有非常模糊的摄取,该区域的 CT 影像呈阴性。(B)^{18}F-NaF PET/CT 最大密度投影(maximal-intensity projection,MIP)影像更好地显示出肋骨病变,后经活检证实为假阳性,随访无变化。有趣的是,该病变对 ^{18}F-FDG 仅有少量摄取,与骨显像类似。NaF 非特异度摄取常见于关节炎,如本例在右肘前窝所见的浓聚影,CT 定位于肘关节。(C)前列腺癌患者间隔 6 个月的 ^{18}F-NaF 骨显像。尽管是给药 40 分钟后的延迟显像,其 MIP 图呈现极佳的细节分辨率。两次显像显示出随着时间的推移一些小转移灶呈恶化趋势

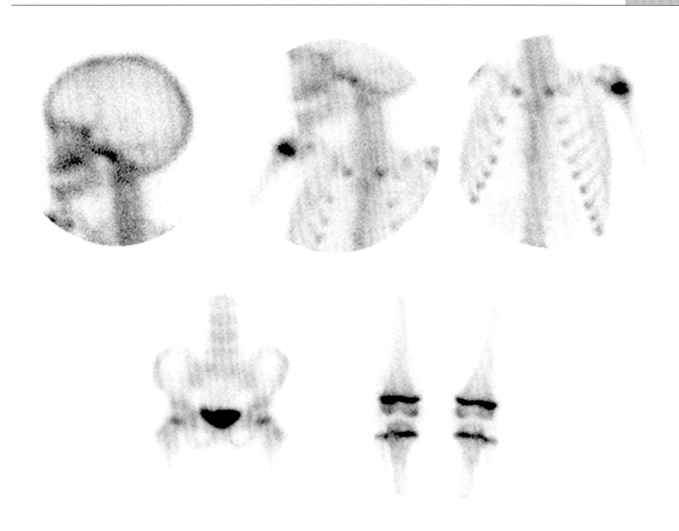

图 6.9 正常幼稚骨骼的放射性分布。前位全身显像显示生发中心摄取增加。肋骨前端、胸骨骨化中心和大关节等处可见放射性浓聚

仍存在正常的放射性浓聚。

有些骨骼（如骶髂关节、髂骨翼或突出的脊柱前部）通常由于密度较大或更靠近相机探头而显示更高的放射性摄取。头颅的额骨双侧放射性摄取增加可能由良性的额骨内板增生症所致。蝶骨嵴与颅骨沿眶外侧交汇处有时可见到对称或不对称性的放射性增浓。肋骨肋软骨交界处是良性摄取的另一常见部位。除非放射性异常沿肋骨延伸到此处，否则，就不应将此处看作转移灶。

骨关节炎改变较为常见，通常可通过病灶典型分布来识别。关节炎多为双侧，并常累及关节两侧。通常累及的区域包括脊柱、膝（尤其是内侧）、足、肩、腕（尤其是第一掌骨基底）关节（图 6.10）。髌骨的放射性摄取可能是髌骨软化和退行性改变所致。双肩关节可以显示轻度不对称，显然是由于受到惯用手和活动强度的影响。值得注意的是，关节炎在

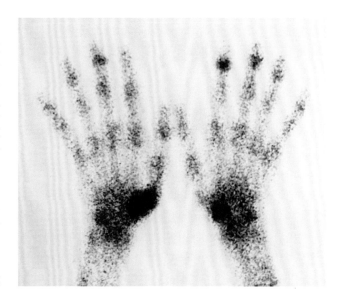

图 6.10 手、腕部骨关节炎的典型表现。多个远侧指间关节的放射性摄取增加，尤其是在左侧第一掌骨基底部更高，这也是骨性关节炎的好发部位

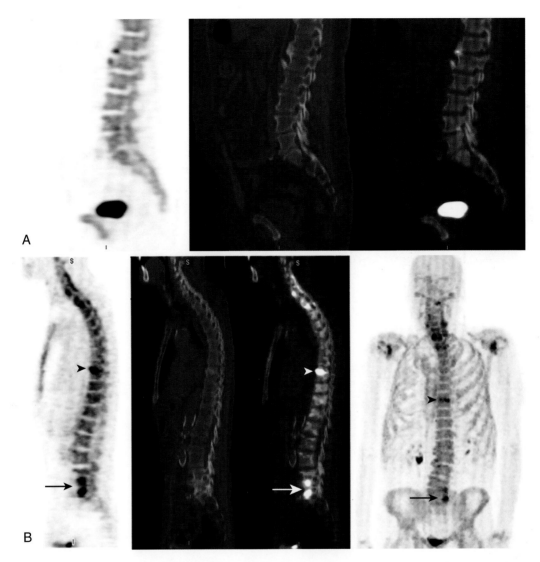

图 6.11   使用 ^{99m}Tc-MDP，退行性病变区域可能出现非特异性放射性示踪剂浓聚。虽然 ^{18}F-FDG 的放射性增高通常不那么显著，但 ^{18}F-NaF PET/CT 可能显示相当高的放射性浓聚。（A）腰部 ^{99m}Tc-MDP SPECT 骨显像、CT 和二者融合（从左至右）的矢状断层图像显示椎体的骨赘区域有局灶性放射性浓聚。（B）另一位患者的 ^{18}F-NaF PET、CT 和二者融合（从左至右）的矢状断层图像显示椎间盘退行性病变部位放射性显著增高（箭头所示），与最大密度投影（MIP）影像（最右侧）上所见的变化相一致

^{18}F-FDG PET 显像很少显示出高水平的摄取。然而，^{18}F-NaF 骨显像在关节炎和其他良性病变部位也经常呈现明显的放射性异常（图 6.11）。

评估脊柱摄取异常通常需要将 X 射线、CT（或 MR）与 SPECT 相结合。退行性关节炎可表现为骨面肥大、骨盘间隙变窄、骨赘形成和许莫氏结节。骨质疏松症可导致典型的椎体功能不良性压缩性骨折（图 6.12）。病变椎体可在 X 射线出现异常改变之前就表现出放射性的摄取增高而且可能不会消退，尤其是老年病人（图 6.13）。放射性摄取增高有时有助于确定哪些患者可通过注射骨水泥（椎体成形术）缓解症状。发生在骶骨的 H 形功能不全性骨折（图 6.14）仅

在骨显像常见，CT 或 MR 都无法发现。

骨显像常能发现由创伤造成的影响。上下连续的多根肋骨排列整齐的局灶性摄取是典型的肋骨骨折表现（图 6.15）。另一方面，转移性病灶倾向于沿肋骨蔓延，见图 6.5。当存在骨折时，边界模糊的溶骨改变或骨膜侵袭性改变都有助于病理性骨折诊断，而见到规则的骨痂形成则见于良性创伤性骨折愈合过程。在有些病例可能需要进行随访才能确定骨折的原因。

软组织

软组织在骨显像中的表现至关重要。正常情况下，肾脏和膀胱因排泄含放射性示踪剂尿液而显影。

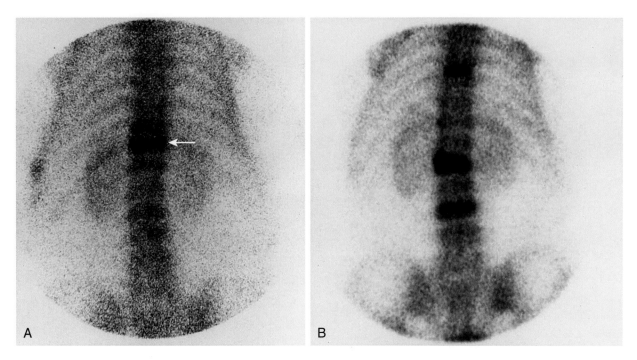

图 6.12　监测骨质疏松症患者所获得的间隔数月的影像。(A)前期显像检查显示，骨质疏松症导致的椎体压缩性骨折(**箭头所示**)，下段胸椎受累。(B)后期显像可见前期摄取异常处已痊愈恢复正常。而胸椎和腰椎新出现了 3 处压缩性骨折

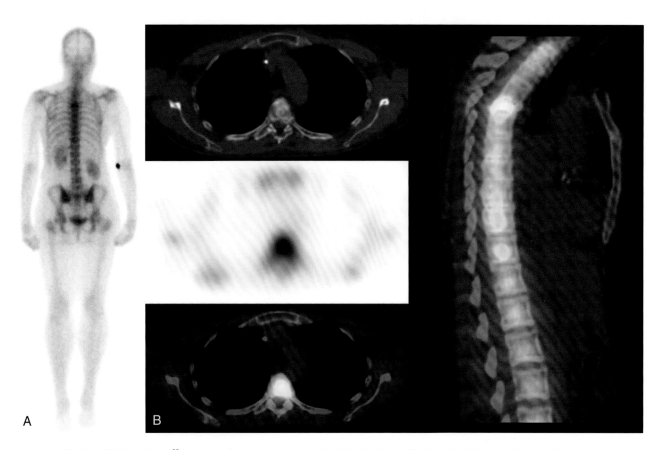

图 6.13　脊柱压缩性骨折在 99mTc-MDP 骨显像上显示放射性异常增高可能会持续很长的时间，如这名患者(A)在平面骨显像上脊柱可见一处典型的线状放射性浓聚影。(B)病变位于椎体，断层处 SPECT/CT 的横断层(左)和矢状断层(右)影像显示椎体高度明显减低并呈现硬化现象

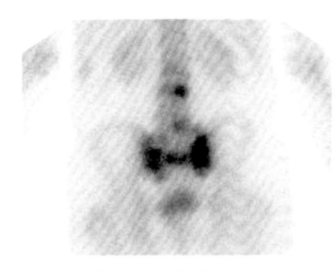

图 6.14　骨质疏松症患者的后位局部显像。患者具有典型的 H 形骶骨不全骨折，表现为横贯骶骨体的水平带状摄取增高和两侧的骶骨翼放射性增浓。CT 或 MR 通常无法发现此类病变

它们的放射性摄取异常增加或减低，都应找出原因（专栏 6.4）。软组织（如乳房或腹部脂肪）和植入物会降低其下方骨骼的放射性。异常的骨外摄取可能并不明显，或难以与真正的骨病变区分开。

在某些情况下，软组织摄取异常可能是由于出血或坏死所致。这可能是由于骨化过程以及显像剂与大分子结合共同作用的结果。近期接受过手术的部位摄取效果可能很明显，也可以见到肿瘤（原发性和转移性）的放射性摄取（图 6.16 和图 6.17）。在右下胸部和上腹部，软组织放射性异常可能是乳腺肿瘤、恶性胸腔积液或乳腺 / 结肠腺癌转移至肝脏所致。结合 CT 技术有助于发现可能导致 ^{99m}Tc-MDP 摄取增加的疾病（图 6.18）。除了疾病本身可以导致肝放射性异常，放射性药物制备不当产生的胶体随后被肝网状内皮系统吸收，也可以导致肝的放射性增

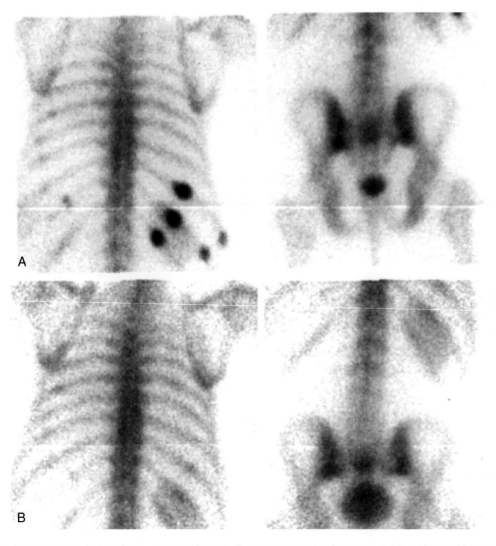

图 6.15　创伤性肋骨骨折的典型表现。（A）胸部后位像显示右下几根肋骨呈垂直排列的局限性摄取灶，还可以见到近期左肾切除术中切除了左下肋骨的一部分。（B）18 个月后复查显示，随着骨折愈合，右侧肋骨的摄取消退

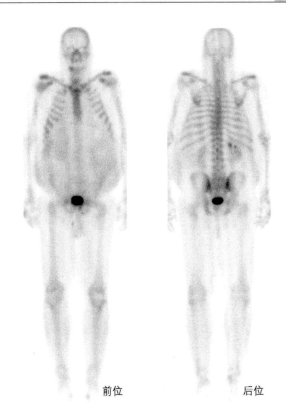

专栏6.4 骨扫描显示双侧肾脏显像剂摄取增高和减低的报告原因

摄取增加
  肾毒性抗生素
  尿路梗阻
  化疗（阿霉素、长春新碱、环磷酰胺）
  肾钙盐沉着症
  高钙血症
  放射性肾炎
  急性肾小管坏死
  地中海贫血

摄取减少
  肾衰竭
  超级显像
    转移性肿瘤
    代谢性骨病
      Paget 病
      骨质软化症
      甲状旁腺功能亢进症
      骨髓纤维化
  肾切除术
  显像时间延长

图 6.16 恶性腹水患者骨显像显示特征性的膨隆的腹部放射性轻度增高

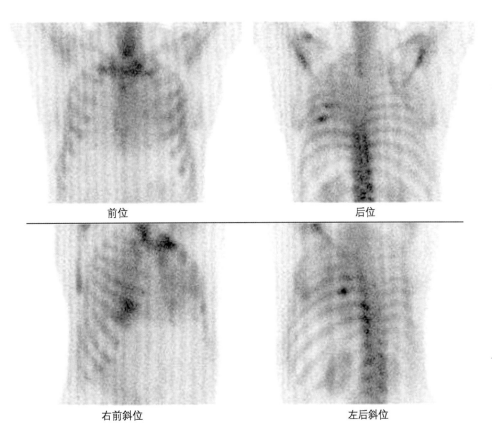

图 6.17 非小细胞肺癌患者放化疗后的骨显像，左上胸部胸膜增厚和残留肿瘤的区域显示轻度骨外模糊摄取。此外，在放疗照射野对应区域的胸椎可见摄取减少。左侧两根肋骨可能为创伤性病变的区域显示局灶性摄取增加

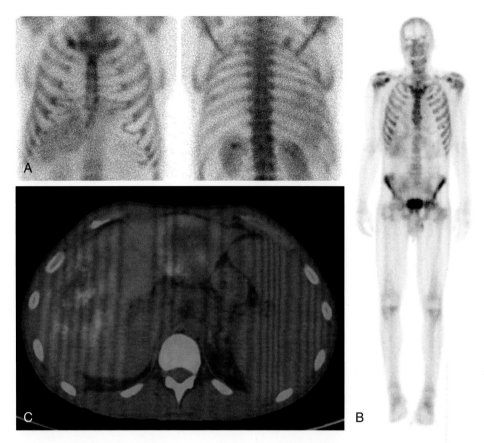

图 6.18 （A）所示的骨显像可见右上腹部 ^{99m}Tc-MDP 聚集，可能是由于恶性胸腔积液、放射性药物制备不良而形成的胶体被肝网状内皮系统摄取或者乳腺癌 / 结肠癌的肝转移癌摄取所致。（B）另一名乳腺癌患者骨显像肝脏可见斑片状 ^{99m}Tc-MDP 摄取，相应的在（C）^{18}F-FDG PET/CT 显像上证实为肝转移

高。放射性药物质控检验能够发现这些情况。

当使用三时相显像时，血流灌注显著增加表明影响该区域的病灶或创伤属于急性期，而慢性过程只产生轻微的血流不对称变化或无变化，如图 6.4 所示。来源于软组织的蜂窝织炎、脓肿或滑膜炎可引起血流相和血池相的局部放射性增高（图 6.19）。但是，这些异常也可能来自深部的骨或关节疾病，如骨折或骨髓炎。

显像方法比较

与传统的影像方法相比较，骨显像更为灵敏，发生 5% 骨转移率的骨病变即可能被骨显像发现，而被 X 射线检出需要病变有 50% 的骨转换率。因此，经常可以看到，骨显像可见的病变，却不能被 X 射线发现。骨显像通常也比 CT 灵敏。

MR 比平面骨显像更灵敏，特异度也可能更高。其高分辨率影像通常能够直接显示骨髓中与疾病相关的信号变化，并且能够极好地评估软组织结构。然而，当使用 SPECT/CT 骨显像时，MR 和骨显像在诊断骨骼疾病方面的准确度，二者是相当的。另外，在以下几种情况下，MR 也很难替代骨显像：因肥胖或有幽闭恐惧症难以耐受在机架下长时间平卧检查的患者；体内植入金属装置（如起搏器）不能进入强磁场中；对造影剂过敏或肾功能不全的病人。目前为止，为评估转移性疾病的需要进行全身 MR 扫描尚不普及或不具操作性。

有些小型研究表明，SPECT 比平面骨显像更灵敏，且能够更好地定位病变部位。研究还表明，使用 SPECT/CT 也提高了特异度，最终减少了不确定性结论。如前所述，PET 骨显像的影像要优于 γ 相机的影像。与平面骨显像相比，^{18}F-NaF 总体上具有更高的病变检出灵敏度，且 ^{18}F-FDG PET 能够更好地检出侵袭性溶骨性病变。单光子示踪剂显像的分辨率低于 PET/CT，但应用 SPECT/CT 显像能够缩小或消除两种方法之间在准确度上的差距。在某些情况下，无论是采用 PET/CT 还是其他骨显像方法进行检查，都需要额外进行其他检查或间隔短时间随访才能够得到准确的诊断结果。

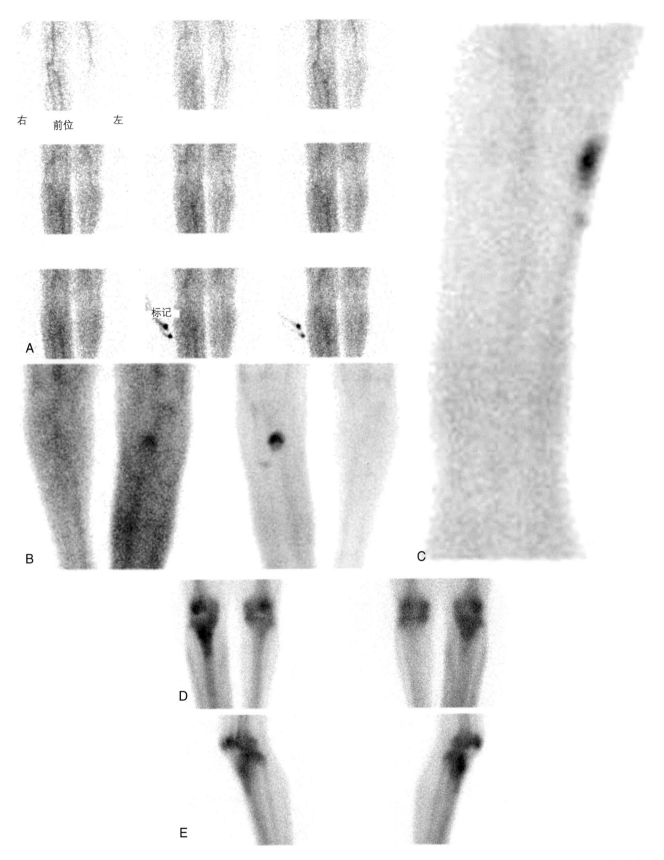

图 6.19 软组织感染的三时相骨显像。糖尿病患者右膝创伤后溃疡久不愈合，前位灌注影像（A）显示右膝轻度血流增高，右小腿软组织有弥漫性轻度放射性增高，位于前部的溃疡病灶局灶性的放射性更高（B 和 C）。延迟显像，前 / 后位（D）和侧位（E）影像显示患肢膝关节呈轻度弥漫性摄取增高，符合典型的关节炎表现。影像显示关节下方的干骺端没有受累，表明没有骨髓炎。溃疡和蜂窝织炎在短疗程静脉注射抗生素后痊愈

骨扫描的临床应用

转移性疾病

有相当一部分确诊恶性肿瘤的患者会发生骨转移。患者可能出现骨痛（50%~80%）和碱性磷酸酶升高（77%），但这些临床表现是非特异性的。骨扫描最常见的用途是骨转移的评估。选择骨显像检查是否合适则取决于这些因素：肿瘤类型及其分期、疼痛史和 X 射线异常发现等。

90% 以上的骨转移位于红骨髓，即成人中轴骨和肱骨、股骨的近端部分（见图 6.3，A）。随着肿瘤增大，会累及到皮质。^{99m}Tc-MDP 是与骨尝试修复的区域结合，而不是与肿瘤本身结合。骨显像的灵敏度据称可高达 95%，但这取决于多种因素，例如肿瘤类型和肿瘤分期。

骨转移的骨显像影像类型

专栏 6.5 总结了骨转移的骨显像类型。骨显像如果呈现随机分布的多发局灶性异常，则可以高度怀疑为转移癌。但是，其他疾病也可能导致多发的局灶性摄取（专栏 6.6）。通常，可以通过骨显像的特征和表现类型的不同鉴别这些不同的病因。例如，可通过病变骨是否明显增粗帮助区分 Paget 病和转移癌。

单发病灶证实为恶性肿瘤转移的可能性会因病灶的部位（表 6.1）和其具有的一些基本特征而异（表 6.2）。单根肋骨的非常局灶性的摄取很可能系外

专栏 6.5	骨转移骨显像模式

多发灶性转移

　　中心骨（即，含红骨髓骨骼）：颅骨、脊柱、骨盆，长骨近端

　　四肢远端不常见，但可见于肺癌骨转移

单发灶性转移

弥漫性转移（"超级骨显像"）

冷病灶（缺损区）

正常（假阴性）

化疗后闪烁现象

肥大性骨关节病（原为肥大性肺性骨关节病）

软组织病变

专栏 6.6	多发局灶性骨显像病变的鉴别诊断

骨转移

关节炎

创伤

骨质疏松不全骨折

Paget 病

骨纤维性结构不良

骨梗死（镰状细胞病）

骨髓炎

多发内生软骨瘤

代谢性骨病

表 6.1	按部位显示为单发病变的转移性疾病	
部位	百分比（%）
脊柱和骨盆	60~70
颅骨	40~50
肋骨	10~20
胸骨（乳腺癌中）	55~75

伤所致。即使是癌症患者，这种肋骨病灶是转移的可能性也仅有 10%~20%。然而，如果换作是中心骨，这种情况则很大可能是转移瘤。这种单病灶病例，特别是在年轻患者长骨发现受累时，还应考虑是否为原发性骨肿瘤，如骨肉瘤。关节炎和创伤是单发病灶常见的良性病因。一些良性骨病，如内生软骨瘤、骨瘤、纤维性结构不良、骨髓炎和单骨型 Paget 病，也可表现为单发的异常。罕见情况下，良性骨岛或脊柱血管瘤会有一定程度的 ^{99m}Tc-MDP 浓聚。随着时间延长，病灶稳定无变化可以作为良性病变的依据。血管瘤的 CT 影像具有特征性，表现为条纹状或显而易见的小梁。

成骨转移： ^{99m}Tc-MDP 和 ^{18}F-NaF PET 更容易识别以成骨为主病变的部位（图 6.20）。使用 ^{18}F-FDG PET 时，成骨病灶显示不同程度的放射性浓聚，但通常放射性摄取非常低或处于本底水平（图 6.21 和图 6.22）。经治疗后，病灶的摄取减少，CT 影像上相应部位密度增加。

冷病灶： 侵袭性、纯溶骨性或完全被肿瘤组织替代的骨转移病灶可能表现为放射性减低或显示为"冷区"。专栏 6.7 中列出了显示为"冷区"的可

表 6.2 原发性骨肿瘤常见部位

病变类型	最常见部位	特征
多发性骨髓瘤	很少局限于单块骨；常见于脊柱 造血区域：椎骨、颅骨、骨盆、胸廓和近端长骨	年龄：> 45 岁 80% 初期即有骨骼累及：骨质疏松症、穿凿样溶骨病变或骨折
骨肉瘤	股骨 42%（股骨远端 75%） 胫骨 19%（近端 80%） 肱骨 10%（近端 90%）	年龄：双高峰期：10~14 岁，然后 > 65 岁 累及干骺端 可能是 Paget 病的继发性癌症
软骨肉瘤	常见：骨盆高达 30%、股骨、肱骨 罕见：颅底、骶骨	年龄：30~70 岁 85%~90% 为原发性肿瘤，10%~15% 来自骨软骨瘤、内生软骨瘤、纤维性结构不良
尤文肉瘤	骨盆 26% 股骨 20% 胫骨 10% 胸廓 16% 也可发生于足、手、颌和脊骨（均 < 10%）	年龄：10~20 岁 累及骨干 70% 的病例起源于骨
Paget 病	• 骨盆最常见 • 椎骨：画框征、象牙征 • 颅骨：局限性骨质疏松症（额骨或枕骨溶解）或硬化（内板和外板） • 长骨："草叶征"	• 年龄：> 55 岁 • 病变类型：髂耻线增厚 • 骨肉瘤风险 0.2%~1.0%
骨纤维性结构不良症	肋骨、股骨和颅骨（各 20%~28%） 可发生于任何骨	单骨型任何年龄；多骨型通常 < 10 岁 毛玻璃影，也可表现为硬化、变形、增粗
内生软骨瘤	掌骨、跖骨、股骨、肱骨和胫骨	• 年龄：10~20 岁最常见，但可见于任何年龄 • 膨大、透亮

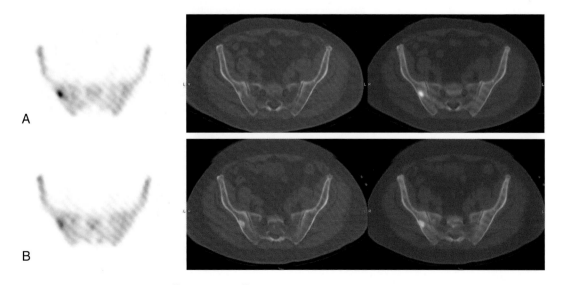

图 6.20 成骨性转移瘤在其活动期，^{99m}Tc-MDP 和 ^{18}F-NaF PET 通常显示为放射性摄取增高，在治疗过程中摄取减低。治疗后的病灶在 CT 上显示硬化增加。应注意的是，这种硬化改变对 NaF 的摄取可能比骨显像剂更高。（A）前列腺癌患者右髂成骨性转移灶放射性明显增高。（B）6 个月后随访，骨显像显示，经治疗后，尽管病灶有一定程度增大，但放射性摄取因病情部分缓解而降低。但是，由于整体上疾病进展，显像发现了多个新病灶，如在骶骨上所见

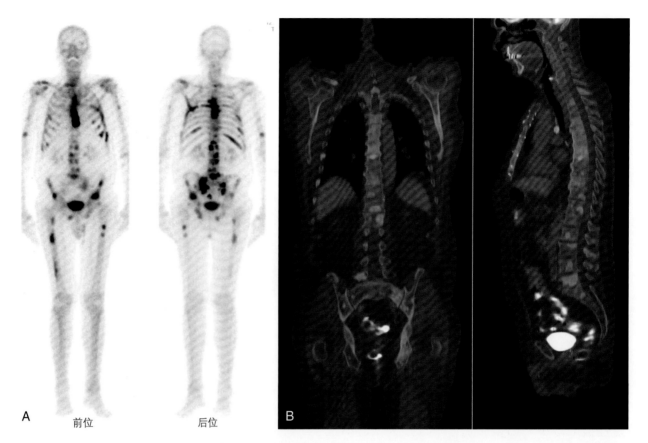

图 6.21 （A）全身骨显像，显示前列腺癌弥漫性骨转移灶 ^{99m}Tc-MDP 放射性明显增高。（B）2 周后进行的 ^{18}F-FDG PET/CT 显示成骨转移病灶基本无放射性摄取，仅有少量 FDG 摄取灶。当前列腺癌转变具有侵袭性且不再受激素阻断药物的控制时，病灶对 FDG 的摄取将会明显增加，FDG PET 会更加有用

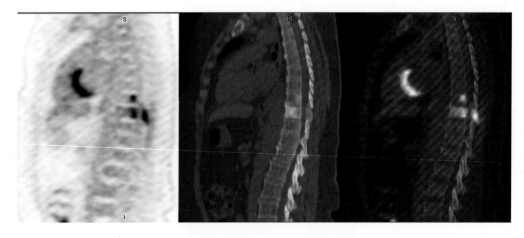

图 6.22 结肠癌化疗后患者，^{18}F-FDG PET/CT 矢状位图像，显示胸椎转移灶放射性持续增高。成骨变化轻微的病灶放射性摄取较高，在其下方，椎体后部及后方的椎体附件因疾病进展而成为新的摄取灶，而骨硬化程度比位于其前方治疗后的病灶低

能原因。即便 SPECT 和 SPECT/CT 可以提供骨显像的灵敏度，这样的放射性缺损部位也可能很难被发现，这是因为与病灶重叠或邻近组织的放射性对病灶形成了遮挡。在某些情况下，^{99m}Tc-MDP 骨显像和 ^{18}F-FDG PET/CT 可以相互补充。这是由于骨显像通常能更好地发现成骨性病灶，而 ^{18}F-FDG 对于溶骨性病灶具有更优越的表现（图 6.23）。^{18}F-NaF PET/CT 对溶骨性和成骨性病灶都具有较高的灵敏度，因此也可以用于疑难病例。但可能会出现假阴性，尤其是脊柱小的溶骨性病灶。一些其他的因素也可能导致

金属衰减伪影

放疗改变

肠道钡餐

骨坏死早期（或缺血性坏死）

骨梗死早期

多发骨髓瘤

骨转移

　　肾细胞癌

　　甲状腺癌

　　间变性肿瘤

　　神经母细胞瘤

　　乳腺癌和肺癌（通常为溶骨和成骨混合型）

肿瘤累及骨髓

　　淋巴瘤

　　白血病

良性肿瘤、囊肿

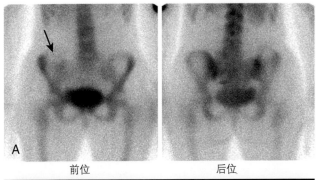

前位　　　　　　后位

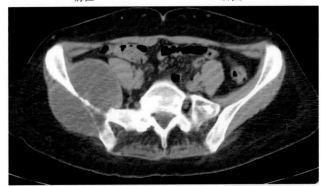

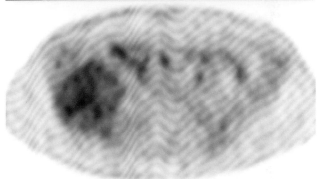

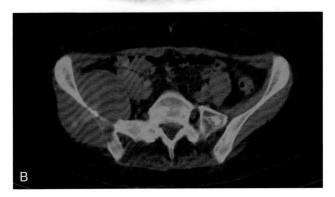

放射性摄取减少，如金属伪影、放疗区域、小儿化脓性关节炎或极早期骨梗死或骨缺血性坏死所导致的血流量灌注减少，这些都应在鉴别中加以注意。

　　超级显像：一种可能为异常影像的骨显像类型为"超级显像"或"完美骨显像"。骨显像可见骨的放射性增高相当均匀，而肾和膀胱不显影或仅隐约可见（例如，图 6.3，B）。专栏 6.8 中给出了这种影像表现需要鉴别的疾病，但最常见的两种疾病是前列腺癌弥漫性骨转移或严重肾衰竭引起的甲状旁腺功能亢进性代谢性骨病（图 6.24）。由于显像技术的进步和图像质量提高，在超级显像判读上混淆的问题比以往减少很多，并且应该能够明确区分弥漫性骨转移。可能的话，参考每位患者的 X 射线影像将有助于防止诊断错误。

　　闪烁现象：当对化疗反应良好时，患者有时会感到疼痛加重，骨显像也可能会出现反常的病情恶化征象，表现为"闪烁性"（一过性）放射性摄取增高（图 6.25）。这些病变经过 2~6 个月的随访，CT 影像显示随着骨病灶愈合，因成骨反应形成的骨硬化程度增加。在"闪烁"现象出现 4~6 个月后放射性异常逐渐消退。这一现象进一步支持以下观点：骨转移病灶对示踪剂的摄取不是肿瘤本身，而是其周围骨。

图 6.23　（A）骨显像显示：右侧髂骨（箭头所示）一处几乎无法察觉的冷区，（B）^{18}F-FDG PET/CT 显像上与此对应的区域有一累及骨的大块软组织肿瘤

各种肿瘤的影像学

前列腺癌

　　骨显像总的来说是检测前列腺癌骨转移的最佳

专栏 6.8   超级骨显像的病因
常见原因
骨转移瘤（尤其是前列腺癌）
肾性骨营养不良
显像时间过长延迟
少见原因
重度甲状旁腺功能亢进症（原发性甲状旁腺功能亢进症 罕见）
骨质软化
Paget 病

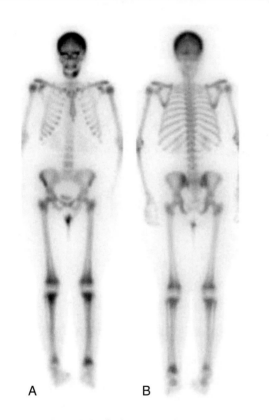

图 6.24   重度甲状旁腺功能亢进症，最常见于重度肾衰竭，有时可以显示"超级骨显像"。（A）前位和（B）后位全身影像显示继发性甲状旁腺功能亢进症晚期的改变。可以发现，肾皮质没有显影，也没有看到尿液排出。除了许多骨骼的摄取均匀增加、外观光滑、颅骨放射性浓聚之外，该 52 岁患者双膝、踝关节邻近干骺端区域放射性也有增高，使其看起来可能误认为儿童的骨显像

方法。在血液 PSA 检测被引入临床之前，骨显像被视为骨转移最灵敏的检测技术。血清碱性磷酸酶测定检出的病例仅为骨显像检出病例的一半。这种情况下，X 线有 30% 显示为正常。

骨显像出现异常的可能性与肿瘤临床分期、Gleason 评分和 PSA 水平相关。在疾病较早的 I 期阶段，骨显像发现不到 5% 的该期患者出现骨转移。II 期病人的骨转移发病率增至 10%，III 期则增加到 20%。在 PSA 水平低于 10 ng/ml 的患者中，很少发现骨转移（不到 1%）。对这些低风险病人，骨显像仍可用于评估有症状的患者和 X 线检查发现的可疑病灶。随着 PSA 水平的升高，骨转移检出的机会增加。在复发性前列腺癌受到日益关注的情况下，骨显像是对使用氟-18 fluciclovine（Axumin）检测软组织受累的一个补充。^{18}F-NaF PET 对评估骨转移可能有用，但 ^{18}F-FDG 多数情况下无效。

乳腺癌

尽管钼靶 X 线乳腺筛检方法的使用增加，但仍有大量乳腺癌患者初始诊断即为肿瘤晚期。尸检报告显示：50%~80% 的乳腺癌患者存在骨转移。与前列腺癌类似，骨显像显示乳腺癌的分期与骨转移发生率具有相关性：I 期患者的发生率为 0.5%，II 期 2%~3%，III 期 8%，IV 期 13%。通常情况下，骨显像不用于 I 期或 II 期乳腺癌患者。

骨显像对乳腺癌骨转移高度灵敏。患者可能表现为肋骨或胸骨的局灶性异常，或弥散性累及。尽管胸骨的放射性浓聚灶通常为良性病变，但胸骨转移在乳腺癌患者中的发病率较高（>75%~80%）。软组织的异常放射性摄取可见于乳腺的肿瘤或其术区、肝脏的转移瘤（见图 6.18B）以及恶性胸腔积液。^{18}F-FDG PET 也很有用，尤其是对于溶骨性和髓内的转移，但对一些成骨性转移病灶则难以被其发现。

肺癌

尽管死于原发性肺癌的患者多达 50% 在尸检时发现有骨转移，但究竟应该在何时使用骨显像检查仍未完全达成共识。肺癌的分期通常使用以下方法：CT、手术（包括纵隔镜和电视辅助胸腔镜手术），或者某些情况下使用 ^{18}F-FDG PET/CT。骨显像时在治疗期间或治疗后出现骨痛的患者很有用。

肺癌在骨显像上可能呈现有趣的特殊的影像表现。因为这些肿瘤很容易侵犯脉管系统，所以动脉转移更常见。这种方式的转移可将癌栓送达肢体远端。因此，与乳腺癌或前列腺癌相比，四肢受累在侵袭性肺癌中更常见。见于肺癌的肥大性骨病也可导致骨皮质放射性摄取增高，这在四肢骨尤为明显。

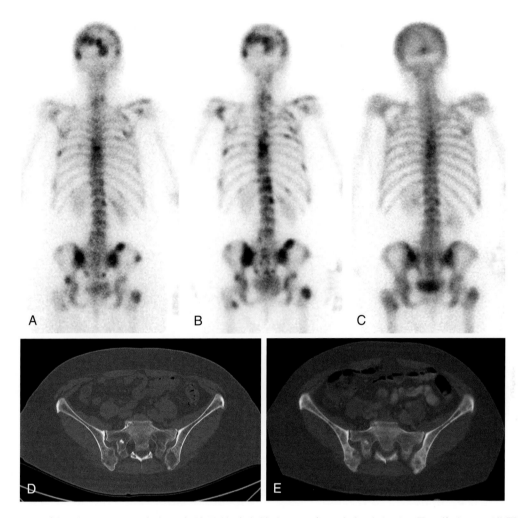

图 6.25　骨显像闪烁现象。(A) 乳腺癌患者的骨转移病灶在经 4 个月治疗后 (B)，骨显像上显示进展。然而，这并不代表疾病实际的恶化。(C) 在 6 个月后的显像可见显著改善。与首次骨显像同时的盆骨 CT 影像 (D) 显示溶骨性病灶，而第三次骨显像的同期 CT (E) 则显示相当程度的弥漫性硬化，与治疗反应相一致

(图 6.26 和图 6.27)。此外，患者的体格检查可能出现包括杵状指在内的一系列异常。虽然肺腺癌是导致这种异常表现的最常见原因，但其他一些原因，像心肺疾病，偶然情况下的肝病和胃肠道疾病等也可导致类似的发现 (专栏 6.9)。

神经母细胞瘤

神经母细胞瘤起源于神经嵴，是儿童中最常发生骨转移的实体瘤。在逐个病灶比对的条件下，^{99m}Tc-MDP 骨显像的灵敏度是 X 线平片的 2 倍。在明确病变范围方面 MR 优于骨显像。^{123}I-MIBG 显像对转移瘤的灵敏度高于骨显像，而将 MIBG 和骨显像联合使用可达到最高的灵敏度。虽然由 ^{68}Ga-dotatate 这种用于神经内分泌肿瘤的生长抑素受体 PET 显像剂得到的临床资料尚有限，但已经在神经母细胞瘤中取得了良好的效果。

这种肿瘤的骨转移病灶通常为多灶性，多发生于干骺端。然而，累及颅骨、椎骨、肋骨和骨盆的情况也很常见。骨转移早期可能对称出现，因此，在骨显像上有时难以将其与生长骨两端的正常放射性浓聚相鉴别。神经母细胞瘤有一个特征性的影像表现：肿瘤原发病灶能够摄取锝 -99m 二膦酸盐 (图 6.28)。约 30%~50% 的肿瘤原发灶可在骨显像显示阳性。因其他疾病而行骨显像评估的儿童，可能意外发现神经母细胞瘤。

其他肿瘤

其他的许多肿瘤也会发生骨转移。骨显像对肾细胞癌的灵敏度较低，最好使用 MR 或 CT 进行评估骨转移。^{18}F-FDG PET/CT 可能对评估其转移有帮助，但灵敏度也较低，在 50%~70%。与此相似，甲状腺癌很少使用骨显像评估骨转移，使用 ^{131}I 或 ^{18}F-FDG

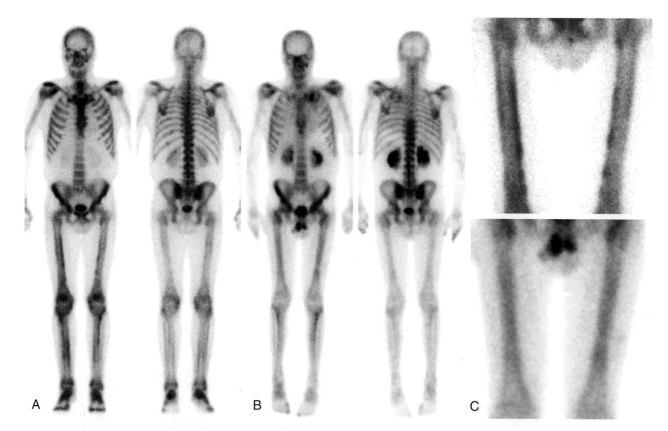

图 6.26 支气管肺癌患者肥大性骨病。（A）全身骨显像显示典型的长骨骨皮质放射性摄取增高。（B）9个月后随访显示：左肺尖肿块经治疗后放射性增高。上段胸椎因放疗放射性摄取减低。随着治疗的成功进行，肥大性骨病也已消退。（C）局部显像能更清楚地显示股骨的异常摄取（上图），随后摄取消退（下图）

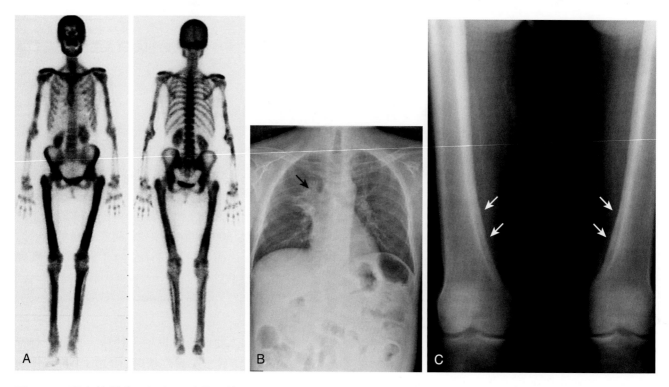

图 6.27 肥大性骨病。（A）四肢骨、锁骨、下颌骨和颅骨一样均广泛受累。虽然在影像表现上可能产生混淆，但该患者实际并不是骨转移。其中四肢受累是提示肥大性骨病的一个线索。（B）胸部X线平片显示右肺上叶支气管肺癌，累及右肺门。（C）股骨X线平片显示股骨干内、外侧骨皮质有特征性新生骨形成

专栏 6.9	肥大性骨病的病因
肺	**肝**
肺腺癌（多达 53% 的病例）	肝硬化
间皮瘤	肝肺综合征
囊性纤维化	胆道闭锁
间质性肺疾病	
	肠道
心脏	炎性肠病
发绀型心脏病	阿米巴痢疾
肌瘤	结肠息肉病
亚急性细菌性心内膜炎	食管癌
主动脉移植物感染	

PET（非摄碘肿瘤）是最好的选择。胃肠道和妇科肿瘤在其疾病早期通常不会发生骨转移。随着患者生存期较长，以及通常是病人死因的局部和区域性转移得以控制，骨转移可能也会随之出现。

原发性骨肿瘤

恶性肿瘤

骨肉瘤。 骨肉瘤是除多发骨髓瘤外最常见的原发性骨骼恶性肿瘤，在儿童长骨末端尤为常见（图6.29 和图 6.30）。骨肉瘤很少表现为多灶性，偶尔可表现为骨外肿瘤。骨肉瘤常转移到肺，然而在肺部

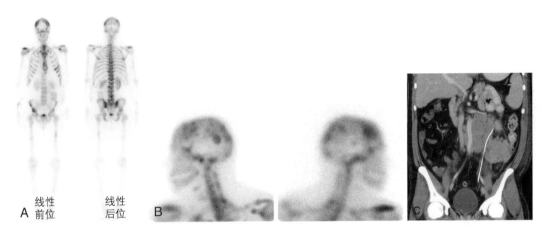

图 6.28 神经母细胞瘤通常发生骨转移。虽然 ^{123}I-MIBG 诊断这种骨转移肿瘤更灵敏，但 ^{99m}Tc-MDP 显像是一种比 X 射线更灵敏、可起到补充作用的检查手段。骨转移瘤患者的骨显像显示股骨（A）和颅骨转移（B），还显示左下腹部原发肿瘤、病灶放射性浓聚。（C）冠状位增强 CT 影像显示原发肿瘤是位于主动脉和左输尿管之间的一个巨大的软组织肿块

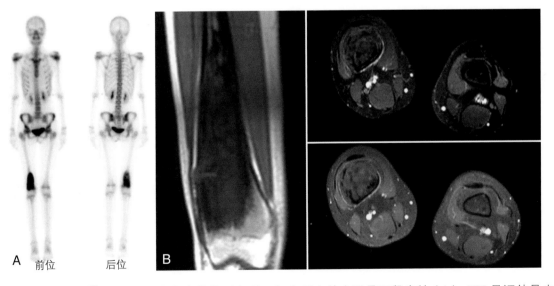

图 6.29 病灶显著摄取 ^{99m}Tc-MDP 是骨肉瘤的典型表现，如本例中的右股骨下段病灶（A）。MRI 是评估骨肉瘤的主要方法。（B）在冠状位 T1 加权影像上（左），低信号区域与骨显像所见病变部位一致。比较增强前（右上）和增强后（右下）的轴位快速自旋回波压脂相影像显示肿瘤有强化

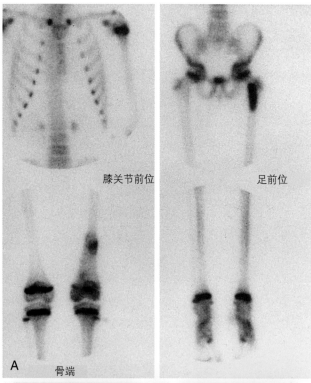

膝关节前位　　　　　足前位

A

骨端

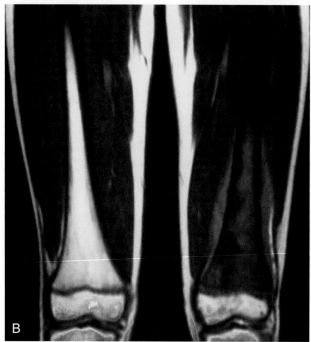

B

图 6.30 （A）左股骨远端骨肉瘤及其近侧转移性病灶。（B）冠状位 T1 加权 MRI 提供了肿瘤累及骨和软组织范围的优良的解剖学信息。然而，它遗漏了位于检查视野外的转移灶

移。转移瘤出现的部位 50% 累及肺部，25% 在骨骼，20% 在骨髓。软骨肉瘤在成人中更为常见，在所有原发性骨肿瘤中排名第三，仅次于多发骨髓瘤和骨肉瘤。软骨肉瘤有多种表现形式，可能起源于原发恶性肿瘤，也可能是良性病变恶变产生的继发恶性肿瘤。

骨原发恶性肿瘤（如骨肉瘤、尤因肉瘤和软骨肉瘤）会高度摄取亲骨性显像剂。骨显像容易高估肿瘤的范围，但它能够发现肿瘤的跳跃性病灶或其他受累骨骼。此外，铊 -201（^{201}Tl）和 ^{99m}Tc-MIBI 也已被用于骨肉瘤显像。这两种显像有助于确定原发肿瘤是高级别还是低级别，可以用于治疗反应的基线评估，且能更好地界定肿瘤边界。需要注意的是，MR 是骨肉瘤评估的主要手段，可提供详细的解剖学信息并评估软组织受累情况。CT 通常用于检测肺转移瘤，除此之外，如果缺乏某种全身检查作为补充，偶发的多骨累及可能被漏诊（图 6.31）。显然，^{18}F-FDG PET/CT 也越来越多地在这些方面发挥作用，可用于肿瘤分期、再分期或治疗反应评估。

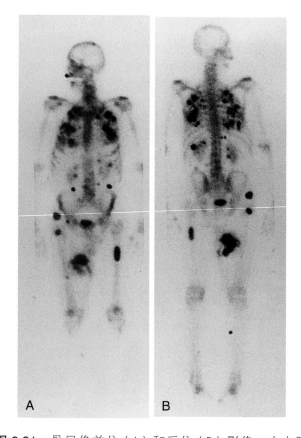

A　　　　　　　B

图 6.31 骨显像前位（A）和后位（B）影像，右大腿内侧的原发骨肉瘤广泛播散至骨，并转移到肺和软组织这些骨外组织。本例检查展示了骨显像能够检测全身病变的能力

发现转移瘤之前，已经有约 15% 发生了骨转移。

儿童原发性骨肿瘤最常见的除骨肉瘤之外，其次就是尤因肉瘤。大约 25% 的尤因肉瘤来源于软组织而非骨骼。病人在被确诊时，25% 已经发生转

多发骨髓瘤。这是成人最常见的原发性骨肿瘤。它起源于骨髓，通常累及椎骨、骨盆、肋骨和颅骨。X 线平片仅能见到骨质减少或肿瘤浸润的影像表现，但无法将其与骨转移瘤相鉴别。骨显像能发现 46%~65% 的骨髓瘤病灶，表现为局部放射性摄取减少，有时为摄取增高。但骨显像的灵敏度低于 X 线平片，后者的灵敏度为 75%~91%。这可能与局部缺乏病灶导致的反应性骨形成有关。通常使用 CT（或 X 线平片）对患者进行筛查。MR 的阳性预测值能达到 88%，如果同时进行 ^{18}F-FDG PET/CT 扫描，两种方法结合能够将其提高到接近 100%。在某些情况下，可以单独使用 PET/CT，因为它可以快速评估全身状况，包括是否有软组织受累（图 6.32）。

白血病和淋巴瘤。骨显像在白血病评估中的作用非常有限。白血病患者 ^{99m}Tc-MDP 显像可能显示骨髓浸润部位有局灶性摄取增加。发生原始细胞危象患者，可能表现为弥漫性摄取量增加，尤以长骨末端明显。

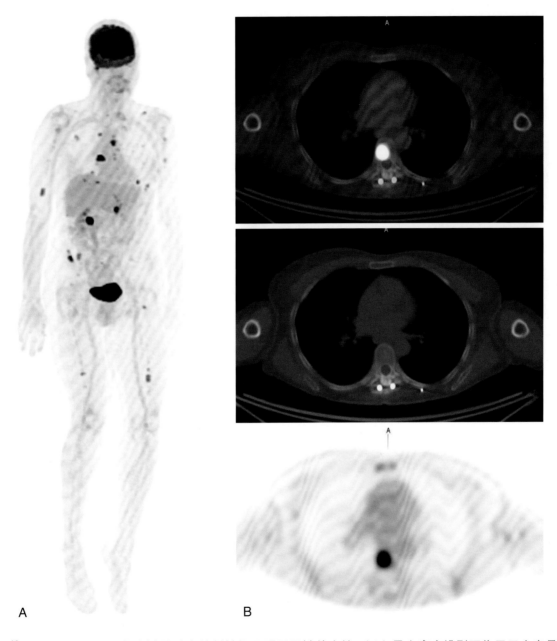

A　　　　　　　　B

图 6.32　^{18}F-FDG PET/CT 显示多发性骨髓瘤放射性摄取明显阳性的病灶。（A）最大密度投影图像显示全身骨多处放射性浓聚灶。由于骨显像结果常为阴性，X 线和 CT 检查是对患者进行常规评估的手段。这种情况下，PET 的作用是显而易见的。可在 CT 发现解剖改变之前显示放射性摄取异常。如本例在 SPECT/CT 的（B）融合图（上）、CT 图（中）和 PET（下）影像所示

约 1/3 的霍奇金病患者在其病程中有骨骼累及骨显像可能显示局灶性或弥漫性 ^{99m}Tc-MDP 摄取。骨显像对非霍奇金淋巴瘤的用处有限。一般而言，评估淋巴瘤最好的方法是 ^{18}F-FDG PET/CT 和 CT。

组织细胞增生症。对于组织细胞增生症，骨显像的灵敏度随疾病谱的不同而变化。嗜酸细胞肉芽肿总能见到骨摄取，但对组织细胞增生症的检出效果有限，后者有 1/3~2/3 的病例在病程中出现骨累及。这种类型的骨累及常会表现为放射性摄取减低。

良性骨肿瘤

通常情况下，良性骨肿瘤 X 线影像具有特征性表现，而骨显像结果为阴性。但是，有些良性骨肿瘤却对显像剂有高度摄取，可能会将其与恶性骨肿瘤相混淆。这些肿瘤包括骨样骨瘤、骨巨细胞瘤和纤维性结构不良。其他肿瘤也可能有这种特征性影像表现，如动脉瘤骨囊肿可见围绕中心冷区的边缘呈环状放射性浓聚。良性骨肿瘤的影像表现多样；这里选取了几种良性骨肿瘤展示在表 6.3 中。

骨样骨瘤通常在青少年和年轻患者表现为夜间剧痛。骨痛通常发生在股骨近端和脊柱，常规 X 线平片难以发现病变。如果 X 线平片见到中央透亮影，周边硬化，则可做出诊断（图 6.33）。骨显像对骨样骨瘤非常灵敏，病变处的放射性摄取增高（图 6.34）。SPECT 更能提高显像的灵敏度，尤其适用于脊柱受累。外科医生可以使用术中探测器通过测量放

病因	恶性肿瘤可能性	说明
表 6.3 骨闪烁显像显示的良性骨病变		
高度摄取		
动脉瘤样骨囊肿	无	甜面圈征表现
软骨母细胞瘤	几乎都是良性	骨显像阳性不能诊断为恶性肿瘤
骨巨细胞瘤	10%	
骨纤维性结构不良	<1%	显像可能难以与 Paget 病区分
骨瘤	无	Gardner 综合征 成骨细胞瘤 > 2 cm
骨样骨瘤	无	疼痛，尤其是夜间痛，非甾体类药可缓解
等量 / 轻度摄取		
骨岛	无	
内生软骨瘤	单发，< 5% 多发性内生软骨瘤终生有 50% 的恶变风险	常见于手、足，尤其是指骨 / 趾骨，长骨中肱骨近端较常见； 扁骨少见；大多数病变含软骨样基质，很多伴有钙化 多发性病灶见于综合征：内生软骨瘤病 无骨质破坏，除非为恶性肿瘤 软骨肉瘤是最常见的恶性肿瘤
非骨化性纤维瘤	无	
不确定摄取		
骨软骨瘤	< 1%	
遗传性多发性外生骨疣	5%~25%	常染色体显性遗传伴多发性骨软骨瘤
嗜酸细胞肉芽肿	无，但可能导致多系统疾病	单骨性或多骨性累及；为组织细胞增生症一类疾病的其中之一 骨显像 30% 呈阴性，^{18}F-FDG PET 对该病灵敏
血管瘤	无	骨显像通常为阴性 如果显示阳性，CT 见到明显的骨小梁结构可诊断
低摄取		
单房性骨囊肿	否	

CT：计算机体层摄影；^{18}F-FDG：^{18}F- 脱氧葡萄糖；PET：正电子发射体层显像。

射性计数变化定位病灶部位。然而，CT 和 MR 使得骨显像在这方面的应用基本消失。

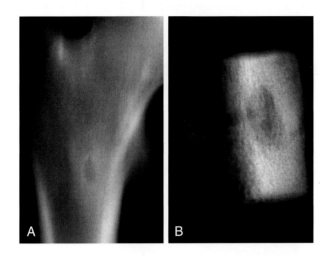

图 6.33　骨样骨瘤的 X 线平片。（A）右股骨近端常规体层摄影显示病灶的特征表现：被硬化骨包围的透亮影。（B）取材标本的 X 线片证实病灶已完全切除

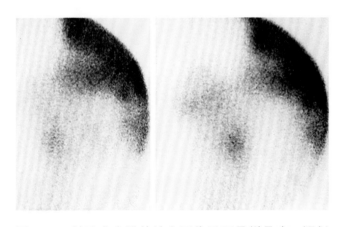

图 6.34　针孔准直器的放大图像显示骨样骨瘤。疑似骨样骨瘤患者股骨近端内侧和外侧针孔准直器局部显像，显示小转子外侧异常放射性增高灶，从而证实了临床的怀疑

骨岛很少摄取 ^{99m}Tc-MDP，因此骨显像可能有助于评估 X 线平片上非典型骨岛。如果 X 线平片上的硬化病灶放射性未增高，那么它就不太可能是恶性病变。

骨软骨瘤是一种常见的软骨良性肿瘤，对骨显像剂的摄取可能会随着骨骼的成熟而减少。骨软骨瘤极少恶变，即转化为软骨肉瘤。这种恶性转化在单发病变中的发生率低于 1%~5%，但在遗传性多发性骨软骨瘤病（遗传性多发性外生骨疣）中要更多见一些。虽然骨显像未见放射性摄取增高可以排除恶性肿瘤，但仅根据摄取增高却无法鉴别病灶的良

恶性。任何先前无摄取的病变新出现了放射性摄取都应怀疑为恶性。骨软骨瘤最好的评估方法仍然是 CT 和 MR。

内生软骨瘤通常表现为手掌的囊性病变或是其他提示骨梗死的硬化区域。这是一种良性肿瘤，但可以发生恶变成为恶性肿瘤。这种恶变常见于多发性内生软骨瘤病（Ollier 病）。骨显像可能有助于发现多发病灶，但在其他方面的评估作用非常有限。

骨纤维性结构不良。 大多数骨增生性疾病表现为骨显像剂摄取增加。纤维性结构不良是这类疾病中最常见的一种，可能累及单骨，也可累及多骨（图 6.35），通常其放射性浓聚程度与 Paget 病所见相当。与后者相比，骨纤维结构不良的显著特征是患者年轻，骨累及的方式也不同。Paget 病累及长骨时，病变范围总是至少包括长骨的一端，而骨纤维性结构不良通常不会累及长骨两端的骨骺。专栏 6.10 中列出了其他类型骨增生性疾病与示踪剂摄取的关系。

代谢性骨病

代谢性骨病会导致骨结构、矿化的改变和 / 或肿块。其中最常见的是骨质疏松症。其他代谢性骨病包括肾性骨营养不良、甲状旁腺功能亢进症、维生素 D 缺乏性骨质软化和 Paget 病。

Paget 病

Paget 病常被归类于代谢性骨病。虽然有人提出其病因的遗传和环境影响，但其发病机制尚未完全阐明。通常情况下，这是一种老年易患的慢性疾病，患者的病变部位出现局灶性过度骨重塑，从而导致骨的过度生长和畸形。患者可能会出现疼痛、关节炎以及与骨病变部位相关的神经症状。病人可能伴有充血性心力衰竭，但极少（1%）会出现骨肉瘤。

Paget 病的发展分为三期：早期又称再吸收期，中期为混合期，末期为硬化期。该病通常可通过 X 线诊断：在疾病早期，显示为溶骨改变，随着疾病进展，骨骼变粗、膨大，直到疾病末期。尽管 CT 和 MR 可用于评估并发症，但在评估病变范围方面骨显像具有更高的灵敏度，更具实用价值。未经治疗的病人在其疾病的所有阶段病变部位均可见放射性摄取增高，尽管在早期溶骨阶段的灵敏度稍低。摄取也随着有效的治疗而减低。此外，由于许多 Paget 病患者常无症状或未就诊，所以 Paget 病可能在影像检

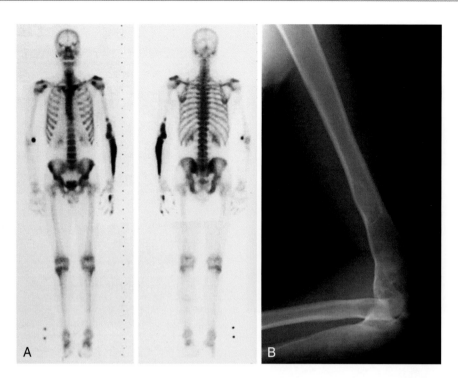

图 6.35 骨纤维性结构不良。(A) 肱骨远端、大部分前臂以及手掌局部区域的放射性摄取明显增加。(B) 左肘关节的相应 X 线平片显示纤维性结构不良特征性的骨膨大改变

专栏 6.10	与骨示踪剂摄取增加相关的骨结构不良
骨纤维性结构不良	
成骨不全	
石骨症	
进行性骨干结构不良（Engelmann 病）	
遗传性多发性骨干硬化（Ribbing 病）	
肢骨纹状肥大	

查中偶然发现，因此需要学会识别此病的影像特征。

Paget 病的病变部位示踪剂摄取明显增高，影像表现令人印象深刻（图 6.36 和图 6.37）。病变骨骼常呈膨大状态。当胫骨受累时，常可见弯曲，脊柱受累可能发生骨折。骨盆是最常见的受累部位，其次是脊柱、颅骨、股骨、肩胛骨、胫骨和肱骨。在局限性骨质疏松中，病变边界处摄取增加，呈典型环状。

甲状旁腺功能亢进症和肾性骨营养不良

其他的一些代谢疾病也可导致骨显像放射性摄取增加的现象：骨软化症、甲状旁腺功能亢进、肾性骨营养不良和维生素 D 过多症（表 6.4）。尽管对这些疾病的认识有助于与转移瘤相鉴别，但骨显像在这些疾病的诊断和治疗中的作用没有获得共识。

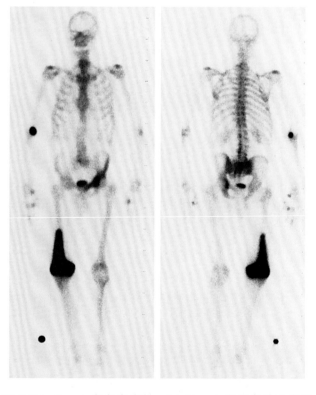

图 6.36 Paget 病多发病灶。(A) Paget 病患者的左半骨盆、上段腰椎以及右髋部（程度较轻）可见异常放射性摄取。Paget 病累及中轴骨时，应根据病变部位和骨膨大与转移瘤相鉴别。X 线平片相应部位显示典型的骨小梁粗大。(B) 当病变部位较多时，则需根据病灶的典型分布方式明确诊断

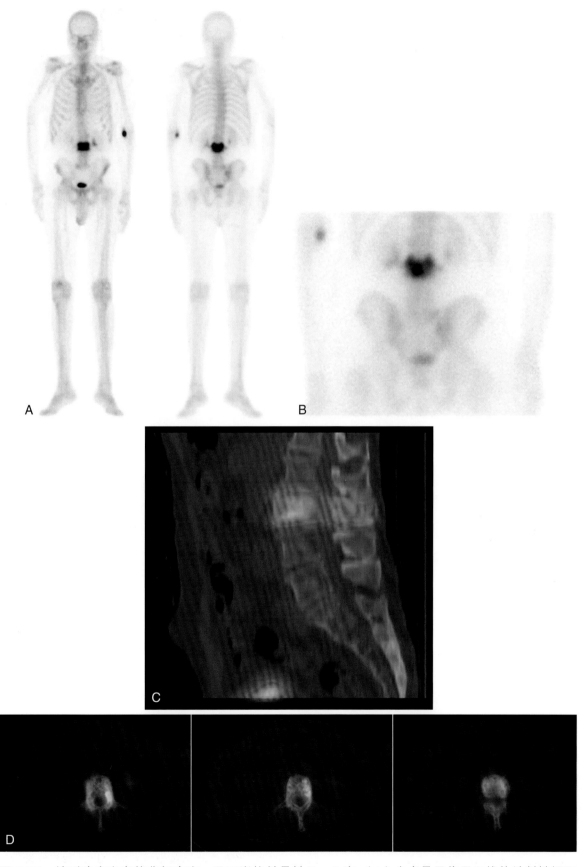

图 6.37　前列腺癌患者伴背部疼痛，显示脊柱单骨性 Paget 病。（A）全身骨显像显示椎体放射性摄取增高，骨增粗程度要高于转移瘤的预期效应。（B）局部影像可以见到所谓"米老鼠"征。（C）SPECT/CT 融合影像的矢状断层和（D）横断层图像显示与众不同的骨质硬化、骨质破坏和骨膨大特征

表 6.4 代谢性骨病		
骨质疏松症		
原发性（特发性）		
老年性、绝经后		
继发性		
	失用性	
	药物	皮质类固醇、化疗、抗惊厥药
	内分泌	甲状腺功能亢进症、原发性甲状旁腺功能亢进症、库欣病、性腺功能减退症
骨质软化		
维生素 D		维生素 D 缺乏症、遗传性维生素 D 代谢疾病
钙减少		钙吸收不良、摄入不足、分泌降钙素的肿瘤
磷酸盐丢失		肾小管疾病、血液透析、移植物
其他		肝病、苯妥英类药物、早熟
甲状旁腺功能亢进症		
原发性		甲状旁腺腺瘤、甲状旁腺增生
继发性		慢性肾功能不全、磷酸盐代谢异常、甲状旁腺增生
三发性		继发于长期甲状旁腺功能亢进症的功能自主性甲状旁腺
肾性骨营养不良		慢性肾衰竭
甲状旁腺功能减退症		甲状腺切除术中的医源性甲状旁腺丢失 / 损伤；假性甲状旁腺功能减退症遗传性终末器官耐药性
金属毒性		
铝源性骨病		
氟中毒		
重金属中毒		

维生素 D、钙或磷酸盐缺乏可导致骨矿化不足，从而引起骨软化症。X 线影像骨骼呈淡淡的白垩色，骨小梁的数量减少。尽管骨软化症也会累及成年人，但生长骨骼的病变（称为佝偻病）最为明显。肱骨近端、股骨远端、胫骨远端和前臂远端生长板的变化（磨损、增宽、杯口状）以及肋软骨连接处串珠状样改变都较为常见。骨显像见中轴骨（包括颅骨和下颌骨）放射性摄取普遍增高。胸骨的摄取增加通常呈"领带"样，

在胸骨连接处可见线状浓聚影。假性骨折、肋软骨连接处串珠状改变和真性骨折也较常见（图 6.38）。

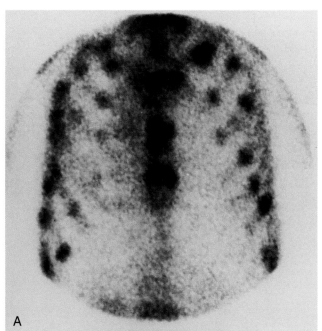

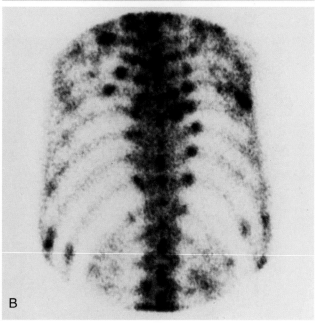

图 6.38 骨软化症。前位（**A**）和后位（**B**）影像。患者为排除骨转移瘤行显像检查。肋骨不同寻常的多发病变提示为代谢性骨病，而非转移瘤

甲状旁腺功能亢进症可能为原发性，如甲状旁腺腺瘤分泌甲状旁腺激素（parathormone，PTH）；也可能是继发性，如慢性肾病低钙血症导致的反应性 PTH 增高；或三发性，如功能自主性甲状旁腺组织导致 PTH 分泌增加。非并发症引起的原发性甲状旁腺功能亢进症患者骨显像通常显示正常。对于病情

较重病例，所有病因的甲状旁腺功能亢进症均可能导致骨转换增加，放射性摄取增高（专栏 6.11）。如前所述，重度甲状旁腺功能亢进症可能引起骨的放射性摄取增高，骨与软组织放射性比值显著提高，肾脏显示不清，中轴骨和长骨近端的放射性摄取增高，呈现"超级骨显像"（图 6.39，A；另见图 6.24），如同在骨转移瘤中所见（见图 6.3）。在其他情况下，也可能出现不同寻常的影像表现，例如颅骨、下颌骨、胸骨和关节周围部位呈弥漫性摄取（图 6.39，B）。相同的发现可见于不同程度的各型甲状旁腺功能亢进症和骨软化症，这些表现也可能出现在同一患者（图 6.40）。长期肾性骨营养不良和继

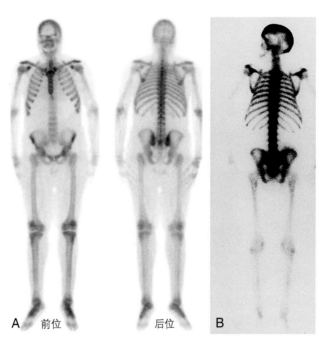

专栏 6.11　甲状旁腺功能亢进症，放射性摄取增高部位的分布
中轴骨和长骨近端弥漫性摄取（"超级骨显像"）
关节周围
颅骨
下颌骨、面颅骨、肋软骨连接处
胸骨
肺
胃

图 6.39　肾衰竭和继发性甲状旁腺功能亢进症可有多种放射性摄取增高表现。（A）"超级骨显像"的所见可能有所不同，可表现为放射性分布非常均匀且正常，但长骨远端的放射性比平常所见更清晰，尤以关节更明显。（B）在其他情况下，包括颅骨、下颌骨和胸骨可见放射性摄取明显增高改变（下颌骨也可见放射性增浓，图 6.24）。软组织本底增高常见于肾功能不全患者

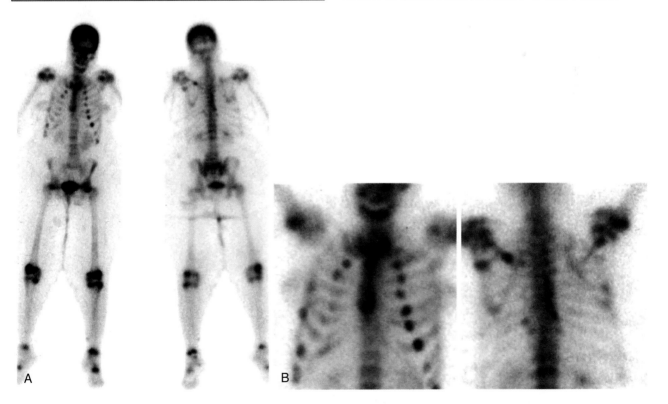

图 6.40　肾性骨营养不良可见各种由骨软化症和甲状旁腺功能亢进症所导致的变化。长期肾衰竭患者的全身（A）和局部（B）显像显示典型的严重肾性骨营养不良骨骼改变。面部、颅骨和长骨远端可见异常放射性浓聚。肋骨末端放射性增浓，称为佝偻病的"串珠肋"结构。左肩胛骨局灶性摄取为骨折，但棕色瘤也可能具有类似的外观

发性甲状旁腺功能亢进症患者的骨显像通常会有特别显著的表现。

由于血清钙与磷比值升高，甲状旁腺功能亢进症患者骨外组织摄取并不罕见，尤其是伴有肾病时，由于钙和磷酸盐的失衡，肺、胃和肾脏可见典型的软组织摄取。其他软组织也可能被累及，例如心脏区域（图 6.41）。心脏或心包的放射性摄取可能存在许多其他原因，如同在一般软组织所见的摄取（专栏 6.12）。

骨外伤

虽然骨显像对骨折高度灵敏（图 6.42），但在确定急性骨折时，通常使用 X 线、CT 和 MR。MR 不仅对骨折灵敏，还能提供周围软组织的信息。若患者不能进行 MR 检查，或 MR 和 CT 检查结果为阴性，或外伤的确切位置未知时，可使用骨扫描发现隐匿性骨折。

急性骨折三时相骨显像通常呈阳性，慢性骨折或已部分愈合的骨折通常仅延迟显像为阳性。大约 80% 的骨折在外伤发生后 24 小时就能够在骨显像上显示。外伤 3 天后骨显像呈阳性的比例为 95%，而 65 岁以下的患者，此时几乎所有的骨折显像均为阳性（表 6.5）。高龄和体弱是骨折显示延迟的原因。骨折摄取的高峰发生在外伤后 7 天或更长时间。对

专栏 6.12　延迟骨显像上软组织摄取的原因	
创伤	**梗死**
手术，血肿愈合	出血性梗死
横纹肌溶解	脾梗死（镰状细胞贫血）
骨化性肌炎	**代谢性疾病**
骨折邻近部位 / 关节置换和偏瘫发生的异位骨化	继发性和三发性甲状旁腺功能亢进症
恶性肿瘤	活动性和经治疗的长期肾性骨营养不良
转移瘤	原发性甲状旁腺功能亢进症
恶性积液	
恶性腹水	**伪影**
心脏病	胶体形成（放射性药物制备不佳）
心包炎	游离高锝酸钠或"游离锝"
心肌梗死	近期接受过核医学检查
淀粉样变	
充血性心力衰竭	**感染 / 炎症**
心脏复律或复苏后	

于诊断困难或不明确的病例，建议延迟显像的时间窗设定此摄取高峰时间。偶然地，因血供受损可导致局部放射性摄取急剧下降（图 6.43）。

骨显像显示骨折恢复正常所需的时间取决于骨折部位、稳定性和骨骼受损程度。约 60%~80% 无移

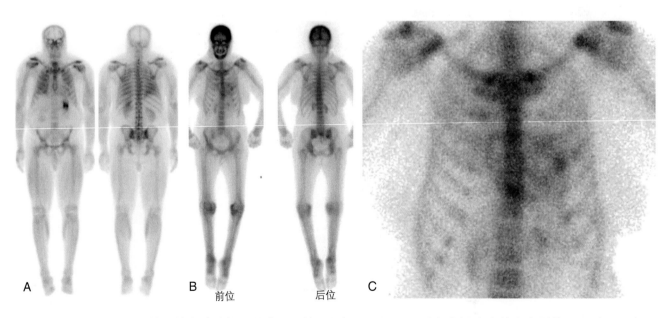

前位　　　后位

图 6.41　继发性或原发性甲状旁腺功能亢进症可见软组织摄取。（A）严重肾衰竭患者的全身影像显示肺、胃和心脏出现弥漫性摄取增加。（B）全身骨显像显示伴有慢性肾衰竭、贫血、慢性心力衰竭的老年患者，其甲状旁腺功能亢进症的征象表现为颅骨和下颌骨的弥漫性放射性增高，以及位于胸椎两侧自体萎缩的肾脏所见的模糊的区域。心脏区域也可见斑片状放射性摄取（C）。这一发现不仅可见于甲状旁腺功能亢进症，也可见于心肌梗死、心脏复律、心力衰竭和淀粉样变等疾病

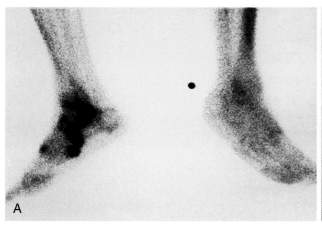
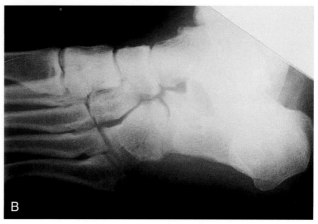

图 6.42　肢体远端创伤。（A）骨显像显示遭受持续直接外伤的右足和踝关节部位有多处因骨折导致的示踪剂异常滞留。（B）X 线检查显示第五跖骨底和外侧楔骨骨折

表 6.5　骨折后骨显像转为阳性所需的时间		
时间（天）	骨显像阳性百分比（全年龄）	65 岁以下患者的骨显像阳性百分比
1	80	95
3	95	100
7	98	100

Data from Matin P. The appearance of bone scans following fractures, including immediate and long-term studies. *J Nucl Med*.1979;20(12):1227-1231.

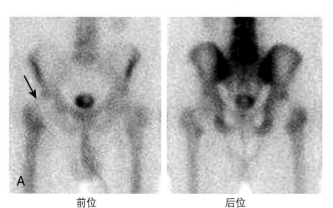

前位　　　　　后位

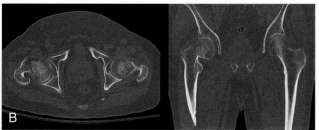

图 6.43　老年男性在医院跌倒后出现髋部疼痛，骨盆平面图像（A）显示右股骨头和股骨颈放射性减低（箭头所示），相应的 CT（B）显示骨质疏松，股骨颈骨折移位

位、无并发症的骨折将在 1 年内恢复正常，95% 以上的骨折在 3 年内恢复正常（表 6.6）。然而，在许多情况下，骨折移位导致骨显像持续阳性。畸形愈合和创伤后关节炎是显像呈阳性时间延长最常见的原因。接受骨显像检查的转移瘤应例行询问既往外伤情况。这也包括既往放射治疗（可能导致慢性放射性摄取减低）、有可能导致骨折的手术（如开胸术）或者是否存在骨切除 / 截肢的情况。

表 6.6　创伤骨闪烁显像：第一次骨折后恢复至正常的时间进程		
骨折类型和部位	正常骨显像（%）	
未处理及闭合性骨折	1 年	3 年
椎骨	59	97
长骨	64	95
肋骨	79	100
所有骨折	< 1 年	2~5 年	> 5 年
所有部位	30	62	84

Modified from Kim HR, Thrall JH, Keyes JW Jr. Skeletal scintigraphy following incidental trauma. *Radiology*.1979；130（2）：447-451.

儿童受虐检查

　　骨显像的高灵敏度似乎使其成为疑似受虐的儿童案例理想的检查方法。然而，在实践中，骨 X 线检查比骨显像更为灵敏，因为前者能够显示沿生长板出现的已愈合的细微骨折，而这些部位正常情况下都有较高的放射性摄取。骨显像也难以发现幼童发生的颅骨骨折。骨显像通常用于 X 线检查未显示的疑似受虐的儿童病例。这种情况下，患者在摆位时身体两侧对称至关重要。

复杂性区域疼痛综合征

复杂性区域疼痛综合征（以前称为反射性交感神经营养不良）是一种对损伤和肢体固定的过度反应，涉及感觉、运动和自主神经。虽然临床表现多样，但患者的受累肢体通常会出现疼痛、水肿和肌肉萎缩。

骨显像结果因疾病的不同阶段而异。典型的影像表现是血流相和血池相不对称的放射性增高，延迟相关节周围全区域的摄取增加。虽然只有50%病例出现这些现象，但却具有最高的诊断准确度。疾病早期（最长5~6个月）通常显示血流增加（图6.44），但在病程后期，血流可能恢复正常或减少。大多数病例（＞95%）在延迟图像上可见关节周围放射性摄取，但其特异性在关节血流未见增加的情况下则较低。感染和关节炎可导致假阳性结果。已发现一些例外情况，包括一些成人的外伤可表现为冷区或摄取减少。儿童也经常可出现摄取正常或减少。

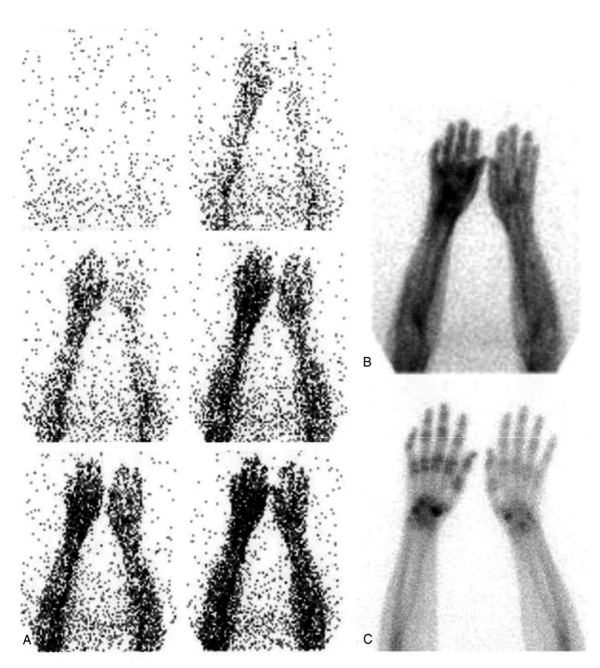

图6.44   一名年轻患者数月前遭受外伤后出现复杂性区域疼痛综合征，三时相骨显像示：左臂血流相（A）和血池相（B）放射性活度明显增加，左手延迟图像（C）上，关节周围有轻度放射性摄取。虽然活度不同，但延迟图像可以显示出更大的不对称性

应力性骨折

肢体剧烈运动或重复性活动可能导致骨损伤。这种情况可见于所谓的"外胫夹"征，这一术语一般用于描述沿胫骨内侧或后内侧的与应力相关的小腿疼痛。就核医学而言，该术语则是临床表现与骨显像发现相结合的结果。骨显像上，通常可见累及胫骨中远段的外周性线状示踪剂的摄取增高（图6.45）。如果这样的损伤过程持续并发展成明显的骨折，那么愈合预计需要数月或更长的时间。比较而言，早期发生的应力性改变痊愈则只需要几周时间（表6.7）。因此，及时诊断并适当改变肢体运动方式至关重要。骨显像灵敏，可显示骨折部位的特征性放射性浓聚影：早期呈卵圆形或梭形，完全骨折时放射性浓聚影可呈线状横贯整个骨（图6.46）。应力性骨折在骨显像的三个时相上均可呈阳性（图6.47），这些发现往往要早于X线检查，随着疾病进展，后者可见损伤部位的骨皮质增厚和骨折线。应力性损伤多部位累及并非罕见，因此骨显像可能发现多处病灶。

一种可能与外胫夹相关的现象是运动诱发的肌腱端病。对于运动员来说，反复的微撕裂和随后的愈合反应可导致肌腱或韧带附着部位的示踪剂摄取增加。耻骨炎、足底筋膜炎、跟腱炎和一些腘绳肌拉伤的病例都属于这类情况。应力作用部位会出现骨膜反应，有时会导致示踪剂在局部摄取增加。

表 6.7	应力作用和应力性骨折的序列发现表			
损伤阶段	骨反应	临床症状	X 射线	闪烁图像
正常	重吸收 = 骨形成	−	−	−
加速重塑	重吸收 > 骨形成	+/−	−	+
疲劳	重吸收 >> 骨形成	+	+/−	+++
衰竭	重吸收 >>> 骨形成	++	+	++++
皮质骨折	离断 / 启动修复	++++	++++	++++

Data from Roub LW,et al. Bone stress:Aradionuclide imaging perspective. *Radiology*.1979;132(2):431-438.

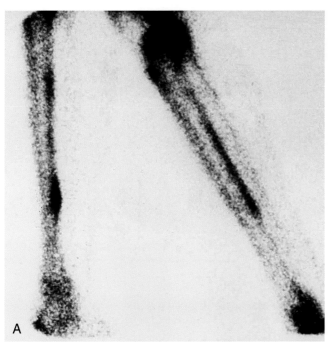

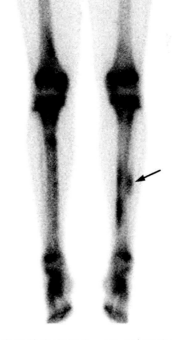

图 6.45 重复性创伤引发的应力性损伤可以发生在许多部位。小腿是常见的发病部位，即"外胫夹"。（A）小腿侧位显像示，发生应力性损伤后，左胫骨后表面可见线形放射性摄取增高影（**图像左侧**）。在右腿远端，可观察到更强的局限性放射性摄取增高灶，这是发生应力性骨折的典型表现。虽然应力性损伤最常发生于胫骨，但在腓骨亦可发生。（B）正位图像显示，双侧胫骨和左腿外侧（**箭头所示**）可见局限性放射性摄取异常增高灶，其中左腿外侧病灶为腓骨应力性损伤所致

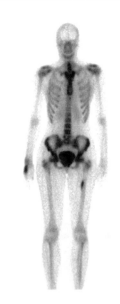

脊柱也可能出现应力性损伤。年轻的运动员由于重复运动性损伤常常可见腰椎关节脱离，多见于L4-L5椎体。在某些情况下，所有检查，包括X线、MR和平面骨显像等，可能均为正常，但SPECT检查有可能发现病变部位（图6.48）。如果有条件，使用SPECT/CT可提供更好的评估结果。

横纹肌溶解症

如今，马拉松和铁人三项这两个运动项目，会导致另一种运动损伤，称作横纹肌溶解症。骨骼肌的运动损伤部位骨示踪剂摄取定位与受损心肌的骨示踪剂摄取定位相似。肌肉组织受损部位产生钙沉积，为骨显像剂通过膦酸与肌肉受损部位结合提供了条件。

骨显像可显示出受损伤的肌群（图6.49）。马拉松运动员最明显的放射性摄取部位是大腿肌肉。肾衰竭诱发的横纹肌溶解通常为弥漫性。横纹肌溶解

图6.46　下肢疼痛的跑步爱好者的全身骨扫描显示，应力性损伤导致左股骨中段内侧骨表面一处梭形病灶。显像所见右手放射性增高影为注射点

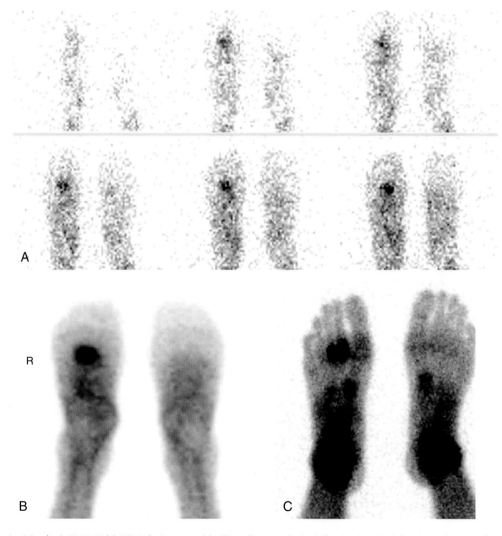

图6.47　跑步爱好者右足局限性剧烈疼痛，三时相骨显像显示在血流相（A）、血池相（B）及延迟相（C）均可见右足第二、三趾骨局灶性放射性增高，这些特征符合急性应力性骨折的表现。骨显像可能会比X线检查有更早的发现阳性

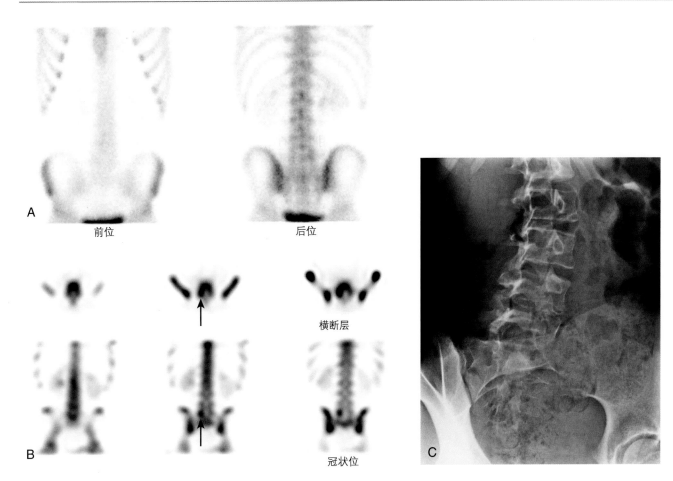

图 6.48 椎体滑脱。20 岁体操运动员，严重腰背痛，平面骨显像显示正常（A），X 线检查成像和 MRI 结果均为阴性。（B）然而在 SPECT 的冠状位和轴位图像中显示，L5~S1（箭头所示）右后缘可见局限性放射性摄取异常增高灶，符合椎体滑脱的表现。（C）另一名腰椎滑脱患者腰椎斜位 X 线片显示 L5 椎体峡部缺损

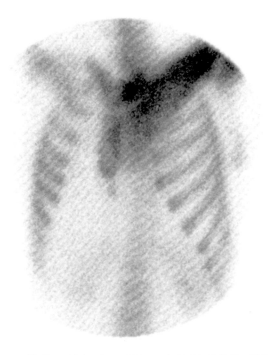

图 6.49 横纹肌溶解症。反复用力抬举重物造成胸部肌肉损伤，骨显像可见胸部肌肉明显的放射性摄取

症病程中骨显像出现异常的时间似乎与急性心肌梗死相似。在损伤后 24~48 小时，病变部位显像剂摄取程度最高。这一现象通常在 1 周内消失。

异位骨形成

肌肉的异位骨形成可能由多种疾病引起。最常见的病因是肌肉直接外伤引起的骨化性肌炎（图 6.50）。病灶外观多样，甚至可能与肉瘤形成的肿块相混淆。在这种情况下，CT 或 X 线可以见到病灶有典型的良性钙化。

异位骨化对于瘫痪和长期肢体固定的患者来说，是一种潜在的严重并发症，会因肌肉重度收缩并骨化导致活动能力严重下降。四肢瘫痪患者可见关节囊外软组织钙化，常见于髋关节周围。三时相骨显像对异位骨化的早期变化最敏感，它也可用于确定疾病何时达到成熟（此时切除后复发的可能性较小）。疾病早期，血流相和血池相骨显像会显示病灶放射性摄取增高。而且随着疾病进展，延迟显像的

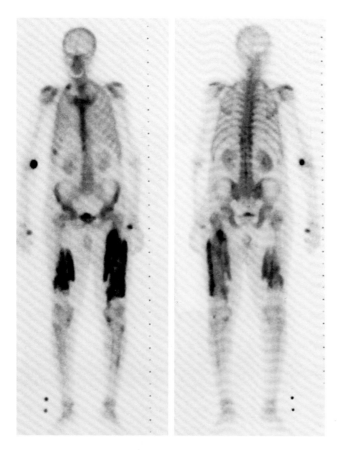

图 6.50　骨化性肌炎。前后位全身骨显像示骨化性肌炎广泛累及双下肢

摄取也将增高。CT 或 X 射线检查显示病变有粗大的钙化灶。血流相和血池相所见的放射性增高将于几周后消退，而延迟相的摄取增高经过几个月后逐渐降低（图 6.51），通常在 1 年内恢复正常。

骨梗死与骨坏死

　　骨坏死有多种原因（专栏 6.13），其表现随病情发展而变化。新梗死的骨在血供中断后便立即表现为放射性减低的冷区。在梗死后的愈合阶段，受累区域边缘的成骨活动和放射性显像剂的摄取均增加。在愈合过程中，放射性摄取可能会明显增高。如果并发了关节炎，那么异常摄取可能会持续存在；而且随着时间的推移，通常会累及关节两侧。

专栏 6.13　无菌性骨坏死的病因
创伤（意外性、医源性）
药物（类固醇）
高凝状态
血红蛋白病（镰状细胞病及其变体）
放疗后（正电压）
潜水病骨软骨病（小儿年龄组；儿童股骨头无菌性坏死）
红细胞增多症
白血病
戈谢病
酗酒
胰腺炎
特发性

儿童股骨头无菌性坏死

　　该病最常见于 5~9 岁的儿童，男性易患（男女发病比为 4：1~5：1）。儿童股骨头无菌性坏死是一种骨软骨病，可导致股骨头骨骺缺血性坏死。虽然该

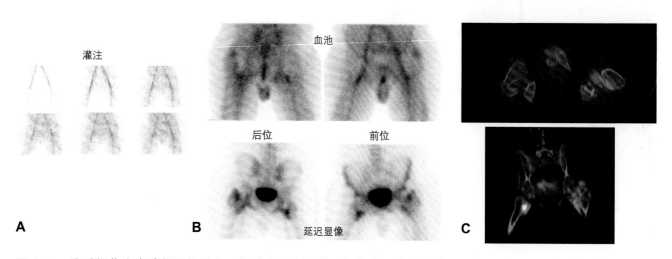

图 6.51　脊髓损伤患者髋部异位骨化，行手术切除前骨显像检查评估病灶情况。在等待病灶骨化成熟过程中，使用骨显像评估有助于预防复发。虽然病人的血流相（A）已恢复正常，但血池相（B，上图）仍可见轻度摄取，延迟相（B，下图）的后位影像仍可见中度的放射性摄取。SPECT/CT（C）（上图：轴位；下图：冠状位）图像显示，骨外侧骨质增厚区和所在关节放射性增高

疾病的发病机制尚不明确，但我们已知易感年龄组的股骨头血供极易受累。

使用针孔准直器放大成像，并让患者采用类似蛙腿的姿势，有助于我们更好地识别异常。疾病早期，在骨的外上方可见游离的小片状放射性分布缺损区（图6.52）。SPECT和SPECT/CT成像可能是识别一些微小病变的最佳方法。随着修复活动的进行，病灶外周放射性摄取增加，放射性逐渐填充原缺损

区。这种放射性增高状态可持续数月或更长时间，在重症病例中甚至可能永远无法恢复正常。

骨坏死

骨坏死有多种病因，但创伤和类固醇药物的作用是两种常见病因。尽管对使用类固醇药物引起骨坏死的发病机制仍存在争议，但目前已知这是一个表现为微骨折和骨修复的慢性过程。在一些案例中，创伤会破坏一些部位脆弱的血供，如儿童股骨近端和腕关节的舟骨。

在疾病的超早期（通常<24小时），骨显像血流相可见受累骨骼血流减少，延迟相缺血性坏死区域显示为冷区（图6.53）。在1~3天内，随着周围组织

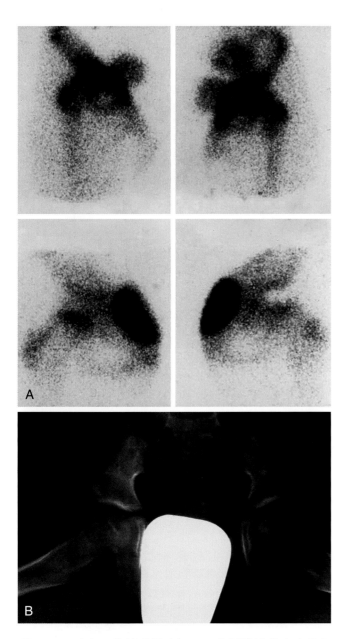

图6.52 儿童无菌性股骨头坏死。左侧髋关节疼痛儿童的骨扫描。（A）标准的平行孔准直器图像（上面一行）未显示异常。针孔准直器采集图像（下面一行）显示左髋关节出现特征性变化，股骨头骨骺处可见蚕豆状放射性减低区。（B）数月后患者的X线片显示左侧股骨头骨骺畸形、轻微变扁、密度增高、且骨骺与髋臼间的间隙增宽

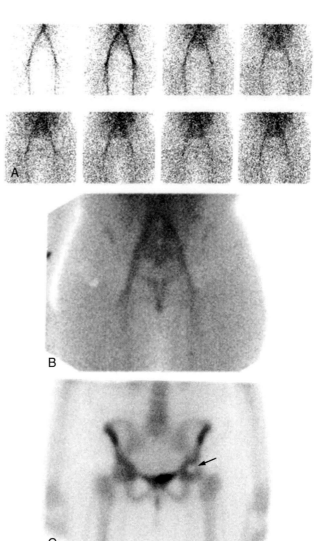

图6.53 左股骨头缺血性坏死急性期改变。患者的血流相（A）和血池相（B）影像均正常，延迟相可见左股骨头骨骺局灶性冷区（C）。随着病情进展股骨头可能会发生塌陷或发生硬化和重塑，随之局部的血流也会增加

的炎性反应及骨早期重塑的开始，血流通常会增加。许多患者直到疾病严重时才来就医，此时骨延迟显像可见放射性摄取明显增高，X线和CT呈骨塌陷和骨质硬化表现。局部的骨关节炎改变，除了骨质硬化之外，还可能包括软骨下囊肿和骨赘形成（图6.54）。骨显像血流相的异常通常能恢复正常，但延迟相的放射性摄取增高可能会持久存在。

MR是目前评估骨坏死的首选方法。MR除了具有与骨显像相当或更高的灵敏度外，还可以提供软组织和详细直观的骨解剖结构信息。MR这种对关节软骨、髋臼唇撕裂和干骺端囊肿评估的能力有助于明确预后。

镰状细胞贫血

骨显像有时可用于鉴别镰状细胞贫血（sickle cell disease，SCD）患者受累骨病变为骨梗死还是骨髓炎，也可用作并发癌症患者转移瘤的常规检查。为了不与其他疾病相混淆，需要注意一些特征性的影像表现。因缓解贫血导致的骨髓扩张使得颅骨两侧放射性增高（图6.55）。正常成人的红骨髓仅延及股骨和肱骨近端。患有镰状细胞贫血时，骨髓扩张，四肢骨的放射性摄取增高可能直到关节附近的（图6.56）。

脾和肾也经常出现改变。肾通常体积减小，可见瘢痕，甚至不显影。但在不太严重或慢性病例中，肾也可能增大，并伴有皮质的放射性摄取明显增高。

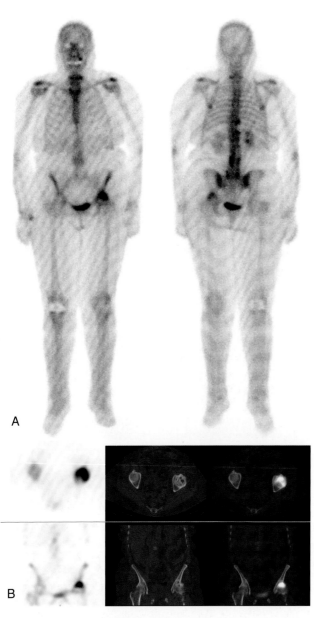

图6.54 骨坏死的慢性骨关节炎表现。（A）前列腺癌患者的平面骨扫描，显示因脊柱退行性改变形成多个局灶性放射性增高影，左侧股骨头前缘可见中度放射性摄取增高灶。（B）SPECT/CT的轴位（上排）和冠状位（下排）影像，在SPECT图像上可见髋关节明显放射性摄取（左图），相应CT（中图）和融合（右图）图像可见关节间隙消失、软骨下囊肿和关节两侧轻度的骨质硬化

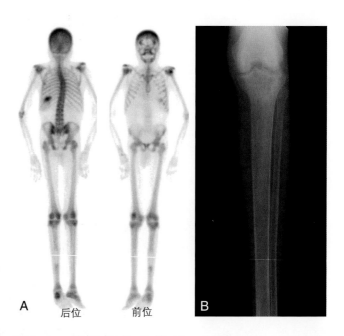

图6.55 镰状细胞病患者，急性胸痛、下肢疼痛，伴发热，^{99m}Tc-MDP显像（A）显示左肾上方局灶性浓聚影。虽然这一浓聚灶也可能是由肋骨的膨胀性病变所致，但结合患者其他的SCD表现的其他扫描，诊断倾向为慢性脾梗死。显像其他的异常发现包括由于肾衰竭所导致的双肾、膀胱不显影和模糊的腹水征象。长骨放射性摄取轻度增高。左肱骨头局灶性摄取是非特异性的，可能与SCD所致的损伤或关节炎有关。左胫骨长条状放射性减淡缺损区是由骨梗死所致，X线片上可见其远端胫骨轻度硬化（B）

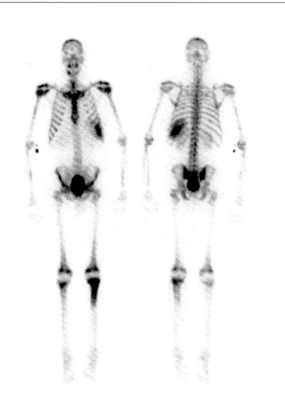

图 6.56　SCD 患者的 ^{99m}Tc-MDP 显像可见膀胱内尿液放射性滞留，双肾放射性减低，但未超出正常范围。但脾脏和左胫骨近端可见放射性增高热区，经证实为陈旧性梗死。由于骨髓扩张，膝关节周围骨的放射性摄取出现异常

脾通常位于左肾上方的一个小的区域内，常可见骨显像剂明显聚集，可能是由于既往发生脾梗死和钙化所致。

　　骨梗死既导致急性变化也导致长期变化。骨皮质梗死的急性期骨显像可能表现正常。在最初的几天，随着修复的开始，骨显像通常会显示放射性摄取增加。如果病变主要累及骨髓腔，骨显像可能无法显示病变范围，因为它未累及 ^{99m}Tc-MDP 的结合部位即骨皮质。使用 ^{99m}Tc- 硫胶体骨髓显像对髓腔内梗死很灵敏，梗死发生后病灶即显示为冷区。由于陈旧性骨髓梗死形成的放射性缺损会持续存在，所以除非有近期的显像检查作为基线比较，否则很难确定骨髓显像上的放射性缺损区域所代表的实际意义。在这些情况下，MR 的优势是可以鉴别急性和陈旧性梗死。

　　骨髓显像与骨显像的联合使用对于急性骨髓炎和骨梗死的鉴别诊断也很重要。如果骨显像放射性摄取增高区在骨髓显像上呈放射性缺损区，则符合骨梗死的特征。在急性病程中，如果骨髓显像无异常，而骨显像放射性摄取增高则最有可能是骨髓炎所致。

骨髓炎

　　骨髓炎是病原体经血源播散或蜂窝织炎直接扩散（如糖尿病足部溃疡）的方式所致。大多数患者的诊断方法通常使用 X 线和增强 MR。MR 极为灵敏，可提供关节、软组织结构和骨骼异常丰富的细节信息。对比强化前和强化后的图像，可以发现信号增强区域，而骨髓和软组织中可见非特异性液体信号。在关节受累时，早期常可见受累区骨皮质低信号，随着骨毁损的发生，会伴有较广泛的骨质缺失和骨畸形。X 线检查的灵敏度非常低，仅作为快速评估方法使用。感染会导致骨质丢失，包括骨皮质溶解和骨质破坏透亮区的形成。

　　^{99m}Tc-MDP 三时相骨显像对急性骨髓炎高度敏感，常用于有 MR 检查禁忌、多部位骨可能受累、临床表现不能定位病变部位，或传染源不明等情况。骨扫描也常用于评估关节假体部位疼痛或糖尿病足。其他可使用的核医学显像技术，包括使用 ^{99m}Tc- 六甲基丙二基胺肟（HMPAO）或 ^{111}In 标记白细胞显像以及使用 ^{67}Ga 或 ^{18}F-FDG 的 PET/CT 显像。

　　在一些患者（尤其是儿童）中，骨髓腔压力增高或血管栓塞会导致病变区域显像剂摄取减少，显示为冷区或放射性稀疏区。这些现象是与骨髓炎常见的表现相反。骨显像假阴性的病例不常见，但有 1 岁以下婴儿的病例报道。其他造成假阴性结果的原因，一是在病程的超早期进行显像，二是影像医师不能正确认识病灶区放射性缺损的实际意义。

骨髓炎的骨扫描表现

　　虽然 ^{99m}Tc-MDP 延迟显像能够显示骨髓炎病灶放射性摄取增高（图 6.57），但评估骨髓炎通常使用三时相法。血流灌注影像可以帮助我们分辨急性和慢性病程。如果动脉血流无异常，那么骨骼或软组织摄取增高则意味着病变处于慢性迁延阶段。需要注意的是，动脉血流出现在血流相最早的几帧影像，随后出现的是静脉充盈的图像。软组织急性期感染（如蜂窝织炎和脓肿）会在前两个时相中显示出放射性异常增高，但延迟相影像显示软组织深部骨骼中无放射性聚集。另外，急性骨髓炎在三个时相均呈显著阳性表现（图 6.58）。甚至在一些软组织也异常的病例中（例如化脓性关节），与血池影像一过性放射性摄取比较，延迟影像常表现为显像剂的

渐进性蓄积。在其他病例中，软组织的放射性摄取可能因蜂窝织炎或关节受累的程度而变得更为显著，而骨受累的表现也会在早期的延迟图像中显示（图6.59）。骨髓炎的诊断标准见专栏6.14。

骨髓炎的骨扫描表现不具有特异性。骨髓炎所见的一系列异常表现在神经性关节疾病（图6.60）、痛风、骨折（包括应力性骨折）和类风湿关节炎等疾病中也可以见到。专栏6.15中列出了可能与骨髓炎表现相似，三时相显像阳性的常见疾病。与X线或CT进行比较能够提高骨三时相检查的特异性。

^{99m}Tc-HMPAO或^{111}In标记白细胞显像可发现感染部位，检查具有很高的特异性。但应注意，对于那些神经明显损伤的病例，在这些非感染的病变区域WBC的分布也可能会增多。关节置换手术也可能改变骨髓的形态分布，这种情况下，WBC聚集局部可能是正常骨髓区域。因此，如果需要了解Charcot关节病或关节置换是否并发了感染，那么有必要将WBC放射性异常区域与^{99m}Tc-硫胶体骨髓显像结果进行对比，如果WBC显像所见WBC放射性异常

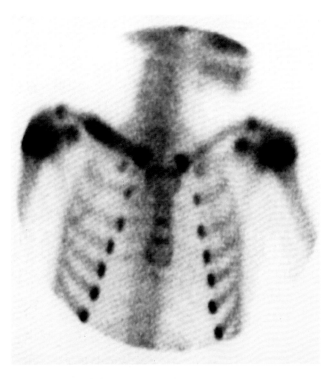

图6.57 右锁骨骨髓炎。一名儿童的前位骨显像图像显示，右锁骨的放射性摄取明显大于左锁骨

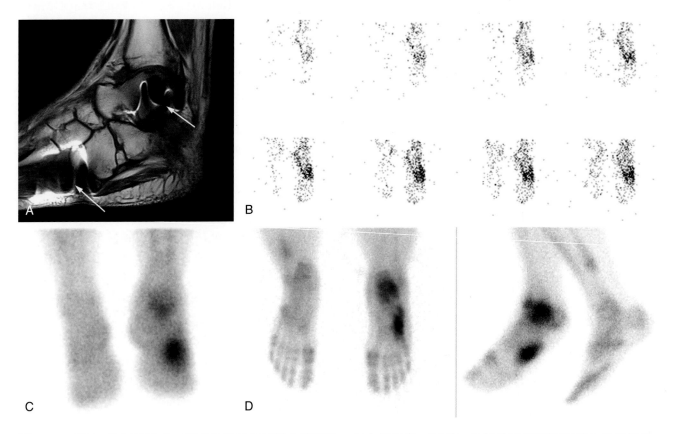

图6.58 当MR使用受限时，三时相骨显像可能非常有用，如本例患者，34岁，2年前距骨和第五跖骨骨折复位，新发疼痛和肿胀。（A）T1加权矢状位踝关节MR因金属伪影（**箭头所示**）而受限。原手术部位的（B）血流和（C）软组织放射性增高，与延迟影像一致（D）。随后进行的核素标记白细胞显像该区域呈阳性，结合硫胶体骨髓显像正常，从而被证实为骨髓炎

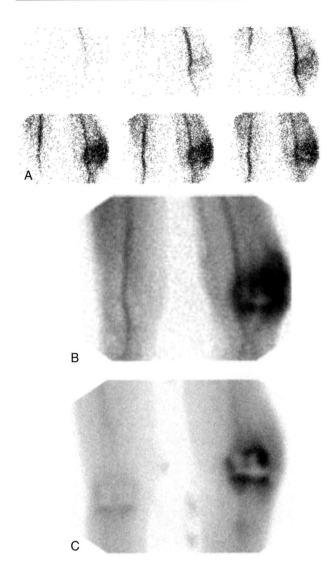

A

B

C

图 6.59　化脓性关节和骨髓炎的三时相检查。中年男性患者，2 年前左膝关节假体置换，主诉膝关节肿胀、疼痛，白细胞计数升高。骨扫描（A）血流灌注序列影像显示受累关节周围动脉时相显著的血流增强。（B）血池相不仅显示骨关节的异常，关节软组织放射性也持续增高。（C）延迟静态显像显示踇趾及第一和第二跖骨远端多处局限性放射性浓聚

专栏6.14　三时相骨闪烁显像：诊断要点

- **骨髓炎：动脉**血流增高，显像剂摄取骨进行性局灶性摄取而软组织相对较低；儿童骨髓炎如果合并骨梗死则可见局灶性冷区。延迟相病灶的放射性浓聚，通常比在软组织或血流相中所见更明显。
- **蜂窝织炎：静脉**（血流相稍后部分）血流增高，软组织放射性持续增高；无局灶性骨摄取（可能存在轻度至中度弥漫性摄取增加）。
- **化脓性关节：**血流动态相和血池相关节周围放射性增高，延迟相持续存在；少数情况下，如果关节压力增高导致血流减少或骨梗死，则关节部位可出现放射性冷区。

专栏 6.15　与骨髓炎三时相骨显像表现类似的疾病

骨关节炎

痛风

骨折

应力性骨折

骨坏死（愈合中）

Charcot 关节病

截骨术

复杂性局部疼痛综合征（反射性交感神经营养不良）

亚急性期 / 愈合期骨梗死

范围大于骨髓显像所见，则有可能存在感染。

虽然 WBC 扫描可以在骨显像之前进行或单独进行，但先行三时相骨显像有助于找出计数率通常较低的重点关注区域，如脚趾。对于感染转为慢性或已接受抗生素治疗的患者 WBC 扫描的灵敏度显著下降，此时骨扫描可能会有帮助。

虽然 WBC 扫描非常有用，但对脊柱的灵敏度较低，据报道仅 40% 的椎间盘炎 / 骨髓炎能被 WBC 扫描发现。对于椎间盘炎和可能存在的脊柱骨髓炎病例，当无法进行 MR 检查或 MR 检查不能明确诊断时，可使用三时相骨显像和 ^{67}Ga 显像方法并进行比较。^{67}Ga 显像可在注射 5 mCi（185-MBq）显像剂后 24~48 小时进行，显像可以发现多部位的感染。但对于某些骨髓炎病例，有研究显示骨扫描的放射性增高更为显著。关于 WBC 和 ^{67}Ga 显像在感染疾病的应用，将在第 16 章"炎症和感染"中进一步讨论。

骨转移放射性核素靶向治疗

核医学使用放射性药物进肿瘤行靶向治疗已有几十年的历史，例如使用 ^{131}I 治疗甲状腺癌。几种 β$^-$ 发射型放射性药物已获批用于治疗骨转移瘤。最近，α- 镭 -223（^{223}Ra）也被加入获批药物名单。相关的管理要求负责开药和给药的授权使用者需要完成不同于使用 ^{131}I 所要求（大多数放射科医生接受过的培训）的培训标准（专栏 6.16）。尽管通常只有接受过非密封放射源处理额外培训的人员（即核医学和放射肿瘤学医师）才能进行缓解骨痛的放射性药物治疗，但其他相关人员了解正确的给药和应用方法也非常重要。

这些钙类似物和二膦酸盐类的放射性药物能够

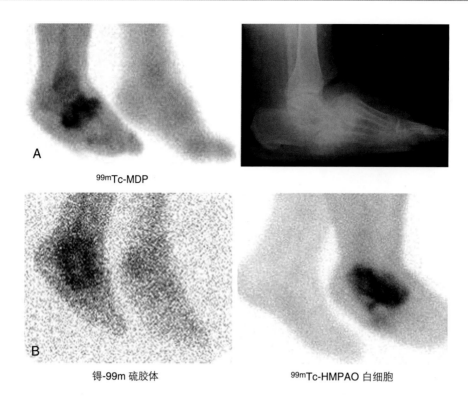

99mTc-MDP

镅-99m 硫胶体   99mTc-HMPAO 白细胞

图 6.60   Charcot 关节病。（A）糖尿病伴足底溃疡患者，骨显像放射性摄取明显增高的区域，在 X 线平片的相应部位可见骨质破坏。（B）镅-99m 硫胶体骨髓显像（左）与 99mTc-HMPAO 白细胞（WBC）显像（右）两者不完全匹配，尤其是在病灶中心和其正下方，提示为骨髓炎。足底的斑片状摄取位于溃疡区域，可能由蜂窝织炎所致，但难以将其与骨区分开

在成骨性转移灶中高度聚集，而且它们在转移灶中的生物半衰期比在正常骨中更长。这些放射性药物的治疗效果取决于发射何种高能粒子。β⁻ 粒子的射程仅为几毫米，而 α 粒子的射程仅为几分之一毫米。这些特点有助于将射线作用局限于病变骨组织，而避免正常组织受损。美国批准使用的药物列表见表 6.8，其他国家正在研究或批准的一些药物列表见表 6.9。

在选择哪些患者做骨核素治疗时，需要注意，只有那些需要麻醉药才能控制疼痛，或疼痛严重使得活动显著受限的患者才是合适的治疗候选者。此外，由于疼痛在治疗后出现缓解的时间较晚（例如 1~4 周），预期寿命小于 30 天的患者不太可能获益。骨扫描有助于确定骨转移灶是否能够聚集治疗用放射性核素。

放射性核素治疗的禁忌证包括：有明显骨髓抑制的患者（血小板 < 60 000/μl 或 WBC < 2400/μl）、怀孕或哺乳期患者以及明显肾衰竭或弥散性血管内凝血（DIC）的患者。放射性核素治疗最重要的不良反应是骨髓毒性。因此，治疗前基线的血细胞计数检查必须达到血小板、白细胞和血红蛋白的最低

专栏 6.16   NRC 关于 ²²³Ra 和除 ¹³¹I 外的 β 粒子发射体进行放射性核素治疗的使用许可和授权使用者的培训要求

基于联邦法规 10 CFR 的第 35 部分（子部分 E）的许可授权使用者培训

- 10 CFR 35.390：需要书面指令的非密封物质的使用培训
- 10 CFR 35.396：需要书面指令的非密封物质的胃肠外给药培训
- 在符合 35.390 和／或 35.396 要求的授权使用者指导下完成 700 小时的培训并实习
- 必须包括 200 小时的课堂和实验室学习，学习领域为：辐射物理、仪器、辐射生物学、医疗产品化学和与放射性有关的数学

使用许可

广义范围：许可证允许持有和使用原子序数为 88（镭）或 10 CFR 35.300 许可使用的其他任何放射性物质

CFR 35：美国联邦法规第 35 部分；NRC：美国核管理委员会。

值要求。此后应每周检查一次，评估治疗后血细胞变化。将治疗剂量分多次给药可提高治疗效果。一般来说，²²³Ra 再次治疗间隔的时间为 1 个月，而 β

表 6.8　获批用于骨转移瘤靶向治疗的放射性药物

药剂	物理半衰期 $t_{1/2}$（天）	粒子或光子的平均能量（MeV）	粒子软组织射程（mm）	预期产生疗效时间	重复治疗	说明
^{223}Ra（Xofigo）	11.4	α（95.3% 丰度）5.64 —————— β-（3.6%）0.445 和 0.492 —————— γ（1.1%）0.01~1.27	0.05~0.08（α）	前 2 个治疗周期内	每隔 4 周注射 1 次，共 6 次	• 2/3 的患者疼痛减轻 • 生存时间比未联合使用的患者提高了 30% • 生存时间与疼痛缓解或 PSA 降低无关
^{153}Sm-EDTMP（Quadramet）	1.9	β-0.23 γ 0.103（30% 丰度）	0.6	2~7 天，峰值 3~4 周	>2 个月	• 277 例不同种癌症导致的剧烈骨痛患者，治疗后 3 周有 54% 疼痛减轻，12 周后的疼痛缓解率达 74%
^{89}Sr（Metastron）	50.5	β-0.58 γ 0.19（0.01% 丰度）	2.4	14~28 天	>3 个月	• 41 例前列腺癌和其他肿瘤骨转移患者，超过 2/3 的患者疼痛缓解，阿片类药物用量减少
^{32}P	14.3	β-0.70	3.0	5~14 天	>3 个月	• 因可引起可逆性全血细胞减少，常使其给药剂量受限，在 5~6 周副作用达到峰值 • 50%~87% 患者疼痛缓解

^{32}P：磷 -32；PSA：前列腺特异性抗原；^{223}Ra：镭 -223；^{153}Sm-EDTMP：钐 -153 乙二胺四亚甲基膦酸；^{89}Sr：锶 -89。

引自 Florimonte L，Dellavedova L，Maffioli LS.Radium-223 dichloride in clinical practice. *Eur J Nucl Med Mol Imaging*.2016；43：1896-1909.
Handkiewicz-Junak D，Poeppel TD，Bodei L，et al. EANM guidelines for radionuclide therapy of bone metastases with beta-emitting radionuclides. *Eur J Nucl Med Mol Imaging*.2018；45（5）：846-859.

表 6.9　在美国以外国家正在研究或已获批的治疗骨痛的靶向药物

标记核素	载体分子	物理半衰期（天）	β⁻ 粒子最大值（MeV）	最大粒子射程（mm）	γ 光子能量（keV）	说明
^{186}Re	HEDP	3.7	1.071（73%）0.934（23%）	3.7	137（11%）132（2%）632（0.03%）	527 例患者，^{89}Sr 和 ^{186}Re-HEDP 的疗效无统计学差异 1 Dafermou A，Colamuss P，Giganti M，et al.Amulti- centre observational study of radionuclide therapy in patients with painful bone metastases of prostate cancer. EurJ Nucl Med.2001；28：788-798.
^{188}Re	HEDP	0.7	2.12	10.4	155（15.1%）	
^{177}Lu	EDTMP	6.7	0.497（79%）0.176（12.2%）0.384（9%）	1.8	208（11%）113（6.4%）	

EDTMP：乙二胺四亚甲基膦酸；HEDP：羟基亚乙基二膦酸盐。

Abi-Ghanem AS,McGrath MA,Jacene HA.Radionuclide therapy for osseous metastases in prostate cancer. *Semin Nucl Med*.2015;45:66-80.

发射型药物在首次治疗后，再次治疗需间隔 2~3 个月。如果血细胞计数超出可接受范围，也应停止后续用药。

有研究显示，不同放射性药物对骨痛的缓解率略有不同，一般在 70%~80% 之间，20% 的患者疼痛可完全消失。缓解持续时间也各不相同。一小部分患者可能出现"闪烁"，或者说短暂的症状加重现象。根据患者需要给予镇痛药和支持性护理也很重要。

放射性核素靶向治疗通常可以配合其他治疗方法一起使用，可发挥重要作用。但是，在放射性药物治疗与其他治疗方法合并使用前需要谨慎，放射性核素治疗一般在外照射治疗后应等待 2~3 个月，化疗后等待 1.5~2 个月。在核素治疗后进行化疗时，一般建议延迟 2~3 个月进行。^{223}Ra 和 ^{153}Sm 乙二胺四亚甲基膦酸（ethylenediamine tetramethylene phosphonic acid，EDTMP）或 ^{89}Sr 的治疗方案分别见专栏 6.17 和专栏 6.18。

^{223}Ra α 发射体治疗

α 粒子能够在极短的路径上沉积很高的能量 [高传能线密度（LET）]。它能够造成双链 DNA 明显断裂，对肿瘤可发挥强大的破坏作用。尽管已经有几种 α 发射体被用于放射性核素治疗研究，但 ^{223}Ra（Xofigo）是首个在美国获批可用于前列腺癌骨转移但无全身软组织转移患者的放射性药物。

在一项随机的用于不伴有全身性疾病的前列腺癌骨转移患者治疗的 III 期临床研究 [用 Alpharadin 治疗症状性前列腺癌，Alpharadin in Symptomatic Prostate Cancer（ALSYMPCA）] 过程中，由于观察到治疗组总生存时间（overall survival，OS）提高了 30%，所

专栏 6.17　前列腺癌骨转移 ^{223}Ra 治疗方案

许可适应证

无脏器转移的去势抵抗性前列腺癌患者骨转移疼痛治疗

血液监测

- 首次给药前：中性粒细胞绝对计数（ANC）≥ 1.5 × 10^9/L，血小板 ≥ $100 × 10^9$/L，血红蛋白 ≥ 10 g/dl
- 后续治疗周期前：ANC ≥ 1.0 × 10^9/L，血小板 ≥ $50 × 10^9$/L
- 若 6~8 周内以上血液指标未见恢复，则停止使用 ^{223}Ra。

临床

组建多学科会诊（MDT）讨论：

- 患者对治疗的耐受性和对放射安全指导的依从性；美国东部肿瘤协作组（Eastern Cooperative Oncology Group，ECOG）评分；预期生存期是否足够完成整个疗程
- 联合治疗：
  - 初步数据表明，与醋酸阿比特龙或泼尼松同时使用不安全
  - 可联合使用外放射治疗、雄激素剥夺治疗和传统激素治疗

患者健康教育

- 树立完成 6 个周期治疗的目标：完成 5~6 个周期治疗的患者，其总生存时间（OS）高于接受 1~4 个周期治疗的患者
- 使用碱性磷酸酶和影像学监测病情缓解 / 进展情况

- 因病理机制不同，前列腺特异性抗原（PSA）变化对监测疗效的用处不大
- 疼痛减轻本身不能作为中止治疗的指标
- 辐射安全：1 周内粪便（主要）、尿液和血液会残留少量药剂
- 患者和护理人员需遵守通用的安全防护措施
- 保持良好的如厕卫生习惯；被尿液或粪便污染的衣物应立即分开单独清洗
- 告知患者在入院或死亡时应向医院或殡仪馆人员提供用药信息。注意：火化和下葬过程中，不得使处理尸体的人员面临明显风险

注射剂量：

剂量为 1.5 μCi/kg（55 kBq/kg），生理盐水稀释，缓慢静脉注射，1 分钟内注射完毕

- 小心操作，避免药物泼洒造成工作人员和旁观者吸入或摄入
- 若临床和血液指标允许，可间隔 4 周重复给药。

患者出院要求

根据美国联邦法规，能够遵守辐射安全要求的患者可在给药后出院，但必须注意遵守各州和地方的相关法规。

随访

安排随访和血液检查（约在下一次给药前 1 周）日期

专栏 6.18   骨转移瘤使用钐 -153 乙二胺四亚甲基膦酸（Samarium-153 Ethylenediamine Tetramethylene Phosphonic Acid, ^{153}Sm-EDTMP）、锶 -89（^{89}Sr）、磷 -32（^{32}P）等 β$^-$ 放射性核素的治疗方案

适应证

缓解因骨显像摄取 ^{99m}Tc-MDP 的成骨性骨转移瘤引起的疼痛

患者选择标准

- 患者疼痛应达到活动受限或需要使用麻醉药的程度
- 预期寿命 < 4~6 周的患者不太可能从治疗中获益
- 血细胞计数：
  - 血小板：> 60×10^9/l（最好达到 100×10^9/L）
  - 白细胞：> 2400~3000/μl（最好达到 5000 μl）
  - 中性粒细胞绝对计数（ANC）：> 2000/μl
  - 血红蛋白 > 10 g/dl
  - 未达到使用禁忌的血细胞计数减低，也会增加临床风险
- 弥散性血管内凝血（DIC）患者可能出现严重的血小板减少或死亡
- 在溶骨性转移瘤中的应用尚未充分研究。

每次使用均需遵循产品包装和标签所示的安全建议和核医学与分子影像学会程序指南：

- 考虑到骨髓毒性（除非已知获益大于风险），通常不建议与化疗或外照射治疗同时使用
- 使用长效骨髓抑制剂化疗后应推迟 6~8 周进行核素治疗
- 使用其他骨髓抑制剂化疗或全身放射性同位素治疗者，推迟 4 周治疗
- 外照射治疗后推迟 2~3 周治疗
- 放射性核素治疗后 12 周内不进行化疗
- 如果最近（< 2 周）接受过依替膦酸盐或其他双膦酸盐治疗，则需使用骨扫描以确定药物摄取；给予双膦酸盐后至少 48 小时内不使用放射性药物治疗
- 不单独用于病理性骨折或骨质破坏严重的骨转移
- 育龄妇女的妊娠试验必须为阴性

疗效

患者在 1 周内开始疼痛减轻，在 3~4 周内达到最好效果

风险

- 骨髓抑制：3~5 周内到达最低点，比基线水平降低 40%~50%
- 潮红反应（加重疼痛）：发生率 7%，轻度，自限性，对镇痛药反应好，在 72 小时内出现

辐射安全

- 48 小时内使用马桶排尿，不使用小便池。注意不要使尿液或粪便污染马桶周围的区域；冲洗多次；彻底清洗双手
- 尿失禁患者：使用吸尿服和床垫套；考虑插尿管
- 护理人员在处理尿液或受污染的衣物时，需穿戴手套、罩衣和护目镜
- 将被尿液污染的衣物存放 1~2 周，或立即分开清洗
- 停止母乳喂养
- 使用两种方法节育
- 分床单独睡眠 5~7 天
- 未观察到药物经唾液分泌清除，因此不必采取口腔相关的预防措施

给药剂量

^{89}Sr：1.5~2.2 MBq/kg（40~60 μCi/kg）或 148 MBq（4 mCi）

^{153}Sm lexidronam：37 MBq/kg（1.0 mCi/kg）

^{32}P 磷酸钠：185~370 MBq（5~10 mCi）可分次给药。也可口服，剂量为 10~12 mCi（370~444 MBq）

- 使用塑料注射器，缓慢静脉推注 1 分钟以上，然后用盐水冲洗
- 除非符合当地和州的辐射安全标准，否则不得让患者离开

随访

- 全血细胞计数监测：治疗后 2 周开始，每 1~3 周一次，持续 12~16 周或直至康复
- 正在接受血清钙监测的患者

重复治疗程序

- 首次给药后 12 周（或更久）方可再次给药
- 在给药多达 7 次的患者仍可观察到疗效（第二次给药的缓解率为 50%）
- 首次给药无缓解，再次给药后也无效
- 多次给药导致风险也随之增高

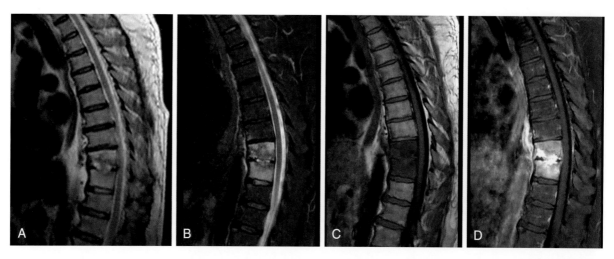

图 6.61　椎体骨髓炎伴 T11-T12 椎间盘炎患者的脊柱 MRI，椎间隙显示骨髓水肿、不规则增强等炎症改变，但在（A）T2 相、（B）短时反转恢复序列（STIR）、（C）强化前 T1 相或（D）钆增强 T1 影像均未发现椎旁脓肿或肿胀

以提前终止了研究方案。这种药物的使用方法是每 4 周给药一次，共注射 6 次。^{223}Ra 治疗对患者生化指标的影响见表 6.10。ALSYMPCA 试验及其随访期间观察到的一些毒副作用见表 6.11，患者中断治疗的主要原因见表 6.12。^{223}Ra 在其他疾病的应用研究也在进行中。

^{153}Sm-EDTMP

^{153}Sm-EDTMP（Quadramet）是一种能够发射 β 射线的放射性药物，它也能够发射 γ 射线，因而具备额外优势，可用于显像。这一药物已获批用于可用核医学骨扫描显示的成骨性骨转移瘤患者（图 6.62）。

^{153}Sm 的使用剂量为 1.0 mCi/kg（37 MBq/kg），静脉注射，持续时间 1 分钟。约 50% 的药物定位于骨骼。该药物在转移灶和正常骨中的分布比值为 5∶1。由于主要经尿液排泄，患者给药后应鼓励多饮水多排尿。大约 35% 的药物在最初 6 小时被排出。

与 ^{89}Sr 一样，骨髓毒性是临床使用 ^{153}Sm 的一个限制性因素。^{153}Sm 的骨髓毒性较轻，尽管有严重不良反应甚至死亡的案例报告。某些情况下，血小板可从治疗前基线水平下降约 25%，WBC 可下降约 20%。

考虑到正常骨髓的受照剂量，^{153}Sm 的优势所在是其发射的 β 粒子射程较短。据报告，该药物治疗

参数	^{223}Ra（n=614）	安慰剂（n=307）	风险比	95% 置信区间
表 6.10　^{223}Ra（Xofigo）治疗后疾病进展相关关键生物学指标的变化				
总生存时间（OS）中位数	14.9	11.3	0.695	0.552~0.875
* 和安慰剂相比死亡风险下降 30%				
至总 ALP ↑ 的中位时间（月）	7.4	3.8	0.17	0.13~0.22
总 ALP ↓ ≥ 30%	47%	3%	NA	NA
总 ALP ↓ ≥ 50%	27%	1%	NA	NA
至 PSA 进展的中位时间（月）	3.6	3.4	0.64	0.54~0.77

ALP：碱性磷酸酶；NA：不适用；PSA：前列腺特异性抗原；^{223}Ra：镭 -223。

Data from Parker C, Nilsson S, Heinrich D, et al. ALSYMPCA investigators. Alpha emitter radium-223 and survival in metastatic prostate cancer. *N Engl J Med*.2013；369（3）：213 - 223.

表格修改自 Xofigo®（Bayer）的 ALSYMPCA 试验数据，见 https://hcp.xofigo-us.com

表 6.11 ALSYMPCA 试验和 3 年随访中报告的 ^{223}Ra 治疗的不良反应

	ALSYMPCA 初步试验 ^{223}Ra（n=600），安慰剂（n=307）					
不良事件	所有等级（%）		重度			
			3~4 级（%）		5 级（%）	
	^{223}Ra	安慰剂	^{223}Ra	安慰剂	^{223}Ra	安慰剂
贫血	31	31	13	13	0	< 1
血小板减少	12	6	6	3	< 1	0
中性粒细胞减少	5	1	2	1	0	0
全血细胞减少	2	0	2	0	0	0
	3 年随访 ^{223}Ra（n=404），安慰剂（n=167）					
	所有等级（%）		重度			
			3~4 级（%）		5 级（%）	
	^{223}Ra	安慰剂	^{223}Ra	安慰剂	^{223}Ra	安慰剂
贫血	3	3	1	1	0	0
血小板减少	1	0	0	0	0	0
中性粒细胞减少	< 1[a]	0	< 1[a]	0	0	0
再生障碍性贫血	< 1[b]	0	< 1[b]	0	0	0

ALSYMPCA：使用 Alpharadin 治疗症状性前列腺癌；^{223}Ra-：镭 -223。

[a] < 1%=2 名患者。

[b] < 1%=1 名患者。

Table modified from Jacene H，Gomella L，Yu EY, Rohren EM. Hematologic toxicity from radium-223 therapy for bone metastases in castration resistant prostate cancer: risk factors and practical considerations.*Clin Genitourin Cancer*.2018；16（4）：919-926.

表 6.12 导致 ^{223}Ra 中止治疗的参考因素：ALSYMPCA 试验的数据

参考因素	^{223}Ra（n=209）	安慰剂（n=157）	P
疾病进展	8	6	0.69
贫血	6	1	0.01
健康状况下降	4	4	0.08
血小板减少	3	14	0.15
脊髓压迫	2	2	1
疲劳	2	3	0.51
脓毒血病	1	0	0.51

ALSYMPCA：使用 Alpharadin 治疗症状性前列腺癌；^{223}Ra：镭 -223。

Table modified from Jacene H，Gomella L，Yu EY, Rohren EM. Hematologic toxicity from radium-223 therapy for bone metastases in castration resistant prostate cancer：risk factors and practical considerations. *Clin Genitourin Cancer*.2018；16（4）：919 - 926.

Data from U.S. Food and Drug Administration（FDA）safety package insert；Prescribing Xofigo. Bayer website. https：//hcp.xofigo-us.com.

骨痛的缓解率约为 83%。疼痛缓解通常在 2 周内出现，持续时间为 4~40 周。

锶 -89（^{89}Sr）

经 FDA 批准，纯 β 发射体锶 -89（Metastron）可用于治疗转移性骨痛。给药方法是在 1~2 分钟内缓慢静脉注射 4 mCi（148 MBq）药物。也可使用 55 μCi/kg（2.04 MBq/kg）计算给药剂量。病人可能需要重复给药，但必须考虑前期疗效、血液学指标和当前状况等因素。一般情况下，不建议在 90 天内重复给药。经尿液排泄是药物主要的排泄途径，经肠排泄约占 1/3。

治疗前应测量基线血小板计数值，此后应至少每隔一周测量一次。通常情况下，治疗后血小板会从基线水平下降 30%，并在治疗后 12~16 周达到最低点。^{89}Sr 的毒性一般轻微；但是，对于 WBC 计数低于 2400/μl 且血小板低于 60×10^9/L 的患者来说，必须谨慎使用。少数患者会出现症状短暂性加重。

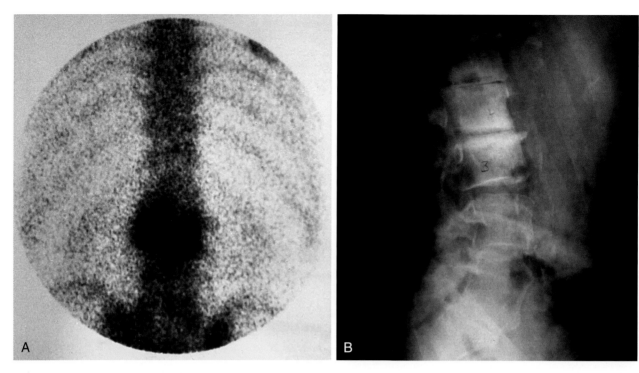

图 6.62 钐 -153（^{153}Sm）转移性骨痛治疗。（A）治疗前全身 ^{99m}Tc-MDP 骨显像证实骨转移部位存在骨显像剂聚集，意味着治疗用放射性药物也可以被转移灶所摄取。（B）^{153}Sm-Lexidronam［钐 -153 乙二胺四亚甲基膦酸（EDTMP）；Quadramet］治疗后的全身显像显示与骨显像密切相关

表 6.13 ^{153}Sm-EDTMP 不良反应中的特定临床事件总结		
事件	^{153}Sm-EDTMP（%）（n=199）	安慰剂（%）（n=90）
任何不良反应	85	80
疼痛加剧	7.0	5.6
血小板减少	69.3	8.9
白细胞减少	59.3	3.7
贫血 / 血红蛋白降低	40.7	23.3
恶心和 / 或呕吐	32.7	41.1
感染	17.1	11.1
发热和寒战	8.5	11.1
神经紧张	30	43
肌肉骨骼问题	27	31
呼吸问题	18	27

^{153}Sm-EDTMP：钐 -153 乙二胺四亚甲基膦酸。
From Sm-153 EDTMP（Quadramet）package insert safety information.

约 20% 的患者将解除疼痛。大约 80% 的患者疼痛会明显减轻，也有一些系列研究报告，高达 90% 的患者疼痛得以缓解。注射后 7~20 天疼痛开始缓解，作用通常可持续 3~6 个月。

磷 -32（^{32}P）

^{32}磷已用于腹膜内输注治疗肿瘤（如卵巢癌）和真性红细胞增多症的治疗。因其具有亲骨性，它也是最早用于缓解转移性骨痛的放射性同位素之一。由于 ^{32}磷不发射 γ 射线，这意味着无法用显像的方法了解其体内分布。由估算得到的骨吸收剂量范围为［25~63 rad/mCi（0.68~1.733 cGy/MBq）］。此外，由于 ^{32}P 在骨的无机基质和骨髓细胞区域中都有分布，正常骨髓的吸收剂量似乎要高于肿瘤组织。^{32}P 在骨转移治疗方面的应用因其他更好的放射性药物出现而逐渐减少，在一些国家甚至不再允许使用。

铼 -186 HEDP（^{186}Re-HEDP）

铼 -186 羟基亚乙基二膦酸盐（Rhenium-186 hydroxyethylidene diphosphonate，^{186}Re-HEDP）由用于骨痛治疗的二膦酸盐（依替膦酸盐）和 β- 发射体

合成。^{186}Re-HEDP 是另一种可用于缓解骨痛的药物。它也能够发出 γ 射线，可用于显像和寻找病灶部位。^{186}Re-HEDP 给药后可以迅速分布到骨骼，大约 14% 滞留在骨骼中，其余则被迅速清除，大约 70% 的剂量在注射后 6 小时通过尿液排出。由于可以使用发生器生产，^{188}Re 作为治疗用放射性核素令人期待。

骨密度仪

随着具有亲骨特性并可促进骨矿化新药的出现，促进了骨密度测定的应用。目前已经开发出多种方法来定量测定骨矿物质含量。双能 X 射线技术对于测定脊柱和髋部这些部位的骨密度尤为重要。因为这些部位的软组织比四肢远端厚，对 X 射线的衰减更明显。通过比对易被软组织衰减的低能 X 射线或 γ 射线与只被骨（或金属）衰减的高能射线的测定结果，能够计算检查部位各组织成分对放射线不同的吸收率，因此，能够精确评价骨密度而不受周围的软组织衰减的影响。DEXA 是世界卫生组织（WHO）制定骨质减少和骨质疏松症分类标准的基础。

当骨密度小于 1 g/cm² 时，骨折风险显著增加。骨矿测定可用于骨质减少和骨质疏松症疑似患者确定其初诊时基线测量结果，并可用于治疗过程中跟踪随访。

WHO 骨量分类系统是以脊柱和股骨颈的 DEXA 测量结果为基础，并将个体测量值与对照人群的平均值和标准差（SD）进行比较。检查结果以 T 评分值或 Z 评分值的形式报告。T 评分值是将患者的骨密度测量值与 30 岁健康成人（同性别）的骨密度测量值相比较所得值，而 Z 评分值是将测量结果与相同性别和年龄人群的平均值进行比较所得。Z 评分值低意味着骨量小于同年龄段的标准值，患者骨矿丢失的速度可能比预期得快。

这些评分用于描述高于或低于正常人群均值标准差的倍数，其中正常人群的平均值设定为 0，位于人群测量值钟形曲线的中央（图 6.63）。曲线右侧部分显示高于正常值 1、2 和 3 个 SD 的高分值点，低于平均值低分值点分别有 −1、−2 和 −3 个 SD 点（即曲线位于正常值的 −3~+3 SD 范围内）。

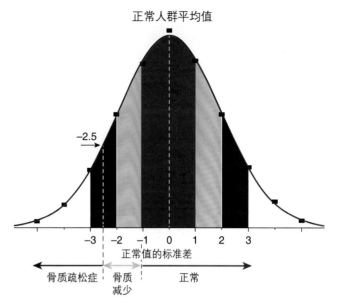

图 6.63　骨密度测量值曲线及其意义。正常骨密度值定义为高于正常值以下 1 个 SD（> −1 SD），介于正常值以下 2.5 SD 与正常值以下 1 SD 之间（介于 −2.5 和 −1 之间）为骨质减少；低于正常值以下 −2.5 SD，则为骨质疏松症

标准评分值（Z）$= \dfrac{X-\mu}{\sigma}$，其中 X 为测量值，μ 为同龄人群平均值，σ（sigma）为 SD。

T 评分正常值为与年轻人群的平均值相差 1 SD 以内的值（即 T 评分正常值范围为 −1~+1）和所有高于 +1 的值。骨质减少或骨密度比正常年轻成人低 10%~25% 的患者，被认为是比正常对照人群的平均值低 1~2.5 SD（或 T 评分值介于 −1.0 和 −2.4 之间）。骨质疏松症或骨密度值小于正常年轻成人 25% 以上的患者，被定义为比正常对照平均值低 2.5 SD 或更多（或 T 评分值 < −2.5）。

需注意的是，测量部位避开退变硬化区域，因为这些区域可能会错误地高估骨密度值。查看测量报告随附的扫描图像有助于选择合适的区域用于测量评估。计算机生成的报告系统通常提供此类图像以及每个患者的计算结果。这些数据以图表方式显示，并提供测量区域的 T 评分值和 Z 评分值（图 6.64）。

AP 脊柱骨密度趋势

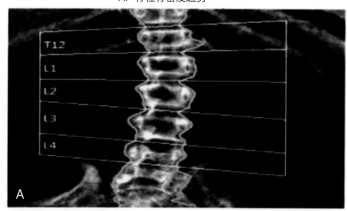

密度测定参考：L2-L3（骨密度）

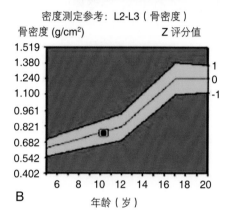

趋势：L2-L3（骨密度）

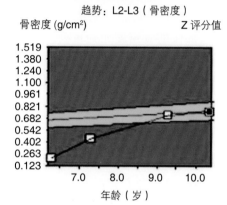

图 6.64　双能 X 射线吸收法（DEXA）骨密度测量。瘫痪的小儿患者伴多种疾病进行骨密度评估。X 线影像（A）有助于发现因脊柱侧凸形成的局部骨硬化/骨赘区域，避免可能由此造成的假阴性结果。（B）测量值绘制于曲线图上，结果表明测量值位于正常值的 2 个标准差（SD）以内。我们把高于正常值以下 1 SD 的测量值作为正常。当测量结果介于正常值以下 2.5 SD 至正常值以下 1 SD 之间时，报告为骨质减少。把低于正常值以下 −2.5 SD 的病例，诊断为骨质疏松症。表格（B）显示该患儿的系列参数。当儿童的骨密度测量结果低于正常值以下 2 SD 时，我们不能仅凭测量值就在报告中使用"骨质减少"和"骨质疏松症"这样的诊断用语。最好表述为患者的骨密度值"低于该年龄段人群水平"

推荐阅读

骨显像

Chua S, Gnanasegaran G, Cook GJ. Miscellaneous cancers (lung, thyroid, renal cancer, myeloma, and neuroendocrine tumors): role of spect and pet in imaging bone metastases. *Semin Nucl Med.* 2009;39(6):416–430.

Gemmel F, Van den Wyngaert H, Love C, et al. Prosthetic joint infections: radionuclide state of the art imaging. *Eur J Nucl Med Mol Imaging.* 2012;39(5):892–909.

Nadel H. Pediatric bone scintigraphy update. *Semin Nucl Med.* 2010;40:31–40.

Shehab D, Elgazzar AH, Collier BD. Heterotopic ossification. *J Nucl Med.* 2002;43(3):346–353.

氟 -18- 氟化钠 PET/CT

Liu Y, Sheng J, Dong Z, et al. The diagnostic performance of 18F fluoride PET/CT in bone metastases detection: a meta-analysis. *Clin Radiol.* 2019;74(3):196–206. https://doi.org/10.1016/j.crad.2018.12.011. Epub 2019 Jan 14.

Sonni I, Minamimoto R, Baratto L, et al. Simultaneous PET/MRI in the evaluation of breast and prostate cancerusing combined Na[F] and [F]FDG: a focus on skeletal lesions. *Mol Imaging Biol.* 2020;22:397–406.

治疗

Du Y, Carrio I, De Vincentis G, et al. Practical recommendations for radium-223 treatment of metastatic castration-resistant prostate cancer. *Eur J Nucl Med Mol Imaging.* 2017;44:1671–1678.

Jacene H, Gomella L, Yu EY, Rohren EM. Hematologic toxicity from radium-223 therapy for bone metastases in castration-resistant prostate cancer: risk factors and practical considerations. *Clinical Genitourinary Cancer.* 2018;16(4):919–926.

Parker C, Nilsson S, Heinrich D, et al. Alpha emitter radium-223 and survival in metastatic prostate cancer. *N Engl J Med.* 2013;369:213–223.

Parker CC, Coleman RE, Sartor O, et al. Three-year safety of radium-223 dichloride in patients with castrate-resistant prostate cancer and symptomatic bone metastases from phase 3 randomized alpharadin in symptomatic prostate cancer trial. *Eur Urol.* 2018;73(3):427–435.

（童冠圣　郑朋腾　张硕伦 译审）

前言：肺通气 - 灌注扫描

比红细胞稍大的颗粒，经过放射性标记后，可通过外周静脉注入体内。这些放射性物质流经心脏和中央肺动脉后，最终停留在肺周围的毛细血管内，可利用 γ 照相机成像形成肺血流图。同样，也可以采用吸入放射性标记的气体或气溶胶进行通气显像。肺通气（V）显像和肺灌注（Q）显像是肺通气 - 灌注（VQ）扫描的两个组成部分（图 7.1 和图 7.2）。VQ

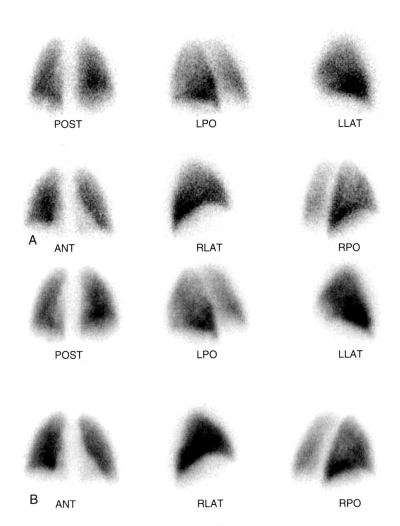

图 7.1　正常肺通气 - 灌注（VQ）扫描。（A）通气显像采用 ^{99m}Tc-DTPA 和（B）灌注显像采用 ^{99m}Tc-MAA 进行肺扫描，图像显示相对于肺尖，肺底部的活度分布均匀且呈正常梯度增加。（**顶排，自左向右**）POST：后位；LPO：左后斜位；**L LAT**：左侧位。（**底排，自左向右**）ANT：前位；RPO：右后斜位；R LAT：右侧位

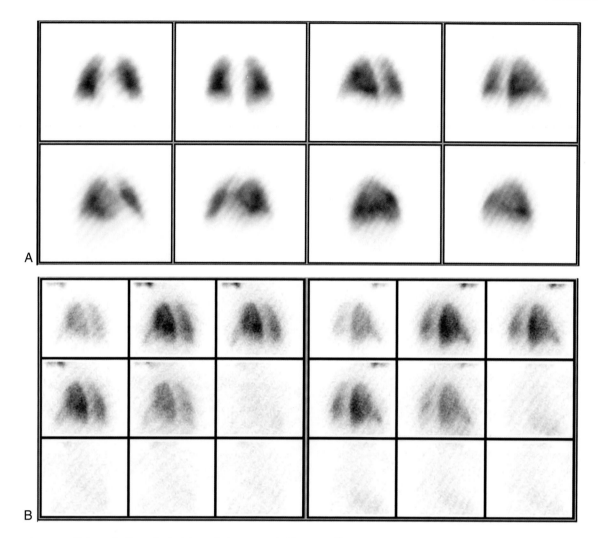

图 7.2　氙 -133 通气显像的正常肺通气 - 灌注（VQ）扫描。（A）^{99m}Tc-MAA 灌注显像，图像显示正常分布的放射性示踪剂。（B）^{133}Xe 正常通气显像扫描，分别为左后斜位**（左）**和右后斜位**（右）**图像，包括初始呼吸图**（上排）**、平衡图像**（第二排）**和连续冲洗图像**（下排）**，显示正常快速清除，无空气滞留

扫描最常用于疑似肺栓塞患者的诊断，也可用于其他目的，包括肺功能的定量评估（通常是肺切除或移植手术前后的定量评估）及肺血管矫正手术的评估。

肺栓塞

诊断

　　肺栓塞（pulmonary embolus，PE）的临床症状和体征较为广泛，加之目前用于诊断的方法有限，使得临床诊断存在一定困难。尽管正确的识别和及时的治疗可显著降低死亡率（大约从 30% 降至 10%），并有助于预防复发，但治疗方案也可能会给患者带来潜在伤害。

　　了解 PE 的诊断方法很重要。根据贝叶斯定理原理，任何诊断方法的准确性不仅取决于其敏感性和特异性，还取决于验前概率（即，如果验前高度怀疑，那阳性诊断结果可能是真阳性；相反，如果验前怀疑低，真阳性的结果可能会急剧下降）。因此，转诊医生在使用经过验证的标准（如修订的 Wells 评分系统）（表 7.1）进行广泛检查前，应该对患者进行风险分层，以评估患 PE 的总体可能性，修订的 Wells 评分系统是基于患者的病史、症状和查体结果进行客观评分的。

　　制动、近期手术和高凝状态的患者，发生肺栓塞的风险最大。既往有 PE 史和深静脉血栓（deep vein thrombosis，DVT）形成的患者，肺栓塞的发生概率也会显著增加。在有症状性 DVT 患者中，30%~50% 会形成 PE，而在 PE 患者中，70%~90% 有 DVT。妊娠和使用激素是中等风险因素。

表 7.1　验前 PE 可能性的 Wells 评分

标准	经修订的 Wells（分数）
DVT 的临床症状	3.0
近期手术史或制动史	1.5
心率 > 100 次 / 分	1.5
既往有血管血栓栓塞史	1.5
咯血	1.0
恶性肿瘤史	1.0
最有可能诊断为 PE	3.0
妊娠	0（未纳入 Wells 评分）

临床风险评估

风险	总评分（分数）	纳入 Wells 评分的 PE 患者
高	> 6	41%
中等	2~6	16%
低	< 2	3.4%

DVT：深静脉血栓形成；PE：肺栓塞

ᵃModified from Wells PS, Anderson DR, Roger M, et al. Excluding pulmonary embolism at the bedside without diagnostic imaging: management of patients with suspected pulmonary embolism presenting to the emergency department by using a simple clinical model and D-dimer. *Ann Intern Med*.2001；135：98‐107.

　　患者通常需要进行胸片检查，且常能发现引起患者症状的其他原因。然而，PE 的胸片检查结果具有高度可变性（专栏 7.1）。血清 D- 二聚体敏感但不具有特异性。多普勒超声是一种较好的诊断下肢静脉血栓形成的非侵入性方法，成为怀疑 PE 检查手段的一部分。除这些检查外，根据临床怀疑 PE 的危险程度来确定是否需要进一步检查。

专栏 7.1　肺栓塞的胸片表现

最常见：

肺不张

不透明 / 浸润（局部或区域性）

胸腔积液（通常为少量至中等）

也可见：

肺动脉近端扩张（Fleischner 征）

肺血量减少（Westermark 征）

胸膜基底部密度影（Hampton 隆起）

正常 / 阴性

　　过去常采用的肺血管造影术成像"金标准"，现在已很少用。该方法不仅具有侵入性，而且需要大量的设备资源，可能无法显示慢性栓子。近年来，多层计算机体层摄影肺血管造影（computed tomography pulmonary angiography，CTPA）已成为用于明确 PE 诊断的主要检查手段。随着其广泛的使用，PE 的诊断率也相应得到了显著提高。尽管有这种趋势，PE 的死亡率并没有显著降低，这表明目前发现的许多栓子实际上临床意义很小或无临床意义。过度使用这种检查手段带来潜在的电离辐射暴露风险，最近已引起广泛关注，并且扫描本身可能受到团注造影剂密度不足和患者运动的影响。存在碘对比剂过敏或肾功能差等禁忌证的患者，可能无法进行 CTPA 检查。

　　磁共振血管造影（magnetic resonance angiography，MRA）可在无电离辐射及无需碘造影剂的情况下，对血管进行成像。尽管近年来已对其进行了诸多改进，但该模式下在合理的时间内获取的诊断图像质量仍具有很大挑战。最近，一些经验丰富的研究中心报道了较好的结果，仅有少部分的检查不够理想。由于 2017 年美国放射学院（American College of Radiology，ACR）造影剂手册指南发生了变更，支持在肾功能下降的情况下使用基于 II 组钆的造影剂（例如，钆特醇），这种需求可能会继续增长。然而，目前在大多数临床实践中 MRA 并未常规使用。

　　尽管技术进步已经使 CTPA 和 MRA 的运用明显增加，但核医学 VQ 肺扫描仍然是一项重要工具。对于不能耐受静脉注射造影剂、患有肾功能障碍或不能进行适当的 CTPA 或 MRA 检查的患者非常有用。它能提供明确的诊断，同时可最大限度地减少对患者的辐射。

　　起初，VQ 解读可能看起来很具挑战性，需要熟悉掌握肺解剖学和生理学知识以及标准化解读标准。近年来，成像设备和通气剂得到了改进，据报道，SPECT 和 SPECT/CT 等技术提高了 VQ 的准确性。总体来说，尽管 CTPA 的准确性比 VQ 更高，但对 CTPA 和 VQ 进行直接比较的研究发现，两者在准确性或患者诊断结果方面几乎无差异。

VQ 背景

　　在进行 VQ 扫描的灌注部分期间，静脉内注射的放射性标记蛋白颗粒通常会停留在远端毛细血管中，或者如果遇到阻塞（例如凝块），则无法到达肺部外周。栓子导致由阻塞血管供血的区域血流灌注减少：叶、段或亚段，具体取决于凝块是停留在中央还是远端（图 7.3）。

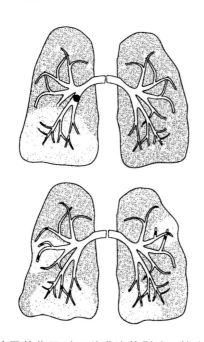

图 7.3 栓子的位置对下游灌注的影响。较大栓子（**顶部**）更集中，影响大，使其更容易检出。较小凝块（**底部**）或由较近的凝块破裂引起的较小凝块向远侧聚集。两者的影响均延伸至胸膜表面

　　PE 的诊断很复杂，因为体内的血液通常会从肺部通气不良的区域分流出去。这意味着，除了 PE 以外的其他原因也可能会导致某些区域的灌注减少。

最常见的是肺部疾病，如肺气肿、间质性肺疾病和哮喘。专栏 7.2 列出了一些导致通气异常的原因。比较通气和灌注模式有助于确定诊断是否为 PE。如果有栓塞，组织通常仍可通气，至少可通气一段时间。因此，VQ 将显示由栓子引起的灌注不足而通气良好导致的"非匹配"缺损（图 7.4）。另一方

专栏 7.2 引起通气和灌注（VQ）缺损的原因
原发性血管病变
肺血栓栓塞症
脓毒性、脂肪和空气栓塞
血管炎
先天性血管异常
原发性通气异常
肺炎
肺不张
肺水肿
急性哮喘
慢性阻塞性肺疾病：肺气肿、肺大疱、慢性支气管炎
黏液栓塞
占位影响
肿瘤
腺病
胸腔积液
医源性
手术：肺切除术、肺叶切除术
放射性纤维化、炎症后纤维化

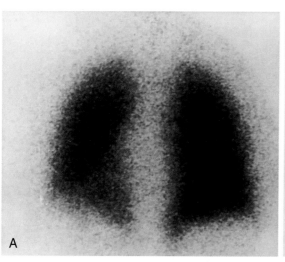
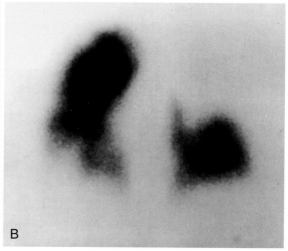

图 7.4 灌注 - 通气的非匹配缺损。在高概率扫描中，后位通气（A）和灌注（B）图像显示右上肺和左下肺肺叶存在广泛的非匹配缺损区域

面，气道疾病显示灌注缺损与通气异常一致。这些"匹配"缺损不太可能是由急性 PE 引起。专栏 7.3 列出了应用于 VQ 闪烁显像的一些重要术语定义。

专栏 7.3　通气 - 灌注（VQ）扫描术语

格式塔： 由经验丰富的 VQ 解读员执行整体解读过程，包括使用更严格的标准以获得更准确的结果。

匹配缺损： 两次扫描在相同区域和相同大小出现异常。

非匹配缺损： 通气正常区域的灌注异常。

反向非匹配缺损： 灌注正常区域的通气异常。

三重匹配缺损： 支气管肺段内匹配的 VQ 内出现大小相似放射影像异常区域。

肺段缺损： 对应肺段解剖；通常呈楔形并延伸至胸膜。

　　大： > 累及节段的 75%

　　中等：累及节段的 25%~75%

　　小： < 累及节段的 25%

肺亚段缺损： 累及不足一个节段肺实质的灌注缺损。

非肺段缺损： 病变不符合节段解剖学分布，由肺组织以外的原因引起，通常为非楔形。

放射性药物

灌注：^{99m}Tc-MAA

^{99m}Tc-MAA 是美国临床上唯一可用的肺部灌注成像的显像剂。放射性标记的颗粒必须大于红细胞，这样才能在首次通过时停留在肺内，但也不能太大而停留在中央。尽管 MAA 颗粒的大小在 5~100 μm 范围内，但 60%~80% 的颗粒在 20 μm 和 80 μm 之间。颗粒进入肺部后，将会被逐渐降解和吞噬，其生物半衰期（halflife，$T_{1/2}$）为 2~3 小时。

^{99m}Tc-MAA 颗粒使用的注意事项见专栏 7.4。在成人中，通常使用 200 000~600 000 个颗粒（为保证图像质量，至少使用 100 000 个颗粒）。这只会阻塞一小部分血管，而不会造成不良影响。然而，在某些情况下，为了安全起见，建议减少颗粒数量。在儿童中，通常会根据年龄或体重进行调整。对于孕妇，颗粒数使用最小量。肺动脉高压和从右向左的心脏分流也会使颗粒数减少。虽然颗粒在这种分流中可能会阻塞大脑和其他器官的毛细血管而令人担忧，但长期以来 ^{99m}Tc-MAA 一直被用于计算心脏的实际分流，没有出现重大问题。

专栏 7.4　^{99m}Tc-MAA 使用的注意事项

一次 185 MBq（5 mCi）剂量约 500 000 个颗粒

成人

　　最小剂量：60 000~100 000 个颗粒

　　标准剂量：200 000~700 000 个颗粒

　　约 3 亿支小动脉和 2800 亿支肺毛细血管

　　阻塞 < 0.1%~0.3% 的血管

　　以下情况应减少颗粒使用数量：

　　　　肺动脉高压：100 000~250 000 个颗粒

　　　　　功能性毛细血管过少

　　　　自右向左心脏分流：100 000~150 000 个颗粒

　　　　妊娠：100 000 个颗粒（减少辐射剂量）

　　　　　使用新制备的 ^{99m}Tc-MAA 颗粒。

儿童

　　根据年龄进行调整

　　　新生儿：10 000 个颗粒

　　　5 岁以下：50 000~150 000 个颗粒

MAA，大颗粒聚合白蛋白。

通气显像剂

通气放射性药物的比较见表 7.2。其中，目前最常用的气溶胶有两类：美国采用的 ^{99m}Tc-DTPA，欧洲和澳大利亚采用的 ^{99m}Tc 锝气体。^{99m}Tc 锝气体获得的图像更好；然而，多年来，在美国却迟迟未得到 FDA 的批准。虽然氪 -81（^{81}Kr）气体可能在美国以外的一些地区使用，但 ^{133}Xe 是目前美国唯一可用于常规临床用途的通气气体。

^{133}Xe

与 ^{99m}Tc-DTPA 气溶胶相比，气体通气剂在肺部更容易分散，在气流异常的情况下也可以获得更好的图像。^{133}Xe 气体是脂溶性的，可从肺部进入血液和组织。随着气体的再循环，气体交换可在生物半衰期的 30~45 秒内从体内迅速清除。图像冲洗功能显著提高了阻塞性肺疾病中空气滞留的敏感性，提高了整体检测的特异性（图 7.5）。然而，81 keV 的低光电峰导致软组织衰减和严重散射，从而导致图像质量较差。由于在冲洗前获得的视觉有限，有时也很难判断灌注缺损是否为匹配。由于大多数 PE 发生在下叶，过去通常仅在后位进行通气，而灌注可在多个方位中显示。如今，双头相机的广

表 7.2 VQ 扫描通气显像剂的比较

比较因子	气体通气剂		雾化通气剂		
	氙 -133	氪 -81m	^{99m}Tc-DTPA 气溶胶	^{99m}Tc 锝气体	^{99m}Tc- 硫胶体
衰变模式	β- 衰变	同质异能跃迁	同质异能跃迁	同质异能跃迁	同质异能跃迁
物理半衰期 $T_{1/2}$	53 天	13 秒	6 小时	6 小时	6 小时
生物半衰期 $T_{1/2}$	30 秒	(持续吸入)	80 分钟 [a]	135 小时	
光子能量	81 keV	190 keV	140 keV	140 keV	140 keV
多角度成像	否	是	是	是	是
最适合 SPECT	否	否	+/−	是	是
适用于 COPD	是	是	+/−	是	+/−
灌注扫描后使用	否	是	否	否	否

COPD：慢性阻塞性肺疾病；DTPA：二乙撑三胺五乙酸；SPECT：单光子发射计算机体层仪；VQ：通气 - 灌注。
半衰期不同：非吸烟人群的生物半衰期为 60~100 分钟，健康吸烟人群为 16~45 分钟。

泛使用带来了更大的灵活性，一些系统可在左后斜位（LPO）和右后斜位（RPO）投影中同时成像，从而可显示每叶肺的三个胸膜表面。使用 ^{133}Xe 的房间配备特殊的氙捕集器（一个由屏蔽木炭过滤器和管路组成的系统，可保存气体直至安全衰变），而扫描在配有通风系统的负压房间内进行，如此，可迅速将放射性气体清除到外部。

^{99m}Tc-DTPA

雾化 ^{99m}Tc-DTPA 最近获得了 FDA 的临床使用批准，在此之前，医师已经"超适应证"使用了几十年。将液体放射性药物置于雾化器中，产生 0.5~2 μm 之间的小颗粒，这些小颗粒通常能够到达肺外周部位。然而，在哮喘和慢性阻塞性肺部疾病（COPD）中，或患者不能完全配合扫描时，气道湍流会产生大量气道沉积和中央区域结块。这不仅限制了外周的可视化，而且在随后的灌注扫描上的活度透射比也会掩盖灌注缺损（图 7.6）。

随着时间的推移，^{99m}Tc-DTPA 在肺部分解并被吸收，最终通过肾脏清除。生物半衰期（$T_{1/2}$）存在差异，在非吸烟健康人群中约为 80 分钟（ ± 20 分钟）。肺泡膜受损时，肺泡膜的清除率急剧增加。在健康吸烟人群中，生物半衰期（$T_{1/2}$）仅为 24 分钟（ ±9 分钟）。通过测量异常快速的 ^{99m}Tc-DTPA 清除率，可诊断毒素或炎症过程（如成人呼吸窘迫综合征）对肺造成的损害。

^{99m}Tc 锝气体

^{99m}Tc 锝气体是一种固体碳颗粒雾化悬浮液，该颗粒比 ^{99m}Tc-DTPA 小，足以在肺部以气体形式存在。将 ^{99m}Tc 高锝酸盐置于专用机器坩埚内，并在 100% 氩气和碳的存在下焚烧，产生包裹碳颗粒的金属锝薄层，碳颗粒大小通常为 30~60 nm（报道范围为 5~200 nm，80% 小于 100 nm）。仅需吸几口气，这些颗粒就很容易到达肺外周区域。获得的图像通常优于 ^{99m}Tc-DTPA，且在中央支气管处很少存在聚集成团。与 ^{99m}Tc-DTPA 的清除形式不同，这些颗粒以稳定分布的形式存在，不仅可以获得多角度平面显像（与灌注图像投影相同），还可以获得更优的 SPECT 图像（图 7.7）。

辐射暴露：VQ *vs* CTPA

新型低剂量 CTPA 技术普遍降低了辐射剂量，缩了与 VQ 的差距。尽管 CTPA 有效全身剂量有时低至 2~3 mSv，但仍经常使用明显更高的剂量（3~9.0 mSv），VQ 剂量通常低于 1.5 mSv（1.1~2.0 mSv），具有一定的优势。最需要注意的是乳房对辐射的敏感性，VQ 的乳房剂量低得多，只有 0.8 mGy（0.2~1.2 mGy），而 CTPA 可能为 5 mGy（根据技术不同，文献中报道的范围为 3~34 mGy）。据报道，在妊娠个体中，对胎儿的辐射剂量虽然低，但 VQ 的辐射剂量高于 CTPA。但是，当使用推荐的 VQ 调整方案时（例如仅使用低剂量灌注或 2 天方案），胎儿暴露

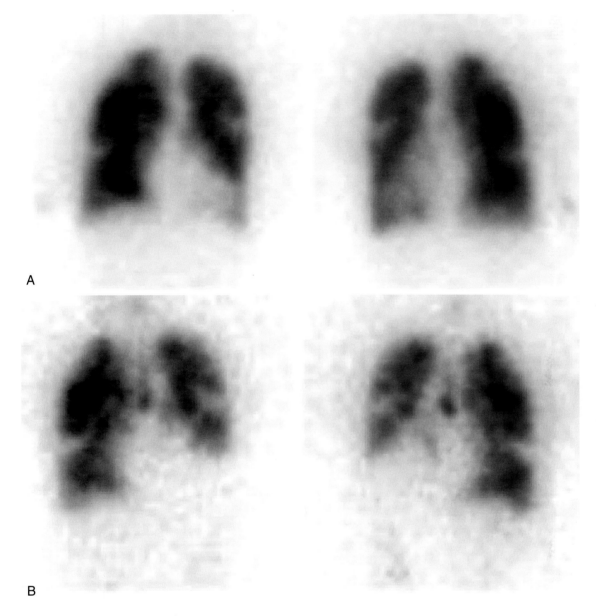

A

B

图 7.5 ^{99m}Tc-DTPA 气溶胶（A）和 ^{99m}Tc-MAA 灌注（B）前后位显示匹配的通气和灌注缺损图像

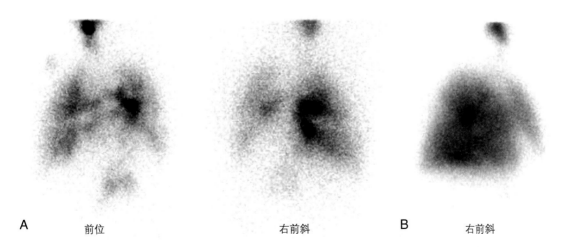

A　　　前位　　　　　　　　右前斜　　　　B　　　右前斜

图 7.6 未达最佳标准的 ^{99m}Tc-DTPA 分布图（A）。外周分布不佳难以辨别灌注缺损是否匹配，中央残留的放射性示踪剂影响后续的 ^{99m}Tc-MAA 扫描（B），会掩盖灌注减少的异常区域

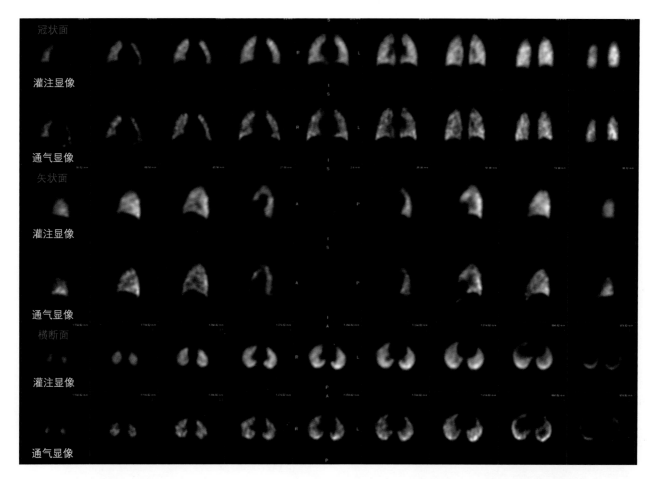

图 7.7　正常的 SPECT 肺扫描，分别为冠状面（**上面两排**）、矢状面（**中间两排**）和轴位面（**下面两排**）的投影。^{99m}Tc-MAA 灌注（**每排上半部分**）和 ^{99m}Tc 锝气体通气图像（**每排下半部分**）显示良好的细节结构，特别是肺内侧细节，这在平面图形上很难看到。锝气体在肺内的稳定性，使得 SPECT 成像时优于 ^{99m}Tc-DTPA，避免了在比较缺损时清除可能产生的潜在问题（Images courtesy of Khun Visith Keu,MD, Hôpital de la Cité-de-la-Santé de Laval,Canada.）

可能相当或甚至更低；此方案在第 1 天进行灌注扫描，第 2 天仅对灌注异常而需要成像的病例进行通气显像。放射性药物剂量测定概述见书末附录。

技术

通常首先进行通气扫描，因为灌注扫描会干扰可视化。^{99m}Tc 的高能向下散射会掩盖 ^{133}Xe 的低能光电峰。灌注图像中肺部的活度也会较高，因此 ^{99m}Tc 通气剂的活度会被更丰富的 ^{99m}Tc-MAA 计数所掩盖。

某些部位确实会先进行灌注检查，如果年轻或妊娠患者灌注正常并且胸片清晰，则可避免通气检查。灌注检查需使用低剂量的 mCi（37-MBq）^{99m}Tc-MAA 或将通气检查延迟至第二天，可能需要隔夜用肝素进行预防性治疗。如果计数过低或随着肺不张

的发展而发生缺损改变，都可能导致解读困难。

通气

^{99m}Tc-DTPA、^{133}Xe 和 ^{99m}Tc 锝气体的扫描方案概述分别见专栏 7.5、7.6 和 7.7。所有通气放射性药物使用时，患者需要通过与输送装置和鼻夹连接的面罩吸入密闭系统的放射性药物。吸入的放射性药物仅有一小部分剂量到达肺部。以 ^{99m}Tc-DTPA 为例，仅有 0.5~1.0 mCi（18.5~37 MBq）到达肺部。在现有的药物中，^{99m}Tc 锝气体吸收速度最快，只需几次呼吸即可。

肺内吸入有足够的活度后，摄像机可以在病人周围移动，获取平面显像：前后位、左右侧位、两侧前后斜位。^{99m}Tc 锝气体是 SPECT 成像的首选药物，因为其图像质量好且无清除。

患者在系统中呼吸数分钟的同时，^{133}Xe 扫描

专栏 7.5　^{99m}Tc-DTPA 通气闪烁显像

患者准备

24 小时内的胸片。

给药剂量

将 1110 MBq（30 mCi）^{99m}Tc-DTPA 注入雾化装置中；患者吸入 20~40 MBq（0.5~1.0 μCi）。

测量仪器

准直器：低能平行孔。

光电峰：窗宽为 20%，能峰中心为 140 keV。

摆位

患者半仰卧位，放置鼻夹，并与吸嘴连接。

图像采集

将摄像机置于胸部中央；嘱患者持续呼吸几分钟。

采集 250 000 次计数的后位图像；同时采集其他部位的视图：前后位、前后斜位、左右侧位。

DTPA：二乙撑三胺五乙酸。

专栏 7.6　^{133}Xe 通气闪烁显像

患者准备

24 小时内胸片。

给药剂量

成人：室内 ^{133}Xe 为 740 MBq（20 mCi）。

儿童：10~12 MBq/kg（1~10 mCi/kg），最小为 100~120 MBq（3 mCi）。

测量仪器

准直器：低能平行孔。

光电峰：窗宽为 20%，能峰中心为 81 keV。

摆位

放置鼻夹，并通过吸嘴将患者与摄像机连接。

图像采集

首次呼吸：嘱患者深呼气，然后深吸气并屏住呼吸（如果可能），完成 100 000 次计数或持续 10~20 秒。

平衡期：在患者正常呼吸的情况下，采集三次连续的 90 秒图像。

此时可能需要后斜位图像。

洗脱期：嘱患者呼出气体；采集连续的 45 秒后位图像，直至放射活度消失或持续 5 分钟。

专栏 7.7　^{99m}Tc 锝气体通气闪烁显像

患者准备

24 小时内的胸片。

给药剂量

500 MBq（30 mCi）^{99m}Tc 锝气体，范围为 400~900 MBq（10~25 mCi）。

剂量制备

接通剂量发生器电源，启动氩气供应，然后打开调节器。

用乙醇润湿坩埚，抽出多余乙醇，并将湿坩埚插入机器。

用 1 ml 注射器将 ^{99m}Tc- 高锝酸盐剂量装入坩埚中（为了达到所需剂量，在慢火蒸发液体后，可以重复上述操作）。

按下启动按钮加热（使温度升至 2700 ℃ 以上，持续 15 秒）。

断开氩气。

10 分钟内给药。

测量仪器

准直器：低能平行孔。

光电峰：窗宽为 20%，能峰中心为 140 keV。

矩阵：平面 256×256；SPECT 64×64（或 128×128）。

摆位

在通风良好的房间内，放置鼻夹，嘱患者仰卧位或半仰卧位，并与吸嘴连接，最好与摄影室隔开，以避免污染。

进行 3~6 个呼吸周期。

每次呼吸结束时屏气 5 秒增加滞留时间，直至达到 2000 次计数 / 分钟。

将摄像机置于胸部中央。

图像采集

平面：采集 250 000~500 000 次计数的后位图像；同时采集其他部位的视图：前后位、前后斜位、左右侧位。

SPECT：3°/ 步，64 步 / 探头，10 秒 / 视图，总计 360°。

重建：有序子集期望最大化；8 次迭代，4 个子集。

重建后滤波器：三维（3D）巴特沃思；截止频率 0.8 个循环 / 厘米，9 阶。

SPECT：单光子发射计算机体层仪。

分为三个阶段：初始单次最大呼吸，然后在潮式呼吸期间获取平衡阶段图像，最后在系统切换到室内空气或氧气数分钟时进行冲洗。由于 PE 在下叶更常见，所以患者最好采用后位成像，或者如果可能的话，也可进行双侧后斜位成像，获得最佳可视化视图。

灌注

　　^{99m}Tc-MAA 灌注方案示例描述见专栏 7.8。微粒注射应使用 23 号或更大号的针头。不应将血液抽回到注射器中，以防出现热栓塞（图 7.8）。注射器应倒置，以确保在注射前充分混合且无凝块。微粒应在几个呼吸周期内缓慢注射。由于重力影响血流，也会影响微粒分布，所以患者最好采取仰卧位，且通气图像和 ^{99m}Tc-MAA 图像采集应采取相同的位置。

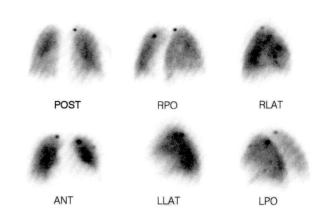

图 7.8　注射血凝块伪影。注射 ^{99m}Tc-MAA 过程中，部分血液被抽回到注射器中，形成血凝块，图中显示为热区。热区的外观多变且范围非常大。（顶排，自左向右）：POST：后位；RPO：右后斜位；R LAT：右侧位。（底排）ANT：前位；LLAT：左侧位；LPO：左后斜位

专栏 7.8　^{99m}Tc 锝气体通气闪烁显像

患者准备

　　24 小时内的胸片

给药剂量

　　40~150 MBq（1~4 mCi）^{99m}Tc-MAA IV；对于 SPECT，100~120 MBq（2~3 mCi）为理想剂量

　　儿童：1.11 MBq/kg（0.03 mCi/Kg）。如果未进行通气，最小量为 14.8 MBq/kg（0.04 mCi/kg）。如果使用 ^{99m}Tc 锝通气，则使用 2.59 MBq/kg（0.07 mCi/kg）。

测量仪器

　　准直器：低能平行孔

　　光电峰：窗宽为 20%，能峰中心为 140 keV

摆位

　　患者半仰卧位，放置鼻夹，并与吸嘴连接。

　　将摄像机置于胸部中央。

图像采集

　　平面：采集 250 000 次计数的后位图像；同时采集其他部位的视图：前后位、前后斜位、左右侧位。

　　SPECT：3°/步，64 步/探头，10 秒/视图，总计 360°

　　重建：有序子集期望最大化；8 次迭代，4 个子集

　　重建后滤波器：三维（3D）巴特沃思；截止频率 0.8 个循环/厘米，9 阶

IV：静脉；MAA：大颗粒聚合白蛋白；SPECT：单光子发射计算机体层仪。

图像解读

　　VQ 解读标准最初要求与 24 小时内胸片进行比较，目前也可以与 CT 进行比较。胸片不仅可以显示替代诊断和改变显像解读，还可能影响扫描协议的选择。当胸片正常时，扫描通常是诊断性的，可选择低剂量的灌注扫描。胸片异常会使解读确定性降低；但是，即使在明显异常的情况下，通过 VQ 也能做出诊断。

　　VQ 的解读较为复杂。经验丰富的解读者将许多严格标准以外的因素融入到他们的解读中去，简称**格式塔**。经验不足的解读者应执行标准进行解读。鼓励所有解读者采用**整体分析**法，即包含临床信息，如 D- 二聚体、Wells 评分和临床怀疑度。

灌注图像表现

　　正常灌注分布均匀，在肺基底和下垂肺叶表现为相对灌注升高而在纵隔结构区域灌注降低。气管和中央气道有时可见持续的 ^{99m}Tc-DTPA 通气活性，食管和胃内可见吞咽的放射性示踪剂。摄取的 ^{99m}Tc 可通过肾脏和膀胱排泄活度，甲状腺可聚积游离的 ^{99m}Tc-高锝酸盐。然而，这些区域的活度通常并不明显，并且游离的高锝酸盐不能通过血脑屏障。脑内有 ^{99m}Tc-MAA 活度是心脏右向左分流的指标（图 7.9）。

　　灌注缺损用数量、大小、位置、形状和强度来描述。不仅仅是无灌注，活度减少也被认为异常现

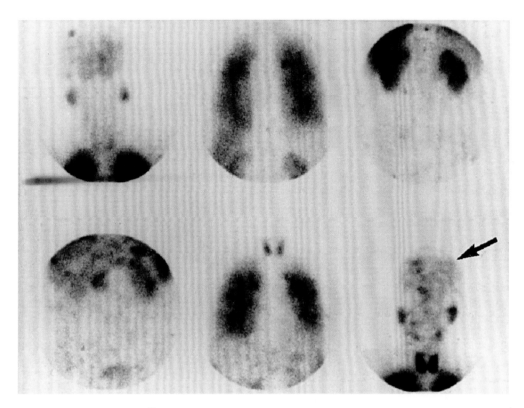

图 7.9 心脏右向左分流。静脉注射 ^{99m}Tc-MAA 图像显示，脑、甲状腺、肾脏和唾液腺出现异常摄取，而游离 ^{99m}Tc-高锝酸盐可在唾液腺和甲状腺聚积并通过尿液清除。由于游离高锝酸盐不能通过完整的血脑屏障，脑应该看不到放射活度。腹部的不均匀活度也是分流引起的

象。将每种灌注异常与通气比较，将其描述为匹配或非匹配。90% 以上灌注异常是多发的，85% 以上为双侧，如果为急性发病，症状持续时间少于 24 小时，在 VQ 上可能出现多个非匹配灌注异常（图 7.10）。应考虑症状出现的时间，因为在极少数情况下，PE 可在最初的 4~6 小时内诱发支气管收缩，使得灌注缺损表现为匹配。在 PE 中，楔形的非匹配缺损可延伸至外周并局限于血管节段的轮廓和形状。缺损而无节段边界，通常是由肺部疾病引起，而不是栓子引起。正确描述结果需要熟悉每个视图上的节段外观（图 7.11）。真正的节段灌注缺损通常多个视图可见，并延伸至胸膜表面。舌段（有时仅在左前斜位视图上或 SPECT 可见）和内侧基底段（仅在 SPECT 可见）可存在例外。

灌注异常可能包括整个肺叶、段或亚段。亚段病变按大小分级：大（> 75%）、中等（25%~75%），小（< 25%）。病变大小是一个重要的因素，大或中等缺损最有可能是 PE。然而，这些均为主观估计。

除支气管肺段外，其他可引起 VQ 异常的情况包括心脏增大、主动脉扩张、胸腔积液和金属伪影（图 7.12 和图 7.13）。胸腔积液影响较大，胸腔积液

VQ 和胸片之间由于体位的变化而显著不同。**非节段灌注缺损**常见原因见专栏 7.9。

专栏 7.9	非节段灌注缺损潜在的原因
起搏器伪影	
肿瘤	
胸腔积液	
心脏肥大	
肺门腺病	
主动脉扩张或动脉瘤	
肺大疱	
线性肺不张	
肺炎	

栓子可是间断性的或复发性的。它们通常只是部分阻塞，并随时间推移可逐渐分解。因此，经常会出现大小不一的缺损或不明确的非匹配缺损。后期，继发性肺不张可导致匹配缺损的灌注异常。然而，灌注通常不会在 24 小时内恢复正常（图 7.14）。在年轻患者中，清除通常更快（即数天或数周）。在老年人和患有基础心肺疾病的患者中，缺损可能永

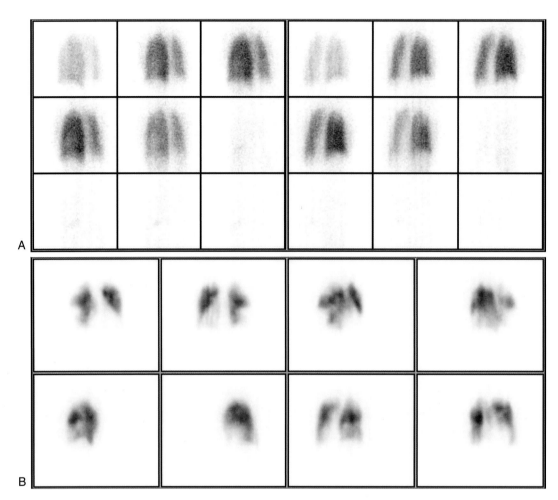

图 7.10 肺栓塞高度可能性患者的通气 - 灌注（VQ）图像。后斜位 ^{133}Xe 通气图像（A）正常。多视角 ^{99m}Tc-MAA 灌注图像（B）显示双侧多个大和中等的灌注缺损。这种非匹配模式与 PE 一致

久存在；那些持续存在数月以上的缺损可能永久存在。

灌注图像表现

通常，^{99m}Tc-DTPA 和 ^{99m}Tc 锝气体图像呈均匀分布。由于计数较低，在初始单次呼吸图像上显示 ^{133}Xe 活度稍弱，然后随着呼吸的加深，活度迅速增加。^{133}Xe 洗脱应迅速进行，通常在 90~120 秒内清除。在 ^{133}Xe 图像上，若某个区域在任何阶段都有活度显著减少（即使后来恢复正常），或在洗脱期局部有空气滞留而活度不能正常清除，则该区域存在异常。注意不要将脂肪肝中的 ^{133}Xe 滞留与右肺基底的空气滞留相混淆（图 7.15）。在大多数情况下，仅使用初始单次呼吸就能识别异常区域。然而，通常洗脱期图像最能显示空气滞留情况（图 7.16）。该方法对慢性阻塞性肺疾病（COPD）的敏感性较高，约为 90%。

肺栓塞诊断前瞻性研究（PIOPED）

多年来，VQ 扫描标准的内容和命名惯例一直都在演变（专栏 7.10）。1990 年发布的多中心肺栓塞

专栏 7.10　肺扫描解读标准
Biello 标准 - 用作标准解读的基础
肺栓塞诊断前瞻性研究（PIOPED）或 PIOPED Ⅰ
修订的 PIOPED 标准
修订的 PIOPED Ⅱ 标准

诊断前瞻性研究（PIOPED 或 PIOPED Ⅰ），旨在评估 VQ 扫描的准确性、优化解读标准以及标准化的结果报告。根据匹配和不匹配灌注缺损的数目和范围，结合胸片表现，采用标准化的解读标准对 PE 的可能性进行分组。扫描结果解读如下：

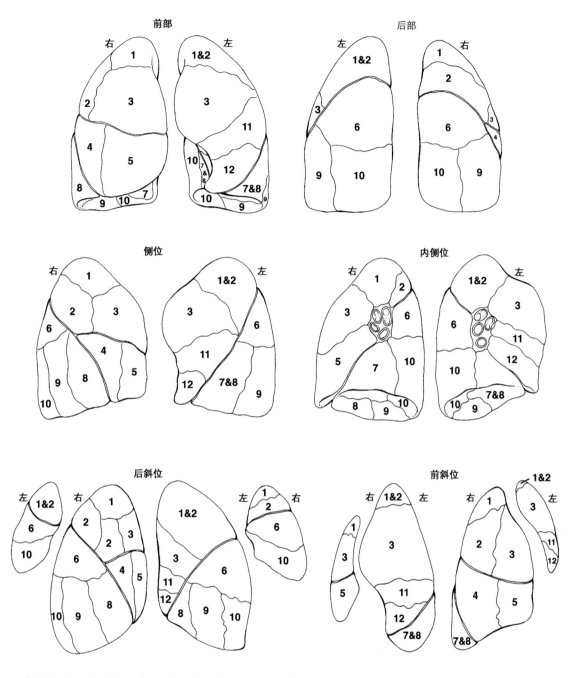

图 7.11 肺段解剖。右肺由三个肺叶组成。右肺上叶包括尖段、后段和前段。右肺中叶包括内侧段和外侧段。右肺下叶包括上段（背段）、内基底段、前基底段、外基底段和后基底段。左肺由上、下肺叶以及上肺叶的舌段组成。左肺上叶由尖后段、前段以及舌段的上舌段和下舌段组成。左肺下叶包括上段（背段）、前内基底段、外基底段和后基底段

正常	无灌注缺损
高度可能性	结果极有可能由 PE 引起 PE 的可能性在 80% 以上
低度可能性	结果不太可能由 PE 引起 PE 的可能性低于 20%
中度可能性	结果不具有特异性， 风险介于高和低可能性之间 （20%~80%）

所有患者随后进行肺血管造影和临床随访，以明确最终实际诊断。根据这些数据，对最初提出的标准进行了重要修订，以提高其准确性。修订后的 PIOPED 标准作为新的标准（表 7.3）。

PIOPED 试验证实，检查结果正常几乎可排除 PE，对高度可能性有 90% 的阳性预测率，这些患者通常不需要进一步检查即可进行治疗。然而，对于低度可能性的 PE 阳性预测率上限设为 19%，这也意

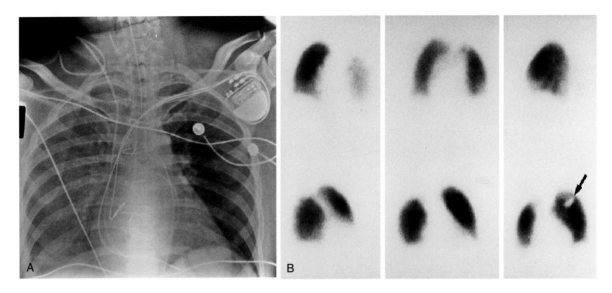

图 7.12　非节段性灌注缺损。（A）便携式胸片显示，由于采取仰卧位，与左侧胸腔积液在后方分层相比，整个右肺显示模糊。（B）⁹⁹ᵐTc-MAA 肺灌注图像显示，右侧由起搏器引起的相应部位活度出现缺损降低（**箭头所示**）。尽管前位和后位图像上右侧灌注均呈弥漫性减少，但其他视图上灌注减少并不明显，这点值得观察者注意

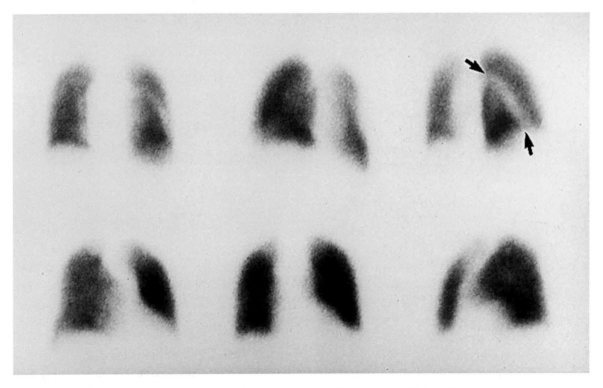

图 7.13　裂隙征。⁹⁹ᵐTc-MAA 灌注图像显示，右肺出现水平裂至斜裂的弯曲状缺损（**箭头所示**）

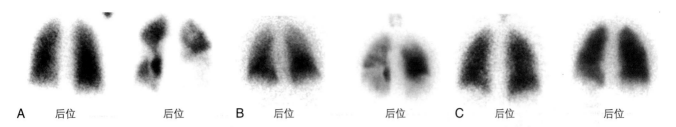

图 7.14　肺栓子（PE）溶解。（A）同一 PE 患者的后位图像，通气正常（**左**）和灌注异常图像（**右**）。（B）10 年后，患者出现复发症状前来就诊。图像显示通气正常，但右侧灌注再次出现异常。然而，基线对比的情况下，难以判断哪些区域属于急性病变。（C）患者进行抗凝治疗 7 天后，图像显示灌注缺损几乎完全消退（**右**），证实为急性期灌注缺损

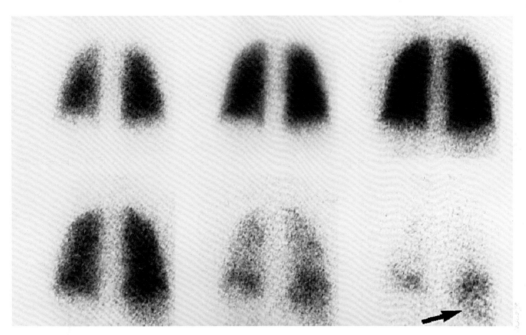

图 7.15　^{133}Xe 在肝脏内积聚。后位图像显示肺部基底存在洗脱延迟且肝脏区域有大量氙气摄取（箭头所示）

味着，对于大多数病例而言，如果不进行进一步的检查，其风险太大而不可忽略，因此将其作为单独类别列出意义不大。此外，在高度可能性的患者中发生 PE 的仅占 41%，大多数 PE 患者发生在解读为低度或中度可能性（表 7.4）。仅有 28% 的患者提示明确正常或 VQ 高度可能性。尽管随后对门诊和住院患者进行了更均衡的研究，发现 46% 的患者得到了确诊，但这仍然意味着大多数诊断为中度或低度可能性的诊断为 "非诊断性" 结果。

为了减少非诊断性检查的数量，从 PIOPED Ⅰ 数据中识别出了 PE 风险小于 10% 的扫描模式，并用于创建极低可能性分类。这显著降低了非诊断性结果，即在低度可能性组和不确定可能性中排除了非诊断性病例。

临床医生可能会继续观察这些接近正常的病例，而不是开始治疗，使其比低度可能性分类更有用。然后，还通过努力将其余的中度可能性和低度可能性进行组合，形成新的 "非诊断性" 分类，简化了标准，从而消除了令人困惑的 "中度可能性" 术语。最终修订后的 PIOPED Ⅱ 标准包括**正常、高度可能性、极低度可能性和非诊断性**四个类别。

然后，使用 PIOPED Ⅱ 试验的后续数据对极低可能性的有效性进行回顾性检查，该试验旨在评估 CTPA 和 CT 静脉造影的准确性。虽然 VQ 显像作为初步诊断评估的一部分已用于这项试验，数据表明该新标准是有效的。修订后的 PIOPED Ⅱ 标准已成为美国使用最广泛的 VQ 解读规则（见表 7.3）。

表 7.3　肺栓塞诊断的 VQ 解读标准

修订后 PIOPED（PIOPED）[a]	修订后 PIOPED II[a]	EANM VQ 指南（SPECT 或 SPECT/CT）[b]
高度可能性	高度可能性（存在 PE）	存在 PE
≥2 个大的非匹配缺损 2 个中等肺段相当于 1 个大肺段	≥2 个大的非匹配缺损 2 个中等肺段相当于 1 个大的肺段	下列 VQ 非匹配缺损： ≥1 个肺段或者 ≥2 个符合肺血管解剖的亚段
中度可能性	非诊断性	非诊断性
1 个大的或 2 个中等非匹配缺损 　难以确定高低	所有其他未归类为高、低、极低或正常可 　能性的结果	非特定疾病典型的多发 VQ 异常
临界低度可能性	极低度可能性	
1 个匹配缺损，胸片检查阴性	仅表现为大量胸腔积液（≥1/3），无其他 　Q 缺损	
低度可能性	极低度可能性	
胸片检查阴性的多发匹配缺损 Q 缺损 ≪ 胸片病变 任意数量的小 Q 缺损	非肺段 Q 缺损 Q 缺损小于胸片病变 条纹征 1~3 个小的 Q 缺损 肺上部或中部孤立的三重匹配缺损（VQ/ 　CXR） ≥2 个匹配 VQ 缺损，胸片检查正常	
极低度可能性	正常	
非肺段 Q 缺损 非肺段 Q 缺损 Q 缺损 < 胸片病变范围 条纹征（缺损被正常灌注的肺 　包绕） 1~3 个小的 Q 缺损	（无 PE） 无灌注缺损	无 PE
正常		
无 Q 缺损		正常灌注 在无非匹配缺损的情况下，任何大小、形 　状或数量的匹配 VQ 或反向非匹配（V > 　Q）缺损 不属于肺叶、肺段或亚段模式的 VQ 非匹 　配缺损

CXR：胸片；EANM：欧洲核医学协会；PE：肺栓塞；PIOPED：肺栓塞诊断的前瞻性研究；Q：灌注；SPECT：单光子发射计算机体层显像；SPECT/CT：单光子发射计算机体层显像联合计算机体层摄影；V：通气

[a] Modified from Society of Nuclear Medicine and Molecular Imaging（SNMMI）Procedure Guideline 4.0. Reston，VA：SNMMI；2012；and Sostman HD, Miniati M，Gottschalk A，et al. Sensitivity and specificity of perfusion scintigraphy combined with chest radiography for acute pulmonary embolism in PIOPED II. J *Nucl Med*. 2008；49：1741‑1748.

[b] From European Association of Nuclear Medicine（EANM）*ventilation/perfusion guidelines*. Vienna，Austria：EANM；2009.

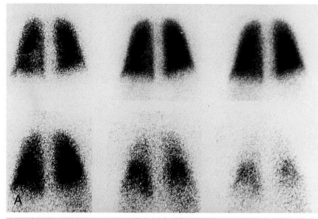

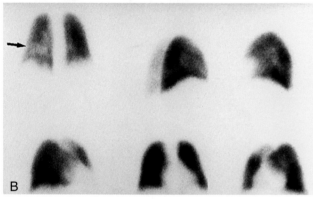

图 7.16　通气 - 灌注（VQ）图像上的空气滞留。（A）
^{133}Xe 通气图像显示初始和平衡图像正常，但洗脱期间基
底段保留的放射性示踪剂与空气滞留一致。（B）^{99m}Tc-
MAA 灌注显示左下叶存在较大灌注缺损（箭头所示），
与通气检查相匹配，降低了肺栓塞（PE）的可能性。虽
然洗脱对慢性阻塞性肺部疾病（COPD）非常敏感，只要
有一个阶段通气异常，即使其他阶段通气正常，也被认
为异常

诊断性解读分类

正常

　　结果正常时（见图 7.1 和图 7.2），基本可以排除
PE 的诊断，PIOPED Ⅱ 数据中该类的发病率为 1.3%，
其他报告发病率为 1%~3%。对 VQ 显像正常的患者
进行随访，发现 PE 的显著发病率小于 1%。如果临
床验前概率评分低时，PE 的发生率接近于 0。

高度可能性

　　高度可能性的扫描结果通常都很明显（图 7.17；
另见图 7.4、图 7.10 和图 7.14）。为了确保扫描具
有足够的特异性，修订后的 PIOPED 和修订后的
PIOPED Ⅱ 标准要求大于 2 个肺段的大部分（范围 >
75%）非匹配性肺段灌注缺损，或与之相等同的非匹
配区域有中等和较大的灌注缺损（不包括较小的非
匹配缺损），且胸片显示清晰。

　　虽然认为该类 PE 的发生风险 ≥ 80%，但实际
上，它的风险更高，至少为 85%~95%。验前可能性
会影响结果，如果临床高度怀疑 PE，这一概率可能
上升到 96%~98% 并不足为奇，这与扫描结果一致。
尽管不常见，多种原因均可导致假阳性高度可能性
的扫描结果（专栏 7.11）。最常见的原因是既往 PE
尚未溶解。因此，如果有既往检查，与之进行比较
非常重要。PE 后 1~2 周再次进行扫描，有助于后期
症状复发的基线对比。

表 7.4　PIOPED Ⅰ和Ⅱ的结果分类

VQ	PIOPED		修订后 PIOPED Ⅱ	
	PE+	PE -	PE+	PE -
高	102(41%)	14（3%）	89（53%）	13（2%）
中度	105(41%)	217(45%)	47（27%）	105（14%）
低	39(16%)	199(41%)	6（4%）	83（11%）
极低	NA	NA	24（15%）	391(53%)
正常	5（2%）	50（11%）	2（1%）	150（20%）
患者总数	251	480	168	742

PIOPED：肺栓塞诊断的前瞻性研究。NA：不可用

专栏 7.11　与通气 - 灌注非匹配相关的情况

急性肺栓塞

慢性肺栓塞

肺门肿块 / 肺动脉或肺静脉阻塞的病变

　纵隔或肺门腺病

　支气管癌（及其他肿瘤）

　放射治疗

　急性可卡因 / 药品效应

血管炎

引起栓塞的其他原因：脓毒性、脂肪

肺动脉发育不全或手术

Swyer-James 综合征

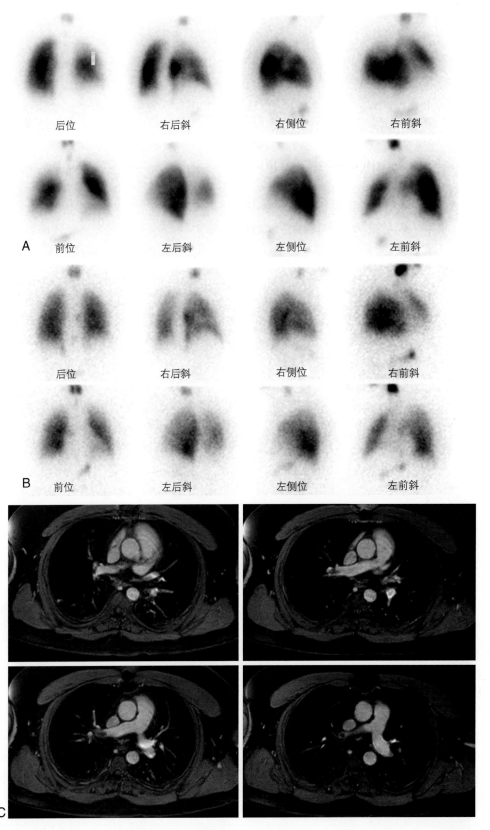

图 7.17　肺栓塞（PE）的 MRA。通气 - 灌注（VQ）扫描的（A）通气和（B）灌注图像显示，患者胸片清晰，右上肺中大范围非匹配灌注减少区域及右下肺叶小范围的灌注减少区域，解读结果为高度可能性 PE。由于患者症状恶化，48 小时后进行了 MRA。（C）横轴位钆特醇增强 T1 加权梯度回波脂肪抑制［三维扰相梯度回波（GRE）］图像显示，右肺叶远端和上叶叶间肺动脉内存在充盈缺损。右肺下叶远端也可见到亚段缺损，但在这些有限的层面上不能很好地显示

接近正常至非诊断性扫描的注意事项

在修订后的 PIOPED I 标准下，即使缺损普遍存在，大多数具有非匹配缺损的扫描也属于低度可能性的类别。小的灌注缺损被认为风险较低，此时通气情况显得不那么重要。例如，在限制性气道疾病中，这种小的灌注缺损有时可能是非匹配缺损。

最初，修订后的 PIOPED II 标准的极低度可能性类别看起来更为复杂。然而，请记住，大多数看起来不可疑或接近正常的病例很可能具有 < 10% 的极低可能性风险，而不像非诊断性类别那样具有较高风险。几种明显的较低风险的情况包括：与支气管血管段外部结构相关的非节段性缺损（例如，心血管结构扩大、横膈升高和肺大疱）和具有"条纹征"的情况（缺损周围血流条纹）（图 7.18）。研究人员还发现，当有多个（≥ 2）中等至大的匹配缺损时或小的灌注异常的数量局限（1~3 个）时，这种情况可从低度可能性变成极低度可能性。

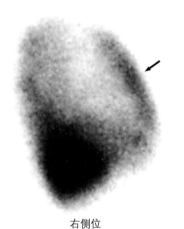

右侧位

图 7.18　条纹征。在右侧位像中，肺外周（箭头所示）可见超出大范围缺损以外的灌注，强烈提示邻近活度减少并非由肺栓塞（PE）引起

然而，在少数情况下，匹配缺损与高风险相关。最值得注意的是，这涉及到三重匹配异常（灌注、通气和胸片缺损）。与灌注异常相比，PE 引起的出血性梗死或肺不张，X 线表现为范围相当或小的模糊影。

然而，如果栓塞大于灌注缺损，则放射影像异常可能并非由栓塞引起。过去，三重匹配均被归类为中度可能性。现在，只有下肺野出现的三重匹配被认为是非诊断性（仍然属于中度可能性范围内），而上肺野出现的此类异常可认为是极低可能性（图 7.19）。

特殊注意事项

严重单侧肺受累。有时，灌注缺损或严重减少仅累及一侧肺（图 7.20）。尽管从技术上讲，这会累及多个大的肺段区域，这种情况是由大的中央鞍状栓子栓塞引起，极其少见。单侧灌注减少、手术或黏液栓塞是匹配 VQ 异常最常见的原因。如果灌注缺损出现非匹配，则需要在胸片或 CT 上寻找是否有中央型支气管肺癌，或肺门肿块侵犯血管而未累及支气管气道。引起这种情况的潜在病因列表见专栏 7.12。

专栏 7.12　重度单侧肺灌注不足的原因
固定缺损
肺切除术
气胸
黏液栓塞
乳糜胸
大量胸腔积液
潜在非固定缺损
肿瘤（中央）
纵隔纤维化
肺栓塞（鞍状栓塞）
Swyer-James 综合征（感染后闭塞性细支气管炎）

胸腔积液。PE 患者通常会有少量胸腔积液。慢性积液被视为是一种解剖缺损。根据修订后的 PIOPED II 指南，急性少量积液（< 半胸廓的 1/3）属于非诊断性组，少量积液通常可以忽略，而大量积液属于极低可能性类别。然而，PIOPED 审查以外的一些有限既往数据表明，如果无其他明显病因，则大量的急性积液也可能属于非诊断性组。

标准的使用和开发。如前所述，VQ（甚至 CT）结果准确识别或排除 PE 的可能性存在差异，具体取决于临床怀疑度或验前可能性（表 7.5）。例如，在于临床高度怀疑的患者中，低度可能性 VQ 发生 PE 的可能性超过 20%（可能接近 40%）。然而，对于临床怀疑低 / 极低时，则风险接近 2%。对于极低度可能性的解读，大多数临床医生需要继续进行观察而不是采取治疗或进行其他的检查。如果验前临床怀疑度也很低，那么极低度可能性的结果基本可以将 PE 从鉴别诊断中排除。一些数据显示，通过研究

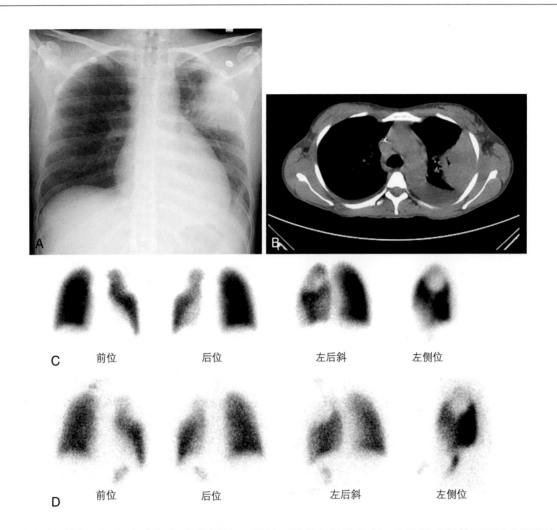

图 7.19 三重匹配缺损。(A)胸片和(B)非增强 CT 显示，呼吸急促的患者，由于肾功能差不能进行增强扫描，左上肺密度增加。在灌注(C)和通气(D)肺扫描图像上相应区域可见匹配缺损。最初，在肺栓塞诊断的前瞻性研究(PIOPED)中将三重匹配缺损归类为中度可能性。在修订的 PIOPED Ⅱ 中，只有下肺野缺损且有足够高风险的患者，才纳入非诊断性组，而上肺野和中肺野出现的缺损为极低度可能性。发现该患者有曲霉菌病，并在开始治疗的几天内迅速好转

表 7.5 验前可能性对 CTPA 和 VQ 肺扫描的影响				
CTPA		**临床可能性**		
	不考虑	高 (%)	中 (%)	低 (%)
PPV CTPA+	86	96	92	58
NPV CTPA–	95	60	89	96
VQ				
	不考虑	使用验前可能性		
低度可能性 NPV	84%~88%	96%~99% 低度怀疑		
高度可能性	88	>95 高度怀疑		

CTPA：计算机体层摄影肺血管造影；NPV：阴性预测率；PPV：阳性预测率；VQ：通气 - 灌注。Data Sostman HD, Miniati M, Gottschalk A, et al. Sensitivity and specificity of perfusion scintigraphy combined with chest radiography for acute pulmonary embolism in PIOPED Ⅱ study. *Radiology* 2008；246（3）：941-946.

正常和极低度可能性患者的检查结果，发现两者极为相似，可以认为这些检查是 PE 阴性。

许多读者主张继续对 VQ 标准进行简化：将研究结果划分为阳性（存在 PE）、阴性（不存在 PE）或非诊断性。虽然使用这种三分类法存在局限性，但进行简化可能是有用的。自从几十年前最初的 PIOPED 试验以来，可能性或概率的使用一直困扰着转诊医生，并且大多数测试都是根据疾病的存在与否来报告的。

标准的制定也进一步研究单一肺段非匹配的重要性。虽然修订后的 PIOPED 和修订后的 PIOPED Ⅱ 标准要求要有两个肺段非匹配缺损，但在适当的条件下，一个缺损可能就足以解读为高度可能性结果。一些替代的解读方案认识到这种情况，如患者既往无心肺疾病和胸片显示清晰（图 7.21）。此外，

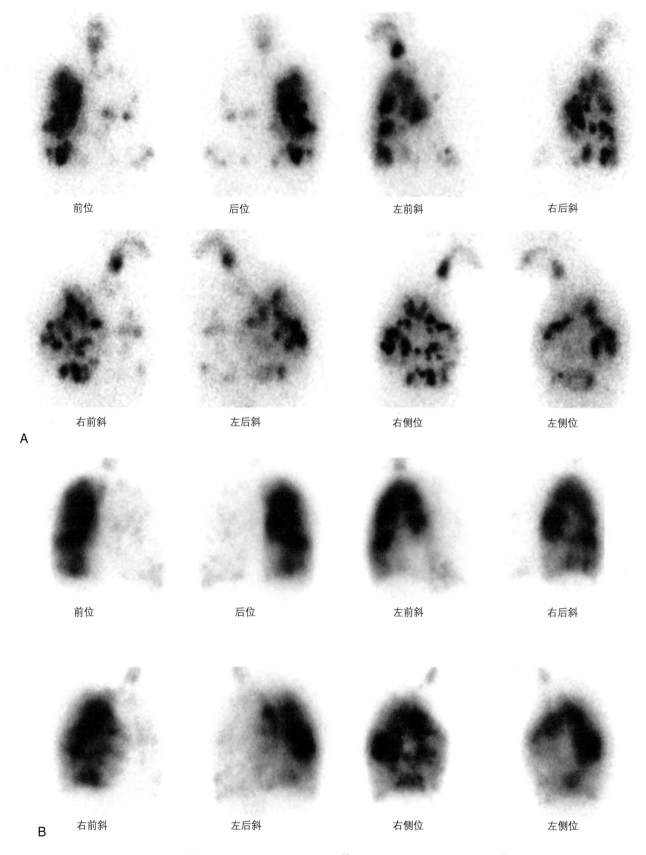

前位　　　　　后位　　　　　左前斜　　　　　右后斜

右前斜　　　　　左后斜　　　　　右侧位　　　　　左侧位

A

前位　　　　　后位　　　　　左前斜　　　　　右后斜

右前斜　　　　　左后斜　　　　　右侧位　　　　　左侧位

B

图 7.20 严重单侧肺受累。患者胸片显示清晰（未给出），^{99m}Tc-DTPA 通气图像（A）和 ^{99m}Tc-MAA 灌注图像（B）显示，右肺几乎无通气且灌注显著减少。根据修订后的肺栓塞诊断的前瞻性研究（PIOPED）标准，即使存在广泛的灌注缺损也是低度可能性，如果为匹配缺损，至少有些区域存在灌注且胸片显示清晰。根据修订后的 PIOPED Ⅱ，这种情况发生肺栓塞（PE）的可能性很低

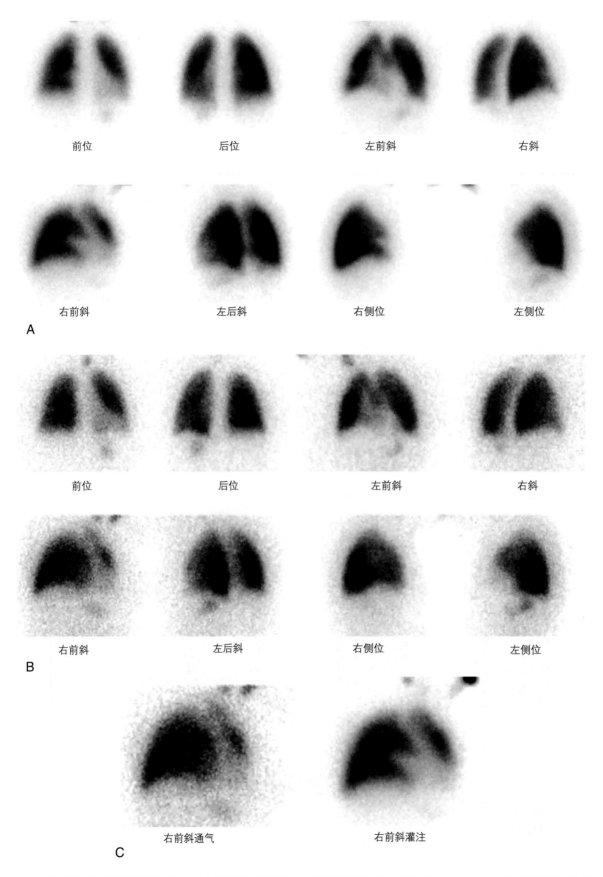

前位   后位   左前斜   右斜

右前斜   左后斜   右侧位   左侧位

A

前位   后位   左前斜   右斜

右前斜   左后斜   右侧位   左侧位

B

右前斜通气   右前斜灌注

C

图 7.21   单个肺段非匹配灌注缺损。（A）呼吸短促且胸片清晰患者的灌注图像显示，中叶大的楔形灌注缺损，而无相应的通气异常（B），在并排比较中清晰可见（C）。患者有深静脉血栓（DVT）形成，高度怀疑肺栓塞（PE）。患者经抗凝治疗后出现好转

SPECT 提倡的新标准认为，在此类情况下，单个非匹配缺损足以将显像结果解读为阳性。

肺通气 - 灌注 SPECT 闪烁显像

正如欧洲核医学协会（EANM）2009 年通气 / 灌注闪烁显像指南（见表 7.3）中所述，SPECT 在欧洲已成为治疗标准。SPECT 提高了对比度分辨率和灵敏度，SPECT VQ 也是如此，这在许多类型的扫描中得到证实（图 7.22 和图 7.23）。由于肺内相邻的肺段间无重叠，使得缺损更容易检出（尤其是内侧基底段），而且通常在大小、形状以及与血管段解剖学的关系方面比在平面图像上更容易识别。

EANM SPECT 标准要求至少有一个大（或中等至大）的肺段非匹配缺损，才能将其称为 PE 阳性。PE 的阴性结果包括不符合肺段结构的非匹配缺损、所有的匹配缺损（无论大小或数量）和任何反向非匹配缺损（Q 小于 V）。推荐与 CT 或 SPECT/CT 检出进行比较，以免检查结果错误解读，如肺叶间裂非节段性灌注减少，重力依赖区肺水肿或继发于其他原因的情况（图 7.24）。

SPECT VQ 数据比较有限，大部分是回顾性的。然而，EANM 指南中的数据描述了 3000 多名患者的结果，敏感性为 96%~99%，特异性为 91%~98%，阴性预测率（NPV）为 97%~99%（Bajc 等，2009）。

在他们的报告中，检查报告为非诊断性的患者仅占 1%~3%，且其他试验证实非诊断性研究的比例较低（低于 5%）。最近的报告依然显示出非常有希望的结果。一旦 ^{99m}Tc 锝气体获得 FDA 批准，SPECT 有望成为美国肺栓塞诊断的首选方法。

平面 VQ、CTPA 和 SPECT VQ 的比较

在 PIOPED Ⅱ 试验中，多排探测器 CTPA（MDCT）的敏度性为 83%，特异性为 96%，该研究排除了 6% 的技术检查不充分的患者（51/824 名患者）。一些学者指出，自发布 PIOPED Ⅱ 数据以来，技术已有所改进。然而，文献中报道的 CTPA 敏度性差异很大（57%~100%），可能没有想象得那么高。特异性良好（范围为 78%~100%），通常可见非常高的阴性预测率（NPV）。如果验前的临床怀疑度与扫描结果不一致，CTPA 的结果就不那么可靠（正如之前 VQ 扫描的情况一致）。例如，有研究表明，虽然临床怀疑 PE 较高时，CTPA 的阳性预测率（PPV）高达 96%，但在临床怀疑度较低时，PPV 仅为 58%。在技术成熟的情况下，CTPA 比平面 VQ 更准确，然而一些专家指出，这种优势并不能转化为改善临床结果。事实上，平面 VQ 可以在较低的辐射剂量提供类似的结果。然而，CTPA 的辐射剂量有所提高，采集速度非常快。

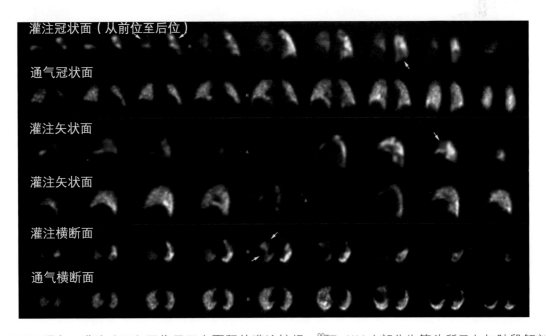

图 7.22 SPECT 通气 - 灌注（VQ）图像显示大面积的灌注缺损，^{99m}Tc-MAA（部分为箭头所示）与肺段解剖学一致，相应的 ^{99m}Tc 锝气体通气显示正常；双侧多发栓塞检查结果呈阳性（Images courtesy of Dr. Khun Visith Keu, MD, Hôpital de la Cité-de-la-Santé de Laval, Canada.）

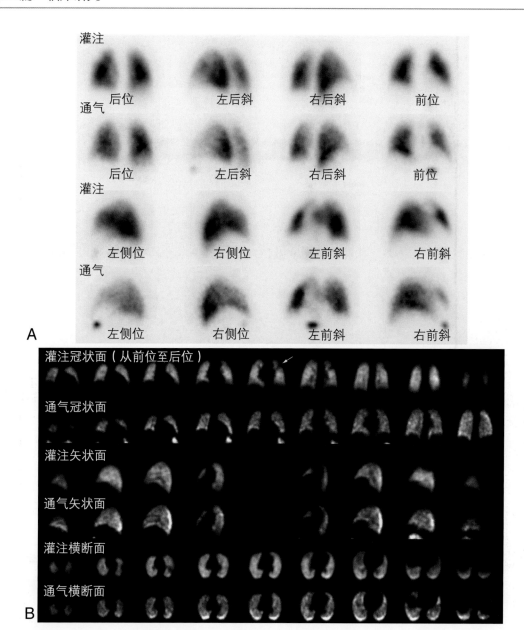

图 7.23　SPECT 通气 - 灌注（VQ）图像。（A）SPECT 数据的"假平面"角重建图像显示正常或接近正常，结果解读为阴性。（B）SPECT 灌注图像（**顶排**）显示，左上肺叶大的肺段缺损（箭头所示），在冠状面、矢状面和横断面与 99mTc 锝气体通气图像（**底排**）不匹配。检查结果为肺栓塞（PE）阳性。（Images courtesy of Khun Visith Keu, MD，Hôpital de la Cité-de-la-Santé de Laval，Canada.）

　　由于缺乏使用真正金标准下进行 CTPA 和平面 VQ 的大型前瞻性比较试验，SPECT VQ 关键评估受到了限制。但是，与平面 VQ 相比，SPECT VQ 明显可以提供更好的图像和更少的非诊断性结果。由于两者具有相似的 NPV 值（1.1%~1.2%），准确性的提高在临床结果方面可能并不明显。VQ SPECT 与 CTPA 的比较也同样具有局限性。然而，早期数据表明两者均显示出较高的准确性、敏度性和特异性

（通常 > 90%）。在一些研究中，CTPA 似乎更具特异性（98% *vs* 91%，100% *vs* 88%），而 SPECT VQ 更敏感（97% *vs* 86%，97% *vs* 68%），两项检测均较为准确（93%~94%）。目前，一些部位的检查也倾向于使用 SPECT/CT 而非 SPECT，因为它可以识别出其他潜在的病变，并可提高特异性。然而，无造影剂的 SPECT/CT 无法识别胸痛的其他病因，例如主动脉夹层。

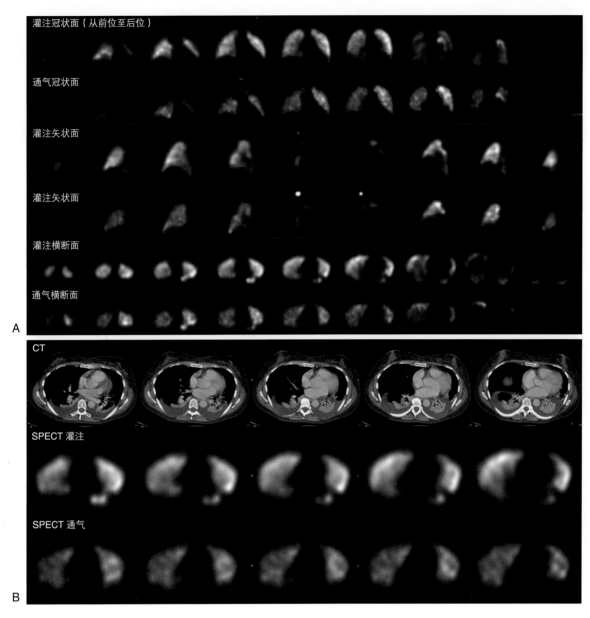

图 7.24　SPECT 通气 - 灌注（VQ）阴性图像。（A）^{99m}Tc-MAA 灌注和 ^{99m}Tc 锝气体通气图像显示，双肺基底部异常，通气异常区域比灌注不足更明显：反向非匹配缺损。检查结果解读为肺栓塞（PE）阴性。（B）为排除急性胆囊炎，患者当晚进行 CT 成像，与 CT 比较证实为肺不张和少量积液（Images courtesy of Dr. Khun Visith Keu, Hôpital de la Cité-de-la-Santé de Laval, Canada.）

定量肺扫描

肺灌注和通气的定量对高危患者的术前评估具有价值，可用于恶性肿瘤肺切除、重度 COPD 患者无效腔肺容积减少和肺移植术前的评估。该检查结果与呼吸肺活量相结合，用于术前评估每个肺或肺的某个区域的功能，从而在术前预测哪种手术方法可以获得最

佳的效果。定量分析也可用于评估先天性心脏病术前和术后的相对肺灌注（例如：肺动脉狭窄矫正术）。

右肺和左肺的肺功能差异比较通常是在前位和后位视图上，绘制左、右肺外周的感兴趣区，并计算几何平均值来校正衰减而实现的（图 7.25A）。

$$几何平均值 = - 前位计数 \times 后位计数$$

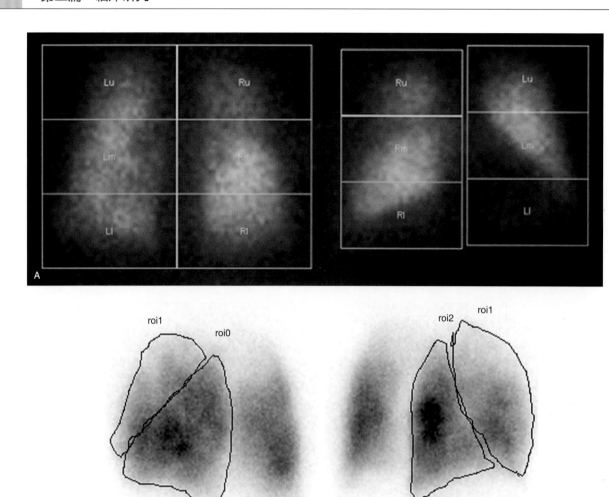

图 7.25　术前对于肺切除患者进行定量肺扫描，计算右肺和左肺肺功能的差异。绘制各肺外周感兴趣区，并计算几何平均值。（A）可以采用后斜位投影或前后位投影图像。（B）如果需要，可将肺大致分为上肺区、中肺区和下肺区

然而，由于投影重叠，前位像和后位像不能很好地区分上叶和下叶。如有需要，后斜位像可以更好地区分上叶和下叶（见图 7.25B）。

这对于部分肺切除（例如：上叶肺大疱）很重要。

成人呼吸窘迫综合征

有无肺部疾病对 ^{99m}Tc-DTPA 的清除率有显著影响。健康成人的清除半衰期约为 45 分钟。成人呼吸窘迫综合征患者的清除速率更快，这可能是由于 ^{99m}Tc-DTPA 可通过肺泡上皮迅速扩散至肺循环。其他与 ^{99m}Tc-DTPA 清除率增加相关的情况还包括吸烟、肺泡炎和婴儿肺透明膜病。尚未发现该项技术明确的临床用途。

推荐阅读

VQ：利用和 PIOPED/PIOPED II 标准

Freeman LM. Don't bury the V/Q scan: it's as good as multidetector CT angiograms with a lot less radiation exposure. *J Nucl Med.* 2006;49:5–8.

Freitas JE, Sarosi M, Nagle CC, et al. Modified PIOPED criteria in clinical practice. *J Nucl Med.* 1995;36:1573–1576.

Goldberg SN, Richardson DD, Palmer EL, Scott JA. Pleural effusion and ventilation/perfusion scan interpretation for acute pulmonary embolus. *J Nucl Med.* 37(8):1310–1313.

Gottschalk A, Stein PD, Sostman HD, Matta F, Beemath A. Very low probability interpretation of V/Q lung scans in combination with low probability objective clinical assessment reliably excludes pulmonary embolism: data from PIOPED II. *J Nucl Med.* 2007;48:1411–1415.

Sostman HD, Gottschalk A. Prospective validation of the stripe sign in ventilation-perfusion scintigraphy. *Radiology.* 1992;184:455–459.

Sostman HD, Stein PD, Gottschalk A, Matta F, Hull R, Goodman L. Sensitivity and specificity of ventilation-perfusion scintigraphy in PIOPED II study. *Radiology.* 2008;246(3):941–946.

Stein PD, Gottschalk A. Review of criteria appropriate for very low probability pulmonary embolism on ventilation-perfusion lung scans: a position paper. *Radiographics.* 2000;20:99–105.

SPECT 和 SPECT/CT

Bajc et al, 2009

Gutte H, Mortensen J, Jensen CV, et al. Detection of pulmonary embolism with combined ventilation-perfusion SPECT and low-dose CT: head-to-head comparison with multidetector CT angiography. *J Nucl Med.* 2009;50:1987–1992.

Le Roux PY, Robin P, Delluc A, et al. V/Q SPECT interpretation for pulmonary embolism diagnosis: which criteria to use? *J Nucl Med.* 2013;54:1077–1081.

Lu Y, Lorenzoni A, Fox JJ, et al. Noncontrast perfusion single-photon emission CT/CT scanning. *Chest.* 2014;145:1079–1088.

Mila M, Bechini J, Vaquez A, et al. Acute pulmonary embolism detection with ventilation/perfusion SPECT combined with full dose CT: what is the best option? *Rev Esp Med Nucl Imagen Mol.* 2017;36(3):139–145.

Roach PJ, Schembri GP, Bailey DL. V/Q scanning using SPECT and SPECT/CT. *J Nucl Med.* 2013;54:1588–1596.

Stubbs M, Chan K, McKeekin H, Navalkissoor S, Wagner T. Incidence of a single segmental perfusion defect in single-photon emission computed tomography and planar ventilation/perfusion scans.

Nuc Med Commun. 2017;38(2):135–140.

CTA 和 MRA

Benson DG, Schiebler ML, Repplinger MD, et al. Contrast-enhanced pulmonary MRA for the primary diagnosis of pulmonary embolism: current state of the art and future directions. *Br J Radiol.* 2017;90(1074):20160901.

Stein PS, Fowler SE, Goodman LR, et al. Multidetector computed tomography for acute pulmonary embolism. *N Engl J Med.* 2006;354:2317–2327.

PE：临床

Moores LK, King CS, Holley AB. Current approach to the diagnosis of acute nonmassive pulmonary embolism. *Chest.* 2011;140:509–518.

Raja AS, Greenverg JO, Qaseem A, Denberg TD, Fitterman N, Schuur JD. Evaluation of patients with suspected acute pulmonary embolism: best practice advice from the clinical guidelines committee of the American College of Physicians. *Ann Intern Med.* 2015;29.

（李锐　郭月红　译审）

第 8 章　内分泌系统

甲状腺疾病——放射性核素诊断和治疗

1941 年，首位甲状腺癌患者接受了放射性碘治疗。从那时起，放射性碘被证明在评估甲状腺疾病和治疗甲状腺癌、格雷夫斯病和毒性结节性甲状腺肿方面具有不可估量的价值。现在，放射性 ^{123}I 和 ^{131}I 仍然是甲状腺疾病重要的诊断和治疗手段，且 PET 显像剂 ^{124}I 的使用正在增加。

甲状腺解剖学和生理学

甲状腺位于前颈部，甲状软骨下方。甲状腺通常重 15~20 g（图 8.1），甲状腺两个侧叶中间有峡部相连，显示出明显的解剖学多变性。约 2/3 的患者有锥状叶（甲状舌管的残余部分），从甲状腺峡部向上延伸。由于胚胎学中甲状腺起源于咽囊，从舌根的盲孔到心肌的任何地方都可能发现异位甲状腺组织。

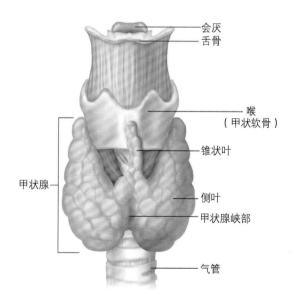

会厌
舌骨
喉
（甲状软骨）
锥状叶
甲状腺
侧叶
甲状腺峡部
气管

图 8.1　甲状腺解剖图。甲状腺与气管、甲状腺与环状软骨以及血管结构的解剖学关系

甲状腺由不同大小的甲状腺滤泡组成。滤泡周围的滤泡上皮细胞合成甲状腺激素并将其分泌到滤泡腔中储存，滤泡腔中含有胶体（图 8.2）。碘经口服后，在小肠近端还原为碘离子（I^-），其中 90% 以上在 60 分钟内被吸收。以细胞外离子的形式分散在血液中后，甲状腺和胃对其进行吸收 / 摄取，然后通过尿液和肠道排出。

高能钠碘同向转运体膜捕获碘化物，并在细胞内将其浓缩至血浆浓度的 25~500 倍。滤泡细胞 - 胶体界面处的甲状腺过氧化酶迅速将其有机化。然后碘化物与甲状腺球蛋白上的酪氨酸残基结合。这些单碘化和二碘化酪氨酸偶联形成三碘甲状腺原氨酸（triiodothyronine，T_3）和甲状腺素（thyroxine，T_4），储存在充满胶体的滤泡腔中（见图 8.2）。单价阴离子（例如过氯酸钾）可以竞争性地阻止捕获和摄取过程，且用于格雷夫斯治疗的药品（例如丙基硫氧嘧啶（propylthiouracil，PTU）和甲巯咪唑）可以抑制有机化过程。

血清促甲状腺激素（thyroid-stimulating hormone，TSH）引发碘化物摄取、有机化和甲状腺球蛋白水解，进而将甲状腺激素释放到血液中。甲状腺球蛋白本身不会释放，除非在疾病状态下（例如甲状腺炎或甲状腺癌）。甲状腺释放的主要激素是 T_4，它通过甲状腺结合蛋白转运到周围组织，并转化为代谢更活跃的 T_3。因为正常腺体含有足够供应 1 个月的激素量，所以直到甲状腺内的储存耗尽之后，阻止激素合成的药品才能完全有效地控制甲状腺毒症。

TSH 的分泌主要通过甲状腺 - 垂体反馈机制进行调节（图 8.3）。当血清甲状腺激素水平高于正常水平时，如甲状腺功能亢进症，血清 TSH 受到抑制；但当血清甲状腺激素水平较低时，如甲状腺功能减退症，血清 TSH 水平升高。

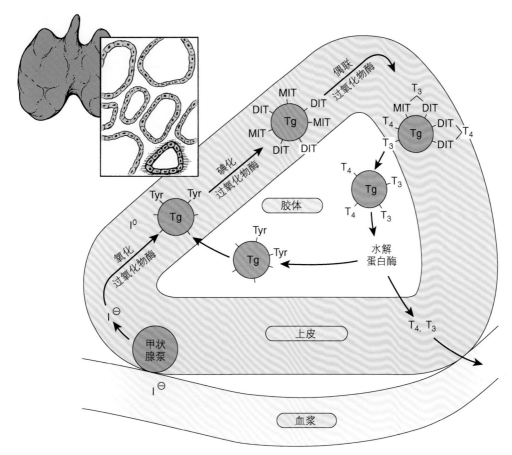

图 8.2 碘代谢。甲状腺滤泡细胞上皮通过钠碘同向转运体（甲状腺泵）从血浆中摄取（捕获）碘化物并将其有机化。碘化物（I-）转化为中性碘（IO），然后以一碘酪氨酸（monoiodotyrosine，MIT）或二碘酪氨酸（diiodotyrosine，DIT）的形式结合到与甲状腺球蛋白结合的酪氨酸分子中。碘化酪氨酸的偶联导致 T_4 和 T_3 激素与甲状腺球蛋白结合，甲状腺球蛋白被转运并储存在胶体中，直到 T_4 和 T_3 被蛋白水解酶并释放到血浆中。外围 T_4 被转化成更活跃的 T_3

放射性药物

放射性 ^{131}I 和 ^{123}I

像饮食中通常遇到的稳定碘（^{127}I）一样，放射性碘同位素（例如 ^{131}I 或 ^{123}I）会被甲状腺选择性地捕获并结合到甲状腺激素中。鉴于这种定位能力，以及能够发射 γ 射线，为临床提供相关的定性和定量信息，它们（放射性碘同位素）是进行甲状腺生理学评估的极好工具。

放射性碘给药通常以口服胶囊的形式提供。虽然液体 ^{131}I 可能也可以使用，但它具有挥发性，增加了照射患者周围人群的风险。超过 90% 的摄入的碘在近端小肠中被迅速吸收。口服 ^{131}I 后几分钟内即可在甲状腺中检测到，20~30 分钟到达甲状腺滤泡腔。虽然显像最早可以在 4 小时进行，但甲状

腺摄取通常会在 24 小时内持续增加（图 8.4）。放射性碘给药和显像之间的延迟不是由于聚集缓慢，而是清除相对较高的本底活度需要一些时间。唾液腺、胃和脉络丛也可见到放射性碘摄取，但并不会在这些部位聚集或保留。放射性碘通过肾和胃肠道进行排泄。

^{131}I 经历 β- 衰变（β-），发射的主要是 γ 光子，能量为 364 keV，物理半衰期为 8.1 天（表 8.1）。这些光子不是 γ 照相机成像的理想选择。因为计数检测灵敏度差；一半的光子穿透准直器隔片（即使使用高能准直器也是如此）和 3/8 英寸碘化钠照相机晶体但不能被检测到，从而导致图像质量下降。^{131}I 还发射高能 β 粒子（0.606 MeV），这些粒子不能显像，但对治疗很有价值。高能 γ 射线、β 射线和较长的物理半衰期导致对甲状腺的辐射剂量相对较高（参见书末附录）。因此，摄取剂量限制为 10~

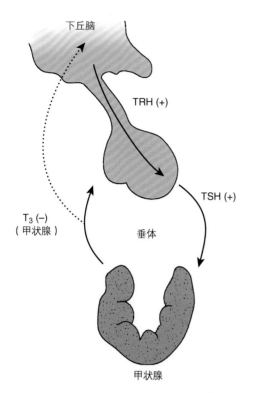

图 8.3　甲状腺 - 垂体反馈。正常的甲状腺处于促甲状腺激素（TSH）的控制之下。下丘脑产生的促甲状腺激素释放激素（TRH）和垂体进而释放的 TSH 在 T_4 和 T_3 水平低时增加，而在甲状腺激素水平高时减少

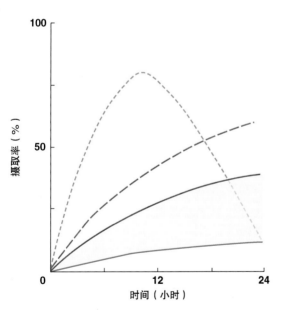

图 8.4　口服 ^{123}I 后的放射性碘摄取百分比（percent radioiodine uptake，%RAIU）。在正常受试对象中，%RAIU 在 24 小时内逐渐增加到 10%~30%（**灰色区域**）。当受试者患有格雷夫斯病时，%RAIU 以更快的速度上升到更高的水平，通常是 50%~80% 或更高（**较低的虚线**）。然而，一些格雷夫斯病患者甲状腺内的碘周转很快，在 4~12 小时内表现为早、快、高的摄取，但在 24 小时内摄取量则轻度升高甚至正常（**顶部虚线**）

表 8.1　甲状腺放射性药物的物理特性

特性	^{99m}Tc	^{123}I	^{131}I	^{124}I
衰变模式	同质异能跃迁	电子俘获	β-	正电子
物理半衰期（$T_{1/2}$）	6 小时	13.2 小时	8.1 天	110 分钟
光子能量	140 keV	159 keV	364 keV	511 keV
丰度 a	89%	83%	81%	100%
β 辐射	无	无	606 keV	无

a 丰度是每次放射性衰变产生光子发射的可能性百分比。

20 μCi。即使在甲状腺切除术后，甲状腺癌显像的剂量通常也限制在 2~3 mCi（74 MBq），因为 β 辐射可能导致残留细胞的顿抑，阻止用于有效治疗或将来显像 ^{131}I 的摄取。在过去，有时使用 30~50 μCi（1110~1850 MBq）的 ^{131}I 来确定纵隔前肿块是否由甲状腺肿引起，现在已经被 ^{123}I 所取代。

^{123}I 通过电子俘获而衰变（半衰期为 13.2 小时），主要发射 159 keV 的 γ 光子（丰度为 83.4%），非常适用于 γ 照相机（显）像（见表 8.1）。有一些低丰度的较高能量射线，440~625 keV（2.4%）和 625~784 keV（0.15%）之间，更适合中能准直器（尽管低能准直器也可以接受）。如今，回旋加速器生产的 ^{123}I 纯度为 99.9%，不再受到长寿命同位素（如 ^{124}I、^{125}I）的污染。考虑到这一点以及没有 β 辐射，^{123}I 给予患者的辐射剂量（10 rad/mCi）大约是 ^{131}I 1000 rad/mCi 的 1/100。标准摄取剂量为 100 μCi（3.7 MBq），常规甲状腺扫描为 200~400 μCi（7.4 MBq）。由于 ^{123}I 不会引起顿抑，可以在癌症显像中使用更高的剂量。

^{124}I 是一种正电子发射体，在实验方面很大程度上已替代 ^{123}I 或 ^{131}I 进行甲状腺癌显像。其在回旋加速器内通过电子俘获衰变（75%）和正电子衰变（26%）产生，半衰期为 4.18 天（见表 8.1）。研究表明，在检测甲状腺癌转移瘤方面，它优于 ^{123}I 或 ^{131}I，并且可能在 ^{131}I 治疗前甲状腺癌剂量测定方面发挥作用。然而，辐射剂量相对较高（见表 8.1）。

^{99m}Tc- 高锝酸盐由 $^{99}Mo/^{99m}Tc$ 发生器生产，与昂贵的 ^{123}I 不同，它既便宜又容易获得，而 ^{123}I 通常必须提前一天订购。因为 ^{99m}Tc- 高锝酸盐的吸收机制与碘相同，所以可以用于甲状腺评估。其 140 keV 的光电峰（丰度为 89%）和无高能辐射的

特征是 γ 照相机显像的最佳选择（见表 8.1）。与放射性碘口服给药不同，^{99m}Tc- 高锝酸盐通过静脉给药，并迅速被甲状腺吸收。然而，它不在甲状腺中进行有机化或保留，因此必须在注射后 15~30 分钟的摄取峰值时间内及早进行显像。无微粒辐射和较短的 6 小时半衰期导致其对甲状腺的辐射剂量较低，远低于 ^{131}I 或 ^{123}I（见书末附录）。因此，^{99m}Tc- 高锝酸盐的给药活度可以比 ^{123}I 高很多，通常为 3~5 mCi（111-185 MBq），并且大光子通量可产生高质量图像。

特殊注意事项和预防措施

^{123}I 是大多数成人甲状腺显像的首选示踪剂。^{99m}Tc- 高锝酸盐由于其辐射剂量较低且计数率较高，可能是儿童的首选。然而，因为它不进行有机化，所以不建议将其用于结节功能的评估，而且因为很少尝试计算 ^{99m}Tc- 高锝酸盐摄取量，所以计算更加困难且可靠性较低。

对于甲状腺癌成像，与 ^{99m}Tc- 高锝酸盐相比，^{131}I 的半衰期长是一个重要优势。诊断性 ^{131}I 扫描通常在给药后 48 小时及治疗后 7 天进行。因为有进行本底清除的时间，所以其结果显示高靶本底比值，表明对甲状腺癌转移瘤具有良好的可检测性。对于该诊断适应证，^{123}I 也正在取代 ^{131}I，因为它允许在 24 小时对患者进行更早的成像，具有更好的成像质量和相似的准确度，且 ^{123}I 不会导致甲状腺细胞"顿抑"，即细胞被 β 射线辐射损伤，阻碍将来用于成像或治疗的放射性碘摄取的情况。这些相同的高能量 ^{131}I β 射线辐射不仅可以有效治疗甲状腺癌，而且可以有效治疗格雷夫斯病和毒性结节。

摄取抑制剂。在甲状腺摄取和显像研究或放射性碘治疗之前，应获取患者的病史，包括食物、药品和既往影像学检查。甲状腺替代药物会阻止显像放射性示踪剂的摄取，甲状腺封闭药物也一样。外源性碘会抑制摄取，并可能妨碍成功成像或准确测量摄取量。低至 1 mg 的稳定碘会导致摄取明显减少；10 mg 可以有效封闭腺体。

口服碘化物和静脉注射放射照相造影剂是干扰放射性核素甲状腺研究的碘的常见来源。鉴于静脉造影剂中存在大量碘，即使是水溶性的，也应在造影剂给药后延迟约 4 周才能进行放射性核素诊断和治疗研究。

食物和药物中正常存在的碘也会干扰放射性核素甲状腺研究（表 8.2）。多年来正常饮食中以碘

盐形式摄取的碘含量越大，放射性碘摄取百分比（%RAIU）的正常值就越低。慢性肾衰竭会降低碘化物清除率，扩大碘化物池并降低 %RAIU。甲状腺功能减退症会降低肾小球滤过率并降低从机体内通过尿液清除放射性碘的速率；甲状腺功能亢进症会提高清除率。

表 8.2　使放射性碘甲状腺摄取百分比降低或增加的药品、食物和放射照相造影剂

摄取减少	效果持续时间
甲状腺激素	
甲状腺素（T_4）	4~6 周
三碘甲状腺原氨酸（T_3）	2 周
碘过量（碘池扩大）	
碘化钾	2~4 周
矿物质补充剂、止咳药、维生素	2~4 周
碘食物补充剂	2~4 周
碘化药品（如胺碘酮）	数月
碘化皮肤软膏	2~4 周
充血性心力衰竭	
肾衰竭	
放射照相造影剂介质	
水溶性血管内介质	3~4 周
脂溶性介质（淋巴造影）	数月至数年
非含碘药品	
促肾上腺皮质激素、肾上腺类固醇	不定
单价阴离子（过氯酸盐）	不定
青霉素	不定
抗甲状腺药物	
丙基硫氧嘧啶（PTU）	3~5 天
甲巯咪唑（他巴唑）	5~7 天
促甲状腺肿的食物	
卷心菜、萝卜	
之前接受过颈部辐射	
摄取增加	
碘缺乏	
妊娠	
治疗停止后反弹	
抗甲状腺药物	
锂	

碘过敏。放射性摄取甚至治疗剂量中的碘含量是药理学方面的内容，与过敏反应无关，即使在有碘过敏记录的患者中也是如此。

妊娠和哺乳。胎儿甲状腺在妊娠 10~12 周时开始聚集放射性碘。因此，在给予母亲治疗剂量后，胎儿甲状腺可能接受大量照射量，导致胎儿甲状腺功能减退症。在用 ^{131}I 治疗女性患者之前，必须对其进行血清妊娠试验。放射性碘可从人乳中排出。因为 ^{131}I 的半衰期较长，所以在诊断或治疗研究后不应停止或中断护理。^{123}I 给药后 48 小时可恢复母乳喂养，^{99m}Tc- 高锝酸盐给药后 24 小时可恢复母乳喂养。根据美国核管理委员会（NRC）的规定，接受 ^{131}I 治疗或成像的患者应接受常规指导和通常要求的书面指导，如果正在进行母乳喂养，则还应接受书面以及口头辐射安全说明。

甲状腺摄取率（%RAIU）

使用非成像 γ 闪烁探头探测器获取对良性疾病的甲状腺摄取测量值（图 8.5 和图 8.6）。可以测定 ^{131}I 或 ^{123}I 的 %RAIU（专栏 8.1）。临床适应证有限（表 8.3）。它最常用于计算 ^{131}I 治疗剂量或诊断甲状腺毒症的原因，主要用于区分格雷夫斯病和亚急性甲状腺炎。专栏 8.2 列出了其他疾病中的甲状腺摄取值。格雷夫斯病中 %RAIU 增加，而亚急性甲状腺炎中 %RAIU 被抑制。

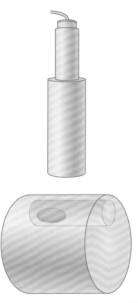

图 8.5　甲状腺摄取探头对颈部模型中的 ^{123}I 胶囊进行计数。颈部模型是固态有机玻璃塑料，其中圆柱状的缺口用于放置胶囊以进行计数。非成像 γ 探测器放置在距颈部模型 30 cm 的标准距离处，并采集 1 分钟的辐射计数

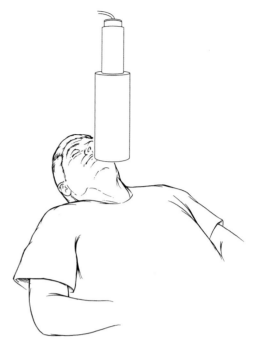

图 8.6　甲状腺摄取探头置于距患者颈部 30 cm 处，并在患者颈部 / 甲状腺处采集 1 分钟的计数。通常还要在大腿区域采集本底计数

专栏 8.1　放射性碘和 ^{99m}Tc- 摄取量的计算

放射性碘摄取百分比（%RAIU）

1. 初步测量
   将剂量胶囊放在颈部模型中，计数 1 分钟。
   对患者的颈部和大腿（本底）计数 1 分钟。
2. 口服剂量胶囊。
3. 在 4~6 小时和 24 小时测量摄取量：
   对患者的颈部计数 1 分钟。
   对患者的大腿计数 1 分钟。
4. 计算

$$\% RAIU = \dfrac{\dfrac{颈部（本底校正）}{计数 / 分钟}}{\dfrac{剂量胶囊（衰变校正本底校正）}{计数 / 分钟}} \times 100$$

^{99m}Tc- 高锝酸盐摄取 %

注射前后，分别对注射器成像以获得计数（注射前计数 - 注射后计数 = 给药计数）。

为甲状腺、甲状腺本底绘制感兴趣扫描区域（ROI）。

感兴趣区按照像素大小统一了标准，甲状腺和注射器计数按采集时间统一了标准。

正常值为 0.3%~4.5%。

表 8.3　甲状腺扫描和甲状腺摄取 % 的临床适应证	
甲状腺扫描	**甲状腺摄取 %**
甲状腺结节的功能状态（冷、热）	甲状腺毒症的鉴别诊断
检测异位甲状腺组织（例如舌甲状腺）	计算格雷夫斯病的 [131]I 治疗剂量
使用 [123]I 鉴别诊断纵隔肿块（胸骨后甲状腺肿）	甲状腺癌治疗前、治疗后和随访全身扫描，用以量化残留或发现复发性疾病
甲状腺癌全身扫描：治疗前—发现远处转移疾病治疗后—发现新增疾病随访—确定治疗效果，评估复发情况	

专栏 8.2　甲状腺毒症的鉴别诊断：%RAIU 升高或降低
摄取增加
格雷夫斯病
毒性结节性甲状腺肿
桥本氏病甲状腺毒症
葡萄胎、滋养细胞肿瘤、绒毛膜癌
转移性甲状腺癌
摄取减少
亚急性甲状腺炎
肉芽肿性甲状腺炎（de Quervain 甲状腺炎）
静息性甲状腺炎
产后甲状腺炎
碘诱发甲状腺毒症（碘性巴塞多氏病）
胺碘酮诱发的甲状腺毒症
人为甲状腺毒症
卵巢甲状腺肿（甲状腺中减少，卵巢肿瘤中增加）

干扰放射性碘摄取的药物应在研究前停用，时间长短取决于其半衰期（见表 8.2）。患者在摄入放射性碘前的 4 小时内不应进食，以确保放射性碘的良好吸收。[123]I 和 [131]I 通常以胶囊形式给药。

如果不需要扫描，5~10 μCi 的 [131]I 或 50 μCi 的 [123]I 足以进行 %RAIU 测量，因为 γ 探头的检测灵敏度高。如果需要扫描，则可在摄取 [131]I 后使用 [99m]Tc-高锝酸盐。扫描和摄取率检查都可以使用 [123]I 的扫描剂量（200~400 μCi）进行。最好在摄入后 4 小时和 24 小时获取 %RAIU，但是有些人只能在一个时间段获取该值。24 小时的摄取量是计算 [131]I 治疗剂量的标准。

测量 %RAIU 的方法

用于甲状腺摄取研究的非成像 γ 闪烁探头探测器有一个厚度 2 cm、直径 2 cm 的碘化钠晶体，带有一个与光电倍增管和电子设备耦合的开放单孔铅准直器。测定房间本底活度。将具有已知校准活度的放射性碘胶囊置于有机玻璃颈部模型中（见图 8.5）。将探测器放置在 30 cm 的标准距离处以获得计数。然后给予患者放射性碘剂量。在 4 小时和 / 或 24 小时，将探头置于患者颈部前表面 30 cm 处（见图 8.6）。采集计数 1 分钟。对患者的大腿进行相似时间的计数以校正本底值。根据以下公式计算 %RAIU：

$$\%RAIU = \frac{\text{颈部计数 / 分钟 *}}{\text{给予的剂量胶囊计数 / 分钟 *}} \times 100$$
（经衰变和本底校正）

%RAIU 值的正常范围在 4~6 小时约为 4%~15%，在 24 小时约为 10%~30%。早期摄取表明 %RAIU 升高或被抑制。有的研究中心从 4 小时摄取量推断出用于 [131]I 治疗剂量计划的 24 小时摄取量。这种方法的一个问题是，一些甲亢患者的甲状腺碘周转很快。这些患者可能在 4~6 小时表现出 %RAIU 升高，但在 24 小时数值较低，因此会低估所需的治疗剂量（见图 8.4）。4 小时摄取量非常高的患者可在 24 小时回落以确保正确给药，但获得两个时间点的结果始终是最佳选择。确定摄取值的意义时必须考虑整个临床情况。表 8.4 概述了各种摄取值的原因。

通常不进行 [99m]Tc-高锝酸盐摄取百分比测量。它的优点是，与放射性碘的 4 小时和 24 小时相比，其摄取峰值发生在 20~30 分钟。缺点是它的准确度远低于 %RAIU，且通常缺少商用计算软件，并且因为它不进行有机化，所以无法获得 24 小时的摄取量。专栏 8.1 描述了该方法。

甲状腺扫描

口服 [123]I，4 小时后进行扫描。可以在 24 小时进行成像；但是，此时的计数率较低，需要更长的采集时间，增加了患者移动和图像质量下降的可能性。4 小时的图像具有出色的图像质量。静脉给予 [99m]Tc-高锝酸盐，20 分钟后开始采集图像。专栏 8.3 中详细描述了这两种方案。

表 8.4　甲状腺放射性碘摄取 % 与甲状腺功能的关系

甲状腺功能	甲状腺放射性碘摄取 %		
	增加	正常	减少
甲状腺毒症	格雷夫斯病 桥本氏病甲状腺毒症	抗甲状腺药物 丙基硫氧嘧啶 甲巯咪唑	造影剂，高碘摄入，亚急性甲状腺炎甲状腺毒性期 人为甲状腺毒症 抗甲状腺药物 卵巢甲状腺肿
甲状腺功能正常	抗甲状腺药物停药后反弹 亚急性甲状腺炎恢复 代偿性内分泌障碍		失代偿性内分泌障碍
甲状腺功能减退	失代偿性内分泌障碍 桥本氏病	桥本氏病 接受 ^{131}I 治疗后 亚急性甲状腺炎，恢复期失代偿性内分泌障碍	甲状腺功能减退症：原发性或继发性

专栏8.3　^{123}I 和 ^{99m}Tc- 高锝酸盐甲状腺成像：方案总结

患者准备
停止使用干扰甲状腺摄取的药物（见表8.2）。研究之前
4 小时内不应进食

放射性药物
^{123}I，200~400 μCi（3.7-14.8 MBq），口服胶囊形式（或 ^{99m}Tc-
高锝酸盐，3~5 mCi（111-185 MBq），静脉注射

成像时间
^{123}I，口服后 4 小时
^{99m}Tc- 高锝酸盐，注射后 20 分钟

成像方案
带有针孔型准直器的 γ 照相机
能窗：
^{99m}Tc- 高锝酸盐：窗宽为 15%~20%，能窗中心为 140 keV
^{123}I：窗宽为 20%，能窗中心为 159 keV
使患者呈仰卧位，下巴向上，颈部伸展。
放置准直器获取 100 000 次计数或 5 分钟的初始前位像，
包括右侧和胸骨上切迹标记。
将准直器置于更近处，使甲状腺占据大约 2/3 的视野。
获取与前位像相同时间的前位、左前斜位和右前斜位图像。

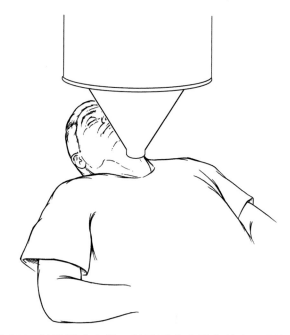

针孔型准直器可以放大甲状腺功能图像，具有
高分辨率（图8.7）。随着针孔型准直器接近颈部，
放大倍数逐渐增加。甲状腺图像应占视野的2/3（图
8.8）。在一些临床诊断中，将一个线源标记或两个相
距 4 cm 或 5 cm 的点源置于甲状腺叶的侧面，用于估
计甲状腺和结节的大小，而如果是比较有经验的医
生，则触诊可能准确度更高。在患者头部略微伸展
的情况下，获取前部、右前斜位和左前斜位的投影

图 8.7　针孔型准直器。针孔型准直器安装在 γ 照相机
的前部，靠近甲状腺，以达到最佳放大倍数。如果放置
得更远，得到的图像会更小。铅针孔插入物的尺寸通常
为 4 mm，某些照相机可以使用更小或更大的插入物

图像。重新摆放照相机时患者应静止不动。
　　为了确认特定的可触及结节是否吸收了放射性
药物（即热结节或冷结节），可以对结节使用放射性
或铅标记物进行额外成像。应注意避免针孔型准直
器的视差效应（即当从不同角度观察时，远近物体
之间的关系发生变化），因为可能会导致对结节或疑
似胸骨下甲状腺肿的位置产生错误解读。为了尽量
减小这种影响，应将结节置于视野中心。
　　甲状腺显像的解读。甲状腺扫描图像应始终基

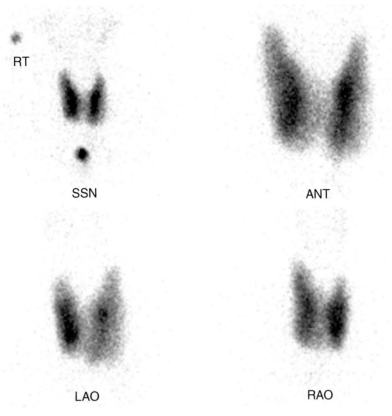

RT

SSN

ANT

LAO

RAO

图 8.8 正常的 ^{123}I 甲状腺扫描图像。所有图像均使用针孔型准直器采集。获取左上方的前位图像时，针孔型准直器的位置比获取其他三个图像时距离颈部更远，因此缩小了图像并呈现更大的视野，从而可以很容易地看到胸骨上切迹（suprasternal notch, SSN）和右侧（right side, RT）热标记。针孔靠近患者颈部获取前位（anterior, ANT）、左前斜位（left anterior oblique, LAO）和右前斜位（right anterior oblique, RAO）视图，使图像占据 2/3 的视野。两叶均显示相对较薄且正常。LAO 视图显示下部有一个结节；但在其他视图中却看不到。呈现该外观是由于右叶和峡部的重叠

于患者病史、甲状腺触诊检查、甲状腺功能和超声检查结果做出解释。甲状腺的正常闪烁显像外观有所不同，但腺体应呈现平滑的轮廓和均匀的摄取（见图 8.1 和图 8.8）。右叶通常比左叶大，且由于腺体的中央区较厚，中央区似乎呈现出活度相对增强。峡部的图像因患者而异。在格雷夫斯病和桥本氏甲状腺炎患者中常见薄的锥状叶，但是在甲状腺功能正常的患者中通常不会出现。它从左/右叶的峡部向前方和上方伸展，但更多的是从左叶向上伸展。

^{99m}Tc-高锝酸盐扫描在 20~30 分钟时成像，通常可见唾液腺活度；而在 ^{123}I 的 4 小时成像时则通常不可见，因为此时活度已经消除。甲状腺肿大时，甲状腺叶鼓起，边缘凸起。应注意相对较热区和较冷区。应尽可能通过触诊、扫描标记和超声检查来确认结节。

有时可见食管活度。当颈部处于成像位置过度伸展时，气管和颈椎可能移位至食管处。它一般出现在中线和后部的左侧，通常可以通过让患者吞咽水来确认。前斜位视图可以帮助确定活度是出现在前部（锥状叶）还是后部（食管；图 8.9）。

甲状腺毒症 – 甲状腺功能亢进症。术语甲状腺功能亢进症描述的是甲状腺毒症，即甲状腺功能亢进（如格雷夫斯病或毒性结节性甲状腺肿）引起的甲状腺激素过度释放。不是由甲状腺功能亢进引起的甲状腺毒症的例子有亚急性甲状腺炎（炎症释放储存的激素）和人为甲状腺毒症（专栏 8.4）。表 8.5 列出了甲状腺毒症不同病因出现的频率。甲状腺毒症的症状是代谢增加的症状（例如：怕热、多汗、焦虑、心动过速、心悸和体重减轻）。这些症状是非特异性的，其诊断需要通过甲状腺功能研究进行确认。血清 TSH 受抑制而低于 0.1 mU/L 可诊断为甲状腺毒症，这是血清甲状腺激素升高而引起的垂体反馈的结果。

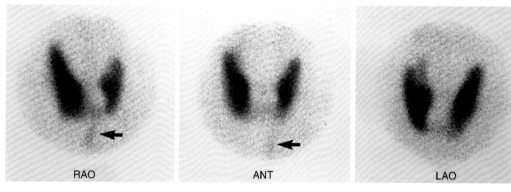

图 8.9　甲状腺扫描显示的食管显影。右前斜位（RAO）、前位（ANT）和左前斜位（LAO）视图。甲状腺扫描显示中线左侧甲状腺下方可见食管显影（箭头所示）。设置较高的强度以便更好地显示食管活度。在 LAO 视图（最后获得的视图）中未观察到食管显影，因为该显影自发地向远端移动。让患者喝水，通常可以通过远端冲洗来确认其是否为食管显影

专栏 8.4　基于甲状腺功能的甲状腺毒症分类

甲状腺功能亢进
A. 异常的甲状腺刺激物
　1. 格雷夫斯病
　2. 滋养细胞肿瘤
　a. 葡萄胎和绒毛膜癌（子宫或睾丸）
B. 甲状腺固有自主性
　1. 毒性单发性腺瘤
　2. 毒性多结节性甲状腺肿
C. 促甲状腺激素过量产生（罕见）

无甲状腺功能亢进
A. 激素储存障碍
　1. 亚急性甲状腺炎
B. 甲状腺外激素源
　1. 人为甲状腺毒症
　2. "汉堡甲状腺毒症"（汉堡肉里面含有甲状腺组织）
　3. 异位甲状腺组织
　a. 卵巢甲状腺肿
　b. 功能性滤泡癌

表 8.5　甲状腺毒症的病因频率

病因	百分比
格雷夫斯病	70
甲状腺炎	20
毒性多结节性甲状腺肿	5
毒性腺瘤	5
其他	< 1

临床病史和体格检查有时可能会提示甲状腺毒症的病因（例如，近期上呼吸道感染和甲状腺压痛提示亚急性甲状腺炎）。眼球突出和胫前水肿是格雷夫斯病的典型症状。迁延性过程提示更可能是格雷夫斯病而非甲状腺炎。然而，体征和症状可能经常会重叠，因此扫描和摄取通常对确认这些诊断很重要。

格雷夫斯病。在大约 75% 的患者中，格雷夫斯病是甲状腺功能亢进症的原因。格雷夫斯病是一种自身免疫病，促甲状腺激素（TSH）受体抗体结合并刺激甲状腺滤泡细胞，导致甲状腺激素过量产生。因此，甲状腺功能是自主的，与 TSH 反馈无关。格雷夫斯病最常见于中年妇女，但也可能发生在任何年龄的人身上，包括儿童。患者的甲状腺呈弥漫性肿大（甲状腺肿），较硬且无压痛。甲状腺扫描显示出较高的甲状腺与本底的比值（图 8.10）。升高的 %RAIU（通常 24 小时处于 45%~80% 的范围内）能够证实该诊断，并排除了甲状腺毒症的大多数其他原因。扫描有助于区分弥漫性毒性甲状腺肿（格雷夫斯病）和毒性多结节性甲状腺肿（图 8.11）。有时，格雷夫斯病可能会叠加非毒性多结节性甲状腺肿。扫描和摄取通常是诊断性的。

亚急性甲状腺炎。亚急性甲状腺炎是甲状腺毒症的另一个常见原因。该病有各种亚型。肉芽肿性甲状腺炎（de Quervain）出现前，通常有持续多天的上呼吸道疾病和甲状腺压痛。静息性甲状腺炎通常发生在老年人中，表现为心脏症状，无甲状腺压痛，且非肉芽肿性过程，可能为病毒性。产后甲状腺炎在分娩后数周或数月内发生，患者会有抗甲状腺抗体增高。

甲状腺毒症发生于亚急性甲状腺炎的初始阶段，

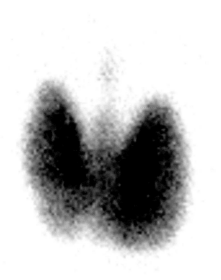

图 8.10 格雷夫斯病。患者有甲状腺毒性。前位像显示，两个甲状腺叶均鼓起且边缘凸起，并且峡部延伸出锥状叶。甲状腺与本底的比值很高。%RAIU 为 63%

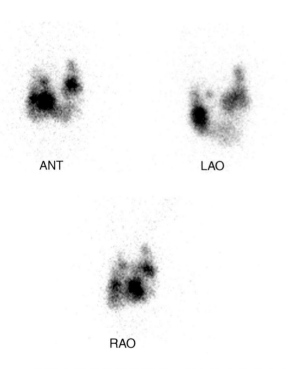

图 8.11 毒性多结节性甲状腺肿。超声检查发现有多个甲状腺结节的甲状腺毒性患者。甲状腺扫描显示，多个部位的摄取增加，与两叶的热结节表现一致，其余功能正常的甲状腺部位摄取受到显著抑制，本底值较低。ANT，前位；LAO，左前斜位；RAO，右前斜位；将该研究与图 8.14（非毒性多结节性甲状腺肿）进行比较

由膜通透性增加的发炎腺体继发的已经形成的甲状腺激素的过度释放引起。在该甲状腺毒性阶段，患者通常需要接受甲状腺扫描和摄取率测定，以区分亚急性甲状腺炎和格雷夫斯病。对于亚急性甲状腺炎，%RAIU 被抑制（图 8.12）。随着炎症消退和甲状腺激素耗尽，血清甲状腺激素水平降低，可能会降至甲状腺功能减退的范围内，从而导致血清 TSH 升高。数周至数月后，甲状腺功能减退的情况消失，TSH 和 RAIU 水平恢复正常（图 8.13）。甲状腺毒性期出现腺体摄取偏低和 %RAIU 受抑制的现象应归因于完整的垂体反馈机制，而并非由腺体损伤或功能障碍导致。即使疾病可能呈斑片状或局部出现，也

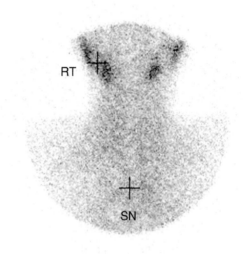

图 8.12 亚急性甲状腺炎。该患者最近出现甲状腺毒症。甲状腺有压痛且略微肿大。^{99m}Tc 甲状腺扫描显示，因为促甲状腺激素（TSH）受到抑制且反馈正常，所以无甲状腺摄取。RT，右侧；SN，胸骨上切迹

会对整个腺体的摄取产生抑制。

毒性多结节性甲状腺肿（Plummer 病）。最常见于老年人。患者出现快速性心律失常、体重减轻、焦虑和失眠的症状。高代谢会加剧其他医学问题（如心脏问题），因此这种疾病需要及时治疗。%RAIU 可能仅中度升高，甚至在正常高值范围内。甲状腺扫描显示高功能结节内摄取较高，但结节外非自主组织摄取受到抑制（见图 8.11）。非毒性甲状腺功能正常的多结节性甲状腺肿可能有热结节或温结节，但结节外组织摄取不受抑制（图 8.14）。

甲状腺自主高功能腺瘤。可触及结节患者中约有 5% 会出现单发自主性毒性甲状腺结节。当自主性结节长到 2.5~3.0 cm 大小时，通常会产生甲状腺毒症

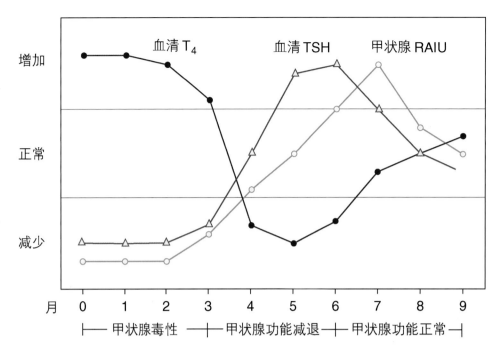

图 8.13   亚急性甲状腺炎，临床病程。从最初出现到 9 个月后疾病消除期间的血清 T₄、促甲状腺激素（TSH）和 %RAIU 水平变化。当患者在初次检查中出现甲状腺毒性时，T₄ 升高，TSH 和 %RAIU 受到抑制。所储存的甲状腺激素在炎症后被释放和代谢掉，患者会因甲状腺发炎、功能不良而出现甲状腺功能减退。TSH 和 %RAIU 上升。一段时间后，甲状腺恢复功能，患者的甲状腺功能通常变为正常，T₄、TSH 和 %RAIU 恢复正常水平

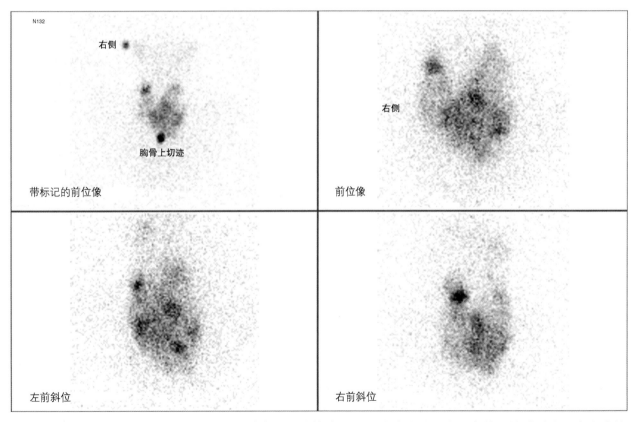

图 8.14   非毒性多结节性甲状腺肿。体格检查和超声检查显示甲状腺功能正常患者的甲状腺肿大且有多个结节。扫描结果显示多个区域呈现局灶性摄取增加和减少。本底活度比较高

的临床表现。虽然 %RAIU 可能会升高，但通常在正常范围内。甲状腺扫描显示结节可见摄取，但腺体其余部分的摄取受到抑制，本底值较低（图 8.15）。

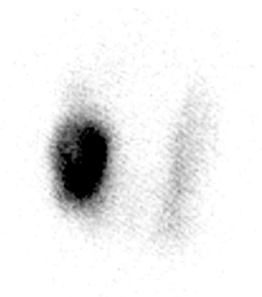

图 8.15　毒性（热）甲状腺结节。患者表现出甲状腺毒性症状。甲状腺触诊检测到右侧有 3 cm 的甲状腺结节。甲状腺功能研究显示 T_4 升高，TSH 受到抑制（<0.05 mIU/L）。该 ^{123}I 扫描显示结节处摄取强烈，但腺体其余部分的摄取受到抑制

桥本氏病甲状腺毒症。桥本氏病通常在中年妇女中表现为甲状腺肿和甲状腺功能减退。腺体呈弥漫性对称性肿大，无压痛、较硬、通常无结节。组织病理学显示为慢性淋巴细胞浸润的甲状腺炎。血清抗甲状腺球蛋白抗体和抗微粒体抗体升高。这些患者中最高有 5% 的人在病程中的某个时期会出现甲状腺毒症。在甲状腺毒症期，%RAIU 增加，扫描显示摄取呈弥漫性增加，与格雷夫斯病类似。桥本氏病甲状腺毒症被认为是格雷夫斯病和桥本甲状腺炎的重叠综合征。通常使用放射性碘进行治疗。

碘诱发甲状腺毒症（Jod-Basedow 现象）。过去，在缺碘地区（"甲状腺肿带"）的饮食中引入碘盐后发生了碘诱发甲状腺毒症（Jod-Basedow 现象）。如今，该病常见于使用碘造影剂进行 CT 检查的患者。碘会诱发甲状腺炎和甲状腺毒症；%RAIU 被抑制。有时，高碘负荷会引发亚临床格雷夫斯病或毒性多结节性甲状腺肿，%RAIU 升高。

胺碘酮诱发甲状腺毒症。使用抗心律失常药品的患者中有 10% 会出现胺碘酮诱发甲状腺毒症。胺碘酮每片含碘 75 mg。可以观察到两种类型的甲状腺毒症。第 1 种类型是碘诱导的（Jod-Basedow），见于已患有结节性甲状腺肿或亚临床格雷夫斯病的患者，其 %RAIU 升高。第 2 种类型更为常见，会导致破坏性甲状腺炎，%RAIU 接近于零。

人为甲状腺毒症。人为甲状腺毒症发生在服用甲状腺激素的患者中，有时是由医生开具的处方，但在许多情况下是秘密服用的，例如为了减肥从卫生保健人员处获取。

其他原因。葡萄胎、滋养细胞肿瘤和绒毛膜癌可能由于产生人绒毛膜促性腺激素（一种弱的 TSH 样激动剂）而很少出现甲状腺功能亢进的症状。血清 TSH 受到抑制，%RAIU 升高。导致甲状腺功能亢进的原因很少是转移性甲状腺癌，最常见的原因是滤泡癌。良性卵巢畸胎瘤以功能性甲状腺组织为主要成分（卵巢甲状腺肿）很罕见，且很少能产生足够的甲状腺激素来引发甲状腺毒症。怀疑此种诊断并伴有盆腔包块的患者，可以通过闪烁显像对异位功能性盆腔甲状腺组织进行显像。颈部甲状腺摄取受到抑制。慢性纤维性甲状腺肿是甲状腺炎的一种罕见形式，表现为整个或部分腺体被纤维组织替代。在纤维组织部位无法观察到摄取。

甲状腺结节

良性和恶性结节的发生率随着年龄的增长而增加，且女性发病率高于男性。年轻人、男性或近期有结节增长的患者出现恶性肿瘤的比例增加。多发性甲状腺结节为恶性的风险与单发结节相同，约为 15%~20%。头部和颈部或纵隔受到高达 1500 rem 照射量的辐射与甲状腺结节和甲状腺乳头状癌的发病率增加有关，平均潜伏期约为 5 年。对于大于 1500 rem 的辐射，该风险会降低，可能是因为组织被破坏。

超声检查可以确认在体格检查中检测到的一个或多个结节的存在，并描述其特征。纯囊性病变是良性的；然而，如果囊肿具有软组织组分或囊性变性，则不能排除癌症的可能性。大于 1 cm 的结节通常需要通过细针穿刺（fine-needle aspiration，FNA）活体标本检查进行诊断。FNA 的准确度很高，尽管它会受到一些采样误差和模糊报告的影响。

放射性核素甲状腺扫描不是目前甲状腺结节的常规检查手段。通常使用超声检查和活体标本检查进行诊断，TSH 受到抑制的患者除外。后者表明是

毒性自主性结节。甲状腺扫描将显示出高功能滤泡性腺瘤引起的摄取增加（热结节），可以／应该避免活体标本检查。组织病理学上，滤泡性腺瘤通常无法与滤泡癌区分；因此，甲状腺扫描可以避免这种问题，具有诊断意义。但是，大多数结节显像是冷结节。

在甲状腺闪烁显像中，结节分为冷、热、温或不确定（表8.6）。与邻近的正常组织相比，冷结节为低功能结节（图8.16）。冷结节有大约15%~20%的风险会变为恶性肿瘤。格雷夫斯病患者的冷结节变为癌症的可能性与之相同，应在格雷夫斯病治疗前进行处理。冷结节也可能是由单纯性囊肿、胶样结节、甲状腺炎、出血、坏死等引起（专栏8.5）。热结节为高功能结节，结节外腺体受到抑制（见图8.15；另请参照图8.17）。它们是自主性高功能滤泡性腺瘤。甲状腺癌的可能性小于1%。

表8.6	甲状腺结节功能分类
结节	扫描外观
冷	与邻近的正常组织相比功能减退
热	功能亢进，且结节外腺体的摄取受到抑制
温	摄取增加，但结节外组织的摄取未受到抑制
不确定	可触及或在解剖学图像上可见，但在扫描图像上不可见

专栏8.5　甲状腺结节的鉴别诊断

冷结节
　良性
　　胶样结节
　　单纯性囊肿
　　出血性囊肿
　　腺瘤
　　甲状腺炎
　　脓肿
　　甲状旁腺囊肿或腺瘤
　恶性
　　乳头状
　　滤泡
　　许特尔（Hurthle）细胞
　　未分化
　　髓样
　　淋巴瘤
　　转移癌
　　　肺
　　　乳腺
　　　黑色素瘤
　　　胃肠
　　　肾
热结节
　毒性滤泡性腺瘤
温结节
　非毒性高功能腺瘤
　甲状腺增生组织

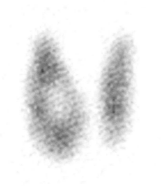

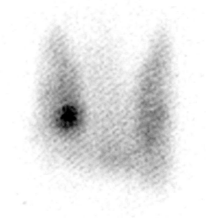

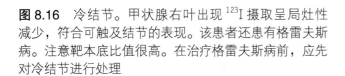

图8.16　冷结节。甲状腺右叶出现 ^{123}I 摄取呈局灶性减少，符合可触及结节的表现。该患者还患有格雷夫斯病。注意靶本底比值很高。在治疗格雷夫斯病前，应先对冷结节进行处理

图8.17　甲状腺功能正常患者的温结节。患者出现可触及的1.5 cm结节。甲状腺功能检查正常。甲状腺右叶下方可见摄取增加。可能为自主性，不是毒性结节。对比图8.15

大于 2.5~3.0 cm 的热结节通常会产生明显的甲状腺毒症。结节较小、产生的激素较少的患者可能会出现亚临床甲状腺功能亢进症或 T_3 型甲状腺毒症（血清 TSH 受到抑制，T_4 正常，T_3 升高）。放射性 ^{131}I 是治疗毒性结节的常用疗法，因为辐射选择性地对功能亢进的组织进行照射，并避开受到抑制的结节外组织。这样会使治疗后甲状腺功能减退症的发病率降低。治疗成功后，受到抑制的组织恢复功能。

不确定结节是指可触及或经超声检查发现大于 1 cm，但在扫描图像中无法与周围正常甲状腺组织相区分，无法判定为热或冷的结节。这种情况可能出现于前方叠加了其中甲状腺组织摄取正常的后方结节；因此显示为正常摄取。小于 1 cm 的结节可能因太小而无法通过闪烁显像检测到。不确定结节与冷结节具有相同的意义。不一致结节在 ^{99m}Tc 扫描上显示为热或温结节，但在放射性碘扫描上显示为冷结节。部分甲状腺癌会维持摄取过程但不进行有机化过程；因此，在 ^{99m}Tc- 高锝酸盐图像上发现的单发热结节在经 ^{123}I 扫描证实之前不应被视为功能性结节。大约 15%~20% 是恶性肿瘤。

胶样结节性甲状腺肿由良性胶体结节组成。在向盐和食物中添加碘补充剂之前，甲状腺肿曾是美国五大湖周围的地方性疾病，如今在世界上某些地区仍然存在。形成缺碘性结节的发病机制是增生，随后会形成功能性结节，在经历出血和坏死后被胶体湖取代。闪烁显像外观表现为不均匀摄取，并伴有不同大小的冷区（图 8.18）。

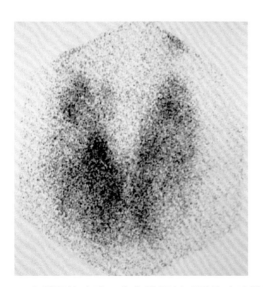

图 8.18 胶样甲状腺肿。在密歇根州"甲状腺肿带"长大的患者出现临床可触及的甲状腺肿。示踪剂分布不均匀，伴有多个局灶性冷区。该患者有轻度甲状腺功能减退

胸骨后甲状腺肿是甲状腺向纵隔的延伸。多数显示与腺体的颈段连接，而有些具有连接胸骨后和颈部甲状腺组织的纤维束。它们中的许多是无症状的，偶然在 CT 图像上发现，显示为前上方纵隔肿块。当其增大时，可能会引起呼吸困难、喘鸣或吞咽困难的症状。可能需要进行甲状腺扫描以便对胸骨后甲状腺肿或引起肿块的其他原因进行确认。胸骨后甲状腺肿的放射性示踪剂摄取有时很差，但通常可以观察到摄取。过去使用 ^{131}I 进行检测（图 8.19）。如今，^{123}I 由于其良好的成像质量和对甲状腺的辐射显著减少而成为首选的放射性药物。应尽可能使用 SPECT/CT 进行成像（图 8.20）。

甲状腺异位组织沿甲状舌管起源的胚胎学路径出现，常见于舌、舌骨上和舌骨下位置（图 8.21），偶尔见于侧颈部。临床上可能表现为新生儿或儿童出现中线肿块，颈部没有正常甲状腺组织，伴有甲状腺功能减退。舌甲状腺的典型外观是在舌根处的局灶性或结节性累积，而在颈部位置没有预期的示踪剂摄取（图 8.22）。但是，甲状腺异位组织可能出现在纵隔甚至骨盆（卵巢甲状腺肿）中。通常功能不良，但它们可能功能亢进或成为甲状腺癌的病灶。甲状腺异位组织应被视为具有转移性，除非能够证明事实并非如此。

放射性 ^{131}I 治疗甲状腺毒症

格雷夫斯病

格雷夫斯病患者最初通常使用 β 受体阻滞剂和抗甲状腺药物［丙基硫氧嘧啶（PTU）或甲巯咪唑（他巴唑）］进行治疗。这些药品会阻止有机化并减少激素的产生。它们可以使患者图像"变冷"，使患者甲状腺功能正常，从而为考虑进一步的治疗方案提供时间。这些药品通常需要使用 6~12 个月，有时时间会更长。据报道，这些药品不良反应的发生率很高（50%），其中最严重的是肝功能障碍和粒细胞缺乏症。除了附带的美容原因和减轻肿块对气道影响以外，甲状腺切除术是一种并不常见的治疗方法。大多数格雷夫斯病患者最终都会接受放射性 ^{131}I 治疗。

对于大多数格雷夫斯病患者而言，放射性碘是一种有效的治疗方法。完全起效可能需要 3~6 个月。少数患者需要使用更高给药剂量重复治疗（<10%）。^{131}I 治疗前必须排除妊娠情况。应建议妇女在治疗后 3~6 个月内避免妊娠，以免需要重新治疗。抗甲状

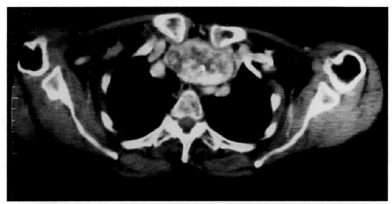

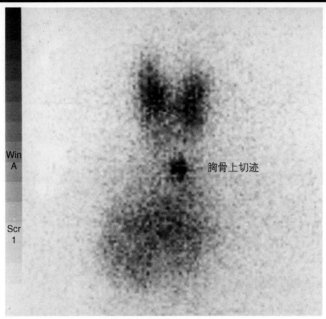

胸骨上切迹

Win
A

Scr
1

图 8.19   胸骨下甲状腺肿 ^{131}I 图像。造影剂 CT 增强扫描图像（上图）显示存在纵隔前肿块。甲状腺扫描（下图）图像中，摄取可见于正常外观的甲状腺和胸骨后甲状腺肿处，该肿块与 CT 图像上的纵隔肿块相对应。放射性标记表示胸骨上切迹。使用 ^{123}I 也可获得类似的图像

腺药物或 ^{131}I 治疗无法控制格雷夫斯病的眼球突出症状。实际上，^{131}I 治疗可能会加剧眼球突出症状。可以同时服用糖皮质激素以预防这种情况。

数十年的经验表明，即使在儿童中，^{131}I 疗法也是安全有效的。大多数接受格雷夫斯病治疗的患者最终都会出现甲状腺功能减退症，需要接受激素替代治疗。这种情况可能最早会在治疗后的几个月时发生，尤其是在接受高剂量治疗的情况下。如果使用较低的剂量，甲状腺功能减退症则不太常见，但疾病复发的可能性较高。

偶尔有患者在接受 ^{131}I 治疗后会出现放射性甲状腺炎，导致颈部压痛、疼痛或肿胀，大多数情况下可以使用对乙酰氨基酚对其进行治疗。极少情况下

会出现甲状腺危象，这是一种可能会危及生命的疾病，可能需要住院治疗和糖皮质激素治疗。甲状腺呈毒性状态以及接受较高放射性活度治疗的患者风险更大。治疗前后使用 β 受体阻滞剂和抗甲状腺药物可以最大限度地降低风险。使用 ^{131}I 治疗格雷夫斯病的几十年来，没有证据表明患者的子女出现继发性癌症、不孕/不育症或先天性缺陷的频率在统计学上显著增加。

格雷夫斯病治疗中 ^{131}I 的剂量选择。已经使用各种方法来选择特定的 ^{131}I 治疗剂量。一种方法是开具 10~15 mCi（370~555 MBq）的标准经验剂量。这种方法经常是有效的。但是，诸如腺体大小和 %RAIU 等因素可能会导致对不同患者的甲状腺辐射剂量

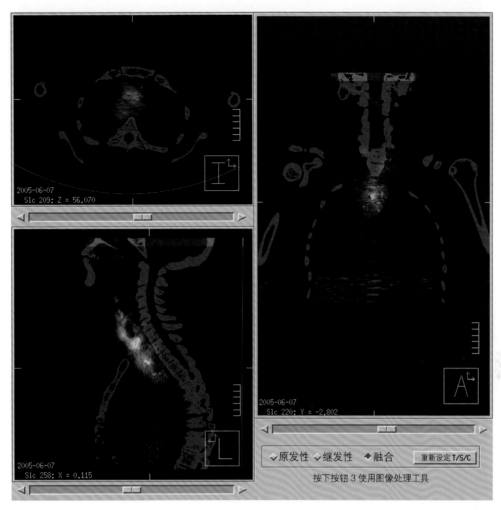

图 8.20 胸骨后甲状腺肿的 ^{123}I SPECT/CT。^{123}I 甲状腺扫描融合 CT 扫描的选定横向（T）、矢状（S）和冠状（C）视图。该患者出现向胸骨后延伸的临床多结节性毒性甲状腺肿

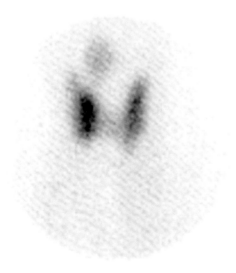

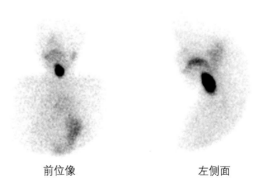

前位像　　　　　左侧面

图 8.21 异位甲状腺。一位 40 岁的患者出现前中线颈部肿块。超声检查显示为一个 11 cm 大小的实心椭圆形均匀低回声软组织肿块，提示为甲状腺组织。甲状腺扫描证实这是异位甲状腺组织，高于正常的甲状腺右叶

图 8.22 舌甲状腺。甲状腺功能减退婴儿出现上中线颈部肿块。甲状腺扫描针孔图像（前位像和左侧位像）显示中线肿块内有明显摄取。在甲状腺床区没有摄取

差异很大。较大的腺体需要相对较高的治疗剂量，而%RAIU较高的患者使用较低剂量就可能达到有效治疗。一些医生会根据这些因素调整剂量。

一种常见的个性化方法是使用下面这个公式，该公式考虑了腺体大小、%RAIU和每克甲状腺组织的^{131}I剂量（示例见专栏8.6）：

$$^{131}I\text{给药剂量} = \frac{\text{甲状腺克数} \times (100\sim180)\ \mu Ci/g}{24\ \text{小时的\%RAIU}}$$

需要估算腺体的克重。正常腺体重15~20 g。格雷夫斯病患者的腺体通常重40~80 g或更重。尽管有经验的医生可能得出比较准确的估计值，但实际腺体大小很难估计。腺体较大尤其如此，其重量常被低估。利用超声图像计算体积的方法通常也不够准确。

专栏8.6 格雷夫斯病^{131}I治疗剂量的计算

输入数据

腺体重量：60 g

24 小时摄取率：80%

将保留在甲状腺中的所需剂量（选择向甲状腺提供8000~10 000 rad的剂量）：100 μCi/g

计算

$$\text{所需剂量}（\mu Ci）= \frac{60\ g \times 100\ \mu Ci/g}{0.80} = 7500$$

$$\text{剂量}（mCi）= \frac{7500}{1000} = 7.5\ mCi$$

该计算过程中的另一个重要变量是每克剂量的微居里。过去，为了最大限度地减少对患者的辐射，医生通常倾向于使用相对较低的^{131}I剂量，如60~80 μCi（2.2~3.0 MBq）/g组织。如今，医生对120~180 μCi（4.4~6.6 MBq）/g组织的更高剂量的安全性更加有信心，并且倾向于使用单次治疗剂量获得更高的成功概率。随着剂量的增加，甲状腺功能减退症的发作时间可能会更早，但是这样就可以迅速进行适当的替代治疗，这是许多内分泌学家偏好的治疗方法。对于放射性碘周转快的患者（%RAIU在4小时高，但24小时正常或明显降低），^{131}I在甲状腺停留的时间较短。因此需要给予比正常水平更高的^{131}I剂量。

毒性结节性疾病

毒性结节对放射性碘治疗的耐受性比格雷夫斯病更强。原因尚不确定，但可能是在甲状腺结节中^{131}I的停留时间缩短，从而导致滞留剂量降低。给予的^{131}I治疗剂量通常比格雷夫斯病的处方剂量多50%。通常使用20~30 mCi（740~1110 MBq）的经验剂量。因为结节外组织受到抑制，相对不受辐射的影响，所以通常在治疗成功后可恢复正常功能。

甲状腺癌

高分化型甲状腺癌起源于甲状腺滤泡上皮。它保留了正常甲状腺组织的生物学特征，包括负责放射性碘摄取的钠碘同向转运体的表达。经适当治疗的预后情况一般良好，10年生存率估计大于85%。即使发生远隔转移，其10年生存率仍达25%~40%。终生复发率为10%~30%；因此需要长期随访，某些患者需要接受重复治疗。

甲状腺乳头状癌是高分化甲状腺恶性肿瘤中最常见的组织病理学类型（85%）。单纯性滤泡细胞癌（12%）和低分化肿瘤（3%）发生率较低。乳头状甲状腺癌通过局部淋巴管扩散；而滤泡性甲状腺癌（一种侵袭性更强、预后更差的肿瘤）可能会通过血行播散导致远处转移。乳头状癌的许特尔细胞、高细胞和柱状变异体的表现与滤泡细胞相似，预后也同样较差。髓样癌、未分化癌和低分化癌不摄取放射性碘，放射性碘闪烁显像无法检出，也不能使用^{131}I治疗。

美国甲状腺协会（American Thyroid Association, ATA）的初始危险分层系统逐渐用于患者分类，将患者分为低、中、高复发风险，而不使用传统的TNM系统。这对于评估预后并提供适当的治疗十分重要。

低风险患者癌灶局限于甲状腺内，通常较小，无甲状腺外扩张、血管浸润或转移的迹象。

中风险患者有甲状腺外微小侵袭、颈部淋巴结转移、血管浸润、侵袭性病理亚型或甲状腺床外出现摄取放射性碘病灶。

高风险患者有甲状腺外严重侵袭、肿瘤未完整切除、远处转移或术后血清甲状腺球蛋白（thyroglobulin, Tg）数值过高。

全身甲状腺癌闪烁显像

与正常甲状腺组织相比，高分化型甲状腺癌细胞功能减退，因此与邻近的正常甲状腺相比，其对放射性碘的摄取程度更低。这就是甲状腺癌结节在常规甲状腺扫描上显示为冷结节的原因。然而，在新诊断出的甲状腺癌的主要治疗方法是手术。转移性疾病的存在并不能排除进行手术切除原发性肿瘤和可切除的局部 / 区域性疾病的必要性。大多数情况下，甲状腺近全切除术是标准操作，应尽可能多地切除肿瘤、肿瘤累及的组织和淋巴结。低风险患者有时会接受较小的手术。

术后放射性碘（radioactive Iodine，RAI）治疗可作为甲状腺全切除术后的**辅助**肿瘤治疗，或作为剩余正常甲状腺组织的**消融**治疗。有效的 RAI ^{131}I 治疗需要清除剩余的甲状腺癌和消融未受累的正常甲状腺。可以通过使用血清 Tg 和全身 RAI 甲状腺癌扫描对患者进行临床随访来完成正常甲状腺组织的消融。甲状腺全切除术后，应检测不到血清甲状腺球蛋白水平。因此，它成为了甲状腺癌的一个特定标志。当 Tg 受到血清 TSH 刺激时，Tg 检测残留或复发性癌症的灵敏度会增强。

与过去相比，如今建议 RAI 的剂量更低，尤其是在对低风险患者的治疗中。使用 RAI 扫描进行随访的频率也降低了。血清 Tg 和超声逐渐成为患者随访的主要方法，不过对于某些中风险和许多高风险患者仍建议使用 RAI。

根据 2015 年美国甲状腺协会（ATA）管理指南，初始治疗建议如下：

- 对于接受甲状腺全切除术的**低风险**患者：使用血清 Tg 对病情进行术后常规评估。可以考虑使用 RAI 扫描和 / 或超声。不建议常规进行 RAI 残余甲状腺组织消融。如果进行该操作，通常首选 30 mCi（1110 MBq）剂量。
- 对于接受过甲状腺全切除术和治疗性颈清扫术的**中风险**患者：使用血清 Tg 进行术后常规评估。应考虑使用术后诊断性 RAI 扫描和 / 或超声。对于残余甲状腺组织消融，30 mCi 优于更高剂量。数据表明，^{131}I 甲状腺床消融的有效性在 30~50 mCi（740~1110 MBq）时达到稳定，因此更高的剂量可能也不会提高疗效。对于辅助治疗，在没有远处转移的情况下，推荐 30 mCi~150 mCi（5550 MBq）剂量。
- 对于接受过甲状腺全切除术、治疗性颈清扫术和可能接受过中央颈清扫术的**高风险**患者：应考虑使用术后 RAI 扫描和 / 或超声。对于辅助治疗，可给予最高达 150 mCi

（5550 MBq）的活度剂量。对于已知的结构性疾病，给予 100~200 mCi（370~740 MBq）剂量，70 岁以上的患者给予 100~150 mCi（370~740 MBq）剂量。评估血清 Tg 和颈部超声治疗的反应，并考虑进行全身 RAI 扫描、CT/MR 和 / 或 FDG PET/CT 扫描。

对于 ATA 指南中的建议，美国和欧洲的核医学界都对以下问题表示关注：编写指南时缺少充足的核医学专家参与，且忽视了核医学在结节性甲状腺疾病和甲状腺癌治疗中的作用。一个关注点是，这些指南并没有强大的数据支持，在显像和治疗剂量的使用方面有时比许多中心的通常做法更保守。

当仅通过手术报告或颈部超声检查无法准确确定甲状腺残余或残留疾病的范围时，以及当结果可能改变治疗决定或给予的 RAI 活度剂量时，术后诊断性放射性碘全身扫描（radioiodine whole-body scans，RAI WBS）有助于确定甲状腺残余或残留疾病的程度。这也包括因为持续存在的抗甲状腺球蛋白抗体而导致血清甲状腺球蛋白测量结果准确度较差的患者。还可以识别出未发现的局部和远处转移。SPECT/CT 可以提高摄取灶的定位，改变多达 25%~53% 的患者的临床处理方案。

手术后，所有患者都要接受甲状腺激素治疗，不仅是作为替代治疗，还可以抑制 TSH，TSH 可能刺激肿瘤生长。血清 Tg 在术后 3~4 周达到最低点。Tg 值大于 1 ng/ml 或 TSH 刺激的 Tg 值大于 10 ng/ml，是接受甲状腺全切除术和 RAI 消融治疗的患者对治疗产生生化不完全反应的表现。通常在初使治疗后 6~18 个月获取血清 Tg 值。然后对风险评估进行重新分类。

15%~20% 的患者出现**生化**不完全反应。这些患者中有许多人在没有任何额外 RAI 或手术治疗的情况下最后被重新分类为在最终随访中无疾病迹象。2%~6% 的 ATA 低风险患者、19%~28% 的中风险患者和 67%~75% 的高风险患者出现初始治疗的**结构**不完全反应。这些患者中的大多数尽管进行了额外的治疗，但在最终随访中仍显示出持续性疾病的持久性结构性和 / 或生化性迹象。与持续性 / 复发性远处转移相比，持续性 / 复发性局部区域结构性疾病对其他治疗产生反应的可能性更高，并且对于特定疾病具有显著更低的死亡率。

甲状腺切除术后，通过激素停药进行内源性 TSH 刺激或通过重组 TSH（Thyrogen）进行外源性刺激，使用放射性碘进行甲状腺癌显像是可行的。

甲状腺切除术后扫描准备。有两种方法可用于患者准备。一种方法是患者术后没有接受甲状腺激素替代 / 抑制治疗；随着患者甲状腺功能逐渐减退，血清 TSH 逐渐升高。在给予放射性碘之前，患者的血清 TSH 水平应大于 30 U/ml，以确保良好的摄取。这需要 4~6 周的时间。另一种方法是患者在手术后接受替代 / 抑制甲状腺激素治疗。然后连续 2 天肌内注射 0.9 mg 的 Thyrogen［一种重组 TSH（rTSH）］，通常可获得血

清 TSH 水平。第 3 天时，给予放射性碘。^{123}I 在第 4 天进行显像，^{131}I 在第 5 天进行显像。

后续随访甲状腺癌全身扫描。如果选择停止使用激素的方法，患者需停用长效甲状腺激素 T_4 类似物左旋甲状腺素（Synthroid）4~6 周，直到 TSH 水平高于 30 U/ml。为了最大限度地减轻甲状腺功能减退的症状，一些患者需服用半衰期较短的 T_3 甲状腺激素类似物三碘甲状腺原氨酸（Cytomel）。但是，必须在给予放射性碘之前 2 周停用此药，以确保血清 TSH 充分升高。

因为甲状腺功能减退症的症状可能会使一些患

者（尤其是那些伴有医学问题且无法去除甲状腺激素的患者）非常虚弱。如前所述，Thyrogen 越来越多地被用作替代物。

甲状腺功能减退症导致肾小球滤过率（GFR）和放射性碘清除率降低。重组 TSH 不会影响 GFR。因此，为了使这些甲状腺癌细胞的细胞外 RAI 照射量与甲状腺停药方法相似，需要给予更大剂量的 RAI。

全身 RAU 甲状腺癌闪烁显像方法。

^{131}I 全身扫描。近期，5 mCi（185 MBq）或更高剂量的 ^{131}I 是诊断性甲状腺癌扫描的常用剂量。然而，因为有报告称给予该剂量后出现甲状腺"顿抑"（即随后治疗剂量的摄取减少），所以推荐的 ^{131}I 诊断剂量降低至 2~3 mCi（74~111 MBq）。口服给药后 48 小时进行全身显像，可以检测远处部位（包括骨、肝和脑）的甲状腺癌转移。通常在 ^{131}I 治疗后大约 7 天进行第二次全身扫描，此时的 ^{131}I 全身 RAI 剂量足够低，不至于使 γ 照相机晶体难以承受。这样会产生很高的靶本底比值。专栏 8.7 详述了方案摘要。

专栏 8.7 ^{131}I（或）^{123}I 甲状腺癌全身成像：方案总结

患者准备
  进行 10 天低碘饮食
  停止使用甲状腺激素达到足够长的时间（T_4 为 6 周，T_3 为 2 周），以确保内源性促甲状腺激素反应达到最大（> 30 μU/ml）（**或**）
  肌内注射 Thyrogen（rTSH）0.9 mg × 2 天；第 3 天给予放射性碘

放射性药物剂量：^{123}I
  停药：1.5 mCi（56 MBq），口服
  注射 Thyrogen：2~4 mCi（74~148 MBq），口服

放射性药物剂量：^{131}I
  停药：2 mCi（74 MBq），口服
  注射 Thyrogen：4 mCi（148 MBq），口服

显像时间
  ^{123}I 给药后 24 小时
  ^{131}I 给药后 48 小时

方案：^{123}I
  具有计算机采集功能的宽视野 γ 照相机
  中能平行孔型准直器，能窗中心为 123 keV，窗宽为 20%
  全身扫描和头部、颈部、纵隔的 10 分钟局部显像
  SPECT 或 SPECT/CT 适用
  计算放射性碘摄取百分比
  SPECT/CT 可选

专栏 8.7 ^{131}I（或）^{123}I 甲状腺癌全身成像：方案总结（续）

方案 - ^{131}I
  具有计算机采集功能的宽视野 γ 照相机
  高能平行孔型准直器，能窗中心为 364 keV，窗宽为 20%
  进行全身扫描和头部、颈部、纵隔的 10 分钟局部显像
  计算放射性碘摄取百分比
  SPECT/CT 可选

---

^{123}I 全身扫描。^{123}I 越来越多地作为 ^{131}I 的替代品用于诊断性甲状腺癌扫描。^{123}I 不会产生顿抑，图像质量更好，且能在给药后 24 小时完成检查，而 ^{131}I 需要 48 小时。预计 ^{123}I 可能比 ^{131}I 检测到的肿瘤更少，因为其成像时间更早，使本底清除的时间更短；然而研究表明，^{123}I 检测转移瘤的灵敏度与 ^{131}I 类似，可能是因为 ^{123}I 的光子通量更高。^{123}I 的口服给药剂量为 1.5~3 mCi（55~111 MBq）。采集全身图像和头部、颈部、胸部的高计数局部图像。SPECT/CT 可改善解剖学定位。

甲状腺癌诊断性全身扫描的解读。在甲状腺次全切除术后治疗前进行的诊断扫描通常显示颈部有一些残留局灶性甲状腺摄取，%RAIU 通常低于 1%~2%。由于组织的体积、肿瘤累及正常组织，或者是由于担心损伤甲状旁腺，外科医生可能无法切除所有正常甲状腺组织。如果局限于无已知残留肿瘤的甲状腺床区域，则颈部摄取通常仅见于正常的甲状腺残余处。在甲状腺床上方的甲状舌管区域也有摄取，这并不罕见。但是，甲状腺床侧面或下方的摄取可能被怀疑为肿瘤。鼻区、口咽和唾液腺以及泌尿生殖道可见正常活度。也可见胃和肠的活度（图 8.23）。乳房的正常摄取不应与肺部摄取混淆。乳房摄取仅在前部可见。甲状腺癌转移容易发生于纵隔和肺。骨、脑和肝转移较少见，预后较差。

RAI 治疗后约 7 天，通常可进行全身放射性 ^{131}I 扫描。高达 10% 的患者会在治疗后扫描中出现治疗前扫描时未出现的异常摄取，这可能会改变分期、风险评估和后续治疗（图 8.24）。SPECT/CT 越来越多地用于改善摄取的定位（图 8.25）。诊断性治疗前放射性碘扫描与治疗后 7 天扫描之间存在一些差异。由于给药剂量高，治疗后扫描中几乎总是能够看到肝活度，显示了肝中放射性标记激素的代谢，但在治疗前扫描中几乎从未看到。通常观察到肠道或尿

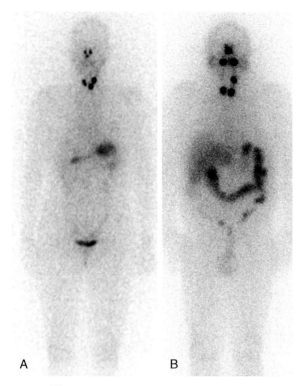

图 8.23 131I 消融治疗之前和之后的全身甲状腺癌扫描图像。(A) 治疗前 (甲状腺切除术后) 123I 扫描显示异常摄取仅见于甲状腺床区域的三个病灶处。未见局部或远隔转移。胃和尿清除率正常。(B) 治疗后 131I 扫描图像。在 30 mCi 131I 治疗后 6 天,扫描显示无显著变化,131I 标记的甲状腺激素代谢导致的治疗后正常肝摄取和一些胃肠代谢除外

液活度明显减少,因为大多数本底放射性碘已在 7 天内清除 (尽管清除时间并不固定)。高治疗剂量可能会导致甲状腺床出现大量摄取 ("星状" 伪影)。该星形有六个角,是由高能光子穿透六边形准直器孔的隔片造成的 (图 8.26)。

全身放射性碘甲状腺摄取百分比 (%RAIU)。甲状腺切除术后 %RAIU 的量化是衡量手术是否充分,以及是否有甲状腺组织残留的指标。后续随访扫描的摄取率可以用来评估治疗效果或复发率。%RAIU 值由扫描本身确定,而不是使用通常用于常规甲状腺扫描的探头探测器确定。还可对放射性碘标准品 (活度经校准器测量) 进行显像,绘制甲状腺、本底和标准品的感兴趣区 (ROI)。

高剂量 131I 治疗方案的剂量计算。需要高剂量放射性碘治疗的高风险患者通常需接受 150~200 mCi MBq 的标准剂量。然而,放射性碘的摄取和清除率因患者而异;因此,患者最终会接受不同的甲状腺癌治疗剂量。患者应接受尽可能大的剂量,同时最大程度地减少对骨髓和肺的毒性。骨髓在 48 小时内可接受的最大允许吸收剂量为 200 rads,肺的最大累积活度为 80 mCi (2960 MBq)。可以根据患者的放射性碘清除率得出个性化剂量,从而在治疗前计算出剂量。因此,一些患者可能能够接受大于 200

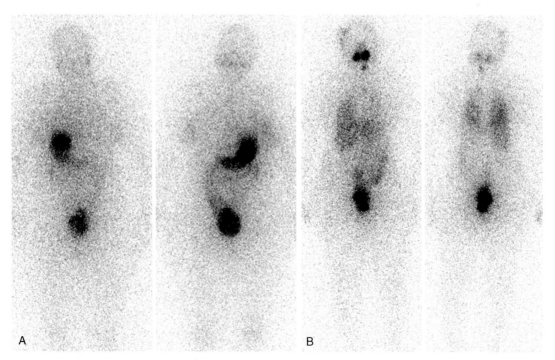

图 8.24 粟粒型肺转移引起的肺摄取仅在治疗后扫描中可见。(A) 滤泡细胞甲状腺癌患者的治疗前 123I 扫描呈阴性,仅显示出正常的胃、肠和膀胱放射性示踪剂。(B) 治疗后 131I 扫描显示弥散性肺部摄取,与双侧粟粒型肺转移表现一致

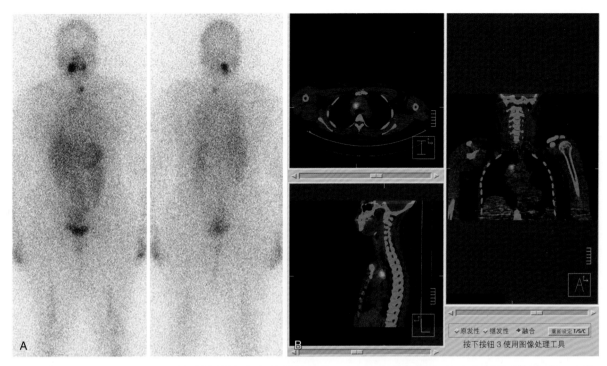

图 8.25 使用 SPECT/CT 对于转移性甲状腺癌的增益价值。（A）48 岁女性全身治疗后的 ^{131}I 扫描。颈部淋巴结清扫术显示出呈肿瘤阳性的淋巴结。全身扫描显示下颈部和上纵隔的摄取。（B）SPECT/CT 三维融合图像精确定位了摄取放射性碘的病灶为气管前淋巴结

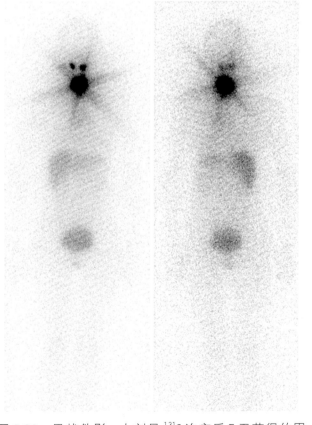

图 8.26 星状伪影。大剂量 ^{131}I 治疗后 7 天获得的甲状腺癌全身扫描（前位像和后位像）。甲状腺床的强烈摄取会导致星状伪影，该伪影是由高能光子穿透六边形准直器孔的隔片造成

mCi（7400 MBq）的大剂量治疗，而其他患者应接受更小剂量的治疗。

为了进行剂量计算，给予患者诊断剂量的 ^{131}I［1 mCi（37 MBq）］。在示踪剂给药后的 2、4、24、48、72 和 96 小时采集血液清除率样本，并在 1 周内每天采集全身图像（通常使用探头探测器）。血液是红骨髓的替代物。进行全身停留时间和血液曲线分析以评估肺部剂量。确定要给予的最大 ^{131}I 剂量。

美国核管理委员会（NRC）的患者放行规定（10 CFR 20 和 35）是基于可能对他人造成的辐射照射而制定。根据该规定，任何接触过出院 ^{131}I 治疗的患者的人受到的照射量不得超过 5 毫西弗（0.5 rem）。协定州通常遵循 NRC 指导原则。医院自己的出院要求各不相同，但其严格程度从未低于 NRC 规定。在许多中心，患者主要接受门诊治疗，剂量 < 200 mCi（7400 MBq）。对于剂量 > 200 mCi 的患者，或者为了其家庭成员的辐射安全，患者需要接受住院治疗。治疗后 NRC 患者的放行要求为 < 33 mCi（1121 MBq），或在其 1 m 处测量值 < 7 mrem/h。应当对患者及其家人进行辐射安全指导。应向患者和家属提供患者特定信息，包括有关限制近距离接触以及防止辐射他人的其他措施（专栏 8.8 和专栏 8.9）。

^{131}I 治疗甲状腺癌

患者准备。 建议在治疗前 7~14 天接受低碘饮食，以增加放射性碘的摄取并提高产生疗效的可能性。

书面指导。 在给予患者 30 微居里（1.11 MBq）以上的 ^{131}I 之前，必须由授权用户签署书面指令并注明日期。其他治疗用放射性药物也需要这种书面指令。

治疗的不良反应。 放射性 ^{131}I 治疗后不久的不良反应通常较轻微，但可能包括恶心、呕吐和涎腺炎。喝水、吃酸味糖果或喝柠檬汁可以减轻涎腺炎症状，但其效用存在一些分歧。晚期并发症通常与所接受的 ^{131}I 总剂量有关。可能导致慢性涎腺炎和口干燥症。不孕 / 不育症比较少见，但一些医生会建议采集精子或卵子。高肿瘤负荷和接受反复大剂量 ^{131}I 治疗的患者可能会出现肺纤维化和骨髓抑制。总治疗剂量增加到 500 mCi（18 500 MBq）以上时，骨髓抑制和患白血病的概率增加。尽管尚无定论，但有一些证据表明 RAI 剂量 > 150 mCi（550 MBq）会增加继发性恶性肿瘤的风险。NRC 规定要求负责给予治疗剂量的医生和技术人员在给药后 1 周内进行甲状腺"生物测定"（颈部摄取计数），以确定他们在患者给药期间体内是否摄取了足够剂量。

^{18}F-FDG。 ^{18}F-FDG PET 对于高分化型甲状腺癌转移性疾病的初始检测没有作用，因为与放射性碘相比，^{18}F-FDG 在侵袭性癌症中通常摄取更为强烈，而疾病检测的灵敏度则要低得多。但是，^{18}F-FDG PET/CT 适用于血清甲状腺球蛋白（Tg）升高且放射性碘全身扫描为阴性的高风险患者。放射性碘摄取缺乏表明肿瘤已去分化为更高级别的肿瘤，增加了

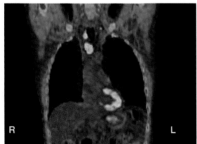
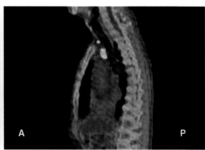
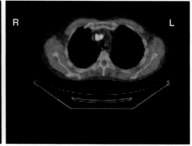

图 8.27 甲状腺癌 ^{18}F-FDG PET 扫描。患者的血清甲状腺球蛋白升高，但 ^{123}I 全身扫描为阴性。在 FDG PET 研究中，右颈部出现多个 II~IV 级高代谢淋巴结，左颈部、右气管旁区域和左肺门出现多个 III~IV 级高代谢淋巴结，与甲状腺癌转移表现一致

FDG 摄取的可能性（图 8.27）。肿瘤的定位能够判断是否可能需要手术切除或其他非放射性碘治疗。在血清 Tg 升高至 > 10 ng/ml 且放射性碘扫描呈阴性的情况下，FDG PET/CT 的灵敏度约为 83%，特异度为 84%，尤其是在咽后和锁骨后区域的灵敏度更高。对侵袭性亚型（如高细胞、许特尔细胞和低分化细胞）的灵敏度甚至更高。

用于肿瘤学分期或监测非甲状腺肿瘤的全身 FDG PET/CT 图像中，有时在甲状腺处可见摄取。弥漫性腺体摄取通常由慢性甲状腺炎（桥本病）、较少见的亚急性甲状腺炎或格雷夫斯病引起。在 CT 图像中可见甲状腺结节中 FDG 摄取呈局灶性增加，约有 30% 的可能性为原发性甲状腺恶性肿瘤。需要进行超声检查和活体标本检查。

甲状旁腺闪烁显像

甲状旁腺闪烁显像是临床诊断为甲状旁腺功能亢进症（血清钙和血清 PTH 水平升高）的患者术前的常规检查。通常血清钙和血清 PTH 之间存在反馈调节。由甲状旁腺功能亢进症以外的原因（如骨转移）引起的高钙血症患者的 PTH 较低或受到抑制。而在甲状旁腺功能亢进症中，患者会自主产生 PTH，尽管血清钙增加，但血清 PTH 水平仍会升高。甲状旁腺扫描的目的是在手术前定位功能亢进的甲状旁腺腺体，从而使微创手术成为可能。

解剖学与胚胎学

通常有 4 个甲状旁腺，2 个在上，2 个在下，每个大小约 6 mm × 3 mm，重 35~40 mg。有不到 10% 的人会出现第 5 个额外腺体。下腺体在胚胎学上起源于第三咽囊，并随胸腺向身体后端迁移。它们最终的正常位置略有不同，60% 位于甲状腺下极的后部和侧面，40% 位于胸腺的颈侧部分（图 8.28）。上腺体起源于第四咽囊，随甲状腺一起迁移。大约 75% 位于甲状腺中极后方，25% 位于上极后方。上腺体和下腺体之间的区别具有手术意义，因为下腺体位于喉返神经前部，而上腺体位于喉返神经后部。切除上腺体会有损伤神经的潜在风险。异位甲状旁腺是指下降到异常位置的腺体。最远可在头侧颈动脉分叉处以及纵隔和心包下方、甲状腺前方，或气管食管沟和食管旁区域中上纵隔后部发现异位腺体（图 8.29）。

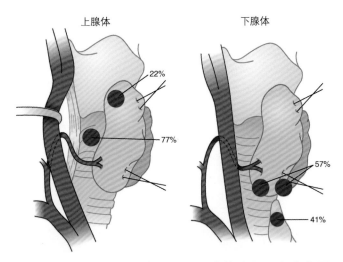

图 8.28 正常甲状旁腺位置。上腺体（**左图中紫色圆圈所示**）通常位于囊外甲状腺后部的筋膜覆盖层内。它们位于甲状腺上极或中极的正后方。很少位于甲状腺内。大多数邻近甲状腺或环甲软骨。下腺体（**右图中紫色圆圈所示**）位于甲状腺下极的紧邻后方或侧面，或胸甲韧带中（右）

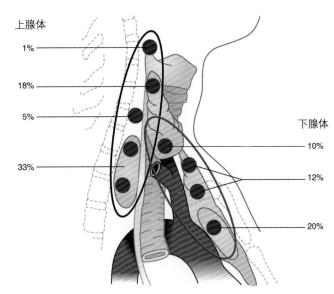

图 8.29 异位腺体的位置。由于胚胎学下降异常，最远可在头侧颈动脉分叉处、心包下方、甲状腺前方、气管食管沟后部和上纵隔内发现异位腺体。在前 - 后平面，下腺体向前下降，上腺体更多向后下降

甲状旁腺的生理学

PTH 是一种由甲状旁腺主细胞合成、储存和分泌的由 84 个氨基酸组成的多肽激素。PTH 通过对骨骼、小肠和肾脏的作用来调节体内钙磷平衡。

原发性甲状旁腺功能亢进症是由甲状旁腺腺瘤自主功能亢进引起的，有时由 4 个腺体增生引起。腺瘤是由体细胞突变引起，突变细胞克隆扩增；原

发性增生是多克隆增殖。超过 85% 的患者有 1 个腺瘤，< 5% 的患者有 2 个腺瘤，约 10% 的患者有 4 个腺体增生（表 8.7）。多发性内分泌肿瘤综合征患者可能会因多腺体增生而出现病症之一的甲状旁腺功能亢进症。低于 1% 的甲状旁腺功能亢进症患者会发生甲状旁腺癌。该病通常表现为血清钙水平非常高，有可触及的颈部肿块，伴骨痛、骨折和肾绞痛。

表 8.7	甲状旁腺功能亢进症的原因
病因	百分比
腺瘤	85
增生	10
异位	< 5
癌	< 1

所有患有严重肾脏疾病的患者都会出现继发性甲状旁腺功能亢进症。它表现为低钙血症、血清磷升高和 PTH 升高。其原因有多种，包括维生素 D 缺乏、磷滞留和骨骼对 PTH 的抵抗。尽管血清 PTH 升高，但血清钙仍低于正常水平。大多数患者都成功地得到了内科治疗。然而，对药物治疗无反应的伴有骨或关节痛、骨质疏松、肌肉无力、瘙痒、易怒、贫血或纤维性骨炎症状的患者可能需要进行甲状旁腺手术。

在一些肾衰竭患者中，三发性甲状旁腺功能亢进症表现为高钙血症。一个或多个甲状旁腺腺体变为自主性，PTH 不再对血清钙升高的反馈做出反应。需要进行手术切除。

原发性甲状旁腺功能亢进症

临床表现

过去，患者常表现出肾结石、囊性纤维性骨炎、骨质疏松症、病理性骨折、胃肠道和神经精神症状以及棕色瘤的症状。如今，大多数患者在诊断时无症状，而在常规血液检查中检测出高钙血症。

诊断

高钙血症患者的 PTH 水平升高可诊断为甲状旁腺功能亢进症。无 PTH 升高的高钙血症的其他原因包括恶性肿瘤、维生素 D 中毒、结节病和应用噻嗪类利尿剂。由于正常的生理反馈机制，这些患者的血清 PTH 水平降低。

治疗

手术切除是有疗效的。过去，标准的外科手术是双侧颈部探查术，由外科医生定位每个甲状旁腺的位置并切除病变腺瘤。增生需要切除 3.5 个腺体，有时需要将一个腺体置于其他部位（如手臂中），以确保甲状旁腺功能正常。甲状旁腺功能亢进症的术前显像是有争议的，因为所有腺体均在手术时被定位，据一些外科医生报道其检测 / 治愈率 > 90%。

今天，首选手术方法是通过小切口进行微创单侧手术。这种方法能够缩短手术时间并减少并发症。但是需要进行术前定位成像。对于功能亢进的甲状旁腺瘤的术前定位，已证明放射性核素方法比超声检查、CT 和 MRI 的检测准确度更高。然而，为了证实解剖学相关性，经常需要进行 CT 或超声检查。解剖学显像方法对于检测异位和纵隔腺体灵敏度不高。

在手术过程中，有一些医生会使用专门的小型 γ 探头来帮助定位一个或多个功能亢进的腺体。而其他人则认为没有这种必要。手术切除功能亢进的腺体后，术中血清 PTH 水平降低 50%，证明手术成功。术后复发率约为 5%。手术失败的常见原因包括：①异位肿瘤的位置在颈部或纵隔内，②无法识别增生，③存在未发现的第 5 个腺体。与初次手术相比，再次探查增加了并发症，且成功率更低。

放射性药物

在 20 世纪 80 年代，^{201}Tl 常规用于甲状旁腺闪烁显像，而 ^{99m}Tc- 高锝酸盐用于甲状腺显像。随后证明了 ^{99m}Tc- 甲氧基异丁基异腈的检测和定位效果比 ^{201}Tl 更优越，因此 ^{99m}Tc- 甲氧基异丁基异腈成为用于功能亢进的甲状旁腺定位的标准放射性药物。

^{99m}Tc- 甲氧基异丁基异腈（Cardiolite）是最常用的心肌灌注显像剂。从化学结构上来讲，它是异腈家族的亲脂性阳离子成员（六 2- 甲氧基异丁基异腈）。其摄取与甲状旁腺腺瘤的血管和细胞较多有关。放射性示踪剂定位并保留在线粒体区域。甲状旁腺腺瘤中嗜酸性细胞中的大量线粒体被认为是其强烈摄取和缓慢释放的原因。正常功能的甲状旁腺不可见。据报道，^{99m}Tc-trotrofosmin（Myoview）具有类似的摄取和定位机制，可用于甲状旁腺显像；但是已公布的数据有限。

静脉注射后，功能亢进的甲状旁腺在 3~5 分钟时达到 ^{99m}Tc- 甲氧基异丁基异腈峰值累积，其清除半减期时间不定，约为 60 分钟。甲状腺也有类似的快速摄取；然而，它通常比甲状旁腺更快消除活度，这就是两时相甲状旁腺闪烁显像的基本原理。

方法

静脉注射 99mTc- 甲氧基异丁基异腈，20~25 mCi（740~925 MBq）。10~15 分钟后开始成像。通常使用两种不同的采集方法：

- 甲状腺和甲状旁腺联合显像：联合显像方案的基本原理是帮助将甲状旁腺腺瘤与正常甲状腺和甲状腺结节区分开。该方案与过去使用的 201Tl/99mTc- 高锝酸盐方案相似，使用了减影成像技术。注射 99mTc- 甲氧基异丁基异腈，10 分钟后获取图像。然后注射 123I，20 分钟后获取图像。比较图像的不同分布。从 99mTc- 甲氧基异丁基异腈图像中对 123I 甲状腺图像进行数字减影，通常仅能得到功能亢进的甲状旁腺图像（图 8.30）。尽管由于患者移动和图像错位可能会出现技术错误，但该方法效果很好。

- 双时相甲状旁腺显像是更常用的方法。注射 99mTc- 甲氧基异丁基异腈后 10~15 分钟获得初始图像。在 2 小时获得第二组图像。由于甲状腺的消除速度更快，延迟图像通常主要显示功能亢进的甲状旁腺（图 8.31）。在多达 1/3 的患者中看不到这种典型的有差别的消除模式。会出现甲状腺和甲状旁腺都以相同的速度被消除，或者二者消除速度过快，导致

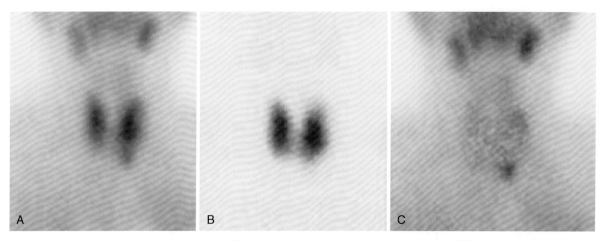

图 8.30　甲状旁腺减影闪烁显像。（A）99mTc- 甲氧基异丁基异腈扫描图像。（B）123I 扫描图像。（C）运用计算机减影技术，从 99mTc- 甲氧基异丁基异腈扫描图像中减去 123I 扫描图像，显示摄取仅在甲状旁腺中可见，与腺瘤表现一致。在该病例中，目测比较也表明为左下甲状旁腺腺瘤

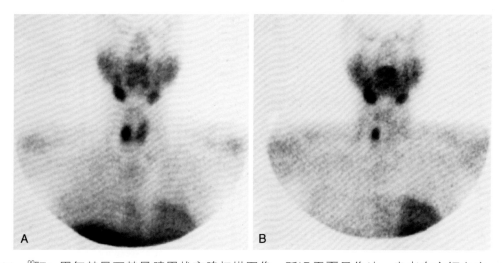

图 8.31　99mTc- 甲氧基异丁基异腈甲状旁腺扫描图像，延迟平面显像法。患者有高钙血症，血清 PTH 升高。（A）使用 99mTc- 甲氧基异丁基异腈在 15 分钟时进行的早期平面显像显示活度略有不对称，右侧甲状腺区域的摄取稍多，显示右侧腺体较大。（B）2 小时延迟显像显示两叶的甲状腺活度消除；右侧保留有局灶性摄取，与甲状旁腺腺瘤表现一致

在延迟图像上几乎没有示踪剂残留。

　　不同的成像中心在使用这两种方法时进行了许多变化和组合，可能包括平面显像、SPECT 或 SPECT/CT：

- 平面显像：长期以来，二维平面显像一直是标准方法。两种选择是平行孔型准直器，它可以同时对颈部和纵隔进行成像，通常还增加了颈部放大针孔成像的斜位像。平面显像的缺点是甲状腺和甲状旁腺显影会重叠，且二维图像呈现的信息有限。

- SPECT：与平面显像相比，SPECT 提高了靶本底比值，最大限度地减少了显影重叠，提高了可检测性，并在三维空间定位了功能亢进的腺体（图8.32）。

- SPECT/CT：融合 SPECT/CT 系统越来越多地被使用，它们结合了 SPECT 的功能信息和 CT 的解剖学信息（图 8.33~8.35），并能够进行衰减校正。

　　不同的成像中心使用这些技术时会进行不同组合。

图像解读

　　注射后 10~15 分钟采集的初始图像通常会显示明显的甲状腺摄取，除非患者进行了甲状腺切除术或正在使用甲状腺激素从而抑制了摄取。偶尔可见局灶性甲状旁腺摄取量大于甲状腺摄取量。延迟显像时，大部分的甲状腺摄取通常已经消除，而功能亢进的甲状旁腺的显影持续存在，是活度增加的局灶。有时甲状旁腺腺瘤和甲状腺活度会被迅速消除，可能会导致假阴性研究结果。在这两种情况下，有

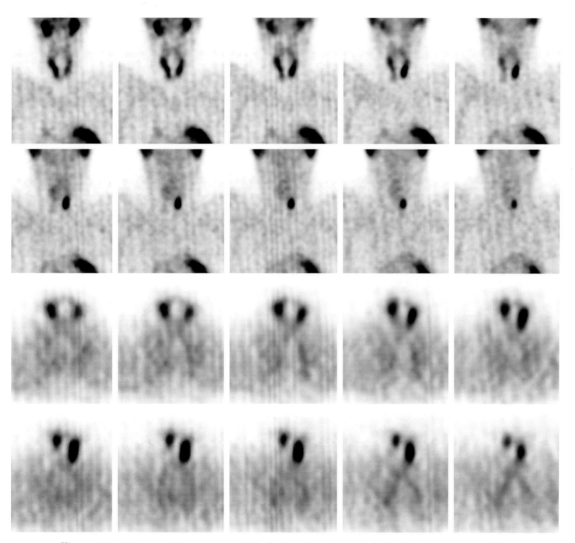

图 8.32　^{99m}Tc- 甲氧基异丁基异腈 SPECT 甲状旁腺扫描图像。患者血清钙和血清 PTH 增加。需要进行扫描，以定位功能亢进的甲状旁腺腺瘤。冠状位（**上两行**）和横向位（**下两行**）序列图像，分别包括早期图像（**一、三行**）和延迟图像（**二、四行**）。冠状位图像显示，腺瘤位于甲状腺左叶的下后部。横向位图像证实甲状旁腺在左侧非常靠后的位置

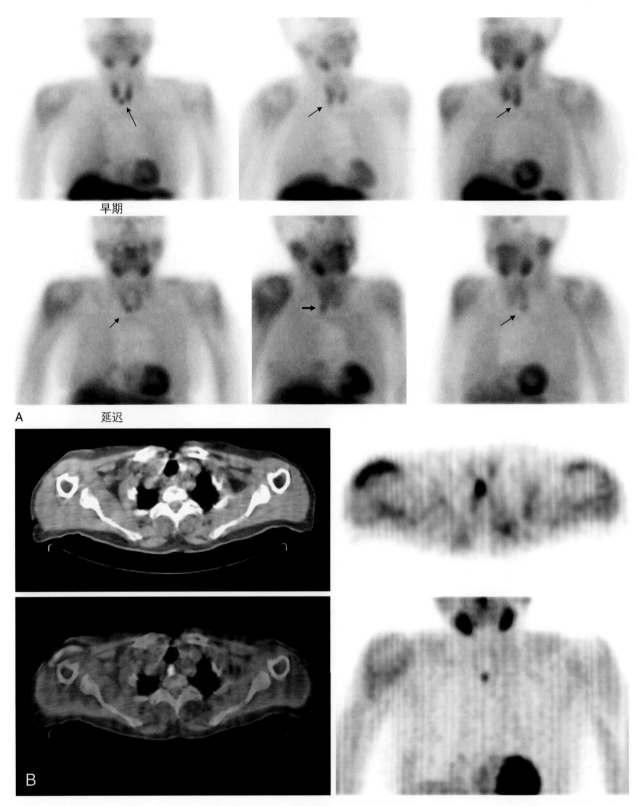

早期

A 延迟

B

图 8.33 用 SPECT/CT 进行的胸骨后定位。（A）早期和延迟的平面图像。前位（**左**）、右前斜位（RAO；**中**）、左前斜位（LAO；**右**）。在前位像中，在甲状腺双叶正下方的中线处注意到一个可疑的腺瘤。在 RAO 和 LAO 视图上，腺瘤分别位于右叶下部和左叶下部。（B）融合 SPECT/CT 图像（左下）显示甲状旁腺腺瘤明显位于气管后

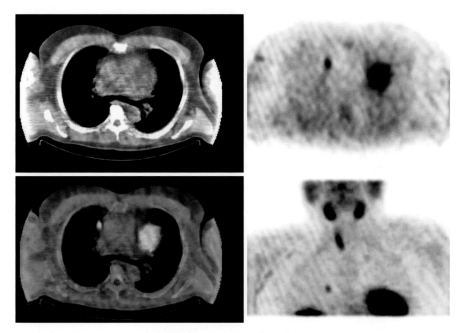

图 8.34 用 SPECT/CT 进行的心包定位。患者曾接受过甲状旁腺手术和左侧甲状腺切除术，现在高钙血症复发最大密度投影（MIP；**右下**）视图显示右纵隔有局灶性摄取。SPECT/CT 融合图像显示定位于右心包区域

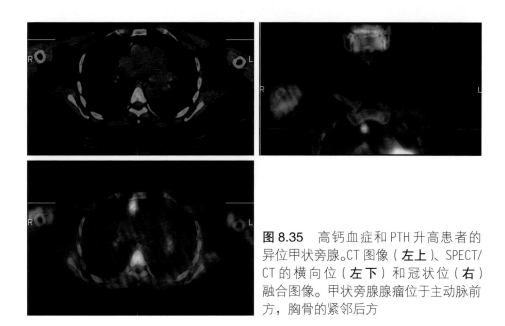

图 8.35 高钙血症和 PTH 升高患者的异位甲状旁腺。CT 图像（**左上**）、SPECT/CT 的横向位（**左下**）和冠状位（**右**）融合图像。甲状旁腺腺瘤位于主动脉前方，胸骨的紧邻后方

时可以通过初始图像进行解读，初始图像中局灶性甲状旁腺摄取大于甲状腺摄取。异位腺体更容易被检测到，因为通常不会被重叠的甲状腺显影掩盖。必须对图像进行例行检查，从颈部检查到纵隔，因为该范围内可能有腺瘤存在。

虽然位于甲状腺叶下方区域的甲状旁腺腺瘤通常是下甲状旁腺腺瘤，但上腺体可能会下降到该区域。下甲状旁腺通常紧邻甲状腺后部，而下降的上腺体往往更靠后，并且与甲状腺明显分开。有时可

以通过静态斜位图像来区分；但 SPECT 和 SPECT/CT 可以更容易地进行区分。

准确度

对大于 300 mg 的甲状旁腺腺瘤的检测灵敏度接近 90%。研究结果假阴性的最常见原因是体积小。检测第 2 个腺瘤或 4 个腺体增生的灵敏度低于检测单个腺瘤（50%~60%）。定位自主性三发性功能亢进腺瘤的能力也非常好（图 8.36）。研究结果呈假阳性

的最常见原因是甲状腺滤泡性腺瘤。甲状腺癌、良性肿瘤和转移性肿瘤可能也会显示 ^{99m}Tc- 甲氧基异丁基异腈摄取。一些药品可能会导致活度被迅速消除（例如可以激活 P 糖蛋白的钙通道阻滞剂）。虽然很少有研究将甲状腺和甲状旁腺显像的双同位素方法与双时相像方法进行直接比较，但报告的每种方法的准确度均表明二者准确度相似。有一些证据表明 SPECT 优于平面显像，有充分的证据表明 SPECT/CT 优于 SPECT 和平面显像。

其他放射性药物

^{18}F-FDG 检测甲状旁腺腺瘤的灵敏度很低。它可能会在甲状旁腺癌的诊断中起到作用。^{11}C- 甲硫氨酸 PET 在多篇已发表论文中均显示出良好的效果，最常用于 ^{99m}Tc- 甲氧基异丁基异腈扫描图像呈阴性的患者。但是，^{11}C 的半衰期很短，需要通过现场回旋加速器进行生产。初步证据表明，^{18}F- 氟胆碱具有非常好的定位准确度。

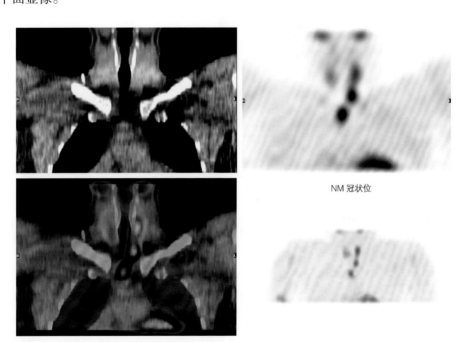

NM 冠状位

图 8.36　三发性甲状旁腺功能亢进症。肾衰竭患者，血清钙和 PTH 升高。3 个腺瘤，2 个在左颈部，1 个在前纵隔内

推荐阅读

Avram AM, Fig LM, Frey KA, Gross MD, Wong KK. Preablation 131-I scans with SPECT/CT in post-operative thyroid cancer patients: what is the impact on staging? *J Clin Endocrinol Metab.* 2013;98:1163–1171.

Bahn RS, Burch HB, Cooper DS, et al. Hyperthyroidism and other causes of thyrotoxicosis: management guidelines of the American Thyroid Association and the American Association of Clinical Endocrinologists. *Thyroid.* 2011;21:593–641.

Chapman EM. History of the discovery and early use of radioactive iodine. *JAMA.* 1983;250:2042–2044.

Haugen BR, Alexander EK, Bible KC, et al. American Thyroid Association management guidelines for adult patients with thyroid nodules and differentiated thyroid cancer. *Thyroid.* 2015;2016(26):1–133.

Lavely WC, Goetz S, Friedman KP, et al. Comparison of SPECT/CT, SPECT, and planar imaging with single-and dual-phase (99m)

Tc-sestamibi parathyroid scintigraphy. *J Nucl Med.* 2007;48:1084–1089.

Nichols KJ, Tomas MB, Tronco GG, et al. Preoperative parathyroid scintigraphic lesion localization: accuracy of various types of readings. *Radiology.* 2008;248:221–232.

Shankar LK, Yamamoto AJ, Alavi A, Mandel SJ. Comparison of I-123 scintigraphy at 5 and 24 hours in patients with differentiated thyroid cancer. *J Nucl Med.* 2002;43:72–76.

Taillefer R, Boucher Y, Potvin C, Lambert R. Detection and localization of parathyroid adenomas in patients with hyperparathyroidism using a single radionuclide imaging procedure with technetium-99m sestamibi (double-phase study). *J Nucl Med.* 1992;33:1801–1807.

Van Nostrand D, Moreau S, Varalakshmi V, et al. 124I Positron emission tomography versus 131I planar imaging in the identification of residual thyroid tissue and/or metastasis in patients who have well-differentiated thyroid cancer. *Thyroid.* 2010;20:879–883.

Wong KK, Fig LM, Gross MD, Dwamena BA. Parathyroid adenoma localization with Tc-99m sestamibi SPECT/CT: a meta-analysis. *Nucl Med Commun.* 2015;36:363–375.

（高洪波 译审）

肝胆脾动态显像 第9章

自 20 世纪 60 年代以来，肝脏、胆道和脾动态显像在患者治疗中发挥了重要的影像诊断作用。目前的放射性药物具有利用肝脏复杂的解剖和生理结构进行摄取和定位的机制（表 9.1；图 9.1~9.4）。尽管许多放射性药物、方法和适应证已经发生了变化，但是肝胆和脾动态显像仍能提供独特的功能诊断信息，这些信息无法通过如 CT 或超声检查等解剖学成像方式获取。

胆管动态显像

由内科医生和外科医生指定进行胆管动态显像，以诊断各种急性和慢性肝胆疾病，包括急性胆囊炎、胆道梗阻、胆汁漏和慢性非结石性胆囊疾病（专栏 9.1）。

表 9.1 肝脾放射性药物、作用机制及临床适应证

放射性药物	摄取机制	适应证
^{99m}Tc- 甲溴苯宁、地索苯宁	肝细胞	胆管动态显像
^{99m}Tc- 红细胞	血池分布	血管瘤、脾组织植入
^{99m}Tc- 硫胶体	库普弗细胞	局灶性结节性增生、脾组织植入、肝功能
^{99m}Tc-MAA	血流、毛细血管闭塞	肝动脉灌注
^{90}Y- 微球	血流、毛细血管闭塞	肝动脉肿瘤治疗
^{18}F-FDG	葡萄糖代谢	肿瘤 / 感染显像
^{67}Ga- 枸橼酸盐	铁结合	肿瘤 / 感染显像

FDG：氟代脱氧葡萄糖；MAA：大颗粒聚合白蛋白。

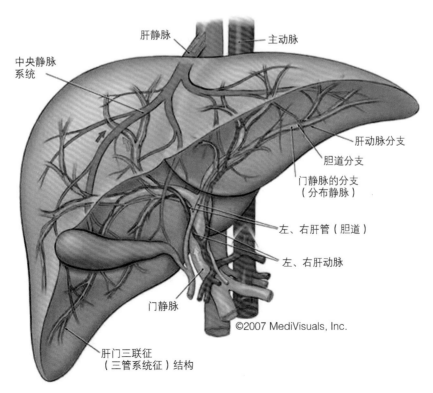

图 9.1 肝脏内部解剖图。包括肝脏内部的胆管以及动脉和静脉血管

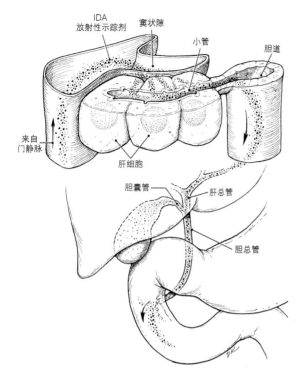

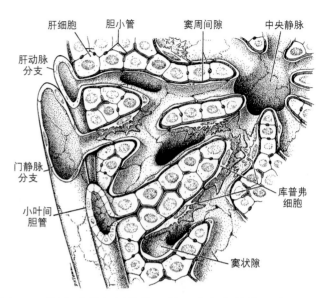

图9.2　肝胆生理学。胆红素是血红蛋白的分解产物，由肝脏中的肝细胞提取、结合，随后被分泌到胆小管中，然后通过胆道清除并进入肠道。肝脏对 ^{99m}Tc-HIDA 放射性药物的摄取和清除与胆红素相似，但不发生结合或代谢

图9.3　肝小叶的解剖结构。肝细胞和库普弗细胞板围绕中央静脉呈放射状分布。小叶外围的门静脉和肝动脉分支将血液输送至肝血窦。血液通过中央静脉（肝静脉的近端分支）流出。在肝细胞之间穿行的胆小管中的胆汁汇入外周胆道

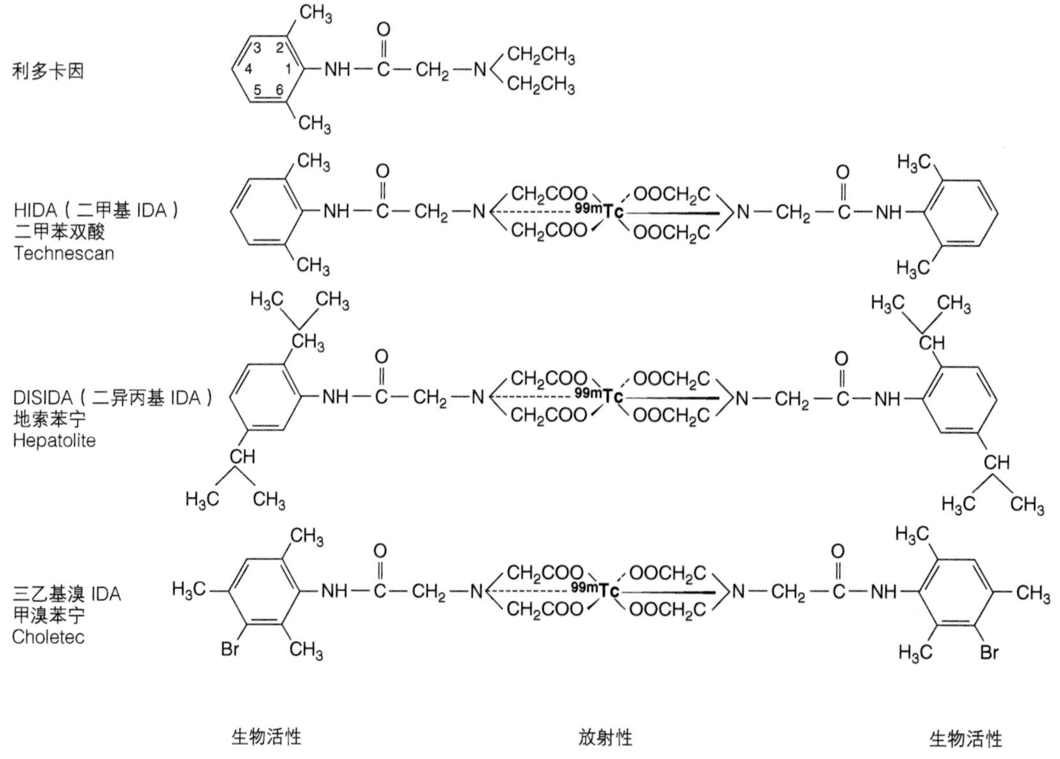

图9.4　^{99m}Tc- HIDA 放射性药物的化学结构。以上均为利多卡因（**上图**）类似物。^{99m}Tc 位于中心，桥接亚氨基二乙酸盐（NCH₂COO；IDA）的两个配体分子，而配体分子又与利多卡因乙酰苯胺类似物相结合。芳香环上的取代基团可用来区分不同种 ^{99m}Tc-HIDA 并决定其药代动力学的类型。^{99m}Tc- 地索苯宁和 ^{99m}Tc- 甲溴苯宁已应用于临床

专栏 9.1　胆管动态显像：临床适应证

急性胆囊炎
急性非结石性胆囊炎
慢性胆囊炎
慢性非结石性胆囊疾病
胆道梗阻
胆道闭锁
Oddi 括约肌功能障碍
胆汁漏
胆道分支解剖评估
评估胆道支架的功能
局灶性结节性增生
肠胃胆汁反流

放射性药物

美国 FDA 批准了三种经 ^{99m}Tc 标记的肝胆放射性药物用于临床用途（见图 9.4）。第一种药物是 ^{99m}Tc- 二甲基亚氨基二乙酸［二甲苯双酸或肝亚氨基二乙酸（HIDA）］，因肝功能障碍患者对其摄取不良现已不再使用。现在常用 HIDA 这一术语指代所有 ^{99m}Tc 肝胆放射性药物。目前美国在临床上使用的两种药物是 ^{99m}Tc- 地索苯宁（Hepatolite）和 ^{99m}Tc- 甲溴苯宁（Choletec；表 9.2）。

表 9.2　^{99m}Tc 肝胆放射性药物

化学名称	FDA 名称	商业名称
^{99m}Tc- 二异丙基 IDA（diisopropylIDA，DISIDA）	地索苯宁	Hepatolite
^{99m}Tc- 三乙基溴 IDA	甲溴苯宁	Choletec

IDA：亚氨基二乙酸

在这些肝胆放射性药物中，^{99m}Tc 充当两个亚氨基二乙酸（iminodiacetic acid，IDA）配体分子之间的过渡原子，两者均与决定放射性药物生物和药代动力学性质的利多卡因类似物结合（见图 9.4）。苯环的微小结构变化（N 取代）会导致 IDA 放射性药物的药代动力学发生显著变化（表 9.3）。已对多种 ^{99m}Tc-HIDA 类似物进行过研究；但是，与目前获批的两种放射性药物相比，这些类似物均摄取更少、清除更慢（图 9.5）。

表 9.3　经 FDA 批准的 ^{99m}Tc-HIDA 放射性药物的摄取和清除

放射性药物	肝摄取率（%）	胆清除半减期（min）	2 小时肾脏排泄率
^{99m}Tc- 地索苯宁（Hepatolite）	88	19	< 9%
^{99m}Tc- 甲溴苯宁（Choletec）	98	17	< 1%

静脉注射后，^{99m}Tc-HIDA 放射性药物与血液中的蛋白质紧密结合，从而最大限度地降低肾清除率。它们是经肝脏吸收和排泄（通过与胆红素和胆汁类似的方式）的有机阴离子。与胆红素不同的是，^{99m}Tc-HIDA 放射性药物以其原始放射性化学形式排泄，不发生结合或代谢。因为 ^{99m}Tc-HIDA 的代谢过程与胆红素相同，所以血清胆红素的水平升高会对其造成竞争性抑制。放射性示踪剂经胆囊管进入胆囊，经胆总管进入十二指肠第二段（图 9.6；另见图 9.2）。在胆囊和胆管间的分布程度因胆管的通畅程度、Oddi 括约肌张力和管腔内压力而异。胆囊通常在胆肠通过前开始充盈。

肝功能障碍可导致 HIDA 药代动力学改变，即摄取、分泌和清除的高峰均发生延迟（图 9.7 和图 9.8）。因此，正常的胆囊充盈和胆肠清除时间可能会出现延迟。肾脏是另一种排泄途径。尽管通常只有很少一部分剂量经此途径清除，但肝功能障碍越严重，尿排泄量越多。因为放射性药物的摄取效率高，所以即使患者的胆红素水平为 20~30 mg/dl，仍然可以获得诊断图像，只不过图像质量会下降。与地索苯宁相比，甲溴苯宁具有更高的肝摄取率，对胆红素置换的抗性也更强，因此是肝功能不良患者的首选。放射剂量学详见书末附录。

患者准备

在研究前患者应禁食 3~4 小时，因为食物会刺激近端小肠内源性释放胆囊收缩素（cholecystokinin，CCK），导致胆囊收缩，从而使放射性示踪剂无法进入胆囊。另外，如果患者已禁食 > 24 小时，胆囊未因受到刺激发生收缩，则可能会含有黏性胆汁，这也会阻碍放射性示踪剂进入胆囊。在这种情况下，患者应在临床研究前输注辛卡利特（Kinevac，CCK）以排空胆囊。辛卡利特输注完成后，应至少等待 30 分钟再给予 ^{99m}Tc-HIDA，从而留出足够的时间使胆

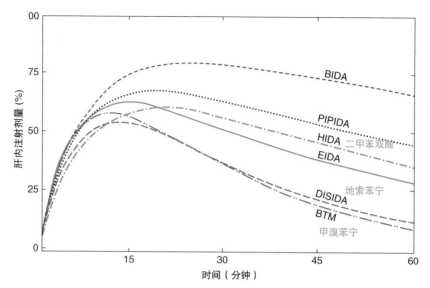

图 9.5　20 世纪 70 年代和 80 年代研究过的多种肝胆放射性药物的药代动力学（^{99m}Tc-BIDA、PIPIDA、EIDA 等）。^{99m}Tc- 二甲苯双酸（HIDA）是上述药物中经美国 FDA 批准的第一种药物，但后来批准被撤回。^{99m}Tc- 地索苯宁（DISIDA）和 ^{99m}Tc- 甲溴苯宁（BTM）具有优异摄取率和快速清除率，它们随后获得了 FDA 的批准（Adapted from Krishnamurthy GT. Nuclear hepatology. New York: Springer; 2000.）

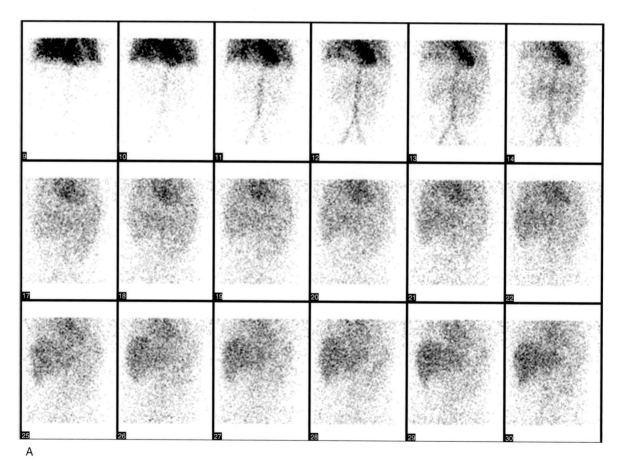

A

图 9.6　正常 ^{99m}Tc-HIDA 研究。（A）流向肝脏的正常血流量（2 秒 / 帧）。最先看到的是左心室和主动脉。当放射性示踪剂通过时，可以看到肾脏。由于脾脏是腹部器官中靠后的结构，因此在左上象限（left upper quadrant，LUQ）不清晰。因为肝脏大部分血流来自门静脉，因此肝脏在肾脏之后灌注

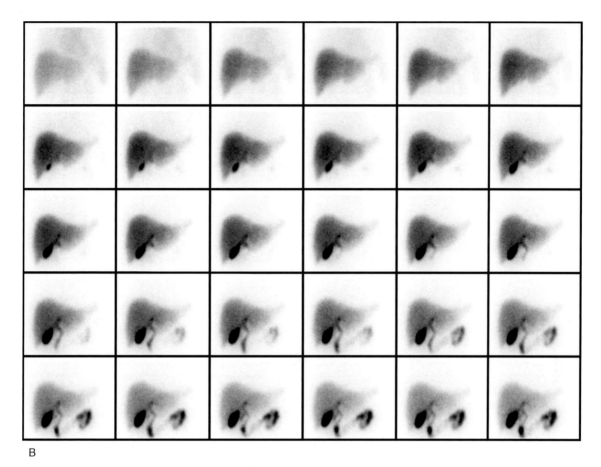

B

图 9.6（续）（B）正常 ^{99m}Tc-HIDA　60 分钟研究（1 分钟 / 帧）。肝摄取良好。血池在 7 分钟时清除，表明肝功能良好。胆囊首先充盈，然后可见胆道和胆肠通过

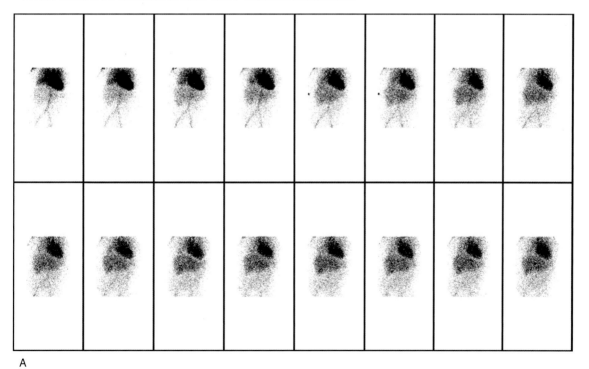

A

图 9.7（A~C）肝功能障碍。患者因胆红素升高和腹部不适而转诊，目的是排除胆道梗阻。（A）^{99m}Tc-HIDA 流量研究（2 秒 / 帧）。肝脏的动脉供血增多，而且血流出现较早。在主动脉血流可视后，肝脏立即可视

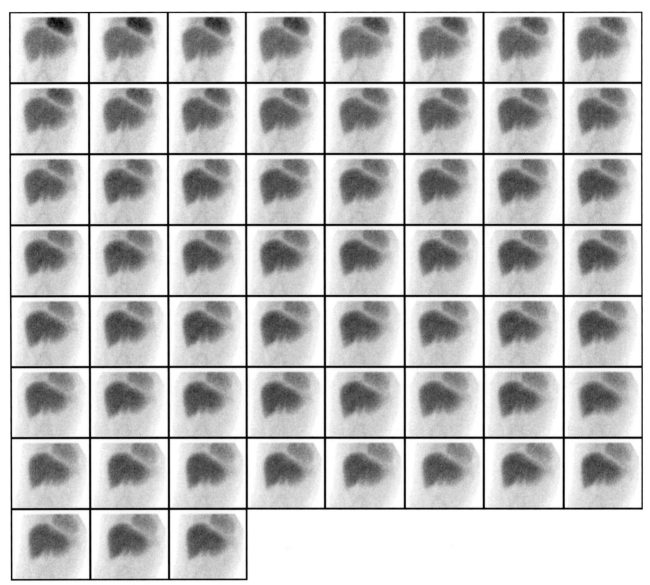

B

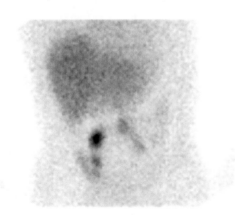

ANT DELAY
11:04:06.0

C

图 9.7（续）（B）本底和血池清除非常缓慢，则认为心脏内留有显著活度。这说明存在严重的肝功能障碍。不排除梗阻，因为未发生胆道清除和肠道通过。（C）4 小时延迟图像。本底活度进一步被清除，且现有证据表明通过入肠时无胆管滞留。这排除了胆道梗阻。尚未排除急性胆囊炎。可能需要长达 24 小时的进一步显像（见图 9.8）。患者最终诊断为肝硬化

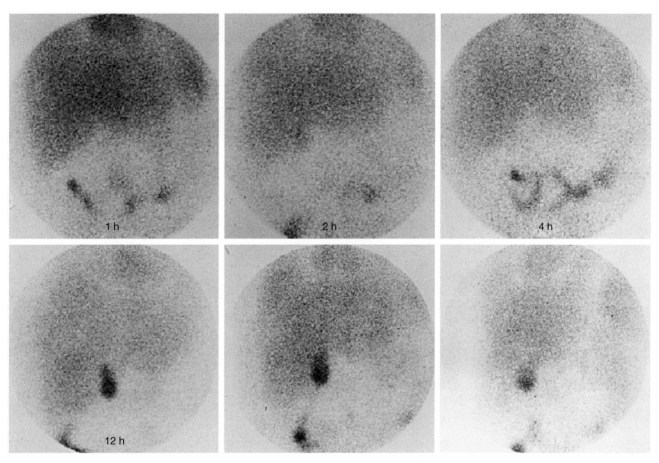

图 9.8　严重的肝功能不全伴胆囊显影延迟。血池清除缓慢，肝显像活度与本底活度比值低。胆囊在前 12 个小时未显像。最后两个图像分别是右侧和左侧前斜位视图

囊松弛。注射放射性药物前，应停用所有阿片类药物至少 6 小时或 3 个半衰期。阿片类药物会使 Oddi 括约肌收缩，可能造成部分胆道功能性梗阻，难以与真正的梗阻进行区分。

在开始检测前应了解患者的如下相关情况：转诊医生需了解的临床问题是什么？症状是急性还是慢性？是否进行过超声检查或其他影像检查？结果如何？患者是否接受过胆道手术？如果患者接受过胆道改道手术，其目前解剖结构是什么？有腹内管或引流管吗？如果有，放置在了何处？哪根管引流哪里？引流管应该打开还是夹紧才能得出临床问题的答案？患者最近一次进食的食物中是否含有足以使胆囊收缩的脂肪量（10 g）？

方法

对胆管动态显像的方案已进行详细阐述（专栏 9.2）。标准设置为采集 1 分钟帧，采集时长 60 分钟。初始的 60 秒流量研究为可选项（1~3 秒 / 帧），但其有时可以增加有用的信息。在 60 分钟时，应采集右

侧位和左前斜位视图以确定胆囊是否充盈。有时候胆管中的胆汁和十二指肠与胆囊窝显像重叠，因而无法确定胆囊是否充盈。延迟显像、输注硫酸吗啡和 CCK 都是特定临床适应证的辅助检查方法。

胆管动态显像诊断模式

血流量

在动脉血流阶段，首先看到脾脏和肾脏（见图 9.6）。肝脏在静脉期出现，因为其主要为门静脉血流（75% 门静脉，25% 肝动脉）。如果肝脏由动脉供血（例如因肝硬化或全身性肿瘤受累；见图 9.7），则可能在早期观察到肝血流。严重急性胆囊炎可导致流向胆囊窝的血流增加（图 9.9）。肝内脓肿、恶性肿块和局灶性结节性增生也可能引起局灶性血流增加。

肝摄取和功能

判断肝功能的最佳方法是观察心脏血池清除的速度。如果肝功能良好，心脏血池可在 5~10 分钟内

专栏 9.2　胆管动态显像：方案概要

患者准备

研究前禁食 4 小时。

如果患者禁食 > 24 小时，则需要经 60 分钟输注 0.02 μg/kg 辛卡利特。辛卡利特输注完成后至少等待 30 分钟，然后再输注放射性药物。

禁用所有阿片类药物至少 6 小时。

放射性药物

^{99m}Tc- 甲溴苯宁—静脉注射

	胆红素	剂量
成人		
	<2 mg/dl	5.0 mCi（185 MBq）
	2~10 mg/dl	7.5 mCi（278 MBq）
	>10 mg/dl	10.0 mCi（370 MBq）
儿童		
	0.05 mCi/kg（1.85 MBq/kg）	最小剂量 0.5 mCi（18.5 MBq）

测量仪器

照相机：大视野 γ 照相机

准直器：低能平行孔 - 高分辨率

能窗：窗宽为 15%~20%，光电峰值为 140 keV

患者摆位

仰卧；视野应包括上腹部。

计算机设置

1 秒 / 帧 × 60 张用于流量研究，然后设置 1 分钟 / 帧 × 59 张

显像方案

1. 启动计算机，然后静脉注射 ^{99m}Tc- 甲溴苯宁。
2. 60 分钟时，采集右侧位和左前斜位图像。
3. 如果怀疑急性胆囊炎且胆囊未充盈，则注射硫酸吗啡（或）采集延迟 3~4 小时的图像。
   A. 如果肝脏活度已消退，则在吗啡注射前重新注射半剂量 ^{99m}Tc- 甲溴苯宁。
   B. 吗啡输注：如果胆管清除率良好且胆肠通畅，则持续静脉注射 0.04 mg/kg 剂量 1 分钟。获取 1 分钟 / 帧，持续 30 分钟。
   C. 对于胆管清除率低（ < 50%）、胆肠通过不良的患者，可在第 2 小时和第 4 小时采集延迟图像以代替吗啡。
4. 如果在 60 分钟时怀疑存在部分胆道梗阻（胆管清除和胆肠通过延迟），则输注辛卡利特 60 分钟，或采集 2 小时和 4 小时延迟图像。
5. 延迟显像也适用于肝功能不全或疑似缓慢渗漏的情况。

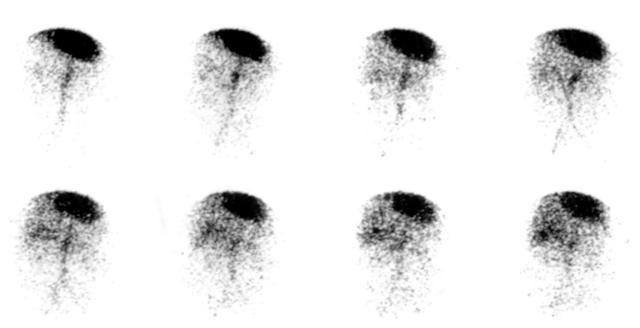

图 9.9　急性胆囊炎患者流向胆囊窝的血流量增加。从前几幅图像开始，可以观察到流向胆囊窝区域的局灶性血流增加。这种特征性表现出现在胆囊及邻近肝脏发生严重炎症伴急性胆囊炎的情况

清除（见图 9.6）。如果肝功能不全，会造成清除延迟（见图 9.7 和图 9.8）。在早期肝脏摄取阶段，可以估量肝脏体积大小，还可以观察到肝内病变。除非是局灶性结节性增生，否则大多数肝内肿块的摄取量低于邻近肝脏部位。

胆囊充盈

正常胆囊在 10 分钟时开始充盈，通常在 30~40 分钟时清晰可见（见图 9.6）。如果超过 60 分钟胆囊才可视，则认为出现延迟（图 9.10）。右侧位和左前斜位视图可以确认胆囊是否充盈（图 9.11）。在右侧位投影中，胆囊在前，位于观察者的右侧。在左前斜位视图中，胆囊（在前面的器官）的位置移到患者的右侧。位于更后方的胆总管和十二指肠则移到患者的左侧。如有必要，可以采用直立显像并饮水来清除十二指肠活度。

胆道清除

胆管动态显像不能很好地评估胆管大小。虽然较小的外周胆管可见，较大的左右肝胆管、肝总管和胆总管通常也可见。但导管突出不一定表示出现梗阻。左肝管有时比右肝管更突出，因为左肝叶位于前方，与 γ 照相机的距离更近。动态显像能够判断胆管是否通畅，但无法诊断是否出现扩张。胆总管通常在 20 分钟时可见。60 分钟时，胆管活度降幅大于峰值活度的 50%，可以观察到小肠清除。

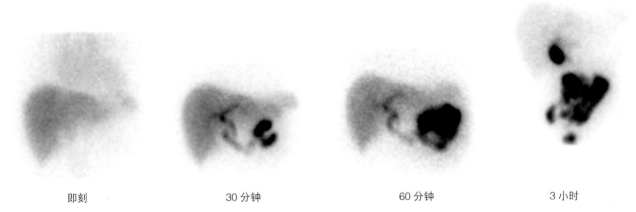

即刻　　　　　　　30 分钟　　　　　　　60 分钟　　　　　　　3 小时

图 9.10　患有偶发性腹痛的 50 岁女性胆囊显像延迟。即刻、30 分钟和 60 分钟图像显示肝脏摄取和胆肠清除良好，但胆囊未见显影。3 小时延迟图像显示胆囊充盈。胆囊充盈延迟排除了急性胆囊炎的可能性，并且常常伴随慢性胆囊炎出现

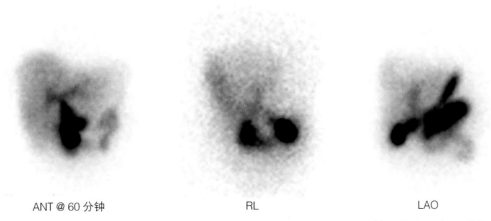

ANT @ 60 分钟　　　　　　　RL　　　　　　　LAO

图 9.11　胆囊窝的十二指肠和胆道活度重叠。在前位（ANT）60 分钟图像上，由于重叠，不能确定胆囊是否充盈。右侧位（RL）和左前斜位（LAO）视图证实胆囊已充盈。在 RL 视图中，胆囊位于前方，而在 LAO 视图中，胆囊已移至左侧

胆管动态显像之前或期间的药物干预

硫酸吗啡

对于因疑似急性胆囊炎转诊的胆囊不充盈患者，可输注硫酸吗啡（morphine sulfate，MS）进行 3~4 小时延迟显像。如果至 60 分钟时胆囊仍未显影，则静脉输注低剂量吗啡（0.04 mg/kg），使 Oddi 括约肌收缩，从而增加胆囊内压力，此时如果胆囊管通畅，则胆囊会优先充盈（图 9.12）。可在 30 分钟内确定胆囊是否充盈。临床上有时会在 30 分钟观察到肠道活度时注射吗啡。需注意的是，吗啡可能会抑制随后服用的胆囊收缩素发挥作用。

胆囊收缩素

CCK 是近端小肠黏膜细胞对摄入的脂肪和蛋白质做出反应而释放的一种多肽激素。CCK 的末端八肽是激素的生理活性成分（图 9.13）。CCK 与胆囊壁和 Oddi 括约肌中的受体结合会导致胆囊收缩和括约肌松弛。胆汁随后排入小肠，促进肠内脂肪的吸收。辛卡利特（Kinevac）是 CCK 末端八肽的类似物，是 CCK 的商品药名。24 小时内未进食的患者应在研究前给予辛卡利特以排空胆囊。在辛卡利特输注结束后至少 30 分钟之内不应注射 ^{99m}Tc-HIDA，预留出时间使胆囊松弛，以便放射性示踪剂进入。

胆囊收缩显像

脂肪餐和 CCK 已用于评估胆囊收缩，前提是胃排空正常。胃排空延迟导致近端小肠对内源性刺激反应延迟，CCK 延迟释放，因此在标准显像时间内胆囊收缩可能会延迟和减少。替代性胆囊造影脂肪餐（例如全脂牛奶、EnsurePlus 和玉米油乳剂）已被应用于临床并建立了其正常值。但是首选辛卡利特，因为其标准化效果最佳，较易通过胃排空。应用辛卡利特的其他用途包括计算患者的胆囊排胆分数（gallbladder ejection fraction，GBEF），以诊断慢

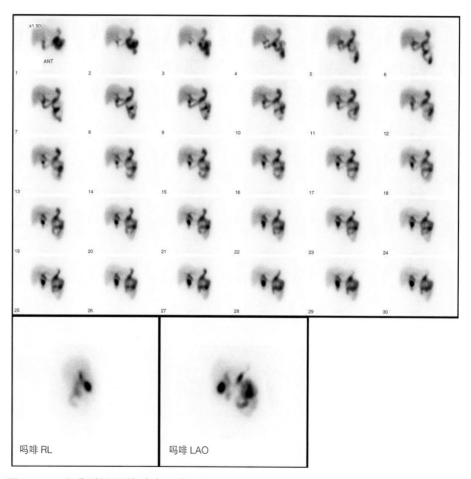

图 9.12 吗啡增强胆管动态显像。（**上图**）在研究的最初 60 分钟内未观察到胆囊（未显示）。观察到肠清除后静脉注射吗啡。在 30 分钟内，胆囊开始显像，并经右侧位（RL）和左前斜位（LAO）视图确认，排除急性胆囊炎。**ANT**：前位

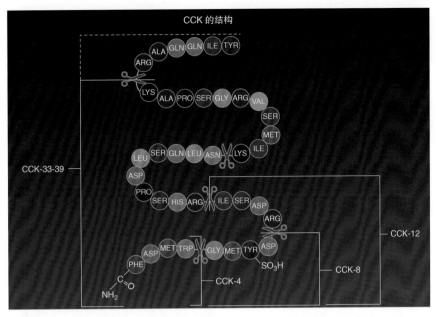

图 9.13　胆囊收缩素（CCK）是一种 33-~39- 多肽类激素。当摄入的脂肪经过肠道时可刺激小肠释放 CCK。末端八肽（CCK-8）是激素的生理活性成分，它与胆囊和 Oddi 括约肌中的受体结合，使得胆囊收缩、括约肌松弛

性非结石性胆囊疾病、急性非结石性胆囊炎，并对"胆道梗阻"和"胆汁清除到小肠的功能性延迟"进行区分（专栏 9.3）。

专栏 9.3　辛卡利特输注的临床适应证
^{99m}Tc-HIDA 检查前 　排空禁食超过 24 小时的患者的胆囊 　诊断 Oddi 括约肌功能障碍（见专栏 9.15） 初始 60 分钟 ^{99m}Tc-HIDA 检查后 　区分胆总管梗阻与胆总管功能性病变 　如果胆囊充盈，则排除急性非结石性胆囊炎（排除假阴 　　性研究） 　诊断慢性非结石性胆囊疾病

空腹患者使用辛卡利特排空胆囊可能会导致胆肠通过延迟。因为 CCK 在血清中的半衰期较短，所以可在患者研究期间进行二次输注（例如对空腹 > 24 小时的患者进行研究前输注及初始 60 分钟后二次输注，以计算 GBEF 值）。所有适应证的辛卡利特输注方法均应完全相同，即以 0.02 μg/kg 的剂量输注 60 分钟。

常见临床应用

急性胆囊炎

胆管动态显像的最常见的适用情形是确诊是否患有急性胆囊炎。患者出现右上腹绞痛、恶心和呕吐。体格检查常检出右上腹压痛。实验室研究显示白细胞增多。肝功能检查通常正常。术前诊断需要进行确认性显像检查。通常是胆石症导致继发胆囊管梗阻。梗阻后不久，会出现一系列连续的组织病理学炎性变化：首先是静脉和淋巴管梗阻，接着是胆囊黏膜水肿，然后是白细胞浸润，最后是出血、溃疡、坏死，如果不及时治疗，还会出现坏疽、脓肿和穿孔（专栏 9.4）。

专栏 9.4　急性胆囊炎：序贯病理生理学
1. 胆囊管梗阻 2. 静脉和淋巴液流出阻塞 3. 黏膜水肿和充血 4. 中性粒细胞浸润 5. 出血和坏死 6. 坏疽、脓肿 7. 穿孔

急性胆囊炎的影像学检查

超声检查。大多数急性胆囊炎患者的超声检查均发现胆结石。但是，存在结石并非急性胆囊炎所特有。无症状的胆结石很常见，而且可能与腹痛无关。急性胆囊炎的其他超声检查结果也不具有特异性。胆囊壁增厚和胆囊周围积液是各种急慢性疾病的共同特点。急性炎症在超声下表现为胆囊壁透亮。据报告，超声检查的墨菲征（胆囊区域的局部压痛）对于经验丰富的操作者而言具有较高的准确度；但是检查

结果依赖于操作者，并不总是可靠的。同时出现胆结石、壁内透明性和超声墨菲征才可能诊断为急性胆囊炎。但是，许多急性胆囊炎患者并非具备以上全部症状，诊断结果也就不太确定。超声检查可能发现导致患者产生症状的其他因素（如胆道梗阻引发的胆总管扩张、胰腺或肝脏肿瘤、肾结石、肺实变）。

胆管动态显像。HIDA 动态显像的主要优点是可以显示急性胆囊炎（即继发于胆囊管梗阻的胆囊不充盈现象）的病理生理表现。^{99m}Tc-HIDA 注射后 60 分钟未充盈为异常现象；但是，仅这一点还不足以确诊急性胆囊炎。但是，如果 3~4 小时的延迟显像上或注射吗啡 30 分钟后仍未充盈，则可确诊为急性胆囊炎。胆囊充盈延迟（即 60 分钟后）可以排除急性胆囊炎的可能性。胆囊充盈延迟的常见原因是慢性胆囊炎和肝功能不全（见图 9.7 至图 9.9）。

使用胆管动态显像诊断急性胆囊炎的准确度较高（表 9.4）。灵敏度（患有该病的患者出现胆囊未充盈的概率）为 95%~98%，特异度（未患该病的患者胆囊充盈的概率）> 90%。将胆管动态显像与超声检查进行直接比较发现，胆管动态显像在该诊断上更有优势（见表 9.4）。然而，尽管其特异度较

高，仍有可能出现假阳性。通过预测哪些潜在情况可能产生假阳性研究（专栏 9.5）并应用最新的检查方法，可以最大限度地减少这种情况发生。确保患者在研究前禁食 3~4 小时是至关重要的。那些禁食 > 24 小时或接受高营养饮食的患者，其胆囊可能充满黏性胆汁，应在研究前给予其辛卡利特以排空胆囊。在这种情况下，如果慢性胆囊炎导致响应 CCK 时胆囊收缩不良，则仍可能产生假阳性。对于肝功能不良的患者，放射性示踪剂的摄取和清除均延迟，胆囊充盈也经常延迟。对于这些患者，可能需要长达 24 小时的延迟显像才能确认胆囊是否充盈，但有时仍会出现假阳性。

慢性胆囊炎患者可能会因为胆囊管纤维化梗阻

专栏 9.5 急性胆囊炎胆管动态显像呈假阳性的原因
HIDA 研究前禁食 < 4 小时
HIDA 研究前禁食 > 24 小时
使用胃肠道外营养
严重并发症
慢性胆囊炎
肝功能障碍

或胆囊充满胆汁引发功能性梗阻而呈现急性胆囊炎（胆囊未充盈）的假阳性结果。即使患者在研究前接受了辛卡利特治疗，患病的胆囊无论为急性还是慢性均可能不发生收缩。患有严重并发症的重症住院患者，其急性胆囊炎动态显像结果也可能呈现假阳性。其原因尚不明确。

假阴性结果（急性胆囊炎患者发生胆囊充盈）很罕见。需要避免的是对**胆囊管征**的误解，特别是在梗阻近端的胆囊管扩张可能被误认为是胆囊。其局灶性活度通常比胆囊小，且处于更内侧的位置（图 9.14）。

如果至 1 小时时胆囊仍未充盈，则应延迟显像 4 小时或给予吗啡以确认胆囊是否充盈。应用吗啡后观测的方法的准确度与延迟显像法类似（表 9.5），当条件允许时，应首选该方法，因为它可在给药后 30 分钟内确认诊断结果是否正确。吗啡会使部分胆总管产生功能性梗阻，动态显像无法将其与结石或狭窄引起的部分胆总管病理性梗阻区分开来。因此，如果动态显像显示胆总管清除和胆肠通过发生延迟，则不应给予吗啡。对于这些患者，适合使用延迟显像法。胆囊管通畅时，吗啡输注 5~10 分钟后胆囊开始填充，20~30 分钟后充盈。如果在 30 分钟输注结束时未观察到胆囊充盈，则确诊为急性胆囊炎。

表 9.4 急性胆囊炎的诊断准确度：胆管动态显像和超声检查			
研究第一作者，日期	灵敏度 / 特异度（%）		
	患者数	胆管动态显像	超声检查
Stadalnik，1978	120	100/100	70/93
Weissmann，1979	90	98/100	
Freitas，1980	186	97/87	
Suarez，1980	62	98/100	
Szalabick，1980	271	100/98	
Weissmann，1981	296	95/99	
Zeman，1981	200	98/82	67/82
Worthen，1981	113	95/100	67/100
Mauro，1982	95	100/94	
Rails，1982	59	86/84	86/90
Freitas，1982	195	98/90	60/81
Samuels，1983	194	97/93	97/64
Chatziioannov，2000	92	92/89	40/89
总计	1988	97/94	77/84

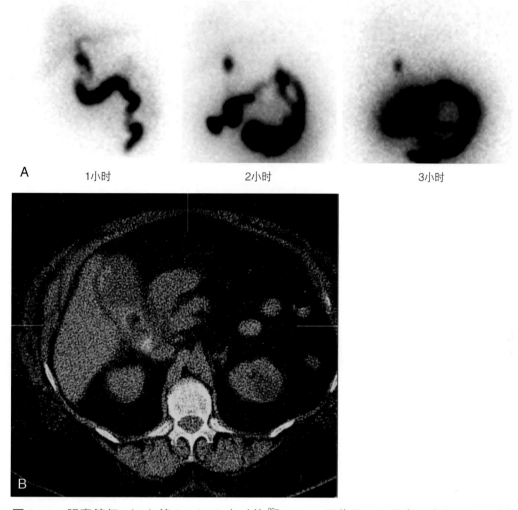

图 9.14　胆囊管征。（A）第 1、2、3 小时的 ^{99m}Tc-HIDA 图像显示，胆囊正常位置内侧有局灶性活度累积，且在此期间基本保持不变。（B）SPECT/CT（10 分钟采集时间）融合横向图像显示，病灶性活度位于胆囊管内，被紧邻的低密度结石阻塞

表 9.5　吗啡增强胆管动态显像的准确度

研究作者，日期	患者数	灵敏度（%）	特异度（%）
Choy，1984	59	96	100
Keslar，1987	31	100	83
Vasquez，1987	40	100	85
Fig，1990	51	94	69[a]
Flancbaum，1994	75	99	91
Fink-Bennett，1991	51	95	99
Kistler，1991	32	93	78[a]
总计	339	96	86

[a] 患有并发症和慢性胆囊炎的患者百分比高。

急性胆囊炎的辅助动态显像结果。部分患者在产生重度炎症后，会出现继发性胆囊窝**血流量增加**（见图 9.9）。在急性胆囊炎患者的胆囊窝附近，HIDA 示踪剂的肝摄取增加，这种现象被称为**环状征**（图 9.15），约 25% 的急性胆囊炎患者具有这一特征。环状征比流向胆囊窝的血流增加更为普遍。有时二者会同时发生。通常环状征在整个研究期间均可见，但在放射性示踪剂从未受累的肝脏中清除时观察得最为清晰。其产生原因是胆囊窝附近的肝脏炎症。对于重度急性胆囊炎，炎症可能会扩散到邻近的正常肝脏，这可能导致该区域的血流增加、放射性示踪剂的输送增加，从而导致肝对 ^{99m}Tc-HIDA 的摄取量增加。

环状征的重要性有二。其一，该动态显像结果对于急性胆囊炎诊断具有极大的特异性。这使得以下解读更为可信：假阳性研究（见专栏 9.5）风险较

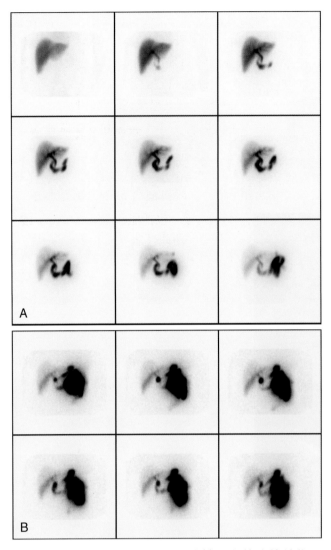

专栏 9.6   与急性非结石性胆囊炎相关的临床环境

术后
多发性创伤
大面积烧伤
休克
获得性免疫缺陷综合征
机械通气
多次输血
血管炎

多数患者，急性非结石性胆囊炎的诱因是胆囊管梗阻而非胆石症，更确切地说，是由炎性碎片、浓缩胆汁和局部水肿引发，而脱水又使症状加重。使诊断更难确定的是，部分患者无胆囊管梗阻，但是患有由全身感染、局部缺血或毒血症直接引发的胆囊壁炎症。这导致 HIDA 显像的诊断灵敏度降低。

胆管动态显像对急性非结石性胆囊炎的诊断灵敏度约为 80%，对急性结石性胆囊炎的灵敏度为 95%~98%（表 9.6）。灵敏度较低在一定程度上是因为部分患者无胆囊管梗阻。如果临床高度怀疑的患者研究结果疑为假阴性（急性非结石性胆囊炎发生胆囊充盈），则根据胆囊排胆分数输注辛卡利特可能会有所帮助。患有急性炎症的胆囊无法正常收缩。良好的收缩能力可排除胆囊炎的诊断。收缩不良符合胆囊炎的特征，但不一定是急性胆囊炎。收缩不良可能是由慢性胆囊炎、抑制收缩的药物或伴随的急性或慢性疾病

图 9.15   HIDA 环状征。（A）60 分钟以上的连续前位图像显示无胆囊充盈，但胆肠通过良好。从研究开始至 60 分钟，活度一直沿右下肝叶以曲线模式增加（环状征）。（B）吗啡注射后 30 分钟的连续图像未显示胆囊充盈，但环状征持续存在。经手术证实，为重度急性胆囊炎

高的患者（如患有重度并发症的住院患者）患有急性胆囊炎（真阳性），造成胆囊无充盈。其二，环状征可识别出病情更严重且并发症（如坏疽和穿孔）风险增加的急性胆囊炎患者。即使没有这些并发症，有环状征的患者往往病情更重，处于疾病病理生理学阶段的后期，伴有出血和坏死，而不是水肿和白细胞浸润（见专栏 9.4）。

急性非结石性胆囊炎。急性非结石性胆囊炎并不常见；但是，它可能会危及生命。它发病于重症住院患者中，而且往往是重症监护病房（intensive care unit，ICU；专栏 9.6）中的患者。由于其高死亡率（30%）和高发病率（55%），必须尽早做出诊断；然而，由于并发症严重，诊断往往会推迟。对于大

表 9.6 急性非结石性胆囊炎：胆管动态显像的准确度			
研究作者，日期	患者数	灵敏度（%）	特异度（%）
Shuman, 1984	19	68	
Weissmann, 1983	15	93	
Mirvis, 1986	19	90	61
Swayne, 1986	49	93	
Ramanna, 1984	11	100	
Flancbaum, 1995	16	75	100
Prevot, 1999	14	64	100
Mariat, 2000	12	67	100
总计	155	81	90

引起（专栏 9.7 和专栏 9.8）。无法确诊时，可通过经放射性标记的白细胞研究结果确定诊断。尽管这些患者亟需胆囊手术，但手术风险增加，可能需要进一步诊断检查，并等待白细胞检测结果。优选 ^{111}In- 白细胞，因为该药物无腹腔内清除。而 ^{99m}Tc- 标记的白细胞通过胆道和泌尿系统清除。但是，若在早晨胆道未发生清除前 1~2 小时进行 ^{99m}Tc-HMPAO 白细胞成像，就可以避免这个问题。虽然 ^{111}In- 白细胞的标准成像时间为 24 小时，但如果观察到胆囊摄取，4 小时成像也可以用于诊断。

专栏 9.7	**已知可抑制胆囊收缩的药物**
阿片类	
阿托品	
硝苯地平（钙通道阻滞剂）	
吲哚美辛	
孕酮	
口服避孕药	
奥曲肽	
茶碱	
异丙肾上腺素	
苯二氮草	
酚妥拉明（α- 肾上腺素能阻断剂）	
尼古丁	
酒精	

专栏 9.8	**与胆囊收缩不良有关的疾病或状况**
糖尿病	
镰状细胞病	
过敏性肠综合征	
迷走神经干切断术	
胰腺功能不全	
克罗恩病	
腹部疾病	
贲门失弛缓症	
消化不良综合征	
肥胖症	
肝硬化	
妊娠	

慢性胆囊炎

右上腹疼痛反复发作（常见于中年女性，但偶尔也见于男性和儿童）可能是慢性胆囊炎的症状。通常由超声检测胆结石得出临床诊断。标准疗法为胆囊切除术；胆囊组织病理学证明为慢性炎症。有时临床医生怀疑患者的疼痛不是由胆囊炎引起，因

同时检测到胆结石，可能会建议患者进行胆管动态显像和 GBEF 检查。尽管慢性胆囊炎通常表现为 60 分钟后延迟充盈，但部分病例显示胆囊充盈正常。在胆囊充盈后给予 CCK 时，无症状胆石症患者的胆囊收缩正常，而慢性胆囊炎患者的胆囊响应较差。

慢性非结石性胆囊疾病。有症状的慢性胆囊疾病患者中，约 10% 患有非结石性的慢性胆囊炎。除了没有胆结石外，其在临床上和组织病理学上与慢性结石性胆囊炎没有区别。在文献中或转诊医生口中对该病症有多种称呼，包括胆囊运动障碍、胆囊痉挛、胆囊管综合征和功能性胆囊疾病（专栏 9.9）。出现复发性右上腹胆绞痛、胆囊收缩不良的患者，通常可通过胆囊切除术治愈。

专栏 9.9	**胆源性复发性疼痛综合征的同义词**
慢性非结石性胆囊疾病	
慢性非结石性胆囊炎	
胆囊运动障碍	
胆囊痉挛	
胆囊管综合征	
功能性胆囊疾病	
Oddi 括约肌功能障碍	
乳头状狭窄	
胆道运动障碍	
胆道痉挛	

许多研究发现，辛卡利特胆管动态显像能够对慢性非结石性胆囊疾病疑似病例进行确诊。低 GBEF 表示胆囊切除术后症状缓解，是慢性胆囊炎的组织病理学证据；GBEF 正常，则排除了该疾病可能性（图 9.16）。根据文献报道，低 GBEF 的阳性预测值 > 90%。但是，大多数已发表的研究都是回顾性的。只有一项研究为小型（21 名患者）随机前瞻性研究。在该研究中，有 92% 的患者通过手术治愈。一些胃肠病学家指出，需要进行一项更大范围、多中心、对照充分的随机前瞻性研究，以确认辛卡利特胆管动态显像的实用性。同时，GBEF 研究通常由在美国的临床医生和外科医生进行，而在美国以外的地区则研究较少。

辛卡利特胆管动态显像应在门诊临床评估排除其他疾病后进行。最好在门诊进行，因为急性疾病和许多治疗药物会对胆囊收缩产生不利影响，导致假阳性检测结果（见专栏 9.7 和专栏 9.8）。如果临床医生坚持要求对住院患者进行 GBEF 检测，则正常

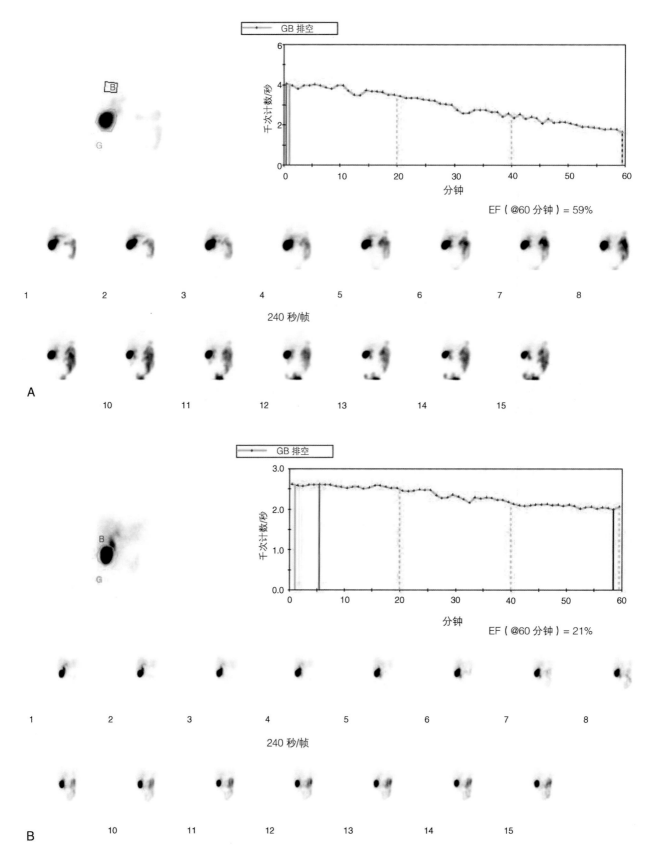

图 9.16　正常和异常胆囊排胆分数（GBEF）。两名患者（A 和 B）均因疑似慢性非结石性胆囊疾病（胆囊运动障碍）而被转诊。胆囊显影后输注 60 分钟辛卡利特。绘制胆囊和本底的感兴趣区域（ROI）图。（A）胆囊收缩良好，GBEF 59%。（B）胆囊收缩不良，GBEF 21%（异常 <38%）。患者 B 接受了胆囊切除术，其慢性复发性胆绞痛样症状得到缓解

情况下不检查胆囊疾病。但是当患者无症状时，应对门诊患者重复进行实证检测（低 GBEF）以确诊疾病。

辛卡利特输注方法。辛卡利特输注所用的方法因给药剂量、输注时间和正常值而异。过去通常在 3 分钟内输注 0.02 μg/kg 剂量。但是，研究发现，这不仅会导致正常受试对象产生广泛的反应，也会导致产生许多假阳性检测结果（即，当辛卡利特注射时间为 30 分钟或 60 分钟时，同一受试者出现异常 GBEF 值概率不同；表 9.7）。这使得人们担忧这种方法得出的诊断结果可能使患者遭受不必要的手术。此外，接受 3 分钟输注的正常受试对象中，有 50% 出现恶心和 / 或腹部绞痛，但在输注较慢时没有此类反应。可能的解释是，快速输注辛卡利特会导致肠痉挛，从而导致绞痛 / 疼痛和恶心。一个常见的误解是：如输注辛卡利特导致"再现患者的疼痛"，则可诊断为患有慢性非结石性胆囊疾病。但事实并非如此，疼痛往往是快速输注所致。无论患者是否患有慢性胆囊炎，缓慢进行更多生理性输注几乎不会产生疼痛。

对 4 个机构的 60 名正常受试对象进行多中心前瞻性研究，在不同日期分别输注 15 分钟、30 分钟和 60 分钟 0.02 μg/kg 剂量的辛卡利特，发现 60 分钟输注时变异性最小（变异系数最低）且正常范围最窄，GBEF 正常范围下限为 38%（见表 9.7）。随后，胃肠病专家、外科医生和核医学医生发表共识报告，建议将 60 分钟输注法作为标准方法（专栏 9.10）。核医学与分子影像学会（SNMMI）程序指南也推荐使用这种辛卡利特输注方法。

胆道梗阻

胆道梗阻通常由胆石症或恶性肿瘤（如胰腺癌或胆管癌）引起。恶性肿瘤通常表现为无痛性梗阻性黄疸，而胆总管结石会导致急性或复发性腹痛。

严重胆道梗阻

病理生理学。对于严重梗阻，其病理生理过程的发展顺序是可预测的（专栏 9.11）。梗阻会导致导管内压力升高，从而导致胆管扩张。梗阻引发的高压会导致胆汁流量减少。最终，导致肝细胞损伤和胆汁性肝硬化。

专栏 9.10　辛卡利特（CCK）胆管动态显像的共识方法：胆囊排胆分数（GBEF）计算

1. 确保胆囊已充盈。
2. 将照相机置于左前斜位（35°~40°）投影位置。
3. 将 0.02 μg/kg 辛卡利特吸入 30~50 ml 的注射器中，并用正常生理盐水稀释至注射器的体积。
4. 设置输液泵，以便注射器里的所有液体在 60 分钟内缓慢、连续地输注。
5. 在辛卡利特输注开始时开始显像，在 60 分钟输注结束时停止显像。

计算机处理 GBEF

1. 选择胆囊和邻近肝脏本底感兴趣区。
2. 生成时间 - 活度曲线。
3. 计算 60 分钟时的 GBEF= 最大计数与最小计数之差除以最大计数，对所有计数均进行了本底校正（异常 GBEF < 38%。）

专栏 9.11　严重胆道梗阻：序贯病理生理学

1. 肝总管或胆总管梗阻
2. 胆管内压力升高
3. 胆汁流量减少
4. 导管扩张
5. 胆汁性肝硬化

临床表现。患者出现腹痛、黄疸等症状，血碱性磷酸酶和直接血清胆红素均升高。疼痛是结石导致的梗阻的主要症状。对于肿瘤引起的梗阻，其症状通常为黄疸。

诊断。通常可以通过解剖成像（如超声检查或磁共振胰胆管造影［magnetic resonance cholangiopan-

---

表 9.7　对正常受试对象进行 3 分钟、15 分钟、30 分钟、60 分钟辛卡利特输注（0.02 μg/kg）的比较

输注时长	受试者数	CV[a]（%）	GBEF 范围（%）	计算得出异常 GBEF（%）	出现腹部绞痛的受试对象（%）
3 分钟	43	48	0~100	< 0	50
15 分钟	60	52	5~92	< 17	5
30 分钟	60	35	20~95	< 19	0
60 分钟	60	19[b]	50~96	< 38	0

[a] 变异系数（CV），用于衡量变异性［标准差（SD）/ 平均值］。

[b] 比较 60 分钟与 30 分钟的结果和比较 30 分钟与 15 分钟的结果，CV 值均具有统计学差异（$P < 0.0001$）。

creatography（MRCP）] 来诊断胆管扩张以及梗阻性肿块或胆石症。但是，解剖成像可能会遗漏小的梗阻性胆结石，并且可能要在急性梗阻后 24~72 小时才会出现明显的胆管扩张。因此，出现在急诊室的急性梗阻性结石患者其胆管可能尚未扩张。在这种情况下，因为胆管动态显像可以显示出潜在的病理生理学状况（即胆汁流量减少），所以在扩张发生之前可以使用胆管动态显像诊断出梗阻。高度梗阻时显示肝脏摄取，但无胆汁分泌（图 9.17）。如果患者有过既往梗阻，即使梗阻得到缓解，胆管仍可能保持慢性扩张。在这种情况下，可以进行胆管动态显像，以确定扩张的胆管是通畅的还是再次阻塞的。

部分性胆道梗阻。部分性胆道梗阻患者通常表现为间歇性复发性腹痛。通常肝功能检查和血清胆红素水平均正常。胆管通常不会出现扩张。胆石症是胆管扩张的常见病因。超声检查通常是最先进行

的影像检查。除非患者先前患有过梗阻，否则如果导管扩张，即可确诊为胆道梗阻。对于检测存在结石但未导致导管扩张的情况，MRCP 优于超声检查；但是可能无法检测到小的阻塞性结石，并且 MRCP 不能评估胆汁流量。

在通过经皮胆管造影术或内镜逆行胰胆管造影术（endoscopic retrograde cholangiopancreatography，ERCP）进行更具侵袭性的检查之前，当解剖显像不确定时，胆管动态显像可确定患者的症状是否为胆源性。解剖显像和功能显像结果不一致的情况并不少见。功能异常先于显著形态的改变而发生。当没有胆道扩张的解剖学证据时，动态显像可显示部分性胆道梗阻的证据，表现为胆汁流动延迟（图 9.18）。对于无梗阻但因既往梗阻导致导管扩张的患者，胆管动态显像可以通过显示正常的胆汁流量来排除复发性梗阻。

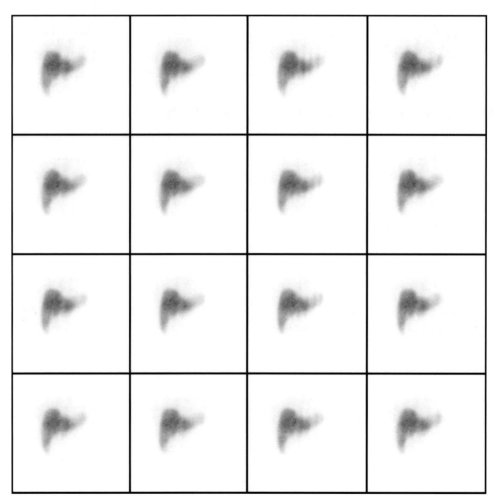

图 9.17　严重胆道梗阻。患者因持续 6 小时的急性腹痛入院。在急诊室进行超声检查，检查结果显示胆道未扩张。2 小时胆管动态显像连续选择合计图像显示，心脏血池清除迅速，表示肝功能良好。但是有胆管无活度或无清除而肝脏放射性持续积累。该情况被诊断为严重胆道梗阻。阻塞胆总管的是一块胆结石。如果肝功能不良，则需要进一步进行延迟显像

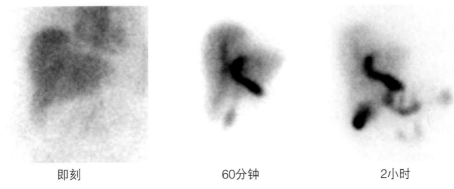

即刻　　　　　　　　60分钟　　　　　　　　2小时

图 9.18　部分性胆道梗阻。患者上腹痛反复发作 6 个月。超声检查结果正常。注射后采集即刻（**左图**）、60 分钟（**中图**）和 2 小时（**右图**）的胆管动态显像。心脏血池在 5 分钟内清除（未显示）。肝总管和胆总管在 1 小时后仍有活度，2 小时后活度增加，这意味着可能存在部分性胆道梗阻。胆囊显影延迟（1 小时模糊，2 小时充盈）表明可能伴有慢性胆囊炎。对于无胆囊疾病的部分性胆道梗阻患者，胆囊通常充盈较早

胆管动态显像的梗阻图像分析

严重梗阻。随着近期梗阻发作，肝脏会发挥出良好的功能，表现为快速的血池清除和良好的 ^{99m}Tc-HIDA 摄取，但未排泄至胆管细分支中，即显示为无胆汁排泄和肝持续的放射性积累的图像（见图 9.17）。长达 24 小时的延迟显像通常不发生变化。有时候，虽然梗阻程度较低，但仍属严重梗阻，这种情况下胆管排泄可能会发生延迟。对于肝功能良好的患者，通常不需要延迟显像超过 2 小时即可做出诊断。但是，对于肝功能不良的患者，则需要进行延迟显像，以区分梗阻与原发性肝功能障碍（见图 9.7 和图 9.8）。有时候难以对慢性梗阻与严重肝功能不全进行区分。24 小时内胆汁仍未清除表示产生了梗阻。

部分性胆道梗阻。尽管肝脏摄取和分泌至胆管均十分迅速，但胆管清除出现了延迟，通常 60 分钟内胆总管活度的降幅下跌至峰值的近 50%（见图 9.18），并且进入小肠的通过也发生延迟（胆肠通过延迟；专栏 9.12）。一部分胆肠通过可能出现部分性梗阻。最重要的标准应该是胆总管清除是否良好。可进行 2 小时延迟显像或辛卡利特输注以确认是否出现部分梗阻（图 9.19 至图 9.21）。

专栏 9.12　部分性胆道梗阻的动态显像诊断
胆管清除率低（60 分钟时清除率 < 胆总管峰值活度的 50%）
胆肠通过延迟或减少
与 60 分钟延迟显像相比，120 分钟延迟显像中胆管无进一步清除
输注辛卡利特 60~120 分钟时无明显胆管清除

患者可能因为梗阻以外的原因出现胆肠通过延迟（专栏 9.13；例如，研究前接受辛卡利特输注以清空胆囊）。随着胆囊松弛，产生相对负向的胆囊腔内压力，导致胆汁优先流向胆囊，而不是穿过胆总管和 Oddi 括约肌。在慢性胆囊炎患者和一些正常人群（"Oddi 括约肌张力亢进"）体内也可能出现通过延迟。通常可以通过延迟显像或辛卡利特输注来区分功能性原因（清除良好）和梗阻（胆管清除不良）。输注辛卡利特得到的结果更快速、更标准化。阿片类药物可能导致功能性部分性胆道梗阻。因此，在胆管动态显像前的 6 个小时内，应暂停使用阿片类药物。

专栏 9.13　胆肠通过延迟的原因
胆道梗阻
胆管动态显像前辛卡利特给药
阿片类药物
慢性胆囊炎
正常变异（"Oddi 括约肌张力亢进"）

胆管动态显像诊断胆道梗阻的准确度。胆管动态显像对重度胆道梗阻的灵敏度和特异度接近 100%。对于低度、部分性或间歇性梗阻，报告的胆管动态显像的灵敏度和特异度分别为 95% 和 85%，而超声检查的灵敏度和特异度分别为 78% 和 86%。

胆总管囊肿

胆总管囊肿不是真正的囊肿，而是先天性胆管扩张。胆总管囊肿通常累及肝总管或胆总管，但也可能发生于胆道系统的任何部位，通常发生于肝外，

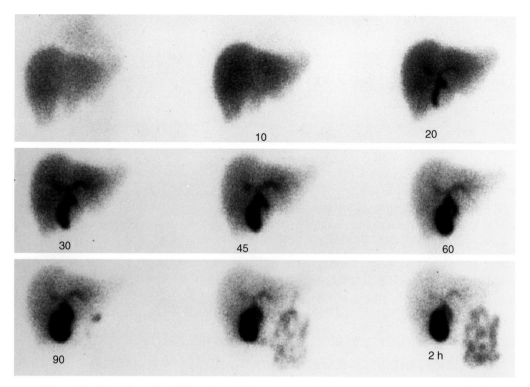

图 9.19　因患者超过 24 小时未进食，在检测前给予辛卡利特导致胆肠通过延迟。该患者因腹痛而转诊。在 30 分钟时胆囊充盈，在 60 分钟时可见胆总管，但没有胆肠清除。进一步成像显示肠道清除在 90 分钟时首次出现，接着在 2 小时时显示胆总管清除。在本病例中，由于研究前给予辛卡利特，胆肠通过出现功能性延迟

但偶尔也出现在肝内（卡罗利病），在肝内时可能是多灶性的（图 9.22）。幼儿体内的囊肿可能表现为胆道梗阻、胰腺炎或胆管炎。或者可能是无症状的，偶然经检测发现，很少是在成年后才首次检测到。超声检查或 CT 检查可发现囊状或梭形囊性结构；然而，可能无法确定囊性结构是否与胆道相连。是否与胆道相连可以通过胆管动态显像确定。非梗阻性胆总管囊肿填充缓慢，滞留时间长，HIDA 放射性示踪剂清除缓慢。通常需要进行延迟显像（图 9.23）。但是，在严重梗阻的情况下，由于压力高，胆总管囊肿将无法充盈。

胆道闭锁

胆道闭锁的特征是进行性炎性硬化以及肝外和肝内胆管闭塞。在新生儿期，胆道闭锁的婴儿表现为胆汁淤积性黄疸、无胆色粪和肝大。如果不进行治疗，该疾病会在 2~3 年内导致肝纤维化、肝硬化、肝衰竭和死亡。其原因尚不明晰。早期诊断至关重要，因为手术必须在出生后 60 天内进行，以防止出现不可逆的肝衰竭。肝门肠吻合术（Kasai 手术）是姑息性手术。最终需要进行肝移植。必须将胆道闭

锁与由各种遗传、感染和代谢原因［如 Alagille 综合征（肝动脉发育不良）、α_1-抗胰蛋白酶缺乏症和囊性纤维化］引发的新生儿肝炎区分开来。重要的是，在超声检查中发现胆囊并不能排除胆道闭锁的可能性。在检测胆道是否闭锁方面，胆管动态显像已有几十年的成功应用史。

胆管动态显像

准备。 检测前应以苯巴比妥对患者进行预处理（每天 5 mg/kg，持续 5 天），以激活可增加胆汁流量的肝酶。血清苯巴比妥水平应在有效治疗浓度范围内（10~30 μg/ml），这样可以使动态显像的特异度达到最高。理想情况下，患者应在研究前禁食 2 小时。^{99m}Tc-HIDA 的儿童推荐剂量为 0.05 mCi/kg（最小剂量 0.5 mCi）。

胆道闭锁表现为严重胆道梗阻伴肝功能良好，但无胆道清除，有持续的肝脏放射性积累排出曲线（图 9.24）。这种梗阻模式是由压力高引起的，阻止了分泌物进入胆管或胆囊。新生儿肝炎表现为肝功能障碍、血池清除延迟和胆肠通过延迟，但注射 ^{99m}Tc-HIDA 后 24 小时通常可观察到通过（图 9.25）。

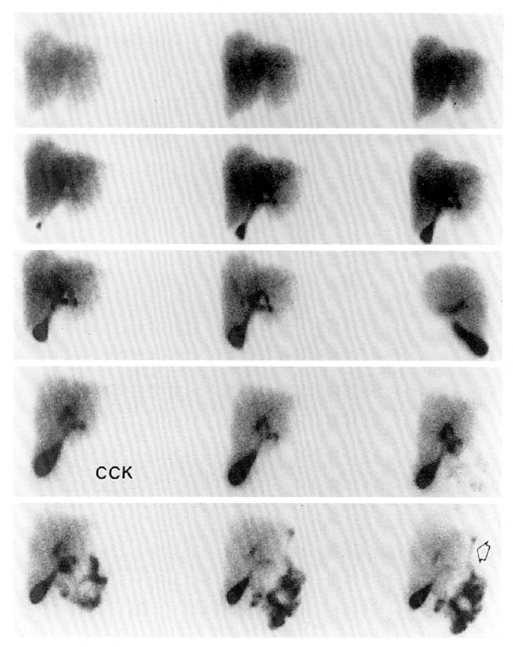

图 9.20 正常受试对象体内胆肠通过延迟。**(上方三行)** 在 60 分钟内采集的连续图像。胆囊充盈，胆管可见，但是没有胆肠通过。**(下两行)** 辛卡利特输注导致胆囊收缩 [胆囊排胆分数（GBEF），51％] 和胆肠通过伴 Oddi 括约肌松弛。**(箭头所示)** 轻度肠胃反流。解读为正常变异，即 "Oddi 括约肌张力亢进"。CCK：胆囊收缩素

胆囊充盈排除了胆道闭锁的可能性，因为压力高会阻止胆汁分泌（图 9.26 和图 9.27 ）。

胆管动态显像对胆道闭锁检测的灵敏度非常高，接近 100％；然而较早文献中记录的特异度要低得多，平均为 75％~80％，在一些报道中甚至更低。但是，最近一篇文章对一家儿童医院 20 年来的治疗经验进行总结发现，如果扫描前给予苯巴比妥 [5 mg/（kg·d），分 2 次给药，共 5 天]，且扫描时血清苯巴比妥水平在有效治疗浓度范围内，则特异度为 95％，灵敏度为 100％。如果临床上怀疑研究结果为假阳性，则在几天至 1 周内进行一次重复研究，这或许有助于确认实质性原因。SPECT/CT 可能偶尔对特定情况有帮助（见图 9.27）。

胆囊切除术后疼痛综合征——Oddi 括约肌功能障碍。 因慢性胆囊炎而接受胆囊切除术的患者中，约有 10％~20％ 随后出现复发性腹痛。最常见的胆

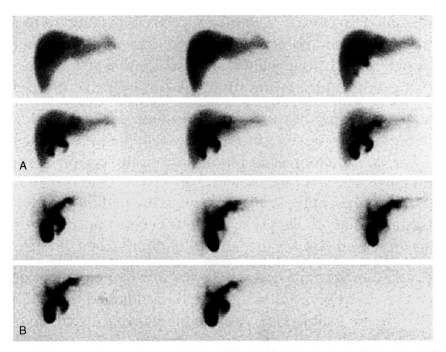

图 9.21   对辛卡利特响应不良的部分性胆总管梗阻。（A）胆汁分泌量随时间增加。胆囊充盈。胆总管非常突出。60 分钟时未观察到胆肠通过（**第二行，最后一幅图像**）。（B）输注 60 分钟辛卡利特。直到研究结束仍未观察到胆囊收缩和明显的胆肠通过。这符合部分性胆总管梗阻的特征。可能是压力高阻止了胆囊收缩

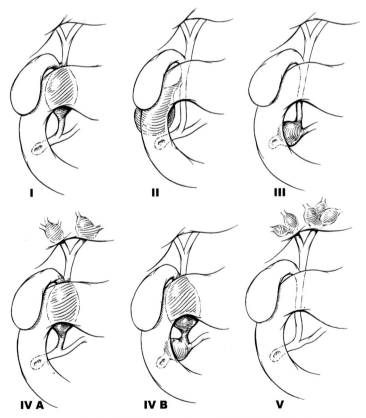

图 9.22   胆总管囊肿的分类。Ⅰ型：肝外导管囊性扩张（最常见）。Ⅱ型：从胆总管开口的囊或憩室。Ⅲ型：胆总管囊肿，位于十二指肠壁内。ⅣA 型：累及肝内和肝外胆管。ⅣB 型：局限于肝外胆管的多段扩张。Ⅴ型：多发性肝内胆管（卡罗利病）

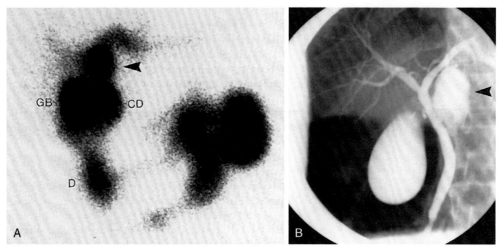

图 9.23　因腹痛接受评估的 25 岁患者的胆总管囊肿。超声检查发现肝总管附近有一个囊性结构，与胆道系统没有明确的连接。（A）肝脏清除后 90 分钟时采集的 ^{99m}Tc-HIDA 图像显示，肝总管区（**箭头所示**）中的胆总管囊肿已充盈，证实胆囊结构与胆道系统相连。CD：胆总管；D：十二指肠；GB：胆囊。（B）胆管造影照片证实了诊断

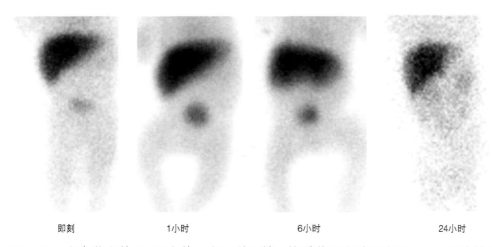

即刻　　　　　1小时　　　　　6小时　　　　　24小时

图 9.24　患有黄疸的 13 周大的儿童胆道闭锁，接受苯巴比妥预处理 5 天。血清苯巴比妥在有效治疗浓度范围内。24 小时内未出现胆汁排泄。可观察到膀胱清除。胆管造影证实为胆道闭锁，并进行了肝门肠吻合术

道原因包括胆管结石残留或复发、炎症性狭窄（图9.28），以及不太常见的 Oddi 括约肌功能障碍（图9.29 和图 9.30；专栏 9.14）。这些原因均可导致部分性胆道梗阻。通过胆管动态显像，可观察到此类部分性梗阻的征象的证据，如胆管清除延迟和胆肠通过延迟。2 小时延迟显像显示，胆总管活度通常不会减少，而是会增加（见图 9.29）。最后使用 ERCP 对结石或狭窄进行最终诊断。在很少的情况下，胆囊管残余会像一个小胆囊一样，产生类似于急性或慢性胆囊炎的症状。

专栏 9.14　胆囊切除术后疼痛综合征的原因
残留或复发性胆总管结石
炎性胆管狭窄
Oddi 括约肌功能障碍
胆囊管残留（梗阻 / 炎症）
非肝胆源性

在胆囊切除术后疼痛综合征患者中，约 10% 患者的病因是 Oddi 括约肌功能障碍。症状为间歇性复发性腹痛。可能会出现暂时性肝功能异常。这是由 Oddi 括约肌附近的部分性胆道梗阻（而不是结石、

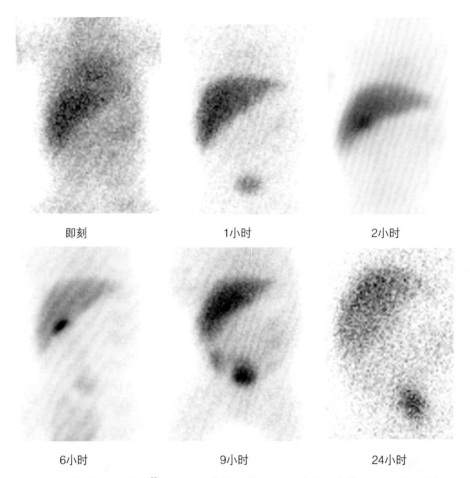

|即刻|1小时|2小时|
|6小时|9小时|24小时|

图 9.25　新生儿肝炎。⁹⁹ᵐTc-HIDA 连续图像。2 小时后，隐约可见胆囊显影。6 小时后，胆囊充盈良好。9 小时后，观察到肠清除，且胆囊已排空。24 小时后，图像质量因衰变而降低，肝曲处可能有轻度肠道活度。对该患者进行了临床随访，肝功能检查显示正逐步好转。因为观察到胆囊充盈即可排除胆道闭锁，所以本应在 6 小时时即停止成像。胆道闭锁时，胆道梗阻的高压可完全阻止胆汁分泌

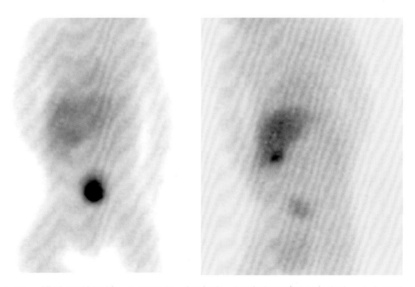

图 9.26　排除胆道闭锁。（**左图**）1 小时后，肝脏中没有胆汁清除。（**右图**）4 小时后，胆囊充盈。下腹部的活度位于膀胱，再往下位于尿布（由于患儿尿布吸收了尿液所致）。胆囊充盈排除了胆道闭锁的可能性

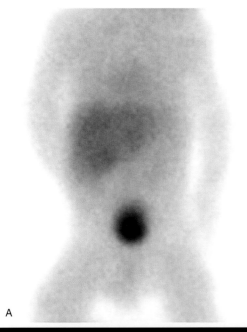

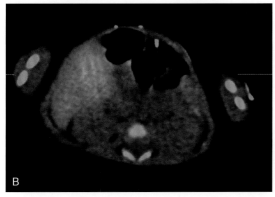

图 9.27　SPECT/CT 的实用性。（A）2 小时时，（左）胆肠清除不明确。肝脏下缘出现轻度摄取增加。强度设置为高。（B）SPECT/CT 检查证实胆囊充盈。排除胆道闭锁。胆道闭锁时，高压使得胆汁无法从肝中排出

狭窄或肿瘤）造成的。对于胆囊切除术后出现的疼痛，其原因假说是：在胆囊切除术前，胆囊起着泄压阀的作用；当胆道内压力升高时，胆囊可对胆道进行减压，从而预防疼痛。在胆囊切除术之前，没有能确诊 Oddi 括约肌功能障碍的可靠检测方法。

Oddi 括约肌功能障碍可能是固定性梗阻（乳头状狭窄）或功能性、间歇性和可逆性梗阻（胆管运动障碍）。前者通过解剖成像和 ERCP 进行诊断和治疗相对容易，而后者则更具挑战性。括约肌功能障碍的治疗方法通常为括约肌切开术，尤其是治疗固定性梗阻，而功能性和可逆性梗阻，有时药物（如硝苯地平、肉毒杆菌素）治疗可能有效，但最终通常需要进行括约肌切开术。

超声检查、CT 检查和 MRCP 检查可能均无法对 Oddi 括约肌功能障碍做出诊断。最近，因为实证研究显示 Oddi 括约肌压力会升高（> 40 mmHg），Oddi 括约肌测压法因此可被当做诊断标准。但该技术具有侵袭性、无法广泛应用、技术难度大、易出现解读错误，且不良反应发生率高（其中最严重的是胰腺炎），所以如今已经很少使用。ERCP 基本上可以做到排除胆石症或狭窄；然而这种方法具有侵袭性，造成术后并发症的概率也相对较高。

胆管动态显像在 Oddi 括约肌功能障碍诊断中的潜在效用似乎很显著；然而，胃肠病学家和外科医生对其价值尚有争议。目前尚缺乏强有力的循证数据。然而单中心研究发现，胆管动态显像有助于诊断，并且尽管其定量方法各有不同，但在一些胆道

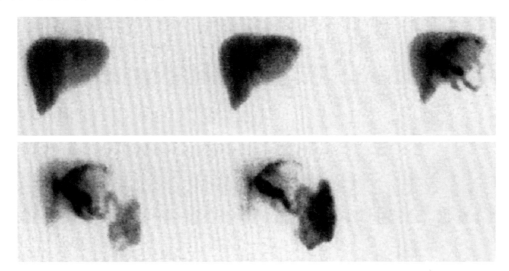

图 9.28　胆管狭窄引发部分性梗阻。5 分钟、10 分钟、20 分钟、40 分钟和 60 分钟时的图像。肝总管和胆总管在远端的变窄胆总管附近扩张，引发部分性梗阻。观察到胆肠通过

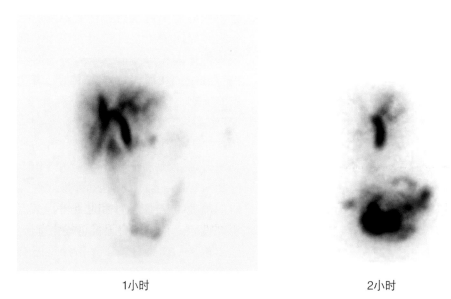

1小时　　　　　　　　　　　　2小时

图 9.29　胆囊切除术后部分性胆道梗阻——Oddi 括约肌功能障碍。1 小时（**左图**）和 2 小时（**右图**）的 HIDA 图像。1 小时后，在胆总管和更多近端导管中有相当多的活度滞留。2 小时后，肝脏活度清除，但胆总管中的活度继续滞留并似乎有所增加。患者的括约肌切开术很成功

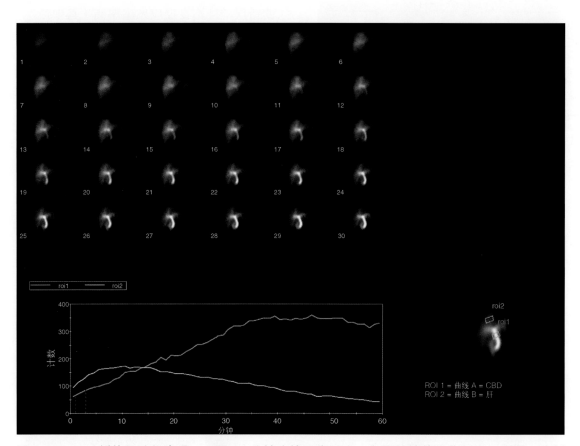

图 9.30　Oddi 括约肌功能障碍。**上图**：2 分钟连续图像显示，自胆总管的清除延迟。**右图**：绘制胆总管和肝脏的感兴趣区（ROI）。**左图**：肝总管和胆总管的清除延迟很明显。绘制胆总管和肝脏的时间 - 活度曲线。该患者的动态显像评分为 7（见专栏 9.15），存在 Oddi 括约肌功能障碍

转诊中心属于常规检查项目。早期研究表明，部分性胆道梗阻的研究结果（60 分钟胆管清除延迟，2 小时胆管滞留持续或增加）显示图像分析也可用于诊断（见图 9.29）。

单是为了改进图像分析效果，已经使用过各种定量和半定量方法。根据已发表的报告，霍普金斯大学对 26 名患者使用的一种常规方法，具有高灵敏度和特异度。该方案要求在研究前输注辛卡利特，以期增加胆汁流量并对胆道容量加压，从而发现本来可能无法检测到的不太严重的异常。这一原理与 Lasix（呋塞米）肾造影术类似。该方法结合了图像分析和半定量分析（见图 9.30）。专栏 9.15 对该方法做了详细说明。当检查结果为阴性时，则寻找疼痛的非胆源性原因。如果结果为阳性，通常继续对患者进行 ERCP 检查。如果未发现结石或狭窄，则通常在假定存在括约肌功能障碍的基础上进行括约肌切开术。

术后胆道并发症

对于接受腹腔镜检查或开腹胆囊切除术、胆管手术、胆结石碎石术和胆肠吻合术后出现疑似并发症的患者，胆管动态显像可提供有价值的诊断信息。

专栏 9.15　Oddi 括约肌功能障碍：概要方案

准备

研究前禁食（nothing by mouth，NPO）4 小时。

计算机设置

1 分钟帧 × 60 分钟（64 × 64）。

显像方案

1. 输注辛卡利特 0.02 μg/kg × 10 分钟。
2. 辛卡利特输注后 15 分钟，静脉注射 5 mCi ^{99m}Tc-HIDA。
3. 获取 1 分钟帧 × 60 分钟（128 × 128）图像。

计算机处理分析

1. 绘制肝脏和胆总管周围的感兴趣区，并得出时间 - 活度曲线。
2. 图像分析主要用于评分。时间 - 活度曲线提供辅助信息。

动态显像评分	分值
1. 肝脏摄取峰值	
a. 少于 10 分钟	0
b. 10 分钟或以上	1
2. 胆道显影时间	
a. 少于 15 分钟	0
b. 大于 15 分钟	1
3. 胆道突出	
a. 不突出	0
b. 肝外主要导管突出	1
c. 肝内主要导管突出	2
4. 肠道显影	
a. 少于 15 分钟	0
b. 15~30 分钟	1
c. 大于 30 分钟	2
5. CBD 排空	
a. 超过 50%	0
b. 小于 50%	1
c. 无变化	2
d. 活度增加	3
6. CBD 与肝脏的强度比	
a. CBD 60 分钟 ≤ 肝脏 60 分钟	0
b. CBD 60 分钟 > 肝脏 60 分钟但 < 肝脏 15 分钟	1
c. CBD 60 分钟 > 肝脏 60 分钟且 = 肝脏 15 分钟	2
d. CBD 60 分钟 > 肝脏 60 分钟和肝脏 15 分钟	3
总分	—

解读

评分 ≥ 5 为 Oddi 括约肌功能障碍。

CBD：胆总管。

胆汁漏。腹部创伤、胆囊切除术或其他胆道手术后可能会发生胆汁漏。腹腔镜法已成为选择性胆囊切除术的首选手术方式；然而，与开腹胆囊切除术相比，腹腔镜法造成胆道损伤的概率更高。虽然超声检查和CT检查可以检测到积液，但是胆管动态显像检查可以确定积液是否为胆源性，并且可估算出胆汁漏发生率。缓慢性胆汁漏通过保守治疗通常可自发消退，而快速性胆汁漏通常需要外科矫治。只有胆管动态显像可以显示出胆道系统和占位性病变之间的联系，存在占位性病变意味着形成了创伤后胆汁瘤。

胆管动态显像上的胆汁漏被认为是胆囊窝或肝门区域逐渐增加的放射性示踪剂的集合。活度可扩散至膈下间隙，越过肝膈面，进入结肠沟，或表现为腹部内的游离胆汁（图9.31）。早期显像可检测到快速渗漏，但是较慢的渗漏可能需要60分钟以上的延迟显像才可检测到。将患者置于右侧卧位数分钟可能有助于证实积液存在。腹膜管、引流管和收集袋可能是仅有的可判断是否渗漏的证据，应始终对其进行成像观察。

胆道改道手术。胆肠旁路手术适用于良性和恶性胆道梗阻患者以及肝移植患者。超声检查在术后吻合肠段存在气体或胆道空气反流的情况下具有成像局限性，因此可能无法确定检查结果。MRCP在术后狭窄显影和梗阻检测方面准确度较高，因此已成为标准诊断程序。尽管手术已充分缓解梗阻，但>20%接受手术的患者出现胆管扩张。胆管动态显像非常适合用于诊断胆汁漏、吻合口开放或复发性梗阻。了解成像患者的术后解剖结构非常重要。因形成长Roux-en-Y袢导致ERCP无法到达胆道时，也可使用胆管动态显像（图9.32和图9.33）。

胆管动态显像是唯一一个能够区分梗阻性扩张导管与慢性扩张非梗阻性导管的无创方法。无论导管是否扩张，胆汁在1小时内清除至肠内，意味着功能通畅。1小时后观察到肠活度，表示可能存在部分性梗阻。胆管内所滞留的活度是更可靠的指标。1~2小时内胆管滞留持续存在或发生恶化，说明梗阻迹象非常明显。通常可在1小时观察到胆肠吻合区出现极少肠道排泄和汇集的淤积。或许可借此定位，并以患者直立成像作为佐证。完全性胆道梗阻时，胆道系统和肠道持续不可见。

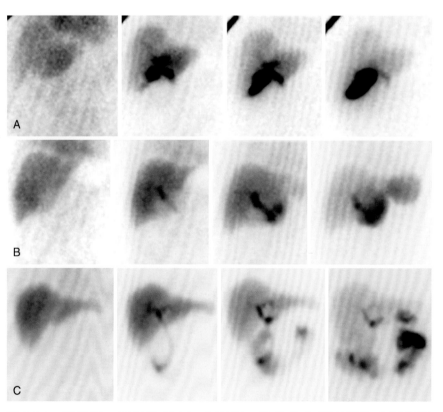

图9.31　胆汁漏。三名患者（A、B和C），最近均在胆囊切除术后出现不同模式的胆汁漏。（A）放射性示踪剂沿肝右叶下缘外渗至胆囊窝区域。（B）渗漏经左肝叶下方，延伸至左上象限。（C）腹膜内外渗

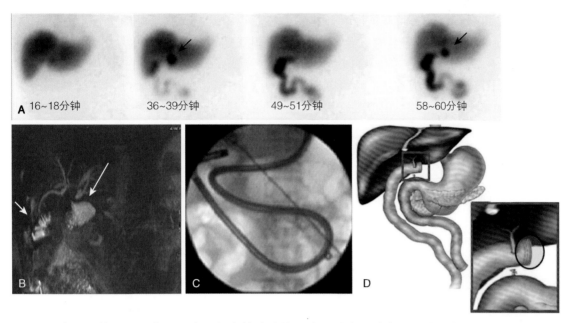

图 9.32　胆肠吻合（肝管空肠吻合）正常。复杂性腹腔镜胆囊切除术后伴有肝总管损伤。（A）HIDA 图像显示，胆道引流最初通过盲肠后近端空肠袢（Roux 肠袢）向右侧引流。空肠盲端有示踪剂的间歇性显影（**箭头所示**）。（B）非增强冠状位 MR T2 图像显示出非固定的空肠袢盲端（**长箭头所示**）和突出的肝内左、右肝管。空肠袢向右胁腹下延伸（**短箭头所示**）。（C）内镜逆行胰胆管造影（ERCP）显示，内镜管穿过十二指肠并逆行推入 Roux 肠袢直至肝管空肠吻合口。肝管空肠吻合处可见吻合口狭窄，无渗漏迹象。（D）Roux-en-Y 肝管空肠吻合及端侧胆肠吻合和空肠侧侧吻合（近支重新与 Roux 肠袢吻合）的示意图。肝空肠吻合口和空肠袢盲端的放大图（With permission from Matesan M, Bermo M, Cruite I, et al. Biliary leak in the postsurgical abdomen: A primer to HIDA scan interpretation. *Sem Nucl Med*. 2017;47:618-629, Elsevier Inc.）

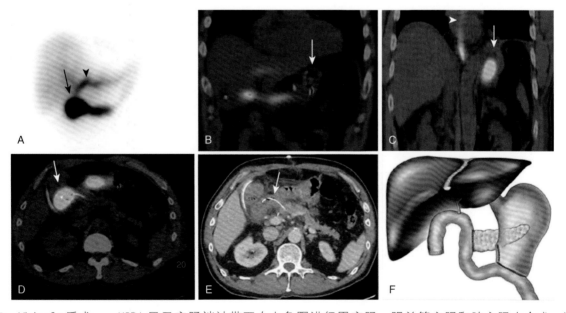

图 9.33　Whipple 手术——HIDA 显示空肠袢被带至右上象限进行胃空肠、胆总管空肠和胰空肠吻合术。（A）60 分钟时，在右上象限（right upper quadrant, RUQ；**箭头所示**）的非固定空肠盲端，存在 HIDA 和放射性示踪剂积聚，并且输入袢远端的示踪剂正常前移。还可以看到左肝管（**箭头所示**）显影更明显的正常变体。（B 和 C）融合冠状位 SPECT/CT 显示胆汁反流至胃和食管。（D）融合轴位 SPECT/CT 图像显示空肠末端有"盲端征"（箭头所示）。（E）对比增强 CT 显示胰管支架止于输入空肠袢。（F）标准 Whipple 手术变体示意图（该患者接受胰十二指肠切除术的部位为肝管空肠吻合远端）（With permission from Matesan M, Bermo M, Cruite I, et al. Biliary leak in the postsurgical abdomen:A primer to HIDA scan interpretation. *Sem Nucl Med*. 2017;47:618-629, Elsevier Inc.）

胆管动态显像可以提供涉及胃肠道的其他相关外科手术（如 Billroth Ⅰ式和Ⅱ式吻合术以及 Whipple 切除术）的功能信息。Billroth Ⅱ式吻合术可确定输入襻的通畅性。输入襻应易于从胆总管沿顺行方向充盈。襻中的活度通常会逐渐累积。但应会在 2 小时内远端清除。

原发性肝良性和恶性肿瘤。 含有肝细胞的肿瘤预计可吸收 ^{99m}Tc-HIDA。因此，胆管动态显像可用于良性和恶性肝肿瘤的鉴别诊断，特别是局灶性结节性增生（focal nodular hyperplasia，FNH）、肝腺瘤和肝细胞肝癌（表 9.8）。

表 9.8	^{99m}Tc-HIDA 对原发性肝肿瘤的鉴别诊断		
病变	流量	摄取	清除
局灶性结节性增生	增加	即刻	延迟
肝腺瘤	正常	无	—
肝细胞肝癌	增加	减少且延迟	延迟

局灶性结节性增生和肝腺瘤。 FNH 和肝腺瘤均为良性肿瘤，但其表现和治疗方式差别很大。FNH 通常无症状，常是偶然发现的，不需要特殊治疗。肝腺瘤通常有症状，可能导致严重出血，危及生命。口服避孕药与肝腺瘤有较强的相关性，而与 FNH 的相关性较弱。

FNH 包含所有类型的肝细胞：肝细胞、库普弗细胞和胆小管细胞。胆管动态显像上的常见征象是血流量增加、肝摄取迅速和清除延迟（图 9.34）。清除不良可能是胆小管异常所致。据报道，这种特征情况见于 90% 以上的患者。有限的证据表明，其对 FNH 的总体诊断准确度高于传统的 ^{99m}Tc-SC 法。仅 2/3 的 FNH 患者可摄取 ^{99m}Tc-SC，其中包括：1/3 的患者摄取增加，另外 1/3 的患者的摄取与其余肝脏部位的摄取量相等。尽管肝腺瘤仅由肝细胞组成，但令人惊讶的是，肝腺瘤在胆管动态显像中无摄取且功能减退。

胆管动态显像也可以显示出肝细胞肝癌（肝癌）的特征性检查结果。与正常肝脏相比，恶性肝细胞功能减退。因此在成像的第一个小时，病灶内通常不会出现摄取（冷缺损）。2~4 小时延迟显像通常可显示出肿瘤内填充或持续摄取，以及邻近正常肝脏的伴随清除。这种模式极具肝癌特异性。但延迟显像可能无法显示出低分化肝癌的填充。^{99m}Tc-HIDA 摄取

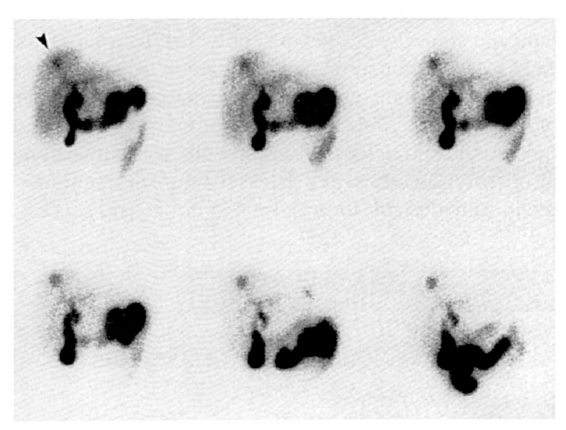

图 9.34 局灶性结节性增生。5 分钟连续图像显示出肝膈面（**箭头所示**）中良性肿瘤的早期摄取，该过程在整个 60 分钟检测中随着正常肝脏清除示踪剂而持续存在

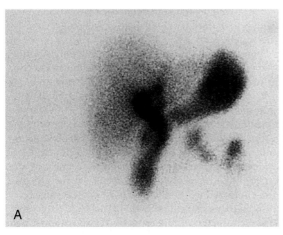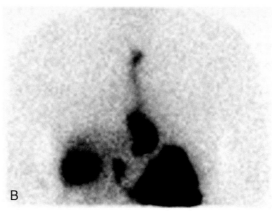

图 9.35　肠胃反流。患者主诉复发性上腹隐痛。(A)^99m^Tc-HIDA 注射后 60 分钟时，可以看到大量胆汁反流至胃中。经内镜检查，确诊为胆汁性胃炎。(B)肠胃食管反流。该患者有食管癌和食管切除术史。胆汁反流至患者胃的上提部位

有时可见于肝细胞转移部位（如肺）。

肠胃胆汁反流。胆管动态显像可诊断出胆汁反流到胃，这种情况可导致碱性胃炎，其症状通常与酸相关疾病相似（图 9.35）。最常见于胃切除手术后。在常规胆管动态显像中，尤其是在吗啡或辛卡利特给药后，正常受试对象也可能出现一定程度的反流。上文已描述过估算反流量的定量方法。反流越多、持续时间越长，与患者症状相关联的可能性就越高。

^99m^Tc-MAA 肝动脉灌注动态显像

自 20 世纪 60 年代以来，局部动脉内治疗术一直用于原发性和转移性癌症的治疗。该疗法的优势基于肝脏的双重血液供应。随着肝肿瘤的生长，其大部分血液来自肝动脉，而正常肝细胞的血液供应主要来自门静脉循环。动脉内化疗、栓塞化疗和治疗性放射性标记微球可使治疗直接对肿瘤起效，从而最大程度上降低对正常肝脏和药物敏感的剂量限制性组织（如胃肠上皮和骨髓）的照射，这些组织通常是常规静脉化疗不良反应的来源。

使用动脉造影定位治疗导管。动脉内导管定位不正确可能导致药物向肿瘤的递送不足，且导致肝外血流流向胃、胰腺、脾脏或肠道。因此必须确定侧支和异常动脉的解剖结构，并复位导管或闭塞血管。注入肝动脉导管的 ^99m^Tc-MAA 可以确定：流向肿瘤的血流量是否充足；是否存在可能导致胃肠道毒性的肝外灌注；肿瘤床内是否存在可能导致肺损伤的右向左分流。在输注治疗性钇 -90 放射性标记的微球（Therasphere，SIR-Sphere）之前，可以对肿瘤至肺的动静脉分流进行定量，最大程度地减少肺照射和毒性。

^99m^Tc-MAA 颗粒尺寸大于毛细血管尺寸（范围 10~90 μm；平均 30~50 μm）。当输注入肝动脉时，^99m^Tc-MAA 颗粒会随血流走向进行散布，并在首过时被肝的小动脉 - 毛细血管床捕获。这些颗粒会对一小部分肝脏毛细血管床造成部分性堵塞，但不会产生任何问题。

方法

通过血管造影术放置肝动脉导管后，缓慢输注 ^99m^Tc-MAA。专栏 9.16 概述了该过程。获取肝脏和肺部图像以确定肿瘤和肝灌注程度、腹部肝外灌注程度以及是否存在左向右分流。

研究解读

肝脏内肿瘤与非肿瘤的 ^99m^Tc-MAA 摄取比在（3~20）∶1 范围内。小肿瘤结节摄取均匀，而较大的肿瘤常因中心性坏死导致肿瘤外周摄取增加、中心摄取减少（图 9.36）。肿瘤的多血管外周边缘是生长活跃（新生血管）的部位。肝外腹腔内（胃、脾、胰腺等）灌注可导致不良症状 / 并发症（如疼痛、出血性胃炎；见图 9.36）。

虽然少量动静脉分流至肺的现象较为常见（1%~< 10%），但也可能发生 20% 或更高程度的异常分流，这种情况下需要警惕治疗性 ^90^Y- 微球的潜在肺毒性（图 9.37）。分流至肺 > 20% 通常会使动脉内放射性微球治疗失效，而分流至肺 > 10% 但 < 20% 通常导致剂量减少。

专栏 9.16 ^{99m}Tc-MAA 肝动脉灌注显像结合肺分流量化：方案概要

患者准备

必须通过介入放射学将动脉内导管放置在肝动脉或其分支的适当位置。

测量仪器

γ 照相机：大视野

准直器：低能平行孔，高分辨率

能窗：窗宽为 20%，光电峰值为 140 keV

放射性药物

^{99m}Tc-MAA，4 mCi（148 MBq）

通过动脉内导管注入少量（0.5~1 ml）^{99m}Tc-MAA。

显像方案

采集前后位全身图像。

选项：对腹部进行 SPECT 或 SPECT/CT 检查，以评估分布是否充分、肝外灌注是否存在和肝外灌注的部位（如胃）。

肺分流百分比的计算

1. 绘制肺部、肝脏和大腿本底的感兴趣区（通常存在游离 ^{99m}Tc- 高锝酸盐）。

2. 肺分流百分比 = $\dfrac{肺（几何平均值）}{肺 + 肝（几何平均值）}$

均进行本底校正。

CT：计算机体层摄影；MAA：大颗粒聚合白蛋白；SPECT：单光子发射计算机体层显像。

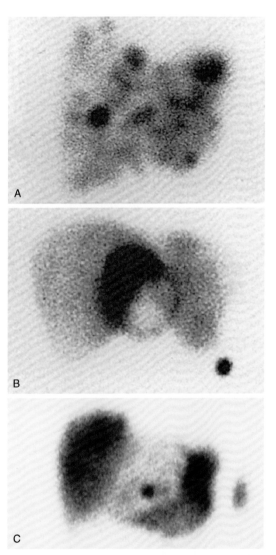

图 9.36 ^{99m}Tc-MAA 肝动脉灌注动态显像。（A）结肠癌转移至肝脏的患者。^{99m}Tc-MAA 研究显示，存在累及肝脏双叶的多个过度灌注实体瘤结节。（B）大肿瘤块的外围过度灌注，中心有较大冷坏死区。（C）肝右叶灌注，肝左叶灌注不良，肝外胃脾灌注明显。与胃相邻的局灶性热区是由化疗输注导管尖端的血栓导致

用于肿瘤治疗的肝动脉放射性标记微球

原发性和转移性恶性肿瘤通常累及肝脏。对于肝细胞癌，手术切除和肝移植是唯一可治愈的方法，但大多数患者的疾病无法通过切除手术进行治疗。对于肝转移瘤，除化疗外，经常还需要配合姑息疗法或辅助疗法，以减轻肿瘤负荷或减轻症状。热消融（微波和射频）、冷冻消融和经皮注射可能有效，但不适用于大病灶或多发病灶患者。经导管动脉栓塞化疗（transarterial chemoembolization，TACE）已被推荐作为治疗大面积或多灶性肝细胞肿瘤患者的一线疗法使用。TACE 是联合使用化疗和栓塞剂（钢圈、微球、颗粒、海绵）进行治疗，该方法是引发缺血性坏死同时进行局部化疗。新型的微球药物可进行持续的化疗。

放射性标记的治疗性微球也可以通过肝动脉进行递送，因此具有可将大剂量辐射直接递送至肿瘤区域的优点（即选择性内照射治疗）。肝肿瘤的主要血液供应来自肝动脉，而灌注正常肝实质的大部分血液则来自门静脉系统，部分动脉内治疗技术主要利用了这一特征。因此，肿瘤优先得到治疗，不需要单独切除，而流向正常肝脏的药物将减至最少。临床上可以使用两种放射性栓塞微球药剂：^{90}Y-SIR-Sphere 和 ^{90}Y-Therasphere。^{90}Y-SIR-Sphere 已获 FDA 批准用于结肠癌肝转移的辅助化疗，而 ^{90}Y-Therasphere 已获批用于治疗不可切除的肝细胞肝癌。

放射性药物

表 9.9 对两种 ^{90}Y 微球药剂的物理特性进行了

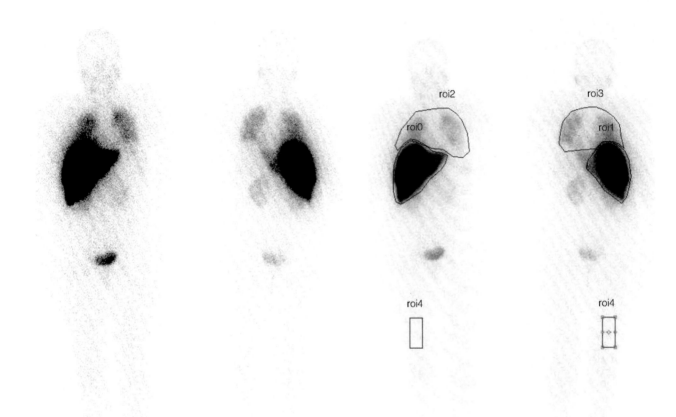

图 9.37 肝分流至肺。肺分流百分比的计算。在接受 Theraspheres 治疗之前，对化疗无反应的结肠癌转移至肝脏的患者接受了这项研究。通过肝动脉导管注射 ^{99m}Tc-MAA，采集全身成像信息。为肺、肝和本底（大腿）选择感兴趣区（ROI）。计算所得肺分流率为 9%。自肝脏的散射可人为提高分流百分比，因此肺 ROI 不应紧邻肝脏热区

概述。^{90}Y 标记发出的 β 射线平均穿透深度（距离）为 2.5 mm，能量为 0.94 MeV，产生的肿瘤内剂量为 100~150 Gy。附近的肿瘤细胞接受到的剂量相对较少。其物理半衰期为 2.7 天，约 94% 的 ^{90}Y 剂量在 11 天内完成输送。根据肝脏内的肿瘤负荷及从肝脏分流到肺部的量进行剂量计算。典型给药剂量范围为 40~70 mCi（1.5~2.5 GBq）；表 9.10。

表 9.9 治疗性放射性标记微球的物理特性

药剂	放射性标记	粒径（微米）	颗粒材料	活度（Bq/ 颗粒）
SIR-Sphere	^{90}Y	平均值 35 范围 20~60	树脂	50
Therasphere	^{90}Y	平均值 25 范围 20~30	玻璃	2500

表 9.10 ^{90}Y 微球疗法的计算

肿瘤的肝脏累及度（%）	^{90}Y 推荐剂量（GBq）
> 50	3
25~50	2.5
< 25	2

方法

在接受放射性标记微球治疗之前，必须仔细筛查患者。需对患者的功能状态、肝功能和预估肿瘤负荷进行检查。必须确定门静脉的通畅性，因为门静脉血栓形成是一种禁忌证（尽管一些研究表明其并非绝对禁忌证）。对肝脉管系统进行动脉造影，对可能意外输送至胃、肠或其他结构的异常血管进行栓塞。将导管放置在需治疗给药的部位，使用 ^{99m}Tc-MAA 评估肿瘤灌注和动静脉分流（图 9.38）。给药后，移除导管并稳定腹股沟。然后对患者进行前

后扫描，计算分流比。使用 ^{90}Y-SIR-sphere 时，需调整剂量以预防放射性肺炎（表 9.11）。使用 ^{90}Y-Theraspheres 时，玻璃珠上的活度较高，因此可接受较低水平的分流（< 10%）。

表 9.11　基于肺分流的 ^{90}Y-SIR-Sphere 剂量校正 [a]	
肝肺分流（%）	剂量减低（%）
< 10	0
10~15	20
15~20	40
> 20	100

[a] ^{90}Y-Therasphere 的最大允许分流 = 10%。

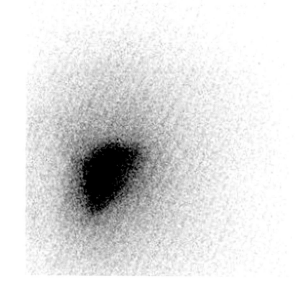

图 9.39　^{90}Y 肝动脉微球治疗后的轫致辐射平面显像。这证实治疗已经递送至整个肝脏。在某些情况下，可使用 SPECT 或 SPECT/CT 检查对放射性示踪剂的定位进行确认

图 9.38　肝动静脉（arteriovenous，AV）分流至肺。将 ^{99m}Tc-MAA 经动脉内给药至肝脏，用于量化至肺的分流。计算所得肺分流率为 40%。因此，取消使用经 ^{90}Y 标记的微球治疗

完成上述流程后，患者另择他日返院接受治疗。在荧光镜引导下，将导管放置在同一位置。缓慢推送放射性微球剂量，以防止剂量回流到体循环中。然后可将患者送往核医学科室，使用 ^{90}Y 发射的**轫致**辐射进行成像，以确认定位正确（图 9.39）。由于成对产生的少量**正电子**会发生**衰变**，因此也可以使用 PET 成像显示治疗后的分布；但是由于计数率低，成像采集时间至少为 30 分钟。治疗后，患者可以出院回家。但是肾脏和膀胱排泄有一定放射性，所以需要采取一些辐射安全预防措施。

并发症

最常见的不良反应是疲劳和食欲不振，通常会在 1~2 个月内消失。潜在的严重不良反应包括胃溃疡、放射性肺炎和放射性肝炎。治疗前未对辅助囊性动脉进行线圈栓塞的患者，可能患上胆囊炎这种严重并发症。治疗后 3 个月内可能出现血小板减少症。水肿引起的短暂性肝内胆道梗阻比胆囊炎更常见，但通常是自限性的。

结果

在进行 ^{90}Y 微球治疗后，CT 显示肿瘤外观有明显缓解改变，病灶缩小，出现坏死。可在 1 个月时进行 ^{18}F-FDG PET/CT 检查，可能有助于监测缓解状况（图 9.40）。大多数患者至少部分缓解。研究显示，某些因对化疗无反应而适合采用切除术的肝细胞癌患者出现了缓解。有限的数据表明，尤其是在给药剂量较高的情况下，中位生存期有所改善。

^{99m}Tc- 红细胞肝脏动态显像

海绵状血管瘤是最常见的肝脏良性肿瘤，也是仅次于肝转移瘤的第二常见的肝脏肿瘤。它们通常无症状，在已知原发性恶性肿瘤患者的检查或分期

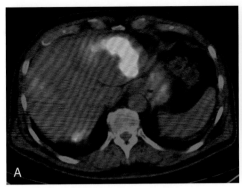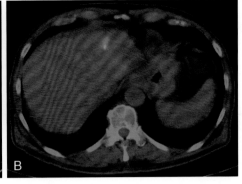

图 9.40　治疗反应监测。(A)^{90}Y-Therasphere 给药前和（B）给药后 1 个月，患有不可切除肝细胞肝癌患者的 ^{18}F-FDG PET/ CT 肝脏图像。患者病情明显好转

过程中，或在评估不相关的腹部症状或疾病时，在 CT 或超声检查中偶然发现。它们不需要特殊治疗，但必须与其他更严重的肝肿瘤区分开来。血管瘤由大小不一的内侧衬有内皮细胞的扩张血管通道组成，并被纤维间隔分隔开。10% 血管瘤为多发性血管瘤。大于 4 cm 的病变称为巨大海绵状血管瘤。该方法可以对肝脏海绵状血管瘤进行无创诊断，避免活检，毕竟活检会造成出血和其他副作用。

方法

　　按照治疗胃肠道出血的方法，使用 ^{99m}Tc- 高锝酸盐对红细胞进行放射性标记（第 10 章，专栏 10.11，图 10.28）。注射后，经 ^{99m}Tc 标记的红细胞在相对停滞、未经标记的血管瘤血池中保持平衡状态（图 9.41）。平衡时间持续 30~120 分钟。传统的平面显像使用血流图像、血池和延迟多视图图像进行三时相研究（专栏 9.17）。SPECT 和 SPECT/CT 用于提高灵敏度和定位。虽然平面血流和早期血池图像可以用于特征性病理生理学的图解和教学，但已不再是诊断的必要条件。

影像解读

　　放射性核素血流成像通常显示，流向海绵状血管瘤的动脉血流正常。即刻血池图像显示，与邻近肝脏相比，血管瘤内的活度降低。有时可观察到快速平衡导致的早期不均匀摄取增加（图 9.42）。在 1~2 小时诊断性延迟显像中，血管瘤的活度较邻近肝脏活度有所增加，等于心脾血池活度。延迟图像显示，巨大海绵状血管瘤表现出摄取不均一性，存在摄取降低和摄取增加的部位。冷区由血栓形成、坏死和纤维化引起。与正常肝脏相比，其他良性和恶性肝脏肿瘤、脓肿、肝硬化结节和囊肿的活度均降低。

专栏 9.17　^{99m}Tc- 红细胞肝血管瘤动态显像：方案概要

患者准备
　无

放射性药物
　^{99m}Tc- 红细胞，25 mCi（925 MBq）
　静脉注射经 ^{99m}Tc 标记的红细胞；团注以产生流量图像

测量仪器
　相机：大视野，具有 SPECT 功能
　能窗：窗宽为 15%~20%，光电峰值为 140 keV
　准直器：低能量、高分辨率、平行孔

图像采集
　平面显像
　1. 血流量：在计算机上播放 1~2 秒的帧，时长 60 秒。
　2. 即时图像：为使病变显像达到最佳效果，优选相同投影和其他视图中 750~1000 k 计数的平面图像。
　3. 延迟图像：注射后 1~2 个小时内多个投影（前位、后位、侧位和斜位像）的 750~1000 k 计数的平面静态图像。
　4. SPECT 或 SPECT/CT：如果可在注射后 1~2 小时内获得 SPECT 或 SPECT/CT 图像，则无须再进行平面显像。

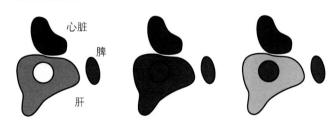

图 9.41　^{99m}Tc- 红细胞图显示了肝血管瘤中观察到的放射性示踪剂药代动力学。（**左图**）注射后血管瘤即刻"变冷"。经放射性标记的红细胞与血管瘤的血池中未标记的红细胞达到平衡需要时间。（**中图**）随着经 ^{99m}Tc 标记的红细胞越来越多地进入血管瘤并与未标记的细胞混合，血管瘤中的活度逐渐与正常肝脏相均衡。（**右图**）在完全平衡（60~120 分钟）后，血管瘤内的活度超过周围肝脏的活度，等于心脏和脾脏的活度

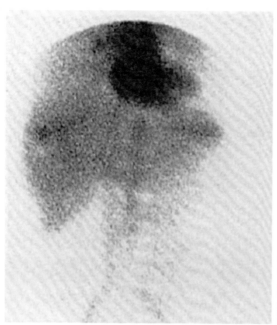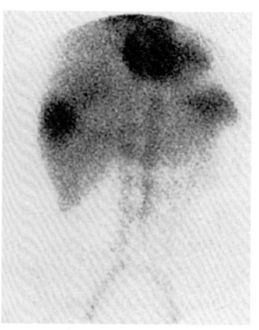

图9.42　海绵状血管瘤。(左图)静态平面 ^{99m}Tc- 红细胞血流后即时图像。右叶的部分病灶是冷区，但存在大面积早期充盈。(右图)2小时的延迟图像显示，与本底肝脏相比，病变中的活度增加，与心脏血池活度相等

准确度

^{99m}Tc- 红细胞动态显像的阳性预测值接近100%。假阳性检测结果较为少见。灵敏度高低和是否呈假阴性主要取决于病变大小和所用方法。平面显像和SPECT的灵敏度分别为55%和88%。病灶大小是可检测性的主要决定因素（表9.12）。SPECT可显示大部分大于1.4 cm的血管瘤，甚至可以检测到小至0.5 cm的血管瘤。SPECT/CT有助于检测较小的、位于中心的多发性血管瘤以及邻近心脏、肾脏和脾脏的血管瘤（图9.43）。SPECT、CT增强扫描和MR对海绵状血管瘤的诊断准确度相近（图9.44）。

表9.12 ^{99m}Tc- 红细胞 SPECT 对血管瘤的检测灵敏度（按病变大小排列）	
病变（cm）	灵敏度（%）
> 1.4	100
> 1.3	91
1.0~2.0	65
0.9~1.3	33
0.5~0.9	20

^{99m}Tc- 硫胶体肝脾显像

^{99m}Tc- 硫胶体（sulfur colloid，SC）肝脾显像技术出现于1963年，在20世纪70年代CT问世之前一直是肝脾显像的标准临床方法。尽管现今该检查已不再常用，但其仍适用于一些重要的临床适应证。

定位机制和药代动力学

静脉注射后，血液中0.1~1.0 μm大小的 ^{99m}Tc-SC颗粒被肝脏库普弗细胞（85%）、脾巨噬细胞（10%）和骨髓（5%）吸收。^{99m}Tc-SC的血液清除半衰期为2~3分钟，单次肝摄取效率为95%。摄取在15分钟内完成。吞噬作用后，^{99m}Tc-SC颗粒在细胞内固定。

库普弗细胞排列在肝窦状隙壁上（见图9.3），占肝细胞质量的10%以下，是固定的吞噬细胞。大多数肝脏疾病对肝细胞和库普弗细胞的影响相似，由于正常肝脏被破坏或移位，导致局部、弥漫性或异质性摄取减少。患有严重弥漫性肝病时，肝摄取量普遍减少，脾和骨髓摄取量增加（胶体移位）。在免疫活性状态下，可观察到脾摄取增加。

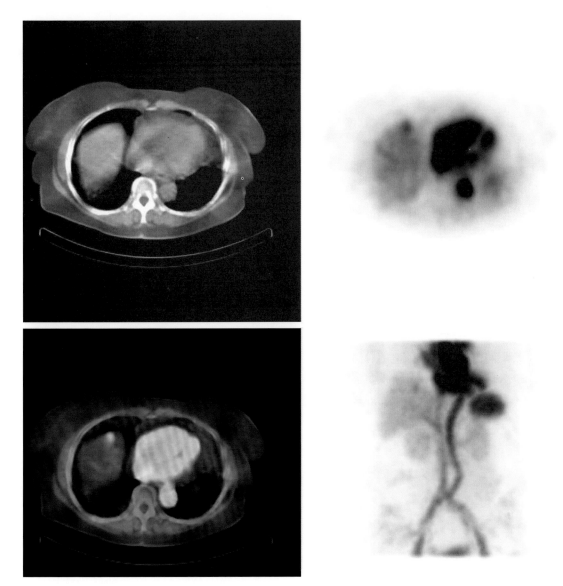

图 9.43　海绵状血管瘤 ^{99m}Tc- 红细胞的 SPECT/CT 显像。在最大密度投影（MIP）图像（**右下图**）中，肝膈面中 ^{99m}Tc-RBC 轻度增加的小病灶。CT 上可见小型低密度病变（**左上图**）。SPECT 图像（**右上图**）显示，肝膈面的前部出现局灶性摄取增加。SPECT/CT 横向融合图像可用于确认海绵状血管瘤

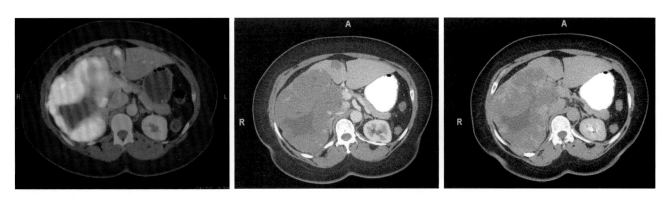

图 9.44　^{99m}Tc- 红细胞 SPECT/CT 显像与 CT 增强扫描的对比。SPECT（**左图**）和早期及延迟 CT 增强扫描（**中图及右图**）均可确诊海绵状血管瘤

临床应用

目前临床上仅在 ^{99m}Tc-SC 肝脾显像可提供功能性诊断信息的情况下进行该检查，如应用于疑似局灶性结节性增生、脾组织植入、肝硬化和骨髓显像的病例。

方法

无须进行患者准备。^{99m}Tc-SC 的成人标准剂量为 4 mCi（148 MBq）；小儿剂量为 0.05 mCi/kg（最小剂量为 500 μCi）。20 分钟后开始成像。用多个视图采集平面静态图像。SPECT 或 SPECT/CT 逐渐成为标准检查手段。

图像解读

动态显像异常包括肝大、分布不均、脾大、胶体移位、局灶性缺损和局灶性摄取增加。肝大表明出现急性肝功能障碍或浸润过程。后位像上的脾脏摄取量通常等于或小于肝脏摄取量。某些肝脏疾病（尤其是肝硬化）会造成胶体移位（脾摄取量较肝脏增加）（图 9.45）。后位像上脾肝计数比 > 1.5 属于异常情况。

肝脏疾病

摄取减少

^{99m}Tc-SC 肝脏成像中，大多数良性和恶性肝脏病变呈现冷缺损或"光子"缺损（图 9.46）。放射治疗会造成特征性的矩形孔状肝缺损。摄取弥漫性减少通常由肝细胞疾病或浸润性肿瘤造成。随着肝硬化转为慢性且逐渐加重，肝右叶发生萎缩；左叶和尾叶出现补偿性肥大，由于门静脉高压，胶体移位变得明显。

摄取增加

肝脏摄取增加在 ^{99m}Tc-SC 成像上并不常见，但却是特定病理状态的典型特征（专栏 9.18）。

专栏 9.18 ^{99m}Tc-SC 成像上局灶性肝脏摄取增加的原因
上腔静脉综合征（手臂注射）
下腔静脉梗阻（腿部注射）
局灶性结节性增生
布加综合征
肝硬化中的再生结节

SC：硫胶体。

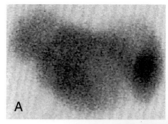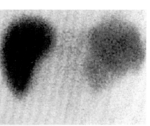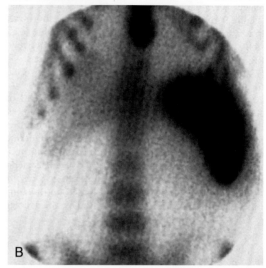

图 9.45 使用 ^{99m}Tc- 硫胶体显像的肝实质疾病。（A）一名患有色素沉着过度和血色病（经活检证实）的 52 岁男性。前位像（**左图**）和后位像（**右图**）显示右叶小、左叶肥大、脾大及胶体移位。（B）严重肝硬化性肝病。前位像显示肝很小，摄取不良，但脾大，胶体明显向骨髓和脾脏转移

上腔静脉梗阻

胸腹壁侧支血管与再穿通的脐静脉相连通，经左门静脉将 ^{99m}Tc-SC 输送至方形叶部位。因此，与肝脏其余部位相比，向该部位递送的 ^{99m}Tc-SC 浓度相对更高，从而产生热区（图 9.47）。这种现象也存在于 FDG PET 和 ^{99m}Tc-MAA 肺灌注研究中。经下肢而非上肢注射可使扫描正常（见图 9.47）。

局灶性结节性增生

FNH 会导致 ^{99m}Tc-SC 摄取增加，这是由肿瘤的血管性质和功能性库普弗细胞密度增加导致。该肿瘤含有三种类型的肝细胞。2/3 的 FNH 患者可摄取 ^{99m}Tc-SC（1/3 的患者摄取增加，1/3 的患者摄取正常；图 9.48）。另有 1/3 的患者不摄取，原因不明。肝腺瘤通常为冷区，仅由肝细胞组成。

布加综合征

肝静脉血栓形成的特征是尾状叶摄取量相对大

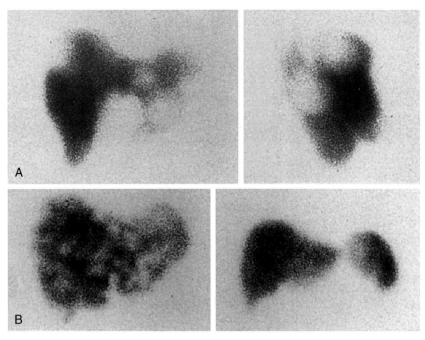

图 9.46　^{99m}Tc- 硫胶体（SC）扫描显示的结肠癌转移灶。（A）前位像和右侧位像显示左右肺叶中有大转移灶。（B）另一名患者的初始 ^{99m}Tc-SC 研究发现存在广泛肝转移**（左图）**，但 4 个月后的随访发现疗效良好**（右图）**

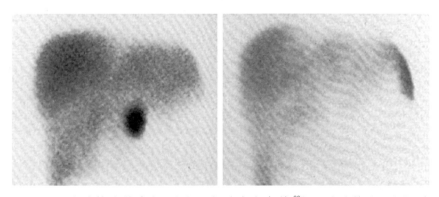

图 9.47　上腔静脉综合征。**（左图）**肺癌患者的 ^{99m}Tc- 硫胶体（SC）肝脾扫描图像。方形叶区域的局灶性摄取增加。经手臂注射放射性示踪剂。**（右图）**经下肢注射放射性示踪剂进行重复研究，显示无异常摄取

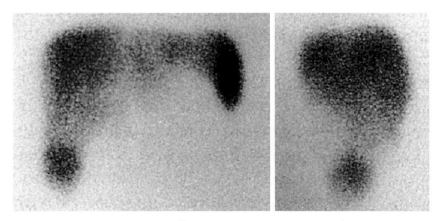

图 9.48　局灶性结节性增生。^{99m}Tc- 硫胶体（SC）研究［前位像**（左）**和右侧位像**（右）**］显示肝右叶下段摄取增加。血管造影证实了局灶性结节性增生（FNH）的诊断

于肝脏其余部位摄取量。大部分肝脏部位出现静脉引流受损会导致肝功能不良。尾状叶因其直接静脉引流至下腔静脉而保持良好功能。

脾动态显像

脾脏是生成的血液成分的储存器，是清除微生物和捕获颗粒的部位，是骨髓衰竭期间潜在的造血部位以及对外来抗原进行体液或细胞免疫应答的功能器官。脾脏在白细胞产生、血小板加工和免疫功能方面发挥作用。

^{99m}Tc-SC 可用于确诊脾残留、副脾、脾组织植入、多脾 - 无脾综合征和脾梗死。热损伤或化学损伤的 ^{99m}Tc- 红细胞成像偶尔可用于检测紧邻肝脏的副脾或脾组织植入（图 9.49）。但是，使用 ^{99m}Tc-SC SPECT 和 SPECT/CT，几乎都不需要红细胞（图 9.50）。脾脏不可见的原因可能是先天性缺失、血液供应中断（脾动脉梗阻）引起的获得性功能性无脾症或网状内皮系统（reticuloendothelial system，RES）功能障碍的继发症（镰状细胞危象）。无脾症可能不可逆（氧化钍照射、化疗、淀粉样蛋白），也可能在功能性方面可逆（镰状细胞危象）。RES 中镰状细胞的功能与脾其他部位镰状细胞的功能不一致。

推荐阅读

Bozkurt MF, Salanci BV, Ugur O. Intra-arterial radionuclide therapies for liver tumors. *Semin Nucl Med.* 2016;46:324–339.

Choy D, Shi EC, McLean RG, et al. Cholescintigraphy in acute cholecystitis: use of intravenous morphine. *Radiology.* 1984;151:203–207.

DiBaise JK, Richmond BK, Ziessman HA, et al. Cholecystokinin-cholescintigraphy in adults: consensus recommendations of an interdisciplinary panel. *Clin Nucl Med.* 2012;37:63–70.

Fig LM, Stewart RE, Wahl RL. Morphine-augmented hepatobiliary scintigraphy in the severely ill: caution is in order. *Radiology.* 1990;175:473–476.

Kwatra N, Shalaby-Rana E, Narayanan S, et al. Phenobarbital-enhanced hepatobiliary scintigraphy in the diagnosis of biliary atresia: two decades of experience at a tertiary care center. *Pediatr Radiol.* 2013;43:1365–1375.

Sostre S, Kaloo AN, Spiegler EJ, et al. A noninvasive test of sphincter of Oddi dysfunction in post-cholecystectomy patients: the scintigraphic score. *J Nucl Med.* 1992;33:1216–1222.

Yap L, Wycherley AG, Morphett AD, Toouli J. Acalculous biliary pain: cholecystectomy alleviates symptoms in patients with abnormal cholescintigraphy. *Gastroenterology.* 1991;101:786–793.

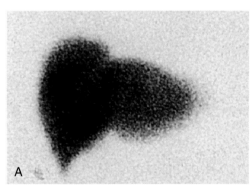
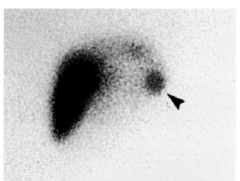
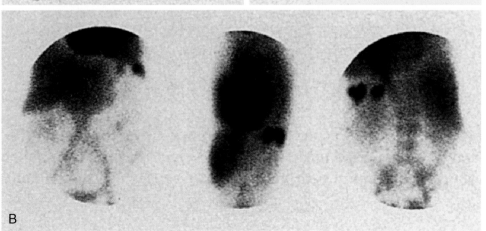

图 9.49 脾组织植入。（A）左侧位像可见 ^{99m}Tc- 硫胶体（SC），伴脾切除术后脾残留（**箭头所示**）。（B）经化学损伤的 ^{99m}Tc- 红细胞（RBC）。创伤和脾切除术后脾组织的自体移植。左上象限有多个摄取病灶，属于脾组织植入的特征（前位像、左侧位像、后位像）

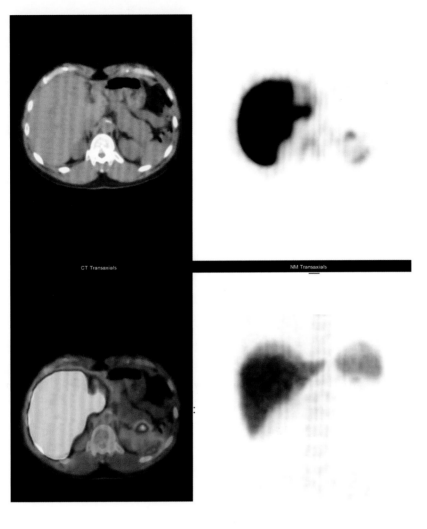

图 9.50　胰腺尾部的脾组织。患有前列腺癌和已知转移灶的患者接受 CT 扫描，结果显示患者胰腺尾部有软组织密度肿块，其衰减与脾脏类似。^{99m}Tc- 硫胶体（SC）SPECT/CT 扫描证实该密度肿块为脾组织。这一点在 SPECT/CT 融合图像上体现得最为明显，但在脾脏正下方的最大密度投影（MIP）的图像中也可见

（李洪生　代若雪　陈芷萱　译审）

1966 年，业内有人首次描述了使用放射性核素测定胃通过的情况。长期以来，放射性核素胃排空闪烁显像一直是测定胃通过情况的标准方法。本章节对推荐的标准胃排空方案进行了较为详细的阐述，随后讨论了食管和肠道通过情况（图 10.1）。其他主题包括消化道出血、梅克尔憩室、腹膜和唾液腺显像。

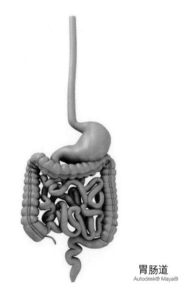

胃肠道
Autodesk® Maya®

图 10.1　食管到直肠的胃肠道示意图

胃肠通过闪烁显像

胃排空

放射性核素胃排空试验是用于测定胃通过情况的公认标准方法。该方法符合生理学规律，可定量、重复且准确。上消化道造影检查可检查到胃排空的总体延迟情况，但对轻度有症状的胃轻瘫的检测并不灵敏。已提出并研究了其他多种方法，无线动力胶囊是最近的研究热点；然而，这些方法都存在问题，并且均未实现常规的临床用途。但放射性核素

检测无法将重度功能性延迟与解剖学梗阻（如肿瘤或幽门管溃疡）区分开来。为此，需要进行内镜检查或对比剂钡餐造影。

胃排空延迟（胃轻瘫）患者临床表现为餐后恶心、呕吐和腹痛。本章节列出了有关放射性核素胃排空试验的一些临床适应证（专栏 10.1）。比排空延迟更罕见的是快速胃排空。患者可能出现类似症状，但更常见的症状包括餐后腹部绞痛、腹泻、潮红和心动过速（倾倒综合征）。

专栏 10.1　放射性核素胃排空试验的临床适应证
伴持续性餐后症状的胰岛素依赖型糖尿病
血糖控制不良的糖尿病
非溃疡性消化不良
不明原因的餐后恶心、呕吐和腹痛
重度反流性食管炎
评估动力药物的效果

解剖学和生理学

胃部从近端到远端分别为贲门、胃底、胃体、胃窦和幽门（图 10.2）。胃黏膜腺分泌盐酸和消化酶。胃能动性受胃部神经肌肉活动和小肠神经内分泌反馈的双重调控。

胃底和胃窦具有不同的功能。较近端的胃底起暂存食物的作用，储存大量食物的同时，压力仅出现极小幅增加（容受性舒张和调节）。通过胃底强直性收缩在胃和幽门之间可产生一个恒定压力梯度，使液体排空。神经起搏器可启动较远端的胃窦发生阶段性收缩。肌肉收缩以环形方式沿胃窦向下扫掠，以此将食物压向幽门。较大的食物颗粒则无法通过，并被反弹回来。固体物质通过与胃酸和消化酶接触以及机械研磨而转化为食糜。食物颗粒必须被分解，直至小到足以通过幽门括约肌（1~2 mm）。胃窦负责排空固体。幽门位于胃窦与十二指肠球交界处，发

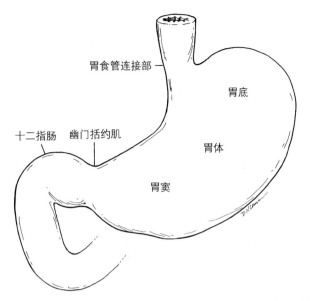

图 10.2　胃解剖学结构。胃近端（胃底）具有容受性舒张和调节食物摄入的功能。其强直性收缩负责排空液体。胃远端（胃窦）负责排空固体。该部位具有阶段性收缩的功能，可将食物混合并研磨成足以通过幽门的小颗粒

专栏 10.2　除治疗药物外影响胃排空速率的因素
试餐成分
脂肪、蛋白质、酸性强度、渗透压
容积
重量
热量密度
试餐颗粒大小
一天中的时间
患者姿势（直立、坐姿、仰卧）
性别
代谢状态
负荷
运动

胃淤滞综合征

　　多数慢性胃轻瘫患者都有功能性病因，即没有已知的病理性病因。发生在长期胰岛素依赖型糖尿病患者中的糖尿病性胃肠病属于一个例外情况。这种胃轻瘫由迷走神经损伤引起，是全身性自主神经病的一部分。除了产生令人不适的餐后症状外，排空延迟还可能加重糖尿病患者血糖控制较差的情况，因为可能无法预测随食物摄入和吸收而合理给予胰岛素的时间。一种常见的胃功能障碍是非溃疡性消化不良，表现为溃疡样或消化不良症状。据报道，在这些患者中有 20%~40% 患有胃轻瘫。

挥滤网的作用，调节胃内容物的流出（图 10.3）。

　　固体和液体食物的排空模式不同。固体在开始排空前存在一个持续 5~25 分钟的延迟（停滞期）。这是将食物研磨成足以通过幽门的颗粒大小所需的时间。在停滞期之后，以相对线性的模式排空固体（图 10.4）。具体排空速度取决于食物的颗粒大小和成分组成。体积、重量较大，碳水化合物、蛋白质或脂肪含量较高的食物排空较慢（专栏 10.2）。液体在排空之前无延迟。透明液体以单指数模式排空（图 10.5A 和 B）。与固体食物同时摄入的全液体和纯液体以较慢的多指数模式排空。

　　多数胃轻瘫患者存在排空延迟的慢性问题。但是，有些胃轻瘫是由急性和潜在可逆原因（例如，病毒性肠胃炎、创伤、代谢紊乱）导致的。慢性和急性胃淤滞综合征的常见病因及其相关因素见专栏 10.3。快速胃排空最常见于接受过胃外科手术（例如，幽门成形术或胃切除术）、甲状腺功能亢进症患

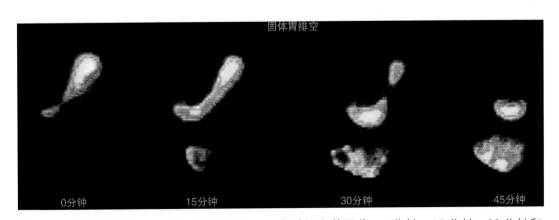

图 10.3　固体胃排空。从左到右选择以下四个时间点的图像：0 分钟、15 分钟、30 分钟和 45 分钟。最初，固体食物位于胃底；然后进入胃窦，在胃窦被研磨成足够小的颗粒后，通过幽门进入小肠

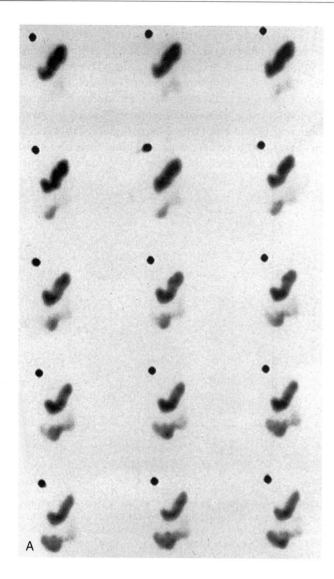

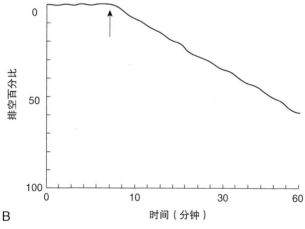

图 10.4 固体排空的双相模式。(A)最初 60 分钟内的连续固体胃排空图像。摄入的食物通常从胃底移动到胃窦，然后开始清除进入小肠。(B)根据胃周围感兴趣区(ROI)生成的患者时间 - 活度曲线显示，固体胃排空为双相模式。可见开始排空前的初始延迟时间(停滞期)为 9 分钟。在 60 分钟试验的剩余时间内，以线性排空模式清空胃部

者或可产生大量胃泌素的胃泌素瘤（卓 - 艾综合征）患者。少数胰岛素依赖型糖尿病患者患有快速胃排空（专栏 10.4），并伴有心悸、发汗、虚弱和腹泻症状。

专栏 10.3 胃淤滞综合征：原因和相关因素

急性胃轻瘫：潜在可逆原因
　创伤
　术后肠梗阻
　急性病毒感染（如肠胃炎）
　高营养
　代谢原因：高血糖、酸中毒、尿毒症、低钾血症、高钙血症、肝性脑病、黏液性水肿
　生理原因：迷路刺激、身心压力、胃胀、胃内压增高
　激素增加：胃泌素、分泌素、胰高血糖素、胆囊收缩素、生长抑素、雌激素、孕酮

慢性胃轻瘫
　解剖结构
　胃溃疡
　手术（迷走神经切断术）
　幽门肥大
　放疗后
　肿瘤
　糖尿病性胃肠病
　功能性
　　非溃疡性消化不良
　　皮肌炎
　　系统性红斑狼疮
　　淀粉样变
　　甲状腺功能减退
　　家族性自主神经功能障碍
　　恶性贫血
　　肿瘤相关性胃轻瘫
　　进行性系统性硬化症
　　法布里病

专栏 10.4 快速胃排空原因

既往手术
幽门成形术
半胃切除术（Billroth Ⅰ、Ⅱ式）
疾病
　十二指肠溃疡
　胃泌素瘤（卓 - 艾综合征）
　甲状腺功能亢进
　糖尿病（亚组）
激素
　甲状腺素
　胃动素
　肠抑胃素

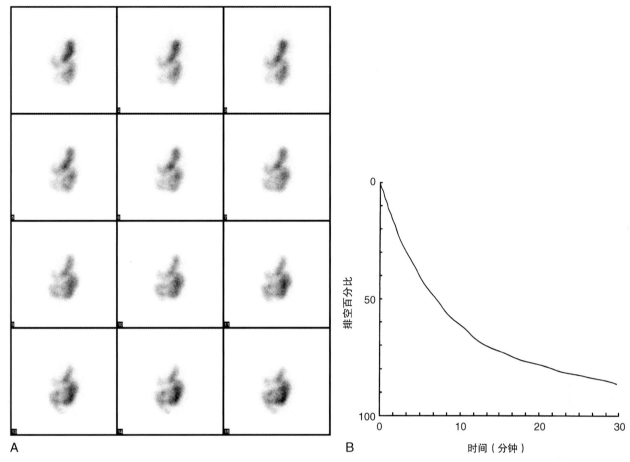

图 10.5 （A）正常液体排空。摄入 300 ml 含 100 μCi ^{99m}Tc-DTPA 水溶液后 30 分钟试验的连续 1 分钟图像。在整个试验期间，胃中液体分布均匀。在第二行图像中，胃下部的热区是由于小肠活度重叠所致。（B）通过绘制整个胃感兴趣区（ROI）生成的时间 - 活度曲线。立即开始排空。清除模式为单指数型，半排空时间为 15 分钟（正常值为 < 25 分钟）

患者准备

高血糖本身可能就会导致胃排空延迟，而与糖尿病性胃肠病无关。因此，当糖尿病患者血糖控制良好，即空腹血糖 < 250 mg/dl 时，可对其进行胃排空试验。此外，许多常用的非胃病治疗药品也可导致胃排空延迟（表 10.1）。在我们医院，转诊医生可决定患者在接受试验之前是否应该继续服用其相应药物。这将取决于试验的适应证（例如，是否诊断为胃轻瘫或确定某种特定治疗药物是否有效）。如有医嘱，应在试验前 48~72 小时停药。对本试验结果进行解读时，应将服用的治疗药物考虑在内。

胃轻瘫的治疗

甲氧氯普胺（Reglan）是最常见的用于治疗胃排空延迟的药物。该药物并非对所有患者都有效，症状缓解并不总是表现为胃排空好转，一些患者可能

表 10.1　导致胃排空延迟的药品	
药品类型	特定药品
心血管药品	钙通道阻滞剂（如硝苯地平）、β- 肾上腺素能拮抗剂（如普萘洛尔）
呼吸道药品	异丙肾上腺素、茶碱
胃肠药品	硫糖铝、抗胆碱药、替加色罗
生殖药品	孕酮、口服避孕药
神经精神科用药	地西泮、利眠宁、氯氮䓬、劳拉西泮、三环类抗抑郁药、左旋多巴酚噻嗪系（例如氯丙嗪）
阿片类酒精和尼古丁	奥施康定、复方羟考酮、盐酸羟考酮和对乙酰氨基酚片剂

会出现严重不良反应（例如，服用该药物超过 3 个月的患者中有 10% 出现迟发性运动障碍）。欧洲使用的多潘立酮（Motilium）尚未获得美国关于临床应用的批准。西沙比利（Propulsid）由于会引起严重心律失常而退出了美国市场。红霉素是一种胃动素激动

剂，可改善胃能动性；然而，该药物具有很高的恶心和呕吐发生率。目前，红霉素类似物以及其他潜在的治疗药物正在研发中。有时，会通过手术干预来治疗难治性胃轻瘫。一种方法是植入胃电刺激器。对于经标准治疗而无缓解的患者，可能需要胃切除。

放射性药物

为了准确并可重复地量化固体胃排空，放射性核素必须与试餐中的固体成分紧密结合。放射性标记物的清除会产生部分固体、部分经标记的液体混合物，进行量化时可能不可靠。经放射性标记的鸡蛋最常用于固体胃排空试验。在烹饪期间，^{99m}Tc-硫胶体（^{99m}Tc-sulfur colloid，^{99m}Tc-SC）会与蛋清中的蛋白结合。尽管全蛋对胃排空有很好的效果，但蛋清的结合率更高。^{99m}Tc-SC可在胃酸中稳定存在，而不会被胃肠道吸收。

对于液体试餐，放射性示踪剂应在液体中迅速达到平衡并且不能被胃肠道吸收。经^{99m}Tc或^{111}In标记的DTPA和^{99m}Tc-SC均符合这些标准。固-液双相试验使用一种放射性示踪剂标记固体试餐，使用另一种放射性示踪剂标记液体试餐，例如，^{111}In-DTPA作为液体标记物（171 keV、247 keV），^{99m}Tc-SC（140 keV）作为固体标记物（图10.6）。可通过各自的光电峰进行区分。

固体胃排空闪烁显像的标准

多年来，已采用多种方法进行固体胃排空试验，包括不同试餐、患者摆位、仪器、成帧速率和试验时长以及定量方法。所有这些因素都可能影响正常值。因此，必须针对所用的特定试餐和方法对正常值进行充分验证。过去，肠胃科医生便认为不同方法和正常值对该试验结果具有重要影响。他们主张制订标准化的胃排空方案。

标准化固体胃排空试验

2008年，由肠胃科医生和核医学医师组成的专家小组发表了"关于放射性核素胃排空的共识建议"。这些建议是基于2000年由Tougas等发表的一份方案提出的，详见专栏10.5。选择该方案，是因为该方案对程序进行了简化，并且基于对大量正常受试者（123名）进行的研究，认为正常值是有效的。该试餐由代用蛋三明治（4盎司蛋清，相当于2个全蛋、2片面包）、草莓酱（30 g）和水（120 ml）组成。本试验要求在4个时间点（在摄入试餐后即刻以及摄入试餐后1、2、4小时）采集1分钟的前位和后位图像，并计算每个时间点处的胃滞留百分比（图10.7~图10.9）。

Tougas等的研究发现，不频繁显像（每小时一

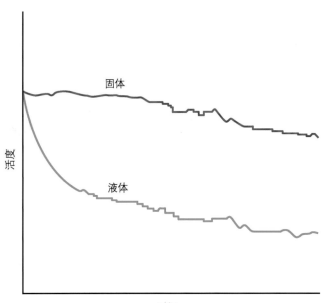
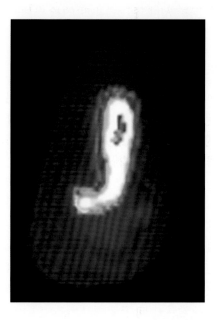

图10.6 双同位素、双相固液排空。同时摄入固体和液体试餐。固体鸡蛋试餐用^{99m}Tc-硫胶体（SC）标记，并将液体（水）试餐与^{111}In-DTPA混合。采集一分钟图像。通过在胃周围绘制感兴趣区（ROI）生成了时间-活度曲线。可通过固体和液体试餐的不同光电峰对试餐进行区分。检测显示，固体排空出现严重延迟，而液体排空正常

专栏 10.5 标准化胃排空闪烁显像：方案概要

患者准备

转诊医生应在试验前决定哪些药品需要继续使用 / 停用。

对于糖尿病患者，建议在试验前检测空腹血糖（fasting blood sugar, FBS）。如果 FBS > 250 mg/dl，则不应进行试验。

隔夜空腹后，在早上开始试验。患者应在试验前至少 6 小时处于 NPO 状态。

放射性药物和试餐

将鸡蛋与 ^{99m}Tc-SC 混合后，通过微波或搅打使 ^{99m}Tc-SC 1 mCi（37 MBq）与 4 盎司代用蛋结合（鸡蛋搅拌或等量普通蛋白）。烹饪期间搅拌 1~2 次，直至混合物达到煎蛋卷的稠度。试餐成分还包括两片白面包、草莓酱（30 g）和水（120 ml）。

应在 10~15 分钟内摄入试餐。

测量仪器

γ 照相机：大视野、双探测器照相机

准直器：低能平行孔、高分辨率或通用

^{99m}TC，窗宽为 20%，光电峰能窗中心约为 140 keV。

计算机设置：1 分钟 / 帧（128×128 模式矩阵）

患者摆位

患者摆位为直立或仰卧位，前后各放置一个照相机探头。可以使用单头照相机，先采集前位图像，再采集后位图像。

显像方案

在 0 小时（摄入后立即）、1 小时、2 小时和 4 小时按照 1 分钟 / 帧采集图像；可选择性采集 3 小时的图像。

处理

绘制胃前位像和后位像的感兴趣区。

在每个时间点确定前位像和后位像的几何平均值。在每个成像时间点计算滞留或胃排空百分比。

必须进行衰变校正。

解读

胃排空延迟：

1 小时的排空率 < 10%（滞留率 > 90%）

2 小时的排空率 < 40%（滞留率 > 60%）

4 小时的排空率 < 90%（滞留率 > 10%）

快速胃排空：

1 小时的排空率 > 70%

2 小时的排空率 > 90%

这些值适用于完整试餐，对其他试餐或未全部摄入的标准试餐无效。

NPO：禁食；SC：硫胶体。

次）与较频繁显像（例如，每 10 分钟一次）结果一样准确。4 小时试验时长的基本原理基于若干出版物中报告的以下内容：摄入试餐后 4 小时检出胃轻瘫的几率高于摄入试餐后 2 小时的检出概率。一项调查报告称，通过将试验时长从 2 小时延长至 4 小时，胃轻瘫的患者确诊数量增加了 30%。该方案的广泛使用可确保不同机构间的结果具有可比性。表面上，尽管 4 小时的试验时长似乎对临床工作要求很高，但标准化方案实际上可以提高患者检测量。由于每个患者的总显像时间很短，可以在同一个早上用同一台机器对多个患者进行试验。

固体胃排空试验结果的解读

如果 2 小时的滞留值 < 60% 滞留（排空率 > 40%）且 4 小时的滞留值 < 10% 滞留（排空率 > 90%；见图 10.7），则认为标准化胃排空试验结果正常。Tougas 方案使用了"滞留百分比"表示正常值。教科书上通常更倾向于使用"胃排空百分比"。根据完整试餐的摄入量计算正常值。摄入量较少或减少鸡蛋、面包、果酱或水的摄入可能比摄入完整试餐排空更快。尚未发布摄入部分试餐的正常值。因此，如果患者不能摄入完整试餐，则应在解读结果中添

加一项说明（例如，"由于患者未摄入完整试餐，试验结果可能会高估胃排空率"）。

排空延迟可能发生在摄入试餐后 2 小时和 4 小时、仅发生在摄入试餐后 2 小时或仅发生在摄入试餐后 4 小时。所有这些模式均是异常的，均可能导致患者出现症状。如果已达到摄入试餐后 4 小时的正常值，则可以提前（例如，2 小时）中止试验。出于相同原因，一些诊所会采集摄入试餐后 3 小时的图像，如果排空率 > 90%，则有可能提前停止试验。已将快速排空定义为摄入试餐后 1 小时的排空率 > 70%（见图 10.9）。

目前已发布的两项大型研究报告称，在超过 50% 的患者中，可在摄入试餐后 2 小时停止固体胃排空试验，因为此时的排空值可预测这些患者在摄入试餐后 4 小时的胃排空情况。如果摄入试餐后 2 小时胃排空率 < 35%，则可将试验结果解读为排空延迟，并停止试验。如果排空率 > 55%，则可以将该结果解读为正常（准确度较高），并中止试验。如果排空率处于这两个值之间，则试验必须持续 4 小时。提前停止的缺点是可能更难与后续随访试验结果进行比较。

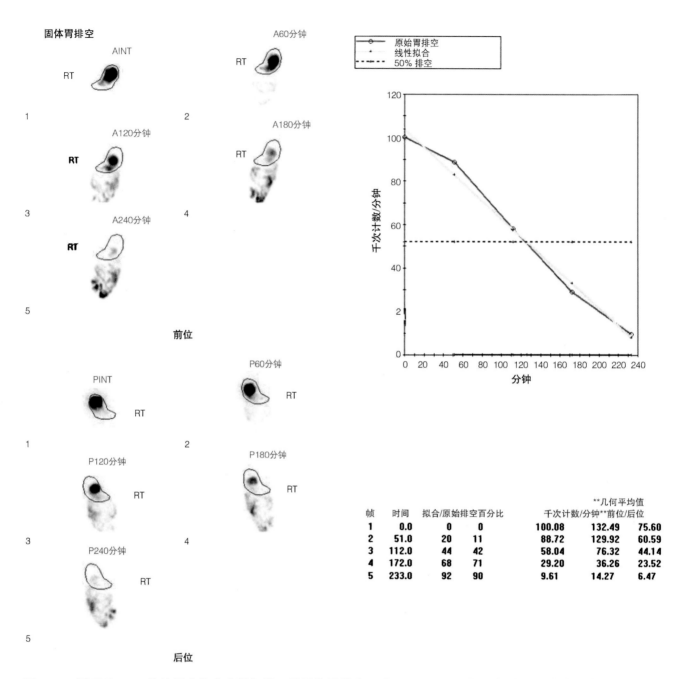

帧	时间	拟合/原始排空百分比		**几何平均值 千次计数/分钟**前位/后位		
1	0.0	0	0	100.08	132.49	75.60
2	51.0	20	11	88.72	129.92	60.59
3	112.0	44	42	58.04	76.32	44.14
4	172.0	68	71	29.20	36.26	23.52
5	233.0	92	90	9.61	14.27	6.47

图 10.7　采用 Tougas 等的标准化方案进行的正常固体胃排空。在 0、1、2、3 和 4 小时时同时采集的（**左图**）前位（**上图**）和后位（**下图**）图像。未采集 3 小时时的图像。在胃周围绘制感兴趣区。（**右图**）时间 - 活度曲线和结果（**下图**）。2 小时（112 分钟）的经几何平均值校正的胃排空结果百分比为 44%（正常值为 >40%），4 小时（233 分钟）的相应值为 90%（正常值为 >90%）

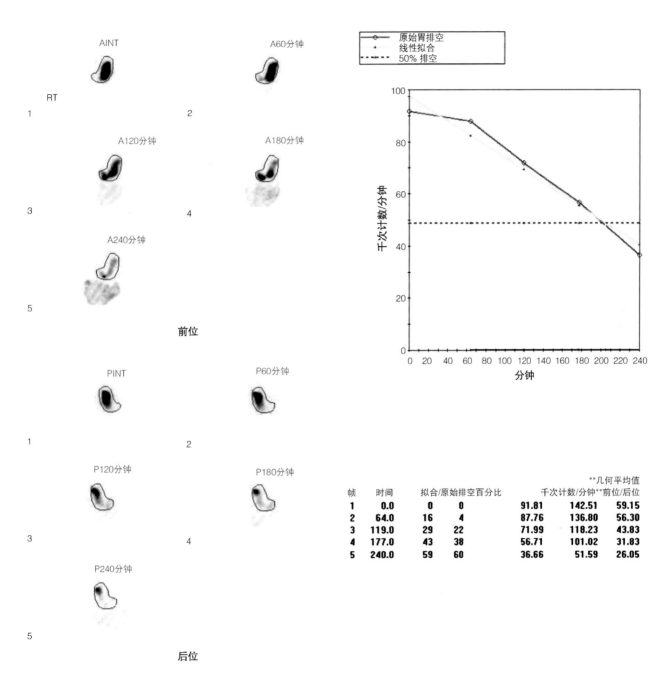

帧	时间	拟合/原始排空百分比		千次计数/分钟**	前位/后位
					**几何平均值
1	0.0	0	0	91.81	142.51	59.15
2	64.0	16	4	87.76	136.80	56.30
3	119.0	29	22	71.99	118.23	43.83
4	177.0	43	38	56.71	101.02	31.83
5	240.0	59	60	36.66	51.59	26.05

图 10.8   固体胃排空延迟（使用标准化方案）。2 小时（119 分钟）的胃排空百分比为 22%（正常值为 > 40%），4 小时的相应百分比为 60%（240 分钟；正常值为 > 90%）

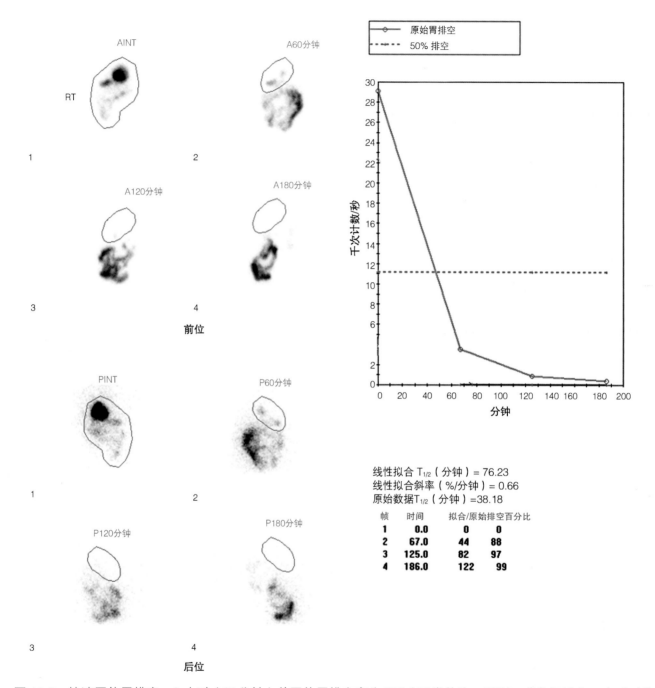

图 10.9   快速固体胃排空。1 小时（67 分钟）的固体胃排空率为 88%（正常值为 > 70%）。我们还认为 2 小时时的排空率 > 90% 是快速排空。初始（时间点 0）感兴趣区（ROI）包括腹部活度。由于排空快速，第一张图像中摄入后的试餐已转移至小肠。因此，为了准确计算摄入的经放射性标记的试餐总量，初始图像需要较大的 ROI

替代固体试餐

有些患者因饮食习惯或过敏原因不能以鸡蛋作为试餐。有关替代试餐正常值的数据有限。一项已发布的小型研究表明，尽管 EnsurePlus（8 盎司）是全液体试餐，但其正常值与标准化试餐并无显著差异。据报道，其他一些试餐均具有既定的正常值，但其成分和用途通常因其来源国而有所不同。一种具有公认正常值的替代试餐是透明液体试餐，详见下一节。无法摄入标准试餐或 EnsurePlus 的患者可使用该试餐。

液体胃排空

长期以来，公认的观点是，液体胃排空试验对于胃轻瘫的检测不如固体胃排空试验灵敏，液体胃排空试验仅在胃轻瘫的晚期才显示为异常，而且临床上仅需要进行固体胃排空试验。然而，尚未公布支持这一观点的任何数据，而且最近已证明该观点是错误的。

两份包含 140 名患者的研究报道，比较了疑似胃轻瘫患者的单纯清水排空试餐与标准固体胃排空试餐的疗效。液体排空异常的患者多于固体排空异常的患者。最重要的发现是，固体排空试验正常的患者中有 25% 出现了液体排空延迟。有关这些结果的病理生理学解释尚不清楚；然而，这可能有助于对患者的症状做出解释。我们的许多患者都被推荐参加这两项研究。

有关使用单纯清水进行试验的方法描述见专栏 10.6。因为水排空迅速，试验时间仅需 30 分钟（1 分钟成帧速率）即可完成。摄入 300 ml 含 1 mCi ⁹⁹ᵐTc-DTPA 或 ⁹⁹ᵐTc-SC 的水溶液后，立即开始图像采集。或者，可在同一天依次进行液体和固体试验，先用 ¹¹¹In-DTPA 进行纯液体试验，然后再经 ⁹⁹ᵐTc-SC 标记的固体进行试验。可以同时评估液体和固体胃排空，并在某些机构使用双同位素采集技术进行（图 10.10）。与摄入纯液体试餐相比，同时摄入经 ¹¹¹In 放射性标记的液体与经 ⁹⁹ᵐTc 标记的标准化固体试餐的排空时间更长。尽管目前原因尚不明确，但摄入纯液体和同时摄入液体和固体的结果之间相关性很差，这可能提供了其他病理生理学信息。但是，如果出现异常，两者都可用于解释患者症状。

专栏 10.6　液体（水）胃排空：方案概要

患者准备
患者在接受试验前必须空腹 4~6 小时。

放射性药物和试餐
⁹⁹ᵐTc-DTPA 或 ⁹⁹ᵐTc-SC，300 ml 1 mCi（37 MBq）的水溶液

测量仪器
γ 照相机：大视野，双头探测器
准直器：低能量平行孔、高分辨率或通用
⁹⁹ᵐTc，窗宽为 20%，光电峰能窗中心约为 140 keV
计算机设置：1 分钟帧（128×128 模式矩阵）× 30

患者摆位
将 γ 照相机置于左前斜位（LAO）投影中，并将医院盖尼式床调整至半直立状态（30°~45°）（使患者方便摄入试餐，并使用 LAO 投影中的照相机迅速开始显像）

显像方案
让患者吞咽经放射性标记的水。吞咽水后，立即采集 1 分钟图像，持续 30 分钟。

处理
在所有图像上绘制感兴趣区（ROI）以勾勒出胃轮廓。衰变校正。
观察胃与小肠 ROI 的重叠情况。如果存在重叠，重新绘制 ROI 以消除重叠。
计算排空半减期和指数 $T_{1/2}$。

解读
正常值：小于 25 分钟
根据最能代表表观排空的时间，使用排空半减期和 / 或指数拟合。

DTPA：二乙撑三胺五乙酸；SC：硫胶体。

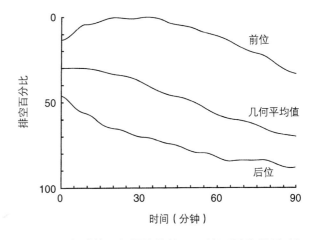

图 10.10　衰减的几何平均值校正。前置探头所得时间 - 活度曲线（TAC）显示，在排空开始前曲线持续上升；然而，在时间点 0 所有试餐均存在于胃中。后置探头所得曲线显示，自时间点 0 时起计数开始减少。几何平均值校正曲线具有正常模式，首先是停滞期，然后是线性排空

胃排空的量化

多年来，已使用多种方法对胃排空试验进行了量化。然而，研究发现，较为频繁的显像、使用其他量化方法或对停滞期进行计算均不具有临床优势。因为仅有 4~5 个数据点，使用排空百分比比使用标准方法获得的排空速率（$T_{1/2}$）更为准确。对于标准化固体胃排空试验，在每个时间点处绘制前位和后位像的胃感兴趣区（ROI）（参见图 10.7~ 图 10.9）。必须进行衰变和衰减校正才能进行准确量化。计算每个时间点处的排空百分比。

排空百分比 = 初始试餐计数减去 1 小时、2 小时和 4 小时时的计数，每个时间点处的试餐计数除以初始试餐计数，且对所有计数进行衰减和衰变校正。

衰减校正

在胃排空试验中，由于胃内容物是从相对靠后的胃底移动到更靠前的胃窦，衰减随着试餐在胃中位置的不同而存在差异。使用置于前位的单头探测器 γ 照相机进行图像采集时，尽管自时间点零时起所有试餐已位于胃中，但在试验的早期阶段计数仍会增加。这会导致量化误差。必须进行衰减校正，以获得正确的结果（参见图 10.10）。否则，排空率的低估幅度可能高达 10%~30%。这种情况在肥胖患者中最为明显；然而，在非肥胖患者中也有发生，且在不同患者之间不可预测。常用的衰减校正方法是数学方法，其中包括计算每个时间点处的几何平均值（前、后位计数乘积的平方）。

左前斜位投影采集方法是一种可将衰减影响降至最低的替代方法。在这一投影中采集试验图像。因为 γ 照相机的探头与胃内容物的移动路线大致平行，可以补偿衰减，因此可将衰减影响降至最低（图 10.11）。该方法的优点在于仅需要一个单头照相机，且无须进行数学校正。所得结果与几何平均值法获得的结果相关性良好，尽管几何平均值相对更准确，且在可能的情况下更可取（图 10.12）。

由于 ^{99m}Tc 半减期短（6 小时）且试验持续时间相对较长（4 小时），必须对固体试餐试验中的放射性衰变进行校正。已证实，如果 ^{99m}Tc 与 ^{111}In 的给药剂量比至少为 4:1，则向下散射（^{111}In 进入 ^{99m}Tc 能窗）和向上散射（^{99m}Tc 进入 ^{111}In 171 keV 能窗）均不会对结果产生影响。因此，如果使用 1 mCi ^{99m}Tc 和 100~200 μCi ^{111}In 的标准化剂量，则无须进行校正。

液体胃排空量化

由于液体胃排空通过迅速，无须对其进行衰减

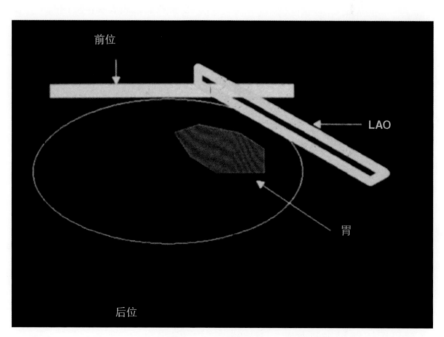

图 10.11　左前斜位（LAO）采集——横断面图。将照相机放在 LAO 投影中而不是前位像中，即 γ 照相机探头大致平行于胃内容物移动路线，以补偿衰减变化的影响。无须对衰减进行数学校正。

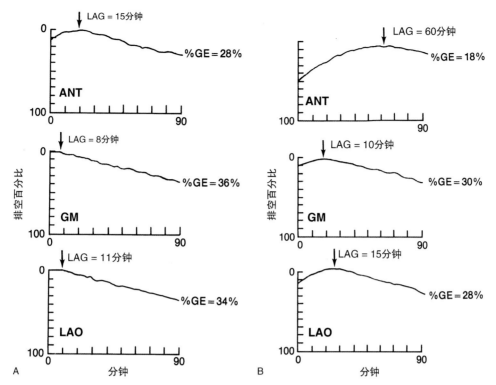

图 10.12　自上而下分别使用仅针对前位像（ANT）的照相机探头、几何平均值（geometrical mean，GM）和左前斜位（LAO）衰减校正对两名患者［A（**左图**）和 B（**右图**）］的停滞期（LAG）和排空百分比（%GE）进行的比较。（A）ANT- 采集时间 - 活度曲线（TAC）显示，曲线下降前的 15 分钟内计数略有上升。对前位像和后位像（**中间**）进行 GM 校正导致停滞期持续时间缩短至 8 分钟，并且其 %GE 比 ANT 像中的 %GE 更大。LAO 未经校正方法（底部）的结果与 GM 方法的结果极为相似。（B）不同患者。ANT 采集显示停滞期持续时间长达 60 分钟，并且 TAC 缓慢上升。GM 校正显著缩短了停滞期，然而仍有一定初始上升，表明校正不完全（**中间**）。%GE 大幅度提高。LAO 结果与 GM 相似，但不完全相同

校正。绘制胃 ROI，并计算排空的半减期（计数变为峰值计数的一半时，以分钟为单位的时间）和 / 或指数数学拟合 $T_{1/2}$（图 10.13 和图 10.14）。如果 ROI 中包括小肠活度，应将其排除在外，以纠正潜在的人为延迟。已对使用纯液体（水）试验获得的正常值进行了充分验证，半排空时间 < 25 分钟。向纯液体试餐中添加盐、糖等物质会降低排空速度。

胃适应性

　　研究发现某些存在胃轻瘫症状的患者胃排空正常。其中一些患者存在胃适应性问题，即摄入食物后胃底舒张能力不佳。就临床诊断而言，直接诊断法效果不佳，且令人感觉不适，而放射性核素法对患者来说具有效果直接和简便易行的优点。^{99m}Tc- 高锝酸盐通过静脉注射给予患者。对胃部进行 SPECT 显像采集。患者摄入试餐，然后进行第二次 SPECT 显像采集。计算摄入试餐前后的胃容积。通过比较比率与正常值，可以做出诊断。这仅是全球少数几个试验中心获得的诊断测试结果，但是其他试验中心对开展此项测试的兴趣也正在逐渐增加。

食管通过闪烁显像

　　食管通过异常通常表现为吞咽困难或胸痛，见于贲门失弛缓症、硬皮病、系统性红斑狼疮、肌营养不良、多发性肌炎、弥漫性食管痉挛等疾病的患者。钡餐食管造影可检测黏膜变化和解剖学病变，但只能对能动性进行粗略的定性评估。测压法可用于测定食管压力、蠕动和括约肌收缩 / 舒张压力，而无法测定通过压力（图 10.15）。食管通过闪烁显像是一项经过时间证明的测试，尤其对于贲门失弛缓症和硬皮病检测具有较高的准确度。目前最常见的医嘱是筛查运动性障碍的低度可疑患者，以避免侵

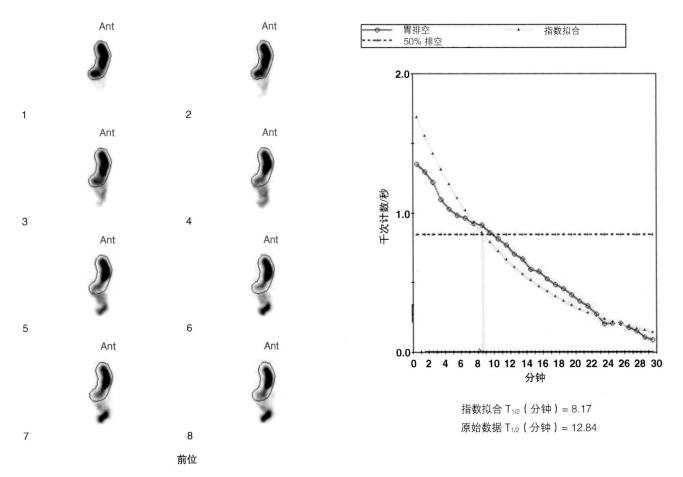

指数拟合 T$_{1/2}$（分钟）= 8.17

原始数据 T$_{1/2}$（分钟）= 12.84

图 10.13   正常纯液体（水）胃排空。仅显示了 30 个 1 分钟图像中的前 8 个图像。绘制胃感兴趣区（ROI），并生成时间 - 活度曲线。排空半减期为 12.84 分钟（正常值为 < 25 分钟）。指数 T$_{1/2}$ 拟合（**黄色线**）为 8.17 分钟

入性测压，或用以评估治疗对患者的病情缓解情况。据报道，该方法对检测异常通过的灵敏度为 92%，特异度为 88%。然而，该方法在区分根本原因方面并非特别有用。

食管通过闪烁显像方法

^{99m}Tc-SC 或 ^{99m}Tc-DTPA，溶于 5 ml 水（100~250 μCi）中，以水团形式吞服。专栏 10.7 描述了纯液体方案。采集后位像可使水团吞咽更易于进行，并便于密切观察患者。仰卧位消除了重力对食管清除的影响，因此认为使用该摆位时检测最灵敏。然而，在贲门失弛缓症中，重力是唯一的排空机制，因此需要直立位以进行系列检测。建议多次吞咽以完全排空食管，以增加对轻度疾病异常转运的灵敏度。有限的数据表明，半固体试餐可能对食管运动功能障碍检测更灵敏；但是，相关数据有限。

分析和量化

通过查看单个连续食管吞咽图像及动画式播放即可对严重通过异常做出诊断。然而，量化有助于诊断不太严重的异常，并有助于比较一段时间内的系列研究结果以确定治疗效果。时间 - 活度曲线通常是针对整个食管和选定区域（例如，上段、中段、下段；图 10.16~ 图 10.18）得出的。通过计算转运时间、排空百分比或在定义时间点的食管残留，对食管通过进行了量化。转运时间被定义为从食团最初进入食管到除 10% 的峰值活动消失（异常值 > 15 秒）为止的时间。将排空百分比（正常值为 > 83%）量化为最大计数减去最大计数后 10 秒时的计数 / 吞咽前最大计数。

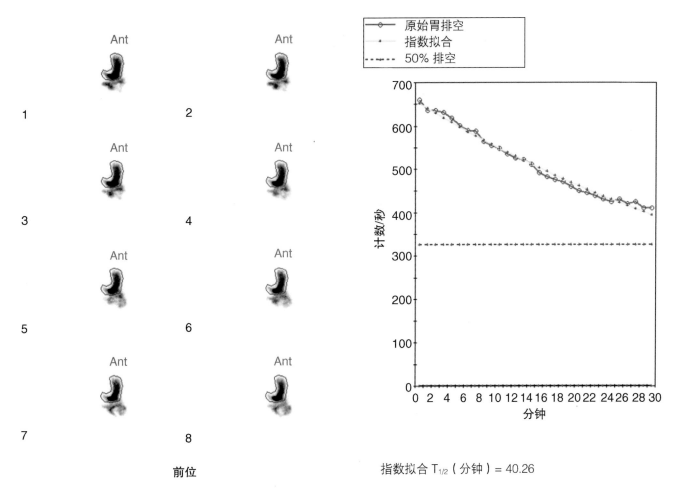

图 10.14　纯液体（水）胃排空延迟。仅显示了 30 个 1 分钟图像中的前 8 个图像。$T_{1/2}$ > 40 分钟为排空延迟（正常值 < 25 分钟）

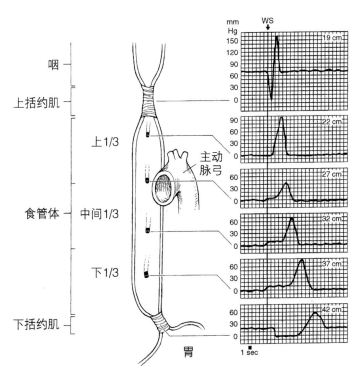

图 10.15　食管动力。吞咽会引发协调的蠕动性收缩，并将食物向食管推移。食管由三个区域组成：上食管括约肌（upper esophageal sphincter, UES），可将食物从口腔传送入食管，并防止气管支气管误吸；食管体，近端为横纹肌，远端为平滑肌；和下食管括约肌（lower esophageal sphincter, LES），一个可防止胃内容物反流，但在吞咽过程中又会通过舒张将食物挤入胃的高压平滑肌区。图中所示为大口水吞咽（water swallow, WS）时的测压压力变化。WS 后，UES 压力短暂下降，然后 LES 压力下降并保持低水平，直至通过蠕动性收缩穿过 UES 和食管体，关闭 LES

专栏 10.7　食管通过（纯液体）闪烁显像：方案概要

患者准备

患者应整夜禁食。

靠近环状软骨放置放射性标志物。

将照相机置于后位。

患者应为直立或仰卧姿势（贲门失弛缓症患者必须为直立姿势）。

使用非放射性食团练习吞咽。

放射性药物

^{99m}Tc-SC 或 DTPA，10 ml 100~250 μCi（11 MBq）的水溶液

测量仪器

照相机设置：^{99m}Tc，窗宽为 20%，光电峰能窗中心为 140 keV

计算机设置：0.5 秒 / 帧 × 120；字节模式，64 × 64

吞咽程序

使用无标记食团练习吞咽。以食团形式吞服经放射性标记的液体。

处理和量化

时间 - 活度曲线，压缩的动态图像

计算通过时间：

自食团最初进入食管到除 10% 的峰值活动消失（异常值为 > 15 秒）为止的时间。

排空百分比：

最大计数减去最大计数后 10 秒的计数除以吞咽前的最大计数（正常值为 > 83%）

DTPA：二乙撑三胺五乙酸；SC：硫胶体。

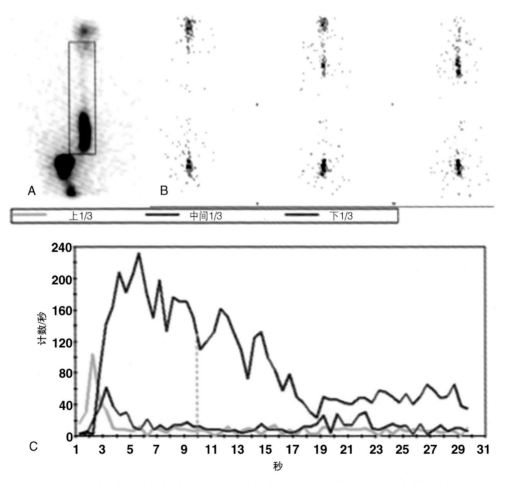

图 10.16　食管吞咽延迟和量化。（A）汇总图像显示，食管下 1/3 存在通过延迟。（B）选定的 30 秒连续动态图像显示，食管上 2/3 为正常通过，而远端 1/3 为缓慢通过。（C）上、中和下段的时间 - 活度曲线。红色曲线（食管的下 1/3）表明通过存在延迟。食管通过时间小于 30 秒。10 秒时的食管排空百分比为 54%（正常值为 > 83%）

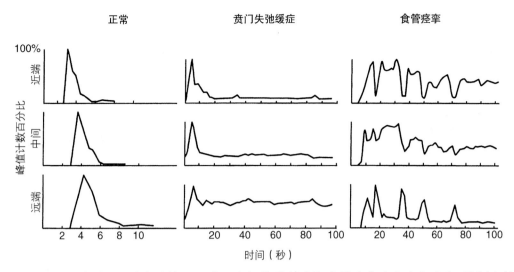

图 10.17　食管时间 - 活度曲线：正常、贲门失弛缓症和食管痉挛（**自左向右**）。绘制食管近端、中间和远端的感兴趣区（ROI），并生成时间 - 活度曲线。（**左图**）健康受试者，食团自食管近端向远端顺次迅速通过。（**中间**）贲门失弛缓症患者，下食管的通过延迟最显著。（**右图**）食管痉挛患者，收缩不协调，食团在食管中通过不佳

胃食管反流疾病

胃食管反流疾病（gastroesophageal reflux disease，GERD）是一种常见且有时非常严重的疾病。在成人中，胃灼热是该病的主要症状。并发症包括食管炎、胃出血、胃穿孔、胃狭窄、Barret 食管和癌症。在儿童中，反流通常表现为不同的症状，包括呼吸道症状、缺铁性贫血和发育不良。婴儿出现反流属于正常现象，通常在 18 个月时会自行消失。然而，少数会有持续性症状并伴有严重的后遗症。伴相关食管动力失调的患者更容易出现症状性疾病，这会延长黏膜在反流物中的暴露时间。胃排空延迟可能会加重症状并妨碍有效治疗。

GERD 的诊断

有多种测试方法可用于确定诊断。钡餐食管造影可用于检测黏膜损伤、狭窄和肿瘤，但对反流的灵敏度较低。通过内镜检查可对食管黏膜进行直接观察，并可对溃疡和疑似存在恶性肿瘤的区域进行活检。通过伯恩斯坦（Bernstein）酸输注测试，即将盐酸（0.1 N）注入到食管远端，以重现反流症状并确认其食管来源。可通过监测 pH 值进行诊断。将 pH 电极置于食管远端，进行 24 小时监测。若 pH 值突然降至 4.0 以下，则诊断为反流；然而，这种检测方法具有侵袭性并且对技术要求很高。

闪烁显像

放射性核素胃食管反流检测具有可定量、无创且技术上易于实施的优点。虽然最常用于新生儿，但经过简单改进，也可用于成人。过去，该检测的实施方式与钡餐造影检测类似，即在采集每个连续静态 30 秒图像期间，使用 Valsalva 动作和束腹带逐步增加腹腔内压。但是，这不符合生理学规律，灵敏度较差，因此不再建议使用。该检测被称为"牛奶检测"，即婴儿或儿童摄入这种示踪剂或含 ^{99m}Tc-SC 的正常配方奶粉或牛奶。对于年龄较大的儿童和成人，通常将放射性示踪剂与橙汁混合。

摄入后，在计算机上以 5~10 秒 / 帧的成帧速率采集试验图像，持续 60 分钟。这种快采集速率可为反流事件检测提供较高的灵敏度。也可以在摄入后即刻以及在摄入后 1 小时和 2 小时通过采集静态图像来测定胃排空情况。参见专栏 10.8 中的方案。

图像解读

应仔细查看所有图像帧，调整能窗以尽可能提高检测食管的灵敏度。采用动画式播放以观察动态过程。将进入食管的活度出现的明显尖峰视为反流事件（图 10.19）。有关新生儿或幼儿的正常值尚未确定。新生儿通常存在一些反流症状。高反流事件的数量越多，持续的时间越长，问题就可能越严重。

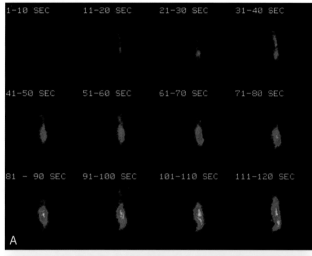

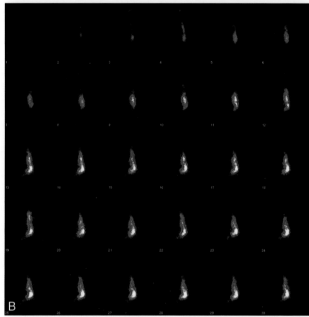

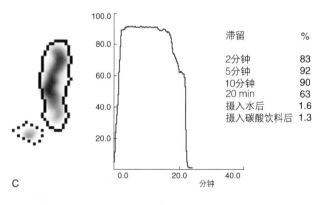

滞留	%
2分钟	83
5分钟	92
10分钟	90
20 min	63
摄入水后	1.6
摄入碳酸饮料后	1.3

图 10.18 贲门失弛缓症：半固体试餐。该方法最适合用于贲门失弛缓症患者的随访。（A）10 秒 / 帧。食管中的活度滞留，最常见于食管远端。（B）2 分钟 / 帧。食管远端持续滞留 30 分钟以上，进入胃的清除率最小。（C）食管排空的量化。时间 - 活度曲线显示，摄入碳酸饮料前通过存在严重延迟，摄入后迅速排空。计算的 20 分钟滞留率：63%（正常值为 <5%）

专栏 10.8　胃食管反流（"牛奶检测"）闪烁显像：方案概要

患者准备

NPO 3 小时

计算机设置

成帧速率为 5~10 秒 / 帧，持续时间 60 分钟

放射性药物

^{99m}Tc-SC，与配方奶粉或牛奶混合的量为 0.1 mCi

摄入试餐

婴儿：摄入正常试餐（配方奶粉或牛奶）。将放射性核素与一半试餐混合，并喂给儿童。然后，将剩余的另一半"冷"试餐喂给儿童。橙汁用作年龄较大儿童和成人的试餐。

显像方案

母亲给婴儿拍嗝后，将患者置于仰卧位，γ 照相机置于后位，并使胸部和上腹部位于视野内。

在口腔内放置放射性标记物拍摄数帧图像。

在摄入后即刻以及摄入后 1 小时和 2 小时时采集 1 分钟前 / 后位图像。

从第一个 1 分钟静态图像开始，以 5~10 秒 / 帧的速率采集图像，持续 60 分钟。

在 2 小时采集胸部图像。误吸的诊断可由计算机增强功能辅助。

对胃食管反流事件和胃排空进行量化：

短暂反流事件 ≤ 10 秒

长期反流事件 > 10 秒

低反流事件 < 食管上半段距离

高反流事件 ≥ 食管上半段距离

汇总每个类别的事件。

1 小时的正常胃排空率 > 50%，2 小时的正常胃排空率 > 75%

NPO：禁食；SC：硫胶体。

胃容量较小时发生的反流事件更具有临床意义，因为发生反流时不会受到饱餐后压力增加的影响。反流事件的检测受摄入试餐量和胃排空速率的影响。胃充盈时，检测反流事件的灵敏度最高；胃排空时，灵敏度下降。

图像解读和量化

应审查所有图像以获取反流事件的证据。注意口腔的标记有助于估计反流程度。一种量化方法是使用简单的半定量方法，即根据每个反流事件的持续时间（< 10 秒或 ≥ 10 秒）以及与摄入试餐量的时间关系（较低胃容量的反流事件更具意义），将每个反流事件分级为高级别或低级别（≥ 或 < 食管中

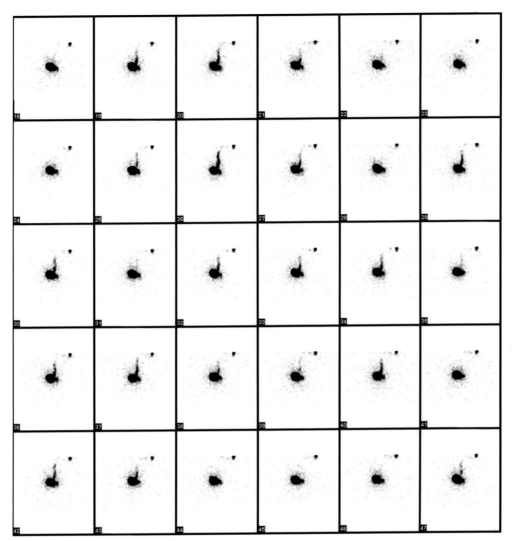

图 10.19　胃食管反流。连续 5 秒 / 帧的画面显示了多次发作持续时间长（＞15 秒）的高级别（食管中段以上）反流事件

段）。反流事件的总数和级别可以归纳为以下四类：

1. 低级别，＜10 秒
2. 低级别，≥10 秒
3. 高级别，＜10 秒
4. 高级别，≥10 秒

已使用其他定量参数，例如，可在食管上绘制 ROI，并生成时间 - 活度曲线（TAC）。据报道，峰值＞5% 可诊断为胃食管反流。

准确度

据报道，在当前使用的快速成帧速率方案中，该方法检测反流的灵敏度为 75%～100%，优于钡餐试验。因为从 pH 值监测器中清除缓慢，所以用于 pH 值监测的标准技术存在局限性［即，需要 24 小时监测及较差的时间分辨率（检测复发性事件）］。使用闪烁显像和 pH 值监测可获得最高的灵敏度。配方奶粉或牛奶的正常胃排空值尚未完全确定，但一致认为摄入后 1 小时的排空值应为 40%～50%，摄入后 2 小时的排空值应为 60%～75%。2 小时值被认为更可靠。

唾液图

尽管在胃食管反流检测中应始终监测是否发生误吸，但据报道，通过放射性核素牛奶检测法检测误吸的灵敏度较差，仅为 1%～25%。然而，当胃食管反流检测结果为阴性时，"唾液图"通常可证明临床疑似误吸。唾液图是食管通过检测的一种变通检测法。将一滴放射性示踪剂置于婴儿的口腔或舌后部。使用类似于反流研究的成帧速率采集图像，然后采集静态图像（图 10.20）。

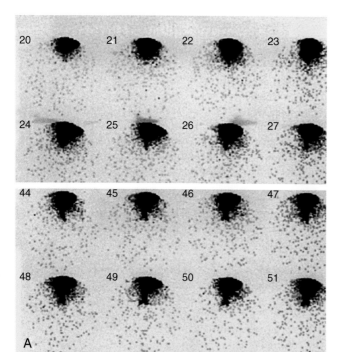

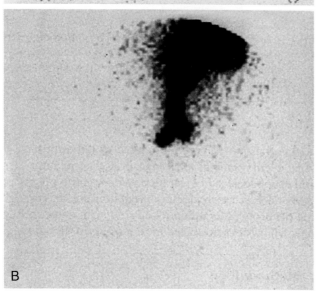

图 10.20 "唾液图"（食管吞咽）：误吸。发生于具有吞咽和神经系统问题的新生儿。一项既往胃食管反流研究显示有大量反流事件，但无误吸。将 ^{99m}Tc- 高锝酸盐置于舌后部，以便儿童吞咽。（A）连续 5 秒 / 帧图像显示，^{99m}Tc- 高锝酸盐已移动至气管分叉处。（B）摄入后 1 小时的高计数前位图像显示，^{99m}Tc- 高锝酸盐在气管分叉处存在持续性滞留

肠道通过闪烁显像

在许多核医学显像机构中，肠道通过闪烁显像尚未成为一项常规检测。但是，这种状况似乎正在发生改变。胃肠病学家发现肠道通过闪烁显像可用于评估患有各种与胃肠道相关症状的患者。小肠运动功能障碍可有多种临床表现和症状，包括一些与胃动力障碍重叠的症状，如餐后上腹部或脐周腹痛、腹胀、恶心、消化不良、呕吐和腹泻。大肠运动功能障碍症状可能包括便秘、腹泻、大便失禁、下腹部疼痛和上腹部不适等症状。肠道通过异常可能累及整个结肠，也可能是区域性的（例如，仅限于右结肠、降结肠或直肠乙状结肠），对这些异常进行区分对于有效治疗至关重要。

非闪烁显像方法学

随不透射线的标记物咽下造影剂并采集腹部放射照片以绘制其移动图，已被用作肠道转运的指标；然而，该方法不符合生理学规律（即，摄入的物质不是食物，并且肠道很可能以与处理食物不同的方式对其进行处理）。重复进行腹部图像采集可能会产生较高的辐射剂量。氢或乳糖呼吸测试有时用于估计小肠转运情况，可测定碳水化合物被结肠细菌发酵时产生的氢气。然而，1/4 的结肠菌群中并不存在这种发酵细菌。该测试仅可测定试餐中最早咽下部分从口腔到盲肠的通过时间，而非测定整个试餐的通过时间。无线动力胶囊（Smartpill）可用于测定肠道内的 pH 值和压力，但必须将其吞咽且需要多日监测；然而，该方法费用高昂，公布的数据有限，且不具有真正的生理学意义。

小肠通过闪烁显像

肠道通过的闪烁显像量化并不像胃排空那么简单。对于胃排空，开始采集时所有试餐均存在于胃中，而量化则取决于试餐排空量或速度。对于小肠通过，试餐会不断地从胃转移至小肠，并从小肠转移至大肠，这使得量化变得复杂。现已发布了多种小肠闪烁显像量化方法。

一种常见方法是在摄入或不摄入非固体试餐时，使用口服液体标记物（例如 ^{111}In-DTPA）。^{111}In-DTPA 不会被重吸收，并且具有足够长的半减期。进行图像采集的时间通常为 5~6 小时。放射性标记物在穿过小肠时会扩散开来。识别放射性示踪剂的第一次累积或在特定时间间隔到达回盲瓣或盲肠的百分比已被用于估计小肠的通过情况（图 10.21~10.23）。据报道，使用 ^{99m}Tc-HIDA 放射性示踪剂进行试验的数据有限。

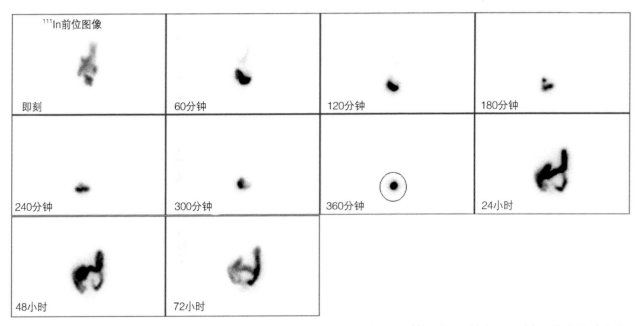

图 10.21　小肠和大肠通过：小肠通过正常，大肠通过延迟。摄入经 [111]In 标记的水后即刻开始成像（左上方）。胃内可见放射性示踪剂。示踪剂会迅速向远端移动至小肠，然后移动至回盲瓣区域（最佳显示时间为 360 分钟），在该区域绘制感兴趣区（ROI）。在摄入后 24 小时，放射性示踪剂已移动至横结肠，并有少量移动至降结肠。然而，在摄入后 48 小时和 72 小时通过不良，出现了延迟

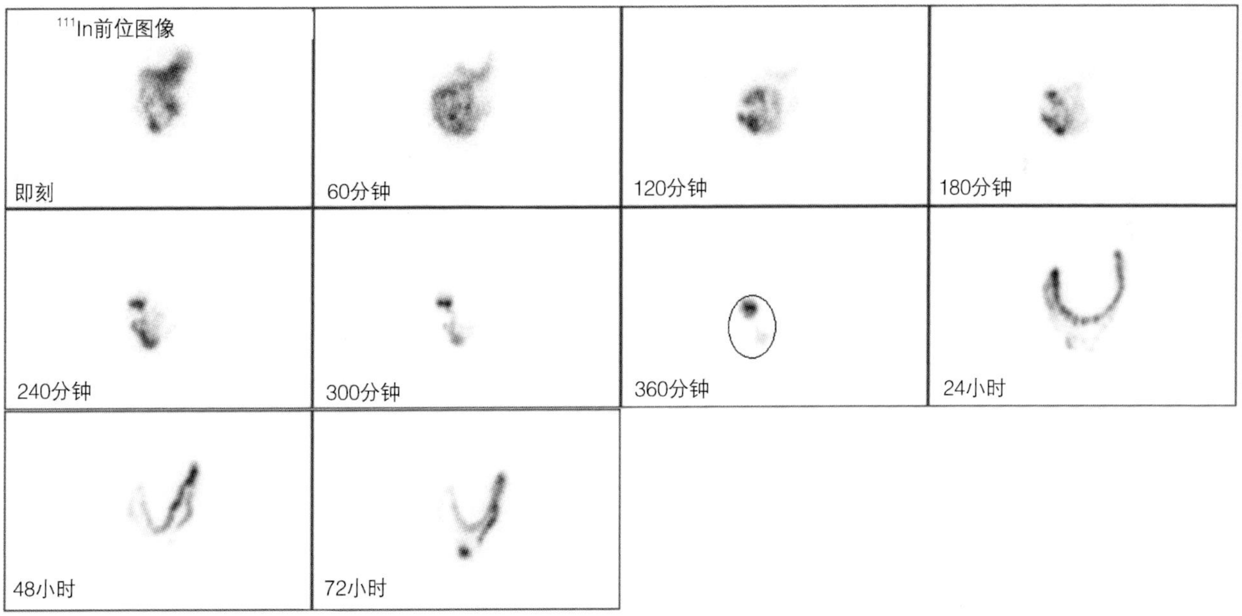

图 10.22　小肠通过：正常。摄入经放射性标记的水后，开始（即刻）采集所有 [111]In 前位图像。可观察到胃以及水向小肠近端通过的情况。然后每 60 分钟采集一次图像，持续 6 小时（360 分钟）。最后，在摄入后 24、48 和 72 小时采集结肠通过图像。在连续图像中，小肠内放射性活度向远端移动，定位在回盲瓣和盲肠区域。在 360 分钟图像中绘制感兴趣区（ROI），以在前位像和后位像（后位像未显示）中均涵盖远端回肠和盲肠。在这种情况下，假设下段活度是回盲瓣，则上段活度是盲肠。如果活度沿大肠进一步移动，则会将其涵盖在内。到达该区域的放射性示踪剂数量是衡量小肠通过情况的一个指标。在此情况下，为 69% 或正常（正常值为 > 49%）。在摄入后 24 小时活度已达到横结肠

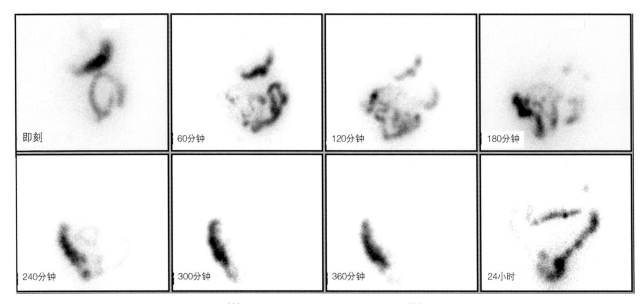

图 10.23　小肠通过：快速。摄入含 ^{111}In-DTPA 的水和固体试餐后的 [111]In 前位图像。在顶部第一行中，时至 180 分钟胃中几乎完全排空（**第一行，右上方**）。在小肠中快速通过，因此到 240 分钟时（**第二排，最左侧图**），几乎所有活度均位于升结肠。在其下方可观察到回盲瓣。到 24 小时（第二排，最右侧图），活度几乎全部从升结肠移出，其中一些移动至横结肠，但大部分移动至降结肠和直肠乙状结肠。在 360 分钟时绘制感兴趣区（ROI），以涵盖达到回盲瓣或位于其远端的所有活度。在此情况下，涵盖了整个图像，因为该区域超出了回盲瓣。小肠通过率为 100%。24 小时图像显示试餐在大肠中快速通过，大部分活度位于降结肠和直肠乙状结肠

大肠通过闪烁显像

现已使用了多种在到达大肠之前不会分解的放射性药物，例如经 [131]I 放射性标记的纤维素纤维。关于使用 [67]Ga 枸橼酸盐测定大肠通过情况的数据有限。最常用的方法为随或不随试餐口服摄入 ^{111}In-DTPA。一种量化方法是计算活度的几何中心，即，在几天的特定时间间隔内，针对大肠的 5~7 个连续区域计数的加权平均值（图 10.24）。这样可以进行关于通过的半量化评估。然而，绘制所有这些区域是极为困难的，且并不总是能重复进行这些绘制。另外，已发布了一种用于计算摄入后 24 小时、48 小时和 72 小时的通过百分比的方法（类似于胃排空百分比），并且该方法与几何中心法具有很好的相关性（图 10.25 和图 10.26）。然后，通过图像分析评估通过延迟的弥漫性或区域性。

全肠通过或综合胃肠通过闪烁显像

目前，一些机构的研究已经采用了评估上、下胃肠道通过情况的单项联合序贯检测方案。将固体和液体胃排空以及小肠和大肠通过合并为一项为期数天的检测，以固体鸡蛋作为固体排空的标准化试

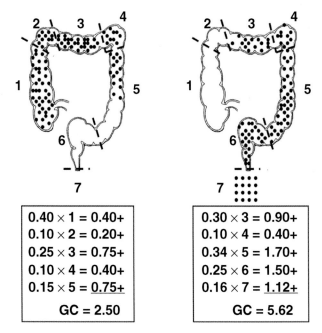

图 10.24　结肠活度几何中心。几何中心是针对结肠、升结肠、横结肠、降结肠和直肠乙状结肠的特定段而计算的放射性活度加权平均值。几何中心的计算方法为：每个区域计数所代表的加权分数之和乘以区域数量，再除以总计数（From Maurer AH, Camilleri M, Donohoe K, et al. The SNMMI and EANM practice guideline for small-bowel and colon transit 1.0. *J Nucl Med.* 2013;54:2004-2013.）

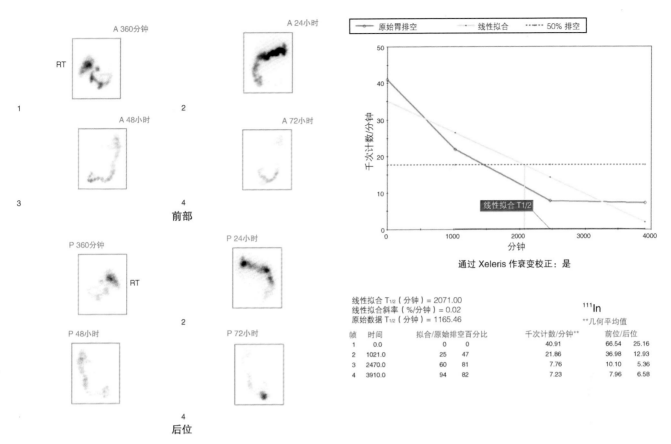

图 10.25　大肠通过：正常。患者主诉复发性腹痛和便秘。所用格式和软件与胃排空程序类似。在 360 分钟时**（前位图像和后位图像的左上角）**，活度主要位于小肠。在 24 小时**（右上角）**，活度已移动至升结肠，甚至更进一步移动至横结肠。到 48 小时，活度位于降结肠和直肠乙状结肠，但自 24 小时起整体活度显著减少。在 72 小时时，大部分活度已经消失，仅在降结肠和直肠乙状结肠中有少量残留**（右下方前、后位图像）**。24 小时的量化值为 47%，48 小时为 81%，72 小时为 82%，均为正常结果（参见排空百分数列；24 小时的正常值 >14%，48 小时时 >41%，72 小时时 >67%）

餐，以 ^{111}In-DTPA 作为液体排空、小肠及大肠通过的试餐。检测开始时还增加了一个简单附加项——食管通过。现已使用了多种方法。汇总方案样例参见专栏 10.9。由于上、下胃肠道疾病的症状可能重叠，这些检测可在一次 72 小时的检测中对整个胃肠道情况进行评估（图 10.27）。此外，这些患者中的许多人在胃肠道中有多个区域存在通过异常。

消化道出血

由于急性消化道出血可能危及生命，需要迅速定位出血部位以进行有效治疗。病史和体格检查通常可用于区分上消化道出血和下消化道出血（特别是 Treitz 韧带以上或以下）。上消化道出血通常表现为黑便；而血液呈鲜红色则表明出血点在下消化道。上消化道出血通常通过胃插管进行确诊并通过柔性

纤维内镜操作进行治疗。对下消化道出血进行确诊则更困难一些。在活动性出血期间使用结肠镜的价值有限。

放射性核素消化道出血显像成为消化道出血的标准成像方法已有数十年的历史，于 1977 年首次报道。仅仅 2~3 ml 的出血量即可被检测到。某些研究中心正在把对比剂增强计算机体层血管成像（CTA）作为消化道闪烁显像的一种替代方法，因为该方法易于操作且可对出血部位进行出色的解剖显像。但是，由于消化道出血是间歇性的，放射性核素检测具有明显的优势，能够在长达 24 小时的时间内对患者进行显像，而不仅仅是在注射后即刻显像。使用 CTA 的其他缺点还包括需要静脉注射造影剂，并且对患者有较高的辐射剂量。放射性核素检测可检出 0.1 ml/min 速率的出血，而 CTA 可检出 0.3 ml/min 的出血，内脏血管造影术可检出 1.0 ml/min

N118

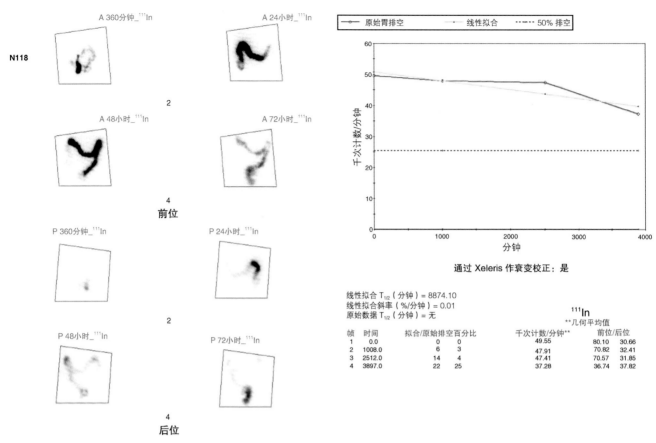

图 10.26　大肠通过：延迟。该患者为一名患有硬皮病、腹部不适和便秘的 50 岁女性。食管检测显示存在通过延迟（此处未显示）。她的胃排空情况正常。在 360 分钟时（**前位图像，左上方**），活度主要位于小肠，最主要在回盲瓣和盲肠处。到 24 小时（**右上方**），活度位于升结肠和横结肠。到 48 小时（**左下方**），活度位于横结肠和降结肠。在 72 小时时（**右下方**），分布情况基本保持不变，不过活度有所减少，且部分活度已到达直肠乙状结肠区（**后位图像，右下方**）。但是，量化结果显示通过具有普遍性延迟现象。即使在 72 小时时，该患者的通过或排空百分比也很小，只有 25%（帧 / 时间）。24 小时时的正常通过（排空）值为 14%，48 小时为 41%，72 小时为 67%

专栏 10.9　胃肠道综合通过：方案概要

食管通过：

后位像，直立

计算机设置：0.5 秒 / 帧 × 60

最初练习 2 次干燥吞咽；然后吞服 15 ml 含 100 μCi 的水丸。

正常值：通过百分比（> 83%），通过时间（< 15 秒）

纯液体胃排空：

300 ml 含 100 μCi 的 ^{111}In 水溶液

左前斜位（LAO）投影

1 分钟 / 帧 × 30

正常值：半减期（$T_{1/2}$）< 25 分钟

液体排空与固体胃排空同时进行：

120 ml 含 100 μCi 的 ^{111}In 水溶液

^{99m}Tc-SC 标准化蛋清三明治，果酱

0、1、2、3、4 小时时的前位 / 后位显像

正常值：1 小时时为 39%

小肠通过：

^{111}In 能窗：5 小时和 6 小时时的 1 分钟前位 / 后位图像

计算：360 分钟时达到回盲瓣的活度百分比或更高活度百分比

正常值：6 小时时 > 50

大肠通过：

^{111}In 能窗：24、48、72 小时时的 5 分钟前位 / 后位图像

计算：自 360 分钟基线的活度通过百分比（胃排空程序）

解读：包括用于确定是区域性延迟还是弥散性延迟的图像分析。

正常值：24 小时时为 14%，48 小时时为 41%，72 小时时为 67%；24 小时时的快速排空率 > 40%。

有关方法、处理和正常值的更多详细内容，参见

Antoniou AJ, Ziessman HA, et al. Comprehensive radionuclide esophago-gas-trointestinal transit: methodology, normal values, and initial clinical experience.

*J Nucl Med.*2015;56:721-727.

SC：硫胶体。

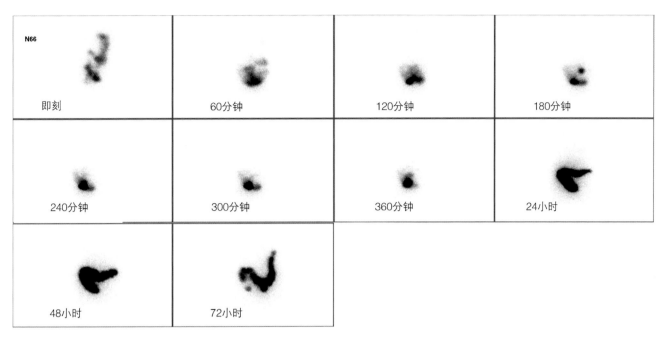

图 10.27　胃肠综合通过。该患者为一名患有餐后恶心、腹部不适和便秘的 35 岁女性。图中所示为摄入固 - 液混合试餐后的 ^{111}In 前位图像，未显示本次检测的食管和液体及固体胃排空部分。（**第一行**）胃中的 ^{111}In 活度（**第一张图像**）通常会在 180 分钟内移动至小肠。（**第二行**）240 分钟时大部分示踪剂位于回盲瓣（**第二行，左图**），这属于正常的小肠通过。到 24 小时，活度位于升结肠和横结肠。在 48 小时时未见变化，而 72 小时时通过出现严重延迟，即始终未到达降结肠

的出血。进行闪烁显像或 CTA 的一个重要目的是要确定是否为活动性出血，以便可以通过侵袭性肠系膜血管造影实施治疗性干预。具体使用哪种方法取决于当地现有条件。由于某些医院在周末和（或）夜间不具备核素显像检测条件，可能会优先选择 CTA。

消化道出血闪烁显像

业内最早采用的是使用 ^{99m}Tc-SC 的方法。静脉注射 ^{99m}Tc-SC 后，会被肝脏、脾脏和骨髓快速吸收，从而产生较高的靶本底比值。通过观察出血部位的腹腔外渗进行诊断。这项检测所需时间为 20~30 分钟。与 CTA 类似，本方法的缺点是进行检查的时间很短，期间可能会遗漏间歇性出血。随后使用了可进行更长时间成像的 ^{99m}Tc- 血清蛋白（一种血池显像剂）。1979 年，引进了使用 ^{99m}Tc- 高锝酸盐对患者红细胞（RBC）进行放射性标记的方法，目前该方法一直作为标准方法使用。图像质量优于 ^{99m}Tc- 血清蛋白，并且可以进行长达 24 小时的成像。仪器和方法的进步与改进提高了检测能力。

当 ^{99m}Tc- 高锝酸盐与 RBC 紧密结合，且残留的游离 ^{99m}Tc 最少时，图像质量最佳。游离 ^{99m}Tc 被唾液腺和胃黏膜吸收并分泌到胃中，然后进入胃肠道，

这可能使检测结果解读（即，区分游离 ^{99m}Tc 与活动性出血）变得更为复杂。

在开始进行放射性核素胃肠道出血检测之前，应与转诊临床医生、血管造影师和（或）外科医生讨论当出血检测结果为阳性时将采取的具体治疗计划。如果放射性核素检测结果为阳性，应立即进行（对比）血管造影术，以便最大可能地检出出血部位并进行治疗。

RBC 放射性标记

^{99m}Tc 必须先被还原，才能与血红蛋白的 β 链结合。为此，使用氯化亚锡或焦磷酸亚锡形式的亚锡离子（锡）作为还原剂。多年来，已使用多种方法对红细胞进行 ^{99m}Tc 标记，相关概述见专栏 10.10。

体内方法。体内方法是所描述的原始方法。首先静脉注射焦磷酸亚锡，15 分钟后通过静脉注射 ^{99m}Tc- 高锝酸盐。两者均可穿过 RBC 膜进行扩散。细胞内的亚锡离子可还原 ^{99m}Tc，然后与血红蛋白结合。尽管这种方法简单，但标记率至多为 75%。各种药品和其他相互作用可能会加剧标记不佳（表 10.2）。按照目前的标准，该方法并不是最理想的选择，仅适用于因宗教原因而不愿接受血液制品的患者。

专栏 10.10   99mTc- 红细胞（RBC）的标记方法

体内方法（标记效率，75%~80%）
1. 注射焦磷酸亚锡。
2. 等待 10~20 分钟。
3. 注射 99mTc- 高锝酸钠

经改进的体内（体外）方法（标记效率，85%~90%）
1. 注射焦磷酸亚锡。
2. 等待 10~20 分钟。
3. 将 5~8 ml 血液抽至含 99mTc- 的屏蔽注射器中。
4. 室温下轻轻振摇注射器内容物 10 分钟。

体外商业试剂盒（Ultratag；标记效率 > 97%）
1. 向试剂瓶（50~100 μg 氯化亚锡，3.67 mg 枸橼酸钠）中添加 1~3 ml 血液（肝素或酸性枸橼酸葡萄糖作为抗凝剂），并混合。反应 5 分钟。
2. 加入注射器 1 的内容物（0.6 mg 次氯酸钠），并上下翻转 4~5 次以混合。
3. 加入注射器 2 的内容物（8.7 mg 枸橼酸，32.5 mg 枸橼酸钠，葡萄糖）并混合。
4. 向反应瓶中加入 99mTc 10~100 mCi（370~3700 MBq）。
5. 混合，反应 20 分钟，中间摇匀几次。

表 10.2   99mTc- 红细胞标记不佳的原因

药品间的相互作用	肝素、阿霉素、甲基多巴、肼苯哒嗪、造影剂基质、奎尼丁
循环抗体	既往输血、移植史、部分抗生素
亚锡离子浓度过低	不足以还原 Tc（Ⅶ）
亚锡离子浓度过高	标记细胞前，Tc（Ⅶ）在红细胞外被还原
99Tc 载体	由于洗脱间隔时间较长，99mTc 在 99Mo/99mTc 发生器中积聚
"镀锡"的时间间隔太短	在加入 99mTc 之前，时间过短不足以使亚锡离子进入红细胞
孵育时间过短	时间不足以使 Tc（Ⅶ）发生还原

经改进的体内（体外）方法。 将焦磷酸亚锡注入静脉血管。15 分钟后，通过静脉血管将 3~5 ml 血液抽至含有 99mTc- 高锝酸盐和少量抗凝剂的铅屏蔽注射器中。在整个过程中，保持注射器与静脉血管连接，从而使该过程在封闭状态下进行。轻轻振摇注射器 10 分钟，然后将其内容物重新注入患者体内。这种方法的标记效率约为 85%。虽然该方法明显优于体内方法，且可用于胃肠道出血研究，但是某些药品和其他因素仍有可能干扰标记效果（参见表 10.2）。

体外方法。 最初，体外方法需要抽取患者血液，经离心从血清中分离出 RBC，对 RBC 进行放射性标记后，于血浆中重悬，然后将其重新注入患者体内。这种方法获得的结合效果极佳。然而，目前已有一种简单的商业试剂盒方法（UltraTag）可用于此目的，且标记效率高于 97%。该方法使用全血，无须离心处理（图 10.28）。抽取患者的血液，并将其添加到含氯化亚锡的反应瓶中。亚锡离子可穿过 RBC 膜进行扩散。加入同样可穿过 RBC 膜进行扩散的 99mTc- 高锝酸盐，其经细胞内的亚锡离子还原后，可与 RBC 结合。将混合物孵育 20 分钟后重新注入患者体内。与其他方法相比，该方法受药品标记干扰因素的影响最小。体内方法和经改进的体内方法的效果均取决于多余的细胞外还原亚锡离子的生物清除情况，但体外方法可通过添加次氯酸钠以氧化任何

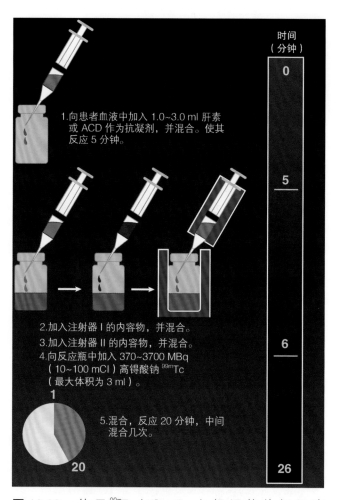

图 10.28 使用 99mTc（UltraTag）标记体外红细胞（RBC）。试剂盒由三种非放射性组件组成：一瓶 10 ml 氯化亚锡；装有次氯酸钠的注射器 1（用于氧化细胞外亚锡离子，防止 99mTc- 高锝酸盐在细胞外被还原）；和装有枸橼酸、枸橼酸钠和葡萄糖（ACD）的注射器 2。标记效率 > 97%

细胞外亚锡离子并防止 ^{99m}Tc- 高锝酸盐在细胞外被还原，从而确保仅 RBC 细胞获得放射性标记。

图像采集

专栏 10.11 描述了一种显像方案。采集仰卧位图像，并将照相机置于前位。静脉注射后，需要进行动态连续采集（1~3 秒 / 帧），然后以 1 分钟 / 帧的速度采集 90 分钟动态图像。采集骨盆左侧位或左前斜位的静态视图，有助于区分膀胱和生殖器区的活度与直肠内出血。如果检测结果不能确诊，则可视需要采集延迟显像达 24 小时。应始终以相同的成帧速率采集延迟图像，持续时间约为 30 分钟。

图像解读

进行放射性核素出血检测的目的是：①测定是否为活动性出血；②估计出血的大致速率；③确定出血部位。如果检测结果为阴性，由于放射性核素检测的灵敏度较高，则血管造影结果也可能为阴性。如果闪烁显像结果为阳性，则应立即进行血管造影。由于胚胎发育会使肠道解剖学结构变得更为复杂（图 10.29），且由于闪烁显像图像分辨率有限，应仔细审查所有连续 1 分钟帧，观察肠道血流路径，以确定出血部位。在此之前不应提前停止检测，除非患者病情不稳，需要立即送去进行血管造影。动态显示帧有助于准确定位出血的血管来源。

胃、甲状腺和软组织本底活度过多表明标记不佳。使用常规的颈部和腹部前位图像，如果甲状腺、唾液腺和胃没有明显的摄取，就可以确认血液中没有太多的游离 ^{99m}Tc- 高锝酸盐。最近一项造影剂研究

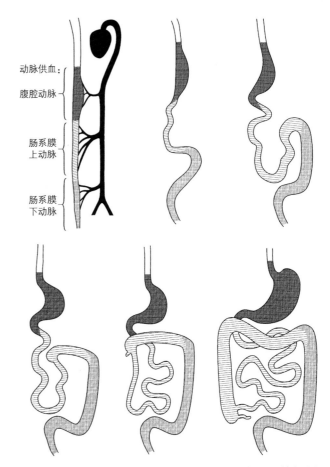

图 10.29　胃肠道的胚胎发育过程解释了其最终的解剖学构造。该图将胃肠道解剖学结构与其动脉供应（腹腔动脉、肠系膜上动脉和肠系膜下动脉）进行了关联

结果表明，碘可阻断甲状腺摄取，但唾液腺中的摄取是比较常见的。使用 ^{99m}Tc- 高锝酸盐或其他还原性 ^{99m}Tc 化合物使膀胱充盈可能会导致在前位像中难以发现直肠出血。左侧位或左前斜位（LAO）视图有助于确认或排除直肠出血。

专栏 10.11　消化道出血的 ^{99m}Tc- 红细胞（RBC）闪烁显像：方案概要

患者准备
　无

放射性药物
　经 ^{99m}Tc 标记的 RBC；体外试剂盒标记方法（UltraTag）

测量仪器
　γ 照相机：大视野
　准直器：高分辨率、平行孔
　计算机设置：1 秒 / 帧，持续 60 秒；1 分钟 / 帧，持续 90 分钟
　根据需要，最多 24 小时：应以 1 分钟 / 帧、持续 30 分钟的形式采集延迟图像序列。

患者摆位
　仰卧；进行前位显像时，应将腹部和骨盆置于视野中

显像方案
　静脉注射经 ^{99m}Tc 标记的患者红细胞。
　采集 1 秒 / 帧的血流相 ×60，然后采集 1 分钟 / 帧图像，持续 90 分钟。
　采集颈部图像以测定甲状腺和唾液腺摄取情况，并采集骨盆的左外侧位 / 左前斜位（LAO）图像。
　如果检测结果为阴性，或为复发性出血，则可重复进行 30 分钟采集（1 分钟 / 帧 ×30）。

血流相

在此阶段可能很少见到大量出血。然而，此阶段可能最适用于测定非活动性出血，例如用于检测血管充血，这种情况时常见于在无活动性出血的情况下出现的血管发育不良、动静脉畸形或肿瘤（图10.30）。有时，血流相也可能有助于图像解读（例如，判断血管性病变、动脉血管瘤、肾脏或子宫）。

动态相

在最初的90分钟检测期间大约可检出80%的出血部位（0.5~1.0分钟/帧；图10.31~10.36）。由于出血是间歇性的，可能需要进一步延迟显像以确认出血部位和（或）检测其他20%的出血部位。有时，使用结合CT的SPECT（SPECT/CT）有助于确定出血部位。

延迟显像

获得延迟显像可能需要长达24小时。图像应始终间隔20~30分钟动态采集。

解读标准

应使用特定的诊断标准来诊断活动性出血及其来源部位（专栏10.12）。放射性示踪剂活度应该：①首先出现在之前没有出现过的地方，②然后随时间逐渐增加，③以与肠道解剖结构一致的方式顺行和（或）逆行移动。不应将固定的非移动性活度诊

专栏 10.12　使用 ^{99m}Tc- 红细胞诊断活动性出血部位的标准

最初不存在任何活度的区域出现局灶性活度。
随时间增加的放射性活度。
符合肠道解剖学规律的移动活度。
顺行和/或逆行的移动活度。

断为活动性出血部位，这种活度很可能是由于血管结构（例如：血管瘤、副脾、异位肾；专栏10.13）所导致。大肠出血通常表现为按预期解剖模式沿腹部外围移动的曲线活度。小肠位于较为中心的位置，且血液会快速流过其袢（锯齿状）段。

闪烁显像在进行精准解剖学定位方面具有局限性；不过通常可用于定位近端或远端小肠、盲肠、升结肠、肝曲、横结肠、脾曲、降结肠、乙状结肠或直肠部位的出血。该信息可以帮助血管造影师确定首先将造影剂注入哪个血管（腹腔动脉、肠系膜上动脉或肠系膜下动脉）。

由于通常用内镜检查进行确诊，因此很少需要使用放射性核素显像来检查胃肠道出血，在诊断可疑的下消化道出血时，偶然也会遇到上消化道出血。必须将胃出血与游离 ^{99m}Tc- 高锝酸盐区分开来。两者同时存在时，胃活度会移动至小肠，最终移动至大肠。可通过颈部图像测定是否存在唾液腺和甲状腺摄取增高来确认是否为游离 ^{99m}Tc- 高锝酸盐导致的胃摄取。近期的静脉造影增强可能会抑制甲状腺的摄取。

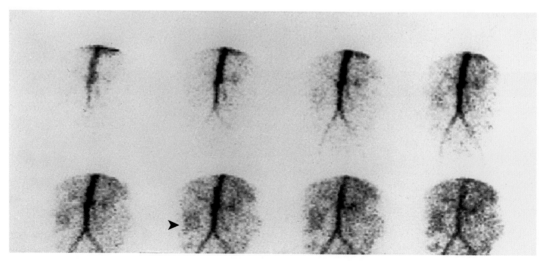

图 10.30　血流对胃肠出血检测的作用。流向右上象限区域（**箭头所示**）的血流量增加（3秒/帧）。随后的90分钟 ^{99m}Tc- 红细胞（RBC）检测（1分钟/帧）结果为阴性，在3小时进行了持续30分钟的第二次采集。结肠镜检查诊断结果为升结肠血管发育异常

专栏 10.13　胃肠出血 ^{99m}Tc- 红细胞闪烁显像的解读易错点

常见易错点

胃肠（游离 ^{99m}Tc- 高锝酸盐）：胃、小肠和大肠

泌尿生殖系统

骨盆肾

异位肾

肾盂活度

输尿管

膀胱

子宫充血

阴茎

罕见易错点

副脾

肝血管瘤

食管和胃静脉曲张

血管

腹主动脉瘤

胃十二指肠动脉瘤

腹部静脉曲张

脐周静脉曲张和肠系膜静脉扩张

胆囊静脉曲张

假性动脉瘤

动脉移植物

皮肤血管瘤

十二指肠毛细血管扩张

血管发育不良

胆囊（尿毒症患者体内的血红素降解产物）

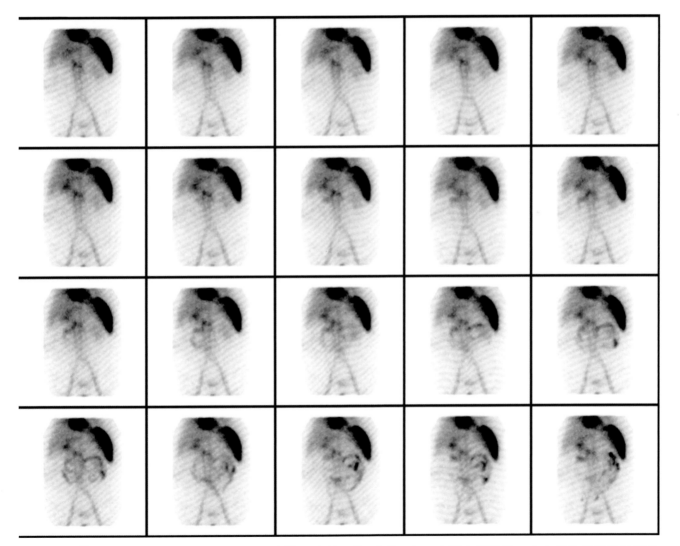

图 10.31　^{99m}Tc- 红细胞（RBC）：小肠出血。连续 1 分钟图像。（**第二行，左图**）肝脏正下方有新的局灶性放射性活度，可能是近端小肠。随后，活度移动至近端小肠，最终运动至更远端小肠。通过内镜检查确定为十二指肠溃疡出血

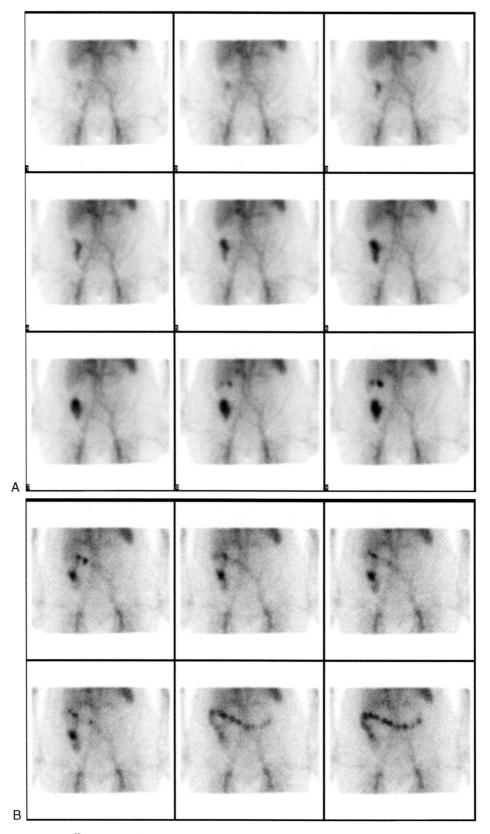

图 10.32　^{99m}Tc- 红细胞（RBC）：盲肠出血。（A）在第一张图像上首次发现局灶性低强度摄取，摄取强度随时间逐渐增加，并出现在盲肠区。第三行图像显示，活度移动至肝曲。（B）进一步的显像显示，活度移动至横结肠

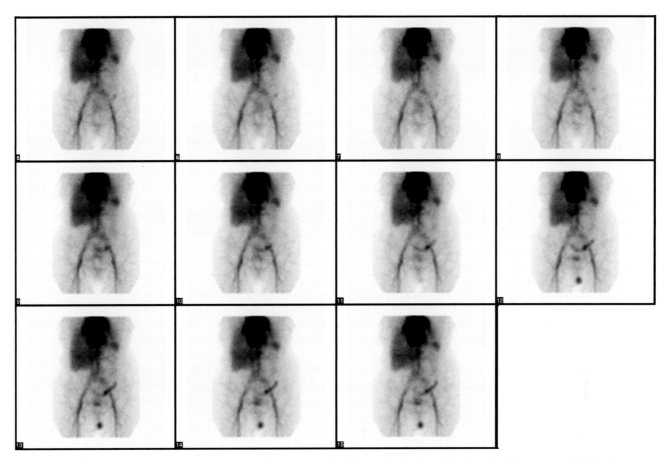

图 10.33 ⁹⁹ᵐTc- 红细胞：乙状结肠出血。（**第一行**）无活动性出血。（**第二行**）在乙状结肠区可见活度持续增加。（**第三行**）在乙状结肠活度内侧正下方的直肠中可见活度。膀胱活度可能更高

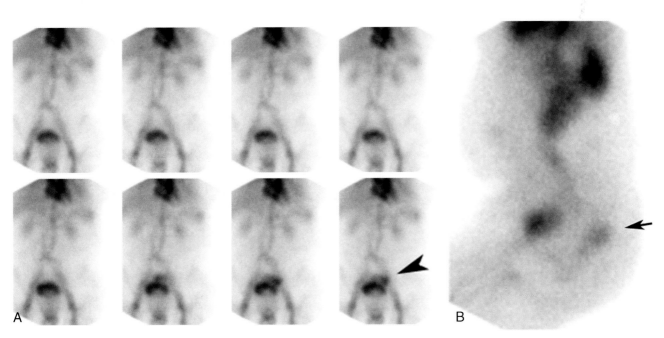

图 10.34 ⁹⁹ᵐTc- 红细胞：直肠出血。（A）最后三张 1 分钟图像显示，膀胱正左上方活度持续增加（**箭头所示**），强烈提示为直肠乙状结肠出血。（B）左侧位像证实出血来源位于直肠（**箭头所示**）

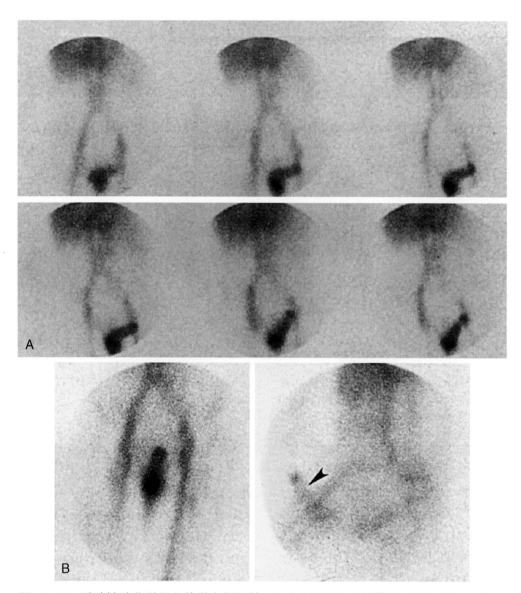

图 10.35　活动性消化道出血的潜在假阳性。（A）每隔 10 分钟的汇总图像显示，中下骨盆区和左侧骨盆区的活度随时间发生移动。（B）在 90 分钟采集的前位（**左图**）和左前斜位（**LAO；右图**）图像显示，该活度位于阴茎血池（**箭头所示**）。当骨盆中存在活度时，应采集左侧位或 LAO 视图，以区分直肠、膀胱和阴茎活度

解读易错点

解读易错点是指可能被误判为活动性出血的正常的、技术上的或病理学的结果（参见专栏 10.13）。由放射性标记不佳或体内标记物分解而导致出现游离 ^{99m}Tc- 高锝酸盐属于一种技术性的易错点。泌尿生殖道中存在活度是一种常见的显像解读易错点。由游离高锝酸盐或另一种经 ^{99m}Tc 标记的还原性化合物导致的肾盂或输尿管放射性活性可能由于其移动而被误判为活动性出血。直立摆位像、斜位像或后位像均有助于鉴别放射性活性的来源。

在延迟静态图像上首次出现的小肠肠腔内放射性活度可能会形成诊断难点。结肠或直肠中的出血可能来源于胃肠道中的任何部位，应在单张图像上进行仔细诊断，以确定其来源部位。当认为需要进行延迟显像时，应至少进行 30 分钟的动态图像采集（1 分钟/帧），可最大程度地避免解读错误。应仅使用已描述的标准来诊断活动性出血部位（即，以与肠通过一致的方式移动的新出现的或不断增加的活度；参见专栏 10.12）。使用背景减除法可能会有所帮助。

其他潜在易错点还包括腹部静脉曲张、血管瘤、副脾、动脉移植物、动脉瘤、异位肾和肾移植，所有这些易错点都会显示固定的和非移动的活度（参见图 10.35）。胆道出血可清除通过肝胆系统和胆囊的活度；

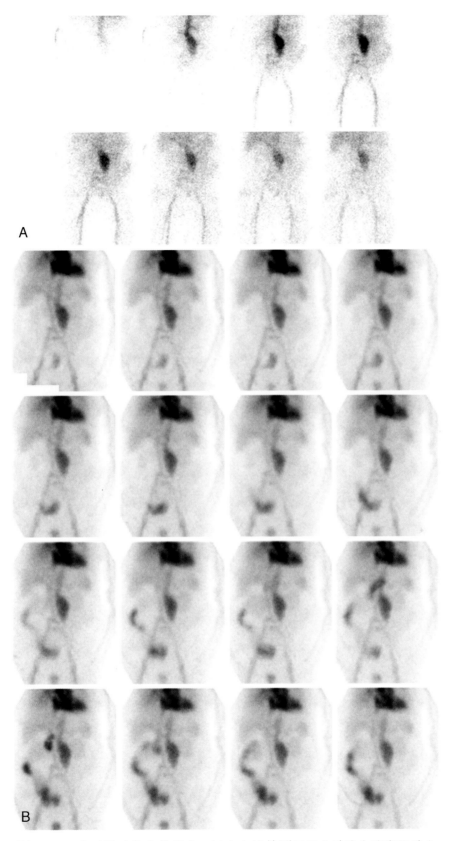

图 10.36　主动脉瘤和急性出血。（A）血流检测显示主动脉血流和远端主动脉梭形结构。（B）整个 90 分钟内 1 分钟动态汇总图像显示，急性出血起自中骨盆区域，并逐渐移动至升结肠和横结肠，与盲肠出血一致。腹主动脉瘤在整个检测过程中具有持续性活度。主动脉瘤的这种固定活度与活动性出血无关

然而，肾衰竭患者可能由于存在经放射性标记的片段化血红素分解产物（卟啉）而使胆囊显像。

准确度

已有许多研究报道，放射性核素对于胃肠道出血检测具有极高的准确度；然而，部分研究人员尚未发现该方法具有如此大的意义（表 10.3），因此关于其临床实用性仍存在争议。存在争议的原因可能有多种。解读错误（尤其是在较早期的文献中）可能一直是因为方法过时（例如，图像采集频率偏低、显像为静态而非动态、存在已披露过的解读易错点以及存在基于单个延迟图像的定位错误）。另一个问题是，出血检测的实施时间是应在病情检查过程的早期，还是应仅在长期住院或临床检查结果为阴性后。在到达急诊室或入院后尽快进行放射性核素检测的情况下，检测效果最佳。

表 10.3 ^{99m}Tc- 红细胞消化道出血的正确定位				
第一作者	年份	扫描次数	阳性百分比（%）	正确百分比（%）
Suzman	1996	224	51	96
Orecchia	1985	76	34	94
O' Neill	2000	26	96	88
Emslie	1996	75	28	88
Leitman	1989	28	43	86
Bearn	1992	23	78	82
Dusold	1984	74	59	75
Rantis	1995	80	47	73
Van Geelen	1994	42	57	69
Nicholson	1989	43	72	67
Hunter	1990	203	26	58
Bentley	1991	182	60	52
Garofalo	1997	161	49	19
Voeller	1991	111	22	0

某些已发布研究中使用的金标准对于确定准确度而言可能有问题。在接受内脏血管造影的患者中，只有检测结果为阳性才具有诊断意义。因为患者在接受检测时可能并没有活动性出血，因此可能会导致假阴性结果；这种情况在进行闪烁显像时同样不罕见。出血是间歇性的。活动性出血期间通常无法进行结肠镜检查，通常会让患者休息，并做好第二天接受结肠镜检查的准备。这会延误对胃肠道出血的及时检出。出血停止后，通过放射影像检测或结肠镜检查检测到的病理学异常并不一定是出血源。

总体而言，许多研究者、临床医生和血管造影师均发现，消化道出血检查在定位出血部位方面具有一定的临床价值和准确度。值得注意的一点是，在许多医疗机构，血管造影师通常要求在实施侵袭性手术之前进行红细胞闪烁显像。血管造影师随时待命并与内科医生保持良好的沟通是成功的关键。

梅克尔扫描

梅克尔（Meckel）憩室是异位胃黏膜中最常见、临床上最重要的形式。虽然异位（ectopic）胃黏膜是惯用术语，但它并不完全正确。Ectopic 是指已发生迁移的器官，例如异位肾。而 heterotopic 是指在异常部位出现的未迁移组织。除梅克尔憩室外，导致异位胃黏膜的其他原因还包括胃肠重叠、术后保留胃窦和 Barrett 食管。

放射性药物

自 20 世纪 70 年代以来，^{99m}Tc- 高锝酸盐一直用于对由梅克尔憩室导致的消化道出血进行显像和诊断。

摄取机制

胃底黏膜含有多种细胞类型，包括分泌盐酸的壁细胞和分泌胃蛋白酶原和内源性因子的主细胞。胃窦和幽门含有分泌胃泌素激素的 G 细胞。遍布整个胃的柱状上皮细胞分泌黏蛋白，并分泌可保护黏膜免受高酸性胃液侵害的碱性分泌物。最初认为壁细胞是唯一负责胃摄取和分泌 ^{99m}Tc- 高锝酸盐的细胞。然而，有证据表明分泌黏蛋白的细胞也同样重要。在没有壁细胞的胃组织中发现了摄取，且放射自显影研究显示了黏蛋白细胞摄取。

梅克尔憩室是最常见的胃肠道先天性异常，在自然人群中发病率为 1%~3%。其原因是胚胎发育过程中的脐肠管封闭不完全。该肠管通过脐带将卵黄囊连接到原始前肠。这是出现在小肠系膜对向侧，距回盲瓣约 80~90 cm 处的真正憩室。其大小通常为 2~3 cm，但也可能更大。10%~30% 患有梅克尔憩室的患者有异位胃黏膜，有憩室症状的患者中约 60% 的患者有异位胃黏膜，98% 的胃肠道出血患者有异位胃黏膜（专栏 10.14）。60% 以上患有梅克尔憩室并发症的患者在 2 岁以下。40 岁以上患者出血的情况较为罕见。

临床表现

胃黏膜分泌物可导致梅克尔憩室或邻近回肠出现消化性溃疡，引起疼痛、穿孔或出血。

诊断

在小肠造影检查中，可能会因梅克尔憩室开口小或者狭窄（导致充盈不良且排空迅速）而将其遗漏。血管造影仅对严重的活动性出血有诊断意义，因此很少使用。使用 ^{99m}Tc- 高锝酸盐进行梅克尔显像被认为是术前诊断梅克尔憩室的标准方法。

方法

专栏 10.15 描述了有关梅克尔憩室的显像方案。关于患者准备，患者在接受闪烁显像前几天不应接受钡餐检查，因为造影剂引起的衰减可能会影响病变检出。进行结肠镜检查或使用轻泻剂等刺激肠黏膜的操作可导致 ^{99m}Tc- 高锝酸盐摄取，因此应避免此类操作。据报道，一种叫作乙琥胺（Zarontin）的抗惊厥药也可引起肠黏膜摄取。

饱食或膀胱充盈可能会使梅克尔憩室显像模糊；因此，建议在接受检测前禁食 2~4 小时，或持续进行鼻胃管抽吸以减小胃容积。在显像开始前以及检查结束时应嘱患者排尿。可考虑使用导尿管。不应使用过氯酸钾阻断甲状腺摄取，因为该药品也会阻断胃摄取。可在检测结束后进行给药，以消除甲状腺中的放射性示踪剂，从而将辐射照射降至最低。

药理增强

在患者准备期间使用药品可提高梅克尔憩室的检出率。据报道，西咪替丁是一种组胺 H_2 受体拮抗剂，可通过抑制 ^{99m}Tc- 高锝酸盐从胃黏膜中的释放来增加 ^{99m}Tc- 高锝酸盐的摄取。总剂量为 20 mg/kg，在检测前 2 天以分剂量口服。也可以通过静脉注射给药。雷尼替丁和法莫替丁等其他相关药品可通过口服和静脉注射两种途径进行给药（参见专栏 10.15）。尚无大型或对照研究报告可证实西咪替丁的诊断效用；不过，动物研究和病例报告建议使用该药品，表明该药品有效且短期使用出现不良反应的风险较低。过去曾使用五肽促胃酸激素刺激摄取；然而，该药品因导致严重不良反应已退出美国市场。

专栏 10.15　梅克尔憩室显像：方案概要

患者准备

检测前空腹 4~6 小时，以减小胃容积

无须进行高氯酸钠处理；可以在完成检测后再给予高氯酸钠。

闪烁显像的 3~4 天内不应进行钡餐检测。应在检测之前、期间（如可能）和之后排尿。

术前用药

西咪替丁：20 mg/kg/d，48 小时分剂量口服（或）

静脉注射：300 mg 溶于 100 ml 5% 葡萄糖中，20 分钟内使用；1 小时后开始显像

（或）雷尼替丁：2 mg/kg，每日 2 次（或）

静脉注射：20 分钟内静脉注射 1 mg/kg（最大 50 mg）；1 小时后开始显像

（或）法莫替丁：0.5 mg/kg 每日 1 次 × 48 小时

静脉注射：术前 1 小时静脉注射 0.25 mg/kg

放射性药物

^{99m}Tc- 高锝酸盐

儿童：0.05 mCi/kg（1.85 MBq/kg），至少 1 mCi（37 MBq）

成人：静脉注射 5~10 mCi（185~370 MBq）

测量仪器

γ 照相机：大视野

准直器：低能量、通用或高分辨率

患者摆位

患者以仰卧位躺于照相机下，使剑突至耻骨联合处位于视野中。

显像方案

采集血流图像：1 秒 / 帧采集 60 帧。

采集静态图像：第一张图像总计数应达到 500 k，其他图像计数率相同，每 5~10 分钟采集 1 张，共采集 1 小时。

在 30~60 分钟时可采集直立、右侧位、后位或斜位视图。

采集排尿后图像。

图像解读

显像时，梅克尔憩室通常表现为右下腹局限性放射性活性增高（图 10.37）。注射后 5~10 分钟内可见 ^{99m}Tc- 高锝酸盐摄取，并逐渐增加，通常与胃摄取相似。侧位像或斜位像有助于确定相对于肾脏或输尿管活度后部位置的憩室前部位置。通过直立视图可有助于鉴别固定的放射性活性（例如，十二指肠）与向下移动的异位胃黏膜放射性活性以及肾盂的放射性。放射性活性强度可能因肠道分泌物、出血或肠蠕动增强使得放射性示踪剂被清除而出现波动。排尿后图像可以显示排空的肾集合系统，并有助于更好地显示膀胱附近区域。

准确度。据报道，闪烁显像对梅克尔憩室的检测准确度较高。一项大型研究报道了使用现代显像方法对 954 名疑似存在梅克尔憩室的患者进行闪烁显像检测的结果，发现总体灵敏度为 85%，特异度为 95%。据十分有限的数据显示，在成人中的检测准确度较低。

假阴性研究结果可能是由技术不佳、分泌的 ^{99m}Tc- 高锝酸盐被快速消除、胃黏膜不足、憩室尺寸小以及肠套叠、肠扭转或梗阻引起的憩室供血受损

导致。专栏 10.16 列出了报告为假阳性检测结果的原因。泌尿生殖道中放射性活性是最常见的原因（图 10.38）。胃肠道重复畸形可能导致假阳性。这些属

专栏 10.16	假阳性梅克尔憩室显像：潜在原因
尿路	**肿瘤**
异位肾	乙状结肠癌
肾外型肾盂	类癌
肾积水	淋巴瘤
膀胱输尿管反流	平滑肌肉瘤
马蹄肾	
膀胱憩室	**小肠梗阻**
	肠套叠
血管	肠扭转
动静脉畸形	
血管瘤	**存在异位胃黏膜的其他部位**
腹内血管动脉瘤	胃源性囊肿
血管增生	肠重复
	重复囊肿
充血和炎症	Barrett 食管
消化性溃疡	保留的胃窦
克罗恩病	胰腺
溃疡性结肠炎	十二指肠
脓肿	结肠
阑尾炎	
结肠炎	

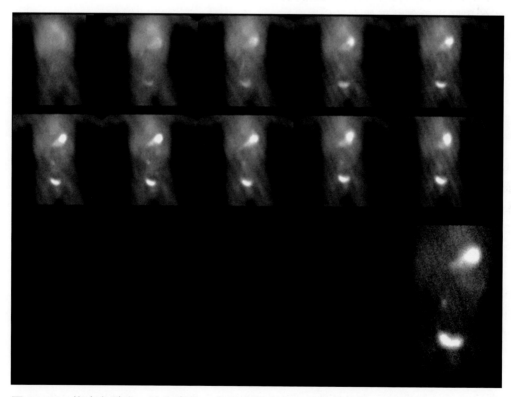

图 10.37 梅克尔憩室。该患者为一名因直肠出血而转诊的儿童。连续动态图像（**上两行**）和静态图像（**右下方**）显示，右下象限存在局灶性活度累积。胃和梅克尔憩室中同时可见持续摄取。手术证实了该诊断

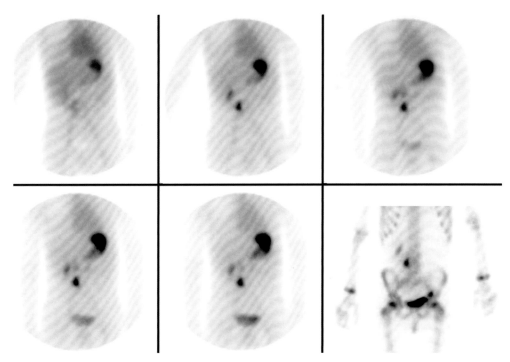

图 10.38　梅克尔憩室显像：假阳性。连续图像显示，中线右侧的两个局灶性活度随时间逐渐增加。本检查 6 个月前进行的骨显像显示了类似的表现，与肾集合系统的清除相一致。患者患有交叉性融合异位

于囊性或管状先天性异常，其黏膜、平滑肌和消化道上皮内层可附着于胃肠道的任何部分（通常为回肠）。30%~50% 的胃肠道重复畸形伴有异位胃黏膜。胃肠道重复畸形在闪烁显像中常常表现为范围较大、分叶状的放射性活性增强。其他假阳性原因包括肠道炎症和 / 或梗阻性病变以及肿瘤。肠道重复畸形可由手术最终确诊。

保留的胃窦

进行 Billroth Ⅱ式胃空肠吻合术后保留的胃窦可能会遗留在输入袢中。保留的胃窦可继续产生胃泌素，不再受胃酸的抑制，因为胃酸可通过胃空肠吻合术改道。高酸性环境可导致边缘性溃疡。通过内镜检查或钡餐造影可显示保留的胃窦。可通过 99mTc-高锝酸盐显像进行确认。残胃摄取在输入袢的十二指肠残端中表现为项圈状放射性活性增高。保留的胃窦通常位于残胃的右侧。在一组病例中，检测到 16/22 名患者存在摄取。

Barrett 食管

慢性胃食管反流可导致食管下端的正常食管鳞状上皮被柱状上皮覆盖。这种情况与溃疡、狭窄以及发病率为 8.5% 的食管腺癌的并发症有关。99mTc- 高锝酸盐显像显示存在与胃摄取相邻但与食管的形状和后部位置一致的胸腔摄取。如今，通常通过内镜检查和黏膜活检进行诊断。

蛋白丢失性肠病

胃肠道蛋白丢失过多与多种疾病有关，包括肠淋巴管扩张症、克罗恩病、Ménétrier 病、淀粉样变和肠瘘。据报告，99mTc- 人血清白蛋白、111In- 转铁蛋白和 99mTc- 葡聚糖均可用于确诊蛋白丢失性肠病。然而，这些放射性药物尚未在美国获得批准用于临床。病例报告表明，99mTc- 亚甲基二磷酸盐骨显像也可以用于确诊。

腹膜闪烁显像

多年来，腹膜闪烁显像一直被用于评估拟定腹膜化疗的腹腔内分布、检测胸膜 - 腹膜连通（例如，胸腔积液的原因）、评估腹膜分流通畅情况以及评估腹膜透析的并发症。闪烁显像可用于诊断胸膜 - 腹膜和阴囊 - 腹膜连通、肝性胸腔积液、创伤性膈肌破裂、化疗定位、腹膜透析导管流动以及阻塞的 LeVeen 或 Denver 腹膜静脉分流情况。方案描述见专栏 10.17。

专栏 10.17　腹膜闪烁显像：方案概要

患者准备

插入腹膜导管。

检测前，可向少量腹水患者腹腔内输注 500 ml 生理盐水或其他液体以缓解症状。

检测前，应向接受腹膜透析的患者体内输注 500 ml 透析液。腹膜内注射放射性示踪剂后，患者应随身携带 100 ml 透析液以供输注。

放射性药物

^{99m}Tc-SC 或 ^{99m}Tc-MAA，3 mCi（111 MBq）

测量仪器

γ 照相机：大视野

能窗：窗宽为 20%，能窗中心为 140 keV

准直器：低能量平行孔、高分辨率或通用

患者摆位

患者以仰卧位躺于 γ 照相机下。

方法

核查注射放射性药物前的导管通畅情况。

缓慢注入 10 ml 含放射性药物的生理盐水，然后进行液体冲洗。

显像

采集 5 分钟（128 × 128）或 500k 次计数的前位和侧位静态图像。

如果可能，让患者自行挪动；或者，将照相机从一边转动到另一边。注射后 1 小时进行再次显像。

解读

放射性药物通常应遍布整个腹腔，但通常分布不均。

MAA：大颗粒聚合白蛋白；SC：硫胶体。

方法

^{99m}Tc-SC 和 ^{99m}Tc-MAA 均可使用，因为两者均不会透过腹膜表面进行扩散。除非存在胸膜-腹膜连通或分流通畅，否则两种放射性药物均应停留在横膈以下（图 10.39）。为了便于化疗，可用该方法确认整个腹膜分布是否均匀。同时进行 SPECT 可能会有所帮助。在判断腹膜静脉分流通畅情况方面，^{99m}Tc-MAA 具有可被肺吸收的优势，从而可以用于确认腹膜静脉分流通畅情况。

唾液腺闪烁显像

口干燥症或口干是由唾液腺功能减退导致的唾液生成减少。这会导致味觉、咀嚼和吞咽方面出现问题，并可能导致蛀牙、牙齿脱矿、牙齿过敏和口腔感染。病因包括放射治疗、化疗、药物治疗、放射性碘治疗和 Sjogren 综合征（一种发生于类风湿性

关节炎和狼疮患者的自身免疫性疾病）。

研究表明，唾液腺功能障碍可以通过闪烁显像（使用 ^{99m}Tc- 高锝酸盐）进行确诊，这种方法可以动态显示在用酸味糖果或柠檬汁刺激后唾液的异常或正常捕获以及摄取和排出。

方法

将空腹患者的头部置于 Waters 投影（前位像，头部向后倾斜 45°）中，静脉注射 ^{99m}Tc- 高锝酸盐，采集动态图像（15 秒 / 帧 × 240；摄取相）。在第 180 帧（摄取相结束），使用柠檬汁刺激唾液（排泌相）。已发布了有关腮腺和下颌下腺摄取和排泌的正常量化值。

泪囊闪烁显像

泪囊闪烁显像是一种很久之前的核医学方法，时至今日仍偶有使用，用于评估鼻泪管的引流情况，最常用于泪溢（一种由多种解剖学异常导致的梗阻性泪液溢出）。这是一种可替代造影剂检测的无创方法。将一滴含 100 μCi ^{99m}Tc- 高锝酸盐的生理盐水滴入外眦附近的结膜，每 15~30 秒采集一次，得到系列图像，持续 5~8 min。该方法能够对患者的主诉做出定性。如果需要更加精确的导致梗阻的解剖学信息，需要对照的造影检查。

幽门螺杆菌感染

溃疡由幽门螺杆菌（*H. pylori*，一种革兰氏阴性细菌）引起这一发现获得了 2005 年的诺贝尔生理学或医学奖。抗生素治疗通常可以治愈十二指肠溃疡和胃溃疡疾病，或显著减少其复发。这对于既往慢性病医学对症治疗以及在许多情况下进行胃外科手术的情况来说，是在治疗方法方面取得的一项重大进展。

尿素呼气试验检测幽门螺杆菌

在存在细菌脲酶的情况下，口服的尿素会被水解为二氧化碳（CO_2）和氨。如果用稳定同位素 ^{13}C 或放射性 β- 发射体 ^{14}C 标记尿素碳，则被标记的尿素碳可在呼吸分析中以 CO_2 的形式被检测到。幽门螺杆菌是最常见的含脲酶的胃病原体；因此，呼吸试验结果为阳性等同于确认感染。稳定同位素呼气试验正在越来越多地应用于临床。

最初，通常通过胃活检进行诊断。尿素呼气试

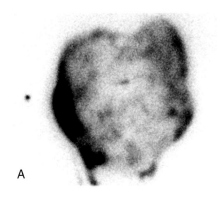
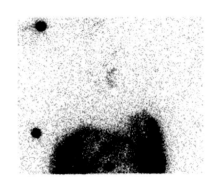

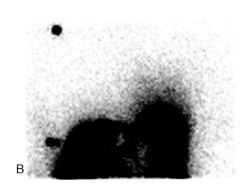
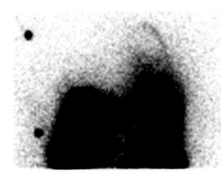

图 10.39 腹膜灌注检测。图中所示 A 和 B 为两名患者。两名患者均接受腹膜透析，且均有持续性胸腔积液。腹膜内注射 ^{99m}Tc- 硫胶体（SC）。（A）上图；腹膜内分布正常（**左图**）；假设只有横膈以上的活度是胸导管活度（**右图**）。（B）下图；左胸可见活度，表明胸膜在 1 小时时有分布（**左图**）；胸腔积液在 2 小时时明确存在摄取（**右图**）

验主要用于确定抗**幽门螺杆菌**治疗的有效性。由于血清抗体效价下降太慢而失去了诊断价值，所以血清学检测难以判定治疗的有效性。

呼吸试验操作简单、无创、准确且成本较低。无须使用现场分析仪，因为可以通过邮寄充注有呼出气体的气囊进行呼吸气体分析。此检测法的总体准确度较高。近期使用抗生素或含铋药物可能会导致出现假阴性结果。患有胃酸缺乏症、含脲酶细菌口腔感染以及出现另一种幽门螺杆菌（如 *H. felis*）定植的患者会出现假阳性结果。如今，非放射性 ^{13}C 被越来越普遍地使用。

推荐阅读

Abell TL, Camilleri M, Donohoe K, et al. Consensus recommendations for gastric emptying scintigraphy: a joint report of the American Neurogastroenterology and Motility Society and the Society of Nuclear Medicine. *J Nucl Med Technol*. 2008;36:44–54.

Antoniou AJ, Raja S, El-Khouli R, et al. Comprehensive radionuclide esophago-gastro-intestinal transit: methodology, normal values, and initial clinical experience. *J Nucl Med*. 2015;56:721–727.

Bonta DV, Lee HY, Ziessman HA. Shortening the four-hour gastric emptying protocol. *Clin Nucl Med*. 2011;36:283–285.

Diamond RH, Rothstein RD, Alavi A. The role of cimetidine-enhanced Tc-99m pertechnetate imaging for visualizing Meckel's diverticulum. *J Nucl Med*. 1991;32:1422–1424.

Grady E. Gastrointestinal bleeding scintigraphy in the early 21st century. *J Nucl Med*. 2016;57:252–259.

Klein HA. Improving esophageal transit scintigraphy. *J Nucl Med*. 1991;3:1372–1373.

Mariani G, Boni G, Barreca M, et al. Radionuclide gastroesophageal motor studies. *J Nucl Med*. 2004;45:1004–1026.

Maurer AH. Gastrointestinal motility, part 1: esophageal transit and gastric emptying. *J Nucl Med*. 2015;56:1229–1238.

Maurer AH. Gastrointestinal motility. Part 2: small-bowel and colon transit. *J Nucl Med*. 2015;56:1395–1400.

Parkman HP, Miller MA, Fisher RS. Role of nuclear medicine in evaluating patients with suspected gastrointestinal motility disorders. *Semin Nucl Med*. 1995;25:289–305.

Sachdeva P, Kantor S, Knight LC, et al. Use of a high caloric liquid meal as an alternative to a solid meal for gastric emptying scintigraphy. *Dig Dis Sci*. 2013;58:2001–2006.

Tougas G, Eaker EY, Abell TL, et al. Assessment of gastric emptying using a low fat meal: establishment of international control values. *Am J Gastroenterol*. 2000;95:1456–1462.

Ziessman HA, Chander A, Ramos A, Wahl RL, Clark JO. The added value of liquid gastric emptying compared to solid emptying alone. *J Nucl Med*. 2009;50:726–731.

Ziessman HA, Fahey FH, Atkins FB, Tall J. Standardization and quantification of radionuclide solid gastric-emptying studies. *J Nucl Med*. 2004;45:760–764.

（王剑杰 赵 斌 译审）

目前，已有多种肾显像剂和闪烁显像技术用于评估肾功能的不同方面。放射性示踪技术可以解决某些超声、CT 或 MRI 无法解决的临床问题。专栏 11.1 列出了一些泌尿系统核素闪烁显像的适应证，旨在回答临床问题和进行功能测定，大致分为肾功能、尿路排泄和肾皮质相关问题。

专栏 11.1　尿路闪烁显像的临床适应证
分肾功能定量
肾小球滤过率（GFR）计算
肾盂积水 vs 梗阻［肾盂输尿管连接部（UPJ）、输尿管］
肾动脉狭窄
监测 UPJ 部分梗阻
评估矫正手术的效果
肾移植排异反应
急性肾衰竭
手术和创伤并发症：渗漏、血管闭塞等
肾静脉血栓形成
肾动脉闭塞
肾盂肾炎
肾肿块
膀胱输尿管反流
计算膀胱残余尿量（排尿后残留）

肾解剖学和生理学

肾和尿路解剖及生理学相关知识让我们能够充分理解其生理功能和疾病过程，更好地诠释影像所见（图 11.1）。肾外侧皮质包括近曲小管和肾的基本功能单位——肾单位。肾单位由肾小球组成，肾小球是来自肾动脉系统的终末毛细血管丛，被肾小管近端形成的鲍曼（Bowman）囊（肾小球囊）所包裹。肾髓质更靠近肾中心，由肾锥体、集合小管和髓袢组成。在肾锥体尖端，肾乳头汇入集合系统的肾盏。

正常情况下，双肾血浆流量（renal plasma flow, RPF）占心输出量的 20%，单肾平均为 600 ml/min。肾清除血浆中的废物，血浆清除率计算如下：

$$清除率\left(\frac{ml}{min}\right)=\frac{\left[尿液浓度\left(\frac{mg}{ml}\right)\times 尿液流量\left(\frac{ml}{min}\right)\right]}{血浆浓度\left(\frac{mg}{ml}\right)}$$

血浆清除通过肾小球滤过和肾小管分泌两部分完成（图 11.2）。如果某种物质的首过提取率为 100%，则可以用于测定总 RPF。然而，实际提取率可能低于 100%，因此术语肾有效血浆流量（effective renal plasma flow, ERPF）更为准确。当血管内的水、极性分子和小晶体通过半透膜形成超滤液时，肾小球滤过率（GFR）约为 125 ml/min（约为 20% RPF）。较大的物质，如细胞、胶体和蛋白结合化合物不会被过滤。剩余血浆进入出球小动脉，其中一些无法滤出的分子由肾小管上皮细胞主动分泌。

对氨基马尿酸（paraaminohippurate, PAH）是测定 ERPF 的经典分子；其高清除率反映了 RPF 分布，即 20% PAH 通过肾小球滤过清除，80% 通过阴离子转运体分泌到近曲小管。另外，历史上菊粉是 GFR 测定的金标准，100% 由肾小球过滤清除。上述分子是肾示踪剂研发的基础。

肾动态显像

放射性药物：排泄和消除

基于放射性药物摄取和清除机制，肾显像剂可分为三类：肾小球滤过、肾小管分泌和肾皮质结合型。表 11.1 中列出了一些重要的肾显像剂。这些放射性药物的分布模式和清除率差异很大，摄取和清除发生于肾的不同区域（图 11.3），相应的显像特征和模式显著不同（图 11.4），因此所用临床方案有很大差别。

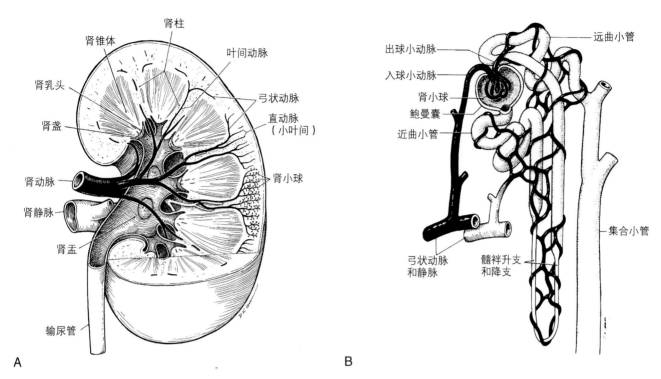

图 11.1 肾解剖图。(A)肾外侧皮质区由肾小球和近端集合小管组成。肾柱将皮质中的肾锥体分离,并延伸至肾髓质。肾内侧(或髓质)包含由远端小管和髓袢组成的肾锥体。肾小管在乳头处汇合,然后汇入肾盏。肾动脉和静脉从肾门进入,分支并形成弓状动脉,然后弓状动脉变为直动脉,再分出入球小动脉并形成肾小球。(B)肾单位由肾小球、入球小动脉和出球小动脉组成。鲍曼囊环绕肾小球,连接近端和远端肾小管及髓袢

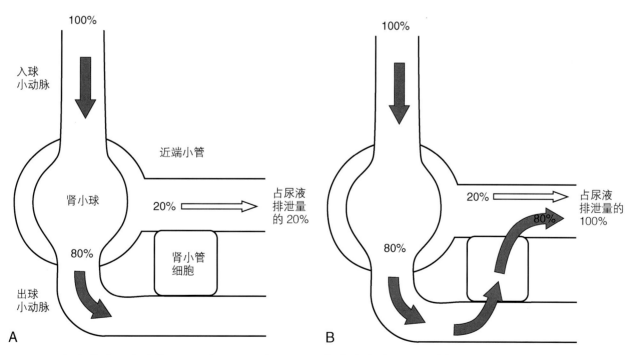

图 11.2 肾血浆流量和功能。(A)肾血流量中,20% 经肾小球滤过。(B)剩余 80% 肾血流量继续通过至近端小管,并在此处进行肾小管分泌

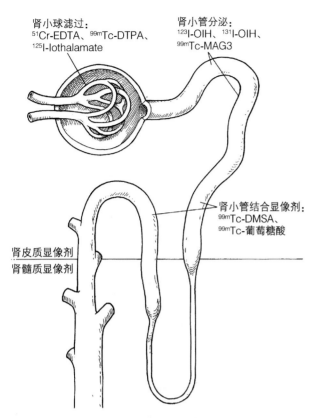

肾小球滤过：
51Cr-EDTA、99mTc-DTPA、
125I-Iothalamate

肾小管分泌：
123I-OIH、131I-OIH、
99mTc-MAG3

肾小管结合显像剂：
99mTc-DMSA、
99mTc-葡萄糖酸

肾皮质显像剂
肾髓质显像剂

图 11.3　肾脏显像剂具有不同的摄取和排泄机制，包括肾小球滤过、肾小管分泌和肾皮质内肾小管结合

表 11.1　肾放射性药物的清除机制		
清除剂	肾小球滤过（%）	肾小管分泌（%）
99mTc-DTPA	100	
51Cr-EDTA[a]	100	
125I-Iothalamate[b]	100	
99mTc-MAG3		100
131I-Hippuran[a]	20	80

[a] 目前在美国无法用于临床。

[b] 实验室使用，不用于显像。

各种类型的示踪剂中，能够同时被滤过和分泌者有更高的清除率，即使在严重肾衰竭时，也能够清晰显示尿路系统。PAH 的放射性标记类似物 131I-Hippuran（其提取率高达约 85%），可用于血肌酐升高患者的肾显像，此时仅依赖肾小球滤过清除的放射性药物诊断价值有限。

尽管过去曾经使用 131I-Hippuran，但与 99mTc 标记示踪剂相比，前者图像分辨率有限，因此目前已被另一种肾小管示踪剂 99mTc-MAG3 取代。

99mTc-DTPA

DTPA 是一种用于治疗中毒的重金属螯合剂。

99mTc- 标记微量（非中毒量）DTPA，与其他螯合剂类似，该示踪剂通过肾小球滤过清除，不被肾小管分泌或重吸收。药物制备技术差异将会产生不同的杂质，导致不同的蛋白结合水平，而蛋白结合型 DTPA 不能被过滤，最终影响示踪剂的真实清除率。实际上，蛋白结合效应导致 99mTc-DTPA 的实际首过提取率低于 RPF 的 20%，因此 GFR 测定值被低估。当然，如果制备得当，99mTc-DTPA 通常足以满足临床 GFR 测定。值得一提的是，另一种 GFR 示踪剂 51Cr- 乙二胺四乙酸（ethylene diamine tetraacetic acid, EDTA）不存在蛋白结合干扰问题，但目前在美国无法用于临床。除了测定 GFR 值，99mTc-DTPA 显像还可用于评估各种临床情境下的肾血流量和功能，当然，也可使用 99mTc-MAG3。

99mTc- 巯基乙酰基三甘氨酸

99mTc- 巯基乙酰基三甘氨酸（99mTc-MAG3）是目前最常使用的肾显像剂（图 11.5）。该物质具有很高的蛋白结合率（97%），因此基本上完全由肾小管分泌清除。99mTc-MAG3 无法扩散到血管外空间，具有较高的靶本底比值。尽管清除率约为 131I-Hippuran 的 60%，但其提取效率显著高于滤过型示踪剂，如 99mTc-DTPA 等。因此它具有出色的临床性能，可减少肾功能受损患者的辐射暴露。然而，当肾衰竭严重时，示踪剂可能经过肝胆系统排泄。

99mTc-MAG3 图像能够在功能评估的同时显示重要的解剖细节（图 11.6 和图 11.7），因此即使在检查后期也可以观察肾集合系统（图 11.8）。99mTc-MAG3 可评估多种临床情况下的肾血流量和血浆清除率，通常可与 99mTc-DTPA 相互替代使用，但只有 99mTc-MAG3 可用于重复测量 ERPF。99mTc-DTPA 可用于测量 GFR。

肾功能正常时，肾显像剂对患者的辐射剂量很低，但在尿路梗阻或肾功能较差时，患者吸收剂量会显著增加。剂量测定见书末**附录**。

肾动态显像方案

患者准备

患者应适当水化，确保肾能够迅速清除放射性示踪剂，否则可能会被误判为尿路梗阻或肾功能损伤。同样，神经性膀胱功能障碍或膀胱出口梗阻也

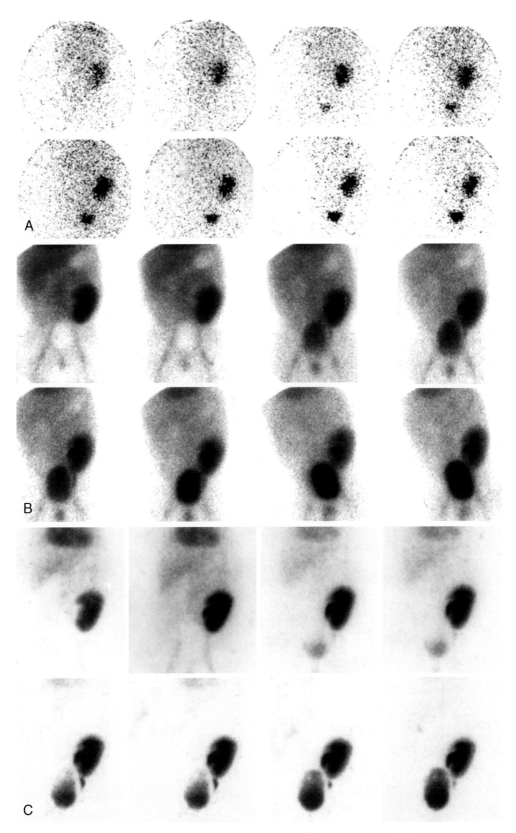

图 11.4　肾移植术后不同肾显像剂性能比较。（A）^{131}I-Hippuran 提供优异的功能信息，但与锝标记示踪剂相比，其图像质量较差。（B）同一天的 ^{99m}Tc-DTPA 图像显示出更高的分辨率。（C）与 DTPA 相比，30 小时后采集的 ^{99m}Tc-MAG3 图像显示解剖细节最佳且改善了靶本底比值

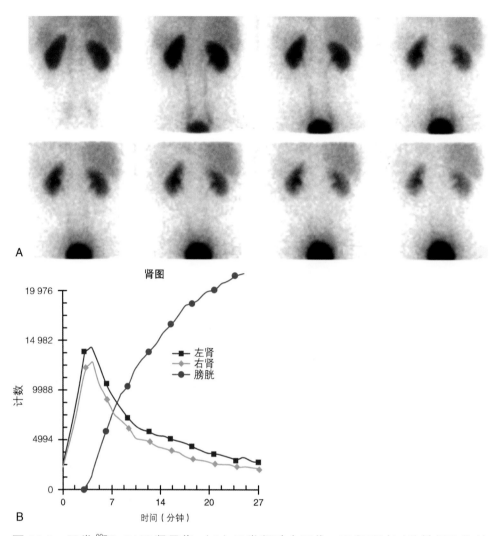

图 11.5   正常 ^{99m}Tc-MAG3 肾显像。（A）正常肾动态图像，双肾迅速对称性摄取和快速清除放射性示踪剂。通常后位采集，肝可见于图像右上角。（B）正常的时间-放射性曲线，摄取斜率陡峭、功能峰明显且清除迅速，与图像视觉分析一致

可能出现肾功损伤或尿路梗阻样结果，因此应采用导尿、排空膀胱和直立体位采集等干预策略。最后需要注意，当针对不同临床情境制订方案时，应清楚了解需要解决的临床问题和患者病史。

采集与图像处理

^{99m}Tc-DTPA 和 ^{99m}Tc-MAG3 使用相似的双相动态采集方案。初始灌注显像序列是注射放射性示踪剂后持续采集 60 秒，每 1~4 秒采集一帧。随后 25~30 分钟内继续动态采集图像以评估肾摄取和清除率。示例方案见专栏 11.2。

两个时相都可生成时间-放射性曲线（time-activity curve，TAC）。分别将感兴趣区（ROI）置于主动脉（或移植肾髂动脉）、肾和周围本底（每个肾附近）（图 11.9）。对于严重肾积水，最好仅勾画较薄的肾皮质并生成一个新月形肾 ROI，排除升高的中央集合系统计数干扰。本底 ROI 有多种绘制方案，从肾周围小方框到围绕肾、1~2 个像素大小的环形，通常都可行。然后，计算机把在 ROI 中检测的计数转换为图形、TAC 或肾图（图 11.10）。

肾皮质放射性计数峰值（通常在注射示踪剂后 2~3 分钟，集合系统开始蓄积放射性之前）时测定分肾功能，即每个肾对整体肾功能的贡献量。通常情况下，儿童体内的示踪剂通过速度更快，因此 1~2 分钟的间隔可能更准确。当患者整体肾功能和血清肌酐值处于正常范围内，如果尚未发现单肾异常，则该种测量方式可能特别有用（图 11.11）。正常情况下，单肾应占双肾功能的 50%，至少应不低于 45%。该结果可与 GFR 等肾功能测量结果结合使用，以便更好地显示肾的功能情况。

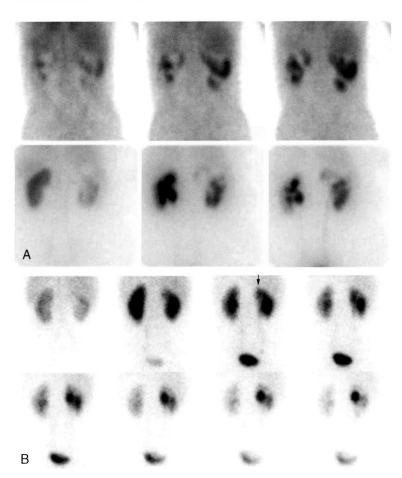

图 11.6　肾显像皮质期可检测到许多异常，以 ^{99m}Tc-MAG3 为例展示异常肾皮质图像。（A）肾功能较差患者在整个检查过程中均可见多囊肾引起的多发性皮质缺损。（B）肾重复畸形患者（具有重复集合系统）皮质摄取不对称，右肾摄取减少，右肾上极可见瘢痕（**箭头所示**）。注射呋塞米后，右肾上极充盈的集合系统无反应，证实相应部位梗阻

专栏 11.2　肾动态显像方案总结

患者准备

　注射前 30~60 分钟，患者适当水化。

　　成人：300~500 ml

　　幼儿可能需要静脉（IV）注射 10~15 ml/kg 的生理盐水（< 1 岁幼儿需加 5% 葡萄糖）。

　注射前排空膀胱。

放射性药物

^{99m}Tc-MAG3

　成人：如果不进行流量计算，则给予 78~111 MBq（2~3 mCi）；如果需要流量计算，则给予 111~185 MBq（3~5 mCi）。

　儿童：3.7 MBq/kg（0.1 mCi/kg），最小活度 37 MBq（1 mCi）。

^{99m}Tc-DTPA

　成人：185~370 MBq（5~10 mCi）IV。

　儿童：1.9 MBq/kg（0.05 mCi/kg）IV，最小活度 37 MBq（1 mCi）。

设备

　大视野 γ 照相机，后位采集（马蹄肾或移植肾则前位采集）。

　低能、高分辨率准直器；窗宽 15%~20%，能峰 140 keV。

采集

　血流灌注相：1~2 秒 / 帧，持续 60 秒。

　动态功能相：30 秒 / 帧，持续 25~30 分钟。

　排尿前静态采集图像 500 000 计数；排尿后图像采集时间同排尿前。

图像处理

　绘制肾脏感兴趣区；本底绘制于每个肾旁边。

　生成时间 - 放射性曲线和计算分肾功能。

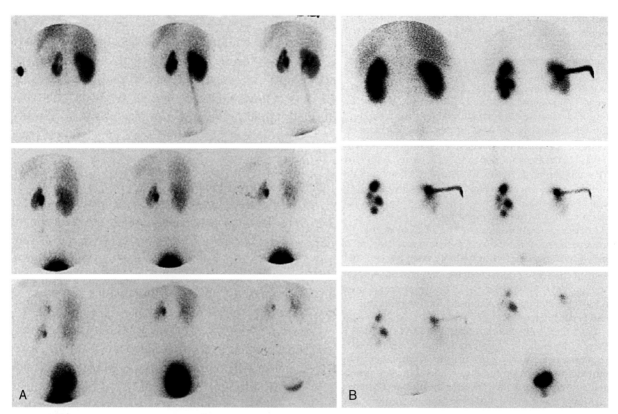

图 11.7　^{99m}Tc-MAG3 肾皮质功能评估。(A) 图中左肾较小且有继发于膀胱输尿管反流导致的瘢痕,左肾功能为 15%。(B) 宫颈癌患者出现右肾阻塞,肾造瘘管引流良好,患肾功能相对保留,双肾功能良好。采集结束时,左肾盂和肾盏大部分活度已基本清除。最后进行膀胱采集,图像显示膀胱位于视野,充盈良好

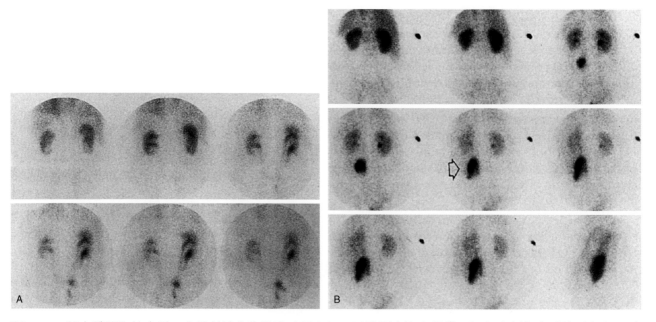

图 11.8　肾皮质摄取结束后,在放射性药物排泄过程中仍可以检测出许多异常。(A) 右侧集合系统重复是一种先天性异常,有时伴有下极反流和上极梗阻。(B) 系列后位图像检测到左侧输尿管术后尿漏(**箭头所示**)

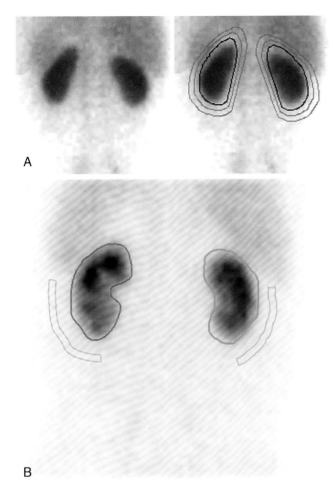

A

B

图 11.9 用于绘制时间 - 放射性曲线的感兴趣区（ROI）。（A）**左图**，选择 3 分钟皮质放射性活度峰值 ROI 图像。**右图**，绘制肾（**黑线**）和本底校正（**灰线**）感兴趣区。（B）本底 ROI 也可以绘制成皮质下方或外侧的较小新月形区域

结果解读

如果快速弹丸式注射放射性药物，随即应在相邻主动脉（或移植肾的髂动脉）上观察到肾灌注，并在几秒钟内两侧肾摄取达到相似的水平。

任何图像或 TAC 上不对称、延迟或减少的血流量都可能代表瘢痕或活动性疾病导致的肾功能组织体积减小（图 11.12）。

初始肾皮质摄取阶段或肾图采集阶段，肾皮质在最初的 1~3 分钟内累积放射性活度，此时集合系统不可见或表现为放射性分布稀疏区域。通常，TAC 上的总活度峰值应在 4~6 分钟出现。

双肾大小应对称。慢性瘢痕会导致肾显像异常，表现为肾变小及摄取示踪剂降低。急性情况下，如严重梗阻时，可能会出现肾肿大。

显像剂清除阶段，显像剂从皮质进入集合系统，然后排泄到膀胱中，在采集结束时，TAC 呈指数下降至接近基线。当肾功能不良时，除摄取缓慢外，皮质清除能力也随之变差，肾反而会随着时间的推移逐渐累积放射性活度，即所谓的"皮质滞留"（图 11.13）。皮质滞留是一种非特异性结果，可见于多种原因引起的急性和慢性肾衰竭（专栏 11.3）。

专栏 11.3	肾显像剂皮质滞留的原因
自体肾	**移植肾**
严重梗阻	移植肾功能恢复延迟 /ATN
慢性药物性肾病	急性排异反应
缺血	免疫抑制药物毒性
静脉血栓形成	药物毒性
急性肾小管坏死（ATN）	慢性排异反应
脱水	

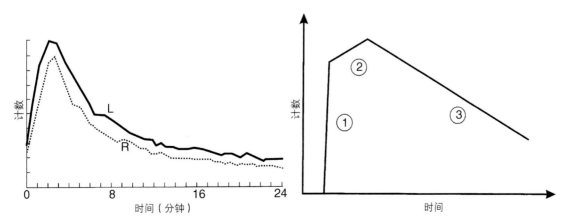

图 11.10 正常肾图的时间 - 放射性曲线（**左图**）可分为几个阶段。**右图**，1：最初血流灌注相（30~60 秒）。2：皮质摄取阶段（通常为 1~3 分钟）。3：清除阶段，代表皮质排泄和集合系统清除

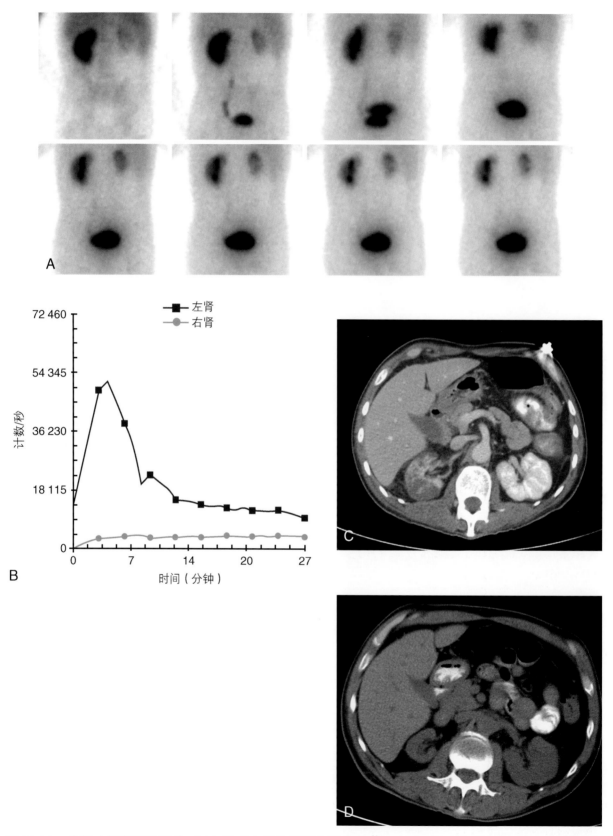

图 11.11　分肾功能和存活评估。（A）患者车祸伤后不久采集的 ^{99m}Tc-MAG3 肾动态图像和时间 - 放射性曲线（B）显示右肾几乎丧失功能（右肾功能 6%）。（C）入院时增强 CT 显示血流到达肾，但皮质损伤严重。（D）3 个月后复查 CT 显示慢性肾损伤，右肾变小且有瘢痕

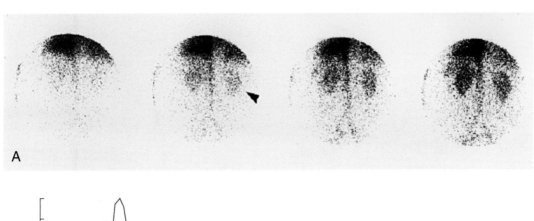

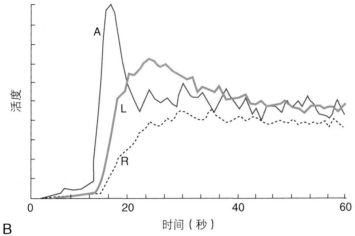

图 11.12　肾的血流灌注分析。（A）2秒/帧的序列灌注图像显示右肾血流中度延迟和减少（**箭头所示**）。（B）60秒的时间 - 放射性曲线证实了显像结果。与主动脉（A）和左肾（L）相比，右肾（R）曲线最初的上坡部分呈现延迟

正常情况下，3分钟肾盏和肾盂开始充盈，5~6分钟输尿管或膀胱充盈，在最终清除阶段，集合系统的放射性活度会下降。对于一些健康受试者，附属肾盏放射性活性蓄积，可能出现图像上的局灶性"热区"，通常随着时间推移热区活度至少应部分清除，但肾积水会显示放射性延迟清除或不清除，且集合系统可能扩张，由于放射性浓聚区域本身看起来就会比其实际尺寸更大，因此在测量尺寸时需要注意。

考虑到输尿管蠕动和其他因素的正常变异，输尿管可见或不可见，也可能表现为一过性的细柱影。输尿管扩张可能导致放射性活性蓄积，此时诊断输尿管反流应谨慎。肾清除干净后输尿管仍持续显影或再次出现放射性活性，可间接判断存在反流。但是最好通过直接法膀胱尿道显像（vesicoureterogram，VCUG）诊断，即直接将放射性示踪剂通过导管引入膀胱来检测反流。

排尿前和排尿后图像有助于评估尿排空和残留尿量。图像上，婴儿和幼儿膀胱可能显得很大，位置可能比依照儿童身体轮廓所预期的要高。

肾显像的临床应用

尿路梗阻

背景

尿路梗阻可导致反复感染、肾功能减退、肾单位逐渐丧失和肾实质萎缩。患者可能出现疼痛、血尿和肾功能减退，或超声检查发现无症状患者或新生儿有尿路梗阻体征。专栏11.4列出了肾积水和梗阻的潜在病因，需要进行呋塞米（Lasix）利尿肾图鉴别诊断。发病后数小时内，肾血流量、肾小球滤过和肾输出量均下降。如果及时矫正重度梗阻，功能可完全恢复；然而，如果病程超过1周，则仅部分功能有望恢复。

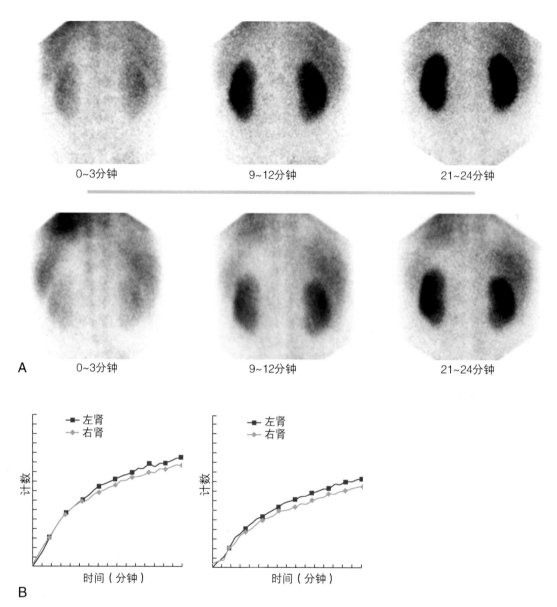

图 11.13 急性和慢性肾衰竭。（A）近期血肌酐升高患者的 ^{99m}Tc-MAG3 肾图，最初显示双肾摄取和清除缓慢，伴有双侧皮质滞留（**上排图**）。无法预测肾功能损伤是否会有好转。6 个月后，复查结果无好转，随着功能逐渐恶化，肾摄取量减少（**下排图**）。（B）时间 - 活度曲线显示肾摄取和清除不良，两次检查结果相比略有恶化，右肾 TAC 曲线升高速度更缓慢。在慢性肾衰竭中，肾摄取示踪剂量会随着时间的推移而减少，肾会变小、形成瘢痕，摄取下降

专栏 11.4　利尿肾图适应证	
肾积水	梨状腹综合征
原因不明	异位输尿管口囊肿
盆腔包块压迫	尿道瓣膜
结石梗阻：当前、先前	术后状态
肾盂输尿管连接部（UPJ）梗阻	肾盂成形术
回肠尿路分流	输尿管再植术
巨输尿管：梗阻性、非梗阻性、反流性	尿流改道术
	移植肾输尿管梗阻
马蹄肾	
多囊肾	

超声检查是诊断肾积水的灵敏方法，但可能无法可靠地判断尿路扩张是由机械性梗阻抑或非梗阻性肾积水（例如反流、原发性巨输尿管或既往缓解的梗阻）导致。CT 和更具侵入性检查（例如逆行肾盂造影）通常可以确定尿路梗阻的原因。然而，肾积水的病因可能很隐匿。

髓袢利尿剂呋塞米抑制钠和氯的重吸收，显著稀释尿流和增加肾清除。如果存在机械性梗阻，尿路狭窄阻碍示踪剂清除，导致示踪剂滞留时间延长，可进行 ^{99m}Tc-MAG3 或 ^{99m}Tc-DTPA 核医学显像。这不

仅有助于区分扩张是由持续性梗阻引起还是由既往梗阻引起，还可进行功能量化，确定梗阻纠正后是否能够挽救肾功能，评估治疗效果，帮助设计安全的支架取出术或其他手术。此外，对肾盂输尿管连接部（ureteropelvic junction，UPJ）部分梗阻病例进行定期监测，及时发现严重梗阻并确定是否需要干预。

方法

尽管已就许多领域取得共识，但目前仍有多种利尿肾图方案。专栏 11.5 列出了一个示例方案。1~2 分钟内缓慢注射 40 mg 呋塞米（肾功能减退时用量不低于 80 mg），30~60 秒起效，15 分钟达到最大药效。不同中心给予利尿剂的时间不同。一种常用方法是 F+20 呋塞米方案，即注射放射性示踪剂后 20 分钟给予呋塞米，可以确定蓄积放射性活度的清除。然而，对于肾功能降低的患者，提前给药方案即在注射放射性药物同时（F+0）或之前 15 分钟（F-15）给予呋塞米可能更好，这样利尿剂有充足的作用时间，及时清除放射性示踪剂。此外，一项研究显示，采集 10 分钟后给予患者利尿剂并让其以直立姿势采集成像可得到准确度相似的结果。也有一些中心仍沿用过去的两步法，前 30 分钟如前所述采集，然后注射 Lasix 后再进行 30 分钟连续采集。

专栏 11.5 利尿肾图方案总结

患者准备
应按照肾动态显像方案补水。
儿童应导尿（气囊导尿管）；膀胱出口异常的成人患者也可考虑使用。
如果不进行导尿，则在注射利尿剂前排空膀胱。

呋塞米（Lasix）
儿童：1 mg/kg，最大 40 mg（严重氮质血症患者可能需要更大剂量）
成人：血清肌酐正常患者静脉注射 40 mg，肌酐升高者 80~100 mg
时间安排：注射后 20 分钟；氮质血症患者可考虑在给予 ^{99m}Tc-MAG3 15 分钟前（F-15）或同时给药（F+0）

显像程序
注射 ^{99m}Tc-MAG，3~5 mCi（111~185 MBq）。
根据肾显像方案进行 20 分钟采集。
缓慢静脉注输呋塞米 60 秒。
继续显像 10~30 分钟。
采集排尿前和排尿后图像。

图像处理
在计算机上绘制整个肾和肾盂周围感兴趣区。
生成时间 - 放射性曲线。
计算半排空时间或拟合半衰期。

解读

利尿肾图的解读可能很复杂（专栏 11.6）。输注呋塞米后，非机械性梗阻的扩张尿路产生反应，且由于稀释尿流量增加，导致放射性活性以线性或指数方式迅速清除（图 11.14）。

专栏 11.6 利尿肾图解读的影响因素

对呋塞米反应减弱的原因：
　脱水
　膀胱膨胀产生的压力
　大量肾积水
　氮质血症
　婴儿：利尿剂没有足够的起效时间
T0 或在注射 ^{99m}Tc-MAG3 之前给予利尿剂
　作用稳定，曲线不会出现明显下降
　$T_{1/2}$ 值不适用
　氮质血症患者可在 T(0) 或 T(-15) 时给药
子宫盆腔连接处可能部分梗阻，但在系列检查中通常会发现严重阻塞
脊髓损伤者使用利尿剂可能出现严重低血压
利尿肾图是评估肾移植术后梗阻的最佳方案
　尿液渗漏
　随访时发现吻合口肿胀或狭窄
　肾积水

另外，尿路机械性梗阻不会对利尿剂产生反应；放射性活度将继续累积，有时维持平台期（图 11.15）。急性严重梗阻常表现为有示踪剂摄取但无排泄，可能看起来类似于重度皮质滞留。可以看到不同的呋塞米反应模式（图 11.16）。尿路系统严重扩张时，无论是否存在梗阻，都可能会看到放射性消除延迟。当图像或 TAC 上放射性计数变化很小时，归为"不确定"的清除模式（图 11.16D）。

氮质血症可能使利尿剂反应减弱，因此需要增加呋塞米剂量或提前输注利尿剂（F-15）。然而，即使改进方案，肾功能极差患者可能仍无法诱导足够的利尿效果以排除梗阻（图 11.17 和图 11.18）。虽然血清肌酐升高提示可能存在严重的肾功能障碍，但 GFR 或 ERPF 值可能更准确，尤其是当病变为单侧时。如果患肾 GFR 值低于 15 ml/min，则利尿肾图结果不可靠。

有时定量计算集合系统的清除半衰期或消除半衰期（$T_{1/2}$）（给予利尿剂后放射性活度下降至一半所需的时间）具有临床价值。通常，$T_{1/2}$ 小于 10 分

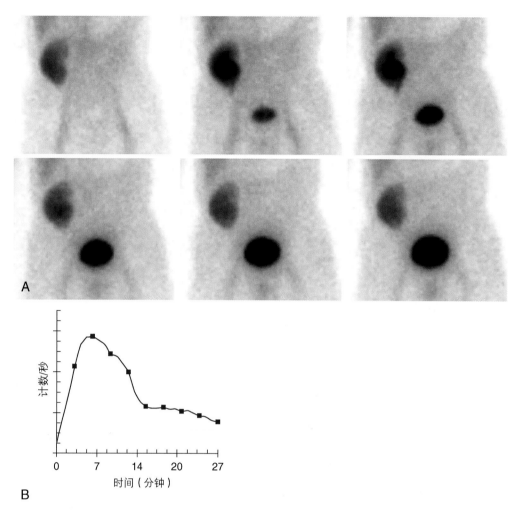

图 11.14　无梗阻的利尿肾图。超声检查发现右盆腔移植肾新发肾积水。（A）⁹⁹ᵐTc-MAG3 利尿肾图。（B）移植肾的时间 - 放射性曲线。采集 10 分钟后给予呋塞米，显示集合系统蓄积放射性活性迅速清除，无梗阻迹象

钟表示不存在明显的梗阻，大于 20 分钟则被视为存在梗阻，介于 10~20 分钟属于"灰色地带"或"不确定"范围。当集合系统扩张非常严重时，即使没有梗阻，清除过程也可能异常缓慢。

肾血管性高血压

严重肾动脉狭窄（renal artery stenosis，RAS）导致肾小球灌注压下降，GFR 下降刺激肾小球旁器分泌肾素，继而血管紧张素转换酶（angiotensin-converting enzyme，ACE）激活强效血管收缩剂——血管紧张素Ⅱ，包括肾小球出球小动脉在内的外周血压升高，升高滤过压，从而维持 GFR 水平（图 11.19）。

尽管超过 90% 的高血压患者是原发性高血压，但 RAS 引起的肾血管性高血压（renovascular hypertension，RVH）在一些患者中较为常见，也就是说这些患者的高血压病因是可以纠正的。早期干预可以减少小动脉损伤和肾小球硬化，增加治愈机会。然而，多数情况下治疗肾动脉狭窄并不能治愈患者。ACE 抑制剂（ACE Inhibitor，ACEI）肾图（或"卡托普利肾显像"）是一种准确诊断可逆性 RVH 的方法。ACEI 阻断血管紧张素Ⅰ向血管紧张素Ⅱ的转化（图 11.20），此时进行肾动态显像会打破 RVH 患者的 GFR 代偿机制，显示出 GFR 和肾清除率下降。

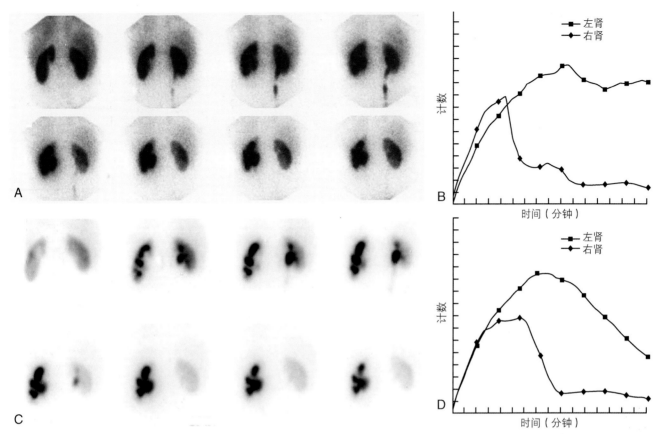

图 11.15　梗阻性肾积水。(A) 不同于正常右肾，左肾集合系统逐渐充盈、扩张，采集 10 分钟时给予 Lasix 无反应，未见放射性清除。(B) 双肾时间 - 放射性曲线证实图像所示梗阻。同一位患者左肾盂输尿管连接部梗阻矫正术后，(C) 99mTc-MAG Lasix 利尿肾图和 (D) TAC 显示仍有残留肾积水，但梗阻已纠正

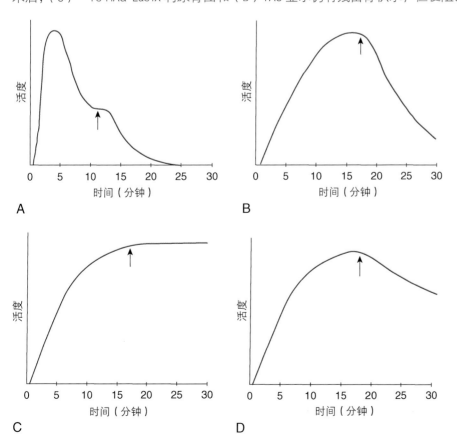

图 11.16　Lasix 利尿肾图的时间 - 放射性曲线（TAC）示例。箭头标记处为注射 Lasix 的时间。(A) 正常肾对利尿剂的反应。示踪剂进一步排空之前的平台期为快速清除之前的利尿剂诱导尿流量。(B) 扩张型非梗阻性肾。缓慢上升的曲线代表肾盂肾盏逐渐充盈。使用利尿剂时会出现迅速清除。(C) 梗阻肾，使用利尿剂后异常 TAC 无变化。(D) 不确定的反应。使用利尿剂后，可以看到非常缓慢的部分清除。这可能是系统极度扩张的结果，但并不能排除梗阻

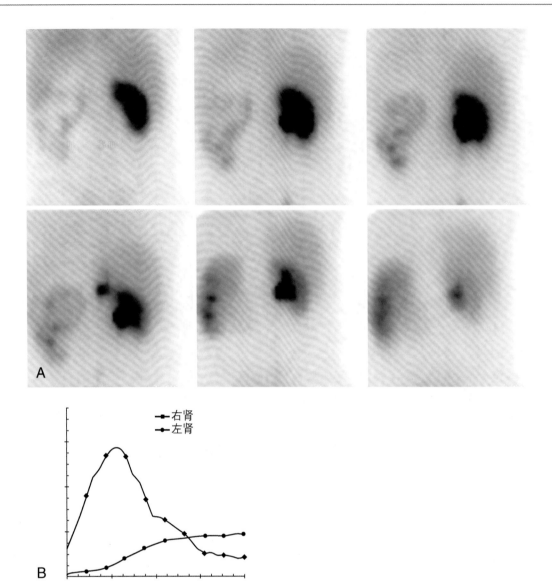

图 11.17 严重梗阻导致肾功能减退。（A）给予 Lasix 后 15 分钟 ^{99m}Tc-MAG3 动态图像，右肾功能正常。左肾皮质变薄、摄取延迟，初始集合系统呈现缺光子区，后可见集合系统持续充盈但不清除，符合尿路梗阻。（B）时间 - 放射性曲线表现与图像一致

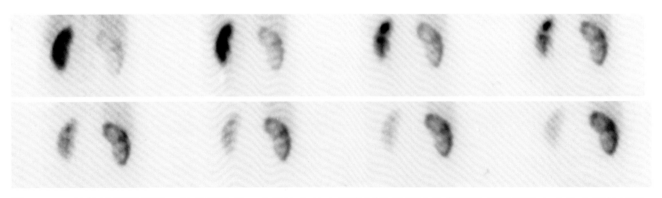

图 11.18 持续性尿路梗阻。继发于肿瘤、未经治疗的右侧膀胱输尿管连接部严重梗阻导致中央集合系统扩张、皮质变薄、功能不良且摄取缓慢

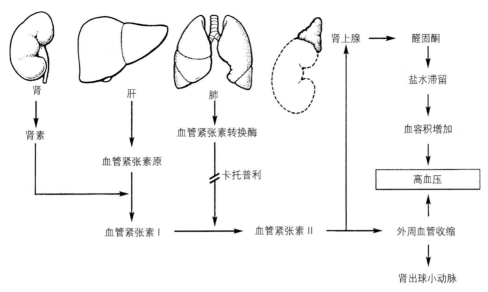

图 11.19 肾素 - 血管紧张素 - 醛固酮通路及血管紧张素转换酶（ACE）抑制剂卡托普利作用的部位

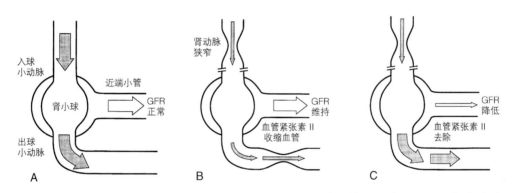

图 11.20 肾素依赖性肾血管疾病的病理生理学：卡托普利的药理效应。（A）肾小球滤过率（GFR）正常。（B）肾血管性高血压。由于肾血浆流量减少，滤过压和 GFR 下降，刺激肾素增加，由此产生的血管紧张素Ⅱ导致出球小动脉血管收缩，增加肾小球压力并最终维持 GFR。（C）卡托普利阻断上述代偿机制，GFR 下降

专栏 11.7 列出了一些应该考虑使用 ACEI 肾显像的情况。

专栏 11.7　血管紧张素转换酶抑制剂（ACEI）肾图适应证（卡托普利扫描）
严重高血压
药物抵抗性高血压
突发或近期发作的高血压
发病年龄小于 30 岁或大于 55 岁的高血压患者
腹部或肋腹部杂音
原因不明的氮质血症
ACEI 治疗期肾功能恶化
其他血管床的闭塞性动脉疾病
已知肾动脉病变，评估肾血管性高血压治疗后是否可逆
评估治疗效果，还可以计算分肾功能

显像方案

患者应在检查前停用所有 ACEIs，否则 RVH 患者的 ACEI 肾图诊断试验灵敏度降低约 15%。还应考虑停用血管紧张素受体阻滞剂和钙通道阻滞剂。联合使用其他利尿剂的患者必须小心以防止其脱水。但是大多数抗高血压药物对结果的影响很小或没有影响。

首先应决定使用哪种显像方案。口服卡托普利需要推迟 1 小时成像以便吸收，但不需要静脉（IV）给药，且通常比依那普利便宜。1 天成像方案步骤如下：首先使用低剂量 1 mCi（37 MBq）^{99m}Tc-MAG3 进行基线检查，然后再给予 5 mCi（185 MBq）^{99m}Tc-MAG3 进行 ACEI 介入肾图。当然，在不同的日期（至少相隔 24 小时）进行 ACEI 介入前后显像更容易

解读结果，也可以仅对 ACEI 介入肾图异常患者进行基线检查。专栏 11.8 列出了一个示例方案。

尽管预计 ACEI 给药后血压会下降，但仍应监测血压，确保患者情况稳定。

图像解读

对于肾素依赖性 RVH 患者，即使给予 ACEI，也不能观察到受累肾血流量减少。如果观察到灌注减少，则通常与功能组织体积减小有关。^{99m}Tc-MAG3 扫描图像上，肾动脉狭窄病变主要表现为示踪剂延迟消除导致的皮质滞留（"皮质染色"）（图 11.21）。如果使用 ^{99m}Tc-DTPA，阳性扫描图像将显示患肾摄取示踪剂和整体功能显著下降（图 11.22）。其他征象少见或不具有特异性。结果判读需要与基线扫描图像进

专栏 11.8 血管紧张素转换酶抑制剂（ACEI）（卡托普利）肾图方案总结

患者准备

停用短效 ACEI 2~3 天，长效停用 5~7 天。

考虑停用钙通道阻滞剂。

检查前 4 小时内不得进食；在此期间需要饮水以充分水化。

注射前，按照一般肾显像方案补水。

药物和剂量

ACEI

卡托普利 50 mg PO，监测血压 1 小时 - 或 -

依那普利 40 μCi/kg（最少 2.5 mg）静脉注射（IV）3~5 分钟，保留静脉通路，监测 5 分钟

Lasix 40 mg IV

注射 ^{99m}Tc-MAG3

采集

2 天显像方案：第 1 天，给予患者 ^{99m}Tc-MAG3 111~185 MBq（3~5 mCi）；如果结果异常，则进行第 2 天基线检查

1 天显像方案：给予卡托普利之前，注射 37~74 MBq（1~2 mCi）^{99m}Tc-MAG3 进行基线肾图显像；然后再给予 185~296 MBq（5~8 mCi）进行 ACEI 介入肾图采集

显像方案

采用肾动态显像方案（见专栏 11.2）。

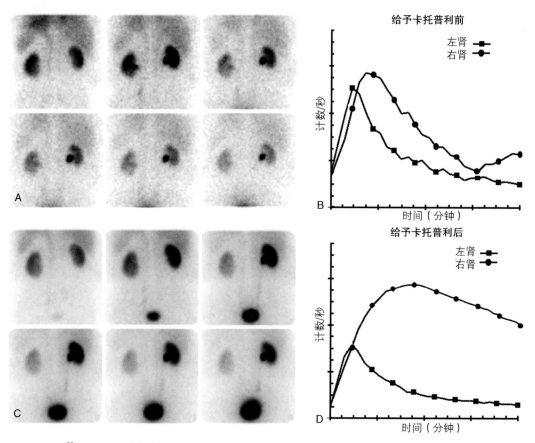

图 11.21 ^{99m}Tc-MAG3 卡托普利肾图阳性。（A 和 B）首先进行基线研究。随着时间推移，观察到双肾迅速且相当对称的初始摄取和消除。（C 和 D）同一天晚些时候的卡托普利肾图，显示右肾出现明显皮质滞留，提示"很大可能"肾动脉狭窄导致肾血管性高血压

行比较，排除其他慢性疾病的干扰，确保异常显像是 ACEI 介入所致。

如果正确遵循上述采集方案，据报告 ACEI 介入肾图的灵敏度和特异度分别为 90% 和 95%。通常，当血清肌酐正常或仅轻度升高（肌酐 < 1.7 mg/dl）时，ACEI 肾图结果是准确的。假阳性结果很少见，但偶见于使用钙通道阻滞剂的患者。如果观察到双侧肾皮质滞留，则可能是脱水或低血压引起的伪影，而不是双侧肾动脉狭窄所致。动脉显像证实双肾皮质滞留的患者，大约 2/3 没有明显狭窄（图 11.23）。

肾移植评估

肾移植的供体肾有以下三种来源：尸体供体（尸体肾）、亲属活体供体或非亲属活体供体。尽管尸体肾已经过仔细筛选和小心运输，但通常来自活体供体的同种异体肾移植预后最佳。亲属活体供肾的移植肾 1 年存活率为 90%~94%，尸体移植肾为 88%~90%。了解常见肾移植术后并发症有助于合理选择检测方法和正确解读扫描结果。表 11.2 列出了常见并发症。

表 11.2　肾移植并发症

并发症	时间线	说明
移植肾功能延迟 / 急性肾小管坏死（ATN）	几分钟至几小时	术前损伤 尸体移植肾可能需要几天或几周的时间才能恢复
自身免疫排异反应与功能损伤		
超急性排异反应	几分钟	已有抗体，不可逆
加速急性排异反应	1~5 天	有输血史或既往移植病史
急性排异反应	7 天后	前 3 个月最常见，细胞介导的体液排异反应
慢性排异反应	几个月至几年	体液性，不可逆
环孢素毒性	几个月	停药后可恢复
手术		
尿漏 / 尿囊肿	几天或几周	
血肿	最初几天	
感染	第 1 周	
淋巴囊肿	2~4 个月	
血管		
肾动脉狭窄	第 1 个月后	
血管闭塞	几天至几周	
梗死		
肾梗阻	几天至几个月	盆腔包块、狭窄、结石

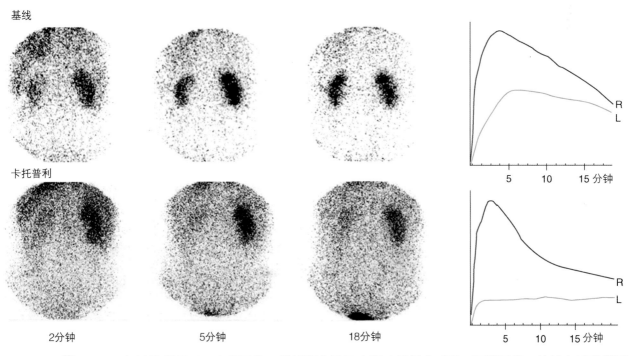

图 11.22　99mTc-DTPA 卡托普利肾图。**上排图像**，基线研究显示左肾功能轻度减退。**下排图像**，给予卡托普利后显示左肾功能严重恶化，其峰值和左肾功能均下降

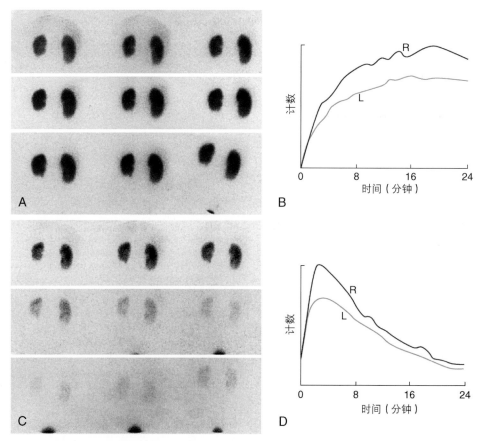

图 11.23　⁹⁹ᵐTc-MAG3 卡托普利肾图（A）和时间 - 放射性曲线（TAC）（B）显示，30 分钟内双肾皮质放射性活度显著滞留，膀胱清除率最低。询问病史得知患者检查前近 12 小时未进食和饮水。补水后再次采集图像（C）和 TAC（D）显示正常。因此双侧卡托普利阳性结果大多数是脱水引起的假阳性结果

肾移植并发症

移植肾功能延迟

肾移植术后急性肾功能延迟可能是由缺血、血容量耗竭和肾毒性药物引起。描述上述过程时，可使用**移植肾功能延迟**和**急性肾小管坏死（ATN）**这两个术语，尽管有时二者可以相互替代，但 ATN 只是其中一个可能的原因。该并发症最常见于尸体肾移植，最高可达 50%，少数亲属活体肾移植也有可能发生（5%）。移植肾功能延迟在术后即刻或最初几天时表现为尿排出量减少。该情况通常会在几天至最长 4~6 周内消退。

急性排异反应

严重不相容时出现超急性排异反应，对移植肾的存活构成严重威胁。加速急性排异反应在移植后的最初几天出现，是受体体内已有抗体引起，很可能来自先前的致敏作用。细胞介导的急性排异反应（acute rejection，AR）大约 1 周后出现，患者通常表现为尿量减少，可能有发热和肾疼痛、肿胀。目前 AR 相对少见，一般会要求患者术后几个月或 1 年内服用抗排异药物，维持相对脱敏状态。

慢性排异反应通常是一种自身免疫性、累积性及不可逆性的肾损伤，通常在几周至几个月后出现。免疫和非体液免疫引起血管收缩、慢性纤维化、肾小管萎缩和肾小球硬化。经过几个月至几年的时间，这种纤维化会导致肾皮质损失和功能下降。随着皮质变薄，可能看到集合系统相对扩张。早期发生（< 1 年）和移植肾功能丧失的风险因素包括早期缺血性损伤（重度 ATN）、既往重度 AR 发作史和亚临床排异反应引起的损害。一般情况下，钙调神经磷酸酶抑制剂（环孢素和他克莫司）可用于治疗血栓性微血管病变。

免疫抑制药物毒性

导致移植肾功能障碍的另一个重要原因是治疗药物的肾毒性。过去，通常是大剂量环孢素所致。目前临床上已经很少使用环孢素，或者采用剂量更低、更安全的给药方案，其毒性反应已经不太常见。其他抗排异药也采用了类似的减毒方案。

手术并发症与肾疾病

可能会发生严重血管并发症，包括动脉血栓形成和肾静脉血栓形成。输尿管吻合处也可能出现问题，如梗阻、渗漏或淋巴囊肿。上述问题通常在术后最初几天出现。移植肾也可能出现一些问题，如肾动脉狭窄伴有肾血管性高血压以及输尿管梗阻。

通常使用超声检查和活检评估移植肾并发症。但是，放射性核素显像不仅广泛用于评估肾功能，而且还可用于评估肾移植并发症。

方法

使用专栏 11.2 中所列的 ^{99m}Tc-MAG3 肾动态显像方案进行移植肾评估，但注意是前位采集，将盆腔内移植肾置于中心视野。建议采集视野中包括至少一部分自体肾，它们可能对整体肾功能有贡献。采集视野还应包括部分膀胱，而排尿前和排尿后采集图像中应包括整个膀胱。采集 1~2 小时的延迟图像或进行 SPECT/CT 显像可能有助于判断有无尿液渗漏及部位。必要时可进行 Lasix 或卡托普利介入显像。

图像解读

解读肾移植扫描图像时必须考虑受体年龄以及移植肾的类型。肾移植术后早期两个最常见的并发症是 ATN/ 移植肾功能延迟和 AR（表 11.3）。临床上，两者都表现为肾功能减退，所以典型肾图表现为初始肾皮质摄取较慢，随时间延长皮质摄取逐渐增加，集合系统和膀胱出现放射性的时间较预期的延迟 3~6 分钟。与 ATN 不同，AR 会影响肾实质小血管，因此经典 AR 动态显像模式是灌注减少，出现显著 ^{99m}Tc-MAG3 皮质滞留（图 11.24）。而 ATN 则灌注正常，但功能障碍，表现为皮质清除延迟、术后即刻尿量减少（图 11.25）。

表 11.3　急性排异反应与术后急性肾小管坏死（ATN）的比较

疾病	基线扫描	早期随访扫描	灌注	肾通过时间
急性排异反应	正常	恶化	减少	延迟
ATN	异常	改善	正常	延迟

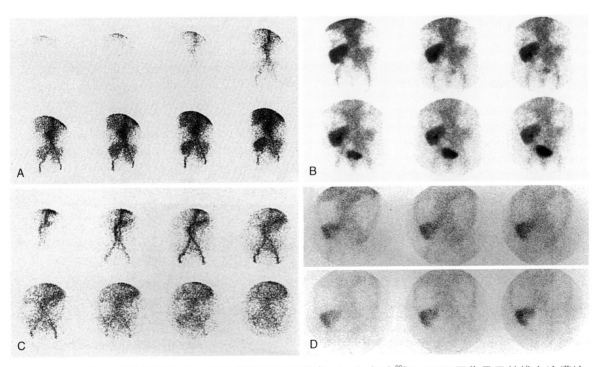

图 11.24　急性肾移植排异反应。尸体肾移植于右髂窝。（A）术后 ^{99m}Tc-MAG3 图像显示基线血流灌注良好。（B）肾功能良好。6 天后，患者出现发热、移植肾压痛和血清肌酐升高。（C）复查肾图，移植肾的血流灌注减少。（D）功能图像显示皮质滞留。上述结果符合急性排异反应

ATN 是在移植肾植入之前损害的结果，因此它从一开始就存在。通常最初几周内功能会有所改善（图 11.26），但严重情况下，该疾病持续存在，与急性排异反应的预期发生时间相重叠。需要注意此时肾功能的持续恶化表明存在另一合并症（图 11.27）。

肾功能障碍程度差异很大。在系列随访研究中，严重皮质滞留或功能未能迅速改善意味着移植肾预后不良，显著增加术后 6 个月内移植肾功能丧失的可能性。AR 多次发作，尤其是严重发作时，也会对移植肾存活产生不良影响。

与移植肾功能延迟 /ATN 类似，免疫抑制药物的肾毒性可以引起示踪剂清除延迟。通常肾显像的时间节点差异可以区分这两个过程。在某些情况下，询问患者病史可以推断 ATN，例如移植手术后很长时间才出现，源于心血管功能衰竭或用药问题。

如果初始肾功能正常，则更容易区分 AR 和移植肾功能延迟。然而，很难区分 AR 与免疫抑制治疗的毒性效应。

慢性排异反应中，血流和功能图像可能最初显示正常。随着情况恶化，系列随访检查显示轻度至中度的肾实质滞留。随着时间的推移，肾单位损失导致皮质变薄和中央集合系统"补空性"扩张。皮质摄取呈斑片状，移植肾看起来较小或出现瘢痕，且清除延迟（图 11.28 和 11.29）。

急性肾动脉闭塞相对罕见，肾显像未见移植肾的功能性灌注，呈现缺光子区域，常伴有周围本底的轻度环状放射性影。肾静脉血栓形成具有相同的图像特征。因为没有侧支血管或淋巴管形成，所以移植肾功能迅速衰竭。这不同于自体肾急性肾静脉血栓形成，后者可能出现肾的迅速增大和热区显像（图 11.30）。

其他 CT 或超声检查难以诊断的临床问题可以通过肾显像解决。尿液渗漏导致肾周围示踪剂累积，有时需要 1~2 小时的延迟图像才可见（图 11.31）。移植肾梗阻可能出现肾积水或尿量减少。如同自体肾梗阻，利尿肾图可用于可疑移植肾尿路梗阻鉴别诊断（图 11.32）。使用该方法需要排除急性排异反应，并且有足够的功能对利尿剂作出反应。

测量肾功能：肾小球滤过率

正常 GFR 值因年龄、性别和体型差异而变异很大。利用上述因素和血清肌酐值可以计算出相当可靠的 GFR 估计值。然而，当肾功能极度异常时，这些估计值可能不可靠，并且可能难以检测到单肾的异常变化。应该注意的是，任何一种功能测量方法都可能不"精确"，但对于幼儿和老年人或肾功不良患者，这些方法通常具有重现性，并且通常优于单纯基于肌酐的测定方法。

目前核医学领域已有多种组合方案用于 GFR 测定，包括血浆采样和显像技术。虽然这些方法是最准确的，但很少有机构具备相应的实验室设备进行更精确的、基于血液样本的 GFR 测定方法；显然，基于 γ 照相机的 GFR 测定技术更具有临床实用性。显像法无需血液采样，显像时间仅需几分钟（图 11.33）。但是需要注意的是，与血液采样方法相比，显像法更容易出错，因此必须严格遵守技术规范。

γ 显像法 GFR 计算原理：将内有少量已知放射性活度的 ^{99m}Tc-DTPA 注射器置于 γ 照相机一定距离处，采集"满针"放射性计数。当示踪剂注入人体内后，采取同样方法采集注射器中残留放射性计数，得出人体实际给药活度，并作为标准量。需要注意的是，如果"满针"放射性活度太高，则可能会超出系统的计数能力，导致计数丢失并影响结果准确度，最终高估 GFR 值。一些 γ 照相机系统未配备有自动计算软件，可以进行手动计算。

放射性示踪剂注入人体后，应立即启动采集程序，采集 6 分钟图像。在肾及其周围绘制 ROI，并减去本底计数。使用基于患者体重和身高的肾深度校正公式进行衰减校正。计算肾在 1~2.5 分钟或 2~3 分钟图像所摄取放射性计数与标准量的比例，然后与系统内置的其他方法（如多血浆法、单血浆法或准确率略低的肌酐清除率）所得 GFR 值进行相关分析，得出显像法 GFR 值。基于 γ 照相机的方法还包括基于 ^{99m}Tc-MAG3 的修正 ERPF 计算，但这种方法使用较少。

肾皮质显像

临床上通常很难区分上尿路感染和下尿路感染。然而，肾盂肾炎可导致皮质瘢痕形成、肾衰竭和高血压。

在特定情况下，核医学肾皮质显像剂可显示肾皮质随时间发生的变化，而这些变化在解剖学成像模式下难以观察。^{99m}Tc-DMSA 提供了优于 ^{99m}Tc-MAG3 的皮质分辨率，可用于评估尿路反流患者的疑似肾

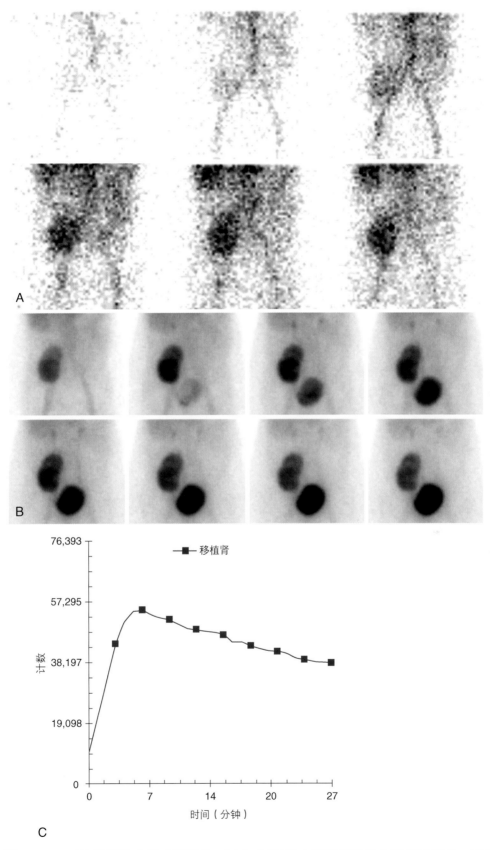

图 11.25　尸体肾移植术后功能评估。(A) 术后 72 小时肾图显示血流灌注正常。(B) 移植肾功能下降，肾摄取示踪剂稍慢，膀胱排泄轻度延迟，显像剂皮质滞留。(C) 时间 - 放射性曲线证实术后急性肾小管坏死 (ATN)。如果血流灌注图像不足以区分移植肾功能延迟和急性排异反应，则可能需要获取功能变化的时间曲线或活检，注意随访

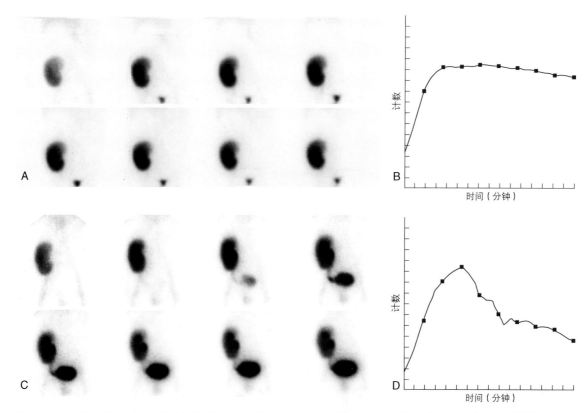

图 11.26 移植肾功能延迟／急性肾小管坏死（ATN）。**上排**（A）肾移植术后 24 小时获得的基线功能图像和（B）时间 - 放射性曲线，二者均显示明显的示踪剂皮质滞留，证实移植肾功能延迟，通常称为急性肾小管坏死。**下排**（C）随访检查显示移植肾功能改善，膀胱通过速度加快，皮质滞留减少。（D）时间 - 放射性曲线与图像变化一致

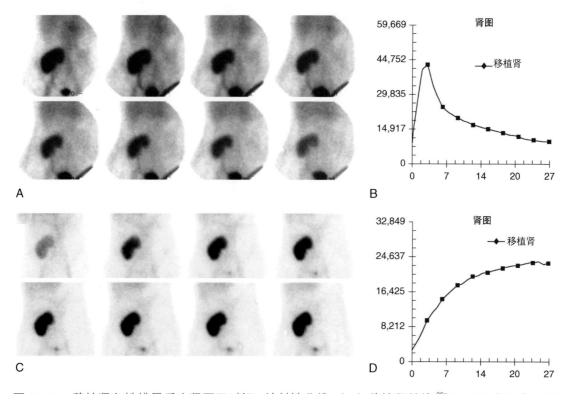

图 11.27 移植肾急性排异反应肾图及时间 - 放射性曲线。（A）移植肾基线 ^{99m}Tc-MAG3 肾图和（B）时间 - 放射性曲线显示，移植肾快速摄取显像剂并随后通过输尿管和膀胱清除。2 个月后，肾功能恶化。（C）扫描图像和（D）时间 - 放射性曲线显示出明显的皮质滞留，膀胱清除延迟且减少

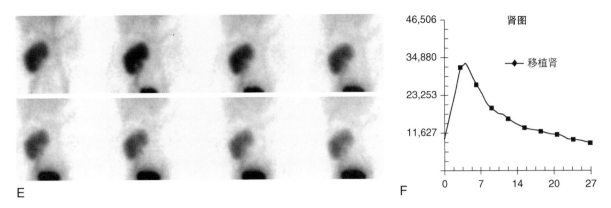

图 11.27（续）（E）和（F）所示，免疫抑制治疗 1 周后移植肾功能改善

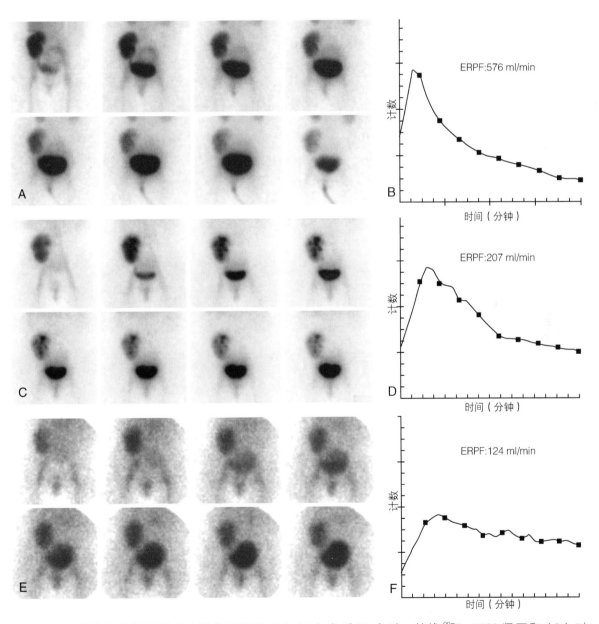

图 11.28 移植肾的慢性肾病（慢性排异反应）。（A）术后 24 小时，基线 ^{99m}Tc-MAG3 肾图和（B）时间－放射性曲线（TAC）正常。1 年后，肾图图像和 TAC 仍显示肾功能良好。3 年后，患者出现少尿和血肌酐升高。图像（E）和 TAC 显示存在慢性排异反应。患者移植肾功能不良，靶本底比值、活度峰值和清除率均下降。皮质滞留严重程度通常低于急性排异反应

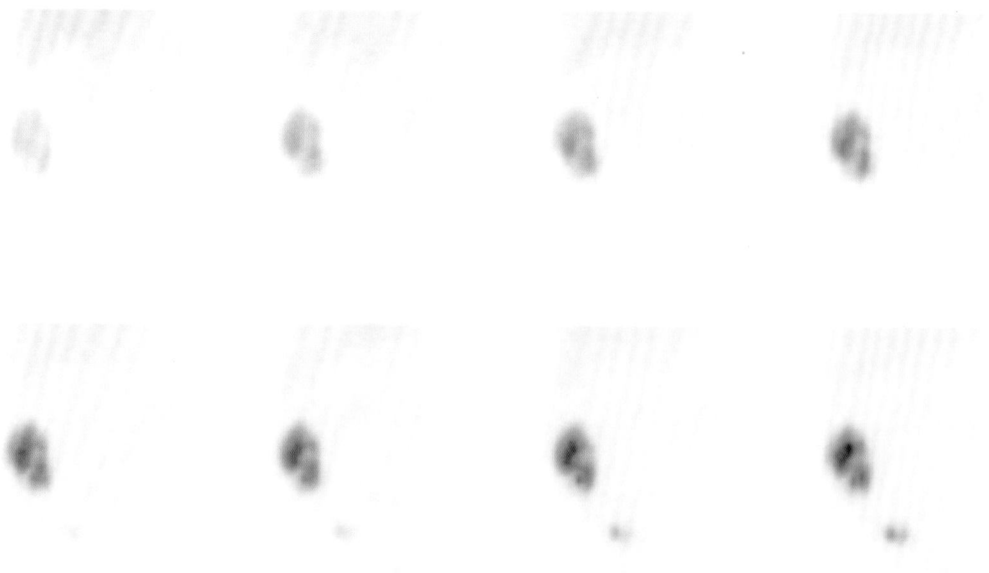

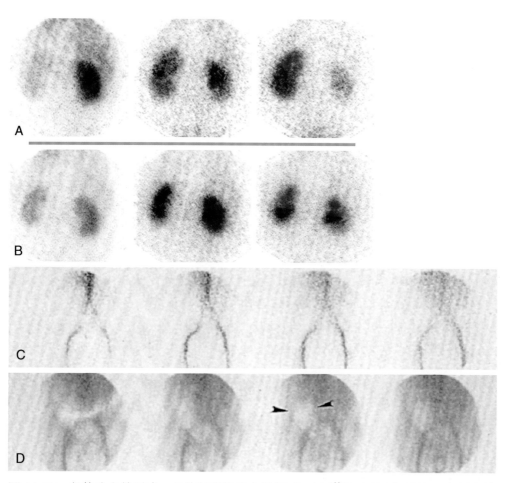

图 11.29　移植肾慢性排异反应。既往肾移植肾患者 ^{99m}Tc-MAG3 肾图显像见皮质瘢痕形成、示踪剂通过集合系统延迟且消除缓慢。此阶段通常会显示明显的集合系统放射性蓄积，但在该病例中并未清晰显示

图 11.30　肾静脉血栓形成。自体肾肾静脉血栓形成。（A）^{99m}Tc-DTPA 扫描显示左侧自体肾摄取不良，清除延迟。（B）4 个月后随访扫描显示功能改善。移植肾静脉血栓形成。（C）^{99m}Tc-MAG3 图像未见移植肾显影。（D）移植肾衰竭，不摄取示踪剂并因放射性衰减导致该区域 γ 光子减少和缺损（**箭头所示**）

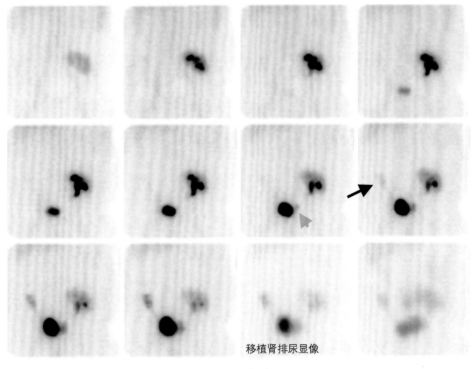

移植肾排尿显像

图 11.31　术后尿漏

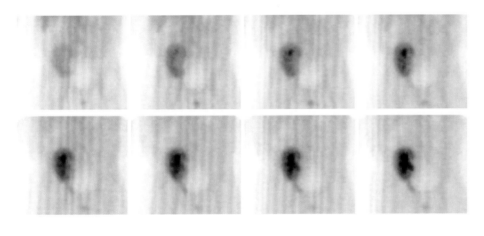

图 11.32　肾移植术后梗阻。近期肾移植患者术后肾显像显示肾盂中有一个缺光子区域，最后证实是术后引流袋压迫输尿管造成梗阻。延迟图像（未显示）未发现该区域存在活动性尿漏

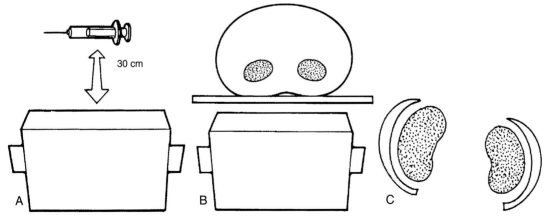

图 11.33　γ 照相机技术计算肾小球滤过率。（A）在距离准直器中心 30 cm 处对注射前后的 ^{99m}Tc-DTPA 注射器分别进行 1 分钟图像采集。（B）注射后进行肾图像采集，每帧 15 秒，共 6 分钟。（C）在图像上选择肾和本底区域以便获取放射性计数。进行本底和衰减校正后，计算肾皮质净摄取量占总注射剂量的百分比

盂肾炎或瘢痕形成。另外，如何区分良性嗜酸细胞瘤和肾细胞癌成为人们最近关注的领域，或许肾皮质显像剂具有一定价值。

^{99m}Tc- 二巯基丁二酸

尽管诸如 ^{99m}Tc-MAG3 和 ^{99m}Tc-DTPA 之类的示踪剂能够提供有关肾皮质的重要信息，但它们在整个动态清除阶段不能提供最佳的分辨率。然而相当比例（约 40%~50%）的 ^{99m}Tc- 二巯基丁二酸（^{99m}Tc-DMSA）却能够与肾皮质近端小管结合，是高质量针孔成像或 SPECT 成像的稳定靶点（图 11.34）。

^{99m}Tc-DMSA 肾皮质显像最常用于鉴别肾盂肾炎和瘢痕形成。肾盂肾炎会导致肾小管功能障碍，从而导致肾摄取减少。尽管过去也曾使用其他皮质显像剂，但目前只有 ^{99m}Tc-DMSA 仍然可用。

方法

可以使用针孔成像、SPECT 或 SPECT/CT，这些方法的分辨率都比较高。优先选择哪一种方法通常取决于临床方便性或各个中心的专业水平。专栏 11.9 中列出了一个示例方案。针孔成像需要对患者进行精确摆位，每个斜位图像上患者与探头的距离和角度都应相同。SPECT 采集时，经常需要对儿童进行麻醉，使其保持静止状态。

一般需要采集 2~3 小时的延迟图像，给本底清除留出足够时间，在肾功能降低的情况下可能需要增加延迟时间。此类放射性示踪剂的尿液排泄水平较低，不适合评估集合系统和下尿路。

图像解读

肾形状和肾皮质厚度多变。由于脾脏压迹、胚胎期分叶以及来自肝和脾的衰减，肾上极的摄取强度通常较低。^{99m}Tc-DMSA 与肾小管结合发生在皮质，

专栏 11.9　肾皮质显像方案总结

放射性药物：^{99m}Tc-DMSA
  儿童：1.85 MBq/kg（50 μCi/kg），最小活度：22 MBq（600 μCi）
  成人：185 MBq（5 mCi）

设备
  SPECT：双探头 γ 照相机；低能、高分辨率准直器
  平面：小儿用针孔型准直器；成人可用汇聚型
  分肾功能：平行孔型准直器

显像方案
  采集前患者应排空膀胱。
  静脉注射 2~3 小时后进行延迟显像。

平面技术
  低能、高分辨率或超高分辨率准直器
  采集前后位图像：30 000~50 000 计数（或采集时间 10 分钟），用于分肾功能计算：

  $$分肾功能 = \sqrt{ROI\ 前位像计数 \times ROI\ 后位像计数}$$

  针孔：将肾置于视野（FOV）中心，保持体位，各采集图像均应与照相机等距
  采集后位图像和后斜位图像 100 000~150 000 计数 / 视图（或采集时间 10 分钟）

SPECT
  128 × 128 或 256 × 256 矩阵，婴儿需要放大
  轨道：非圆形身体轮廓步进采集，旋转 180°；40 帧 / 探头，3° / 步，40 秒 / 步

重建
  前置滤波函数：Hann 滤波，截止频率 0.9/cm，阶数 0
  后置滤波函数：Butterworth 滤波，截止频率 0.5/cm，阶数 10；2 次迭代，10 个子集

因此中央集合系统和髓质区域放射性摄取很少、甚至缺乏。肾柱可以摄取放射性药物，有时看起来很明显。

评估肾皮质时，可以看到一些区域因感染或瘢痕形成导致放射性摄取异常减少，而诸如 CT 等解剖学显像影像上可能并不明显。皮质肾小管因感染或瘢痕形成导致相应功能区域表现为皮质缺损（图

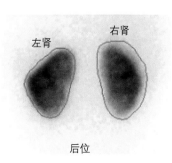 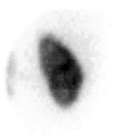 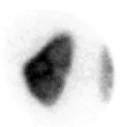

后位　　　　　　　　右肾　　　　　　　　左肾

图 11.34　正常儿童的 ^{99m}Tc-DMSA 肾显像外观

11.35 和图 11.36）。瘢痕可能是局灶性，具有尖锐边缘，可能会导致肾缩小，并伴有皮质功能损失。但是，如果没有系列高分辨率图像，通常很难分辨瘢痕和急性炎症区域，尤其是对于临床隐匿性感染患者（图 11.37）。

　　肾小管疾病（例如肾小管性酸中毒和范科尼综合征）会抑制 ^{99m}Tc-DMSA 摄取。包括庆大霉素和顺铂在内的肾毒性药物也可能抑制示踪剂摄取。肾功能不良时，肾摄取可能很差，甚至无法获得有用的诊断信息。

　　肾皮质显像不具有特异性，肿瘤也会表现为放射性缺损区。因此，建议与超声检查进行对比。然而，如果显示放射性摄取增加，则该区域可能是肾柱。肾肿瘤显像参见 ^{18}F-FDG 肿瘤学章节（第 12 章）。嗜酸细胞瘤与肾细胞癌的区分参见非 FDG 肿瘤显像之 ^{99m}Tc- 甲氧基异丁基异腈肿瘤显像章节（第 12 章）。

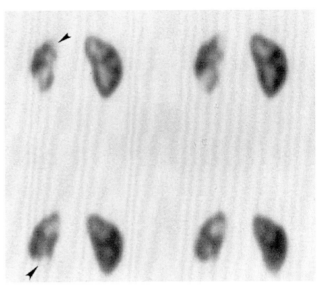

图 11.36　^{99m}Tc-DMSA SPECT 图像。3.5 mm 系列冠状断面图像可以显示清晰的细节信息，如皮质和髓质分隔。瘢痕导致右肾略小，上极和下极皮质缺损灶（**箭头所示**）

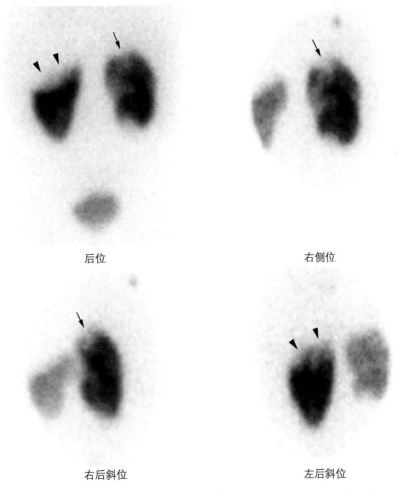

后位　　　　　　　　　　　右侧位

右后斜位　　　　　　　　　左后斜位

图 11.35　皮质瘢痕。前位针孔 DMSA 图像显示双肾均有局灶性缺损。左肾锐利边缘（**箭头三角所示**）表明为瘢痕。右肾也存在较小的缺损（**小箭头所示**）。如果不确定，可以采用系列采集图像，如无变化则证实瘢痕

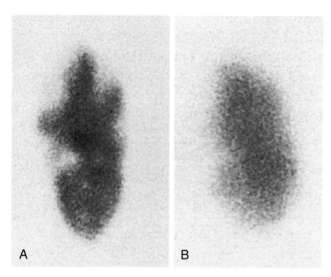

图 11.37　11 岁急性肾盂肾炎儿童的 ^{99m}Tc-DMSA 针孔成像。研究显示（A）多处皮质缺损，尤其是在上极，经过适当的抗生素治疗，6 个月后随访图像显示原缺损区几乎完全消退（B）

放射性核素膀胱显像

膀胱输尿管反流（vesicoureteral reflux，VUR）和反复尿路感染导致肾功能损害、瘢痕形成、肾性高血压和慢性肾衰竭，因此需要积极治疗。如果输尿管膀胱壁内段不能正常穿过膀胱壁和黏膜下层到达膀胱三角区开口处，则输尿管膀胱瓣膜可能无法在膀胱充盈时被动关闭，从而导致反流。随着儿童生长发育完善，膀胱输尿管反流多数会自发消退；40%~60% 的病例在 2~3 岁时消退。

尿路反流、反复感染导致的肾功能损害更常见于严重反流患儿。手术纠正以前，预防性抗生素治疗有助于减少患者瘢痕形成的比例，从 35%~60% 降至 10%。治疗的目的是防止肾感染，直到反流自发消退。然而，预防性抗生素治疗不能完全保护患肾免于感染和形成瘢痕。因此，必须仔细监测患者，^{99m}Tc-DMSA 连续扫描可能有所帮助。

放射性核素排尿期膀胱显像（radionuclide voiding cystography，核 VCU），又称尿排空显像，能够连续采集图像，因此在检测尿路反流方面比膀胱造影更灵敏。尽管尿排空显像提供的解剖学数据有限，但方便随访，可以大大减少患者的辐射剂量，因此许多中心仍在开展男性患者的基线尿排空显像（VCUG），以排除解剖原因造成的尿路反流，如后尿道瓣膜异常。推荐所有反流患者均应进行 VCUG 筛查。因为临床上肾盂肾炎可能是隐匿性的，且 VUR

患者同胞发生 VUR 的风险会增加约 40%，因此也建议同时对患者同胞进行筛查。

方法

间接法放射性核素膀胱显像可作为常规 ^{99m}Tc-MAG3 肾动态显像的一部分同时完成。要求患儿憋尿，直到膀胱扩张到最大程度，然后进行显像。尽管间接法膀胱显像的优点是不用插入导管，但上尿路淤滞经常会导致显像结果难以解释，同时膀胱充盈过程中有 20% 患者可能发生反流，而间接 VCUG 无法可靠地检测这部分人群反流。

最常用的是直接法放射性核素膀胱显像，在膀胱充盈、排尿期间和排尿后以连续三时相成像。除了诊断反流外，该程序还可对排尿后膀胱残余量进行定量。

专栏 11.10 列出了放射性核素逆行膀胱显像方案和膀胱残余尿量的计算方法。^{99m}Tc- 高锝酸盐可能被膀胱摄取，尤其是在膀胱炎的情况下。因此，^{99m}Tc-硫胶体和 ^{99m}Tc-DTPA 是最常用的放射性药物。37 MBq（1 mCi）放射性示踪剂溶于 500 ml 生理盐水后产生的放射性浓度足以满足临床需要。

该方案中患者辐射吸收剂量很低，性腺的辐射剂量仅为膀胱造影的 1/200~1/50。

解读

任何程度的输尿管反流都是异常的。基于放射造影进行了反流程度分级（图 11.38）。该放射影像分级系统中，考虑因素包括反流水平、肾盂扩张程度以及输尿管扩张和迂曲。但是，核素闪烁显像法的解剖学分辨率要低得多，且无法很好地界定肾盏形态（见表 11.4 中的概述）。因此放射性核素显像分级系统中输尿管反流对应于放射影像 I 级。核素闪烁显像 II 级包括肾盂反流，相当于放射影像分级的 II 级和 III 级（图 11.39）。如果在核素闪烁显像上观察到尿路系统的弥散性扩张，则对应放射影像所见的 IV 级和 V 级。

表 11.4　膀胱输尿管反流水平及特征		
	DRC 等级	放射学等级
输尿管	A	I
肾盂	B	II 和 III
肾盂 / 输尿管显示扩张	C	IV 和 V

DRC：直接法放射性核素膀胱显像。

专栏 11.10　放射性核素逆行膀胱显像方案总结

放射性药物：^{99m}Tc- 硫胶体（^{99m}Tc-DTPA 替代品）18.5~37 MBq（0.5~1.0 mCi）。

患者准备

无菌球囊导尿管导尿，气囊充气，并用胶带固定。
婴儿换好干净尿布，称重。

摆位

仰卧位，照相机在采集床下方。
膀胱和肾置于采集视野中。

测量仪器

大视野 γ 照相机，
准直器：< 1 岁的新生儿使用针孔型，低能，高分辨率
计算机 128 × 128 矩阵（最小 64 × 64）。

帧速率

5~10 秒 / 帧，充盈 60 秒
排尿前 30 秒
排尿时 2 秒 / 帧，持续 120 秒
排尿后 30 秒。

显像程序

将 500 ml 盐水袋置于采集床上方 25 cm 处。
将放射性示踪剂注射至连接盐水袋和膀胱的导管中。

充盈

充盈膀胱，注意不超过其容量：［年龄（年）+ 1］× 30ml = 容量。
充盈，直至滴液减慢或导管周围开始出现排泄。

排尿

将 γ 照相机垂直于采集床；把患者放在便盆上，背对照相机。
婴儿保持仰卧位，排尿至干净的已称重尿布中。
测量排尿量或对尿布进行称重得出排尿量。

解读

计算排尿后残余量（residual volume，RV）：

$$RV（ml）= \frac{排尿量（ml）× 排尿后膀胱计数}{初始膀胱计数 - 排尿后膀胱计数}$$

或

$$RV（ml）= \frac{排尿后膀胱计数 × 输注量（ml）}{排尿前膀胱计数}$$

将感兴趣区（ROI）置于膀胱上方。
评估反流（见表 11.4）。

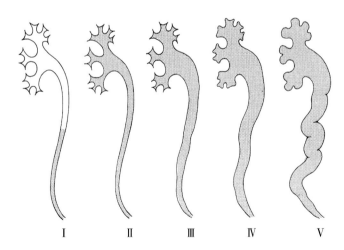

图 11.38　膀胱输尿管造影分级系统（国际反流研究委员会）。I 级：仅输尿管反流。II 级：反流至输尿管、肾盂和肾盏，无扩张。III 级：输尿管轻度至中度扩张 / 迂曲和肾盏扩张。IV 级：输尿管中度扩张和迂曲，肾盂中度扩张。穹窿角度消失，但乳头压迹依然存在。V 级：输尿管重度扩张和迂曲，肾盂肾盏重度扩张。大部分肾盏中已不可见乳头状压迹

放射性核素示踪技术可以检测到大约 1 ml 的反流量。有一项研究比较了 RVCUG 和 VCU 造影，发现有 17% 的反流仅见于 RVCUG。尽管由于邻近膀胱放射性活性的干扰，放射性核素尿排空显像可能会漏诊 I 级低位反流，但目前普遍认为 I 级反流几乎没有临床意义。嘱患者做排尿动作或膀胱充盈患者进行后斜位采集可能会显示反流，否则不明显（图 11.40）。如果研究结果阴性，但临床高度怀疑，则再次充盈膀胱可以提高灵敏度，不过临床上并不常用。

推荐阅读

一般主题

Dubovsky EV, Russell CD, Bischof-Delaloye A, Bubeck B, et al. Report of the radionuclides in nephrourology committee for the evaluation of the transplanted kidney (review of techniques). *Semin Nucl Med.* 1999;29:175–188. https://doi.org/10.1016/S0001-2998(99)80007-5.

Prigent A, Cosgriff P, Gates GF, et al. Consensus report on quality control of quantitative measurements of renal function obtained from the renogram. international committee from the scientific committee of radionuclides in nephrology. *Semin Nucl Med.* 1999;29(2):146–159.

Taylor AT. Radionuclides in nephrourology, part 1: radiopharmaceuticals, quality control, and quantitative indices. *J Nucl Med.* 2014;55(4):608–615. https://doi.org/10.2967/jnumed.113.133447.

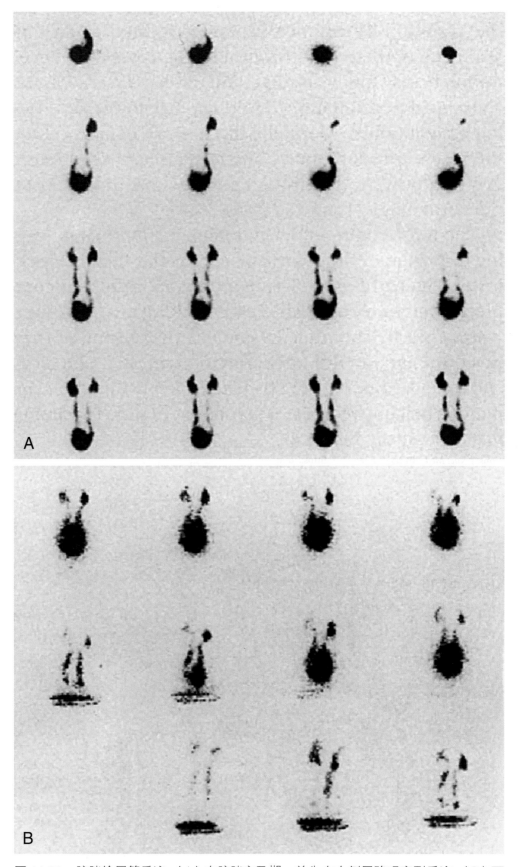

图 11.39　膀胱输尿管反流。（A）在膀胱充盈期，首先在右侧尿路观察到反流；（B）可见双侧反流。排尿时，左侧尿路的清除优于右侧。双侧肾盂区域可见Ⅱ～Ⅲ级反流

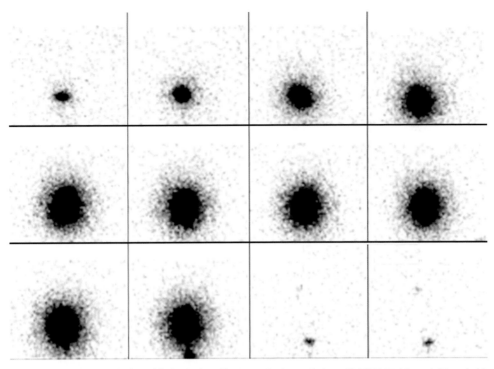

图 11.40 放射性核素尿排空膀胱显像（VCU）中，反流可能局限于任一时相。在某些情况下，它可能只是由排尿引起

Taylor AT. Radionuclides in nephrourology, part 2: pitfalls and diagnostic applications. *J Nucl Med*. 2014;55(5):786–798. https://doi: 10.2967/jnumed.113.133454.

ACEI 和肾动脉狭窄

Taylor A, Nally J, Aurell M, et al. Consensus report on ACE inhibitor renography for detecting renovascular hypertension. *J Nucl Med*. 1996;37(11):1876–1882.

Lasix

Girolamo T, Alessandro D, De Waure C, et al. Tc-99m MAG3 diuretic renography in diagnosis of obstructive nephropathy in adults. A comparison between F-15 and as new procedure F+10 (sp) in seated position. *Clin Nucl Med*. 2013;38:432–436.

Gordon I, Piepsz A, Sixt R. Guidelines for standard and diuretic renogram in children. *Eur J Nucl Med and Mol Imaging*. 2011;38(6):1175–1188. https://doi.org/10.1007/s00259-011-1811-3.

Perez-Brayfield MR, Kirsch AJ, Jones RA. A prospective study comparing ultrasound, nuclear scintigraphy and dynamic contrast enhanced magnetic resonance imaging in the evaluation of hydronephrosis. *J Urol*. 2003;170(4 Pt 1):1330–1334.

Sfakianakis GN, Sfakianakis E, Georgiou M, et al. A renal protocol for all ages and indications: mercapto-acetyl-triglycine (MAG3) with simultaneous injection of furosemide (MAG3-F0)—a 17-year experience. *Semin Nucl Med*. 2009;39(3):156–173.

Turkolmez S, Atasever T, Turkolmez K, Gogus O. Comparison of three different diuretic renal scintigraphy protocol in patients with dilated urinary tracts. *Clin Nucl Med*. 2004;29:154–160. https://doi.org/10.1097/01.rlu.0000113852.57445.23.

移植器官

Ayse Aktas. Transplanted kidney function evaluation. *Semin Nucl Med*. 2014;44:129–145. https://doi.org/10.1053/j.semnuclmed.2013.10.005

ERPF 和 GFR 计算

Gates GF. Glomerular filtration rate: estimation from fractional renal accumulation of Tc-99m DTPA (stannous). *AJR Am J Roentgenol*. 1982;138:565–570.

Russell CD, Bischoff PG, Kontzen F, et al. Measurement of glomerular filtration rate using Tc-99m-DTPA and the gamma camera method. *Eur J Nucl Med*. 1985;10(11-12):519–521.

Taylor A, Manatunga A, Morton K, et al. Multicenter trial of a camera-based method to measure Tc-99m mecaptoacetyltriglycine, or Tc-99m MAG3, clearance. *Radiology*. 1997;204(1):47–54.

99mTc-DMSA

Fouzas S, Krikelli E, Vassilakos P, et al. DMSA scan for revealing vesicoureteral reflux in children with urinary tract infections. *Pediatrics*. 2010;126(3):e513–e519.

99mTc- 甲氧基异丁基异腈

Campbell SP, Tzortzakakis A, Javadi MS, et al. Tc-99m sestamibi SPECT/CT for the characterization of renal masses: a pictorial guide. *Br J Radiol*. 2018;91(1084):20170526. https://doi.org/10.1259/bjr.20170526.

Gorin MA, Rowe SP, Baras AS, et al. Prospective evaluation of Tc-99m sestamibi SPECT/CT for the diagnosis of renal oncocytomas and hybrid oncocytic chromophobes tumors. *European Urology*. 2016;69:413–416. https://doi.org/10.1016/j.eururo.2015.08.056.

Reynolds AM, Porter KK. Characterizing indeterminate renal masses with molecular imaging: the role of Tc-99m MIBI SPECT/CT. *Curr Urol Rep*. 2017;18(11):86. https://doi.org/10.1007/s11934-017-0737-0.

（史育红　译审）

第 12 章 肿瘤：^{18}F- 氟代脱氧葡萄糖正电子发射体层显像

背景

很长一段时间，PET 在很大程度上仅限于研究使用。近年来，专用 PET 照相机的发展、医用回旋加速器生产设施的广泛应用以及新型放射性药物的获批，都促进了临床 PET 的快速发展。PET 示踪剂通常为掺入在正常有机物质中的放射性同位素原子（例如，氧 -15、氮 -13、碳 -11 和羟基类似物氟 -18），从而使难以成像的细胞或分子过程显像。PET 有多种临床应用（专栏 12.1）。目前大多数临床 PET 成像使用葡萄糖类似物 ^{18}F-FDG 进行癌症评估。恶性细胞通常比正常组织代谢活跃，病变部位 ^{18}F-FDG 摄取明显增高，故而可根据放射性药物摄取的增加程度进行鉴别。

专栏 12.1　PET 成像的常见临床应用

^{18}F- 氟代脱氧葡萄糖（^{18}F-FDG）

　癌症：分期、再次分期、治疗监测

　肺结节诊断 / 特征、未知原发性癌症的定位

　痴呆显像

　癫痫发作（发作间期）

　心脏：活力、结节病

^{18}F-florbetaben/^{18}F-florbetapir/^{18}F-flutemetamol：淀粉样蛋白的检测

　铷 -82（^{82}Rb）：心脏灌注

　氨 ^{13}N：心脏灌注

　^{18}F-fluciclovine：前列腺癌复发、转移

　^{68}Ga-PMSA：前列腺癌复发

　^{68}Ga-DOTATE 或 DOTATOC：神经内分泌肿瘤 / 生长抑素受体肿瘤显像

　^{18}F-NaF：骨转移和肿瘤

通过 PET 的功能成像提供的信息与常规方法（例如 CT）提供的信息有很大不同。CT 是根据肿瘤大小和结构的变化来诊断其恶性程度，因此其灵敏度和特异度均受限。例如，在癌症患者中，淋巴结肿大被认为是恶性的，而正常大小的淋巴结则被认为是良性的。如果是感染引起的淋巴结肿大或出现在小淋巴结的早期转移灶，则可能会导致误诊。此外，病变的治疗效果可能难以确定，因为肿块的大小可能变化缓慢或根本无变化，且正常组织的放疗后或术后瘢痕等改变也会掩盖疾病的残留或复发。

而 PET 作为正电子发射体层显像，借助 ^{18}F-FDG 不仅可连续监测代谢活度，还可以进行定量和半定量分析，有助于更好地评判病变并预测治疗效果。

PET 不足之处在于图像中缺乏解剖学详细信息。肠道、肌肉和输尿管等结构的正常摄取可能会被误判为肿瘤。因此，结合 CT 或 MR 图像是获得正确图像解读的关键。PET/CT 或 PET/MR 设备进行扫描时，CT 或 MRI 扫描仪同 PET 照相机的两次扫描图像的位置差异较小。

^{18}F-FDG PET/CT 已成为评估肿瘤的关键组成方法，并对患者的护理方法产生显著影响。美国医疗保险和医疗补助服务中心（CMS）为收集有助于确定何时可以授权付款的证据，发起了国家肿瘤 PET 登记计划（National Oncologic PET Registry，NOPR），通过该计划获得的数据证明了这一点。NOPR 试验的结果令人印象深刻，接受 PET 检查的病例中，有 36.5% 的患者治疗方案发生了变化。这些变化包括重新引导活检、避免手术（患者病情分期升级后）、改变总体治疗目标或引起治疗的重大变化，以及检测其他原发性恶性肿瘤（Coleman 等，2010；Hilner 等，2008）。基于 NOPR 试验的成功，美国针对大多数实体瘤进行 ^{18}F-FDG PET/CT 检查的费用报销已获批。

放射性药物

物理性质

在正电子放射性衰变中，从原子中发射出的正

电子（β$^+$）在遇到负粒子（电子）并经历湮灭之前会行进一小段距离。由此产生的两个 511 keV 光子呈 180° 角向相反方向运动。这些高能光子无法与常规 γ 照相机进行良好的相互作用，但可通过 PET 照相机中配备的专用探测器环被检测出。将在足够短的时间间隔内接收自对侧探测器处的光子记录为"同时发生光子"，或源自同一衰变事件的光子。通过正电子得到的图像比通过 γ 照相机单光子研究（例如，用 ^{99m}Tc- 标记的示踪剂）获得的图像更佳。

许多 PET 应用的同位素半衰期（T$_{1/2}$）非常短，这就需要紧邻一个 PET 回旋加速器。^{18}F 的 T$_{1/2}$ 为 109.7 分钟，因此 ^{18}F 可以在本地生产，也可以通过区域性设备生产出来然后运送到成像中心。另一方面，^{18}F 的 T$_{1/2}$ 并不太长，与许多具有较长 T$_{1/2}$ 放射性标记物的示踪剂相比，其辐射照射量较低。剂量学信息概述见书末附录。

动力学和分布

在恶性细胞中，膜葡萄糖转运蛋白（例如 glut-1）表达的增加会导致细胞内葡萄糖水平升高。在这些细胞中，己糖激酶（己糖激酶Ⅱ）活性水平也升高，使葡萄糖磷酸化，然后葡萄糖通过糖酵解途径降解。^{18}F-FDG 被细胞吸收并通过与葡萄糖相同的机制进行磷酸化，但 ^{18}F-FDG 不能被进一步代谢（图 12.1）。此外，由于癌细胞中葡萄糖 -6- 磷酸酶的水平较低，FDG 仍可被有效捕获，因为磷酸化的 FDG 无法通过

跨膜运输至胞外。^{18}F-FDG 的正常分布见图 12.2 和图 12.3。

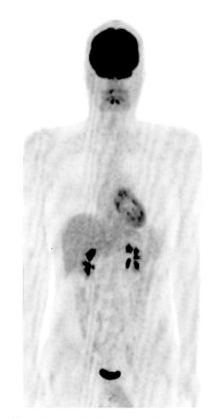

图 12.2　^{18}F-FDG 的正常分布。正常情况下，在脑和尿路中会有较强摄取，在肝脏中会有中度摄取，在肌肉（尤其是口咽部）、心脏和肠中摄取程度不等

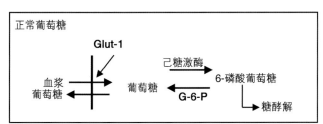

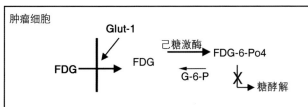

*G-6-P:葡萄糖-6-磷酸酶

图 12.1　葡萄糖和 ^{18}F-FDG 的细胞内动力学。^{18}F-FDG 的摄取和磷酸化途径与葡萄糖相同，但该物质不能通过糖酵解被进一步代谢。在癌细胞中，由于酶活性水平不同，放射性示踪剂的累积会出现增加。G-6-P：葡萄糖 -6- 磷酸酶

^{18}F-FDG 肿瘤学方案

PET/CT 显像

许多因素会影响 ^{18}F-FDG 的摄取、分布和清除。表 12.1 概述了导致组织中 ^{18}F-FDG 分布发生变化的不同原因。为了优化放射性示踪剂摄取的肿瘤 - 本底比，需要进行更仔细的患者准备和安排工作。专栏 12.2 列出了一个示例方案。PET/CT 方案通常因影响 ^{18}F-FDG 分布的因素而变得更精细，表 12.2 概述了一些有关修改 PET 方案的建议。

患者准备

由于葡萄糖与 ^{18}F-FDG 的摄取存在竞争，在注射前应当检查患者的葡萄糖水平。不同机构规定的血糖的上限临界值存在差异，但通常认为应低于 200 mg/dl。

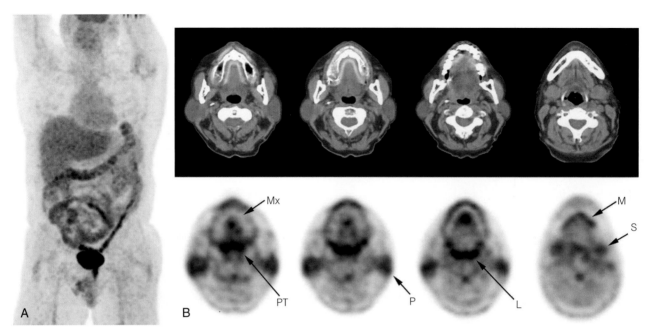

图 12.3   正常变化。（A）正常情况下，在小肠和大肠中可见明显摄取。在某些情况下，肠活度增加与二甲双胍的使用有关。（B）轴位面 PET 和相应的 CT 图像显示，口咽中存在摄取。正常活度通常是对称的，并且在患者吞咽或说话时可能会更强烈。**L**：舌扁桃体；**M**：下颌骨；**Mx**：上颌骨；**P**：腮腺；**PT**：腭扁桃体；**S**：下颌下腺

表 12.1 病变特性：^{18}F-FDG 活度水平	
摄取增加	摄取减少
高级别恶性肿瘤	良性病变 惰性或低级别肿瘤
高级别细胞病变	低级别细胞病变：黏液性、囊肿 / 充满液体
患者体重增加	病变： ● 太小 ● 处于运动部位
感染、脓肿	瘢痕、慢性纤维化
血管增多、发炎	既往化疗史
创伤、手术	衰减：乳房植入物或金属
辐射（急性）	辐射（延迟）

专栏 12.2   肿瘤学中针对 ^{18}F-FDG PET/CT 显像的患者方案

患者准备

1~2 天避免运动。

糖尿病：血糖控制

胰岛素：扫描前 8~12 小时停用长效胰岛素；注射后 2 小时内不得使用短效胰岛素。

口服二甲双胍（格华止）：可以继续使用。

如果关注部位是结肠，且可用其他方式控制血糖，则考虑停用 48 小时。

患者通过口服补充水分。

NPO 持续 4~6 小时（饮水除外）；不得在 6~24 小时前摄入碳水化合物；不得摄入咖啡因。

专栏 12.2   肿瘤学中针对 ^{18}F-FDG PET/CT 显像的患者方案（续）

给药前检查血糖（＜200 mg/dl）。

注射前，患者应保持温暖、安静和放松状态，持续 30~60 分钟。

对于幽闭恐惧症、焦虑或紧张，或者既往接受过头颈手术的患者，可考虑使用镇静剂（地西泮、苯二氮䓬）。棕色脂肪优先摄取：使患者保持温暖是最好的方法。

替代方案：提前 10 分钟静脉注射 5 mg 地西泮或提前 2 小时口服 80 mg 普萘洛尔

放射性药物

成人：8 mCi ^{18}F-FDGIV［5~12 mCi（185~444 MBq）］0.09 mCi/kg（3.2 MBq/kg）~0.14 mCi/kg（5.3 MBq/kg）

儿童：0.10 mCi/kg（3.7 MBq/kg），至少 1.0 mCi（37 MBq）

等待（安静、不活动）50~65 分钟。

显像前排空膀胱。

图像采集

患者仰卧。

视野：80~90 cm（视患者个体大小和照相机生产商而定，PET/CT 为 50~90 cm）。

CT 透射扫描（可变）：

探测：确定床 / 体层摆位，并将 CT 自动照射量设置为 5 mAs。

定位（PET/CT）：mAs 自动管电流调制（最大 125 mAs），100 kVp（70~120 kVp）

CTDI：3~7 mGy（稍抬下臂）。

CT：计算机体层摄影；CTDI：计算机体层摄影剂量指数；PET/CT：正电子发射体层显像计算机体层摄影；TOF：飞行时间。

表 12.2　临床因素导致的计划改变

病史	所采取措施
既往手术	延迟扫描 4 周（2~6 周）。
化疗	治疗后延迟扫描 6~8 周（至少 3 周）或下一个周期之前安排扫描时间。
放射治疗	延迟扫描 ≥ 3 个月。
集落刺激药品	对于短效药品，考虑延迟扫描 1 周；对于长效药品，考虑延迟扫描数周。
血糖	重新安排直至得到控制（< 200 mg/dl）。
胰岛素给药	短效胰岛素等待 2 小时，长效胰岛素等待 8~12 小时。关闭胰岛素泵 4~6 小时。
母乳喂养	检查后至少停药 6 小时。
既往棕色脂肪显影	注射前使患者保持温暖 30~60 分钟；如果无效，则考虑用药。

无论是糖尿病患者餐后内源性释放的或给药后获得的胰岛素，都会刺激葡萄糖转运蛋白（例如 glut-1）在肌细胞膜中的高度表达。这会显著提高肌肉摄取（图 12.4），从而可能减少肿瘤摄取。为了将影响降至最低，患者应在注射前禁食一夜或至少 4~6 小时，并在注射前的饮食过程中（甚至在当天的饮食中）避免摄入碳水化合物。糖尿病患者不应在接受放射性示踪剂 2 小时内使用短效胰岛素，且应隔夜使用长效胰岛素。糖尿病患者的检查须谨慎安排，因为其血糖水平在一天当中可能会发生很大的波动，扫描可能很难与血糖水平相协调。在这种情况下，最佳时间通常包括清晨、进食或注射胰岛素之前，如安排午后，患者应在进食少量清淡早餐并在早晨注射速效胰岛素剂量后禁食。对于服用二甲双胍药物的非胰岛素依赖型糖尿病患者，应考虑停药 1~2 天，因为二甲双胍经证明可显著增加肠道摄取。

在检查前 1~2 天限制剧烈运动，可将肌肉活度降至最低，镇静剂（例如，口服 0.5 mg 阿普唑仑）通常用于既往接受过手术治疗的头颈肿瘤患者，有助于防止肌肉本底活度增加频繁出现。

给药剂量和摄取

多年来，^{18}F-FDG 的给药剂量一直在逐步下降。

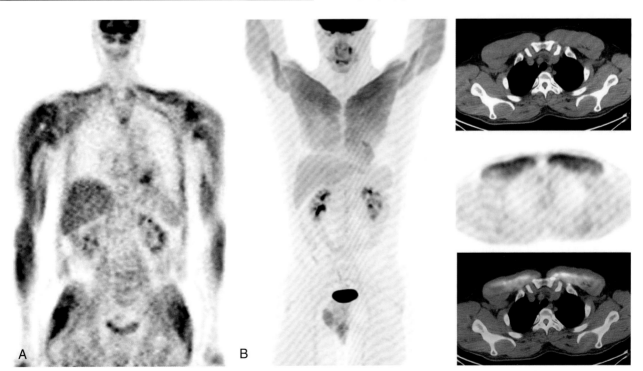

A　　　　　　　　　　B

图 12.4　（A）两种胰岛素水平（即，糖尿病患者经注射获得的胰岛素和非糖尿病患者餐后分泌的胰岛素）升高均会激活膜谷氨酸转运蛋白，从而导致肌肉活度增加。（B）剧烈运动也会改变活度分布。当肌肉活度分布广泛时，待患者充分准备后可能需要重复扫描，因为这可能导致病变区的活度减少

随着飞行时间（TOF）检测等改进照相机技术的引入，常规剂量约为 7~8 mCi（259~296 MBq），是上一代扫描仪所用剂量的一半。

在药物摄取期间（通常为 50~65 分钟），患者应保持完全静止和安静，以达到与物理衰变 $T_{1/2}$ 相平衡的最佳靶本底比值。一些研究表明，额外采集延迟 90~120 分钟的图像可能会提高其灵敏度和特异度，因为肿瘤往往会继续累积 ^{18}F-FDG，而其他组织和良性过程中的活度会逐渐减少。对于星形细胞瘤，尤其是在难以使用 ^{18}F-FDG 进行成像的情况下，可能需要更长的时间间隔（数小时）才能提高其准确度。然而，延长等待期在临床上通常并不可行。无论使用何种延迟，后续研究都应以一致的方式进行，以确保观察到的变化不是人为造成的。

PET/CT 显像采集

患者通常在排空膀胱后以仰卧位进行显像。CT 伪影可在手臂处于视野内时产生，因此当病变位于胸部、腹部和骨盆时，双臂通常应放在头部上方，而当肿瘤位于头颈部时，双臂应放在患者身体两侧。

本研究分两个阶段进行。首先，使用外部放射源进行透射扫描以进行衰减校正。最初，需要将放射源（例如，锗 -68 或铯 -137）围绕患者旋转几分钟。另外，CT 放射线摄影术仅需几秒即可覆盖全身。基于 X 射线光子与组织的相互作用，构建一个衰减校正图并在成像的第二时相（发射 PET 扫描期间）将其应用于从患者检测到的光子。衰减校正可以适当强度显示 PET 数据，这对于活度量化是必不可少的。当患者移动通过照相机时，通过发射扫描来获取一系列部分重叠的数据或床位信息。可以根据患者的身体习惯修改每个床位的扫描时间，但在现代 TOF 扫描仪上仅需几分钟即可完成扫描，几乎是上一代扫描仪用时的一半。通常，全身 PET/CT 指的是从颅底延伸到大腿中部的扫描，但根据具体情况，也可包括四肢和大脑。

尽管大多数 PET/CT 研究是在没有静脉输注 CT 造影剂的情况下进行的，但由于该方法有助于识别正常结构并可使病理状况更加明显，静脉输注 CT 造影剂的使用在增加。水可用来扩张胃和十二指肠。经稀释的口服造影剂或等效于水的阴性口服造影剂也被使用。如果形成的对比度较大，导致人为计数增加，那么使用衰减校正将有助于解决问题或伪影。

显示内容包括三维最大密度投影（MIP）图像以及矢状、冠状和轴位融合和未融合的体层视图。根据需要，通过软件可将 PET 图像融合到在其他时间采集的 CT 显像中，或者融合到 MR 图像中。如果检查是在专用的 PET/MR 照相机上进行的，仍建议将本研究结果与最近获得的一次 CT 结果进行比较，以便观察某些病变，例如小的肺结节。

专用 PET/MR

PET/MR 仍主要应用于研究中，但其在临床上的使用却正在逐渐普及。PET/MR 去除了 CT 辐射剂量，从而使患者的辐射照射量可以减少 50%~70%，并获得了更好的软组织分辨率（图 12.5）。然而，混合 PET/MR 扫描仪的孔径相对较小，检查耗时也大大超过 PET/CT；部分患者可能因患幽闭恐惧症和摆位困难而无法耐受该项检查（专栏 12.3）。在安排检查之前，应对患者进行 MR 禁忌证预筛，最重要的是筛查金属异物、植入物或设备。

专栏 12.3　进行混合 PET/MR 采集的方案项目示例

患者准备

遵循有关 PET/CT 的准备指南。

抵达前，进行以下筛查：

金属植入物 / 可植入装置、碎片或异物。

评估特定设备型号和序列号的安全性（相关资源可访问 http://www.mrisafety.com）。

幽闭恐惧症，由于扫描仪孔径较小而由身体习惯带来的摆位困难。

放射性药物

遵循有关 PET/CT 的指南。

采集

全身定位扫描

用于同时进行全身 PET 和 MR 采集的 MR 序列：

1. MR 衰减校正（MRAC）：
   - 冠状面各向同性快速 T1 加权三维（3D）两点 Dixon 序列
   - 对于分段：扰相 3D GRE（例如，VIBE、LAVA）
   - 以纯脂肪、纯水、同相和反相序列显示
2. 冠状面（和 / 或）轴位面 T2：SS-SFE 或 HASTE
   - 相反，对于某些部位，仍使用备用快速序列：
   - STIR 具有均匀的脂肪抑制和轴位面快速自旋回波成像（PROPELLER，BLADE）功能，有助于在自由呼吸期间创建静止图像

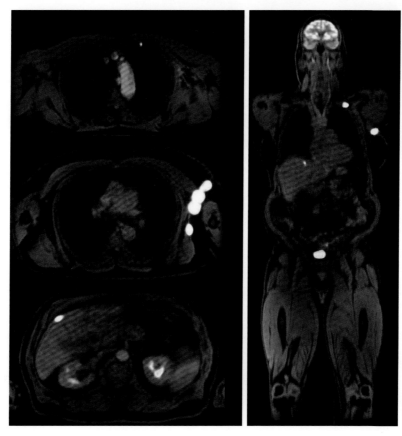

图 12.5　一名患左臂转移性复发黑色素瘤患者的 PET/MR 显示，腋窝、胸壁和肝包膜病变在轴位面（**左图**）和冠状面（**右图**）投影中有强烈的 ^{18}F-FDG 活度。如果需要，可采集自头顶延伸至脚趾的全身图像

专栏 12.3　进行混合 PET/MR 采集的方案项目示例（续）

3. 其他选择：

- 快速 T1（VIBE 或 LAVA）全身冠状面——适用于骨病变的饱和脂肪序列
- T1 钆造影剂：全身骨髓瘤或其他局部疾病
- 关注区域 FOV 小，例如女性骨盆（具体取决于疾病类型）
- 具有两个 b 值的轴位面或冠状面 DWI
- 胸部和 / 或肝脏区域专用 T2 加权序列
- 可使用呼吸门控
- 区域 MR 扫描：按照指示进行有 / 无造影剂扫描；可将具有较高 b 值的显像 /ADC 图的需求降至最低或出于某些目的而替换造影剂图像，例如，骨髓瘤中的骨髓评估

ADC：表观扩散系数；FOV：视野；DWI：弥散加权成像；GRE：梯度回波；HASTE：半傅里叶采集单次激发涡轮自旋回波；LAVA：肝脏容积加速采集成像；MR：磁共振；PET：正电子发射体层显像；PET/CT：正电子发射计算机体层显像；PET/MR：正电子发射型磁共振成像系统；SS-SFE：单次激发快速自旋回波；STIR：短反转恢复序列；VIBE：容积内插屏气检查。

MR 信号产生基于质子密度而非束衰减，因此获取用于标准摄取值（SUV）计算的衰减校正比较困难。MR 衰减校正（MRAC）可能仅需有限数量的序列。通常，两点三维（3D）各向同性 Dixon T1 加权（T1W）序列用于被称作分割衰减校正的过程。确定四种组成成分：脂肪、软组织、肺和空气。然后将应用由此构建的 MRAC 图。这一过程并不能准确地对骨皮质组织 PET 源数据进行衰减校正，并且可能产生伪影，尤其是在颅底。当对大脑成像时，基于图集的衰减校正算法等方法可能是一种比较好的选择。根据经 MRAC 校正的 PET/MR 数据生成的 SUV 测量值可能与使用 PET/CT 获得的相应测量值有很大差异。因此，不建议进行直接比较。

重建 Dixon 序列数据，将其与 MR 融合，并显示为脂肪加权、水加权、同相和反相序列。尽管这些做法可能满足成像目的，但空间分辨率仍低于标准 MR 序列。针对大多数部位，使用快速采集技术对额外的自由呼吸全身轴位面和 / 或冠状面 T2 加权（T2W）图像进行采集，例如更快速的单次激发自旋回波［单次激发快速自旋回波（SS-FSE）、单次激发涡轮自旋回波（SSh-TSE）或半傅里叶采集单次激发涡轮自旋回波（HASTE），具体取决于供应商］。与单独使用 MRAC 数据相比，这些图像将显示出更高质量的解剖学分辨率和组织对比度，以及更佳的病理学可视度，并且完成速度可能要比标准序列快 75%。就整体检查时长而言，任何额外的序列都必须仔细考虑，尤其对专门区域进行 MR 扫描的情况下。

图像解读

正常 ^{18}F-FDG 分布

大脑只能靠葡萄糖供能，所以通常具有较高的葡萄糖摄取。肾脏、输尿管和膀胱排泄也表现为明显的放射性示踪剂活度。肝脏应表现中等放射性活度，即略大于纵隔本底，而脾脏的活度强度应小于肝脏。骨髓的葡萄糖累积通常较低。在肠、肌肉、心脏、唾液腺、扁桃体、睾丸和子宫中可见不同程度的放射性活度。

咽和咽旁

唾液腺中通常可见轻度放射性活度。在口咽淋巴组织，包括腭和舌扁桃体中常见显著摄取。不对称可能属于正常情况，也可能是治疗或炎症的表现，从而使肿瘤评估变得更加困难。弥漫性显著摄取通常见于声带和口咽部，且会因说话而增加。在一侧声带麻痹的情况下，正常侧声带可能会出现单侧摄取，异常侧声带的活度会随之减少（图 12.6）。

心肌代谢

在评估癌症时，最好将心脏放射性活度降至最低。心肌以葡萄糖作为一种备用能量来源。在空腹状态下，脂肪酸代谢会超过糖酵解，导致 FDG 摄取减少。然而，空腹状态下会产生不一致的结果，在多达 50% 的空腹患者中可见显著心脏摄取，通常左心室异质性较强。葡萄糖浓度提高（例如，进行心脏活力研究）会促进糖酵解过程，从而增加 FDG 摄取。房间隔脂肪中偶见良性的放射性活度增加。

尿排泄

排泄的尿液中放射性示踪剂活度可能会造成误判。尽管输尿管通常显示为长管状结构，但在局部放射性活度较高时，可能与肿瘤或淋巴结转移灶相混淆。结合 CT 和 MIP 图像有助于确认为输尿管的放射性示踪剂活度而排除软组织病变。此外，充盈膀胱中的放射性活度可掩盖骨盆病变，皮肤上的尿液污染可能很难与患者体表病变相区分。

胃肠道

正常情况下，食管应无明显摄取。非特异性局灶性或较弥漫性放射性活度增加可能是由反流引起的炎症导致。通常，这比癌症或急性辐射显像显示的活度更为罕见。胃中明显的活度（尤其是当其萎陷时）可能会限制 ^{18}F-FDG 在评估胃腺癌或淋巴瘤中的用途。尤其难区分的是活度高度可变的小肠和大肠，因为活度可能会使肠和肠系膜中的肿瘤模糊不清。在小肠中常见局灶性瞬时活度，可能是淋巴样组织摄取的结果。使用二甲双胍可引起肠内明显摄取。炎症（如结肠炎、炎性肠病、阑尾炎和憩室炎）可导致放射性示踪剂摄取增加（图 12.7）。但是，上述疾病将导致 CT 结果发生以下相应变化：脂肪滞留、炎性液体聚集、肠壁变化以及脓肿内气体。

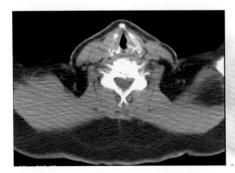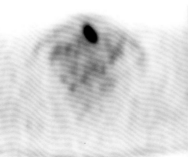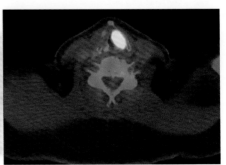

图 12.6　^{18}F-FDG PET/CT 图像显示（**左图：**CT；**中图：**PET 显像；**右图：**融合图像）：在既往接受过肺癌治疗的患者喉水平上，左侧声带活度存在显著不对称增加，但无肿块——右侧声带麻痹和左侧声带代偿性肥大

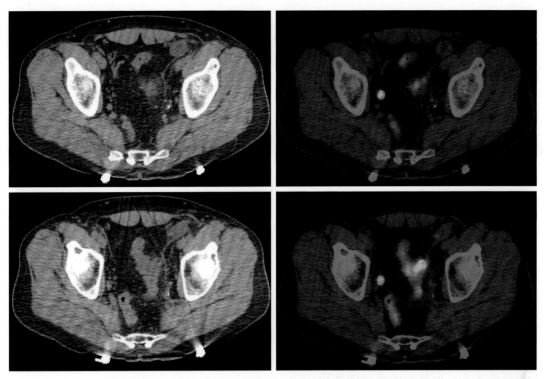

图 12.7　对肺癌患者进行 CT 检查和 PET/CT 检查的融合图像显示：CT 图像中可见乙状结肠周围脂肪滞留，憩室区域存在局灶性放射性示踪剂摄取，与憩室炎一致

生殖器官

正常情况下，绝经前妇女的子宫和卵巢中应可见周期性变化活度（图 12.8）。子宫内膜会出现均匀、弥漫性、轻度至中度摄取，其中最大摄取发生在月经期（月经周期第 0~4 天）和邻近排卵期（约第 14 天）。在增生阶段（第 7~13 天）和分泌阶段（第 15~28 天），活度较低。与排卵有关的卵巢中可能会出现正常活度，有时这种活度也与卵泡生长和黄体囊肿的发展有关。在良性子宫平滑肌瘤和子宫内膜瘤中可见 ^{18}F-FDG 摄取增加。在男性中，睾丸中的相应摄取差异很大，但通常显示呈稍高 ^{18}F-FDG 摄取水平。

良性 ^{18}F-FDG 分布变化

甲状腺疾病

正常情况下，甲状腺表现为放射性活度较低或缺失；然而，也可能出现多种摄取模式（图 12.9）。甲状腺炎、放射性甲状腺炎和格雷夫斯病中可见弥漫性摄取增加。在疾病类型不确定的甲状腺疾病患者中，低水平弥漫性活度的意义尚不确定；这种活度可能属于正常情况，也可能是由亚临床甲状腺炎

导致。在良性腺瘤结节中可见局灶性摄取。然而，在 30%~50% 的病例中，局灶性活度可能是由恶性肿瘤引起的，因此必须进行超声评估以确定是否需要进行活检。

棕色脂肪组织活化

棕色脂肪（brown fat，或 BAT）在不以寒战产生热量的情况下起作用，可被肾上腺素能系统和寒冷刺激（图 12.10）。这在年轻人中尤为常见，但也偶见于成年人。当 BAT 受到刺激时，在锁骨上区和颈部的脂肪中可见 ^{18}F-FDG 摄取，偶尔在上纵隔和肾上腺区域也可见摄取。肋椎交界区域的两侧常见摄取。有时使用镇静剂（如劳拉西泮或地西泮）和 β- 肾上腺素能阻滞剂（如口服 20 mg 普萘洛尔）可减少这种摄取，但效果不一。更有效的办法是在注射药物之前使患者保持温暖，直至完成检查。在难以排除淋巴结受累（如淋巴瘤）情况下，可能需要重复扫描（图 12.11）。

炎症、感染和创伤

使用 ^{18}F-FDG 带来的最大挑战之一是在感染和炎症过程中均存在摄取，这可能很难与恶性肿瘤相区分。在感染情况下，这种摄取归因于白细胞中的

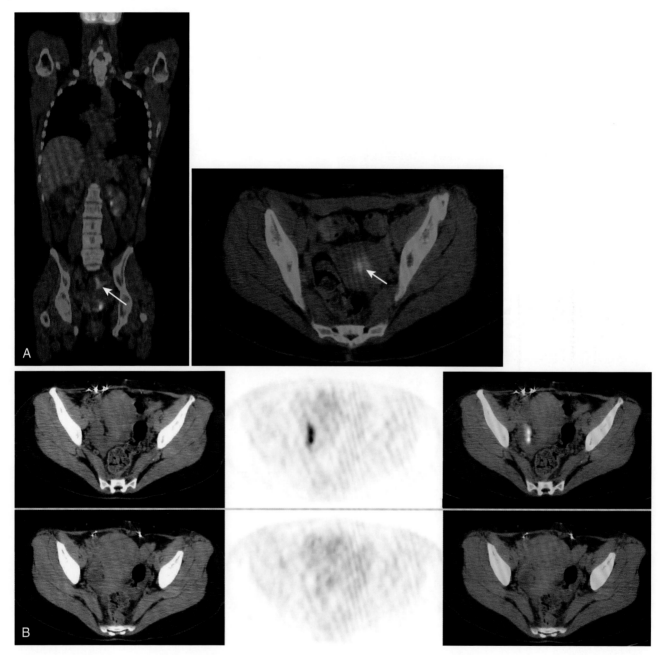

图 12.8   两名年轻妇女（患有乳腺癌和胸部淋巴瘤）的相应图像显示，良性活度与子宫内的月经周期性变化有关（A），右侧卵巢沿小附件囊肿外围的良性活度与排卵有关（B）。然后在该周期的不同时间点进行了旨在进行癌症再次分期的随访研究

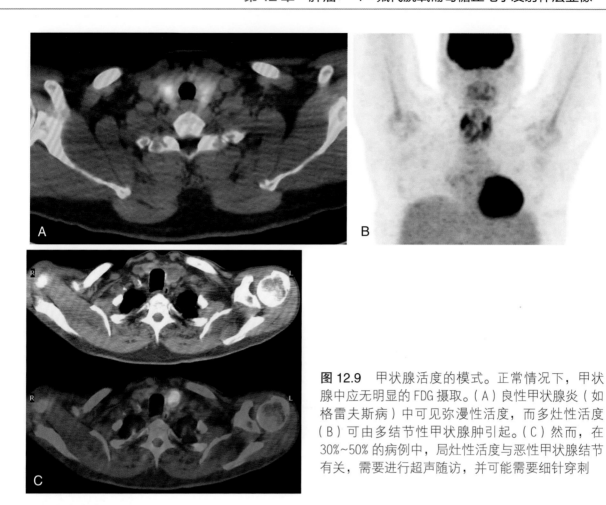

图 12.9　甲状腺活度的模式。正常情况下，甲状腺中应无明显的 FDG 摄取。（A）良性甲状腺炎（如格雷夫斯病）中可见弥漫性活度，而多灶性活度（B）可由多结节性甲状腺肿引起。（C）然而，在 30%~50% 的病例中，局灶性活度与恶性甲状腺结节有关，需要进行超声随访，并可能需要细针穿刺

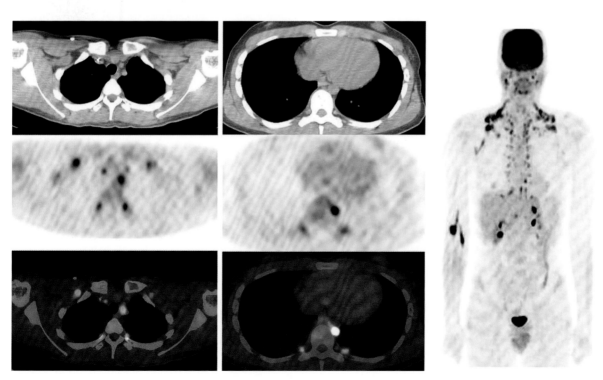

图 12.10　可产生热量（在年轻人中较常见）的棕色脂肪组织（BAT）或"棕色脂肪"会导致颈部和锁骨上区的脂肪出现良性活度，有时涉及胸廓入口和横膈周围的脂肪以及双侧肋椎交界处的摄取，可能与神经根神经节的刺激有关。右肘前区的活度属于注射后的残留活度

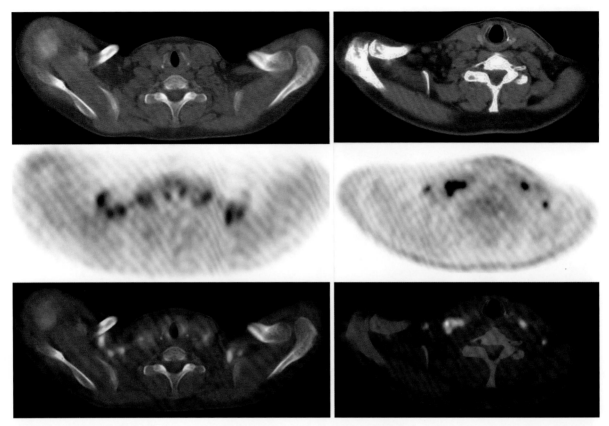

图 12.11   在某些情况下，当存在棕色脂肪组织（BAT）活度时（**左图**），可能难以排除肿瘤累及淋巴结，因为这种模式可能呈结节状，如在淋巴瘤中所见（**右图**），或者当活度出现在 CT 可见的淋巴结区域，也难以排除这种可能性

糖酵解活度以及与炎症相关的分子（例如细胞因子）对 glut-1 转运蛋白的影响。肺炎等感染会导致强烈的放射性示踪剂累积。尚无可靠方法用于区分淋巴结或肿块中存在的炎症摄取与恶性肿瘤摄取。在胸部，结节和肉芽肿病（例如，组织胞浆菌病和结核病）中，鉴别有一定难度（图 12.12 和图 12.13）。肺部的其他炎症病变，例如职业性肺病、间质纤维化活动期和肺炎，也可能引起明显的异常摄取增加。

动脉粥样硬化斑块的放射性摄取减低，动脉炎放射性摄取增高。通常，在血管旁路移植物壁上可有轻度 ^{18}F-FDG 摄取。然而，如果观察局部放射性活度明显增高，则应进行 CT 检查，观察是否有感染或脓肿的迹象，例如出现气体、积液或滞留。腹壁手术网片和胆道支架可能会一直保持高摄取状态。

愈合性骨折正常情况下会累积 ^{18}F-FDG，但在 CT 上应明确可见骨折证据（图 12.14）。相对于 CT，PET 对骨转移检测更灵敏，即使 CT 尚未显示溶骨性或成骨性改变，因此 CT 未显示骨折的高摄取灶可能

预示转移。关节炎可导致活度增加，在关节两侧均有活度，并且在关节囊周围或软组织周围也可见活度增加，通过 CT 融合有助于确认骨受累。

治疗的影响

治疗通常会引起炎症反应，从而导致活度增加（图 12.15 和图 12.16）。尚无明确规则表明治疗后需要间隔多长时间才能进行 PET 扫描。有时，需要进行多次甚至不同阶段成像来确认变化是否属于治疗所致。术后间隔 2~4 周有助于将手术的影响降至最低（图 12.17）。由于在外射束辐射后会出现急性炎症和摄取增加，通常建议将 PET 检查推至 2~3 个月后。这时软组织可能恢复到本底活度，但肺活度会随时间增加并保持在较高水平。辐射将导致瘢痕进展，在 CT 上会出现支气管充气，无残留肿瘤处摄取通常较均匀（图 12.18）。骨骼在短期内受辐射后通常表现活度减少。

由于贫血、骨髓刺激药品［非格司亭（Neupogen）或埃泊汀阿尔法（Procrit）］或者某些癌症治疗方法对骨

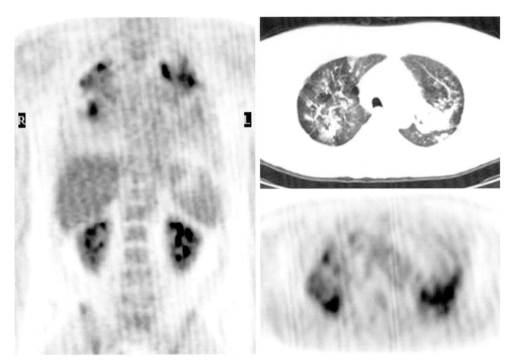

图 12.12 在职业性肺部疾病的 CT 图像（**左图**）上可见间质纤维化区存在明显摄取（**右图**）。在肺炎或结节病中也可以见到这种活度水平

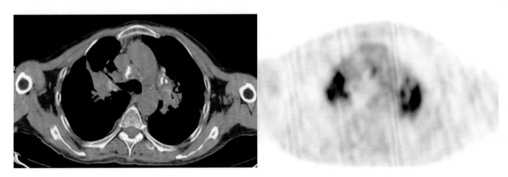

图 12.13 在患者肺结节病的突出或增大的淋巴结（**左图**）中可见明显摄取（**右图**）。尽管很难将其与淋巴瘤相区分，但可以看到肉芽肿性疾病的证据，例如淋巴结的部分钙化

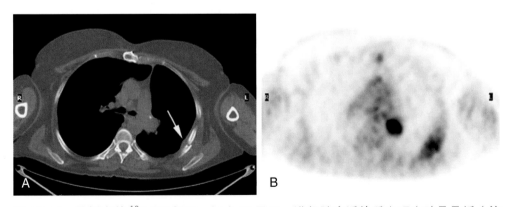

图 12.14 骨折中的 ^{18}F-FDG 摄取。（A）CT 显示，进行肺癌活检后出现左肋骨骨折（**箭头所示**）。（B）PET 显像发现，骨折和左上肺门肿块均存在摄取，这在单次非增强 CT 体层图上显示不佳

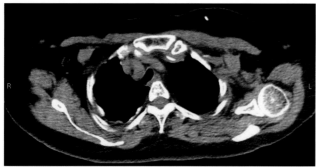

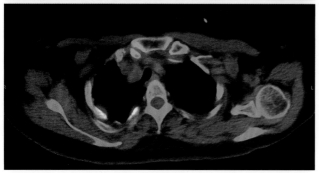

图 12.15 滑石粉胸膜固定术的 PET 显像显示，CT（上图）上的钙化胸膜血管斑块与 PET 上持续存在的显著摄取（下图）有关。治疗后的变化可以是广泛的或局灶性的，可能难以与感染或间皮瘤相区分

髓的刺激，^{18}F-FDG 会在骨髓中累积。上述活度的强度可以掩盖潜在的病变，尽管上述改变通常比肿瘤导致的活度变化更均匀（图 12.19），但也可能呈片状和不对称，尤其是在长骨中。由于这些骨髓刺激药剂的作用时间通常较长，延迟扫描也不会使其消退。

化疗通常会导致 PET 上的病变看上去出现恶化。通过在治疗后将研究延迟至少 2 周可将影响降至最低，但在某些情况下，延迟数周或等到开始下一个化疗周期之前再进行检查才是最佳选择。然而，一些证据表明，化疗后早期显像可更好地预测某些肿瘤中的长期反应，尤其是淋巴瘤。在某些情况下，治疗会导致胸腺改变，称为胸腺反弹，CT 显示年轻患者前纵隔正常的低水平盾形摄取增强、器官体积增大（图 12.20）。重要的是不要将这种改变与残留活度或淋巴瘤恶化相混淆。

伪影

当存在金属或浓碘造影剂时，衰减校正图像可能会错误地显示该区域周围的放射性示踪剂活度增加（图 12.21）。结合 CT 图像有助于识别此类伪影的

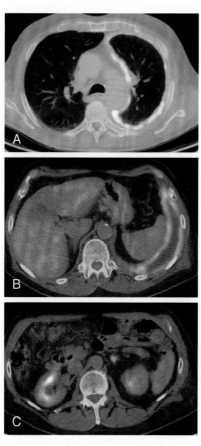

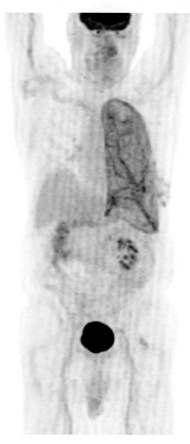

图 12.16 在伴早期对侧右肺门（A）和左肾上腺转移（C）的间皮瘤（A，B）中可见强烈的胸膜活度

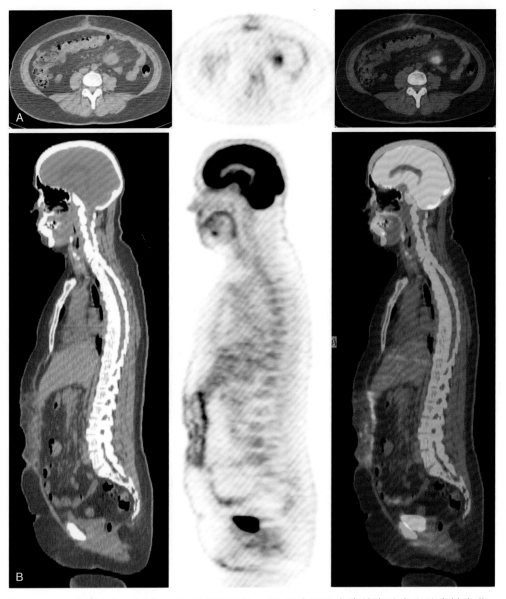

图 12.17　术后变化。（A）开腹手术后 2 周，CT 图像显示中线前腹壁发生继发性变化。近期手术可能会增加左下象限腹膜脂肪在 FDG 代谢异常肿瘤植入物周围的滞留。（B）中线腹壁活度增加为腹壁手术网片所致

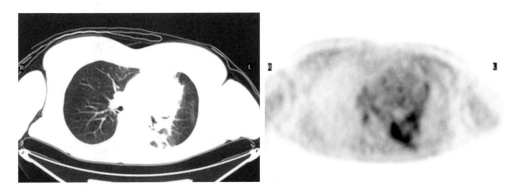

图 12.18　FDG 的治疗后摄取。CT 和 PET 图像显示了外射束放射治疗后 3 个月左肺后内侧的辐射变化。这种摄取在随访显像中可能会略有减少，但是肺中通常会有明显的持续摄取

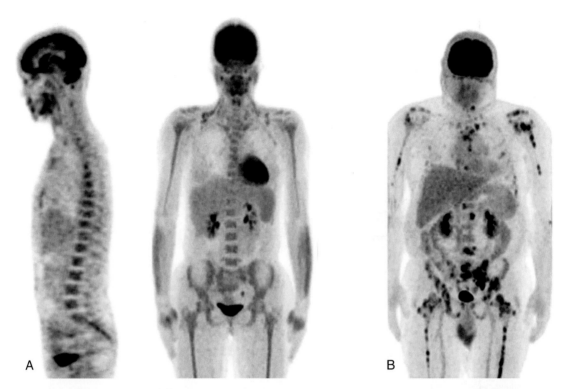

图 12.19　骨髓 FDG 摄取的模式。（A）在接受集落刺激因子治疗的癌症患者中，骨髓中常见弥漫性摄取。（B）骨转移通常伴有异质性局灶性病变

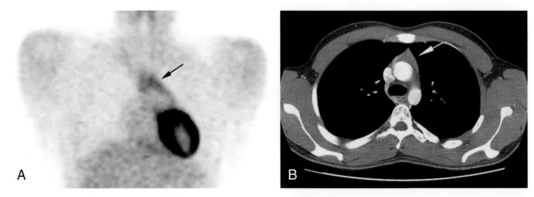

图 12.20　胸腺中的良性 FDG 摄取。在胸腺（A）的典型构造中，心脏上方的摄取区域（**箭头所示**）对应于 CT 上的正常胸腺（B）。化疗后，这种摄取可能会更加明显，即出现所谓的胸腺反弹

来源，检查相应未经衰减校正图像会发现活度显示明显减少，从而获得正确的解读。另一方面，在非衰减校正图像上，肿瘤或感染部位的摄取往往不会减少（图 12.22）。

PET/CT 可能会产生某些伪影。一个常见问题是 PET 和 CT 图像配准不良。通常，患者会在进行两部分检查之间移动其头部或四肢。此外，由于必须在平静呼吸状态下采集 PET 图像，通常通过让患者屏息几秒钟或在平静呼吸期间进行 CT 检查。尽管这样可以最大限度地减少使用最大吸气力度进行 CT 时所能看

到的显著器官移位，但运动和肺部容积不足可能会使病变模糊不清或将病变投射到不正确的位置。一个常见的例子是发生在横膈周围的病变，例如，由于患者呼吸而在 PET 的肺或肋骨上方出现肝转移的投影（图 12.23）。当计数分布在相邻的体素上时，运动还可以降低病变强度。许多系统具有呼吸门控功能，仅在呼吸周期的一段时间触发图像采集，可显著减少运动并提高病变能见度。因为该项技术需要额外的时间和辐射（来自增加的 CT 体层），通常仅适用于包含已知较小病变的有限区域（图 12.24）。

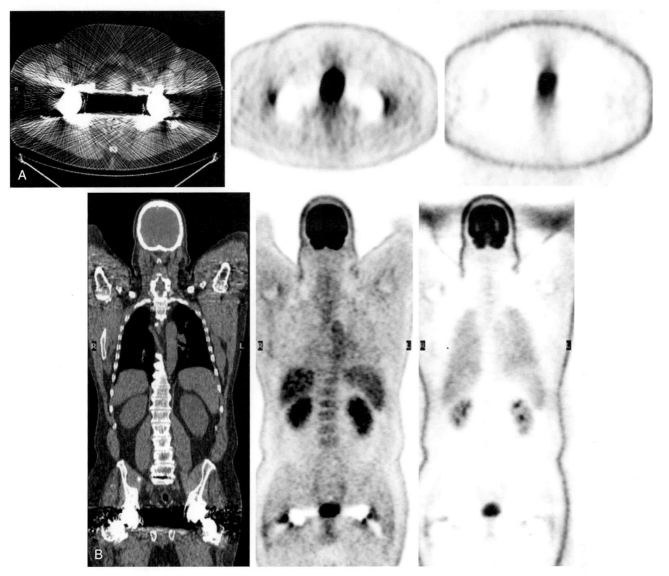

图 12.21　金属伪影和病理学的区分。冠状面 CT（**左图**）显像显示，双侧髋关节假体在骨盆中出现条纹伪影。在 PET 衰减校正的图像（**中图**）上，金属的影响表现为沿金属边缘的活度出现线性增加。通过未经衰减校正的图像（**右图**）确认这属于伪影，因为其活度明显减少

恶性模式

　　侵袭性肿瘤通常由于较高的代谢活度而具有更多的摄取。必须将这种模式与感染中或放射治疗后常见的强活度相区分。低水平活度可见于低级别肿瘤和细胞数量相对较少的肿瘤（例如，分化良好的类癌和黏液性腺癌）中。恶性胸腔积液通常具有低水平的 ^{18}F-FDG 活度，有些甚至是阴性的，这可能是由于肿瘤细胞分散在液体中而未检测到摄取。

　　中央坏死区域（常见于大的恶性和炎性肿块）表现为 ^{18}F-FDG 的累积减少。通过定位坏死区域和区分活度增强区域，PET 显像可以辅助直接进行活检，以提高灵敏度和采样准确性。在 PET 上可能无法将腔内感染和坏死性肿瘤区分开，因为两者都会有中心活度减低和边缘活度增加（图 12.25）。

　　在恶性病变的检测中，本底活度水平很重要。例如，大脑的高本底活度导致脑转移性疾病的灵敏度受限，仅有 1/3。此外，如果本底摄取不均匀（可能发生在肠、肝脏或骨髓中），则可能会使病变检出更加困难。

量化：标准摄取值

　　病变活度可通过与其对侧本底、血池或肝脏活度的比较进行描述。根据与正常结构的活度水平相比，可以将区域活度分级为轻度、中度或显著。使用一个数值更可取，通常使用标准摄取值（或 SUV）

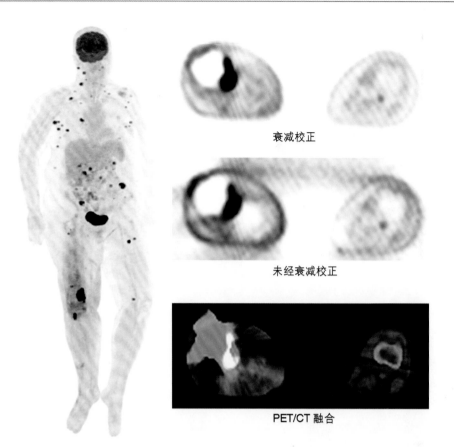

衰减校正

未经衰减校正

PET/CT 融合

图 12.22 当金属假体活度相当强烈时，应怀疑金属假体附近存在感染或肿瘤，例如本病例，伴广泛转移性疾病——复发性膝关节转移性黑色素瘤的患者。未经衰减校正和衰减校正图像之间无变化也说明在该区域中存在真实的病症

来完成活度分级。

在组织所在区域或其体积周围绘制一个感兴趣区（ROI）。通过应用来自 CT 数据的衰减校正图补偿光子衰减的差异后，检测到的光子数将反映体内的实际放射性药物浓度。该计算还需要对注射活度有准确的了解，通过用最初存在的已知活度减去注射后注射器中的残留量并进行时间衰减校正来确定。因此，必须确保对剂量校准器的质量控制，并且必须避免注射期间的剂量浸润。使用以下公式确定 SUV：

SUV=［组织活度（mCi/ml）］/［注射剂量（mCi）］/［患者体重（g）］

通常以 SUV_{max} 或 ROI 中的最高像素值来报告病变中的活度。这样可以排除坏死或邻近正常结构区域中的低计数。SUV_{mean} 是 ROI 中所有计数的平均值，该值可能更具代表性，因为单个伪热区不会导致记录错误的数据。许多专家提倡使用 SUV_{peak}，该值是通过计算最热区像素周围的圆形体积（通常为 1 cm）的计数平均值获得的。SUV_{peak} 可能比 SUV_{max} 更能准确地代表肿瘤代谢的最高水平，并具有更高的统计学意义。此外，还可以对体重或体表面积（SUV_{lean} 或 SUV_{bsa}）进行校正。这有助于消除以下事实造成的问题：脂肪中 $^{18}F\text{-}FDG$ 的极低分布导致体重较重患者的肿瘤和正常组织中的活度值均高于体重较轻患者。

通常，肿瘤 SUV 大于 2.5 即认为疑似恶性，然而大多数肿瘤的 SUV 水平甚至更高，并且与炎症过程有相当大的重叠。影响 SUV 水平的因素有很多（表 12.3）。

表 12.3　导致标准摄取值（SUV）发生改变的因素	
因素	SUV 的变化
↑血糖	↓
↑体重	↑
↓外渗剂量	↓
↑摄取期	↑
↓感兴趣区的大小	↑
↓像素大小	↑

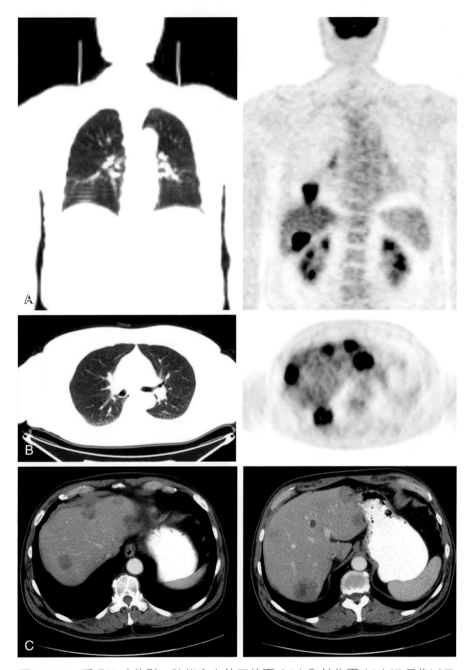

图 12.23 呼吸运动伪影。肺能窗中的冠状面（A）和轴位面（B）CT 显像以及相应的 PET 显像显示，在肝转移和右肺底中存在显著的 FDG 活度增加。然而，在 CT 上未见肺部肿块。（C）两个轴位面增强 CT 图像均显示出了肝转移。呼吸差异导致配准不良，PET 显示肝脏后部病变在肺部有投影

当通过系列显像评估治疗效果或比较通过本试验获得的多个部位数据时，SUV 的准确度至关重要。必须对所有可能改变 SUV 的参数进行控制。但是，仍会产生变异性，并且大多数人认为 SUV 必须至少变化 20% 才具有显著性。报告描述了在考虑进行多中心试验时存在的更大技术差异。由于难以遵守方案的合规性以及其他问题，变化需要达到 34%，才能将其视为具有显著性。

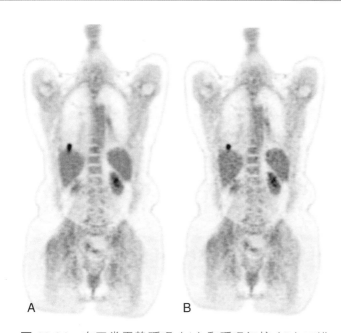

图 12.24　在正常平静呼吸（A）和呼吸门控（B）下进行的肺结节冠状体层显示，结节模糊程度减轻。此外，测得的结节标准摄取值（SUV）显示，SUV_{max} 为轻度但有可能显著增加 4%，这可能会提高病变的可见度

^{18}F-FDG PET 在肿瘤学中的临床应用

　　孤立性肺结节中的肺癌评估是美国 CMS 针对 ^{18}F-FDG PET 显像而批准的首个临床适应证。从此，^{18}F-FDG PET 显像得到了迅速发展。对于每种类型的肿瘤，^{18}F-FDG PET 显像的作用不一。^{18}F-FDG PET 检查对多数癌症都极为灵敏（表 12.4），而对某些癌症稍不灵敏（表 12.5）。后续小节将介绍关于 PET 的几种适应证。第 13 章将讨论使用 ^{18}F-FDG 进行脑肿瘤的评估。

不局限于某一器官或区域的癌症

淋巴瘤

　　淋巴瘤可分为霍奇金淋巴瘤（HL）（约占 10%）和非霍奇金淋巴瘤（NHL）。具体特征还取决于引起肿瘤的淋巴细胞类型：NHL 可能起源于 T 细胞或 B 细胞，而 HL 起源于 B 细胞，并且在这些主要分组项下已鉴别出了许多种亚型。每种癌症都可能遵循一个侵袭性、中度或极缓慢的发展过程，但即使最初表现为低级别恶性的病例也可能发生恶性转化，转化为高度侵袭性，甚至危及生命。患者在缓解后也可能复发，在此类情况下的肿瘤通常很难治疗。

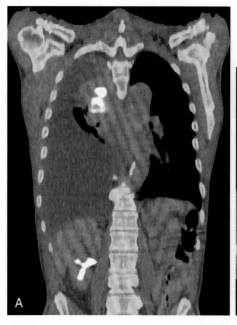
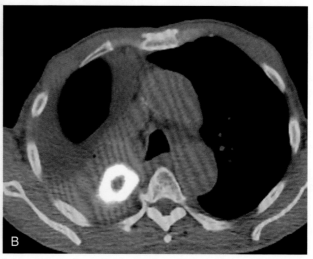

图 12.25　PET 显像上的中央肿瘤坏死。在 CT 像上可见实际包含明显中央坏死的左上肺癌实体肿块，在融合的 PET 轴位面（A）和冠状面（B）图像上显示为无摄取。通过 PET 观察有肿瘤代谢活度的区域差异有助于指导活检

表 12.4　^{18}F-FDG PET 在肿瘤学中的常见应用

具有较高摄取 / 灵敏度的肿瘤

原发性肿瘤区

头颈癌	鳞癌（最常见） 腺癌	
孤立性肺结节（SPN）	>7~8 mm	
肺癌	无小细胞 小细胞	毛玻璃样 / 亚实体腺癌（原为支气管肺泡癌）摄取较低
	小细胞	
间皮瘤		
乳腺癌	中度摄取——小叶和原位病变的摄取较低	
食管癌		
胃癌	由于本底影响可能很难看清	
结肠癌		
直肠癌		
胰腺腺癌		
宫颈癌		
子宫内膜癌		
子宫癌		
睾丸癌	精原细胞瘤 +/- 多于非精原细胞瘤	

原发性非局部肿瘤

淋巴瘤	非霍奇金淋巴瘤	通常热区为：可能不会出现 FDG+ 的低级别肿瘤
	霍奇金淋巴瘤	几乎总是热区
黑色素瘤		
多发性骨髓瘤		
肉瘤	（位置多变）	

中等灵敏度肿瘤

肝细胞癌	使用非造影剂、动脉期、静脉期和延迟冲洗时间的增强型 CT/MR	
卵巢癌		
多形性成胶质细胞瘤		

表 12.5　对 ^{18}F-FDG PET 灵敏度较低的恶性肿瘤

从头到脚的癌症类型	说明
低级别胶质瘤	有所缓解的 GBM 和淋巴瘤，但准确度 < 脑外准确度 最好通过增强 MR 进行评估
脑转移	检测 ≈ 1/3
高分化型甲状腺癌	首选放射性碘显像
肺神经内分泌肿瘤（类癌）	^{18}F-FDG 适用于 ^{68}Ga-DOTATATE 摄取不佳（即，低分化肿瘤）的情况
NSCLC 支气管肺泡	毛玻璃状不透明体中摄取最低 仍普遍使用 FDG
小叶性乳腺癌	检测 ≈ 40% 仍普遍使用 FDG
胆管癌	
肠和胰腺神经内分泌肿瘤（NET）	^{18}F-FDG 适用于 ^{68}Ga-DOTATATE 摄取不佳（即，低分化肿瘤）的情况
囊性边缘或低级别胰腺肿瘤	
肾细胞癌	
NSGCT 睾丸癌	
囊性边缘或低级别卵巢肿瘤	
前列腺癌	FDG 适用于激素控制 / 去势不再抑制生长（去分化）的情况
ENMZL（MALT 淋巴瘤）	
脂肪肉瘤	

ENMZL：结外边缘区淋巴瘤；GBM：胶质母细胞瘤；MALT：黏膜相关淋巴组织淋巴瘤；MR：磁共振；NSCLC：非小细胞肺癌；NSGCT：非精原细胞生殖细胞肿瘤；PET：正电子发射体层显像。

　　HL 的进展往往累及邻近的结节链和淋巴增生结构。最常见的表现为无痛性锁骨上或颈腺病（60%~80%）、腋窝腺病（30%）和 / 或纵隔肿块（50%~60%）。淋巴结以外的疾病很少见（10%~15%），但一旦发生，通常累及肺、骨髓、骨或肝脏。NHL 中的疾病往往不会以相似的有序方式扩散，患者最初通常会出现疾病广泛累及。

　　多年来，淋巴瘤的生存率得到了提高，但如非局部性疾病，生存率会较低。对于 HL，如果出现远隔受累，5 年总生存率从大于 90% 下降至 77%，对于 NHL，如果疾病不再是局部性的，总体生存率则从大于 86% 下降至 63%。准确的分期和治疗效果评估有助于避免不必要或无效的治疗，可以提高治愈率和延长生存期，可能对于降低治疗毒性也尤为重要。但是，通常用于实体瘤的肿瘤、淋巴结、转移（TNM）系统对淋巴瘤的作用不大。

多年来，用于分期和评估治疗效果的方法不断发展。Ann Arbor 分期系统对淋巴结、淋巴增生组织和其他器官的分期进行了变更（专栏 12.4）。分类和分级系统已发展为可更多依据肿瘤活度的实际变化，而不再是病变的位置。这一点至关重要，因为纤维化和瘢痕的存在可能表现为：成功根除肿瘤之后，CT 上看到的不会完全消退的病变（图 12.26）。PET 上的代谢活度往往与肿瘤分级成正比，并能够更好地识别和区分活动性疾病与瘢痕形成的部位。与单独在 CT 或 MR 上进行的解剖学测定结果相比，PET/CT 上的 ^{18}F-FDG 代谢活度的变化可用于显著提高有关疾病变化状态的准确性。为了更好地对病变强度进行标准化描述，多维尔（Deauville）标准建立了一个 5 分量表，将最高摄取与本底结构进行比较：

1 = 无超过本底的活度
2 ≤纵隔血池
3 > 纵隔
4 > 肝脏（中度）
5 >> 肝脏（显著）

Lugano 标准于 2014 年发布，该标准将基于 Ann Arbor 系统的分期参数与 5 分可视化 PET 分级系统相结合，现已得到广泛使用（表 12.6）。

淋巴瘤的 ^{18}F-FDG PET 显像已成为 ^{18}F-FDG 最成功的应用之一。该方法不仅明显优于以往用于淋巴

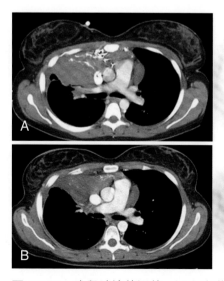
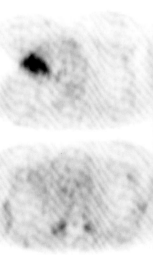
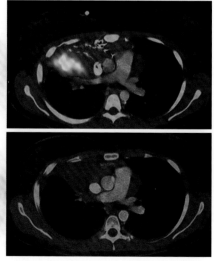

图 12.26　残留肿块的评估。（A）在淋巴瘤化疗期间，CT 显示一个较大的部分增强纵隔前肿块，在肿块的一个区域持续存在 FDG 累积异常。（B）由于随访 CT 显示存在残留肿块，重复进行了 PET 显像。未见 FDG 摄取，与纤维化和瘢痕一致

表 12.6　用于淋巴瘤缓解评估的 Lugano 标准

多维尔评分	清晰度评分	治疗后 PET Lugano 评分 （最热区病变）	治疗后 CT	淋巴瘤状态
1	无异常↑活度	评分为 1、2 或 3（+/- 残留肿块）	淋巴结↓≤ 1.5 cm	完全缓解（CR）
2	≤纵隔血池	无新的 FDG + 病变	放射影像病变完全消失	部分缓解（PR）
3	>纵隔血池	无 FDG + 骨髓疾病		
4	轻度 > 肝脏	相对于基线和残留肿块，摄取↓的得分为 4 或 5 自基线开始的骨髓病变活度↓但未清除 无新的病变	病变 SPD 或 PPD↓≥ 50% 未测定的病变无进展	疾病稳定（SD）或无缓解
5	>>肝脏 （大 2~3 倍） 新的病变	评分为 4 或 5 时，摄取无显著变化 自基线起，骨髓摄取无变化 无新的病变	病变↓< 50% 无进展迹象	疾病稳定（SD）或无缓解
		自基线起摄取↑，评分为 4 或 5 与淋巴瘤一致的新病变 新出现或复发的 FDG + 骨髓摄取	自最低点↑的病变 SPD 或 PPD ≥ 50% ≤ 2.0 cm 的病变↑ 0.5 cm，或 > 2 cm 的病变↑ 1.0 cm 新出现或较大的未测定病变 如果无既往脾大，则脾大↑ 50%，长轴↑ 2 cm	疾病进展（PD）
X	不太可能与淋巴瘤相关的活度			

单个 CT 病变：PPD = 垂直直径（短轴 × 长轴）的乘积，单位为 cm；

多个 CT 病变：SPD = 每个病变垂直直径的乘积之和

（SPD = 病变 A［短轴 × 长轴］+ 病变 B［短轴 × 长轴］+ ……）。

CT：计算机体层摄影；**FDG**：氟代脱氧葡萄糖；**PET**：正电子发射体层显像。

瘤评估的核医学 ^{67}Ga 检查（图 12.27），也优于 CT 显像，后者多年来曾被认为是淋巴瘤显像检查最出色的方法。总体而言，报道的用于 PET/CT 活动性肿瘤检测的灵敏度和特异度分别约为 86% 和 96%，相比之下，CT 检测 HL 的灵敏度为 81%，特异度为 41%。NHL 淋巴瘤通常表现为 FDG 代谢异常，尤其是在弥漫性大 B 细胞淋巴瘤（DLBCL）中。建议患者进行基线检查，以确认每种肿瘤是否表现为 FDG 代谢异常，因为某些低度恶性肿瘤不会大量积聚放射性。据研究，除了便于后续检查结果的解读外，治疗前 PET 检查可以改变 15%~20% 的疾病分期，并可能影响 5%~15% 的治疗。表 12.7 概述了 FDG PET/CT 对几类淋巴瘤的灵敏度。灵敏度较低的肿瘤通常是结外肿瘤，其中包括原发性皮肤 T 细胞淋巴瘤（40%）、结外边缘区淋巴瘤（54%~66%）和胃肠道淋巴瘤（67%）（图 12.28）。长期以来，治疗后进行 PET/CT 检测被认为可以预测 HL 的长期疗效：与异常摄取区域清除的患者相比，病变仍有活性的患者生存率显

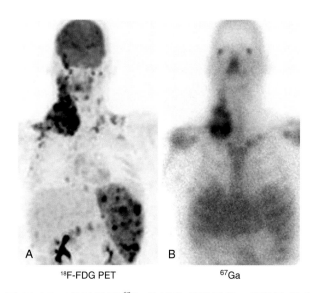

^{18}F-FDG PET　　　^{67}Ga

图 12.27　高灵敏度 ^{67}Ga 的 FDG PET 显像。PET 显示右颈部有一块来自淋巴瘤的大肿块，累及左颈部、脾脏和腹部（A），而在 96 小时时采集的 10 mCi ^{67}Ga 图像质量较差，未检出右颈部外的病变（B）。^{67}Ga 过去曾被广泛用于评估淋巴瘤，但如该患者图像所示，其灵敏度低于 ^{18}F-FDG PET

表 12.7　PET/CT 中的淋巴瘤 ^{18}F-FDG 活度		
高 FDG 摄取	FDG 摄取更具可变性的阳性淋巴瘤	低 FDG 摄取
霍奇金淋巴瘤	滤泡淋巴瘤（范围从低度到中度）	CLL/SLL
弥漫性大 B 细胞淋巴瘤	淋巴结边缘区淋巴瘤（无至高活度）	ENMZL（以前称为 MALT 边缘区淋巴瘤）
伯基特淋巴瘤	套细胞淋巴瘤（低至高活度）	脾边缘区淋巴瘤
淋巴母细胞性淋巴瘤		原发性皮肤 T 细胞或 B 细胞淋巴瘤
间变性大 T 细胞淋巴瘤		蕈样真菌病
外周 T 细胞淋巴瘤（灵敏度变化在阳性 　病变中占 40%~98%）		移植后淋巴增殖性疾病（PTLD）
NK/T 细胞淋巴瘤		

CLL：慢性淋巴细胞白血病；ENMZL：结外边缘区淋巴瘤；MALT：黏膜相关淋巴组织淋巴瘤；NK：自然杀伤；PET/CT：正电子发射计算机体层显像；SLL：小淋巴细胞淋巴瘤。

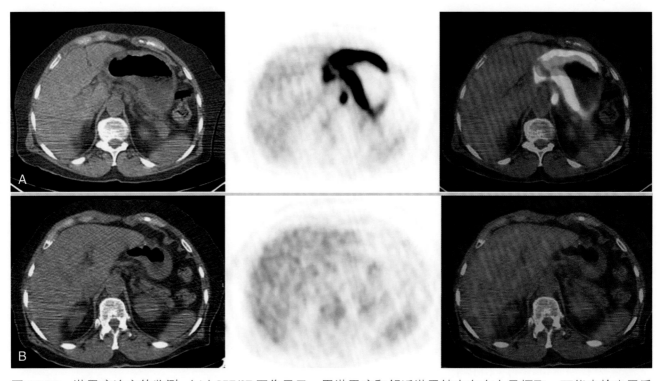

图 12.28　淋巴瘤治疗的监测。（A）PET/CT 图像显示，胃淋巴瘤和邻近淋巴结中存在大量摄取。可能未检出胃受累，如果存在，可进行 PET 随访。（B）一个化疗周期后未见肿瘤。表明其预后要好于缓解迟缓或无缓解的患者

著下降（分别为 95% 和 69%）。其他肿瘤的结果可以有所不同。然而，最近的 Lugano 标准建议支持在所有显示阳性摄取的淋巴瘤中使用 ^{18}F-FDG PET/CT。

使用 ^{18}F-FDG 检测骨髓病变有一定难度。由于骨髓本底活度变化大，造成检出难度增大。但据报道，尽管灵敏度与骨髓活组织检查相比有所不同，PET/CT 的灵敏度高达 90%~92%（图 12.29）。另一个要考虑的重要问题是治疗后残留肿块的影响，此类肿块

在多达 85% 的 HL 患者和 40% 的 NHL 患者中可见。通常，PET/CT 比 CT 更具特异度（86% *vs.* 31%）。然而，此类肿块可表现出残留摄取，尤其是发生在前纵隔时，有时可表现为非特异的轻度残留活度，但在 < 50% 的病例中为活动性肿瘤。此外，化疗后胸腺反弹可导致假阳性，伴有 ^{18}F-FDG 活度轻度至中度升高，并在 CT 上可见体积扩大。如果纵隔前软组织病变不具有特征化的盾形构型，则可能需要进行随访检查。

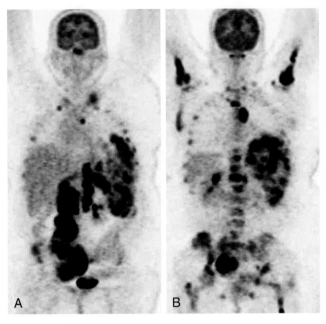

图 12.29 淋巴瘤再次分期。(A) 非霍奇金淋巴瘤患者的初始 PET 图像显示，存在大面积的腹部淋巴结肿大，且脾脏、胸和锁骨上淋巴结受累。(B) 经过两个周期的化疗后，大部分腹部淋巴结肿大已消退，但在脾脏、骨髓和纵隔中可见病情恶化，需要改变治疗方案

黑色素瘤

对于患有黑色素瘤的患者，生存率在很大程度上取决于诊断时的分期，伴有淋巴结或远隔转移的患者预后差。除是否存在转移性疾病外，原发性病变的延伸深度是最重要的预后评价因素，根据 Breslow 分类系统，基于厚度进行分级。在高危患者（Breslow 深度 > 4 mm）中常见转移，但即使在低危患者中也经常发生转移性疾病。在高危病例中，通过 PET/CT 常常可在无法预测的异常部位（通常远离原发部位，例如，其他皮肤和皮下部位、脾脏、远离淋巴结、肝脏和胆囊）识别出病变，并且往往会发现 CT 未发现的病变（图 12.30）。因此，许多研究中心对黑色素瘤患者进行从头到脚的显像。据报道，FDG PET 的灵敏度大于 90%，特异度为 87%。FDG PET 未检测到的病变可能是微观疾病或在大脑中，增强 MR 对这些部位检测最有效。PET 可改变约 25% 的患者的治疗方法，可用于对转移风险高或出现复发的患者进行疾病分期。

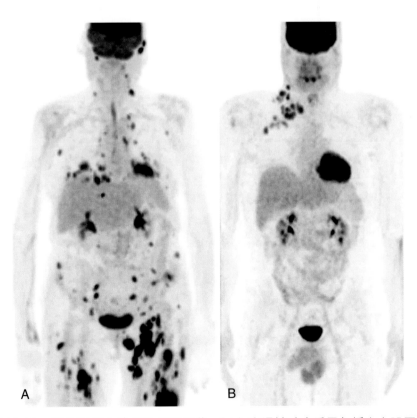

图 12.30 黑色素瘤中的 FDG PET 显像。(A) 弥漫性肿瘤受累包括左大腿原发性肿瘤附近的摄取，多发淋巴结、器官和黑色素瘤的软组织转移。该结果导致将原计划的放射治疗改为全身化疗。通过 PET 还可以识别出在 CT 未发现的微观疾病。(B) 在近期切除右耳黑色素瘤的患者中的多个右颈淋巴结中可见局部转移

然而，就淋巴结分期而言，对于中危（Breslow 深度 > 1.4 mm）或高危黑色素瘤患者，不能用 PET 代替 ^{99m}Tc- 硫胶体或 ^{99m}Tc-Tilmanocept 前哨淋巴结闪烁显像。组织化学染色评估切除的前哨淋巴结是揭示微观疾病的最有效方法。尽管使用 PET 经常能识别出 I 期或 II 期患者中的转移，但在无前哨淋巴结广泛受累的低风险患者中尚未见阳性检查结果。

头颈癌

鳞状细胞肿瘤约占所有头颈癌（HNC）的 90%，其余大部分为腺癌。长期以来，吸烟和饮酒一直被认为是最可能导致鳞状细胞癌的风险因素。在这些肿瘤中，淋巴结受累程度一直以来是决定患者预后状况的关键因素。自 2007 年以来，世界卫生组织已正式确认人乳头状瘤病毒（HPV）是 HNC 的病因之一，通过对组织进行免疫组织化学标记基因 p16 染色可识别。最近发现，HPV 阳性 HNC 是一类单独的疾病，即使对于使用先前的标准分类系统（TNM）分类的 III 期和 IV 期疾病，也显示出异常良好的治疗效果和阳性结果。因此，与传统的鳞状细胞癌（即，HPV 阴性）系统相比，需要一个涵盖不同亚组的分期系统来更好地反映生存率 / 预后的差异（即，风险识别）。

美国癌症联合委员会（AJCC）《癌症分期手册》第 8 版关于使用 TNM 系统对鳞状细胞 HNC 的分期于 2018 年生效。HNC 的再次分期主要分为三个组：①鼻咽 [+/- EB 病毒（EBV）]，②HPV 阴性口咽 / 咽下部，③HPV 阳性口咽 / 咽下部。除了针对 HPV 阳性口咽癌创建全新的分期系统外，还对 HPV 阴性肿瘤进行了修改，包括根据肿瘤大小和浸润深度（DOI）进行 T 值确定，将结外扩展纳入淋巴结病（N）分类范围，并修改"未知原发性"分类。表 12.8 和表 12.9 分别概述了 HPV 阴性和 HPV 阳性疾病的 TNM

表 12.8　HPV 阴性头颈癌的分期 / 再次分期 [a]

类别	口咽	口腔（包括 DOI）
肿瘤大小		
Tx	因信息缺失而无法评估	因信息缺失而无法评估
T0	（已删除的分类）	
Tis	原位癌	原位癌
T1	≤ 2 cm	≤ 2 cm，DOI ≤ 5 mm
T2	>2 cm 且 ≤ 4 cm	≤ 2 cm，DOI >5 mm 且 ≤ 10 mm 或 >2 cm 且 ≤ 4 cm，≤ 10 mm
T3	>4 cm 或延伸至舌面会厌	>4 cm 或任一肿瘤 DOI > 10 mm
T4a	肿瘤侵入喉、舌的外附肌群、翼内肌、硬腭或下颌骨	通过骨侵入唇或邻近结构；累及下牙槽神经、口底或面部皮肤
T4b	任何程度地侵入外侧翼状肌、颅底、翼板；或包围或侵入颈动脉	侵入咀嚼肌间隙、翼板或颅底和 / 或包绕颈内动脉
N 分类	临床 LN 分类	病理 LN 分类
NX	无法评估	无法评估
N0	无 LN 受累	无 LN 受累
N1	1 个同侧 LN ≤ 3 cm，ENE-	1 个同侧 LN < 3 cm，ENE-
N2a	1 个同侧 LN > 3 cm 且不 > 6 cm，ENE-	1 个同侧 LN < 3 cm，ENE + 或 1 个 LN > 3 cm 且不 > 6 cm，ENE-
N2b	多个同侧 LN，均不 > 6 cm，ENE-	多个同侧 LN，均不 > 6 cm，ENE-
N2c	对侧或双侧 LN，均不 > 6 cm，ENE-	对侧或双侧 LN，均不 > 6 cm，ENE-
N3a	1 个同侧 LN > 6 cm，ENE-	1 个同侧 LN > 6 cm，ENE-
N3b	具有临床显性 ENE+ 的任何 LN	1 个同侧 LN > 6 cm，ENE-，或 单个同侧 LN > 3 cm，ENE+，或多个同侧、对侧或双侧 LN（如果有）为 ENE+
M0	无远处扩散	
M1	远处扩散	

DOI：浸润深度；ENE：结外扩展；HPV：人乳头状瘤病毒；LN：淋巴结。

[a] 根据美国癌症联合委员会（AJCC）《癌症分期手册》第 8 版。

表 12.9　HPV 阳性鳞状细胞口咽癌的 AJCC TNM 分类

类别	肿瘤大小
T0	未鉴别出原发性癌症
T1	≤ 2 cm
T2	> 2 cm 且 ≤ 4 cm
T3	> 4 cm 或生长入会厌
T4	生长入喉、舌的外附肌群、下颌骨、硬腭或翼突内侧板
	（删除了分离为 T4a/b 的部分；无预后差异）

淋巴结状态			
临床分类		组织学分类	
NX	无法评估区域 LN	NX	无法评估
N0	无 LN 受累	pN0	无区域 LN
N1	> 1 个 LN，均不 > 6 cm	pN1	≤ 4 个 LN 受累
N2	对侧或双侧 LN；均不 > 6 cm	pN2	> 4 个 LN 伴转移
N3	≥ 1 个 LN > 6 cm		

AJCC：美国癌症联合委员会；HPV：人乳头状瘤病毒；LN：淋巴结；TNM：肿瘤、淋巴结、转移。

分类。表 12.10 概述了针对 HPV- 阴性肿瘤进行的 HNC 新分期系统，表 12.11 概述了针对 HPV- 阳性肿瘤进行的 NHC 新分期系统。

表 12.10　HPV 阴性口咽头颈部鳞状细胞癌的分期

肿瘤类别	结节类别			
	N0	N1	N2a、b、c	N3a、b
T1	I	III	IVA	IVB
T2	II	III	IVA	IVB
T3	III	III	IVA	IVB
T4a	IVA	IVA	IVA	IVB
T4b	IVB	IVB	IVB	IVB

此外：IVC=M1 疾病

表 12.11　HPV 阳性口咽头颈癌的临床分期

肿瘤类别	结节类别			
T	N0	N1	N2	N3
T0	NA	I	II	III
T1	I	I	II	III
T2	I	I	II	III
T3	II	II	II	III
T4	III	III	III	III

PET/CT 对这些肿瘤及其转移灶较灵敏（图 12.31），能够改变 15%~25% 的病例的治疗方案。尽管具有高灵敏度，但大多数患者最初还是通过造影剂增强 CT 或 MR 以及体格检查来诊断。但是，无法通过标准方法对多达 10% 的患有 "未知原发性癌" 的腺病的患者进行检测。通过对原发性肿瘤的识别，临床医生可以修改治疗方案并限制放射野范围。^{18}F-FDG 能够在另外 25%~56% 的病例中定位到这些病变（在小肿瘤中其灵敏度更为有限）。

尽管约 60% 的病例发现时为局部晚期疾病，但在诊断时远隔转移并不常见（约 5%；图 12.32）。尽量避免由于感染或炎症过程引起的假阳性。^{18}F-FDG 对淋巴结受累的灵敏度较高（达 90%，而 CT 为 82%，MR 为 80%）。在高危患者（T3-T4 和 N2-N3 疾病）中，PET 通常可用于更好地检测远隔转移，并可在许多患者中检测出第二原发性肿瘤。

PET 常用于再分期，并一直被认为优于常规显像模式。尽管治疗后活度对称性丧失和本底摄取升高会使复发评估变得困难，但通过融合图像可更好地识别潜在的错误可能，例如正常结构、肌肉和棕色脂肪中的摄取增加。PET/CT 具有较高的阴性预测率（> 90%~95%），且在检测复发性疾病方面优于 CT 及 MR。FDG 在预测生存率方面具有光明的应用前景，但目前仍有待完善。

必须使用一致的术语来描述 HNC 的位置。除了了解该区域的关键空间之外，这还包括对所累及淋巴结位置进行准确描述（表 12.12；图 12.33 和图 12.34）。

甲状腺癌

甲状腺癌与其他头颈部肿瘤的临床及影像特征有所区别。甲状腺腺瘤、甲状腺炎以及恶性病变可以表现为相同或相似的 ^{18}F-FDG 代谢程度。尽管应追踪偶然检测到的 ^{18}F-FDG 代谢异常结节以排除恶性，但 PET 对于甲状腺癌的诊断作用有限。大多数甲状腺癌源于腺体的滤泡细胞，产生乳头状、滤泡状或混合细胞变异。这些分化的肿瘤可摄取 ^{131}I，因此最好采用放射性碘进行评估和治疗。在这些患者中，^{18}F-FDG 的灵敏度较低。

^{18}F-FDG PET 显像的临床用途通常限于不累积 ^{131}I 的甲状腺恶性肿瘤，即低分化的侵袭性肿瘤。这种情况可能发生在由先前高分化碘代谢异常疾病转

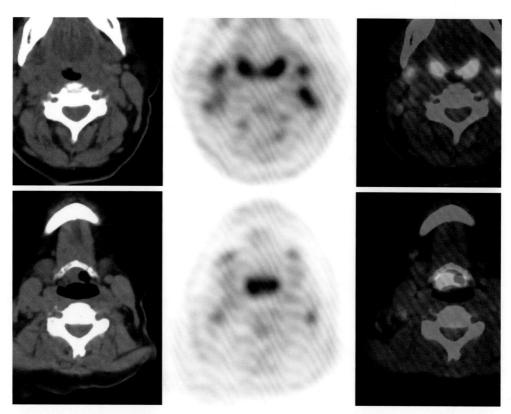

图 12.31   转移性头颈癌可以看作是多个出现颈部结节摄取的区域（A）。虽然在炎症、活检部位和正常淋巴组织存在本底增加的区域可能很难检测到原发性肿瘤，但软组织形态和不对称摄取是可疑现象，如本例累及右会厌和舌根的肿瘤（B）

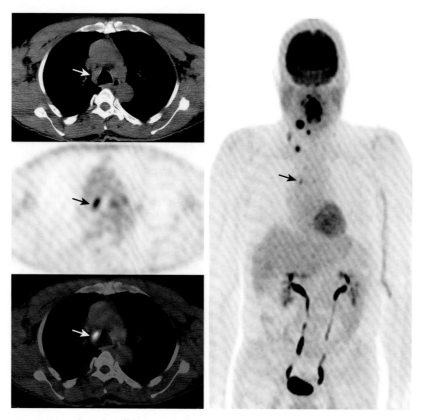

图 12.32   头颈癌分期。PET 图像显示，右颈部和锁骨上区多发异常淋巴结，且气管下段旁存在正常大小的意外纵隔转移淋巴结（**箭头所示**）

表 12.12 颈部淋巴结显像位置			
Rouviere 系统	AJCC 系统	基于显像的系统	
颏下	I	IA：腹前胃内侧至内侧边缘	下颌舌骨肌下方，舌骨上方
下颌下部	I	IB：IA 外侧和下颌下腺前后	
颈内	II：颅底至舌骨，胸锁乳突肌前缘至后缘	II：颅底至舌骨底部，胸锁乳突肌前缘至后缘	IIA：颈内静脉前、外侧或不可分离部分
			IIB：颈内静脉后方与脂肪平面之间
咽后	III：舌骨至环甲膜，胸锁乳突肌前缘至后缘	III：舌骨底部至环状软骨弓底部，胸锁乳突肌前缘至后缘	颈动脉外侧，颈动脉内侧的VI级结节
颈中	IV：环甲膜至锁骨，胸锁乳突肌前缘至后缘	IV：环状软骨弓底部至柄的顶部，胸锁乳突肌前缘至后缘	颈动脉外侧，颈动脉内侧的VI级结节
脊柱附属结构	V：胸锁乳突肌后方，斜方肌前方，锁骨上方	V：胸锁乳突肌后方，斜方肌前方	VA：颅底至环状软骨弓底部
			VB：环状软骨弓底部至锁骨水平
前房室	VI：舌骨下方，胸骨上切迹上方，颈动脉鞘之间	VI：舌骨下方，柄上方，颈动脉内侧	内脏结节
纵隔上方	VII：胸骨上切迹下方前房室	VII：柄顶下方，无名动脉上方	颈动脉间重叠的最大纵隔结节（依据胸部分类）
锁骨上		视野中的锁骨，肋骨上方和内侧	

所有系统使用面部、腮腺、咽后和枕骨组。

AJCC：美国癌症联合委员会。

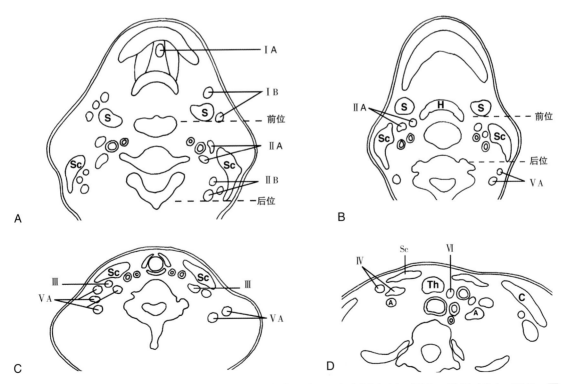

图 12.33　颈淋巴结位置的横轴图。图 A：口底和下颌下腺水平（S）；图 B：舌骨（H）；图 C：甲状软骨和环状软骨；图 D：在锁骨（C）的正上方，有部分甲状腺（Th）可见。请注意胸锁乳突肌（SC）的外观，这是一个重要的标志（A：动脉）

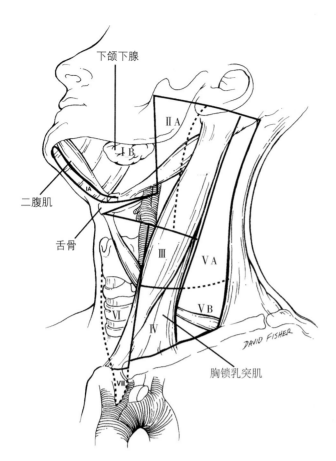

下颌下腺

ⅡA

ⅡB

ⅠA

二腹肌

舌骨

Ⅲ

ⅤA

Ⅵ

ⅤB

Ⅳ

DAVID FISHER

Ⅶ

胸锁乳突肌

图 12.34　根据表 12.12 中所述的基于显像分类系统的颈淋巴结水平

变而来的转移性和复发性肿瘤中。如果 ^{131}I 显像结果为阴性，但血清甲状腺球蛋白水平仍有升高，则 PET 的灵敏度大于 90%。PET 对更具侵袭性的许特莱（Hürthle）细胞癌也显示出了灵敏度（高达 92%~95%，而 ^{131}I 灵敏度为 64%）。

髓样甲状腺癌是一种生长缓慢的神经内分泌肿瘤（NET），由产生降钙素的滤泡旁 C 细胞引起，占甲状腺癌的 5%~8%。由于其不摄取放射性碘，使得治疗更具挑战性。^{18}F-FDG PET 的灵敏度平均约为 59%，但据报道，在降钙素水平显著升高时，其对复发性疾病的灵敏度更高（例如，降钙素 > 1000 ng/ml 时灵敏度为 75%，而 < 150 ng/ml 时则只有 40%）。实际上，PET 生长抑素受体类似物 ^{68}Ga-DOTATATE 具有补充显像作用。生长抑素受体阳性肿瘤的分级往往较低，使用受体类似物进行成像不仅更为灵敏，还可识别出适合于靶向放射性生长抑素受体治疗的靶标。另一方面，通过 ^{68}Ga-DOTATATE 未观察到更具侵袭性的病变会摄取 FDG。

胸部癌症

肺癌（起源于上皮组织）

肺癌是最常见的恶性肿瘤，具有较高的癌症相关死亡率。非小细胞肺癌（NSCLC）约占病例的 85%，小细胞肺癌（SCLC）约占剩余的 20%。约 75% 的 SCLC 病例初诊时已经发生扩散转移。因此，很少实施手术治疗，而是采用化疗和放疗。而 NSCLC 通常是可切除的。早期诊断和准确分期对于 NSCLC 制订治疗计划至关重要。

肺癌患者的临床表现和放射影像结果各不相同。患者可能无症状，或出现咯血、咳嗽、体重减轻和转移性疾病的症状。放射影像表现并不特异。85% 的病例中，具有不规则、毛刺状边缘的肿物是恶性的，但边缘光滑的病变也有 1/3 的可能会发生癌变。应将较大且厚壁的空洞性病变（尤其是上叶部位）视为可疑病变。这些放射影像表现异常的患者还可能需要接受以下检查，包括痰细胞学检查、支气管镜检查、经胸针吸活检和纵隔内镜检查。但这些检查方法也有局限性。例如，支气管镜检查对较大的及中央型肺癌的检出灵敏度为 85%，但对较小和外周病变的灵敏度则要降低。图像引导下经皮胸针吸活检的灵敏度约为 93%，特异度约为 98%，但不适用于病变过小或位于无法触及的位置。经皮胸针吸活检的气胸风险为 10%~60%（需要放置胸管的风险为 2%~20%）。有些患者可能需要进行开胸术和手术活检才能明确诊断。

孤立性肺结节的诊断

肺结节的定义是测量值小于 3 cm 且边界清楚的病变。随着 CT 使用频率的增加，这些肺结节的检出率急剧大幅上升；大约一半的结节将被证明是恶性的。结节内存在中心钙化，通常认为是良性肉芽肿。然而，根据放射影像结果无法确定大多数肺结节的性质。弗莱施纳学会（Fleischner Society）于 2017 年发布了根据数量、大小和特征对偶然发现的不确定性结节进行评估的修订建议。如表 12.13 所示，将患者纳入有助于指导随访的风险组（专栏 12.5）。具体随访显像时间取决于一系列因素。在系列检查过程中可以看到与恶性肿瘤相关的变化，包括大小不断增加、毛刺状或不规则形态以及发展成实性部分的毛玻璃病变。针对这种变化应进行组织诊断。

表 12.13　弗莱施纳学会关于偶然性肺结节显像随访的建议

		A. 实体结节		
结节类型		结节大小		说明
	< 6 mm	6~8 mm	> 8 mm	
单发				
低风险	无须进行常规随访	CT 6~12 个月；然后考虑 CT 18~24 个月	考虑 CT 3 个月、PET/CT 或组织采样	结节 < 6 mm，无须进行常规随访
高风险	可选择 CT 12 个月	CT 6~12 个月，然后 CT 18~24 个月	考虑 CT 3 个月、PET/CT 或组织采样	对于某些结节形态可疑或位于肺上叶位置的患者，可能需要进行 12 个月 CT
多发				
低风险	无须进行常规随访	CT 3~6 个月；然后考虑 CT 18~24 个月	CT 3~6 个月；然后考虑 CT 18~24 个月	使用最可疑的结节来指导治疗
高风险	可选择 CT 12 个月	CT 3~6 个月；然后考虑 CT 18~24 个月	CT 3~6 个月；然后考虑 CT 18~24 个月	使用最可疑的结节来指导治疗

		B. 亚实性结节	
结节类型		结节大小	
	< 6 mm	≥ 6 mm	备注
单发			
毛玻璃样	无须进行常规随访	每 6~12 个月进行一次 CT 以确认结节的持续性，然后每 2 年进行一次 CT，持续 5 年	对于某些 < 6 mm 的可疑结节，考虑随访 2~4 年。如果出现实性成分或结节继续生长，考虑切除
部分实体	无须进行常规随访	每 3~6 个月进行一次 CT 检查以确认其持续性。如果无变化且实性成分仍 < 6 mm，则每年进行一次 CT 检查，持续 5 年	直至结节 ≥ 6 mm 才能定义为部分实性结节，而 < 6 mm 的结节通常无须随访。应将具有实性成分的持续性部分实性结节视为高度可疑
多发	3~6 个月进行一次 CT 检查；如果稳定，则考虑 2~4 年进行一次 CT	3~6 个月进行一次 CT 检查，根据最可疑的结节进行后续治疗	< 6 mm 的多发毛玻璃样结节通常是良性的，但在高危患者中应考虑随访

专栏 12.5　2017 年弗莱施纳学会关于偶然性肺结节随访的建议

排除标准

< 35 岁的患者：在这些年轻患者中，恶性肿瘤的风险较低，并且结节极有可能是良性的（30 岁时的终生癌症风险约为 1%，40 岁时约为 2%。）

已经入组 CT 癌症筛查计划的高危患者

已知的癌症患者：肺转移在癌症中极为常见，在一半稍多的患者中均有发现。由于结节可能是恶性的，应根据个人风险因素进行随访。

免疫功能低下的患者：机会性感染是导致 CT 异常极为常见的因素。

CT 技术要素

建议采用 1.0~1.5 mm 的薄层 CT，以实现最佳特征化。

考虑使用有针对性的重复薄层基线，以追踪 > 2 mm 的已知病变。

风险组

导致风险增加的临床因素：大量吸烟、接触致癌物、肺气肿、阳性家族史、病变处于肺上叶位置、年龄较大

美国胸内科医师学会（American College of Chest Physicians，ACCP）癌症风险类别：

低风险（风险 < 5%）：年龄较小、吸烟史较短、结节较小、切缘规则、位于肺上叶以外的位置

高风险（风险 > 65%）：年龄较大、有重度吸烟史、病变较大、边缘不规则或呈毛刺状、位于肺上叶位置

中等风险（风险为 5%~65%）：混合参数

孤立性肺结节（SPN）的特征化是 ^{18}F-FDG PET 的最早临床应用之一（图 12.35）。该方法的特异度受肉芽肿性疾病（例如，结节病、组织胞浆菌病）患病率的影响，而这种疾病往往表现为 FDG 代谢异常。此外，对于小结节（即小于 7 mm），灵敏度有限，对于原发性肺类癌 NET 的灵敏度则更低。对于亚实性肺腺癌（原为支气管肺泡癌），灵敏度会稍有降低，因为这些腺癌通常为级别低、边界不清的毛玻璃样病变，而不是实体瘤。通常，这些病变在系列 CT 上显示为大小或实性成分的增加（图 12.36）。关于上述肿瘤的报告总体灵敏度为 88%，但当排除小块和亚实性肿瘤时，灵敏度可提高到 96%（CT 灵敏度为 81%）。

事实上，灵敏度和高阴性预测率意味着阴性检查结果实际上排除了恶性风险，尤其是在低风险患者中（< 1%）。与仍然具有高达 10% 癌症风险的高风险患者不同，此类具有合理大小结节（至少 8~10 mm）的患者将无须进一步进行 CT 随访。使用 FDG 还有助于识别异常的区域淋巴结，这些淋巴结可能是最佳的活检目标，或者有助于观察到远隔转移，这可能会改变所进行的诊断性组织采样的类型，并且肯定会影响进一步的手术和治疗决策（图 12.37）。尽管目前弗莱施纳的建议包括减少使用

PET/CT，但用于决策的文献中有许多研究是在较旧的设备上进行的：仅 PET 或不具备更高灵敏度 TOF 功能的 PET/CT。另外，必须牢记，这些指南适用于偶然发现的 SPN，对于既往患有原发性癌症的患者，可能需要进行更频繁的随访。

肺癌（所有类型）

对于男性和女性癌症患者而言，肺癌均是导致死亡的首要原因，每年约有 160 万例死亡。源自气道或肺实质的肿瘤也称为支气管癌，约占原发性肺癌的 95%，并分为两大类：非小细胞肺癌（NSCLC）和小细胞肺癌（SCLC）。截至目前，最常见的是 NSCLC（80%~85%），最常见的肺癌类型是两种 NSCLC 类型：腺癌（40%~50%）和鳞状细胞癌（20%~30%）。

近些年，肺癌的分类和分期的方式得到了进一步发展。2015 年实施的肺癌病理分类认识到了分子和免疫组织化学标志物的重要性，而不再仅强调显微镜下观察到的特征。此外，对腺癌类别进行了重新定义；删除了支气管肺泡肿瘤组，将这些肿瘤重新归类为腺癌亚型；并将所有 NET 合并到了一个单独类别中（表 12.14）。

基于 TNM 分类（表 12.15 和表 12.16）和更新的胸部淋巴结描述（表 12.17；图 12.38 和图 12.39），

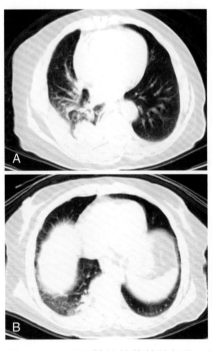
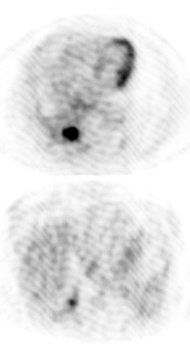
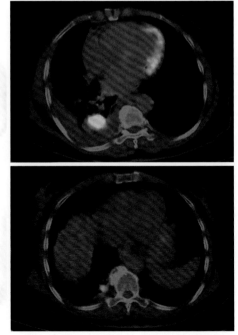

图 12.35　孤立性肺结节的特征化。（A）CT 像中可见左肺结节，PET 像中未见 FDG 摄取，与良性过程一致。随访 CT 显示该病变稳定存在，进而确认了这一事实。（B）在 PET 上可见一个边缘清楚的右下叶小结节，且存在 FDG 摄取增加，后来诊断为腺癌

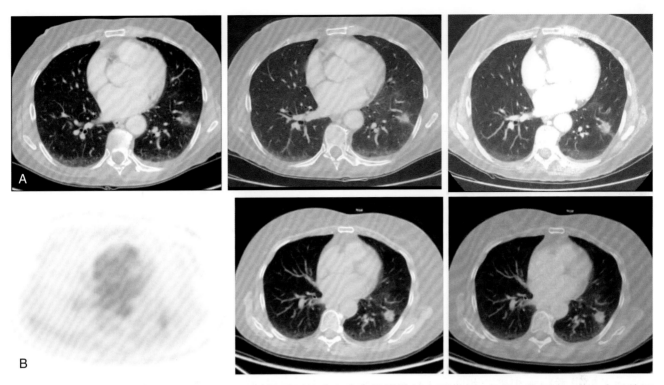

图 12.36 PET/CT（**上图**）显示偶然发现的毛玻璃样结节存在非特异性低水平活度。但是，鉴于在 6~12 个月的间隔内进行的系列 CT 图像上存在高度可疑的密度逐渐增加（**下图**），因此进行了活检，确诊为癌症

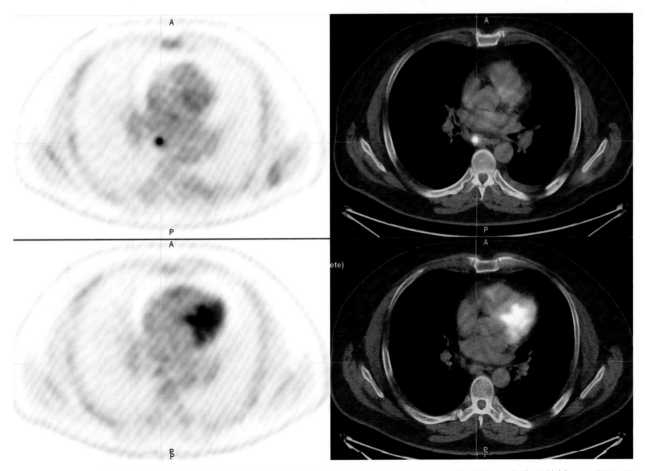

图 12.37 PET 转移性疾病的检测。（**上排图**）在正常大小的淋巴结中可见与肿瘤受累一致的局灶性 FDG 摄取显著增加。这是 6 个月前的正常现象（**下排图**）

表 12.14　2015 年世界卫生组织（WHO）针对上皮性肺癌分类的变更

2004	2015
腺癌	**腺癌（40%~50%）**
亚型：混合型、腺泡样、乳头状、实性	鳞屑样
支气管肺泡癌	腺泡样
亚型：黏液型和非黏液型	乳头状
胎儿型	微乳头状
黏液型（胶样型）	实性
印戒细胞	浸润性黏液型
透明细胞	胶样型
	胎儿型
	肠型
	微浸润性
	蔓延前的（非典型腺瘤性增生）
	原位腺癌（黏液性 / 非黏液性）
鳞状细胞癌	**鳞状细胞癌（25%~30%）**
乳头状	角质化
透明细胞	非角质化
小细胞	基底细胞样
基底细胞样	
小细胞癌	**神经内分泌癌**
	小细胞
大细胞癌	大细胞神经内分泌癌
大细胞神经内分泌（NE）癌	类癌（典型和非典型）
具有 NE 形态的大细胞癌	
	大细胞癌（10%）
腺鳞癌	**腺鳞癌**
肉瘤样癌	**肉瘤样癌（0.1%~0.4%）**
	多形细胞、梭形细胞、巨细胞、癌肉瘤、肺母细胞瘤

Travis WD, Brambilla EW, Burke AP, et al. WHO classification of tumors of the lung, pleura, thymus, and heart.*J Thorac Oncol.* 2015;10（9）:1243-1260.

表 12.15　经修订的肺癌肿瘤、结节、转移（TNM）[a] 特征化

名称	参数
肿瘤描述（T）	
TX	无法通过痰液细胞或支气管镜检查进行评估或证实
T0	无原发性证据
Tis	原位癌
T1	≤ 3 cm，被肺或内脏胸膜包围，在大叶支气管近端无浸润
T1a	≤ 2 cm；或累及主支气管，或内脏胸膜浸润，或伴有部分或完全性肺不张或肺炎
T1b	> 2 cm 且 ≤ 3 cm
T2	> 3 cm 且 ≤ 5 cm；或累及主支气管，或内脏胸膜浸润，或伴有部分或完全性肺不张或肺炎
T2a	> 3 cm 且 ≤ 4 cm
T2b	> 4 cm 且 ≤ 5 cm
T3	> 5 cm 且 ≤ 7 cm；或直接侵入胸膜壁层、胸壁、心包壁层或同一叶的单独结节
T4	> 7 cm，侵入下列任一部位：纵隔、横膈、心脏、大血管、气管、喉返神经、食管、椎骨、隆凸或同一肺不同叶中的单独结节
淋巴结描述（N）	
NX	无法评估
N0	无区域 LN 转移
N1	同侧支气管周围和 / 或同侧肺门和肺内 LN（包括直接延伸的情况）
N2	同侧纵隔和 / 或隆凸下 LN
N3	对侧：纵隔、肺门或同侧锁骨上淋巴结或对侧斜角肌或锁骨上
远隔转移（M）	
M0	无远隔转移
M1	远隔转移
M1a	对侧肺部有单独的肿瘤结节、恶性胸腔积液、心包增厚 / 结节 / 肿块
M1b	单器官单发远隔（胸腔外）转移
M1c	单或多器官多发远隔转移

LN：淋巴结。

[a] According to American Joint Committee on Cancer（AJCC）*Cancer Staging Manual*, eighth edition.

Modified from Goldstraw P, Chansky K, Crowley J, et al. The IASLC Lung Cancer Staging Project:Proposals for revision of the TNM stage groupings in the forthcoming（eighth）edition of the TNM Classification for lung cancer.*J Thorac Oncol.* 2016;11（1）:39-51; and Detterbeck FC.The eighth edition TNM stage classification for lung cancer: what does it mean on the main street?*J Thorac Cardiovasc Surg.* 2018;155:356-359.

表 12.16　经修订的肺癌分期 [a]

T/M	亚类	No	N1	N2	N3
T1	T1a	IA1	IIB	IIIA	IIIB
	T1b	IA2	IIB	IIIA	IIIB
	T1c	IA3	IIB	IIIA	IIIB
T2	T2a	IB	IIB	IIIA	IIIB
	T2b	IIA	IIB	IIIA	IIIB
T3	T3	IIB	IIIA	IIIB	IIIC
T4	T4	IIIA	IIIA	IIIB	IIIC
M1	M1a	IVA	IVA	IVA	IVA
	M1b	IVA	IVA	IVA	IVA
	M1c	IVB	IVB	IVB	IVB

T/M：肿瘤 / 转移。

[a] According to American Joint Committee on Cancer（AJCC）*Cancer Staging Manual*, eighth edition.

From Detterbeck FC.The eighth edition TNM stage classification for lung cancer: what does it mean on the main street?*J Thorac Cardiovasc Surg.* 2018; 155:356-359.

表 12.17　IASLC 淋巴结图中纵隔淋巴结的分布

位置	边界 / 描述
锁骨上区	
1 下颈部	下颈部、锁骨上、胸骨上 **上边界**：环状软骨下缘 **下边界**：锁骨外侧和位于中线上的上侧胸骨柄
上区	
2 上侧气管旁	边界： **右侧**：右上肺叶尖段和胸膜腔至胸骨柄顶下缘，以及内侧至左侧气管壁 **左侧**： 左上肺叶尖段和胸膜腔，以及上侧胸骨柄内侧；主动脉弓顶部以下
3A 血管前	**上边界**：胸尖 **下边界**：隆凸水平 **前边界**：胸骨后 **后边界**： 右侧：前上腔静脉 左侧：左颈动脉
3P 气管后	气管后 **上边界**：胸尖 **下边界**：隆凸

表 12.17　IASLC 淋巴结图中纵隔淋巴结的分布（续表）

位置	边界 / 描述
4R 右下气管旁	**上边界**：无名静脉与气管的交界尾缘 **下边界**：奇静脉下缘 **中边界**：气管左侧缘
4L 左下气管旁	**上边界**：主动脉弓上缘 **下边界**：主肺动脉上缘
主肺动脉区	
5 主动脉	主肺动脉（AP）窗 动脉韧带外侧 **上边界**：主动脉弓下缘 **下边界**：左主肺动脉上缘
6 主动脉旁	升主动脉和主动脉弓的前外侧 **上边界**：与上边界主动脉弓相切的线 **下边界**：主动脉弓下缘
隆凸下区	
7 隆凸下区	**上边界**：气管隆凸 **下边界**： 左侧：左下叶支气管上缘 右侧：中段支气管下缘
下区（纵隔以下）	
8 食管旁	隆凸下淋巴结外侧至食管 **上边界**： 左侧：下叶支气管上缘 右侧：中段支气管下缘
9 肺韧带	位于肺韧带内 **上边界**：下肺静脉 **下边界**：横膈
肺门和叶间区	
10 肺门	紧邻主支气管和肺门血管 **上边界**： 右侧：奇静脉下缘 左侧：肺动脉上缘 **下边界**：双侧叶间区域
11 叶间	两肺叶支气管起点之间： 11Rs（右上支气管）和 11Ri（右中叶和下叶）
外围区（淋巴结）	
12 肺叶	邻近肺叶支气管
13 节段	邻近节段支气管
14 亚节段	邻近亚节段支气管

IASLC：国际肺癌研究协会

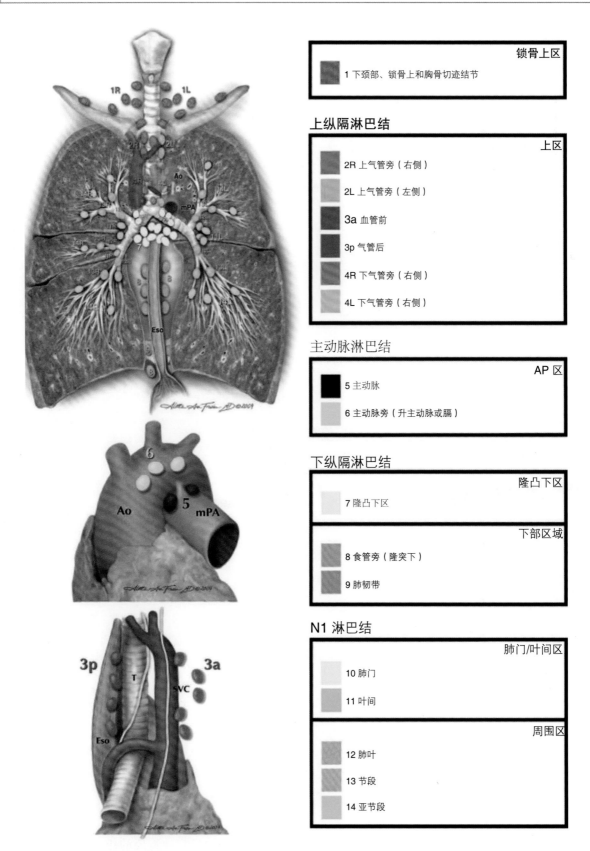

锁骨上区
　　1 下颈部、锁骨上和胸骨切迹结节

上纵隔淋巴结

上区
　　2R 上气管旁（右侧）
　　2L 上气管旁（左侧）
　　3a 血管前
　　3p 气管后
　　4R 下气管旁（右侧）
　　4L 下气管旁（右侧）

主动脉淋巴结

AP 区
　　5 主动脉
　　6 主动脉旁（升主动脉或膈）

下纵隔淋巴结

隆凸下区
　　7 隆凸下区

下部区域
　　8 食管旁（隆突下）
　　9 肺韧带

N1 淋巴结

肺门/叶间区
　　10 肺门
　　11 叶间

周围区
　　12 肺叶
　　13 节段
　　14 亚节段

图 12.38　胸部淋巴结分区。国际肺癌研究协会（International Association for the Study of Lung Cancer, IASLC）淋巴结图，包括将用于预后分析的淋巴结位置划分为"区"。(From Rusch WW, Asamura H, Watanabe H, et al. The IASLC lung cancer staging project: a proposal for a new international lymph node map in the forthcoming seventh edition of the TNM classification for lung cancer.*J Thorac Oncol*.2009;4:568-577.)

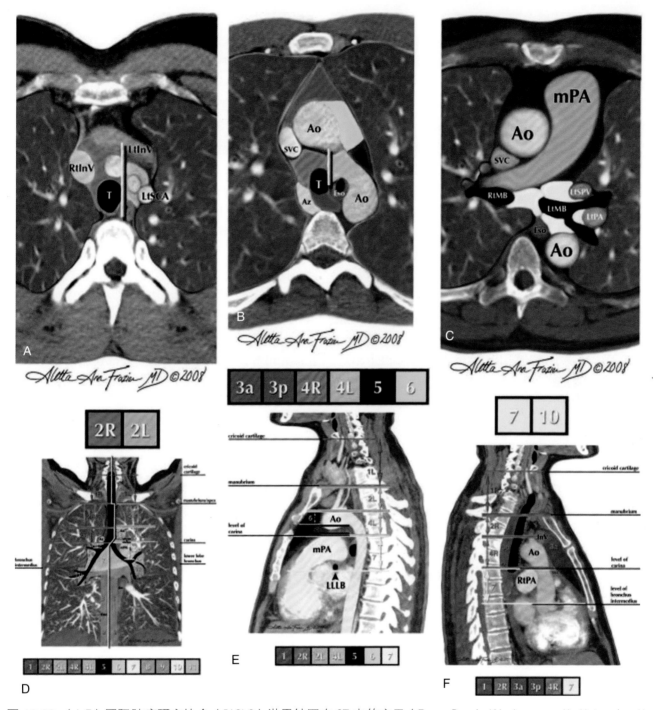

图 12.39 （A-F）国际肺癌研究协会（IASLC）淋巴结图在 CT 中的应用（From Rusch W, Asamura H, Watanabe H, et al. The IASLC lung cancer staging project: a proposal for a new international lymph node map in the forthcoming seventh edition of the TNM classification for lung cancer.*J Thorac Oncol*.2009;4:568-577.）

更新的肺癌分期系统也于 2018 年生效。SCLC 通常表现为全身性疾病，但通常对化疗非常敏感，或在局部晚期疾病中对放化疗非常敏感。对于极少数早期出现肺结节但无淋巴结受累的患者，切除仅是一种选择。大多数 NSCLC（60%~75%）病例表现为局部晚期（Ⅲ期）或晚期疾病（Ⅳ期）。尽管通常认为Ⅰ期和Ⅱ期肿瘤是可切除的，但这些患者在不到 1 年时

间内的复发率通常高达 50%~55%。需要更好的方法来确定是否存在风险和疾病。显像检查在肺癌管理中确实发挥着越来越重要的作用，并可能提高分期准确度。尽管胸部 CT 是最常采用的主要检查方法，且已证实其具有局限性（灵敏度为 55%，特异度为81%）。一般，CT 检查认为短轴长度＞1 cm 的纵隔淋巴结为异常。然而，正常大小的结节很可能存在早

期转移，而结节增大也可能是感染后或相关炎性过程的结果。尽管文献中报道的灵敏度数值各不相同，^{18}F-FDG PET/CT 对淋巴结的诊断更为灵敏。CT 检出淋巴结中存在肿瘤的概率约为 75%，而用 ^{18}F-FDG 检出纵隔淋巴结受累的概率为 91%。仍然缺乏对肿瘤本身进行准确分期的足够准确度，并且会因纵隔中 PET/CT 存在已知特异度的问题而变得困难。即使结节大小正常，使用 PET/CT 引导有助于避开非典型采样位置，而在疾病可能性最高的区域采集活检样本。

此外，^{18}F-FDG 和胸部 CT 在对患者进行评估方面具有互补作用。使用 CT 可以更好地评估肿瘤的大小、胸膜和纵隔的浸润情况以及肿瘤与隆凸之间的距离。另外，在 CT 上通常可以识别出诸如肺不张和吸入性肺炎等异常情况，这些异常可能导致 ^{18}F-FDG 摄取增加，并容易与恶性肿瘤相混淆。据报道，PET/CT 导致 19%~50% 的病例治疗方案发生了变化，包括无效开胸手术的减少。这通常是因为 PET 相对于检测意外远隔转移的常规方法具有优越性，肺癌发生意外远隔转移的概率为 10%~14%。其中包括 CT 上不可见的骨转移，文献中有 6%~20% 的病例出现骨转移。与骨显像相比，还可以略高的灵敏度和显著较高的特异度检出骨受累。其他常见受累部位包括腹膜后和盆腔淋巴结以及软组织病变（图 12.40）。评估肾上腺尤为重要，因为其是肺癌转移的常见部位。CT 显示约 20% 的病例存在肾上腺病变，但经后来证实多数为良性腺瘤。通过 PET 可以检出肾上腺中正常大小的转移灶，还可借助摄取水平区分良性和恶性肾上腺病变（图 12.41）。当活度仅为轻度且不超过肝脏本底时必需谨慎，因为结节性增生和良性腺瘤可导致摄取轻度增加。尚无绝对的 SUV 测量值可用于判断是否存在转移。

非小细胞肺癌再次分期和治疗效果评估。PET/CT 还可提高再次分期期间和评估治疗效果时的准确度，因为放射性示踪剂摄取出现变化的时间要早于病变大小出现变化的时间（图 12.42）。疾病消退且 PET 显像正常后，肿瘤肿块和淋巴结可能仍会增大。或许更重要的是，通过 PET/CT 更易于发现在治疗期间出现疾病进展的患者。因此，可以避免因使用无效药物带来的时间、费用成本和毒性照射，同时可以针对无缓解患者改用替代方案。

当手术和治疗影响解剖学结构时，通过 PET 可以检出在 CT 上未发现的残留肿瘤和复发性肿瘤。必须留意治疗后可能会增加的 ^{18}F-FDG 累积，尤其是在放疗结束后。放疗后，可立即看到摄取的斑块状区域，对应于出现的毛玻璃状浸润。随着时间的推移，这些融合和收缩，最终在 CT 上表现为边缘清晰、包含空气支气管图的浸润物。PET 结果也会随时间发生变化，但明显活度通常不会消失。一般建议将 ^{18}F-FDG PET 延迟至治疗后至少 3 个月，但也可根据需要尽早进行显像。即使存在这些局限性，通过 PET 对残留疾病或复发进行识别仍可提供有价值的信息。例如，完全切除肿瘤后远隔复发的发生率超过 20%。PET 再次分期通常会导致治疗发生变化。

小细胞肺癌。SCLC 分期通常将疾病分类为局限型或广泛型。如果疾病局限于半侧胸廓，则可通过在化疗的基础上增加放疗项来进行更有效的治疗。小细胞肺癌表现出强烈的 ^{18}F-FDG 累积。总体而言，与 NSCLC 相比，在 SCLC 中使用 ^{18}F-FDG PET 的数据更为有限。使用 PET 可能有助于检出更多的转移灶，并可导致最初被认为属于局部疾病的手术候选患者的疾病升级。

乳腺癌

乳腺癌被归类为非侵袭性或侵袭性肿瘤，通常为导管型或小叶型。在侵袭性癌中，导管癌所占的比例尚不明确，小叶癌占 10%，髓样癌占 5%。当存在微钙化时［即原位导管癌（ductal carcinoma in situ，DCIS）］，可以通过乳腺 X 线摄影检测到非侵袭性癌或原位癌，但是对于小叶原位癌（lobular carcinoma In situ，LCIS）表现为结构畸变时，则可能很难检测到。预后与许多分期因素以及肿瘤的基因分类有关。已发现激素受体表达（雌激素、孕酮和 HER-2 受体表达）和肿瘤标志物过表达可对预后效果进行高度预测。事实上，更新后的第 8 版 AJCC 分期系统现在不仅包括常规解剖学预后分组，还包括上述标志物和临床预后分期分组的病理预后系统。大多数患者（61%）表现为局限于原发灶的局限性疾病，而 32% 的患者已扩散至局部淋巴结，约 5% 的患者有转移性疾病。

诊断。乳腺 X 线摄影是进行乳腺癌诊断和筛查的主要方式，其灵敏度大约为 81%~90%，具体取决于诸如肿瘤类型和大小、乳腺密度以及可用的既往检查结果等因素。针对这种模式的特异度具有一定的挑战性。10 年来，每年进行乳腺 X 线摄影的女性中，有超过 50% 的患者会出现假阳性结果，这经常会需要进行活检，从而带来额外的成本和心理压力。

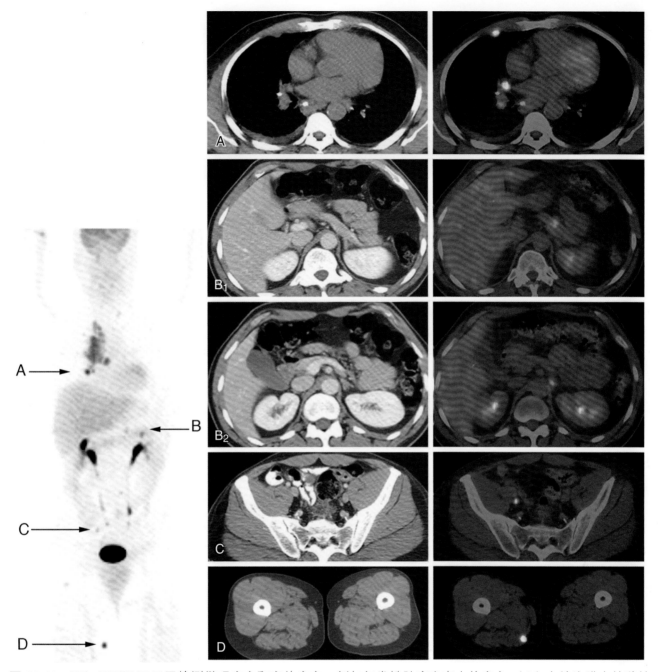

图 12.40 FDG PET/CT 可用于检测微观病变和意外病变，例如复发性肺癌患者中的病变。（A）右前胸膜小转移灶（右侧恶性积液中可见低水平活度）。（B$_1$）胰周转移。（B$_2$）左肾上腺（在 CT 像上未见明显变化）。（C）输尿管和（D）右大腿侧面的大小正常的淋巴结。在造影剂增强 CT 显像中往往会遗漏软组织转移

注：所示部分图像来自 2 周前进行的增强 CT 检查。

断层合成等新技术可以提高肿瘤的检出率，但需要增加辐射照射量。MR 和超声是不涉及电离辐射的有效的问题解决工具。MR 对乳腺癌的检测具有很高的灵敏度（高达 90%~95%），不过其特异度较低。该方法尤其适用于高危患者和乳腺致密型患者，但也可以更好地显示携带植入物患者的多灶性疾病、复发和癌症。通过乳腺 X 线摄影发现可触及肿块和离散肿块的情况下，超声显著增加了对乳房的评估能力。

核医学在乳腺癌诊断中的作用有限。据报道，虽然通过使用 ^{99m}Tc- 甲氧基异丁基异腈分子乳腺成像（molecular breast imaging，MBI）/乳腺特异性 γ 成像（BSGI）或 ^{18}F-FDG 正电子发射乳腺摄影（PEM）可以提高专用乳房照相机的灵敏度，但除了在评估其他恶性肿瘤过程中偶然发现的乳腺癌外，不建议将全身 PET/CT 用于乳腺癌的诊断。一项文献荟萃分析表明，PET 检测原发性肿瘤的灵敏度为 88%，特

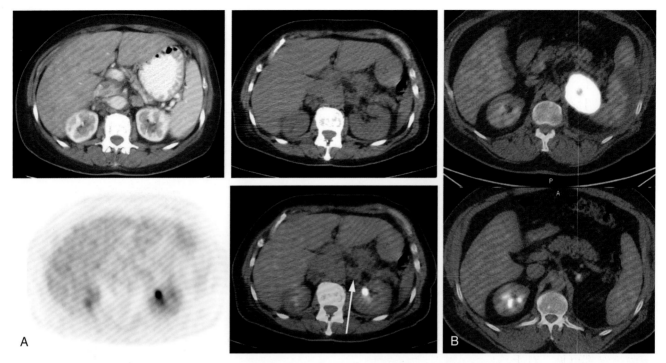

图 12.41   肾上腺转移常见于肺癌，且在 CT 像上常见结节。（A）但是，这些病变中有许多是良性脂肪贫乏型腺瘤，如增强 CT 上可见的左侧肾上腺病变，随后显示无 ¹⁸F-FDG 活度。（B）使用 PET/CT 还可以比 CT 更早地识别出转移，例如 PET 像上可见的正常肾上腺中的小转移灶（**下排图**）。3 个月后，腺体（**上排图**）出现中央坏死性肿块，证实了诊断

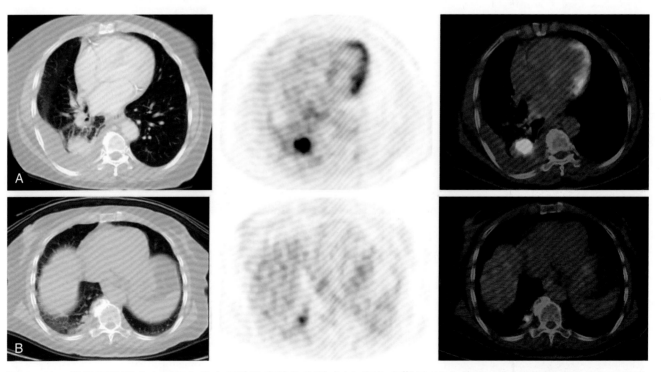

图 12.42   伴纵隔受累（**未显示**）非小细胞肺癌放化疗前（A）和化疗期间（B）的 PET/CT 图像揭示了 PET 用于监测治疗效果的价值，即使在 CT 像上的残留肿块显示不清，但在 PET 像上仍可见一些残留活动性疾病

异度为 79%（图 12.43 和图 12.44）。不过，^{18}F-FDG PET 检测原发性乳腺癌的能力与肿瘤大小有关。据报道，使用 PET 检测 2~5 cm 肿瘤的灵敏度为 92%，而对于肿瘤小于 2 cm 的灵敏度则仅为 68%。^{18}F-FDG PET 的假阴性率导致其不适合进行筛查测试，主要原因是早期肿瘤的检测至关重要。肿瘤的组织学类型也影响 ^{18}F-FDG PET 的灵敏度。例如，与浸润性导管癌相比，其检测 LCIS 和 DCIS 的灵敏度有限（据报道，检测小叶癌的灵敏度约为 40%）。

分期和再次分期。淋巴结受累在乳腺癌中具有重要的预后和治疗意义。腋窝淋巴结清扫术可充分对引流淋巴结进行评估。然而，这是一种具有潜在严重不良反应（例如，淋巴水肿）的高度侵袭性手术。^{18}F-FDG PET 成像通常能够在 CT 图像发生任何解剖学变化之前，通过检测代谢变化而使淋巴结转移可视化。然而，由于微观转移灶难以显现，并非所有淋巴结都可见。对于具有不可触及淋巴结的患者，用 ^{99m}Tc- 硫胶体或 ^{99m}Tc-Tilmanocept（含或不含蓝色染料）进行前哨淋巴结定位，仍然是针对淋巴结进行选择性活检而选择的最佳方法。此外，如果以高灵敏模式解读显像，则特异度会降低，因为炎性疾病往往会影响腋窝淋巴结并导致 FDG 累积增加。

尽管 FDG 的灵敏度仅限于检测任何单个淋巴结中的转移性受累，且通常不建议用于初次乳腺癌的诊断或筛查，但经证明，FDG 可用于局部晚期 / 晚期疾病患者的分期（ⅢA 期或Ⅳ期）。与其他方法相比，FDG 可以识别出更多的阳性内乳、纵隔和锁骨上淋巴结（图 12.45）。在骨方面，PET 与锝骨显像互为补充（后者可显示硬化疾病），能够更好地识别更具侵袭性或溶骨性的病变。临床指南可能不建议在较低疾病分期中使用 PET，但研究表明，PET 可为多达 29% 的此类病例添加信息。在ⅡB 期疾病中，多份报道显示高达 37% 的此类病例的治疗方案发生了重大

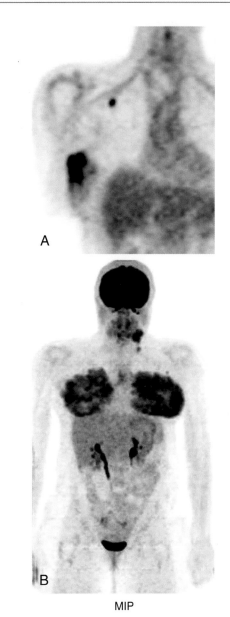

图 12.43 乳腺癌分期。（A）^{18}F-FDG PET 通常可识别晚期和复发性乳腺癌中的恶性腺病。在本病例中，右乳腺肿瘤与腋窝淋巴结一样，摄取明显增加。（B）可见该产后患者左颈区域存在淋巴瘤。强烈乳腺摄取，这是由激素刺激而非肿瘤引起的

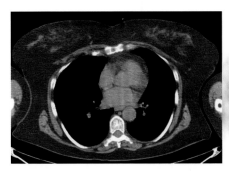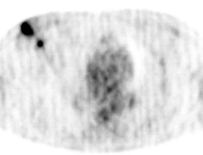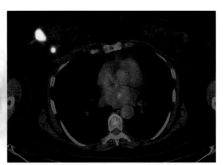

图 12.44 FDG PET/CT 可检出乳腺中的原发性病变和卫星病灶，因为该患者出现了已知肿瘤后的第二个意外高代谢病灶。其灵敏度与病变大小有关

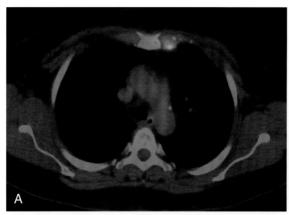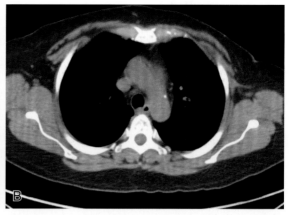

图 12.45   内乳淋巴结中的复发性乳腺癌。当变化通常很细微时，^{18}F-FDG PET/CT 显像（A）比 CT（B）更灵敏。通过 PET 可以识别转移到区域淋巴结和远隔的疾病。内乳淋巴结受累常见于内乳或内侧乳腺癌中

变化（检测隐匿性 N3 扩散，检测远隔转移，甚至降低某些患者的疾病分期）。

使用 PET 可以更准确地评估治疗对肿瘤的缓解情况。该方法优于传统的成像技术，可用于手术或放疗后残留的活动性或复发性肿瘤检测，可改变多达 51% 的治疗方案。在治疗过程中，在进行 PET 的中途评价似乎能够以最大的准确度区分无缓解和有缓解患者、预测最终结果或缓解情况。

骨病变的评估不仅会因高本底活度而且还会因治疗后的闪烁现象而变得复杂。尽管 CT 显示有临床缓解性疾病和愈合病变硬化，但也通过锝骨显像观察到放射示踪剂累积的不合理增加。这种模式不仅会出现在传统化疗中，也出现在激素治疗中。

胃肠癌

食管癌

食管癌最常见于食管上 2/3 处的鳞状细胞癌，而腺癌通常发生在下 1/3 处。Barrett 食管是许多食管癌病例的已知前兆，患者通常表现为吞咽困难或经内镜活检发现。由于全身扫描仪检测 Barrett 食管患者体内肿瘤的灵敏度和特异度有限，尚未证明使用 PET 可以对这些患者进行筛查。然而，^{18}F-FDG PET 已用于尚不明确的活检病例或评估经活检而确诊的肿瘤患者。

诊断。总体而言，PET 对食管癌检测的灵敏度大于 90%。使用 PET 用于诊断原发性食管肿瘤的灵敏度可能受肿瘤体积小的限制。在腺癌中，由于黏液细胞和印戒细胞的摄取量较少，10%~15% 的患者可能会产生 PET 假阴性结果。通过 PET 无法确定原发性肿瘤的病变程度，并且可能无法提供比标准诊断模式（例如，内镜超声检查）更具优势的结果。

分期和治疗效果。食管癌最常扩散至区域淋巴结。这些淋巴结的位置在一定程度上取决于原发性肿瘤的水平。例如，颈部转移在近端肿瘤中更常见，腹部淋巴结受累在远端肿块中可能更常见。然而，疾病扩散可能发生在意想不到的任何部位。

^{18}F-FDG PET（尤其是 PET/CT）检测淋巴结受累的准确度一直高于单独使用 CT 和 MRI。结节可能伴随原发性肿块而产生，小的病变可能低于 PET 检测系统的分辨率（图 12.46）。但是，跳跃性转移可发生在 20% 的局部淋巴结以外，并且 PET 通常用于肿瘤分期，因为与 CT 相比，PET 对于区域和远隔转移检测具有更高的灵敏度。

该方法对残留疾病和复发性疾病的检测能力也很突出。经证明，PET 在评估患者治疗期间和治疗后是否存在远隔转移性疾病复发或间隔转移方面具有公认价值。与标准显像方法相比，实施新辅助化疗后再进行扫描可以更好地预测患者生存率（图 12.47）。但是，在治疗后立即进行患者评估时必须谨慎，因为可能会看到伪影活度的增加。放射治疗后，这种增加通常较为显著（图 12.48）。

与食管炎症有关的正常生理活度或摄取可能会混淆解读结果。类似的，正常胃中 ^{18}F-FDG 的中等摄取限制了 PET 在评估胃和胃食管交界处肿瘤的有效性。一些胃腺癌在 PET/CT 上可能仅显示为低水平活度。然而，当胃肿瘤表现为 ^{18}F-FDG 代谢异常时，可使用 PET 扫描监测治疗。

结直肠癌

结肠癌发生于结肠息肉，在大约 1/3 的腺瘤性

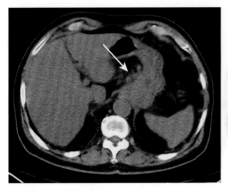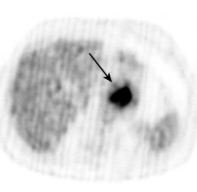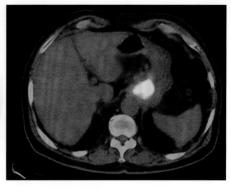

图 12.46　食管癌中区域淋巴结的识别。（**左图**）CT 上可见沿胃小弯（**箭头所示**）出现的小而可疑的结节。（**中图**）在胃食管交界处的原发性肿瘤中存在明显的 ¹⁸F-FDG 摄取。然而，如融合图像（**右图**）所示，尽管内镜活检显示存在转移，但仅存在低水平 FDG 活度。区域淋巴结的难以识别可能与相邻肿瘤的活度或存在的微小肿瘤数量有关

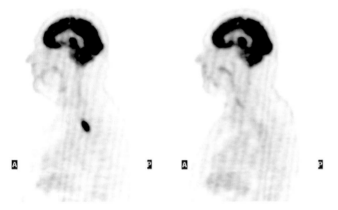

图 12.47　针对治疗对食管肿瘤缓解情况的监测。化疗前（**左图**）后（**右图**）矢状面 ¹⁸F-FDG PET 图像显示，食管肿瘤内的异常活度迅速消失。这种类型的缓解与较好的预后相关

息肉中存在发育异常元素，经过缓慢进展形成侵袭性癌症。肿瘤分期概述见表 12.18。结肠直肠癌的诊断依赖于结肠镜检查的直接可视化以及使用 CT 和钡灌肠进行的显像检查。在确定是否适合切除时，使用 CT 通常可识别区域性淋巴结和远隔转移。随后，会有 30%~40% 的患者复发，通常可通过 CT 和血清癌胚抗原（carcinoembryonic antigen，CEA）进行检测。

表 12.18	结肠直肠癌的 TNM 分期	
AJCC 分期	**分期组别**	**分期描述**
0	Tis N0 M0	原位癌或黏膜肌层内癌
I	T1 或 T2 N0 M0	通过黏膜肌层侵入黏膜下层（T1），也可能侵入固有肌层（T2），但未扩散到邻近器官、淋巴结或远端部位

表 12.18	结肠直肠癌的 TNM 分期（续表）	
AJCC 分期	**分期组别**	**分期描述**
ⅡA	T3 N0 M0	生长侵入最外层，但未通过最外层，且未扩散到邻近器官、邻近淋巴结或远端部位
ⅡB	T4a N0 M0	生长通过肠壁，但未扩散到邻近器官或组织中，且未扩散到淋巴结或远端部位
ⅡC	T4b N0 M0	生长通过肠壁并侵入邻近器官，但未侵入淋巴结或远端部位
ⅢA	T1 或 T2 N1/N1c M0 或 T1 N2a M0	生长通过黏膜侵入黏膜下层或固有肌层；扩散至邻近 1~3 个淋巴结（或扩散至淋巴结 N1c 邻近脂肪），但未扩散至远端部位 生长通过黏膜侵入黏膜下层并扩散至 4~6 个淋巴结，但扩散至远端部位
ⅢB	T3 或 T4a N1/N1c M0 或 T2 或 T3 N2a M0	生长侵入最外层肠壁层（T3）或通过内脏腹膜（T4a），但未侵入邻近器官；扩散至 1~3 个淋巴结或其邻近脂肪，但未扩散至远端部位 生长侵入固有肌层（T2）或最外层肠壁层（T3）；扩散至 4~6 个邻近淋巴结（N2a），但未扩散至远端部位
ⅢC	T1 或 T2 N2b Mo	生长通过黏膜侵入黏膜下层（T1），并可能侵入固有肌层（T2），并扩散至 7 个或更多淋巴结（N2b），但未扩散至远端部位

表 12.18　结肠直肠癌的 TNM 分期（续表）

AJCC 分期	分期组别	分期描述
ⅢC	T4a N2a M0	生长通过肠壁，包括内脏腹膜，但未扩散至邻近器官；累及 4~6 个淋巴结，但未累及远端部位
	或	
	T3 或 T4a N2b M0	生长侵入最外层肠壁层（T3）或通过内脏腹膜（T4a），但未扩散至邻近器官；累及 7 个或更多淋巴结，但未累及远端部位
	或	
	T4b N1 或 N2 M0	生长通过肠壁，并附着或生长侵入邻近器官（T4b）；已扩散至至少 1 个淋巴结或已侵入邻近脂肪，但未扩散至远端部位
ⅣA	任何 T 任何 N M1a	1 个远端器官中有肿瘤但未转移至腹膜远端部分的任何 T 和任何 N
ⅣB	任何 T 任何 N M1b	扩散至超过 1 个远端器官或远端淋巴结，但未扩散至腹膜远端部分的任何 T 和任何 N
ⅣC	任何 T 任何 N M1c	任何 T 和任何 N，扩散至腹膜远端部分，且可能或尚未扩散至远端器官或远端淋巴结

AJCC：美国癌症联合委员会；TNM：肿瘤、淋巴结、转移。

尽管通常推荐将美国国家综合癌症网络（National Comprehensive Cancer Network，NCCN）的临床指南作为肛门癌的考虑因素，但该临床指南所涵盖的情况有限，其中建议针对结直肠癌使用 PET/CT（例如，评估潜在可切除的 M1 疾病、区分骶前纤维化与复发性疾病以及检测伴有更晚期疾病的肛门癌）。但是，多项研究一致表明，PET/CT 在检测肝脏和其他远隔转移方面优于常规显像。FDG 影响初始计划和再次分期期间的治疗决策（在一项研究中的影响比例高达 39%；图 12.49）。经常发现其他意外的受累部位，尤其是在晚期直肠癌和肛门癌中。活度变化与预后相关，但这并未转化为明确的生存益处。

当紧邻原发性肿瘤时，或者当病灶体积小或黏蛋白含量高时，可能难以发现淋巴结中的癌症。必须特别小心，因为在吻合处可能发生复发，并且可能会将该活度误判为正常的肠摄取。此外，不应将结肠中的任何活度均归因于通过 CT 检查未见炎症、脓肿或可疑积液的结肠炎、炎性肠病或憩室炎。

肝胆和胰腺肿瘤

^{18}F-FDG PET 在其他胃肠道肿瘤中的应用更为有限，而 CT 在分析这些肿瘤方面仍然至关重要。然而，PET 可用于检测胰腺、胆道和肝源性肿瘤。PET

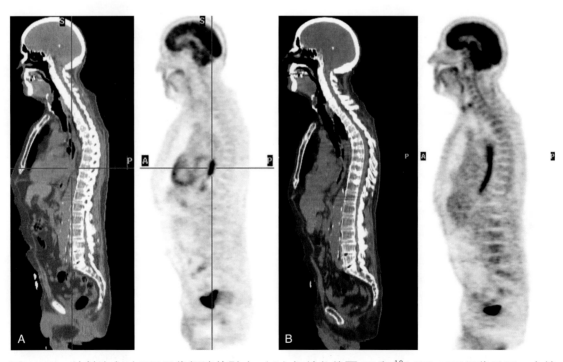

图 12.48　放射治疗对 PET 显像解读的影响。（A）初始矢状面 CT 和 ^{18}F-FDG PET 图像显示，食管中的肿瘤存在异常摄取。（B）进行放射治疗 2 个月后，在食管增厚的广泛区域发现弥漫性活度增加。尽管认为这种情况继发于治疗，但可能存在未检出的潜在肿瘤，因此建议进一步随访

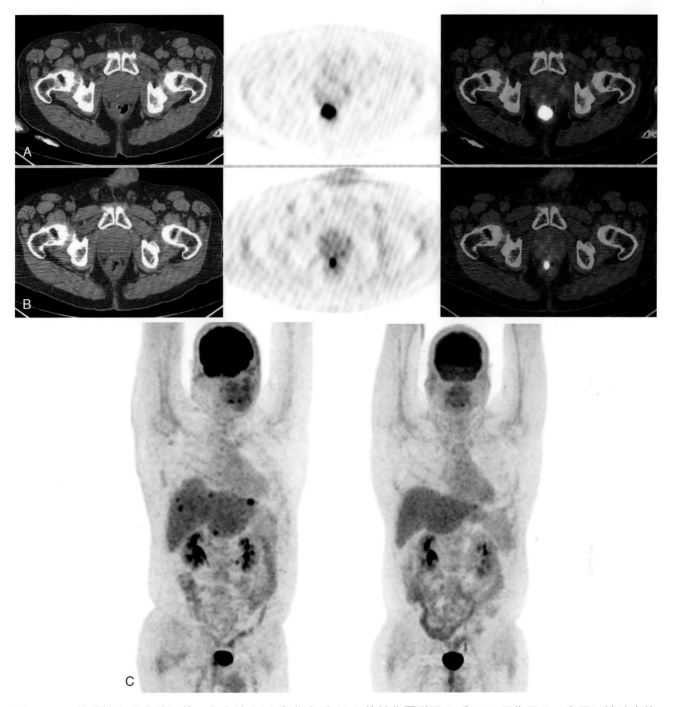

图 12.49　转移性直肠癌的评估。化疗前（A）和化疗后（B）的轴位面增强 CT 和 PET 图像显示，直肠恶性肿瘤的活度减少。(C)该患者治疗前（**左图**）和治疗后（**右图**）的冠状面图像显示，肝脏病变减少，通过 CT 仅检出其中一处病变

常用于通过 CT 显像难以评估或血清肿瘤标志物（包括肝细胞肝癌中的甲胎蛋白和胰腺癌中的 CA 19-9）升高的患者。

　　PET 对于胰腺腺癌检测具有高度灵敏性（图 12.50）。不过，CT 在确定肿瘤范围和血管受累以及确定可切除性方面至关重要。通常使用 CT 或 MRI 进行肝和淋巴结转移的检测。但是，PET 可以识别在

CT 上难以显示的淋巴结（例如门静脉区），并且可识别出在 14% 的病例中未诊断出的远隔转移。在相当多的病例中，这些因素会改变手术治疗方案。PET 通常因在检测小肿瘤和急性胰腺炎方面灵敏度较差而受到限制。急性胰腺炎中的摄取可能与恶性肿瘤一样强烈，并能掩盖潜在的肿瘤。急性胰腺炎通常伴随肿瘤治疗或梗阻而出现，在这种情况下，使用

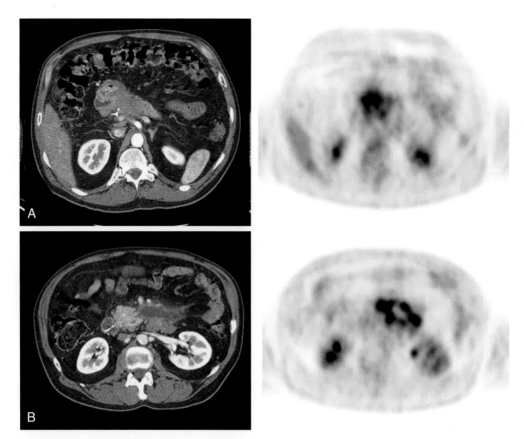

图 12.50 胰腺的 PET 图像。（A）造影剂增强 CT 显示，恶性胰头肿块具有高水平的 ^{18}F-FDG 摄取，与恶性肿瘤一致。但是，伴随胰腺炎而出现的炎症也会产生强摄取。（B）对胰腺肿块进行活检后的 CT 显示，PET 上呈阳性的胰尾周围炎症发生了变化。注意图中的中央"冷"区对应于因肿块近端发生梗阻而扩张的胰管

PET 往往无法诊断。

在 CT 上可见一些良性胰腺肿块，通过 PET 通常可以区分良性和恶性过程（准确度为 85%~93%）。该方法可以用于支持细针穿刺活检的阴性结果。PET 还可用于在有症状的患者中检测在 CT 上不可见的隐匿性癌症。

原发性肝脏肿瘤远不如转移性肿瘤常见，通常通过 CT 进行评估。两种最常见的原发性肝脏肿瘤是肝细胞肝癌和胆管癌。^{18}F-FDG PET 对检测肝转移的准确度很高，但对检测原发性肝细胞肝癌的灵敏度相对较低（50%~70%）。尽管如此，对于已知会累积 FDG 的肿瘤患者，使用 PET/CT 可能有助于评估接受消融治疗［例如经动脉栓塞化疗（TACE）或经动脉内钇 -90 标记的微球（^{90}Y-TheraSphere）治疗］患者的治疗效果和潜在复发。

胆管癌是一种罕见的胆道癌症，通过 CT 可能无法检出。在肝外或肝内部位均有可能发生。外周肿瘤预后较好是因为这种肿瘤可以被切除，而肝门附近的肿瘤则很少能被切除。肿瘤可以是浸润性、外生性或息肉样腔内肿块。特别是对于浸润性肿块，PET 的灵敏度较低。胆囊癌是一种罕见的肿瘤，通常在病程后期才能被诊断出来，通常表现出明显的 ^{18}F-FDG 摄取（图 12.51）。通过 PET 通常可见强烈摄取，并可识别出在 CT 上难以检出的淋巴结转移，包括远端淋巴结和沿胆总管高位的淋巴结。

胃肠道间质肿瘤是一种可用于证明 PET 相当有用的肿瘤（GIST；图 12.52）。这类肿瘤通常表现出高水平的 ^{18}F-FDG 累积。在经伊马替尼（格列卫）治疗使肿瘤有缓解的情况下，通过 PET 可在几天内观察到 ^{18}F-FDG 累积显著减少。与 CT 相比，PET 可以更准确地评估早期缓解情况，从而提高患者的生存率。

泌尿生殖系统肿瘤

卵巢癌

卵巢癌的诊断具有挑战性，因为体格检查可能

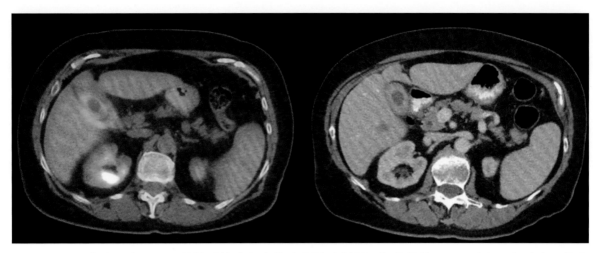

图 12.51　胆囊癌可表现为局灶性肿块或更多的弥漫性壁增厚，如此处的 PET/CT（**左图**）融合图像中所见。该患者 2 周前的增强 CT（**右图**）显示胆囊壁增厚，无积液或炎症变化，如果导致 PET 图像出现异常的原因是急性胆囊炎，则可能会出现这种变化。通过增强 CT 可见一处随时间保持稳定的不确定低密度肝脏病变，并且无 FDG 代谢异常，与良性囊肿一致

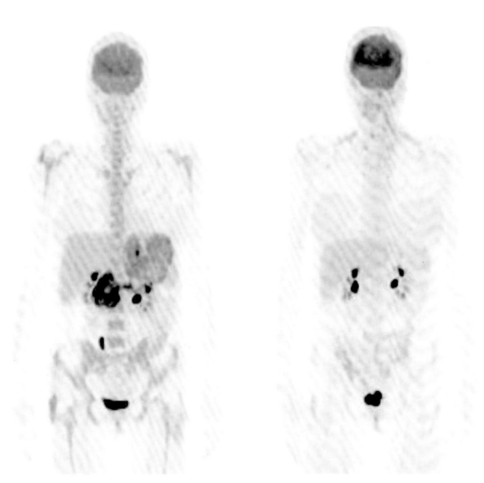

图 12.52　胃肠道间质肿瘤（GIST）的 FDG PET 显像。事实证明，PET 可用于监测伊马替尼（格列卫）治疗对 GIST 肿瘤的显著效果。需要进行基线研究（**左图**）以确认肿瘤是否表现为 FDG 代谢异常。与 CT 不同，采用该方法通常在治疗后几天内即可看到快速好转。在这例患者图像中（**右图**），治疗后病变摄取迅速消失，但 CT 要在治疗 4 周后显示肿块缩小，摄取也会消失

无法发现该疾病，并且直到疾病晚期才出现症状。血源播散较罕见，但网膜和器官表面的直接浸润和播散很常见。淋巴扩散可导致恶性胸腔积液。肿瘤分期概述见表 12.19。尽管患有局限性疾病的患者生存率超过 90%，但大多数患者的疾病分期为Ⅲ期或Ⅳ期。卵巢癌的预后较差，5 年总体生存率仅为 46%。

患者的术前评估通常包括超声、CT 和 MRI 显像。CT 分期具有 70%~90% 的准确度。然而，通过手术探查发现的小腹膜病变往往会被 CT 忽略或不能检出。PET/CT 通常会突出显示其中的许多异常。

^{18}F-FDG PET 已用于分期和再次分期，但最常用于检测复发性疾病。通常，包括血清标志物（CA-125、CA 19-9、α - 甲胎蛋白和人绒毛膜促性腺激素）升高且 CT 检查结果为阴性或不确定的患者。据报道，PET 的灵敏度为 50%~90%，特异度 60%~80%。PET 的准确度取决于肿瘤的大小和细胞类型。与 CT 一样，腹腔镜检查时可见的腹膜小结节和局限于卵巢的原发性小肿瘤可能会被遗漏。可能看不到高分化的黏液性肿瘤，从而导致假阴性结果，专栏 12.6 中所列的许多肿瘤类型均属于这一范畴。此外，PET 显像可能对初始肿瘤诊断无帮助，因为一些良性疾病也可能会累积 ^{18}F-FDG（专栏 12.7）。尽管存在这些局限性，但在 CT 检查结果为阴性且高度怀疑复发的情况下，PET 仍具有很大使用价值（图 12.53）。总体而言，PET 大约可改变 15% 的病例的治疗方案。

宫颈癌

宫颈癌是最常见的妇科癌症。局部疾病可通过

表 12.19	卵巢癌的分期			
AJCC 分期	分期组别	FIGO 分期	分期描述	
I	T1 N0 M0	I	癌细胞侵入卵巢或输卵管	
IA	T1a N0 M0	IA	癌细胞侵入一侧卵巢或输卵管；其外表面无癌细胞；腹水中无癌细胞	
IB	T1b N0 M0	IB	肿瘤侵入两侧卵巢或输卵管，但表面无肿瘤；腹水或腹膜冲洗液中无癌细胞	
IC	T1c N0 M0	IC	累及一侧或两侧卵巢 / 输卵管，以及以下任一情况： • 组织被膜破裂 • 肿瘤侵入卵巢 / 输卵管表面 • 腹水或腹膜冲洗液中有癌细胞	
II	T2 N0 M0	II	累及一侧或两侧卵巢 / 输卵管，扩散至其他骨盆器官（子宫、膀胱、乙状结肠、直肠）或存在原发性腹膜癌	
IIA	T2a N0 M0	IIA	癌细胞扩散至或侵入子宫、输卵管或卵巢	
IIB	T2b N0 M0	IIB	癌细胞位于表面或生长侵入邻近器官	
IIIA1	T1 或 T2 N1 M0	IIA1	癌细胞侵入一侧或两侧卵巢 / 输卵管或存在原发性腹膜癌（T1）并扩散至其他骨盆器官：子宫、膀胱、乙状结肠、直肠（T2）	
IIIA2	T3a N0 或 N1 M0	IIIA2	癌细胞侵入一侧或两侧卵巢 / 输卵管或存在原发性腹膜癌，且腹部镜下肿瘤沉积物扩散至骨盆以外的器官：可能累及或未累及腹膜后淋巴结	
IIIB	T3b N0 或 N1 M0	IIIB	癌细胞侵入一侧或两侧卵巢 / 输卵管或存在原发性腹膜癌，且腹部可见肿瘤沉积物扩散至骨盆以外的器官（肿块均不 >2 cm）：可能累及或未累及腹膜后淋巴结	
IVA	任何 T 任何 N M1a	IVA	胸腔积液中有癌细胞	
IVB	任何 T 任何 N M1b	IVB	癌细胞扩散至脾脏、肝脏、腹膜后以外的淋巴结和 / 或腹膜腔以外的器官（例如肺、骨骼）	

AJCC：美国癌症联合委员会；FIGO：国际妇产科联合会。

专栏 12.6	世界卫生组织（WHO）关于卵巢肿瘤的组织病理学分类
上皮 - 间质肿瘤 浆液性肿瘤 　良性囊腺瘤、交界性浆液性肿瘤、恶性黏液性腺癌 黏液性肿瘤 　良性囊腺瘤、交界性黏液性肿瘤、恶性黏液性腺癌 子宫内膜瘤 　良性囊腺瘤、交界性子宫内膜样肿瘤、恶性子宫内膜样腺癌 透明细胞瘤 　良性、交界性肿瘤，恶性透明细胞腺癌 移行细胞瘤 　布伦纳瘤、交界性恶性布伦纳瘤、恶性布伦纳瘤、移行细胞瘤（非布伦纳型） 上皮基质 　腺肉瘤 　癌肉瘤（原为苗勒管瘤）	**性索 - 间质肿瘤** 颗粒细胞瘤 　纤维瘤、卵巢纤维瘤、卵泡膜细胞瘤 支持细胞瘤 　间质细胞瘤 　其他 **生殖细胞肿瘤** 畸胎瘤 　未成熟、成熟、实体、囊性（皮样囊性） 单胚层肿瘤（卵巢甲状腺肿、类癌） 无性细胞瘤 卵黄囊肿瘤（内胚层窦瘤） 混合型生殖细胞肿瘤 **未具体指明的恶性肿瘤** 结肠、阑尾 胃 乳腺

专栏 12.7	^{18}F-FDG 摄取表现类似卵巢癌
胃肠活度 　感染 / 炎症 　良性肿瘤 　生殖细胞：良性畸胎瘤 　上皮性肿瘤：黏液性囊腺瘤、浆液性囊腺瘤 　皮样囊肿、出血性滤泡囊肿、黄体囊肿 　子宫内膜瘤 　纤维瘤 　良性卵泡膜细胞瘤 　施万瘤	

手术有效治疗，但局部晚期疾病可能需要放疗和放化疗。宫颈癌通常可通过局部扩展或淋巴扩散至骨盆、主动脉周围以及腹膜后淋巴结。然而，也会发生远隔转移，例如转移至锁骨上淋巴结。淋巴结受累的检测在治疗计划中至关重要，但通过 CT 可能很难检出。PET 最初获批用于宫颈癌检测，以通过识别可能存在于放射治疗范围之外的潜在疾病，提高在 CT 或 MRI 上明显局限于盆腔的疾病患者的分期准确度。

　　研究表明，^{18}F-FDG PET 检测宫颈癌的灵敏度大于 90%，并且原发性肿瘤和淋巴结转移中有明显摄

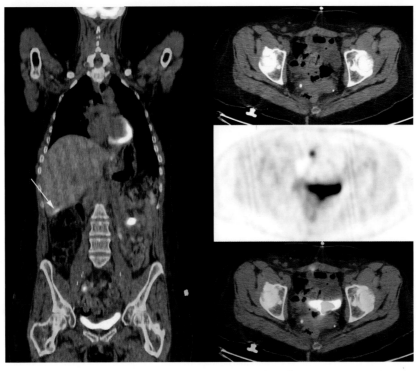

图 12.53　复发性卵巢癌。一名 CA-125 升高的患者冠状面 PET 显像（**左图**）显示，存在多处转移灶，包括侵入肝脏表面的转移灶（**箭头所示**），且在轴位面图像（**右图**）中可见侵入右结肠的前腹膜病变

取。PET 可用于识别复发性肿瘤，特别是用于区分 CT 上的治疗后显像结果与肿瘤（图 12.54）。浅表组织发炎、尿液污染以及尿路和肠道的正常摄取可能会使评估变得复杂。尽管受放射治疗影响的组织可能会出现摄取增加，但肿瘤缓解通常较为明显。

睾丸癌

大多数睾丸癌属于精原细胞瘤或非精原细胞生殖细胞肿瘤组。肿瘤通常表现为无痛性肿块，首先通过淋巴扩散至腹膜后淋巴结，然后再以血源性方式扩散至肺部。尽管这些肿瘤的总体预后良好，但是准确的分期和监测可以优化治疗方案和计划。例如，最初被归类为Ⅰ期的疾病通常在手术时被发现有淋巴结受累情况。那些被错误地归类为高风险组的患者可能会接受不必要的治疗。例如，通常的治疗方法是用放射线治疗所有精原细胞瘤患者。

通常通过超声对原发性肿瘤进行充分评估，或在复杂情况下通过 MR 对原发性肿瘤进行充分评估。

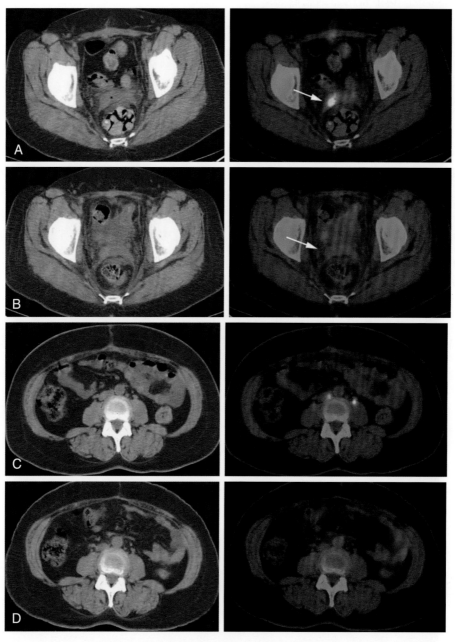

图 12.54　（A）阴道断端的 PET 显像显示，放射治疗（B）对宫颈癌患者的肿瘤（箭头所示）有缓解作用。在同一患者中，在正常大小的主动脉右旁淋巴结（C）中检测到导致该疾病升级的 ^{18}F-FDG 摄取，除需对骨盆进行放疗外，还需要化疗。（D）随访结果显示活动性肿瘤消退

CT 是用于分期的主要显像手段，因为该方法可以以合理的准确度使淋巴结和肺转移显像。

总体而言，FDG 在用于睾丸癌淋巴结评估中的灵敏度大于 90%，特异度约为 75%。与 CT 相比，PET 在多中心 SEMPET 试验中显示出更高的灵敏度（80% vs. 70%）、特异度（100% vs. 74%）、阳性预测率（100% vs. 37%）和阴性预测率（96% vs. 92%）。PET 的高阴性预测率可用于评估治疗后通过 CT 通常可见的残留肿瘤。一些研究表明，与非精原细胞瘤相比（PET 灵敏度大约为 59%），PET 对精原细胞瘤的灵敏度更高。然而，其他研究结果与该数据并不一致，并且显示与非精原细胞瘤无差异或检测效果不佳。PET 对小肿瘤和高分化畸胎瘤的检测效果尤其有限。睾丸癌复发的情况较为常见，可通过 PET 进行监测。

前列腺癌

^{18}F-FDG PET 对前列腺癌的灵敏度非常有限。原发性肿瘤中的摄取通常较低，且与良性前列腺增生相似，而局灶性摄取通常是由于膨大或感染引起的。就分期而言，通过 ^{18}F-FDG PET 检测到的骨转移少于骨闪烁显像检测到的 2/3，而通过 ^{18}F-FDG PET 检测到的淋巴结转移约为 CT 检测到的一半。CT 在检测肺转移方面优于 ^{18}F-FDG。目前，许多患者正在接受使用 ^{18}F-FACBC（由美国 FDA 批准）或 ^{68}Ga- 前列腺特异性膜抗原（prostate-specific membrane antigen，PSMA；尚未获得 FDA 批准）PET/CT 进行的评估（讨论见第 13 章）。然而，^{18}F-FDG PET 在用于检测激素控制不佳的晚期前列腺癌中常表现为异常。在这种情况下，可能在许多区域（包括骨和淋巴结）均会发现异常病变。

肾和膀胱肿瘤

肾细胞癌有以下组织病理学类别：透明细胞（60%~80%）、乳头状细胞（10%）、嗜色素细胞（5%）和其他多种细胞类型。通过 CT 检测发现了越来越多的上述病变，并且 CT 仍然是用于诊断和分期的最常见显像方式。^{18}F-FDG PET 通常不适用于原发性肿瘤的诊断。尽管对乳头状肉瘤样肿瘤的灵敏度较高，但总体灵敏度仅约为 60%~69%。此外，良性肾嗜酸细胞瘤（通过 CT 无法将其与肾细胞瘤相区分）可能显示出明显的 FDG 摄取。^{99m}Tc- 甲氧基异丁基异腈在嗜酸细胞瘤中具有很高的灵敏度和特异度（讨论见第 13 章）。

尽管有人认为 ^{18}F-FDG 的尿液排泄物可能会掩盖邻近肿瘤，但这些肿块通常没有放射性示踪剂摄取。导致该结果的原因（例如葡萄糖转运蛋白表达的变化）正在研究中。但是，PET 可用于诊断远隔转移和检测复发性疾病。尽管阴性结果对疑似患有复发性或转移性疾病的患者毫无意义，但通过 PET 可以识别出阳性病变。

在膀胱肿瘤中，90% 以上的病例为尿路上皮起源的移行细胞癌，其余为鳞状细胞癌（5%）和腺癌（2%）。尽管移行细胞癌通常表现为 FDG 代谢异常，但尿液中排泄物的活度可能会影响检测，且在检测方面 PET 未显示出优于其他诊断方法的优势。但是，与传统的显像相比，该方法确实能检测到更多的转移性病灶和复发性肿瘤，这可能改变多达 68% 的正在接受分期患者和 17% 的正在接受再次分期患者的治疗方案。文献中报道的灵敏度各不相同，但 PET 的灵敏度在 65%~84%，准确度约为 92%，而 CT 的准确度约为 80%。细胞类型可能会影响灵敏度。

肌肉骨骼肿瘤

与许多良性疾病一样，恶性原发性骨肿瘤通常表现为 ^{18}F-FDG 代谢异常。例如，研究表明，诸如巨细胞瘤、纤维性结构不良和嗜酸细胞肉芽肿等良性肿瘤均会累积 ^{18}F-FDG。PET 可用于评估无法接受 MRI 的患者和监测治疗的效果。如果在早期即可通过 PET 显示的 SUV 值的较小变化发现无缓解患者，则可以改变治疗过程。^{18}F-FDG 可通过识别其他部位疾病（例如，浆细胞瘤患者）来影响治疗过程。

对于软组织肉瘤的评估，^{18}F-FDG PET 的准确度似乎与肿瘤分级有关。恶性纤维组织细胞瘤等高级别肿瘤的摄取增加，使得检测具有更高的灵敏度。另外，低级别肿瘤显示极少或不存在摄取，导致灵敏度差。尽管 MRI 仍然是原发性肿瘤的主要显像方式，但在术后患者中通过 MRI 检测复发的能力仍然有限。尽管手术和放射治疗的影响降低了 PET 的灵敏度，但 PET 可能有助于检测复发性肿瘤。

多发骨髓瘤

浆细胞肿瘤包括从良性瘤到高度侵袭性肿瘤等多种疾病。这些疾病起源于单个 B 细胞并分泌单克隆蛋白。在世界范围内，多发骨髓瘤每年导致 101 000 例死亡，发病率为每 100 000 人中 4~5 例。患者可能出现尿蛋白含量增加、血液或尿液中的单克隆蛋白含量升高、高钙血症、贫血、骨痛和/或肾衰竭。患者需要接受的检查包括免疫球蛋白水平评估、24小时尿蛋白评估、血清和尿液电泳、全身骨显像以及骨髓穿刺。放射影像结果可能最初是骨质疏松症特征，但最终可观察到多处溶骨性病变。由于病变为溶骨性而非成骨性，进行骨显像的灵敏度相对较差，只可检出15%的病变。标准评估包括全身骨检查。¹⁸F-FDG PET/CT明显优于骨显像（图12.55），在25%的骨显像呈阴性的新确诊患者中可检测到骨受累，髓外受累的情况高达25%。与其他转移到骨的癌症一样，该方法同样比CT更灵敏。¹⁸F-NaF PET/CT骨显像最为灵敏，不过¹⁸F-FDG对于溶骨性病变也具有良好的灵敏度，且可以检出骨外疾病。当重点考虑浆细胞瘤时，通常需要进行FDG PET/CT。简便的全身PET成像通常会为MRI上的可见结果提供更多信息，而PET/MR成像是一种极佳的选择。对于有缓解患者或与恶性骨髓瘤无关的单克隆丙种球蛋白病患者，PET/CT显像结果通常为阴性。然而，对于慢性病患者，骨髓本底升高可能会使细微变化的检出变得更为困难，或很难将受刺激骨髓与低水平的活动性疾病相区分。

推荐阅读

方案

Adams MC, Turkington TG, Wilson JM, Wong TZ. A systematic review of factors affecting accuracy of SUV measurements. *AJR.* 2010;195:310–320.

Surassi S, Bhambhvani P, Baldwin JA, Almodovar SE, O'Malley JP. 18F-FDG PET and PETCT patient preparation: a review of the literature. *J Nucl Med Technol.* 2014;42:1–9. https://doi.org/10.2967/jnmt.113.132621.

Tsai LL, Grant AK, Mortele KJ, Kung JW, Smith MP. A practical guide to MR imaging safety: what radiologists need to know. *Radiographics.* 2015;35:1722–1737. https://doi.org/10.1148/rg.2015150108.

PET/MR

Galgano S, Viets Z, Fowler K, et al. Practical considerations for clinical PET/MR imaging. *Magn Reson Imaging Clin N Am.* 2017;25:281–296.

影像

Coleman RE, Hillner BE, Shields AF, et al. PET and PET/CT reports: observations from the National Oncologic PET Registry. *J Nucl Med.* 2010;51(1):158–163.

Hillner BE, Siegel BA, Liu D, et al. Impact of positron emission tomography/computed tomography and positron emission tomography (PET) alone on expected management of patients with cancer: initial results from the National Oncologic PET Registry. *J Clin Oncol.* 2008;26.

淋巴瘤

Barrington SF, Qian W, Somer EJ, et al. Concordance between four European centres of PET reporting criteria for use in multicentre trials in Hodgkin lymphoma. *Eur J Nucl Med Mol Imaging.* 2010;37(10):1824–1833.

Cheson BD, Fisher RI, Barrington SF, et al. Recommendations for initial evaluation, staging, and response assessment of Hodgkin and non-Hodgkin lymphoma: the Lugano classification. *J Clin Oncol.* 2014;32:3059–3068.

Cheson BD, Pfistner B, Juweid ME, et al. Revised response criteria for malignant lymphoma. *J Clin Oncol.* 2007;(5):579–586.

Eisenhauer EA, Therasse P, Bogaerts J, et al. New response evaluation criteria in solid tumors: Revised RECIST guideline (1.0). *Eur J Cancer.* 2009;45:228–247.

Kulkarni NM, Pinho DF, Narayanan S, et al. Imaging for oncologic response assessment in lymphoma. *AJR.* 2017;208:18–31.

Moghbel MC, Mittra E, Gallamini A, et al. Response assessment criteria and their applications in lymphoma: part 2. *J Nucl Med.* 2017;58:13–22.

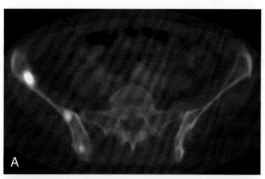

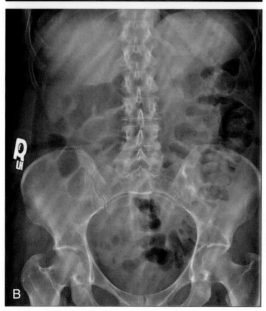

图12.55　对于骨骼检查，¹⁸F-FDG PET/CT（A）的灵敏度比放射照相高，而对于活动性疾病的检测，PET/CT的灵敏度比放射照相或CT（B）更高

黑色素瘤

Wong AN, McArthur GA, Hofman MS, Hicks RJ. The advantages and challenges of using FDG PET/CT for response assessment in melanoma in the era of targeted agents and immunotherapy. *Eur J Nucl Med Mol Imaging*. 2017. https://doi.org/10.1007/s00259-017-3691-7.

头颈

Denaro N, Russi EG, Merlano MC. Pros and cons of the new edition of TNM classification of head and neck squamous cell carcinoma. *Oncology*. 2018;95:202–210. https://doi.org/10.1159/000490415.

Gamss C, Gupta A, Chazen L, Philips C. Imaging evaluation of the suprahyoid neck. *Radiol Clin N Am*. 2015;53:133–144. https://doi.org/10.1016/j.rcl.2014.09.009.

Goel R, Moore W, Sumer B, Khan S, Sher D, Subramanian RM. Clinical practice in PET/CT for the management of head and neck cancer. *AJR*. 2017;209:289–303. https://doi.org/10.2214/AJR.17.18301.

Lydiatt W, O'Sullivan B, Patel S. Major changes in head and neck staging for 2018. *Ca Cancer J Clin*. 2017;67:122–137. Ascopubs.org/. https://doi.org/full/10.1200/EDBK_199697.

Plaxton NA, Brandon DC, Corey AS, et al. Characteristics and limitations of FDG PET/CT for imaging of squamous cell cancer of the head and neck: a comprehensive review of anatomy, metastatic pathways, and findings. *AJR*. 2015;205:W519–W531.

Salto N, Nadgir RN, Nakashira M, et al. Posttreatment CT and MR imaging in head and neck cancer: what the radiologist needs to know. *Radiographics*. 2012;32:1261–1282. https://doi.org/10.1148/rg.325115160.

Som PM, Curtin HD, Mancuso AA. Imaging-based nodal classification for evaluation of neck metastatic adenopathy. *AJR*. 2000;174:837–844.

甲状腺

Marcus C, Whitworth PW, Surasi DS, Pai SI, Subramanian RM. PET/CT in the management of thyroid cancers. *AJR*. 2014;2023:1316–1329.

胸部

肺结节评估

Bankier AA, MacMahon H, Goo JM, et al. Recommendations for measuring pulmonary nodules at CT: a statement from the Fleischner Society. *Radiology*. 2017;285(2):584–600. https://doi.org/10.1148/radiol.2017162894.

Bueno J, Landeras L, Chung JH. Updated Fleischner society guidelines for managing incidental pulmonary nodules: common questions and challenging scenarios. *Radiographics*. 2018;38:1337–1350. https://doi.org/10.1148/rg.2018180017.

Detterbeck FC. The eighth edition TNM stage classification for lung cancer: what does it mean on the main street? *J Thorac Cardiovasc Surg*. 2018;155:356–359. https://doi.org/10.1016/j.jtcvs.2017.08.138.

Evangelista L, Panunzio A, Polverosi R, Pomerri F, Rubello D. Indeterminate lung nodules in cancer patients: pretest probability of malignancy and the role of 18-F-FDG PET/CT. *AJR*. 2014;202:507–513.

MacMahon H, Naidich DP, Goo JM, et al. Guidelines for management of incidental pulmonary nodules detected on CT images: from the Fleischner Society 2017. *Radiology*. 2017;284:228–243. https://doi.org/10.1148/radiol.2017161659.

Revel MP, Mannes I, Benzakoun J, et al. Subsolid lung nodule classification: a CT criterion for improving interobserver agreement. *Radiology*. 2018;286:316–325. https://doi.org/10.1148/radiol.2017170044.

肺癌

Carter BW, Lichtenberger JP, Benveniste MK, et al. Revisions to the TNM staging of lung cancer: rationale, significance, and clinical application. *Radiographics*. 2018;38:374–391. https://doi.org/10.1148/rg.2018170081.

El-Sherief AH, Lau CT, Wu CC, Drake RL, Abbott GF, Rice TW. International Association for the Study of Lung Cancer (IASLC) lymph node map: radiological review with CT illustration. *Radiographics*. 2014;34:1680–1691. doi.org/10.1148/rg.346130097.

Rusch VW, Asamura H, Watanabe H, et al. The IASLC lung cancer staging project: a proposal for a new international lymph node map in the forthcoming seventh edition of the TNM classification for lung cancer. *J Thorac Oncol*. 2009;4:568–577.

Sheikhbahaei S, Mena E, Yanamadala A, et al. The value of FDG PET/CT in treatment response assessment, follow-up, and surveillance of lung cancer. *AJR*. 2017;208:420–433. https://doi.org/10.2214/AJR.16.16532.

乳腺癌

Koolen BB, Valdes RA, Vogel WV, et al. Pre-chemotherapy 18F-FDG PET/CT upstages nodal stage II-III breast cancer patients treated with neoadjuvant chemotherapy. *Breast Cancer Res Treat*. 2013;141(2):249–254. https://doi.org/10.1007/s10549-013-2678-8.

Rosen EL, Eubank WB, Mankoff DA. FDG PET, PET/CT, and breast cancer imaging. *Radiographics*. 2007;27:S215–S229. https://doi.org/10.1148/rg.27si075517.

胃肠和泌尿生殖系统

Gade M, Kubik M, Fisker RV, Thorlacius-Ussing O, Petersen LJ. Diagnostic value of 18F-FDG PET/CT as first choice in the detection of recurrent colorectal cancer due to rising CEA. *Cancer Imaging*. 2015;15:11–18. https://doi.org/10.1186/s40644-015-0048-y.

Gayed I, Vu T, Iyer R, et al. The role of 18F-FDG PET in staging and early prediction of response to therapy of recurrent gastrointestinal stromal tumors. *J Nucl Med*. 2004;45:17–21.

Patel MD, Ascher SM, Paspulati RM, et al. Managing incidental findings on abdominal and pelvic CT and MRI, part 1: white paper of the ACR incidental findings committee II on adnexal findings. *J Am Coll Radiol*. 2013;10(9):675–681. https://doi.org/10.1016/j.acr.2013.05.023.

肌肉骨骼肿瘤

Cavo M, Terpos E, Nanni C, et al. Role of 18F-FDG PET/CT in the diagnosis and management of multiple myeloma and other plasma cell disorders: a consensus statement by the international myeloma working group. *Lancet Oncol*. 2017;18(4):e206–e217. https://doi.org/10.1016/S1470-2045(17)30189-4.

（党浩丹　关湘萍　译审）

第 13 章

肿瘤：除氟代脱氧葡萄糖以外的放射性药物

本章回顾了使用除 ^{18}F-FDG 以外的放射性药物进行的肿瘤闪烁扫描法以及治疗特定恶性肿瘤的放射性药物（专栏 13.1）。因为**治疗诊断学**与肿瘤核医学密切相关，所以正在成为一个日益重要的关注领域。此术语涉及一类既可用一种放射性核素标记来进行诊断显像，又可用另一种放射性核素标记来进行治疗的药物。例如，用于神经内分泌肿瘤的 ^{68}Ga-dotatate 和 ^{177}Lu-dotatate，以及用于前列腺癌的 ^{68}Ga-PSMA 或 ^{18}F-PSMA 和 ^{177}Lu-PSMA。放射性碘是首个用于诊断和治疗的诊疗一体化药物，尽管这种方法并不是真正的新方法，但由于有许多新药物进入临床领域，该领域正在迅速发展。

专栏 13.1　肿瘤学应用的放射性药物——摄取机制

肿瘤类型特异性
^{131}I：甲状腺碘摄取（乳头状和滤泡状甲状腺癌）
^{131}I-MIBG：神经脊肿瘤中的肾上腺髓质摄取
经放射性标记的抗体、肿瘤抗原
^{111}In-卡普单抗喷地肽（ProstaScint）：PSMA（前列腺癌）

放射性标记抗体，肿瘤抗原
^{18}F-fluciclovine（Axumin）：癌（前列腺癌）组织中上调的氨基酸
细胞外 PSMA 抗原（前列腺癌）的经 ^{67}Ga、^{18}F、^{99m}Tc 和 ^{177}Lu 标记的小分子抗体
^{111}In-替伊莫单抗（Zevalin）：CD-20 单克隆抗体（淋巴瘤）

放射性标记肽：生长抑素受体
^{111}In-喷曲肽（OctreoScan）：靶向神经内分泌肿瘤中的生长抑素受体
^{68}Ga-dotatate（NetSpot）：靶向神经内分泌肿瘤中的生长抑素受体，用于诊断
^{177}Lu-dotatate（Lutathera）：靶向神经内分泌肿瘤中的生长抑素受体，用于治疗

肿瘤摄取的非特异性机制
^{18}F-FDG：葡萄糖代谢
^{67}Ga-柠檬酸盐：铁结合
^{99m}Tc-甲氧异腈：线粒体吸引（乳腺癌、肾嗜酸性细胞瘤）

PSMA：前列腺特异性膜抗原。

神经内分泌肿瘤成像与肽受体放疗

胃肠胰腺和肺神经内分泌肿瘤

神经内分泌肿瘤（neuroendocrine tumors，NET）是一组多样化上皮肿瘤，在几乎所有器官中都可能发生，但最常见于胃肠胰腺部位（70%）和肺部（20%）。以前将这些部位高分化的神经内分泌肿瘤称为类癌（图 13.1）。由于这些肿瘤会分泌特异性产物，通常会引发特异性临床综合征（类癌综合征），但它们大多数并无功能。许多 NET 肿瘤分化程度较高，这些患者的生存期较长；然而，有一些则更具侵袭性并会转移。由于其非特异性的临床表现（取决于所分泌的特异性胺/肽）且其肿瘤直径较小，造成临床初诊较为困难（表 13.1）。胃肠胰腺 NET 根据 Ki-67 增殖指数或有丝分裂计数进行分类（表 13.2）。

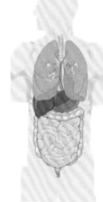

胰腺NET
· 胃泌素瘤
· 胰岛素瘤
· 胰高血糖素瘤
· 血管活性肠肽瘤
· 生长抑素瘤
· 胰多肽瘤

其他部位
· 卵巢
· 髓质
· 肾上腺髓质
· 副神经节

前肠
· 肺
· 胃
· 十二指肠第一段

中肠
· 十二指肠第二段
· 空肠
· 回肠
· 升结肠

后肠
· 横向左侧乙状结肠
· 直肠

图 13.1　神经内分泌肿瘤的原发部位（Redrawn from Oronsky B,Ma PC,Morgensztern D,et al:Nothing But NET: A Review of Neuroendocrine Tumors and Carcinomas. *Neoplasia* 19, Issue 12,2017,pp. 991-1002. Source:An Elsevier journal.）

表 13.1　神经内分泌肿瘤的分泌产物

部位	肿瘤	肽 / 胺	临床特征
前肠	类癌：支气管、胸腺、胃、十二指肠第一段、胰腺	组胺、ACTH、CRH、GH、胃泌素、5-HIAA、5-HTP	肺栓塞、潮红、激素综合征
中肠	类癌：十二指肠第二段、空肠、回肠、右结肠	5-HTP、速激肽、前列腺素、缓激肽、5-HIAA	肠梗阻、潮红、哮鸣音、腹泻
后肠（横结肠远端第三段和脾曲、降结肠、乙状结肠和直肠）	胰岛素瘤	胰岛素、胰岛素原	Whipple 三联征
	胃泌素瘤	胃泌素	佐林格 – 埃利森综合征水样腹泻、低钾血症
	舒血管肠肽瘤	VIP	
	胰高血糖素瘤	胰高血糖素	DM、恶病质
	生长抑素瘤	SS	胆结石、DM、脂肪泻
	生长激素释放因子瘤	GRF	肢端肥大症
	促肾上腺皮质激素瘤	ACTH	库欣综合征

ACTH：促肾上腺皮质激素；CRH：促肾上腺皮质素释放激素；DM：糖尿病；GH：生长激素；GRH：生长激素释放激素；5-HIAA：5 羟基吲哚乙酸；5-HTP：5- 羟色胺；SS：生长抑素；VIP：血管活性肠多肽。

表 13.2　神经内分泌肿瘤的组织病理学

组织学分类	高分化（低级别）	中分化（中级别）	低分化（高级别）
预后	生存期延长	中等	较差
有丝分裂速度	<2	2~20	>20
Ki-67 增殖指数	<3%	3%~20%	>20%
坏死	不存在	不明确	存在

切除 NET 有可能治愈患者的恶性肿瘤和胺 / 肽的产生；但由于疾病的严重程度，该法通常并不可行。管理指导原则强调，如果 90% 的肿瘤负荷是可切除的，则手术切除应是晚期肿瘤患者的一线治疗。然而，实际上只有 5%~20% 的患者符合这一标准。在适当的情况下，可使用肝局部治疗（动脉栓塞、射频消融、化疗栓塞和放射性栓塞）。化疗的效果有限，但生长抑素（善宁）、mTOR 抑制剂（依维莫司）和酪氨酸激酶抑制剂（舒尼替尼）可以延长生存期。转移性 NET 患者的 5 年生存率通常低于 50%。

CT、超声和 MRI 可用于初始评估，但因为肿瘤体积较小且位置可变，所以检出率并不高。因为高分化 NET 表达高水平的 SSTR，所以靶向 SSTR 的放射性核素显像（例如，^{111}In 喷曲肽或 ^{68}Ga-dotatate）可对这些肿瘤进行检测并进行功能性特征分析。原发肿瘤及局部或远端转移灶通常均可被检测到。SSTR 的表达与良好的预后相关，而 SSTR 表达不足和 GLUT（FDG 摄取）过表达是预后不良和生存不良的预测因素。

生长抑素是在下丘脑、垂体、脑干、胃肠道和胰腺中产生的一种 14- 氨基酸肽。生长抑素受体存在于许多正常细胞以及神经内分泌来源的肿瘤中。在中枢神经系统中，生长抑素充当神经递质。在脑外，它抑制生长激素、胰岛素、胰高血糖素、胃泌素、血清素和降钙素的释放。此外，它还抑制血管生成，参与白细胞的免疫功能，并具有抗肿瘤增殖作用。

已确定了 5 种不同亚型的人 SSTR，在不同肿瘤中有不同程度的表达。现今已开发出了易于与受体结合的治疗药物。奥曲肽（善宁）和兰瑞肽（索马杜林）是临床上用于抑制肢端肥大症和控制类癌综合征症状的生长抑素类似物。此外，还开发了与 SSTR 结合的放射性药物。

诊断性 SSTR 放射性药物

^{111}In- 喷曲肽（OctreoScan）

OctreoScan 于 1994 年经美国 FDA 批准用于 NET 成像。该放射性标记 SSTR 结合药物对亚型 -2 和 -5 具有高亲和力（图 13.2）。它可发出高能射线（171、245 keV），药代动力学过程相对较慢，因此难以进行剂量学测定（参见书末附录），从而使给药剂量限制为 6 mCi（222 MBq）并可能对影像质量产生不利影响。

正常分布。肾脏和脾脏的摄取相当高。肝脏中的摄取较少。随着时间推移，低水平的肝胆分泌物会增加肠道清除（图 13.3）。肾脏迅速排泄放射性药物，注射后 24 小时内即从体内排泄出 85% 的剂量。胰腺

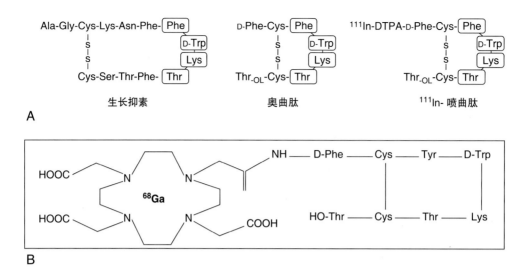

图 13.2 生长抑素类似物比较

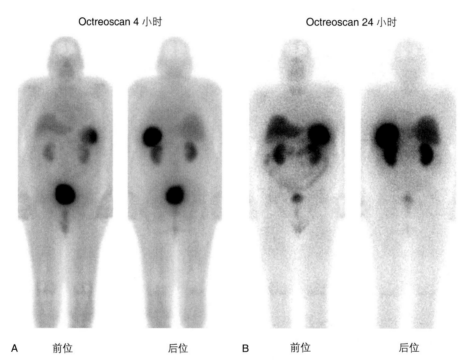

图 13.3 正常的 ^{111}In- 喷曲肽（OctreoScan）全身扫描：4 小时（A）和 24 小时（B）。在 4 小时时无肠道活度，但在 24 小时时有肠道活度。正常明显的肾脏和脾脏摄取都比肝脏摄取更强。**Ant：**前位；**Post：**后位

钩突区域也许能观察到摄取，应避免与肿瘤混淆。由于人免疫细胞（如单核细胞、外周血淋巴细胞和巨噬细胞）存在 SSTR 表达，在良性炎症疾病（如甲状腺炎、肉芽肿病、炎性肠病、放射后改变和近期手术部位）中也可以观察到放射性示踪剂的摄取。

方法。显像方案描述见专栏 13.2。注射后 4 小时进行早期平面显像，可以观察到肠排泄前肿瘤摄取情况；然而，24 小时显像具有更高的肿瘤 - 本底比率，肿瘤检测的灵敏度更高（图 13.4）。48 小时延迟显像可以进一步证实肿瘤摄取和肠道活度之间的对比

情况。使用 SPECT/CT 时，通常仅在 24 小时时进行显像，可以提高肿瘤的识别和定位效果（图 13.5）。

准确度。据报告，在肿瘤的检测中，^{111}In- 喷曲肽对类癌的诊断灵敏度很高（85%~95%）；见专栏 13.3。然而对胰腺 NET（如胃泌素瘤、胰高血糖素瘤、舒血管肠肽瘤以及无功能的胰岛细胞瘤）的灵敏度较低，约为 75%。由于正常肝脏的摄取较高，并不总是能检测到肝转移。经奥曲肽治疗的患者检出率可能降低；因此，应在患者每月进行治疗性注射之前及时进行检测。

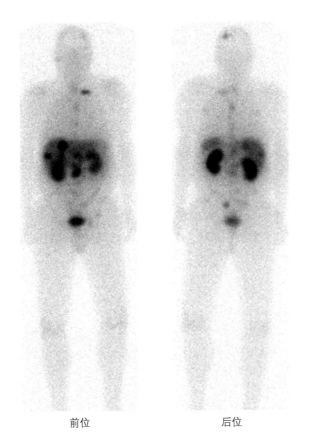

前位　　　　　　后位

图 13.4　注射后 24 小时时对一位转移性类癌患者进行的全身 [111]In- 喷曲肽显像检测。在左锁骨上区和肝脏可见转移，在腹部和骨盆可见淋巴结转移，并可见颅骨转移

专栏 13.2　[111]In- 喷曲肽（OctreoScan）：方案概要

患者准备
　无

放射性药物
　儿童：0.14 mCi/kg（5 MBq/kg）
　成人：6 mCi（222 MBq）[111]In- 奥曲肽，静脉注射

测量仪器
　γ 照相机：大视野
　准直器：中能量
　能窗：窗宽 20%，能窗中心为 173 KeV 和 247 KeV

采集
　显像：24 小时时的平面全身显像和腹部和 / 或其他指示
　　部位的 SPECT 或 SPECT/CT 显像
　如果仅进行平面显像：4 小时和 24 小时；48 小时成像可
　　能只是偶尔有用

全身成像
　双探头照相机 6 cm/min（从头部到臀部以下约 40 分钟）
　1024×512 矩阵

SPECT
　128×128 矩阵，3° 角度采样，360° 旋转，35 秒 / 停止
　结合 CT 或 SPECT/CT 效果更佳

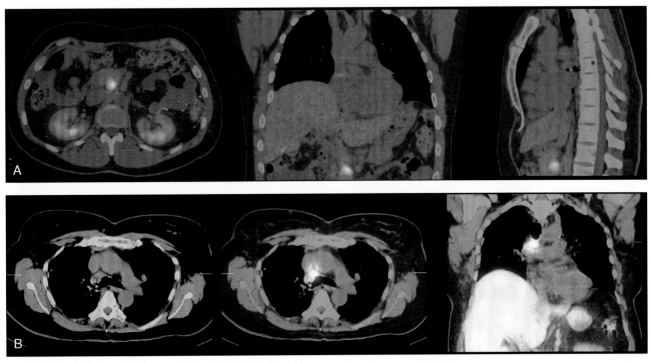

图 13.5　[111]In- 喷曲肽 SPECT/CT。（A）融合图像显示胰周腹膜后淋巴结小部位活度聚集，但在平面图像上不易观察到（图像未提供），并且（B）显示脊前淋巴结转移部位存在明显摄取，该摄取可能根据 CT 大小标准被误判为正常

专栏 13.3   [111]In- 喷曲肽（OctreoScan）在多种应用中的灵敏度

高

类癌（86%~95%）

胰岛细胞肿瘤（75%~100%）

胃泌素瘤、胰高血糖素瘤、舒血管肠肽瘤

肾上腺髓质肿瘤（>85%）

嗜铬细胞瘤、神经母细胞瘤、副神经节瘤

小细胞肺癌（80%~100%）

中等

髓样甲状腺癌（50%~75%）

胰岛素瘤（25%~70%）

髓母细胞瘤（61%~93%）

脑膜瘤（报告为50%和100%）

低

垂体腺瘤

星形细胞瘤Ⅳ级（在Ⅰ级和Ⅱ级较高）

乳腺癌

黑色素瘤

肾细胞癌

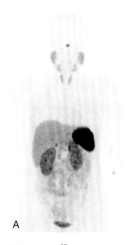
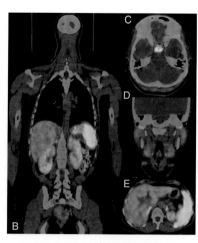

图 13.6 ^{68}Ga-dotatate 的正常分布。（**左图 A**）最大强度投影（MIP）成像。（**中图 B**）融合的 SPECT/CT 冠状视图。（**右图 C、D、E**）选定的横向图像。注意垂体和肾上腺的正常摄取（With permission,Kuyumcu S,Özkan ZG,Sanli Y,et al. Physiological and tumoral uptake of（68）Ga-DOTATATE:standardized uptake values and challenges in interpretation. *Ann Nucl Med.*2013；27［6］：538-545.）

[68]Ga-Dotatate（DOTA-0-Tyr3-Octreotate）

包括 ^{68}Ga-dotatoc、dotanoc 和 dotatate 在内的数种 [68]Ga 标记的生长抑素受体 PET 显影剂已被研究（见图 13.2）。与 [111]In- 喷曲肽相比，这些短氨基酸螯合剂结合物对生长抑素受体的亲和力更高。三种 dota 示踪剂的显像精度相似。[68]Ga-dotatate（NetSpot）于2016年被 FDA 批准用于神经内分泌肿瘤的显像。与 [99]Mo/[99m]Tc 发生器类似，放射性核素 [68]Ga 由 [68]Ge/[68]Ga 发生器产生。母体 [68]Ge 的半衰期为271天；因此，该发生器至少可以使用一年。[68]Ga 子体的半衰期为68分钟。在患者较多的诊所里，有必要配备该发生器。另外，某些商业放射性药商配备一台发生器，可在区域内按需分配各种放射性药物。建议剂量为0.054 mCi/kg（2 MBq/kg），最高 5.4 mCi（200 MBq）。

正常分布。 ^{68}Ga-dotatate 以高亲和力与 SSTR-2 受体结合。在垂体、甲状腺和唾液腺，脾，肾上腺，肾，前列腺以及肝脏中可见摄取（图 13.6）。与使用 [111]In- 喷曲肽时所见摄取类似，在钩突中也可以观察到正常摄取。脑内无摄取，但非扩大性垂体可见局部正常摄取。无心脏摄取，肺摄取也很低。注射后4小时，约12%的给药剂量通过尿液排泄。

方法。 与 SPECT/CT [111]In- 喷曲肽检测相比，[68]Ga-dotatate PET/CT 检测占用患者的时间更少。注射药物后约1小时可开始 PET/CT 显像。与常规 ^{18}F-FDG 肿瘤成像类似，从注射到显像完成的总时间约为2小时。与 [111]In- 喷曲肽相比，[68]Ga-dotatate 对患者的辐射剂量更少（参见书末附录）。

准确度。 在一项对728名 NET 患者的大型回顾性研究中，[68]Ga-dotatate 的灵敏度为94%，特异性为92%。对原发性中肠肿瘤的检测准确度最高。在对131名 NET 和未知原发性肿瘤患者进行的比较研究中，与 [111]In- 喷曲肽 SPECT/CT（31%）或 CT 或 MRI（46%）相比，[68]Ga-dotatate PET/CT 的检出率更高（95%）（图 13.7）。与喷曲肽检查相比，70%~80% 接受 ^{68}Ga-dotatate 检查的患者可获得更多的临床信息，并有超过40%的患者临床治疗方案因此发生改变（图 13.8 和图 13.9）。低分化肿瘤患者可能没有摄取，并且可通过 ^{18}F-FDG PET 获益，但是这些患者的预后较差。静脉造影剂与 SSTR PET/CT 的结合使用可提高肝转移和小肠原发癌的检出率。据报道，SSTR PET/MRI 能更好地对肝转移进行检测。

其他神经内分泌肿瘤

由于神经内分泌肿瘤细胞遍布全身，NET 可以在许多不同的部位生长，包括内分泌腺。其他 NET 包括源于甲状腺 C 细胞的髓样癌、甲状旁腺癌或甲状旁腺腺瘤、胸腺神经内分泌肿瘤、源于肾上腺嗜铬细胞的嗜铬细胞瘤、副神经节瘤、神经母细胞瘤、

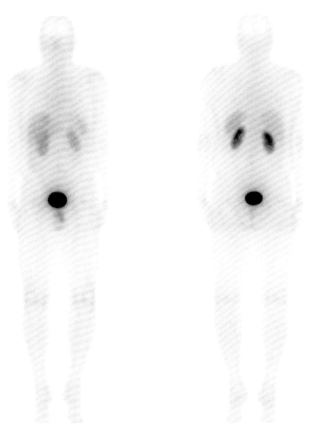

图 13.7　在同一位患者中进行了 ^{68}Ga-dotatate（**左图**）和 ^{111}In- 喷曲肽（OctreoScan）全身前后扫描的最大强度投影（MIP）全身成像比较（**右图**），说明与 ^{111}In-OctreoScan 相比，^{68}Ga-dotatate 具有明显的优势。虽然在 OctreoScan 图像上发现了一处肝转移癌，但是在 ^{68}Ga-dotatate 研究中以及其他多个腹腔内淋巴结病灶部位发现了更多的转移癌（Courtesy of Corina Millo, MD.）

垂体腺瘤、卵巢和睾丸的神经内分泌瘤、默克尔细胞瘤（一种非黑色素瘤皮肤癌）和小细胞肺癌。

与 SSTR 结合的治疗性放射性核素

利用其俄歇电子和内转换电子发射的优势，高剂量 ^{111}In- 喷曲肽在 NET 放射性核素肽受体介导治疗（peptide receptor radionuclide therapy，PRRT）中的应用已被充分研究。本方法具有一定的有效性，但是使用与其他 SSTR 结合的发射纯 β 射线的钇 -90（^{90}Y）dotatoc 和 dotatate，可以获得更佳的疗效。虽然能提升患者的存活率，但骨髓毒性和肾毒性仍然是一个重要问题。

镥 -177（^{177}Lu）Dotatate（Lutathera）治疗神经内分泌肿瘤

作为对 ^{90}Y 方法的替代，^{177}Lu 标记的 dotatate（β 和 γ 发射体）也已被广泛研究。回顾性研究结果显示其与 ^{90}Y 具有相似的效果，但是没有 ^{90}Y 的不良反应。2017 年，发布了一项关于 ^{177}Lu-dotatate（图 13.10）的 III 期多中心随机前瞻性对照试验，该试验研究了其在接受标准一线奥曲肽治疗时有疾病进展的晚期中肠（空肠、回肠、近端结肠）NET 患者中的治疗效果。该研究报告认为，与奥曲肽治疗相比，经 ^{177}Lu-dotatate 治疗的患者的无进展生存期更长（20 个月时为 65% vs. 11%），应答率显著更高（18%

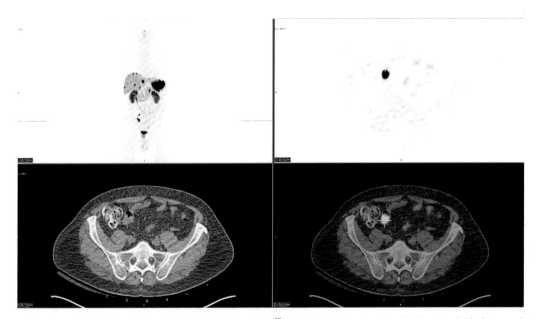

图 13.8　对一位腹部疼痛的 65 岁男性患者进行的 ^{68}Ga-dotatate PET/CT 扫描。超声检查显示有肝脏病变，活检诊断为分化良好的神经内分泌肿瘤（NET）。未检测到原发性肿瘤。Ga-dotatate PET/CT 扫描显示了回肠末端的原发性病变以及腹部和肝脏的其他转移灶（Courtesy of Corina Millo, MD.）

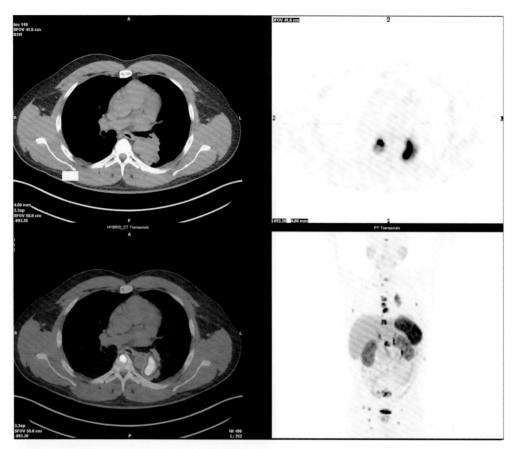

图 13.9　经 ^{67}Ga-dotatate PET/CT 扫描的支气管肺类癌。图像显示左下叶上段有亲放射性示踪剂肿块，并在整个中轴骨中发生广泛的骨转移，在胸椎中最严重

vs. 3%)，而且与高剂量奥曲肽治疗相比，患者疾病进展的风险降低了 79%。在低于 10% 的患者中出现具有临床显著意义的骨髓抑制。死亡风险降低了 60%。结合氨基酸输注，Lutathera 的肾脏毒性可不予考虑。Lutathera 于 2018 年初获得 FDA 批准用于临床。

方法。在 30 分钟内静脉输注 200 mCi（7.4 MBq）的 ^{177}Lu-dotatate。患者需每间隔 8 周接受输注，总次数不低于 4 次。同时输注氨基酸溶液以保护肾脏。但是，注入氨基酸溶液会引起严重恶心，需要同时进行抗恶心治疗。已有报告表明，合并给予赖氨酸和精氨酸所引起的不良反应远少于单独给予氨基酸溶液所引起的不良反应。

^{18}F-FDG PET/CT

在分化良好的 NET 中，^{18}F-FDG PET/CT 对肿瘤检测的灵敏度较低。不过，FDG PET 在侵袭性、低分化肿瘤的显像中具有重要作用。如果 ^{68}Ga-dotatate 检测结果为阴性，则应进行 FDG 显像。由于肿瘤可能具有较高的异质性，有人主张同时使用上述两种检测方法。

^{123}I- 和 ^{131}I-MIBG 肾上腺肿瘤显像和治疗

自 1980 年以来，放射性标记的 MIBG 肾上腺髓质闪烁显像术已在临床上用于神经嵴肿瘤（如嗜铬细胞瘤、副神经节瘤和神经母细胞瘤）的诊断和分期。经 ^{131}I- 标记的 MIBG 是最初的诊断示踪剂；然而，与具有 364 keV 的 γ 射线能量、β- 发射和 8 天半衰期的 ^{131}I- 相比（参阅书末附录），经 ^{123}I- 标记的 MIBG 由于其卓越的图像质量，最佳的 159 keV γ 射线能量和较低的患者辐射（无 β- 发射和较短的 13 小时半衰期）而被广泛使用。^{131}I-MIBG 现在用于治疗用途。

^{123}I-MIBG（AdreView）

^{123}I-MIBG（AdreView）于 2003 年被 FDA 批准用于检测原发性或转移性嗜铬细胞瘤和神经母细胞瘤，作为其他诊断试验的辅助手段。作为药品布雷替尼和胍乙啶的类似物，MIBG 与肾上腺素神经递质激素去甲肾上腺素具有相同的结构特征和生物学行

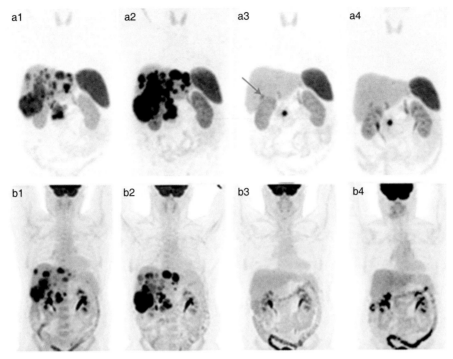

图 13.10 放射性核素肽受体介导治疗（PRRT）。具广泛转移的原发性胰腺神经内分泌肿瘤（NET）。连续的 ^{68}Ga-dotatate 最大强度投影（MIP）图像（上）和 ^{18}F-FDG PET 显像（下）。基线研究（a1、b1），经过 3 个周期化疗（a2、b2），经过 1 个周期 ^{90}Y-dotatate 和 3 个周期 ^{177}Lu-dotatate 治疗（Lutathera；a3、b3）。此时，在 ^{18}F-FDG 图像上可见完全缓解，在 ^{68}Ga-dotatate 图像（**箭头所示**残留疾病的小区域）上和治疗后 6 个月的类似图像（a4、b4）上可见近似完全缓解（With permission,Kong G,Callahan J,Hofman MS,et al. High clinical and morphological response using 90Y-DOTA-octreotate sequenced with 177Lu-DOTA-octreotate induction peptide receptor chemoradionuclide therapy [PRCRT] for bulky neuroendocrine tumors. *Eur J Nucl Med Mol Imaging.* 2017;44 [3] :476-489.)

为。富含交感神经元的细胞通过由去甲肾上腺素摄取 -1 转运蛋白介导的活性过程摄取去甲肾上腺素和 MIBG。它们一旦进入细胞质，就会被囊泡单胺转运蛋白体主动转运到突触前神经末梢和儿茶酚胺储存颗粒中（图 13.11）。

摄取和分布

^{123}I-MIBG 倾向定位于对具有高肾上腺素能神经支配的器官，包括心脏、唾液腺、肾脏和肝脏（图 13.12）。在肺、胆囊、唾液腺和鼻黏膜中可见不同的活度。平面 ^{123}I-MIBG 显像通常可见轻度至中度的肾上腺摄取，而在 SPECT 显像上几乎总是能观察到肾上腺摄取。^{123}I-MIBG 在正常骨骼中不摄取，并通过结肠和肾脏清除。

方法

很多药品会干扰 MIBG 的摄取。最常见的包括三环类抗抑郁药、利血平、可卡因以及 α 和 β 受体阻滞剂拉贝洛尔（表 13.3）。专栏 13.4 总结了详细的显

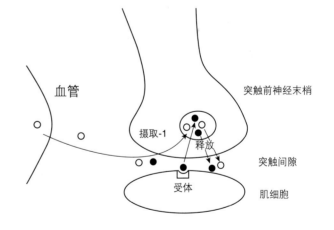

图 13.11 MIBG 的摄取机制。MIBG 在突触前神经末梢被活跃摄取，并保留在儿茶酚胺储存颗粒中，类似于去甲肾上腺素。在神经末梢中，去甲肾上腺素先从酪氨酸转变为 DOPA，再转变为多巴胺，然后再转变为去甲肾上腺素，最后在对乙酰胆碱的应答中被分泌出来（经许可，Scott LA, Kench PL. Schematic representation of the 123I-mIBG uptake mechanism. *J Nucl Med Technol.*2004; 32: 66-71.)

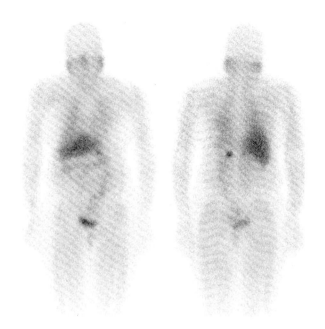

图 13.12 对高血压控制不佳且血清和尿儿茶酚胺水平非常高的患者进行平面 ^{123}I-MIBG 全身扫描示嗜铬细胞瘤。除左肾上腺区域的局灶性摄取明显增加［在后位像（右）观察效果最佳］外，分布正常，与嗜铬细胞瘤一致

专栏 13.4 ^{123}I-MIBG：方案概要

患者准备
　　停用干扰药物（表 13.3）。
　　服用碘化钾或鲁氏碘液以防止甲状腺摄取（表 13.4）

放射性药物
　　静脉注射 30 秒以上
　　^{123}I-MIBG
　　　　儿童：0.14 mCi/kg（5.2 MBq/kg）；最小剂量为 1.0 mCi（20 MBq），最大剂量为 10 mCi（400 MBq）
　　　　成人：10 mCi（400 MBq）

测量仪器
　　γ 照相机：大视野平面显像
　　根据指示进行平面显像和 SPECT/CT
　　准直器：中能量，平行孔；可以使用低能量。

采集
　　^{123}I：24 小时时成像。
　　全身平面成像（8 cm/s）
　　SPECT：3° 步进，35 秒／步进，180 个投影，128×128 矩阵

MIBG：间位碘代苄胍

表 13.3 建议在进行 ^{123}I-MIBG 研究前停用的药物

药物	相关药物	机制	停药时间
抗高血压／心脏药剂	溴苄胺、胍乙啶、利血平	颗粒耗竭	7 天
	钙通道阻滞剂（氨氯地平、硝苯地平、尼卡地平）	颗粒耗竭	14 天
	拉贝洛尔	颗粒耗竭，抑制摄取 β 受体阻滞剂	21 天
抗精神病药	丁苯酮（氟哌利多、氟哌啶醇）	抑制摄取	21 天
	洛沙平	抑制摄取	
	吩噻嗪类（氯丙嗪、氟奋乃静、异丙嗪）	抑制摄取	
可卡因／阿片类药物		抑制摄取	7 天
拟交感神经药	苯丙胺、多巴胺、麻黄碱、异丙肾上腺素、非诺特罗、去氧肾上腺素、苯丙醇胺、伪麻黄碱、沙丁胺醇、特布他林、丁苄唑啉	颗粒耗竭	7 天
曲马多		抑制摄取	14 天
三环类抗抑郁药	阿米替林（及其衍生物）、阿莫沙平、多塞平	抑制摄取	21 天

像方案。在包装说明书和程序指南中建议预先给予饱和碘化钾（saturated potassium iodide，SSKI）或鲁氏碘液，以阻断甲状腺摄取（表 13.4）。虽然可以使用低能量准直器对 159 keV 的光电峰成像，但仍有一部分光子（<3%）具有高能量［440~625 keV（2.4%）和 625~784 keV（0.15%）］，导致图像质量降低。虽然通常情况下采用低能准直器，但是中能准直器更佳。通常在注射后 24 小时采集图像。全身显像是检测肾上腺外嗜铬细胞瘤、恶性转移瘤或者原发性和转移性神经母细胞瘤的标准方法。SPECT/CT 对于解剖学定位非常有用。

^{123}I-MIBG 的临床应用

嗜铬细胞瘤。这种分泌儿茶酚胺的肿瘤来源于嗜铬细胞，它会分泌过多的儿茶酚胺，导致危及生命的高血压或心律失常。当这些肿瘤出现在肾上腺外时，它们被称为**副神经节瘤**，可以出现在从膀胱到颅底的任何部位。在嗜铬细胞瘤病例中，10% 在双侧发生，10% 在肾上腺外发生，10% 为恶性瘤。它们可能与ⅡA 和ⅡB 型多发性内分泌肿瘤病（multiple endocrine neoplasia，MEN）、Hippel-Lindau

表 13.4	甲状腺阻断化合物的每日剂量			
药物	成人	儿童 （15~50 kg）	儿童 （5~15 kg）	儿童 （<5 kg）
胶囊 a				
碘化钾	170	80	40	20
碘化钾	130	65	32	16
高氯酸钾	400	300	200	100
溶液				
1% 鲁氏碘液	1 滴 / 千克至最多 40 滴（每天 2 次，每次 20 滴）			

a 剂量单位为 mg/d。

Data from Giammarile F, Chiti A, Lassmann M, et al. EANM procedure guidelines for I-131 mIBG therapy. *Eur J Nucl Mol Imaging*. 2008;35:1039-1047.

综合征、神经纤维瘤病、结节性硬化症和 Carney 综合征有关。肾上腺髓质增生发生于 IIA 型 MEN 患者中。

嗜铬细胞瘤通常表现为血液或尿儿茶酚胺和甲氧基肾上腺素升高，通常是正常人的 3 倍或 3 倍以上。如果形态学显像显示患者体内存在肾上腺肿块，且有患病迹象，则通常会通过推断做出诊断，并不一定总是需要在手术前进行进一步检查。但是，^{123}I-MIBG 可以在解剖学显像上证实所检测到的肾上腺肿块的肾上腺素病因，可以检测肾上腺外的副神经节瘤，还可以诊断髓质增生和转移性嗜铬细胞瘤。

嗜铬细胞瘤、肾上腺外副神经节瘤或转移性疾病的特征性 ^{123}I-MIBG 闪烁显像显示为强局灶性摄取，且肿瘤 - 本底比很高（见图 13.12）。检测的灵敏度和特异度分别为 90% 和 95%。虽然 SPECT/CT 可能会有所帮助（图 13.13 和图 13.14），但是平面显像通常可以提供诊断性结论。虽然 ^{18}F-FDG 的作用有限，但可用于检测高级别肾上腺癌或恶性嗜铬细胞瘤。

神经母细胞瘤。 这种交感神经系统的胚胎恶性肿瘤最常见于 4 岁以下的儿童。超过 70% 的肿瘤源于腹膜后区域且来自肾上腺或腹部交感神经链，而大约 20% 的肿瘤发生在胸腔内并源于交感神经链。局限性肿瘤患者预后良好，而转移性患者则表现不佳。在诊断时，超过 50% 的患者已发生转移，25% 的患者为局限性病灶，而 15% 的患者表现为区域进展。转移可累及淋巴结、肝脏、骨髓和骨骼。^{123}I-MIBG 对于疾病分期、检测转移灶、再分期以及确定患者的治疗响应非常有价值。据报道，其检测神经母细胞瘤的灵敏度 >90%，特异度约为 95%。常规检查为全身扫描（图 13.15 和图 13.16）。SPECT 和 SPECT/CT 有助于检测和定位（图 13.17）。NET 和甲状腺髓样癌也摄取 MIBG，但是其灵敏度低于神经母细胞瘤或嗜铬细胞瘤。

长期以来，**骨显像**一直用于检测神经母细胞瘤的骨转移。转移的常见位置是长骨的双侧干骺端。由于其外观对称、儿童正常生长板摄取量高，这一点可能被忽略。但是，与骨显像相比，^{123}I-MIBG 对转移灶的检测具有更高的灵敏度，因为肿瘤会首先累及骨髓。

高剂量 ^{131}I-MIBG 疗法。 转移性嗜铬细胞瘤和神经母细胞瘤的常规疗法包括手术、化疗和酪氨酸激酶抑制剂。其 5 年存活率 <50%。因为神经外胚层肿瘤对 MIBG 具有高摄取，所以常规治疗失败且有进行性或症状性疾病的患者可使用高剂量 ^{131}I-MIBG（利用其 606 keV 的 ^{131}I-β 发射）进行治疗。据报道，患者 5 年生存率有所提高；但是，完全缓解率并不高。尽管该治疗方法已在美国和欧洲的选定治疗中心使用多年，其仍被认为是研究性治疗方法。然而，2018 年 FDA 批准碘苄胍 ^{131}I-（Azedra）用于患有 ^{123}I-MIBG 显像为阳性、不可切除、局部晚期或转移性嗜铬细胞瘤或副神经节瘤的成年患者和已经满 12 岁的儿科患者。毒性包括恶心、骨髓抑制和疲劳，但比通常采用的传统化疗所产生的毒性低。

对于使用 ^{131}I-MIBG 进行的治疗，患者必须从注射前 24~48 小时开始预先使用碘化钾或其他阻断甲状腺的药物，以最大程度地减少甲状腺对游离放射性碘的摄取（表 13.4），且应持续至治疗后 10~15 天。尽管如此，仍有 11%~20% 的患者发生了甲状腺功能减退症。在开始治疗之前，应先用 α 受体阻滞剂和阿替洛尔处理过量的儿茶酚胺。必须停止使用干扰 MIBG 摄取的药品，包括拉贝洛尔、利血平、三环抗抑郁药、拟交感神经药和可卡因（表 13.3）。最明显的毒性是血液学毒性。

前列腺癌的影像诊断和治疗

前列腺癌是男性中最常见的恶性肿瘤，也是第二大死亡原因。如常规血液测试显示血清 PSA 升高，则通常需要对患者进行进一步检查。可通过检查和活检进行确诊。对于分期、再次分期、复发诊断和治疗监测，MRI、造影剂增强 CT 和 ^{99m}Tc 骨显像等无创检查已成为标准方法。然而，所有这些方法在以下情况下均具有显著的局限性：治疗前危险分层、对有盆腔淋巴结转移或系统性疾病风险的患者进行分期、对先前接受过治疗的患者的低 PSA 水平生化复发进行检测。活检后的

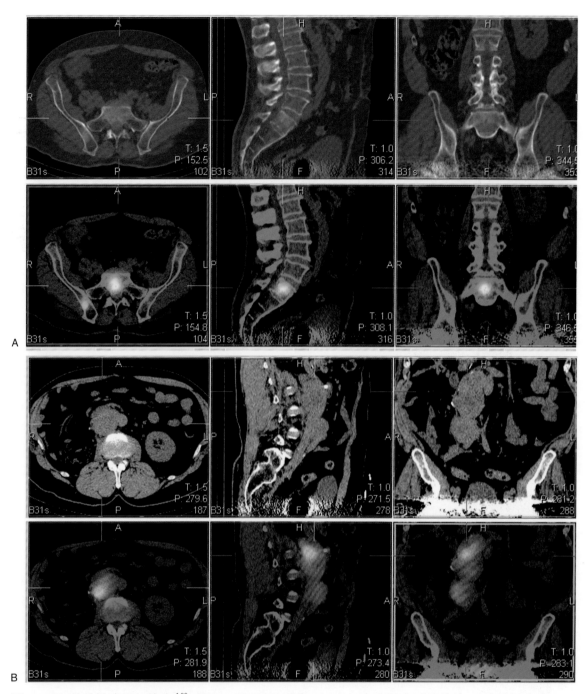

图 13.13 转移性嗜铬细胞瘤 ^{123}I-MIBG SPECT/CT 显像。（A）一名出现广泛转移的 70 岁男性患者。CT（上）和融合图像（下），横断面（**左**）、矢状面（**中**）和冠状面（**右**）选定图像。在坐骨、骶骨和腰椎中发现转移。（B）腹膜后淋巴结聚集伴转移

变化和炎症可能会降低前列腺 MR 检查的特异度，并且由于 CT 和 MR 都需要等待疾病导致淋巴结肿大才能进行诊断，其对淋巴结转移的检测受到了限制。

前列腺癌的分期以体格检查、组织病理学 Gleason 评分和血清 PSA 水平相结合为依据。当有淋巴结受累或远处扩散时，不宜进行根治性前列腺切除术治疗。淋巴结是最常见的转移部位，通常从前列腺周围或闭孔淋巴结逐步转移到髂内或髂外淋巴结，然后转移到髂总动脉和主动脉周围淋巴结。不过，上述过程并非固定不变。远隔转移的常见部位是骨骼、肝和肺。

如果前列腺切除术后 PSA 未能下降或开始上升（生化衰竭），则怀疑为残留或复发性肿瘤。如果疾病局限于前列腺窝或骨盆，则放射治疗可能有效。但是，如果复发累及主动脉周围淋巴结或治疗范围外的其他远处部位，则放射治疗会使患者出现严重

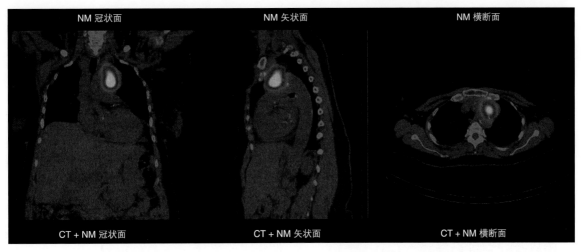

图 13.14　纵隔副神经节瘤 ^{123}I-MIBG SPECT/CT 显像。一名被发现有纵隔前肿块并出现甲氧基肾上腺素升高的 68 岁女性患者。在融合图像上，沿主动脉弓外侧边界可见纵隔前上部巨大肿块中有强摄取。在 CT 上，可见肿瘤向上延伸并包裹左锁骨下动脉和颈总动脉。未见转移

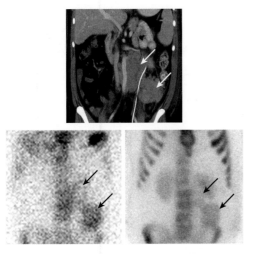

图 13.15　伴有转移的原发性神经母细胞瘤。冠状位 CT 图像（**上图**）显示了腹膜后产生的左腹部巨大肿块（**箭头所示**）[131]I-MIBG 图像（**左下图**）显示了肿块以及整个骨骼的摄取增加，并伴有弥漫性转移。[99m]Tc- 甲基二磷酸盐（MDP）骨显像（**右下图**）显示肿块中软组织摄取异常，同时可见骨骼转移

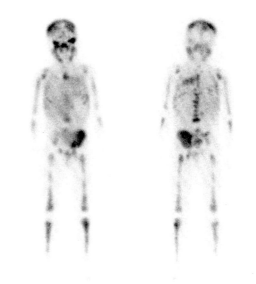

图 13.16　[123]I-MIBG 全身显像显示转移性神经母细胞瘤。一名经两次骨髓移植后患有 Ⅳ 期肿瘤的 7 岁男孩。在整个骨骼中可见广泛的转移

的并发症，且无治愈的可能。分期有其局限性。如果血清 PSA>20 ng/ml 且患者的 Gleason 评分较高，则骨扫描最有可能检测到转移。不过，激素治疗后 PSA 的指导作用不佳，因为即使在有肿瘤残留的情况下，PSA 值通常也较低。CT 和 MRI 检测淋巴结受累的灵敏度低，因此其价值有限。[18]F-FDG PET 检测前列腺癌的灵敏度较差。它在分期或复发检测中所起的作用有限，仅在复发性疾病发生转化、无法通过激素控制以及变得更具侵袭性时才显示出显著的灵敏度。

对于复发性前列腺癌的治疗规划，必须先确定病灶是局限于前列腺 / 前列腺床还是已扩散至前列腺以外区域。鉴定转移性骨盆疾病需要改变照射野以覆盖骨盆淋巴结；骨盆外疾病改变了治疗方法，从潜在的有疗效的挽救疗法改变为系统激素疗法。

分子成像有可能更好地描述原发性前列腺癌，在放疗或手术前进行分期，对初次治疗后 PSA 水平升高的患者的复发部位进行定位，监测肿瘤对治疗的反应，并筛选适合靶向放射性核素治疗的患者。方法包括使用 [11]C- 乙酸盐（脂肪酸类似物）、[11]C- 和 [18]F- 胆碱（细胞膜类似物）及 [18]F- 氟胆碱（氨基酸类似物）。

原发性肿瘤鉴别不是经批准的适应证，因为原发性前列腺癌和良性前列腺组织的摄取特异度差，并且对淋巴结疾病的灵敏度较低。对于经治疗的前列腺床中病灶的鉴定，fluciclovine 显示其具有高灵敏度、但呈现较低的特异度和中等阳性预测值（PPV）。

[18]F-fluciclovine 在生化衰竭和疑似复发局部及远处转移性病灶的患者中最有用。已证明 ^{18}F-fluciclovine PET/CT 在生化衰竭的临床背景下在检测局部和远处病灶方面优于 CT。[18]F-fluciclovine 在溶骨和成骨细胞病变中有摄取，有时在 CT 检测到形态学改变之前就可以观察到。有限的研究表明，其效果与骨闪烁显像相当或更佳。[18]F-fluciclovin 的诊断性能优于 CT、[111]In-ProstaScint 和 [11]C-胆碱。

就准备工作而言，建议在注射前禁食 4 小时。与 FDG PET/CT 不同，无需进行延迟摄取相采集。注射 10 mCi（370 MBq）[18]F-fluciclovine 后约 4 分钟开始显像。正常的生物分布包括明显的胰腺摄取，肝脏中的摄取略少。垂体、唾液腺、瓦尔代尔环（Waldeyer ring）的淋巴组织、甲状腺、乳房、食管、胃和肠、肾上腺以及肾实质均可能有轻度至中度摄取。排泄途径为通过尿路排泄（图 13.19 和图 13.20）。骨髓可能显示异质

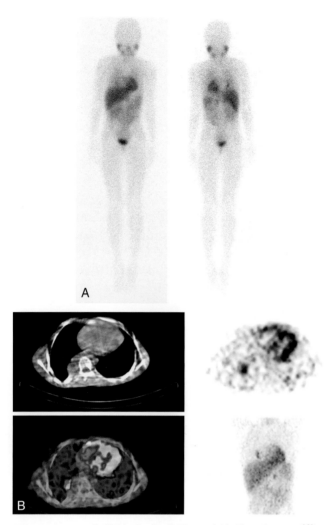

图 13.17 一名体内存在后纵隔肿块的 9 岁女孩 ^{123}I-MIBG 显像结果为原发性胸部神经母细胞瘤。（A）前位和后位平面全身成像。后位平面成像显示了肝脏正上方胸部的局部摄取。（B）SPECT/CT 清晰地定位了椎旁肿块

[18]F-Fluciclovine（FACBC，Axumin）

[18]F-fluciclovine（FACBC）在 2016 年被 FDA 批准用于诊断初始治疗后 PSA 升高的疑似复发前列腺癌患者。[18]F-fluciclovine 是亮氨酸的氨基酸类似物（图 13.18）。由于能量需求和用于蛋白质合成所用的氨基酸增加，氨基酸转运在肿瘤中上调。

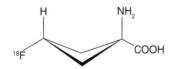

图 13.18 ^{18}F-fluciclovine（Axumin）分子结构。化学名称：**反式 1-氨基 -3-[18]F-氟环丁烷 -1-羧酸**。（**从左至右**）[18]F 放射性标记、环状侧链、氨基末端和羧基末端

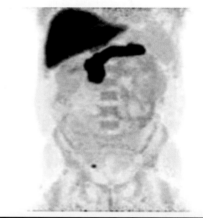

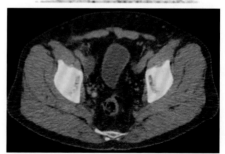

图 13.19 ^{18}F-fluciclovine（FACBC）——有根治性前列切除术史的患者，现在 PSA 升高，疑似复发。在最大强度投影（MIP）显像（**上方**）和 PET 显像（**下方**）上可观察到髂内 / 骨盆侧壁淋巴结（Courtesy of Bital Savir-Baruch.）

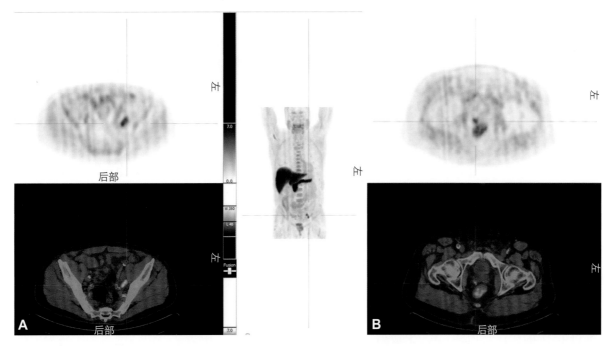

图 13.20　^{18}F 氟昔洛韦（FACBC）——一位接受近距离治疗的前列腺癌患者，现在出现 PSA 升高。在（A）左闭孔淋巴结和（B）精囊中可见摄取（Courtesy of Bital Savir-Baruch.）

性摄取。炎症可能显示不同程度的摄取。初步数据表明，^{18}F-fluciclovine 可能在其他恶性肿瘤（例如乳腺癌、神经胶质瘤和肺癌）中发挥作用。专栏 13.5 总结了 ^{18}F-fluciclovine 成像解读的指导原则。

研究表明，前列腺切除术前 ^{18}F-fluciclovine 检查的灵敏度取决于 PSA 水平，受到低 PSA 值的限制。但是，在前列腺切除术后，^{18}F-fluciclovine 检查的灵敏度会提高。PSA 值越高，检测到的可能性也越高。

PSMA 在原发性和转移性前列腺腺癌中过量表达。随着肿瘤去分化的增加，以及在激素难治性肿瘤中，PSMA 表达水平升高。

^{111}In- 卡普单抗喷地肽（ProstaScint）

^{111}In- 卡普单抗喷地肽（ProstaScint）是 FDA 于 1996 年批准用于临床的 PSMA 单克隆抗体，可作为具有肿瘤扩散风险的局限性前列腺癌患者和可能复发的前列腺癌患者的影像诊断显像剂使用。ProstaScint 靶向于 PSMA 的细胞内表位。通过回顾历史发现，这限制了其定位完整癌细胞的能力。即使使用 SPECT 和 SPECT/CT，其对转移性前列腺癌检测的灵敏度也不理想，因为难以区分淋巴结摄取与邻近血管中高水平本底血池活度，且前列腺床中的分辨率较低。随后开发了与 PSMA 胞外段相互作用的新一代 PSMA 靶向放射性示踪剂。

专栏 13.5　^{18}F-Fluciclovine（FACBC，Axumin）的图像解读指南

非前列腺切除术前列腺床

　　中度局灶性不对称摄取≥骨髓摄取，怀疑为癌症复发。

如果摄取 > 血池摄取，则怀疑为小病灶（<1 cm）。弥漫性异质或同质摄取 > 血池和骨髓摄取可怀疑为癌症。

　　前列腺切除术后前列腺床

　　在疑似癌症区域的局部摄取≥骨髓 = 解释为阳性。

　　如果摄取 > 血池摄取，则怀疑为小病灶（<1 cm）。

淋巴结

　　复发的典型部位摄取≥骨髓摄取者可怀疑为癌症。

　　小病灶摄取应 > 骨髓摄取才能判定为阳性。

　　非典型的淋巴结部位（腹股沟、髂外远端、肺门、腋窝）的摄取通常应视为生理性摄取。

局灶性骨摄取

　　如果在 MIP 图像上观察到或者仅在 PET 图像上观察到，则怀疑为癌症。

　　无摄取的 CT 骨异常并不能排除肿瘤转移的可能性。

CT：计算机断层成像；MIP：最大强度投影；PET：正电子发射断层显像。

---

^{68}Ga、^{18}F 和 ^{99m}Tc 靶向 PSMA 的显像放射性药物

PSMA 是一种在原发性和转移性前列腺癌中高度表达的酶，即谷氨酸羧肽酶（glutamate carboxypeptidases，GCP，Ⅱ型）。这些小分子放射性药物的靶标是该酶在细胞外结构域内的活性位点。该方法显著优于 ProstaScint，因其允许放射性示踪剂靶向完整的前列腺癌细胞。抗原与细胞膜中的 PSMA 结合后，通过胞吞作用进入细胞，导致其在细胞中浓聚和滞留，从而可以形成高对比度分辨率的影像，甚至可以检测出较小的病灶。

发生器生产的 ^{68}Ga 标记的 PSMA 靶向示踪剂（PSMA-11、PMSA-617 或 PSMA I & T）已在欧洲得到广泛研究并成功应用于临床。另外，欧洲和美国正在对经 ^{18}F 标记的 PSMA 放射性药物（DCFPyL 和 PSMA-1007）进行研究。^{68}Ga 有一些缺点，例如需要使用 ^{68}Ge/^{68}Ga 发生器，以及需要有足够的患者量才能经济有效地利用。^{68}Ga- 和 ^{18}F-PSMA 的图像质量优于 ^{18}F-fluciclovine 和 ^{11}C- 胆碱。由于 ^{18}F 出色的显像特性和 PET/CT 的广泛可用性，经 ^{18}F 放射性标记的 PSMA 可能比 ^{68}Ga 显像效果更好。

^{68}Ga-、^{18}F- 和 ^{99m}Tc-PSMA 靶向示踪剂正常分布包括在唾液腺、肾皮质和十二指肠中的显著摄取，以及在脾脏、泪腺和肝脏中的较少摄取（图 13.21）。

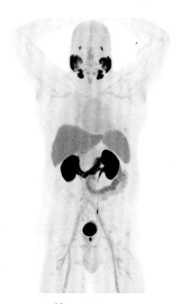

图 13.21　正常分布 ^{18}F-DCFPyL PSMA 靶向放射性药物最大强度投影（MIP）成像。在腮腺和唾液腺、肾脏和十二指肠中摄取最多，而在泪腺、肝脏、脾脏中的活度较低，通过尿液清除

据报道，这些经放射性标记的 PSMA 靶向放射性药物在检测局部、区域和远隔转移方面具有较高的准确度。它们可以检测到常规显像方式中具有隐匿性或不明确的复发性疾病部位，尤其是在骨盆/

前列腺组织、直径不足厘米的淋巴结和骨转移病灶（图 13.22~ 图 13.24）。据报道，在未进行过激素治疗和去势转移性前列腺癌以及在生化复发的情况下，与传统的显像方法相比，即使是对 PSA 较低的患者，这些靶向放射性药物的检测率和灵敏度也更高。一项针对 431 位患者的前瞻性调查发现，^{68}Ga 靶向 PSMA PET/CT 显像可使 51% 的患者的治疗方案发生变化。发现 27% 的患者患有前列腺床中的未知疾病，发现 39% 的患者患有阳性局部淋巴结疾病，发现 16% 的患者患有远隔转移性疾病（见图 13.22 和图 13.24）。

但是，可能会出现假阳性的情况，在神经节、肉芽肿性疾病、血管瘤、骨折愈合、佩吉特病和神经源性肿瘤中，可能出现摄取。直径 <5 mm 的淋巴结转移中可能出现假阴性。PSMA 也在非前列腺肿瘤的新血管系统中表达，包括透明细胞肾癌、甲状腺癌、乳腺癌和结肠癌。

镥 -177（^{177}Lu）PSMA 靶向治疗前列腺癌（Lutathera）

放射性靶向 PSMA 的诊断影像的一个重要用途是筛选接受放射性核素治疗的患者。迄今为止，即使在晚期病例中，对去势抵抗性前列腺癌患者进行 ^{177}Lu-PSMA 靶向放疗的经验也非常有用。回顾性研究表明，与其他药物治疗相比，该疗法在总生存时间和无进展生存期的延长、临床症状的好转以及实现极佳止痛效果等方面都具有明显优势。最常见的不良反应属于血液学范畴，是一种伴随骨转移瘤的旁观者效应，需要对其进行前瞻性研究。

通过淋巴闪烁显像定位前哨淋巴结

黑色素瘤和乳腺癌等癌症首先转移到局部淋巴结。通过识别前哨淋巴结（sentinel lymph node，SLN），对肿瘤的淋巴引流进行定位可以改善早期癌症患者（无临床明显淋巴结受累的患者）的分期。SLN 是肿瘤区域引流的第一个淋巴结，也是最可能发生隐匿性转移的淋巴结。一旦通过闪烁显像识别，就可以在手术中使用便携式 γ 探头对其进行检测，并切除该淋巴结以寻找淋巴结扩散的病理学证据。如果没有肿瘤的前哨淋巴结扩散，则无需切除剩余的淋巴结。与常规切除临床公认引流区中的所有淋巴结相比，该过程的分期更准确，并且已显著降低

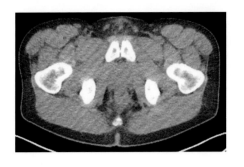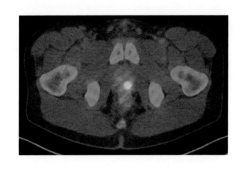

图 13.22　一例 Gleason 评分为 8 分的初诊前列腺癌患者的 ^{18}F-DCFPyL PSMA 靶向 PET/CT 图像，可见左侧前列腺尖部局灶性摄取（Courtesy,Steven P. Rowe,MD,PhD and Michael A. Gorin,MD.）

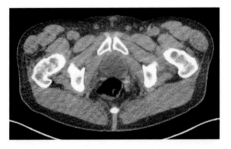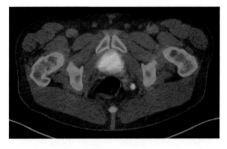

图 13.23　用 ^{18}F-DCFPyL PSMA 靶向放射性药物的 PET/CT 检测前列腺床的摄取。前列腺癌手术后 PSA 升高。在前列腺床的左后外侧检测到前列腺癌的复发。常规显像为阴性（Courtesy,Steven P. Rowe,MD,PhD and Michael A. Gorin,MD.）

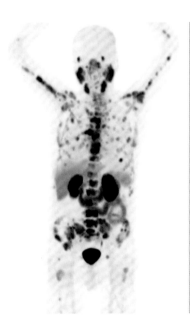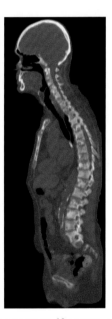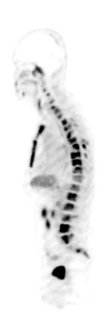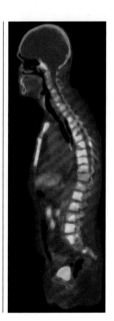

图 13.24　正在接受治疗的前列腺癌患者骨转移的 ^{18}F-DCFPyL PSMA 靶向 PET/CT 随访显像。患者目前正在接受治疗，这是一次随访显像。最大强度投影（MIP）、矢状位 CT、PET 和融合图像（**从左到右**）均可见广泛骨转移。（Courtesy,Steven P. Rowe,MD,PhD and Michael A. Gorin,MD.）

了淋巴结清扫术的发病（最常见的是淋巴水肿）率。该方法广泛应用于黑色素瘤和乳腺癌，但现在也用于多种其他肿瘤，包括头部和颈部肿瘤、宫颈癌、阴道癌、结肠癌和甲状腺癌。出于类似目的，一些外科医生在手术时也注射蓝色染料，但是通常与闪烁显像术结合使用。

放射性药物

多种放射性药物已被研究并应用于前哨淋巴结显像。在美国，最常用的是经过过滤的 ^{99m}Tc- 硫胶体（SC）。粒径大小的范围有较大变化。小颗粒迁移迅速，在淋巴结停留时间较短；而较大的颗粒可能不会迁移。由于 ^{99m}Tc-SC（^{99m}Tc-硫胶体）的粒径往往较大（0.1~1.0 μm），通常先通过 0.22 μm 的微孔滤膜过滤所给予药剂。在欧洲，经 ^{99m}Tc 标记的人血清白蛋白纳米胶体最常用，而在澳大利亚，经 ^{99m}Tc 标记的三硫化二锑最常用。

^{99m}Tc-tilmanocept（Lymphoseek）在 2013 年被美国 FDA 批准用于黑色素瘤、乳腺癌和口腔癌的前哨淋巴结闪烁成像。这个小分子携带多个甘露糖单元，对巨噬细胞和树突状细胞表面的受体蛋白（CD206）具有高亲和力。该分子通过与甘露糖受体紧密结合，在淋巴组织中累积并停留在引流淋巴结中。它从注射部位清除迅速，SLN 提取率很高，而且远端淋巴结累积水平很低。据报道，这些方法的检出率基本相同。淋巴通道在 ^{99m}Tc-SC 方法中更为常见。但是，直接对 ^{99m}Tc-tilmanocept 与 ^{99m}Tc-SC 进行比较的研究数量很少且规模很小。据称 Lymphoseek 可以减轻患者接受注射时的疼痛，不过使用 ^{99m}Tc-SC 时疼痛主要是由皮内起泡引起的，且非常短暂。因为 ^{99m}Tc-tilmanocept 通过膀胱清除，所以它不适合用于外阴部位。

临床适应证

恶性黑色素瘤

影响预后的因素包括原发性病变的厚度（肿瘤浸润的毫米深度）、病灶溃疡和有丝分裂速度，可用于早期肿瘤分期以及预测隐匿性淋巴结受累。淋巴结受累情况是最重要的生存率独立预测因子。没有临床检测到腺病但有中等厚度肿瘤（Breslow>1.0 mm 且 <4.0 mm）的患者从 SLN 活检中获益最大。对于 <1.0 mm 的肿瘤（Ⅰ期），如果还有其他高危因素，例如高有丝分裂活检率（≥1 有丝分裂 /mm^2）或存在病变溃疡，则有时需进行该检查。

方法。皮内注射可以在手术当天的早晨进行，或如果在早晨进行手术则在前一天下午进行注射。皮内注射会引发风团，通常引起通过淋巴管的良好剂量迁移。通常在病变 / 活检瘢痕周围 1 cm 之内分 4 次注射经过滤的 ^{99m}Tc-SC 放射性药物，并在大约 30 分钟内采集图像。偶尔需要延迟显像，例如当需要区分淋巴通道与淋巴结摄取时。淋巴结可能出现在偏远、意想不到的位置，因此有必要保持警惕。业内已对各种显像方法进行了阐述，其中一种方法的总结见专栏 13.6。

在手术当天早上皮内注射 0.5 mCi ^{99m}Tc-tilmanocept（Lymphoseek），或在上午手术的前一天下午皮下注射 2 mCi。注射后 15 分钟即可采集多视图影像。

图像解读。观察到的第一个保留的"热区"是前哨淋巴结。后续观察到的是次级淋巴结。如果有单独的淋巴引流路径，则可能有两个前哨淋巴结（图 13.25）。必须注意区分淋巴管中的暂时滞留与淋巴结摄取。进一步的延迟显像通常可以解决这个问题。在向远端注射时，应仔细寻找最常见于四肢中的肘前窝或腘窝的**在途淋巴结**，因为它们被认为是前哨淋巴结（图 13.26）。在某些情况下，SPECT/CT 可能会有所帮助，尤其是在头部和颈部（图 13.27）。

SLN 活体标本检查的准确度远远高于临床和标准显像评估。SNL 淋巴造影的假阴性率（未检测到前哨淋巴结）非常低，<5%。重要的是，在两项试验中，SLN 活检方法的手术并发症发生率均远低于完全淋巴结清扫术，分别为 10.1% vs 37.2% 和 4.6% vs 23.2%。非随机研究的 meta 分析显示，接受 SLN 活检的患者存活率更高。但是，多中心选择性淋巴结

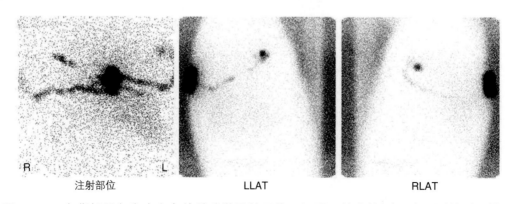

注射部位　　　　　　　　LLAT　　　　　　　　RLAT

图 13.25　中背部黑色素瘤患者的前哨淋巴结显像，证明了其在检测无法预测的引流模式方面的价值。图像显示，活度从中背部的病变区域移至左右腋窝的前哨淋巴结。**L：**左；**LLAT：**左侧位；**R：**右；**RLAT：**右侧位

专栏 13.6　前哨淋巴结闪烁成像

患者准备
　无

手术托盘
　将 4 支注射器中所含的共 1 mCi ^{99m}Tc-SC 或 0.5 mCi ^{99m}Tc-tilmanocept（Lymphoseek）分装入 4 个 0.1 ml 容量结核菌素注射器中。
　酒精棉球、纱布、针头利器盒、蓝色卡盘、利多卡因乳膏、敷料

手术
　切除蓝色吸收卡盘的中央部位以暴露原发性部位
　应戴手套并清洁注射部位
　在病变或手术切除区域周边 1 cm 范围内的 4 个部位经皮内注射放射性药物
　应在负压下抽出针头，以防止污染。

图像采集方案
^{99m}Tc- 硫胶体：
　以 128×128 矩阵采集图像（6 组，每组 5 个 1 分钟帧）30 分钟。
　在采集 1 分钟帧 /5 分钟图像期间，使用 ^{57}Co 片状源进行透射扫描。
　根据需要另外进行 5 分钟的采集
　如果未发现引流，可通过加热和按摩促进引流
　对于背部或腹部病变，同时对腋窝和腹股沟淋巴结区域进行成像
　应当在四肢中寻找在途淋巴结并进行标记。因此，必须有小腿和大腿或手臂的优质图像
^{99m}Tc-Tilmanocept：
　所使用的方案基本相同，只是仅采集注射后 15 分钟的静态图像
　通过 SPECT/CT 帮助定位，特别是对于头部、颈部和骨盆等部位。

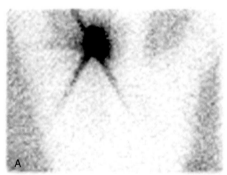

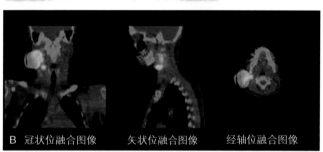

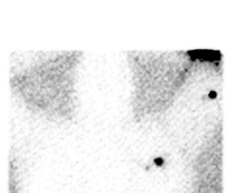

图 13.26　上肢中的在途前哨淋巴结。图中所示为最近确诊的左前臂黑色素瘤。在左上方可以看到来自注射部位的散射。在肱骨内上髁区域的正下方，可观察到一个在途淋巴结。在腋窝中也可观察到摄取。肱骨内上髁淋巴结是前哨淋巴结

图 13.27　前哨淋巴结，显示出了 SPECT/CT 的优势。图中显示颈部黑色素瘤病变。（A）^{99m}Tc-SC 皮内注射后的平面图像显示，右颈部注射部位有强摄取。未检测到确定的前哨淋巴结。（B）SPECT/CT 融合图像显示，在注射部位正中间有一个前哨淋巴结

清扫术试验未显示明确的生存优势。前哨淋巴结转移阴性的患者的生活质量得到改善，因为他们不需要接受彻底的腋窝淋巴结清扫术，因此也不会出现该手术常见的并发症。

乳腺癌

腋窝淋巴结状态是早期乳腺癌的主要预后因素。即使是较小的 T1 肿瘤（≤2 cm），初始分期时也会有 10%~30% 的腋窝淋巴结受累，而对于 T2 病变（2.1~3.0 cm），这一比例则增加到 45%。一些中心将 SLN 活检限制于直径小于 2~3 cm 的单灶性肿瘤；其他中心对具有大 T2 或 T3 病变（>5 cm）、多灶性或多中心病变的患者也提供活检。在乳腺癌中，使用前哨淋巴结活检已在很大程度上取代了最初的腋窝淋巴结清扫术。通常在腋窝区域识别 SLN，手术时用微型 γ 探头检出并去除。淋巴显像可在 90% 以上的病例中检测到 SLN。假阴性率 <10%。如果 SLN 中没有肿瘤，则外科医生不会进行确认性腋窝淋巴结清扫术。SLN 活检后淋巴水肿的风险低于腋窝淋巴结清扫后的风险（5% vs. 13%）。在某些中心，并不进行此显像检查。

方法。有多种注射方法可以采用，其中包括皮内、真皮下、皮下、肿瘤周围、乳晕外围和乳晕下注射。尽管建议对深部肿瘤进行超声引导下的瘤周注射，但是在大多数情况下，皮下或皮内注射就足以导致剂量快速迁移。如果肿瘤位于上外象限，可进行乳晕外围注射，从而避免注射部位和任何淋巴结之间出现混淆或干扰。按摩注射部位可促进药物迁移。乳晕周围注射有更高概率显示内乳淋巴结。关于如何对上述淋巴结进行手术治疗还存在分歧，在对这些淋巴结进行分期评估时并未将那些异常考虑在内。内乳淋巴结经常与乳腺癌相关，因此在再次分期（例如，使用 PET/CT）时似乎有必要特别注意该区域，特别是当淋巴结位于原发性肿瘤内侧时。

注射后立即开始显像。显像方案虽然各不相同，但对于 ^{99m}Tc-SC，每间隔 5 分钟执行一次连续成像，直至检测到淋巴结，这个过程通常需要 30~60 分钟。Lymphoseek 显像在注射后 10~15 分钟时开始，仅需获得多视图静态图像即可。同时可以通过 SPECT 或 SPECT/CT 辅助成像。使用放置在患者和相机之间的钴 -57 片状源，进行 10~15 秒透射成像，可以提供解剖学标志。在皮肤上标记观察到的淋巴结位置。在手术时使用手术用 γ 探头进行检测。前哨淋巴结的摄取通常是本底摄取的 2 倍以上。尽管蓝色活性染料注射液和经放射性标记的胶体可在术中单独使用，但如果将它们一起使用，则可获得最高灵敏度。

淋巴水肿 - 肢端淋巴闪烁成像

淋巴系统从身体各个部位收集组织液，并使淋巴返回血液循环。淋巴水肿由淋巴转运受损引起，后者可由损伤、感染或先天性淋巴管异常引起。臂淋巴水肿是乳腺癌伴腋窝淋巴结清扫术的常见并发症，估计发生率为 5%~30%。下肢淋巴水肿由盆腔癌的治疗引起，据报道，其发生率为 10%~49%。在世界范围内，引起该病症最常见的原因是丝虫病。然而，在发达国家，外科手术后和静脉炎后发生淋巴水肿是最常见的情况。先天性病因较为少见。若延迟诊断和治疗，会导致继发性纤维化和脂质沉积，这将更难治疗。若不对淋巴淤滞进行医治，则会导致炎症、纤维化以及功能性淋巴管数量减少和脂质沉积。在四肢中，淋巴系统由一个从皮肤和皮下组织收集淋巴液的浅表系统和一个引流肌肉、骨骼和深层血管的深层系统组成。两个引流系统在骨盆和腋窝处汇合。淋巴水肿的治疗有非手术和手术两种方法，包括手动淋巴按摩、气压加压、热疗、药物干预、吸脂和显微外科手术。

淋巴显像已经在很大程度上取代了淋巴管造影术，后者具有侵袭性和技术上的困难。通过闪烁显像法确定患者的水肿是否起源于淋巴，这一做法历史悠久。虽然从未出现标准化的方案，但各种放射性药物和方法学似乎都可以起到理想的作用。虽然经过滤的 ^{99m}Tc-SC 在美国最为常用，但其他多种放射性胶体也在全世界范围内得以应用，包括 ^{99m}Tc- 锑 SC、^{99m}Tc- 白蛋白胶体和 ^{99m}Tc- 人血清白蛋白（透明质酸）。经皮内或皮下途径，将放射性示踪剂注射到脚趾间组织或手指间组织中。在示踪剂给药后 30 分钟至 2 小时以及 4~6 小时进行扫描，从而获得显示从脚趾到肝脏水平的图像。

淋巴功能障碍的诊断标准包括深层淋巴管和区域淋巴结出现延迟显像、显像不对称或不可见，以及出现"皮肤淋巴回流"模式（图 13.28）。其他可见的发现包括侧副淋巴管、血管结构中断、淋巴渗漏和淋巴系统深层的淋巴结。

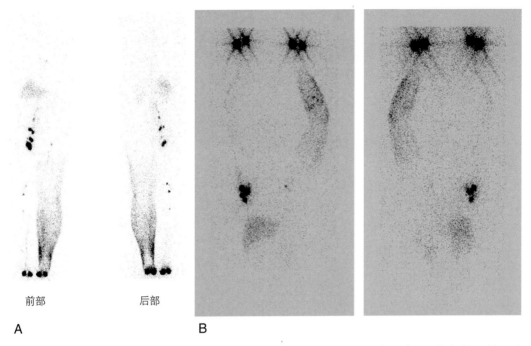

前部　　　　后部

A　　　　　　　　　　B

图 13.28　淋巴水肿。（A）下肢的淋巴闪烁显像。一名 60 岁的男性患者，有 20 多年的恶性黑色素瘤和左膝淋巴结切除术的病史，左下肢出现水肿。将 ⁹⁹ᵐTc-SC 注射到脚趾间组织 4 小时后进行扫描。右侧可见正常的淋巴结引流。肿大的左下肢具有阻塞性真皮分布模式，且未见淋巴结引流。（B）有乳腺癌既往病史的患者，上肢的前位和后位图像，左臂具有真皮模式，且该侧未见淋巴结引流

分子乳腺显像——乳腺闪烁成像

长期以来，乳腺 X 线摄影一直都是筛查乳腺癌的主要方法，其灵敏度约为 85%，但对于拥有致密型乳腺的女性来说，其灵敏度则低至 68%。特异性是一个主要问题。许多患者因乳腺 X 线摄影发现病变而接受活体标本检查，最终诊断为良性病变。乳腺 X 线摄影对乳腺癌的阳性预测值范围如下：50 岁以下女性为 20%，50 岁至 69 岁女性为 60%~80%。超声检查同样具有较低的阳性预测值。造影剂增强 MRI 对乳腺癌的检测较灵敏，提倡用于筛查有 BRCA1 和 BRCA2 基因突变的高危人群。但是，据报道，这种方法的灵敏度和特异性变化很大。如果患者患有肾衰竭、幽闭恐惧症、体内有植入器械或者体型较大，则无法进行此项检查。

¹⁸F-FDG PET 乳腺摄影

全身 ¹⁸F-FDG PET/CT 可用于局部晚期乳腺癌的分期和再次分期。但是，与许多其他肿瘤相比，标准 FDG PET 检测对乳腺癌的灵敏度受到更大的限制，尤其是对低分级乳腺肿瘤而言。据报道，该检测对乳腺癌的灵敏度为 85%，特异度为 76%。对于小型（≤1 cm）低分级侵袭性癌症和原位导管癌（DCIS），该检测的灵敏度低于 50%。

专用的 ¹⁸F-FDG PET 乳腺摄影

专用的 ¹⁸F-FDG PET 乳腺摄影（PEM）具有 1~2 mm 的高固有分辨率，并且在检测原发性肿瘤方面优于全身扫描仪。但是，PEM 仍具有全身 FDG PET 成像的多种缺点，包括相同的准备过程（禁食、控制血清葡萄糖水平），注射后延迟 50~60 分钟显像，以及需要对给药室进行有效屏蔽。PEM 检测的灵敏度为 87%，特异度为 85%，但对亚厘米级癌症和 DCIS 的特异度为 73%。对专用 FDG PET 与全身 FDG PET 进行直接比较研究发现，专用乳腺 PET 的灵敏度（92%~95%）高于全身 PET（56%~58%）和 PET/CT（87%）。出现假阳性结果与纤维囊变和纤维腺瘤有关。专用 FDG PET/CT 在跟踪治疗效果、识别肿瘤复发以及使同侧和对侧乳腺的多灶性或同步性病变可见等方面，可能很有优势。

⁹⁹ᵐTc-Sestamibi 乳腺闪烁显像

⁹⁹ᵐTC- 甲氧基异丁基异腈（甲氧基异丁基异腈，Cardiolite）最常用于心脏灌注显像和甲状旁腺闪烁显像。对于乳房显像，市场上目前有与之相同的放射

性药物（Miraluma）在售。这种经 ^{99m}Tc-sestamibi 标记的亲脂性阳离子可被动扩散到细胞中。带正电荷的亲脂性分子被吸引至带负电荷的线粒体处，并滞留在那里。该放射性药物的细胞清除速度很慢，这样就有（足够）时间进行显像。在其他各种良性和恶性肿瘤中，也会摄取该放射性药物。

使用 ^{99m}Tc-sestamibi 的**标准乳腺 γ 照相机显像**可用于监测乳腺癌，甚至可以在致密型乳腺中检测出乳腺癌（图 13.29）。患者俯卧，乳房垂悬于桌子旁或者穿过特殊的固定器切口。该检测灵敏度和特异度约为83%，但对于小于 2 cm 的病变效果较差。现在，**专用的乳腺 γ 射线照相机显像仪**已上市销售，它可以提供高分辨率图像，据报道其灵敏度 >92%，特异度为71%~80%（图 13.30）。这些固态探测器相机可提供单探头构造和双探头构造，以及可选的活检设备附件。用此类相机进行检测时不受乳腺密度的影响，但对于 <1 cm 的癌症、DCIS 和无法触诊的病变，其灵敏度会降低。在刚诊断为乳腺癌的女性中，有 9% 的人经乳腺 X 线摄影发现了其他的隐匿性（<1 cm）乳腺癌。检测使用了标准的乳腺 X 线摄影摆位（头尾位和侧斜位），并且乳房直接与 γ 照相机接触。

乳腺对辐射高度敏感。对于由显像检测（乳腺 X 线摄影）引起的辐射诱发癌症的风险，已经引起了人们的关注。最初，将 20 mCi ^{99m}Tc-Sestamibi 用于乳腺闪烁显像；但是，剂量可降低至 8 mCi 而灵敏度不会降低（参见图 13.30），且目前正在对更低剂量进行研究。目前推荐的剂量是 10 mCi，这带来的结果是：乳腺辐射剂量为数字化乳腺 X 线摄影有效剂量的 10 倍左右（参见书末附录）。

对乳腺闪烁显像技术的方案总结见专栏 13.7。正

常的乳腺实质显示活度水平较低。较小的局灶性摄取区域提示有恶性肿瘤（图 13.30）；片块状局部摄取有可能是良性的。但是，摄取的强度可能与病变的侵袭性不同步。如果没有剂量浸润，腋窝摄取可能代表淋巴结转移，但对淋巴结疾病的灵敏度不高。

放射性核素单克隆抗体治疗——B 细胞淋巴瘤

非霍奇金淋巴瘤是最常见的血液学癌症。高分级的非霍奇金淋巴瘤通常是可以治愈的，而低分级的此类疾病通常难以治愈。在最初的阳性反应后，患者最终复发，肿瘤变得难治，且向高分级肿瘤转化的情况很常见。采用常规放射治疗和化疗后，平均生存期为 8~10 年。有多种治疗选项可供选择，包括化疗、放射治疗、疫苗、白细胞介素 -2、干细胞移植、手术干预、免疫疗法和放射免疫治疗。对非霍奇金淋巴瘤的标准一线治疗，通常采用 CHOP-R（环磷酰胺、阿霉素、长春新碱和泼尼松）联合单克隆抗体利妥昔单抗。

抗体是由淋巴细胞和血浆 B 细胞对暴露于外来抗原做出响应而产生的免疫蛋白。IgG 抗体具有通过二硫键连接的两条相同的重链（H）和两条轻链（L）（图13.31）。每条链由一个**可变区**（Fab''）和一个**恒定区**（Fc）组成，前者负责与细胞表面抗原结合，后者通过补体结合和抗体依赖性细胞毒性参与细胞破坏。

通过将骨髓瘤癌细胞与经特定抗原免疫的小鼠脾淋巴细胞融合，可以生产特异性单克隆抗体。这些"杂交瘤"细胞同时具有淋巴细胞的特异性抗体

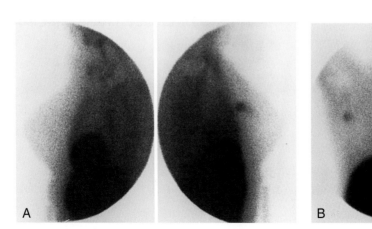

图 13.29　γ 照相机乳腺闪烁显像。在常规 γ 照相机扫描的侧位（A）和前位（B）图像上，可触及的右乳腺肿块显示 ^{99m}Tc- 甲氧基异丁基异腈在乳腺外上部明显累积

图 13.30　专用乳腺闪烁显像。仅使用 8 mCi（296 MBq）剂量进行 7 mm 浸润性导管癌的 ^{99m}Tc- 甲氧基异丁基异腈扫描（With permission,Even-Sapir E,Golan O,Menes T,et al. Breast imaging utilizing dedicated gamma camera and 99 mTc-MIBI:experience at the Tel Aviv Medical Center and review of the literature breast imaging. *Semin Nucl Med*.2016;46［4］:286-293.）

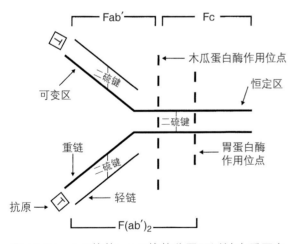

图 13.31　IgG 抗体。IgG 抗体分子可以被木瓜蛋白酶消化，产生三个片段：两个 Fab′ 片段（抗原结合片段）和一个 Fc 片段，或者被胃蛋白酶水解产生一个 F（ab′）$_2$ 片段和一个 Fc 亚片段。Fab′ 可以通过 F（ab′）$_2$ SS 的二硫键断裂而产生

生产能力和癌细胞的永生性。但是，人类免疫系统将这些鼠类单克隆抗体识别为外源抗体，并可能与人抗小鼠抗体（HAMA）产生免疫反应。免疫反应可能是伴有发热和荨麻疹的轻度反应，或伴有呼吸急促、低血压的重度反应，甚至出现致命的过敏反

专栏 13.7　^{99m}Tc 乳腺闪烁显像（含 ^{99m}Tc- 甲氧基异丁基异腈）：方案概要

患者准备
　禁食（Nil per os，NPO）4~6 小时，水除外。

放射性药物
　静脉注射 ^{99m}Tc- 甲氧基异丁基异腈 8 mCi（296 MBq）
　对于专用于乳腺照相机的双探头小视野碲锌镉探测器，考虑使用较低剂量［4 mCi（74~148 MBq）］。

仪器和采集
　小视野专用单头或双头乳腺照相机：
　　注射后 5~10 分钟开始显像
　　轻轻按压以固定乳房
　　成像 7~10 分钟 / 视图［头尾位（CC）和侧斜位（MLO）］
　　对注射部位成像
　　附加可选视图：真实的（90°）侧位图，腋尾图，乳沟视图，放大的 CC 图，植入体移位图。
　标准 γ 照相机（不推荐）：
　　注射后 5~10 分钟开始显像。
　　使患者俯卧在桌子上，乳房垂悬，最好穿过切口固定在支架上
　　成像 10 分钟 / 视图观察侧俯卧位和仰卧位前后方向的胸部（包括腋窝）
　　对注射部位成像
　　获取任何关于可触及结节的标记视图。

应。由较小活性区形成的抗体片段对 HAMA 反应的贡献较小；但是，仍然存在出现严重反应的可能性。使用嵌合体单克隆抗体（用人组分替代鼠类抗体的 Fc 部分），以及完全人源化单克隆抗体可能会减轻这一问题。目前临床上可用的治疗性放射性标记单克隆抗体 ^{90}Y- 替伊莫单抗（Zevalin）源自完整的鼠抗体。

CD20 是在成熟和恶性 B 细胞表面表达的抗原，并在许多 B 细胞恶性肿瘤中广泛表达，包括淋巴瘤、慢性淋巴细胞性白血病和某些形式的霍奇金病。由于其具有高表达特性，现已经开发出多种靶向表达 CD20 的淋巴瘤的抗体。利妥昔单抗是首个获得 FDA 批准用于治疗表达 CD20 的淋巴瘤的单克隆抗体药品。

标记有 β- 发射体（例如 ^{90}Y 和 ^{131}I）的相似抗体可以直接杀死肿瘤细胞（表 13.5）。由于 β 射线的传播距离很短，只有附近的细胞会受到辐射。这限制了其对正常细胞的破坏作用，但仍会产生**交叉火力**效应，杀死未与抗体结合的相邻肿瘤细胞。因此，与非放射性标记的单克隆抗体疗法相比，放射性标记的单克隆抗体疗法可产生更佳肿瘤治疗反应。

表 13.5　放射性药物 ^{90}Y- 利妥昔单抗和 ^{131}I- 托西莫单抗治疗淋巴瘤

用于治疗的放射性药物	^{90}Y- 利妥昔单抗（Zevalin）	^{131}I- 托西莫单抗（Bexxar）[a]
放射性核素半衰期	64 小时	8 天
β 粒子	2.293 MeV 5 mm 路径	0.606 MeV 8 mm 路径
γ 发射	否	是，364 keV
治疗前辐射剂量测定	否	是
治疗前冷标抗体	嵌合利妥昔单抗	鼠托西莫单抗
HAMA	1%~2%	60%
门诊患者治疗	+	+/-

HAMA：人抗小鼠抗体。[a]Bexxar 目前已无市售。

钇 -90 替伊莫单抗（Zevalin）

2002 年，^{90}Y-Zevalin 成为首个 FDA 批准的经放射性标记的抗体治疗药物。通过螯合剂分子 tiuxetan，鼠免疫球蛋白 IgG1 κ 单克隆 CD20 抗体与纯 β 发射体 ^{90}Y 形成稳定的连接。^{90}Y 具有高能（2.29 MeV）β 粒子，射程仅为 5 mm，在靠近结合位点处形成有效剂量的辐射沉积。Zevalin 最初被批准用于治疗复发性、难治性或转化的 CD20$^+$ 非霍奇金淋巴瘤，但目前也被批准用于进行一线治疗。对于已知对鼠蛋白质（HAMA）有过敏反应，出现 >25% 骨髓受累或骨髓储备受损的肿瘤患者，禁用该药物。患者不得通过自体骨髓移植或利用造血干细胞进行骨髓毒性治疗。外射束辐射不应影响 >25% 的骨髓。中性粒细胞计数必须 >1500/mm^3，且血小板计数必须 >100 000/mm^3。

Zevalin 在血液中的平均物理半衰期为 27 小时，生物半衰期为 48 小时，因此对肿瘤区照射剂量为 15~17 戈瑞。尽管大多数示踪剂仍残留在体内，但仍有一些通过尿液排泄（7%）。作为一种纯 β- 发射体，不需要特殊的屏蔽，且可用于对门诊患者的治疗。此外，基本无需采取相关的辐射安全防护措施。

方法

治疗前给予未经标记的利妥昔单抗（Rituxan）以阻断参与血液和脾脏循环的细胞上的 CD20 抗原，从而抑制了潜在的脱靶毒性。因为输注期间患者可能出现严重甚至致命的反应，应对其进行密切监测。治疗中需要补液和频繁排尿。至于辐射照射对患者

周围人的影响，即使影响较小，患者也应尽量不要与他人进行长时间的紧密接触，应独自睡觉，并于接受辐射后的前 4~7 天尽量不要在公共场所出现。也应避免在接受辐射后第一周内进行交换体液的活动，并提倡注意浴室卫生。

毒性

在接受治疗后 7~9 周内，血细胞计数达到最低点，血小板和中性粒细胞减少 30%~70%，这种状况可能持续 7~35 天。约 7% 的中性粒细胞减少患者容易出现发热和感染。血小板减少症可导致出血。接受 Zevalin 治疗的患者中只有 1%~2% 会发生 HAMA 反应。此外，1.4% 的患者发生骨髓增生异常或急性骨髓性白血病。还有 75% 的患者会出现某种反应，其中 15%~37% 的患者表现出症状完全缓解。这明显优于单独使用未经标记的利妥昔单抗单克隆抗体治疗的效果。响应持续时间范围为 0.5~24.9 个月。

经 ^{131}I 标记的托西莫单抗（Bexxar）是一种靶向 CD20（与 Zevalin 的靶标相同）的鼠类 IgG2a 治疗性单克隆抗体，也于 2002 年获得 FDA 批准。这种抗体在临床试验中显示出优异的疗效和安全性；但是，最近一项大型临床试验表明，对接受 Bexxar 和 CHOP 治疗的患者与接受利妥昔单抗和 CHOP 治疗的患者进行比较发现，缓解率或生存率均无明显改善。这导致了该产品销售额下降，从而进一步导致了制造商于 2014 年停止生产该产品。

^{99m}Tc- 甲氧基异丁基异腈肾显像：嗜酸细胞瘤与肾细胞癌对比

由于 CT 使用范围越来越广，肾脏肿块的检出率得以提高。诊断过程中遇到的一个难题是，如何在术前区分侵袭性肾细胞癌瘤与良性病变。在没有明确诊断的情况下，大多数有实性肾脏病变的患者都会接受部分或根治性肾切除术。经肾切除术治疗的肾脏肿块中多达 20% 为良性，一半为嗜酸细胞瘤。^{99m}Tc- 甲氧基异丁基异腈摄取是线粒体代谢的标志，可用于对线粒体含量丰富的肾脏病变（例如，嗜酸细胞瘤和杂合嗜酸瘤细胞 / 嫌色细胞肿瘤）进行显像，但不能诊断肾细胞癌。已公布的研究发现，进行这种区分的准确度很高。行 ^{99m}Tc-sestamibi SPECT/CT 检查有可能为

患者省去不必要的侵入性操作和手术（图 13.32）。在最近的一项研究中，有 50 例临床有实性 T1 肾脏肿块且随后通过手术确认的患者，通过 ^{99m}Tc- 甲氧基异丁基异腈正确地鉴别出了 5/6（83%）的嗜酸细胞瘤和 2/2（100%）的嗜酸瘤细胞 / 嫌色细胞腺瘤。^{18}F-FDG 显像结果还表明，嗜酸细胞瘤中有明显摄取，不过尚未对此进行广泛研究。另一方面，肾细胞癌最常表现为低活度，或出现本底活度，该方法确定此类癌症的灵敏度为 50%~70%。

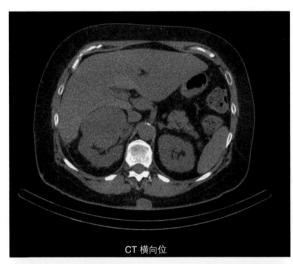

CT 横向位

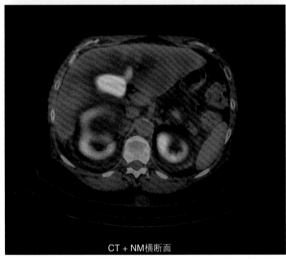

CT + NM横断面

图 13.32　肾脏肿块的 ^{99m}Tc- 甲氧基异丁基异腈 SPECT/CT 显像。在 CT 上观察到的肿块（**上图**）有确定的甲氧基异丁基异腈摄取。这排除了肾细胞癌，并且与嗜酸细胞瘤或嗜酸瘤细胞 / 嫌色细胞腺瘤的显像结果相一致

^{67}Ga 肿瘤显像

　　^{67}Ga- 枸橼酸盐最初用作骨显像剂，随后用于对感

染和肿瘤显像。在 FDG PET 之前，^{67}Ga 通常在各种肿瘤的分期和再次分期中发挥辅助作用，最常应用于淋巴瘤。^{67}Ga 具有高能光子、高本底活度和 48 小时显像的特点，因此它并不拥有最理想的成像特性。如今，除非无法进行 FDG PET 成像，否则很少使用这种方法进行肿瘤显像。如在关于感染的章节中所述，该方法对于特定适应证的炎症和感染成像仍有一定作用。

推荐阅读

生长抑素受体显像和治疗

Barrio M, Czernin J, Fanti S, et al. The impact of somatostatin receptor-directed PET/CT on the management of patients with neuroendocrine tumor: a systematic review and meta-analysis. *J Nucl Med*. 2017;58:756–761.

Bodei L, Ambrosini V, Hermann K, Modlin I. Current concepts in 68Ga-DOTATATE imaging of neuroendocrine neoplasms: interpretation, biodistribution, dosimetry, and molecular strategies. *J Nucl Med*. 2017;58:1718–1726.

Deppen SA, Blume J, Bobbey AJ, et al. Ga-68 DOTATATE compared with In-11-DTPA-Octreotide and conventional imaging for pulmonary and gastroenteropancreatic neuroendocrine tumors: a systematic review and meta-analysis. *J Nucl Med*. 2016;57:872–878.

Horch D, Ezziddin S, Haug A, et al. Effectiveness and side effects of peptide receptor radionuclide therapy for neuroendocrine neoplasms in German: a multi-institutional registry study with prospective followup. *Eur J Cancer*. 2016;58:41–51.

Kulkarni Harshad R, Singh A, Baum RP. Advances in the diagnosis of neuroendocrine neoplasms. *Semin Nucl Med*. 2017;46:395–404.

Oronsky B, Ma PC, Morgenstern D, Carter CA. Nothing but NET: a review of neuroendocrine tumors and carcinomas. *Neoplasia*. 2017;19:991–1002.

Sadowski SM, Neychev V, Millo C, et al. Prospective study of Ga-68-DOTATATE positron emission tomography/computed tomography for detecting gastro-entero-pancreatic neuroendocrine tumors and unknown primary sites. *J Clin Onc*. 2016;34:588–596.

Strosberg J, El-Haddad E, Wolin A, et al. Phase 3 Trial of Lu-177-Dotatate for midgut neuroendocrine tumors. *NEJM*. 2017;376:125–135.

肾上腺显像和治疗

Carrasquillo JA, Pandit-Taskar N, Chen CC. I-131 metaiodobenzylguanidine therapy of pheochromocytoma and paraganglioma. *Semin Nucl Med*. 2016;46:203–214.

Castellani MR, Aktolun C, Buzzoni R, et al. Iodine-131 metaiodobenzylguanidine (I-131 MIBG) diagnosis and therapy of pheochromocytoma and paraganglioma: current problems, critical issues, and presentation of a sample case. *Q J Nucl Med Mol Imaging*. 2013;57:146–152.

Pepe G, Bombardieri E, Lorenzoni A, Chiti A. Single photon emission computed tomography tracers in the diagnosis of neuroendocrine tumors. *PET Clin*. 2014;9:11–26.

Wilson JS, Gains JE, Moroz V, et al. A systematic review of 131 I-meta iodobenzylguandine molecular radiotherapy of neuroblastoma. *Eur J Cancer*. 2014;50:801–815.

前列腺癌显像

Fendler WP, Matthias Eiber, Beheshti M, et al. 68Ga-PMSA PET/CT: Joint EANM and SNMMI procedure guideline for prostate cancer imaging: version 1.0. *Eur J Nucl Med Mol Imaging.* 2017;44:1014–1024.

Fendler WP, Schmidt D, Wenter V, et al. 68Ga-PSMA PET/CT detects the location and extent of primary prostate cancer. *J Nucl Med.* 2016;57:1720–1725.

Parent EE, Schuster DM. Update on 18F-fluciclovine PET for prostate cancer. *J Nucl Med.* 2018;59(5):733–739.

Perera M, Papa N, Christidis D, et al. Sensitivity, specificity, and predictors of positive 68Ga-prostate-specific membrane antigen positron emission tomography in advanced prostate cancer: a systematic review and meta-analysis. *Eur Urol.* 2016;70:926–937.

Rabbar K, Ahmadzadehfar H, Kratochwil C, et al. German multicenter study investigating 177Lu-PMSA-617 radioligand therapy in advanced prostate cancer patients. *J Nucl Med.* 2017;58: 85–90.

Roach PJ, Francis R, Emmett L, et al. The impact of 68Ga-PSMA PET/CT on management intent in prostate cancer: results of an Australian prospective multicenter study. *J Nucl Med.* 2018;59:82–88.

Rowe SP, Drzezga A, Neumaier B, et al. Prostate-specific membrane antigen-targeted radiohalogenated PET and therapeutic agents for prostate cancer. *J Nucl Med.* 2016;57:90S–96S.

Rowe SP, Macura KJ, Mena E, et al. PSMA-based [(18)F]DCFPyL is superior to conventional imaging for lesion detection in patients with metastatic prostate cancer. *Mol Imaging Biol.* 2016;18:411–419.

乳腺显像

Berg WA. Nuclear breast imaging: clinical results and future directions. *J Nucl Med.* 2016;57:46S–52S.

Berg WA, Madsen KS, Schilling K, et al. Comparative effectiveness of positron emission mammography and MRI in the contralateral breast of women with newly diagnosed breast cancer. *AJR Am J Roentgenol.* 2012;198:219–232.

Brem RF, Ruda RC, Yang JL, et al. Breast-specific imaging for the detection of mammographically occult breast cancer in women at increased risk. *J Nucl Med.* 2016;57:678–682.

Conners AL, Hruska CB, Tortorelli CL, et al. Lexicon for standardized interpretation of gamma camera molecular breast imaging: observer agreement and diagnostic accuracy. *Eur J Nucl Med Mol Imaging.* 2012;39:971–982.

Even-Sapir E, Golan O, Menes T, et al. Breast imaging utilizing dedicated gamma camera and 99mTc-MIBI: experience at the Tel Aviv medical center and review of the literature breast imaging. *Semin Nucl Med.* 2016;46:286–293.

Fowler AM. A molecular approach to breast imaging. *J Nucl Med.* 2014;55:177–180.

Surti S. Radionuclide methods and instrumentation for breast cancer detection and diagnosis. *Semin Nucl Med.* 2013;43:271–280.

前哨淋巴结淋巴闪烁显像

Gershenwald JE, Ross MI. Sentinel-lymph-node biopsy for cutaneous melanoma. *N Engl J Med.* 2011;364:1738–1745.

Moncayo VM, Alazraki AL, Alazraki NP, Aarsvold JN. Sentinel lymph node biopsy procedures. *Semin Nucl Med.* 2017;47:595–617.

Pasquali S, Mocellin S, Campana LG, et al. Early (sentinel lymph node biopsy-guided) versus delayed lymphadenectomy in melanoma patients with lymph node metastases: personal experience and literature meta-analysis. *Cancer.* 2010;116:1201–1209.

Wong SL, Balch CM, Hurley P, et al. Sentinel lymph node biopsy for melanoma: American Society of Clinical Oncology and Society of Surgical Oncology joint clinical practice guideline. *Ann Surg Oncol.* 2012;19:3313–3324.

抗体疗法

Eskian M, Khorasanizadeh M, Kraeber-Bodere F, Rezaei N. Radioimmunotherapy in non-Hodgkin lymphoma: prediction and assessment of response. *Crit Rev Oncol Hematol.* 2016;107:182–189.

Rizzieri D. Zevalin (ibritumomab tiuxetan): After more than a decade of treatment experience, what have we learned? *Crit Rev Oncol/Hematol.* 2016;105:5–17.

99mTc- 甲氧基异丁基异腈：肾嗜酸细胞腺瘤 / 嫌色细胞瘤 vs 肾细胞癌

Gorin MA, Rowe SP, Baras AS, et al. Prospective evaluation of 99mTc-sestamibi SPECT/CT for the diagnosis of renal oncocytomas and hybrid oncocytic/chromophobe adenomas. *Eur Assoc. Urology.* 2015;69:413–416.

（朱　华　周妮娜 译审）

将 PET 和 SPECT 分子影像检查用于大脑，可以对 MR 成像和 CT 所示的解剖学信息进行补充。通过核医学技术检测细胞功能，通常可以在较早阶段诊断疾病，或者可以更准确地反映疾病严重程度。将 PET 和 SPECT 与 CT 或 MR（PET/CT、SPECT/CT 和 PET/MR）结合使用的一体化设备，可实现图像最佳采集，使结构和功能数据能够更准确地相互关联。中枢神经系统（central nervous system，CNS）核医学成像的适应证包括：痴呆的特征描述、帕金森综合征的诊断、癫痫术前发作病灶的定位、肿瘤复发的诊断、脑死亡的识别、血管疾病（如颈动脉闭塞后或烟雾病中）的脑卒中风险评估以及脑脊液（cerebrospinal fluid，CSF）流量或脑室分流功能评估。专栏 14.1 列出了最常见的适应证。

专栏 14.1　采用核医学技术进行脑分子成像的适应证
癫痫发作病灶定位
痴呆诊断
帕金森病 / 帕金森综合征与特发性震颤的鉴别诊断
复发性胶质瘤的诊断
在环形强化的病变中鉴别肿瘤与机会性感染
脑卒中高风险患者的血管储备评估
急性脑卒中：选择进行溶栓疗法的候选患者
脑死亡诊断
脑室分流功能
正常压力脑积水
脑脊液漏诊断
研究性
精神疾病
头部创伤
神经炎症
各种类型痴呆中的 τ 蛋白病及其他蛋白病

血脑屏障（blood-brain barrier，BBB）使 CNS 成像更加复杂。当诸如胶质母细胞瘤之类的疾病破坏 BBB 时，可使用传统示踪剂，如铊 -201（^{201}Tl）和

^{99m}Tc- 甲氧基异丁基异腈。然而，完整的 BBB 也会阻止大多数放射性药物进入大脑（图 14.1）。目前临床上运用两种亲脂性 SPECT 示踪剂，即 ^{99m}Tc-HMPAO 和 ^{99m}Tc- 半胱氨酸乙酯二聚体（^{99m}Tc-ECD），它们能够穿过血脑屏障并被存活的神经元摄取。^{18}F-FDG 是最常用的 PET 示踪剂，是一种葡萄糖类似物，由大脑主动摄取，与大脑所需的"能量"葡萄糖的摄取路径相同。现在已经开发出了能够利用其他摄取机制（例如依靠关键氨基酸进行摄取）的放射性示踪剂。例如，^{18}F-FDOPA PET 或多巴胺转运蛋白（DAT）类似物碘（^{123}I）氟潘（^{123}I-DaTscan）SPECT 对帕金森病的黑质纹状体功能进行成像。

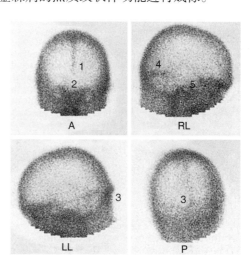

图 14.1　正常 ^{99m}Tc-DTPA 平面延迟图像。前位（A）、右侧位（RL）、左侧位（LL）和后位（P）投影。在前位像和后位像中可见上矢状窦（1），隐约可见额窦底（2）、窦汇（3）、横窦（4）和蝶窦（5）

PET 成像对我们所理解的痴呆做出了重大贡献。在研究阿尔茨海默病和轻度认知功能损害（mild cog- nitive impairment，MCI）的多中心试验中，正在研究已批准用于检测异常 β 淀粉样蛋白沉积物（^{18}F-florbetapir、^{18}F-flutemetamol、^{18}F-florbetaben）的

PET 放射性药物的影响。此外，也正在用靶向放射性示踪剂探索痴呆亚型中聚积在脑内的其他蛋白质，如 τ 蛋白。目前正在为神经炎症和导致神经系统变性疾病的其他过程寻找影像生物学标志物。

本章回顾了常用的闪烁显像脑成像程序。表 14.1 列出了在 PET 和 SPECT 的临床用途中能够穿过完整 BBB 的放射性药物。表 14.2 列出了几种实验性 PET 示踪剂。

脑解剖学知识对于理解疾病模式和图像解读至关重要。大脑由两个半球组成，进一步分为几个大脑叶，位于小脑幕的上方。另外还有位于颅后窝内下方的小脑。大脑叶位置如图 14.2 所示。已经确定了这些大脑叶内的关键功能中心或区域，在试图将临床变化与解剖学和功能图像进行关联时，这些中心十分重要（图 14.3）。动态放射性核素脑血流量和脑死亡检查等研究可以在有限程度上显现大脑的血

表 14.1	能够穿过完整血脑屏障的用于功能性脑成像的临床批准的放射性药物	
示踪剂	定位机制	用途
¹⁸F-FDG	葡萄糖代谢：细胞活性和存活力	• 神经系统变性病的诊断 • 存活脑组织和缺血性疾病的评估 • 肿瘤（复发）的诊断 • 发作间期癫痫发作病灶定位
锝-99 m（⁹⁹ᵐTc）六甲基丙二基胺肟（Technetium-99 m hexamethyl propyleneamine，⁹⁹ᵐTc-HMPAO，Ceretec） ⁹⁹ᵐTc-半胱氨酸乙酯二聚体（⁹⁹ᵐTc-ethyl cysteinate dimer，⁹⁹ᵐTc-ECD，Neurolite）	灌注和代谢反映细胞活性和存活力	• 神经系统变性病的诊断 • 存活脑组织和缺血性疾病的评估 • 发作期/发作间期癫痫发作病灶定位
碘（¹²³I）氟潘（DaTscan）	突触前多巴胺转运蛋白（DAT）结合	帕金森综合征/帕金森病的诊断
¹⁸F-florbetapir（¹⁸F-AV-45） ¹⁸F-florbetaben（¹⁸F-AV-1） ¹⁸F-flutemetamol（¹⁸F-3'-F-PIB）	β 淀粉样蛋白（Beta-amyloid，Aβ）沉积	排除或诊断潜在的阿尔茨海默病
铊-201（²⁰¹Tl） ⁹⁹ᵐTc-甲氧基异丁基异腈（MIBI）	非特异性摄取与灌注和活性有关 • ²⁰¹Tl-Na⁺/K⁺ 泵 • MIBI 线粒体活性	复发性脑肿瘤与 MRI 增强图像中显示的治疗后瘢痕的鉴别诊断

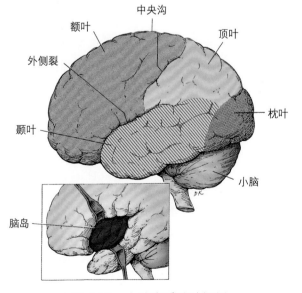

图 14.2　大脑皮质脑叶解剖

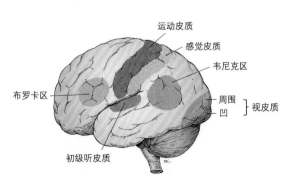

图 14.3　大脑的运动、感觉、视觉、言语和听觉的功能和联想中心

表 14.2 实验用脑部 PET 放射性药物

示踪剂	显像靶标
^{11}C-PIB	β 淀粉样蛋白（Beta-amyloid, Aβ）沉积
^{18}F-FDDNP	Aβ、τ 蛋白，其他蛋白质（如亨廷顿蛋白）
^{18}F-flortaucipir（^{18}F-AV-45）	τ 蛋白沉积
^{18}F-MISO ^{64}Cu-ATSM	肿瘤乏氧
^{18}F-氟胸苷（^{18}F-FLT）	DNA 合成 / 肿瘤诊断
^{18}F-氟乙基 L-酪氨酸胸苷（^{18}F-FET） ^{11}C-甲硫氨酸	氨基酸代谢 / 肽合成 / 肿瘤诊断
^{18}F-氟-L-多巴	肽合成（肿瘤）和神经递质（能够进行临床使用的研究中心有限）
^{11}C-二氢丁苯那嗪（^{11}C-DTBZ） ^{18}F-氟丙基二氢丁苯那嗪（^{18}F-DTBZ）	囊泡单胺转运蛋白体 2
^{11}C-雷氯必利 ^{18}F-fallypride	D2/D3 多巴胺受体活性
^{11}C-卡芬太尼	μ 亚型阿片受体活性
^{18}F-FDPN	阿片受体（非特异性）活性
^{11}C-氟硝安定	苯二氮草受体活性
^{11}C-东莨菪碱	毒蕈碱胆碱能受体活性
^{11}C-麻黄碱	肾上腺素能神经末梢活性
^{15}O-H$_2$O	血流量
^{15}O-O$_2$	氧代谢和流量
^{15}O- 或 ^{11}C-碳氧血红蛋白	血容量

^{18}F-FDDPN: 2-(-(6-((2-[^{18}F]氟乙基)（甲基)-氨基)-2-萘基）亚乙基)丙二腈；FDPN：氟乙基-6-O-二丙诺啡；^{18}F-MISO：氟硝基咪唑；PIB：匹兹堡化合物 B。

管供应，因此了解动脉和静脉的解剖结构十分重要（图 14.4 和图 14.5）。对于图像解读而言，更重要的是熟悉这些血管所供应的大脑区域（图 14.6）。

放射性药物

大脑只利用葡萄糖供能，使用葡萄糖类似物 ^{18}F-FDG 显像时，可以确定大脑不同区域的活动水平。局部脑葡萄糖代谢（regional cerebral glucose metabolism，rCGM）水平通常与局部脑血流量（regional cerebral blood flow，rCBF）密切相关，两个参数均反映神经元的活性。

^{18}F-FDG 利用葡萄糖转运蛋白系统穿过 BBB。进入神经元后，被己糖激酶-1 快速磷酸化。^{18}F-FDG 无法通过葡萄糖代谢通路进一步代谢，并且一旦被磷酸化，也无法穿过细胞膜，从而滞留于细胞内。大约 4% 的给药剂量定位于大脑。注射后 35 分钟达到 95% 的峰摄取量。迅速通过尿液排泄，2 小时内可清除 10%~40% 的剂量。^{18}F-FDG 的半衰期较长，为 110 分钟，因此可以从区域回旋加速器生产设施处运输至使用地点。与所有 PET 发射体一样，其衰变会产生两个方向相反、能量相同的 511 keV 高能 γ 光子，最好使用专用 PET/CT 或 PET/MR 照相机进行检测。

目前用于评估局部脑血流量的两种 SPECT 示踪剂是 ^{99m}Tc-HMPAO 和 ^{99m}Tc-ECD。这两种中性亲脂性示踪剂用于脑血流量评估的优势在于：穿过 BBB 的高首过摄取量、与 rCBF 相对应的分布以及理想的 140 keV γ 光子。然而，两者都略微低估了真实 rCBF，尤其在高血流状态下。^{99m}Tc 灌注示踪剂一旦进入神经元内部后就相对稳定。因此，图像可能会延迟，并且延迟图像仍会显示注射时的灌注模式。例如，如果在癫痫发作期间注射示踪剂，则可在癫痫发作得到控制后（几小时内）获取图像。

20 世纪 80 年代中期首次采用 ^{99m}Tc-HMPAO [^{99m}Tc-依沙美肟（Ceretec）]。^{99m}Tc-HMPAO 最初以试剂盒的形式提供，需要在放射性标记后 30 分钟内使用；然而，此后添加了稳定剂，使其保质期延长至 4 小时。应在注射前使用新鲜发生器洗脱物（<2 小时）标记放射性药物的剂量。^{99m}Tc-HMPAO 的首过提取率约为 80%；3.5%~7% 的注射剂量在注射后 1 分钟内定位于脑中。一旦穿过 BBB，它就进入了神经元，变成一种极性亲水分子，被捕获在细胞内。然而，一些放射性药物可能以不同的同质异能结构存在而不会被捕获。尽管在最初的 2 分钟内会消除高达 15% 的剂量，但在接下来的 24 小时内几乎没有损失。可在注射后 20 分钟至 2 小时内采集 SPECT 图像。主要通过肾（40%）和胃肠（15%）排泄。

^{99m}Tc-ECD（^{99m}Tc-比西酯，Neurolite）是一种中性亲脂性示踪剂，如 ^{99m}Tc-HMPAO 一样被动扩散穿过 BBB。制备后，^{99m}Tc-ECD 药剂可在 6~8 小时内保持稳定。其首过提取率为 60%~70%，脑活度峰值达到注射剂量的 5%~6%。与 ^{99m}Tc-HMPAO 相比，它的血液清除速度更快，因此脑本底比值更高。注射后 1 小时，血液中的残留剂量不到 5%，相比之下，^{99m}Tc-HMPAO 残留剂量超过 12%。

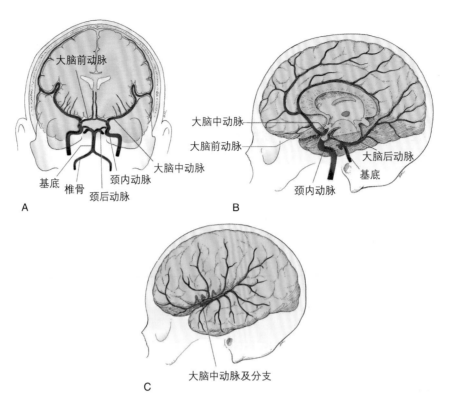

图 14.4 （A）冠状和（B）中线矢状断面的大脑动脉解剖图。椎动脉汇合形成后方基底动脉。然后基底动脉和两条前部颈内动脉在脑底形成大脑动脉环。在这里可以看到前内侧的两条大脑前动脉、外侧的大脑中动脉和后内侧的两条大脑后动脉。大脑前动脉在胼胝体上方沿其内侧边缘供应大脑前部，向后延伸至顶裂，居中延伸至基底神经节的前部。大脑后动脉也位于内侧，供给枕叶和小脑。大脑中动脉在外侧裂中横向延伸，然后在脑岛表面向后和向上延伸，并在此处形成分支到达大脑侧半球。（C）左侧位像显示了其在皮质上的浅表走向

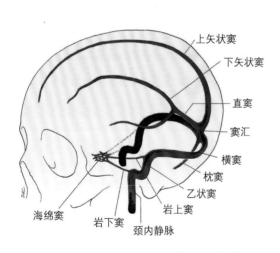

图 14.5 脑静脉解剖图。上矢状窦在半球间裂上缘内沿脑镰走行。下矢状窦较小，在胼胝体上走行，与大脑大静脉汇合形成直窦，直窦在枕骨隆凸的窦汇处汇入上矢状窦。横窦经矢状窦和枕窦汇入颈内静脉

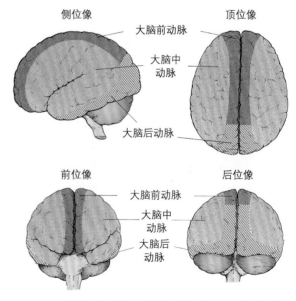

图 14.6 大脑前、中、后动脉的局部大脑皮质灌注

一旦进入细胞内，^{99m}Tc-ECD 会经历酶促脱酯作用，形成无法穿过细胞膜的极性代谢产物。但是，一些经标记的代谢产物消除速度缓慢（每小时约 6%），4 小时消除约 25% 的放射性活度。尽管在注射后 15~30 分钟时采集的图像可能优于 ^{99m}Tc-HMPAO 显像，但不是延迟成像的最佳选择。

PET 图像采集

^{18}F-FDG PET 脑成像的患者准备与肿瘤学应用中的准备工作相似。患者应在注射前禁食 4~6 小时，血清葡萄糖需要低于 200 mg/dl，停用胰岛素 2 小时（短效胰岛素）至 8~12 小时（长效胰岛素），在检查前几天应避免剧烈运动。运动和胰岛素会使放射性示踪剂分流到肌肉中，从而降低大脑的活度。

应在安静、光线昏暗的房间内注射 ^{18}F-FDG，摄取期间（至少 30~35 分钟）患者应保持静止且不受干扰。CT 成像效果有限，尤其是在后颅窝处，使用低剂量方案和固定的照相机机架角度分别会造成噪声和条纹伪影。如果不能正确计算衰减校正，在使用 PET/MR 时后颅窝处也会出现问题。如果没有 CT 进行衰减校正，则使用数学或基于图集的衰减校正方法，可能会在 PET 上造成大量伪影。虽然飞行时间技术常用于最新一代的扫描仪，但这种技术用于扫描仪不如用于人体中更有效，因为人体的散射和衰减通常更大。专栏 14.2 列出了一个示例方案。

对于 SPECT 脑灌注检查，不需要特别的准备。与 PET 检查相同，患者在安静、光线昏暗的房间内接受注射。为了获得最佳质量的图像，使用 ^{99m}Tc-ECD 时应延迟 30~60 分钟，使用 ^{99m}Tc-HMPAO 时应延迟 30~90 分钟，以改善信噪比。多探头 γ 照相机产生的图像优于单探头系统的图像。患者摆位与所用设备同样重要。照相机探头必须尽可能靠近患者，否则分辨率会降低。从工作台一侧延伸出的探头固定器附件可使照相机探头与患者的距离比工作台宽度或患者肩膀宽度更短。对于体重较重的患者和肩部阻挡视野的患者，可能看不到其后颅窝。通过迭代重建或滤波反投影对 SPECT 图像进行处理。应用过滤器使图像平滑。通常在后处理阶段为每位患者进行过滤器采样与修正，以获得最佳图像。专栏 14.3 给出了 [99m]TcSPECT 成像的方案。

^{99m}Tc-HMPAO SPECT 图像反映了皮质 rCBF，因为它是由大脑的需氧量决定的。此外，血流分布通常与 ^{18}F-FDG PET 图像所示的葡萄糖代谢分布相似。突触活动越多的区域需要越大的血流量。因此，激活研究可以定位到受到某一特定任务刺激而显示血流量增加的大脑区域。尽管 SPECT 和 PET 扫描的结果都与神经元活动密切相关，但许多研究表明，更佳的 PET 图像灵敏度更高。鉴于这种优势，PET 已在很多应用中取代了 SPECT。

专栏 14.2　[18]F-FDG 脑部 PET/CT 成像的示例方案

患者准备

- 患者禁食 4~6 小时，避免摄入碳水化合物，保持正常的血糖水平。
- 患者充足饮水。
- 如果患者服用胰岛素，则延迟注射，直至药效消失（例如，服用短效胰岛素后 2 小时，服用长效胰岛素后 8~12 小时）。
- 监测血糖。当血糖低于 180~200 mg/dl 时，才可以注射放射性药物。
- 血糖升高：考虑重新安排时间，给予胰岛素，重新检查血糖水平，延迟 2 小时注射。
- 如果患者出现癫痫发作，建议进行发作间期扫描。EEG 可用于避免发作后期或隐匿性发作期的错误解读。
- 如果需要清醒镇静，则注射 20 分钟后在尽可能接近扫描时给予短效苯二氮。

放射性药物

- ^{18}F-FDG 8 mCi（296 MBq）静脉注射（IV）[范围 5~12 mCi（185~444 MBq）]
- 在安静、光线昏暗的房间内进行注射，患者需要睁开眼睛。
- 等待 35~60 分钟（在任何后续扫描中都遵循相同的延迟时间）。

图像采集

- 低剂量 CT 扫描用于进行衰减校正/解剖学定位（造影剂可选）
- 采集：每个床位 7~12 分钟，共一个床位
  - 如果预计会出现明显的运动伪影，则可以采集动态序列扫描图像（例如，5 个，2 分钟/帧）。

处理

- 大脑沿前联合-后联合平面定向。
- 迭代（或分析）重建，自动化软件。
- 像素大小 <2 mm。

灰质与白质的摄取量差异为（2~4）:1。白质中的病变通常检测不到或无法与相邻的 CSF 空间区分，因此在检测白质变化和脑室扩大时有必要同时采用 MRI 或 CT。尽管在 CT 和 MRI 上看到的解剖学结构更加清晰，但许多结构通过闪烁显像也能清楚地成像（图 14.7A、D）。通常，各脑叶放射性活度均匀分布，这与注射时的情况有关。例如，强光会增加枕叶活度，错误地导致额叶出现活度减少。

^{99m}Tc-HMPAO 的分布与 ^{99m}Tc-ECD 的分布略有不同。[99m]Tc-HMPAO 在额叶、丘脑和小脑中浓聚更多，而 ^{99m}Tc-ECD 对顶叶和枕叶具有更高的亲和力。尽管二者差异通常并不明显，但进行系列检查时最好使用相同的示踪剂，大多数临床医生会使用他们最熟悉的示踪剂。

专栏 14.3　SPECT 脑血流灌注显像方案

患者准备

无；提前开始静脉（IV）通路。

放射性药物

^{99m}Tc-HMPAO（Ceretec）或 ^{99m}Tc-ECD（Neurolite）

成人：20~30 mCi（740~1100 MBq）IV

儿童剂量：0.2~0.3 mCi/kg（7.4~11.1 MBq）；最小剂量 3~5 mCi（111~185 MBq）IV

确保药剂符合建议的 6 小时保质期参数要求。

在安静、光线昏暗的房间内进行注射，患者需睁开眼睛。

摆位

照相机探头和患者之间应保持尽可能最小的距离。探头固定器延伸至工作台边缘以外，可以将照相机探头更紧密地靠近患者摆放。

照相机设置：

轨道： 圆形

准直器： 高分辨率、平行孔

采集： 角度为 3°/ 步、40 次停止 / 探头、40 秒 / 次停止（总时间，27 分钟）

计算机： 矩阵大小：128×128，变焦：1.5~2（像素大小 ≤3.5 mm）

处理： 滤波反投影或迭代重建

滤波器： 汉明，1.2 高频截止频率，或其他低通（例如，巴特沃思）滤波器

衰减校正： 可以使用

专栏 14.4　痴呆的常见原因

退行性痴呆 / 神经系统变性蛋白质病

血管性痴呆：脑卒中或多发性脑梗死性痴呆

维生素 B_{12} 缺乏

药物治疗（药物滥用、用药过量或由不良反应引起）

酗酒

抑郁症

甲状腺疾病

感染（例如 HIV/AIDS、莱姆病）

硬脑膜下血肿

正常压力脑积水

脑肿瘤

多发性硬化

肾衰竭、心脏病、慢性阻塞性肺疾病、脱水

专栏 14.5　神经系统变性疾病

- 阿尔茨海默病（Alzheimer's disease，AD）
  - 典型、晚发型"遗忘"AD
  - AD 变体形式：后皮质萎缩、皮质基底节综合征 / 皮质基底节变性、额叶型 AD、Logopenic 型原发性进行性失语
- 额颞痴呆（frontotemporal dementia，FTD）/ 额颞叶变性（fronto temporal lobar degeneration，FTLD）
  - 行为型 FTLD（例如，皮克病）
  - 原发性进行性失语（primary progressive aphasia，PPA）：语义性 PPA，非流利性 PPA
- 帕金森综合征
  - 帕金森病（Parkinson's disease，PD）
  - 非典型帕金森综合征：进行性核上性麻痹、多系统萎缩、皮质基底节综合征
- 路易体痴呆（dementia with Lewy bodies，DLB）
- 其他
  - 慢性创伤性脑病（chronic traumatic encephalopathy，CTE）
  - 脑淀粉样血管病（cerebral amyloid angiopathy，CAA）
  - 唐氏综合征（21 三体综合征）
  - 亨廷顿舞蹈症
  - Creuzfeldt-Jakob 病（不仅包括朊病毒病）

SPECT 和 PET 示踪剂的正常分布也会随着年龄而变化。对于婴儿，额叶灌注相对较少。这种额叶活度会随时间增加，大约 2 岁时达到成人水平。在成人中，大脑整体活度随着年龄的增长而减少，在额叶更为明显。鉴于这些变化，使用与年龄匹配的正常活度数据库的比较结果和能够对 rCBF 定量的计算机程序可能有助于提高图像解读的准确度。

尽管痴呆可能由多种原因引起（专栏 14.4），但通常是由神经系统变性疾病引起（专栏 14.5）。神经系统变性疾病，也称为蛋白质病，是由神经毒性、错误折叠的蛋白质随时间累积而引起的各种疾病。这些疾病不仅可以根据症状进行分组（专栏 14.6），而且还可以根据每种疾病的潜在关键蛋白质进行分组（图 14.8A、B）。

阿尔茨海默病中的异常蛋白质

阿尔茨海默病（AD）与两种异常蛋白质有关，这两种蛋白质构成组织病理学发现的细胞外"老年"斑和细胞内**神经元纤维缠结**（neural fibrillary tangles，NFT）。NFT 由一种称为 τ 蛋白的蛋白质组成，而斑块主要由异常折叠的淀粉样蛋白质即 β 淀粉样蛋白（也称为淀粉样 β 或 Aβ）组成。Aβ 的异常构型导致碎片自动聚集，形成折叠片层和不溶性原纤维。

淀粉样蛋白级联假说认为，Aβ 沉积引发神经炎症、NFT 形成、血管损伤和突触损失，是最终导致 AD 中神经元死亡的中心事件。一些研究表明 Aβ 原纤维具有神经毒性，为该理论提供了支持。此外，在家族性 AD 中发现的遗传缺陷通过改变**淀粉样前体蛋白**（amyloid precursor protein，APP）的数量或

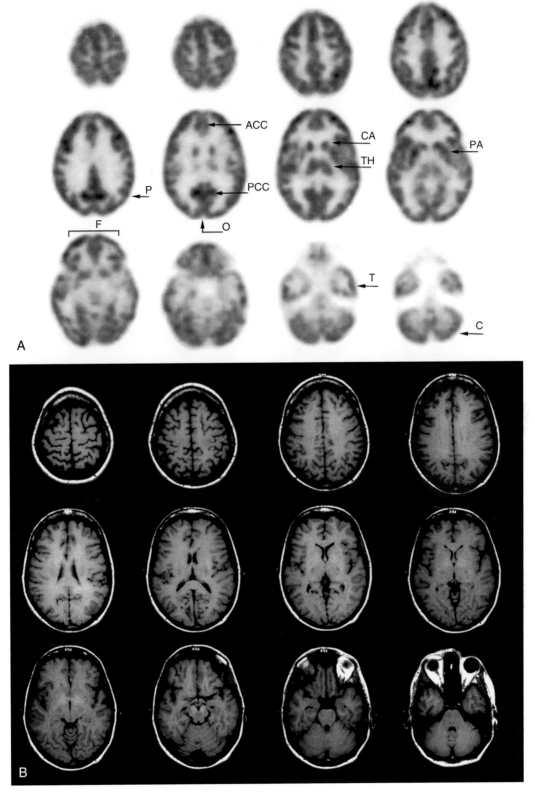

图 14.7 ^{18}F-FDG 的正常分布。高分辨率（A）PET 横断面图像和 T1 加权 MRI 上相同断面的图像（B）

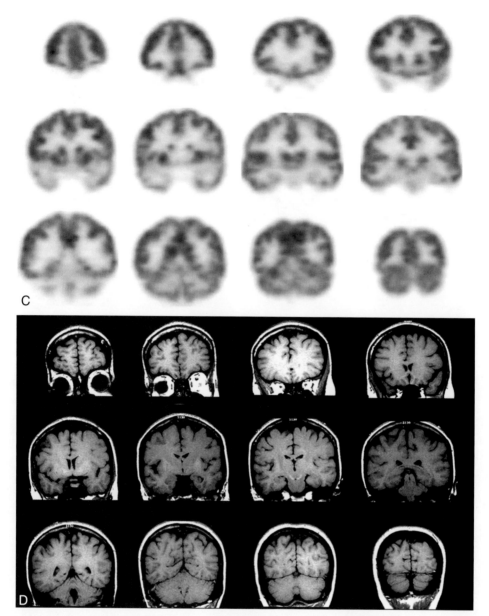

图 14.7（续） 冠状位 PET（C）和相应的 T1 加权 MRI（D）。ACC：前扣带皮质；C：小脑；Ca：尾状核；F：额叶；O：枕叶；P：顶叶；PA：壳核；PCC：后扣带皮质；T：颞叶；Th：丘脑

通过改变翻译后加工过程中 APP 的切割方式导致异常 Aβ 增加。异常 Aβ（即 Aβ42）片段具有不同的构型，导致自动聚集并形成在阿尔茨海默病中发现的不溶性原纤维和折叠片层。

在寻找治疗 AD 的方法时，根据淀粉样蛋白级联假说，关注点集中在细胞外纤维斑块上。然而，迄今为止，采用了能够纠正淀粉样蛋白堆积的新疗法的临床试验并未能纠正认知能力下降或改变疾病进程。如果淀粉样蛋白级联假说是完全正确的，则很难解释其他几个事实。首先，在 15%~30% 的认知正常的老年患者中也能观察到显著的 Aβ 沉积。而且，淀粉样蛋白的量和分布不能反映症状的阶段或严重程度。例如，在 AD 病程中，很早就会出现前内侧颞叶功能障碍，但直到疾病后期才能在此处检测到斑块（首先出现在基底颞叶、前扣带和顶叶岛盖）。此外，Aβ 斑块在疾病有临床表现之前几十年就已经出现，而在症状达到顶峰之前多年就已经达到稳定状态。

尽管关于淀粉样蛋白重要性的信息存在矛盾，但通过 PET 检测淀粉样蛋白的存在或测量 CSF 淀粉样蛋白浓度的变化有助于诊断痴呆，尤其是在 AD 与额颞叶变性（FTLD）的鉴别诊断方面。可能导致痴呆的其他促进因素包括小胶质细胞过度活跃引起的炎症、毒性碎片的吞噬降低以及与存在的异常蛋白

专栏 14.6 常见神经系统变性疾病的主要或关键早期特征

痴呆

情景记忆丧失、在熟悉的地方迷路、难以执行多步骤任务

- 阿尔茨海默病（AD）：
  - 经典阿尔茨海默病（遗忘 AD）：记忆丧失 - 出现在疾病早期
    - 典型晚发型（≥65 岁）、偶发性（家族性罕见）
    - 与晚发型相比，早发型（<60~65 岁）可能具有家族性且进展迅速
  - AD 变体形式：淀粉样蛋白阳性疾病，通常为早发型，通常最初时记忆完整，但表现出其他关键特征（见以下几点）
    - 后皮质萎缩（视觉型）、Logopenic 型原发性进行性失语（语言型）、皮质基底节综合征（运动型）、行为或额叶型 AD 变体
- 路易体痴呆（dementia with Lewy bodies，DLB）
  - 波动性认知功能减退、幻视、快速眼动睡眠障碍
  - 帕金森综合征：运动迟缓、僵硬和 / 或静止性震颤
  - 辅助体征：自主神经功能障碍、对抗精神病药物有严重反应、跌倒 / 姿势不稳
- 帕金森病痴呆（Parkinson's disease dementia，PDD）：帕金森病（PD）的常见发展
  - PD、PDD 和 DLB 可能代表一系列疾病，并可能与 AD 重叠。

性格与行为

性格改变、去抑制、丧失判断力、冷漠

- 行为型额颞叶变性（behavioral variant frontotemporal lobar degeneration，bvFTLD）
- 额叶型 AD：临床表现类似 FTLD，其潜在组织病理学类似于 AD（例如，τ 蛋白神经原纤维缠结、淀粉样蛋白）

言语与语言

- FTLD 原发性进行性失语（PPA）
  - 语义型原发性进行性失语（semantic variant primary progressive aphasia，svPPA）
    - 无法理解 / 记住单词的含义，无法理解句子
  - 非流利性进行性失语（nonfluent variant progressive aphasia，NFPA）或进行性非流利性失语（progressive nonfluent aphasia，PNFA）
    - 言语不合语法和 / 或犹豫（不流利）、发音 / 说出单词有困难、言语可能含糊不清或声音可能改变
- 阿尔茨海默病变体（AD 的语言变体）：
  - Logopenic 型 PPA（lvPPA）或 Logopenic 型进行性失语（LVPA）
    - 在说出物体的名字和重复方面存在缺陷，保留了语义、运动和句法能力
    - 患者因在脑中搜索合适的单词而语速减慢，但仍保留对单词含义的理解，且说话时不会感到身体费力。

运动异常：帕金森综合征和运动神经元病理学

- 帕金森综合征：静止性震颤、僵硬、行动迟缓、跌倒、姿势不稳 / 平衡问题

- PD
  - 帕金森综合征、嗅觉丧失或心交感神经缺失
  - 对多巴胺能药物有反应
  - 频发性痴呆（PDD）
  - 临床区分 PD 和非典型帕金森综合征（atypical parkinsonian syndromes，APS）可能比较困难。
- DLB
  - 痴呆、幻视、帕金森综合征
- 多系统萎缩（multisystem atrophy，MSA）
  - 非典型帕金森综合征：共济失调，长束体征
  - MSA-P：帕金森综合征症状主导
  - MSA-C：小脑性共济失调、自主神经系统功能障碍
- 进行性核上性麻痹（progressive supranuclear palsy，PSP）
  - 最常见的一种 APS
  - 动眼异常和垂直注视缺陷
  - 僵硬、跌倒、步态障碍、延髓症状
- 皮质基底节变性（见以下几点）
- 运动神经元 / 运动皮质
- **皮质基底节综合征（corticobasal syndrome，CBS）：用于一系列症状、多种潜在病因的术语**
  - 皮质基底节变性（corticobasal degeneration，CBD）：尸检时伴有 τ 蛋白病的 CBS（占 CBS 的 50%）
  - **不对称**，通常始于某一上肢或下肢
  - 运动皮质 / 运动前区受到影响：进行性僵硬和失用、异己肢体现象
  - 纹状体（基底神经节）/ 锥体外系功能障碍：帕金森综合征
  - 可能还会显示：肌阵挛、吞咽困难、视空间定向障碍、失算、痴呆
  - 症状可能与其他伴有运动缺陷的神经系统变性疾病（PSP、PD 和 MSA）重叠
- 其他：
  - 肌萎缩侧索硬化（amyotrophic lateral sclerosis，ALS）：上、下运动神经元
  - 亨廷顿舞蹈症

视觉异常

- 视野缺损
  - 后皮质萎缩（posterior cortical atrophy，PCA）：视觉型 AD
    - 表现为枕叶外侧不对称受累引起的异常记忆最初相对保留
    - 磁共振成像中可能看到枕叶不对称萎缩
- 幻视
  - DLB
  - AD：后期检查结果中高达 20%
  - 有时可见于后皮质萎缩（PCA）

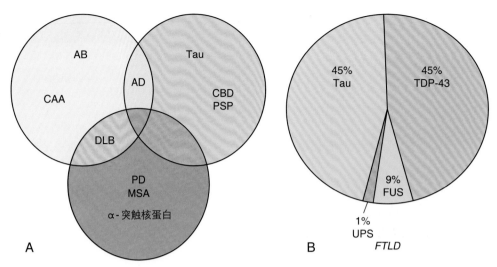

图 14.8（A）退行性脑病（蛋白质病）可根据存在的异常蛋白质进行分类。β 淀粉样蛋白（Aβ）首先出现在阿尔茨海默病（AD）斑块中。血管周淀粉样蛋白存在于脑淀粉样血管病（CAA）和路易体痴呆（DLB）中。τ 蛋白病是由 τ 蛋白异常沉积引起，包括 τ 亚型额颞叶痴呆（tau subtype of frontotemporal lobar dementia，FTLD-t）、皮质基底节变性（CBD）和进行性核上性麻痹（PSP）。α 突触核蛋白是在 DLB 和帕金森病（PD）中发现的主要成分，存在于多系统萎缩（MSA）的异常神经突中。（B）除 τ 蛋白外，在 τ 蛋白阴性的病例中，FTLD 中的蛋白质通常包括 TDP-43 或肉瘤融合（fused in sarcoma，FUS）蛋白。在较早的文献中，这两个实体可能被标记为 "U"（表示 unknown，未知）或 "UPS"（表示 ubiquitin protease system，泛素蛋白酶系统标记物），最近已经对它们的特征进行了描述

质结合相关的毒性。在 AD 中，异常 Aβ 和 τ 蛋白之间的关系越来越引起人们的关注。

　　τ 蛋白通常参与细胞微管对细胞内转运的调节，并由位于 17 号染色体上的 *MAPT* 基因编码。NFT 主要由不溶性、异常磷酸化（过度磷酸化）形式的微管相关的 τ 蛋白（MAPT 或 τ）组成。

　　在 AD 中，τ 蛋白的积聚模式反映了功能变化的进展。细丝首先出现于前内侧颞叶和海马，然后扩散至累及颞叶外侧和颞顶皮质。其次累及后扣带皮质（posterior cingulate cortex，PCC）和上后顶叶。与淀粉样蛋白不同，τ 蛋白的量可能与疾病的严重程度相关，越来越多的证据表明，τ 蛋白是 AD 发展的一个关键因素。

　　已经发现不同形式的 τ 蛋白积聚是其他几种神经系统变性疾病的特征。这些疾病统称为 "τ 蛋白病"，包括行为型额颞叶痴呆（bvFTLD）、皮质基底节变性（CBD）和进行性核上性麻痹（PSP）。过去，FTLD 被称为皮克病，但该术语现在指的是一组额颞痴呆（FTD）病例的亚类，这些病例的组织标本中可见皮克小体（含 τ 蛋白的细胞内包涵体）。

　　路易体是另一种细胞内包涵体，主要由异常 α 突触核蛋白组成。路易体最初见于帕金森病（PD），但也见于路易体痴呆（DLB）和帕金森病痴呆（PDD）。DLB 和 PDD 很可能在一系列疾病中有关联。每种疾病中的神经元受累都以可预测的模式进展，并以异常蛋白质的扩散为标志。例如，DLB 中的路易体在向前腹侧移至纹状体中的多巴胺能神经元之前，其先出现在脑干和黑质。随后是扣带区、脑岛，最后广泛分布于皮质。路易体并非纹状体或运动神经元疾病所特有，也会出现在其他情况下，包括 50% 的 AD 患者。事实上，AD 与 DLB 在其他方面也存在显著重叠，DLB 患者经常表现出 AD 细胞病理学特征（即淀粉样蛋白），且在临床病例中 ¹⁸F-FDG PET 显像有时难以区分这两种疾病的代谢模式。异常 α 突触核蛋白能够以路易体以外的形式存在。例如，主要存在于少突胶质细胞中的胶质细胞内包涵体是非典型帕金森综合征 [多系统萎缩（MSA）] 的标志。

　　大约 50% 的 FTLD 病例 τ 蛋白阴性。最近已确定了与这些病例相关的异常蛋白质的特征，几乎所有病例都涉及两种蛋白质：43 kDa 的 TAR-DNA 结合蛋白（TDP-43）和肉瘤融合（FUS）蛋白。这两种蛋白也经常出现在肌萎缩侧索硬化（ALS）的亚类中，并且一些患有特发性震颤的患者也发现了 FUS 蛋白的积聚。当存在一种以上的蛋白质时，这两种蛋白质也可被视为其他退行性疾病中的次级蛋白质。

　　蛋白质异常积聚是其他几种疾病的特征。在亨

廷顿舞蹈症中，发现了一种异常蛋白质——亨廷顿蛋白。朊病毒病，例如 Creuzfeldt-Jakob 病，也会导致异常折叠的蛋白质沉积。由于 21 号染色体上存在淀粉样前体蛋白基因，唐氏综合征（21 三体综合征）痴呆与 AD 病理有关。此外，导致慢性创伤性脑病（CTE）的创伤性脑损伤与 NFT 沉积密切相关。了解痴呆中发现的不同异常蛋白质可能有助于发现新的诊断性试验和治疗方法。

AD 通常发生在 60 岁至 65 岁之后，主要特征为进行性认知能力减退，伴有情景记忆丧失、难以导航至熟悉的地方以及组织能力出现问题（即遗忘型 AD）。AD 是导致痴呆最常见的原因，占美国确诊病例的 60%~80%，影响 10% 的 65 岁以上群体和近 50% 的 85 岁以上群体。在 65 岁以下群体中，痴呆很罕见（约占确诊病例的 5%），但当其发生时，早发型痴呆最常由 AD 引起。大约一半的病例由 AD 引起，其余大部分由 FTLD/FTD 引起。早发型 AD 与家族性遗传疾病模式更相关，且表现出比典型晚发型 AD 更具侵袭性的临床病程。

80% 以上的 AD 病例为散发，但在遗传型疾病的病例中，发现了 3 个重要的常染色体显性遗传缺陷（表 14.3）。在非家族性和晚发型疾病中，发现与载脂蛋白（ApoE）基因异常密切相关。具体而言，在携带 ApoE ε_4 等位基因的人群中 AD 发病率增加，并且当存在多个 ApoE ε_4 拷贝时，AD 发病风险增加。在早发型和晚发型疾病中，缺陷都会导致与这些基因相关的 Aβ 异常形式的积聚。与阿尔茨海默病相关的其他因素有糖尿病、血清葡萄糖升高 / 高胰岛素血症、高血压和头部损伤。

有时，AD 在临床上会以非典型方式出现，在病程早期以记忆力丧失以外的症状为主。这些症状包括 Logopenic 型原发性进行性失语（言语型 AD 变体）、后皮质萎缩视觉缺陷（视觉型）、皮质基底节变性（运动型）以及性格或行为改变（额叶型）。尽管在非典型 AD 病例中，不同病例的临床检测结果和相应的 ^{18}F-FDG PET（或 ^{99m}Tc-HMPAO/ECD SPECT）显像结果差异很大，但 AD 变体表现出与遗忘型 AD 的典型特征相同的潜在组织病理学结果（即 Aβ 和 NFT 积聚增加，CSF Aβ 或 τ 蛋白减少）。

目前 AD 可识别的不同疾病阶段：临床前，前驱期轻度认知功能损害和阿尔茨海默病痴呆（表 14.4）。临床前淀粉样蛋白沉积于患者出现症状前数年开始出现。可通过遗传标记、显像异常或 CSF 生

表 14.3	家族性阿尔茨海默病痴呆的基因突变	
染色体	基因	备注
早发型痴呆（<60~65 岁）		
21	淀粉样前体蛋白（APP）基因突变	APP 裂解不当：↑Aβ 42 片段（↑Aβ42 与 ↓Aβ420 之比）
		21 三体综合征：与唐氏综合征早发型 AD 相关的三重基因及↑APP 表达
14 1	早老蛋白 1（PSEN1） 早老蛋白 2（PSEN2）	γ 分泌酶复合物的部分切割 APP
		大多数早发型家族性 AD 定位于 14 号染色体
晚发型 / 老年型痴呆（>65 岁）		
19	载脂蛋白 E（ApoE）：3 个异形体（ε_2、ε_3、ε_4）	ApoE₄ 是晚发型 AD 的主要风险因素
		见于 65%~80% 的散发性和家族性病例中
		多拷贝 E₄ ↑↑风险 85 岁时 2 份拷贝，12%； 85 岁时 4 份拷贝，91%
		E3 中性风险 E2 保护性↓风险 50%
	髓样细胞 2 上的触发受体（triggering receptor on myeloid cells 2，TREM2）	不常见；表达局限于小胶质细胞；对于对损伤 /Aβ 的反应至关重要
	其他（非常罕见）	

Aβ：β 淀粉样蛋白；AD：阿尔茨海默病

物标志物结果来识别此类患者。在疾病进展的早期阶段，记忆和认知问题通常不严重，不足以影响日常生活活动。这些患者均患有 MCI。65 岁以上的群体中，存在 MCI 的比例为 15%~20%，可能由多种病因引起。在 35%~40% 的病例中，患者可能不会发展为痴呆。然而，MCI 患者发展为 AD 的风险较高，15% 的 MCI 患者在 2 年内转化为 AD，超过 1/3 的 MCI 患者在 5 年内转化为 AD（可能多达半数患者）。当 MCI 由 AD 早期阶段引起时，^{18}F-FDG PET（或有时为 SPECT）常显示与 AD 类似的异常代谢模式。此外，在这些病例中，淀粉样蛋白 PET 扫描通常呈阳性。因此，PET 显像可以帮助预测哪些 MCI 病例会转变为真正的 AD。一旦神经功能缺陷恶化到影响日常生活活动的程度，就应对痴呆进行临床诊断。

表 14.4 阿尔茨海默病痴呆诊断的不同阶段

类别	阶段		临床	生物标志物	
			认知变化	Aβ PET 或 CSF	神经元损伤（τ 蛋白、MR、FDG）
正常	0	AD 生物标志物正常	−	−	−
临床前 AD	1	淀粉样变	−	+	−
	2	淀粉样变和神经系统变性	−	+	+
	3	加上早期认知改变	+（不明显——不符合 MCI 标准）	+	+
	SNAP	没有淀粉样蛋白的神经系统变性	−	−	+
MCI		症状性痴呆前期——日常生活活动不受影响	+（轻度）	+	+
阿尔茨海默病痴呆	症状性痴呆	影响日常生活活动	+	+	+

Aβ：β 淀粉样蛋白；AD：阿尔茨海默病；CSF：脑脊液；MCI：轻度认知功能损害；MR：萎缩海马、内嗅皮质、杏仁核；PET：正电子发射体层显像；SNAP：疑似非阿尔茨海默病病理生理学；tau：全部 τ 蛋白和 τ 蛋白 -P（磷酸化 τ 蛋白）。Based on National Institute on Aging Criteria 2011 with subsequent modifications.

2011 年版美国国家老龄研究所和阿尔茨海默病协会（National Institute on Aging and the Alzheimer's Association，NIA-AA）AD 诊断工作组标准中，认识到潜在组织病理学的重要性，不仅仅依靠临床发现。根据临床因素将患者分为可能性较低或可能性较高的 AD，可通过获取以下证据来提高确定性：Aβ 沉积的异常生物标志物（淀粉样蛋白 PET 扫描阳性或低浓度 CSF Aβ$_{42}$）；MR 显示内嗅皮质萎缩比例失调；或其他典型神经元损伤体征［CSF τ 蛋白（总 τ 蛋白和磷酸化 τ 蛋白）升高、颞顶皮质中 ^{18}F-FDG 减少］。当患者符合 AD 的核心临床标准时，生物标志物证据可以增加诊断的确定性（表 14.5）。据报道，^{18}F-FDG PET/

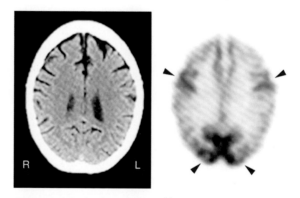

图 14.9 阿尔茨海默病的 ^{18}F-FDG PET/CT 显示典型的顶叶低代谢以及感觉运动皮质和枕叶放射性核素对称性分布（箭头所示）。对称性额叶受累与较晚期的疾病表现一致

表 14.5 美国国家老龄研究所和阿尔茨海默病协会（NIA-AA）关于阿尔茨海默病（AD）引发痴呆的判断标准

痴呆是否与 AD 相关？	AD 病理生理学过程的生物标志物证据		如果符合以下任意一项，添加 "↑临床确定性水平"：
	Aβ PET（+）或 CSF Aβ↓	τ 蛋白↑ 或（+）MR 萎缩或 FDG PET	
不确定	无（+）生物标志物或生物标志物冲突		
中等概率	（+）Aβ	或（+）：τ 蛋白或 MR 或 FDG	有记录的认知能力下降
高概率	（+）Aβ	和（+）：τ 蛋白或 MR 或 FDG	载体 AD 基因突变
前驱期 AD	临床（−），但显示（+）Aβ 或 τ 蛋白 /Aβ		

Aβ：β 淀粉样蛋白；CSF：脑脊液；FDG：^{18}F-FDG PET/CT ↓后扣带 / 楔前叶和前内侧颞叶；MR：磁共振；MR 萎缩：海马 / 前内侧颞叶萎缩；PET：正电子发射体层显像。

CT 检测 AD（图 14.9）的灵敏度高达 94%，特异度为 83%。SPECT 诊断的准确度也很高，但低于 PET，灵敏度为 65%~85%，特异度为 72%~87%（表 14.6）。已证明在诊断痴呆时，结合显像检查比只进行临床检查准确度更高。在某些情况下，临床上或基于生物标志物结果的痴呆病因可能尚不明确。死亡后组织活体标本检查仍是诊断 AD 的金标准。

PET 图像分析的复杂过程的最先步骤如下：

1. 排除重大的血管疾病（通常在 MR 上很明显），或确认存在血管疾病；如果血管疾病引起的继发性改变存在，则需要临床确定。

2. 确定皮质摄取量是否足以对疾病进行分类；当皮质疾病很严重时，放射性摄取减低会随着萎缩更加广泛，且变化进展超过了对其进行分类的程度。

3. 尝试将扫描结果分为后部（顶叶或枕叶）或额叶（图 14.10）或颞叶（图 14.11）类。

表 14.7 列出了 AD 和其他神经系统变性疾病的典型 ^{18}F-FDG PET 成像结果。图 14.12 绘制了解读这些扫描图像的系统性方法示意图。如图所示，通常最好首先确定是否可以将疾病模式归入主要为后部的类别。即使累及前部区域，当后部缺损大于前部缺损时，AD 或 DLB 等过程比 FTLD 更可能发生。

AD 图像分析

胶质增生和神经元缺失始于前内侧颞叶内嗅皮质（图 14.13）。虽然这些最早出现的情况可能很难观察清楚，但在扫描过程中，将患者头部增加 30°~40° 的角度，鼻子从眦耳线向上抬起，可使海马和前内侧颞叶缺损显示更明显。

AD 通常最为明显的受累区域在颞顶联合皮质、

表 14.6　阿尔茨海默病诊断中生物标志物的准确度 [a]

检查	灵敏度（%）	特异度（%）
MR	83（79~87）	85（80~89）
CT	80（68~88）	87（78~93）
SPECT	79（72~85）	84（78~88）
PET/CT	91（86~94）	85（79~91）
CSF-Aβ	76（72~80）	77（72~82）
CSF-τ 蛋白（总 / 磷酸化）	78（73~83）	85（76~89）

[a] 95% 置信区间。Aβ：β 淀粉样蛋白；CSF：脑脊液

Adapted from Shivamurthy V,Tahari A,Marcus C,Subramanian R. Brain PET and the diagnosis of dementia. *AJR*.2015;204（1）:W76-W85.DOI:10. 2214/AJR .13.12363.

表 14.7　痴呆和神经系统变性疾病的 ^{18}F-FDG PET 检查结果

区域	AD	DLB	PCA	bvFTLD	PPA	CBD
PCC	↓	↓	↓	最初无 △	不同：如果与 AD 相关，则↓；如果与 FTLD 相关，则无 △	↓不对称
后 / 上顶叶（楔前叶）	↓	↓	↓（可能不对称）	无 △（以后可能↓）	不同：如果与 AD 相关，则↓；如果与 FTLD 相关，则无 △	不同（不对称↓或保留）
后颞叶	↓	↓	↓	无 △	↓（不同，可能不对称）	不同（不对称↓或保留）
枕叶	无 △	↓特别是内侧	↓侧面（通常不对称）	无 △	无 △	无 △
额叶	中晚期↓	↓（经常）	无 △（不同）	↓	可能↓经常不对称	↓不对称
ACC	无 △	不同	无 △	↓	可能	↓
前颞叶	无 △	不同	无 △	↓	↓（经常不对称）	无 △
感觉运动皮质	无 △	无 △	无 △	无 △	无 △	↓不对称
基底神经节或丘脑	无 △	无 △	无 △	不同		↓不对称

ACC：前扣带皮质；AD：阿尔茨海默病；bvFTLD：行为型额颞叶变性；CBD：皮质基底节变性；DLB：路易体痴呆；无 △：不变；PCA：后皮质萎缩；PCC：后扣带皮质；PPA：原发性进行性失语（AD 或 FTLD 引起）。

后扣带皮质（PCC）和楔前叶（图14.14）。随着疾病的进展，变化会扩展至额叶，仅保留感觉 - 运动皮质和枕叶（图14.15），直至疾病进展至极晚期。典型遗忘型AD的变化可能始于每个受累区域的中度不对称，但随后通常变为对称（图14.16）。存在混合病理或当疾病由非典型AD或AD变体引起时，会导致持续的或明显的不对称。在MR上观察到萎缩之前，^{18}F-FDG PET上的变化可能已经非常明显。

识别PCC和楔前叶的位置十分重要（图14.17），因为它们的受累不仅是早期AD中最容易观察到的异常，也是试图鉴别AD与FTLD时最具有特异度的结果。在MR上的不同平面中，可能很难识别这些结构的位置。如前所述，PET上显示的后扣带和颞顶皮质低代谢也已被证明可以预测哪些MCI病例会转变为AD。尽管报告的准确度在58%~100%之间，但存在较高的阴性预测值，且据报告准确度高于MR。

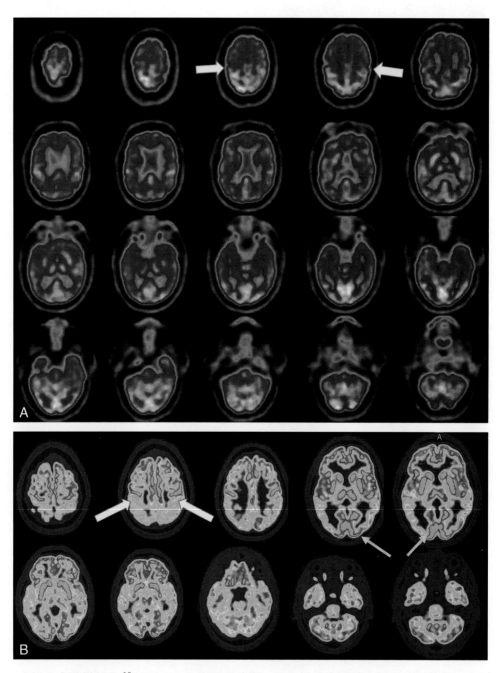

图14.10 痴呆患者的横轴位 ^{18}F-FDG PET。即使是晚期，退行性疾病通常也属于以下的主要类别之一：前部、后部、颞部。在横轴位 ^{18}F-FDG PET图像上，清晰的前后界限（**黄色箭头所示**）将区分（A）额颞叶变性与后部（后顶叶和枕叶）痴呆。（B）上顶叶最常受阿尔茨海默病（AD）的影响，直到后期仅枕部可见放射性核素分布（**橙色箭头所示**）。路易体痴呆（DLB）会明显累及双侧枕部

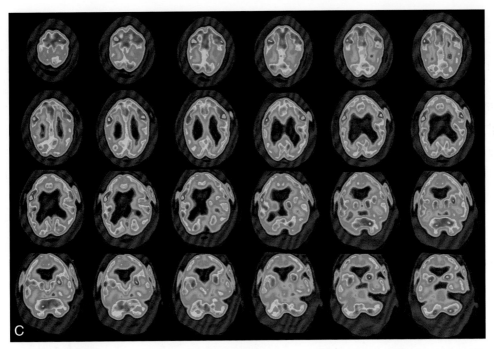

图 14.10（续） 在另一个严重异常的情况下（C），可见后部受累大于额叶，并且因为在 AD 中额叶受累通常比枕叶 / 小脑异常更严重，所以可能的病因是 DLB。后皮质萎缩也是一种经常累及枕叶区域的 AD 变体，通常比 DLB 更不对称且更靠近侧面

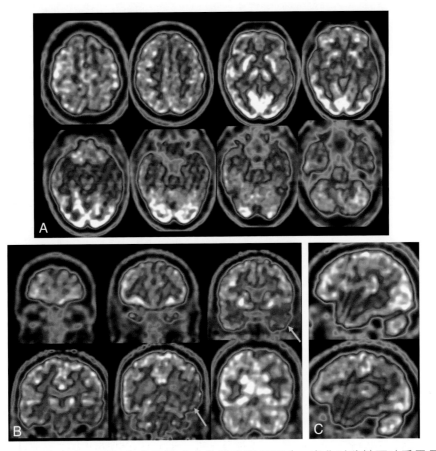

图 14.11 额颞痴呆和一些阿尔茨海默病变体经常累及颞叶。当非对称性颞叶受累是主要或唯一发现时，病因可能是原发性进行性失语的语义型变体，即一种额颞叶变性（FTLD）。如此处所示，左侧更容易受到影响：（A）轴位、（B）冠状和（C）左侧位 ^{18}F-FDG PET 图像

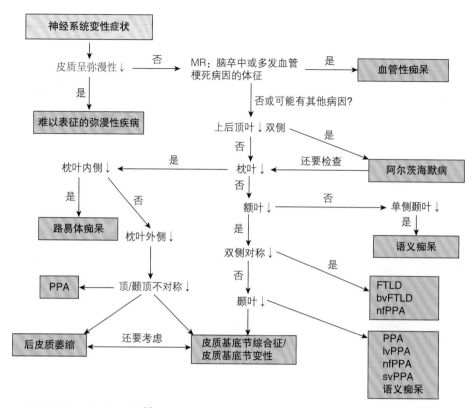

图 14.12   神经系统变性疾病的 ^{18}F-FDG PET 解读系统示意图。神经系统变性疾病的图像解读需要系统的方法。如果后顶叶或枕叶区域受累最严重，即使累及额叶，则病因也很可能不是额颞痴呆。**bvFTLD**：行为型 FTLD 变体；**FTLD**：额颞叶变性；**lvPPA**：logopenic 型 PPA 变体；**nfPPA**：非流利性 PPA；**PPA**：原发性进行性失语；**svPPA**：语义型 PPA 变体（"语义痴呆"）

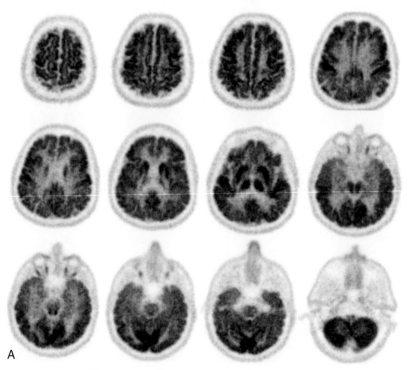

图 14.13   （A）^{18}F-FDG PET 横轴位图显示一名早期阿尔茨海默病患者中颞叶放射性活度轻度下降

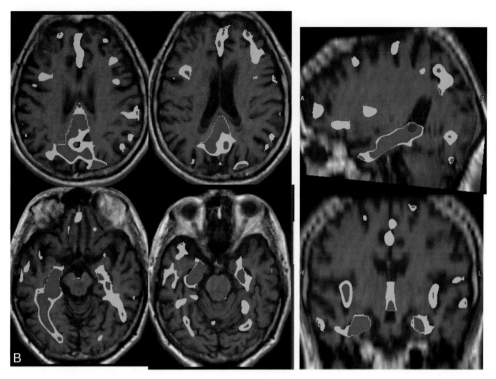

图 14.13(续) （B）与正常数据比较，证实了该病例颞叶放射性活度减低，具有统计学意义，并且突出显示较早累及后扣带回［后扣带皮质（PCC）］后部和内侧

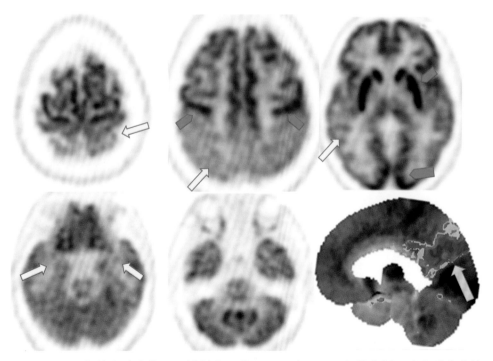

图 14.14 阿尔茨海默病的 PET 横轴位图像显示顶叶、颞顶和前内侧颞叶皮质葡萄糖摄取减少（**黄色箭头所示**）。感觉运动皮质、枕部和基底神经节中放射性核素分布未见减少（**蓝色箭头所示**）

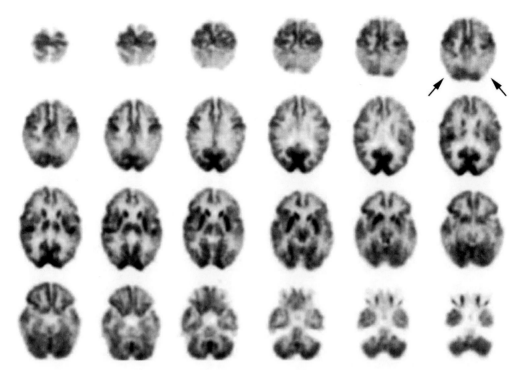

图 14.15　阿尔茨海默病（AD）。PET 横轴位图像显示颞顶皮质中出现预期的葡萄糖低代谢，后顶叶区（**箭头所示**）活度尤其高，且感觉运动皮质保留活度。额叶受累与较晚期的疾病表现一致

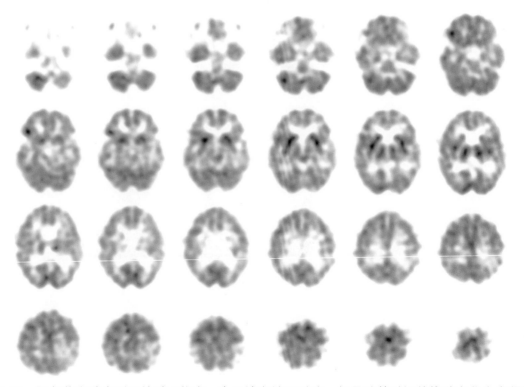

图 14.16　阿尔茨海默病刚开始时可能在一个区域中并不对称，但是随着时间的推移变化会变得更加对称。在这种情况下，在后顶叶皮质中可见双侧放射性活度减少，但左侧比右侧更明显。如果不对称明显，则可能是叠加在退行性过程中的阿尔茨海默病变体或者是血管疾病的继发性疾病

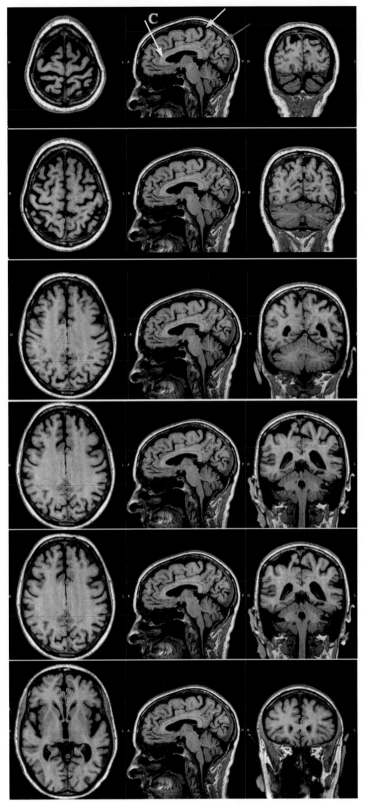

图 14.17 仅显示病例的单个图像时，可能难以识别内后顶叶的**楔前叶和后扣带皮质（PCC）**。基于固定的矢状位参考图（中），从上到下（**轴位图像，左**）和从后到前（**冠状位，右**）T1 加权 MR 图像位于纵裂左侧。**楔前叶**（**粉红色，左半球；黄色，右半球**）几乎全部隐藏在纵裂中，远离大脑表面；前部边界为扣带沟边缘支（**黄色箭头所示**），后部边界为顶枕沟（**红色箭头所示**），扣带沟将其与下面的扣带回（**蓝色**）分开。后扣带皮质在胼胝体上方（**白色箭头所示**），其间有胼胝体沟。PCC 向前延伸至扣带沟边缘支的水平，向后延伸至顶枕沟。PCC 包含布罗德曼（Brodman）区 23、29 和 31（前部）和压后皮质（后部）

路易体痴呆

DLB 病是神经系统变性痴呆的第二大常见病因，占所有病例的 15%~25%。患者通常表现为波动性痴呆、幻视和快速眼动（rapid eye movement，REM）睡眠行为障碍。共识标准将这些症状纳入疾病的"核心特征"。其他"提示性特征"有姿势不稳、神经安定药敏感性、严重自主神经功能障碍、帕金森综合征和其他精神病症状（妄想、抑郁、其他类型的幻觉）。支持性特征还包括功能显像检查异常，表现为多巴胺转运蛋白（DAT）碘（^{123}I）氟潘 SPECT（DaTscan）图像中基底神经节摄取活度降低、^{18}F-FDG PET 图像中枕叶摄取活度降低和 / 或 ^{123}I-MIBG SPECT 图像中心肌摄取活度降低。

DLB 扫描结果通常是双侧的，也可能是广泛的。DLB ^{18}F-FDG PET 上显示的代谢模式通常与 AD 相似，表现为双侧后颞顶皮质对称受累，随着疾病进展额叶显示异常的区域越来越多，感觉运动皮质活度保留。AD 与 DLB 的主要区别在于 DLB 常表现为枕叶早期受累（图 14.18）。此外，在 DLB 中，底层 PCC 的活度可能相对保留（即"扣带岛征"）。DLB 和 AD 之间的其他差异包括在某些 DLB 病例中出现小脑受累，且额叶受累通常早于 AD 的发现时间。但枕叶低代谢是诊断 DLB 特异度最高的异常表现。

在某些情况下，因为临床症状、^{18}F-FDG PET 显像、淀粉样蛋白 PET 检查结果、甚至组织病理学检查结果（如路易体和淀粉样蛋白）都可能重叠，无法区分 AD 和 DLB。然而，当出现 DLB 时，区分痴呆的原因很重要——不仅是为了确保正确的治疗，也是为

了防止治疗不当产生严重不良反应（表 14.8）。在病因不明确的情况下，碘（^{123}I）氟潘脑部 SPECT 异常图像通常可以将 DLB 从 AD 和 FTLD 中区分，SPECT 显示 DLB 患者出现基底神经节摄取减少。显像的准确度远高于临床评估（灵敏度为 78%~88%，特异度为 90%~100%，而临床灵敏度为 75%，特异度为 42%）。在某些情况下，心脏 ^{123}I-MIBG 显像也可能有帮助，因为 DLB 患者心肌摄取也会减少。

除 DLB 外，其他疾病也可累及枕叶。尽管很少见，**后皮质萎缩（PCA）**（通常是 AD 变体）通常会影响枕叶（图 14.19A、B）。PCA 经常出现在较年轻的患者（50~65 岁）中，其不对称体征通常涉及视野或视觉处理皮质，但保留了记忆和认知过程（至少在最初阶段如此）。PCA 通常表现为轻度不对称的低代谢，倾向于累及更多的枕叶外侧区域（图 14.19C、D）。另外，DLB 会影响中线区域（也可能影响枕叶外侧）。与典型 DLB 或经典 AD 相比，PCA 对顶叶和颞顶区域的影响可能更不对称。患者可能在 MR 上表现为顶枕区域严重的局灶性萎缩。虽然额叶在某些情况下也表现为异常，但其受影响的程度可能不如在 DLB 或 FTLD 中严重。与各种类型的 FTLD 相比，颞叶额部和前扣带皮质（anterior cingulate cortex，ACC）的严重程度通常也较轻。

额颞痴呆 / 额颞叶变性

额颞痴呆是一组不同的疾病，这种疾病在最初时的记忆问题与其他症状相比通常不太明显，这一点与 AD 不同。FTLD 是较年轻患者（<60~65 岁）中约半数痴呆病例的病因。额叶受累会导致性格改变，

表 14.8 神经系统变性疾病不当疗法的潜在不良反应

疾病	疗法	结果
路易体痴呆	神经安定药 - 禁忌	• 不可逆的帕金森综合征或自主神经功能障碍 • 意识受损
	抗精神病药 - 慎用	• 抗胆碱作用可能加剧锥体外系症状，使认知状态恶化
额颞痴呆	乙酰胆碱酯酶抑制剂（多奈哌齐）- 避免使用	• 激活 / 改变属性可能会增加精神病症状 / 恶化行为症状 • 没有益处
多系统萎缩	脑深部刺激器	临床恶化
皮质基底节变性	丘脑切开术	临床恶化
通用 阿尔茨海默病	抗胆碱酯酶抑制剂（已批准使用）	典型不良反应：恶心、呕吐、腹泻、睡眠障碍、尿失禁、痉挛、心动过缓

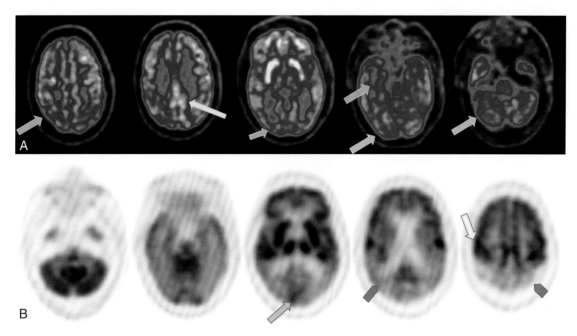

图 14.18　路易体痴呆（DLB）。（A）顶叶和颞叶皮质可见放射性活度减少（**蓝色箭头所示**）。经典阿尔茨海默病不太可能出现枕叶（轻度不对称；右＞左）和小脑（**绿色箭头所示**）活度轻度下降，且额叶区域和后扣带皮质（**黄色箭头所示**）的放射性活度未见减低。该葡萄糖代谢模式提示为早期 DLB。尽管非典型阿尔茨海默病也是该代谢模式的一种可能解释，但不断发展的临床检查结果支持了诊断为DLB。（B）晚期 DLB 引起显著的枕部葡萄糖代谢减低，但也累及颞顶和上额叶区，但保留了感觉运动皮质和下额叶皮质。但 CT 上显示严重顶枕萎缩提示为阿尔茨海默病型后皮质萎缩

包括失去判断力、冷漠和行为不当，同时丧失抑制力。这些是行为型 FTLD 变体（bvFTLD）的主要发现（图 14.20）。

当主要表现症状为言语困难时，说明大脑的颞叶和语言区已受累，不过额叶和其他脑区也可能出现异常。现在公认三种类型的退行性失语，通常称为原发性进行性失语（PPA）。其中两种与 FTLD 病理相关：语义性 FTLD 变体（svFTLD 或语义痴呆）和非流利性进行性失语（NFPA）或进行性非流利性失语（PNFA）。第三种情况，即 Logopenic 型进行性失语［或 Logopenic 型进行性失语变体（LVPA）］，通常是一种 AD 变体。

FTLD ^{18}F-FDG PET 图像观察到低代谢的三种主要模式：①双侧额叶，伴有前颞叶和前扣带皮质（ACC）；②额叶受累，颞叶保留；③颞叶为主，检查结果呈双侧但通常不对称，或单侧。需要注意的是，svFTLD 通常比其他类型的 PPA 更不对称。此外，在受累的双侧额叶／前颞叶中，活体标本检查时可能会发现皮克小体包涵体（即 FTLD，以前被称为皮克病）。当额叶的变化显著或影响运动／运动前区皮质区域时，对侧小脑可表现为神经元缺失，即交叉性小脑

失联络征（图 14.21）。

当 ^{18}F-FDG PET 图像上观察到明显的代谢不对称，但无缺血性梗死变化时，应首先考虑语义痴呆和皮质基底节变性（CBD）。这些患者的临床表现差异很大，其中言语问题是语义痴呆的核心，单侧运动异常（和／或单侧幻肢）是 CBD 的典型表现。在 ^{18}F-FDG PET 图像上，CBD 通常会影响主要的感觉运动区、同侧基底神经节或丘脑。CBD 经常由非典型 AD 引起，但也可能由 FTLD 引起。此外，当检测结果相当不对称时，也可能需要考虑语义型 PPA 和PCA。

当疾病显像模式与经典 AD 或 FTLD 不一致时，扫描图像解读会很复杂。在许多情况下，扫描结果的病因只能通过逐步缩小范围来确定。例如，可能能够排除经典 AD 或 DLB，同时提示检查结果可能与 AD 变体或 FTLD 病与 AD 变体的结合有关（图 14.22）。在某些情况下，其他成像试验可能会有帮助。例如，淀粉样蛋白 PET 图像在与 FTLD 相关的病例中呈阴性，而在潜在 AD 中呈阳性。除 Logopenic 型 PPA 和后皮质萎缩外，还可能出现其他 AD 变体。AD 的经典型和变体型通常均呈淀粉样蛋白阳性，且均可能显示

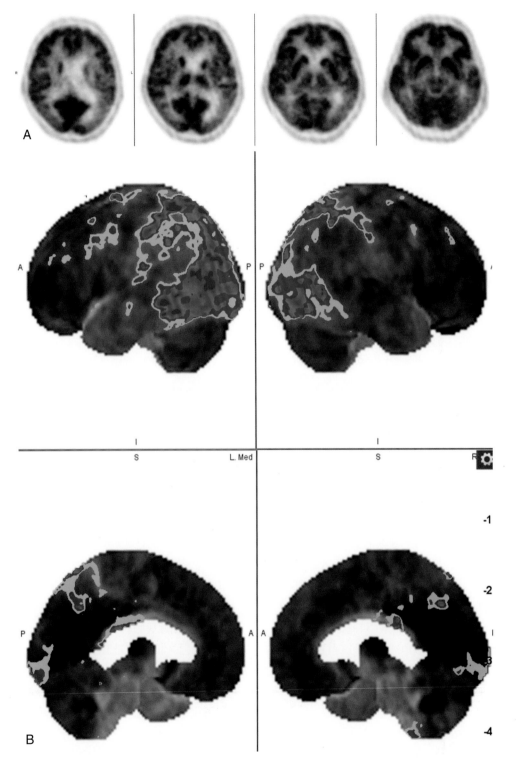

图 14.19 （A）**后皮质萎缩**（PCA）也称为视觉型阿尔茨海默病（AD），因为枕骨受累导致了视野改变。该病图像通常非常不对称，会累及枕叶，通常更靠近侧面。典型 AD 中通常受影响结构存在不对称受累，如颞叶。与正常数据（B）相比，具有统计学意义的异常在脑图上显示为蓝色到紫色，这有助于确认细微变化的存在

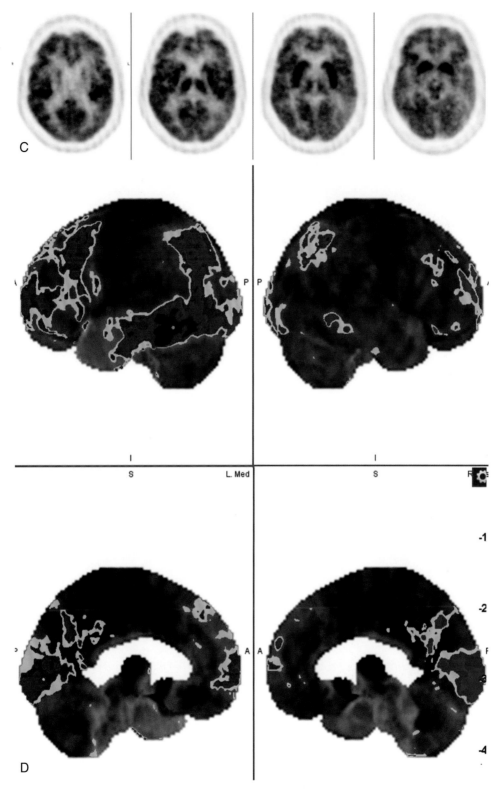

图 14.19（续）（C、D）**路易体痴呆**倾向于更加对称，且倾向于影响中央 / 中线枕部
（ Images courtesy Dr. Kirk Frey,MD,PhD,University of Michigan. ）

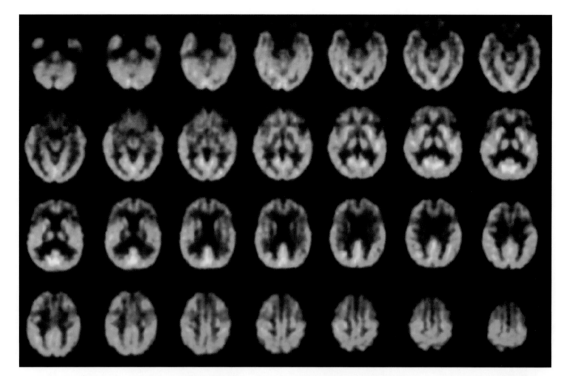

图 14.20   额颞痴呆 / 额颞叶变性（FTLD）。行为型额颞叶变性是最常见的 FTLD 类型，其包括大多数以前称为皮克病的病例。^{18}F-FDG PET 显示额叶（包括前扣带和前颞叶）双侧放射性活度减少

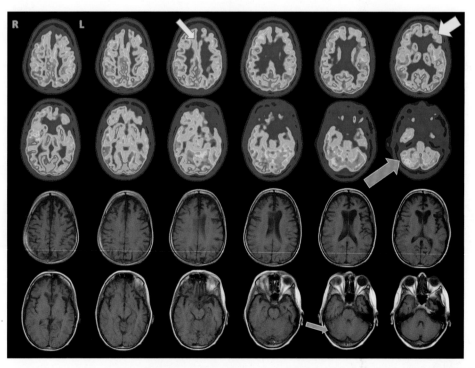

图 14.21 ^{18}F-FDG PET 示神经元缺失的远端影响。（上）额颞叶变性（FTLD），额叶和颞叶（左＞右）中出现明显低代谢**（黄色粗箭头所示）**，前扣带出现特征性受累**（黄色细箭头所示）**。在左（对侧）小脑中可见失联络现象、活度减少**（橙色箭头所示）**（即交叉性小脑失联络征）。（下）相应的 T1 加权 MR 轴向体层图像仅显示受影响的额叶皮质和左侧小脑有轻微萎缩**（橙色箭头所示）**，与代谢变化不成比例，且无潜在严重梗死（作为原因）

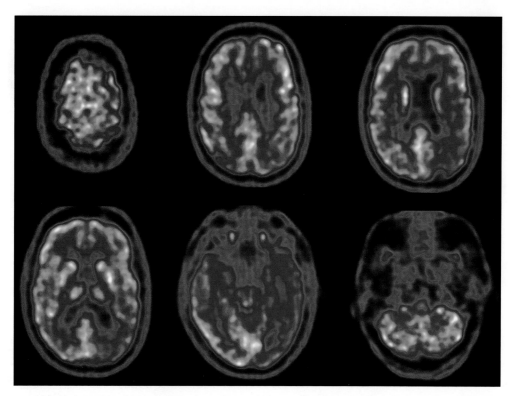

图 14.22　患者伴言语和记忆困难数月余。左颞叶明显不对称放射性活度分布提示原发性进行性失语（PPA）。尽管这也可能由额颞痴呆的语义型变体引起，但左枕部和双侧后顶叶区域受累提示为阿尔茨海默病变体（Logopenic 型 PPA）。β 淀粉样蛋白 PET 成像可能会有所帮助，因为预期其在 AD 变体中呈阳性，而在 FTLD 中则呈阴性（但并非确定如此，因为有大约 15%~20% 的无症状患者也呈阳性）

后顶叶 / 颞顶皮质的灌注或代谢减少。然而，AD 的变体型在 ^{18}F-FDG PET 图像上更经常表现为不对称减少。特定区域通常会反映症状：枕叶代表视觉变化，额叶代表行为和执行症状，颞叶代表语言症状，基底神经节或运动皮质代表运动症状。

如果帕金森病或非典型帕金森综合征中出现新陈代谢变化，变化通常不明显，所以其诊断目前尚未批准作为 ^{18}F-FDG PET 的适应证。在将此类病例与 AD 或 FTLD 进行鉴别时，多巴胺转运蛋白显像［如碘（^{123}I）氟潘］具有更高的灵敏度和特异度。

在一些出现已知血管异常的患者中，可能存在叠加退行性痴呆的临床问题。在这种情况下，影像学检查是合适的，但必须与 MR 检查结果和临床体征进行仔细比较。由于大脑中动脉的影响面积较大，血管疾病可能会对额叶和额顶皮质产生更大的影响（图 14.23）。

已经开发了几种与 Aβ 结合的 PET 放射性药物。其中首个也是研究最多的药物是 ^{11}C- 匹兹堡化合物 B（Pittsburgh B compound，PIB），它是从硫黄素 T（一种用于评估淀粉样蛋白的荧光染料）开发而来

的。90% 以上的 AD 患者可见 ^{11}C-PIB 结合。在正常志愿者中，可见本底皮质摄取，类似于小脑中的皮质摄取，通常被用作正常参照。然而，^{11}C 的半衰期较短（20 分钟），限制了其临床应用。

淀粉样蛋白成像的最初重大发展是配制了经 ^{18}F 标记的放射性药物 ^{18}F-FDDNP（一种 ^{18}F-6- 二烷基氨基 -2- 萘乙叉衍生物）。这种亲脂性示踪剂穿过 BBB 与 Aβ 结合。然而，许多研究表明 ^{18}F-FDDNP 的特异性结合低于 ^{11}C-PIB，除了与 Aβ 结合外，在 NFT 和其他蛋白质中也可见摄取。

此后，已批准三种 ^{18}F 标记的淀粉样蛋白结合示踪剂在美国使用：^{18}F-florbetapir（Amyvid，AV-45）、^{18}F-florbetaben（Neuraceq，AV-1）和 ^{18}F-flutemetamol（Vizamyl，^{18}F-3'-F-PIB）。专栏 14.7 中列出了与标准 ^{18}F-FDG PET 方案相比较的修改方案。每种示踪剂都能够穿过 BBB 并显示出对 Aβ 的特异性高亲和力结合。不同示踪剂的摄取模式有所不同，但其中每一种在临床环境中均以相似的准确度发挥作用。如前所述，淀粉样蛋白的分布不一定与 ^{18}F-FDG PET 图像异常相一致，淀粉样蛋白在症状开始很早之前就已

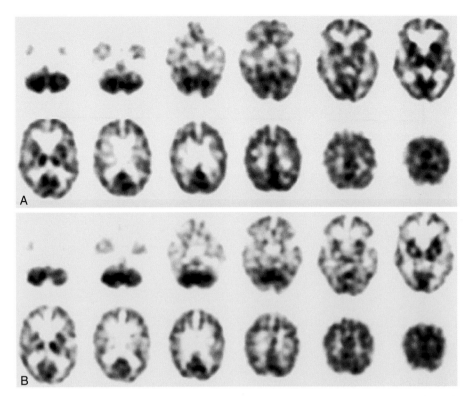

图 14.23　血管性痴呆经常表现出与其他额颞痴呆相似的额叶倾向。(A)如该患者所示，血管性痴呆可能弥散性更强，并且难以与其他原因（包括严重阿尔茨海默病）相区分。(B)临床扫描及 5 年后的重复扫描图像中发现该患者疾病进展缓慢

专栏 14.7　用于淀粉样蛋白 PET 扫描的 PET/CT 成像修改方案

准备
无需空腹、葡萄糖控制或胰岛素计划改变。

放射性药物
5~12 mCi（185~444 MBq）静脉（IV）给药，用 10 ml 0.9% NaCl 冲洗。
延迟 30~50 分钟扫描。
^{18}F-florbetapir（Amyvid）10 mCi（370 MBq）IV 给药，延迟 10 分钟；采集 10 分钟。
^{18}F-florbetaben（Neuraceq）8 mCi（300 MBq）IV 给药，延迟 45~130 分钟；扫描 10~20 分钟。
^{18}F-flutemetamol（Vizamyl）5 mCi（185 MBq）静脉注射持续 40 秒，用 5~15 ml 0.9% NaCl 冲洗。延迟 90 分钟；采集 10~20 分钟。
注：清除率为肾脏 37%，肝胆 52%；血浆水平在前 20 分钟内降低 75%，在 180 分钟内降低 90%。

患者摆位
膀胱排空后，患者仰卧，头部固定不动，处于中心视野，颈部放松，鼻向上。

PET 图像采集
三维（3D）数据采集，1 个床位持续 10 分钟；像素大小 2~3 mm，层厚 2~4 mm；矩阵 256×256，变焦 2。
注：应建议患者在扫描后排空膀胱以减少照射量。

经出现，且活度在临床症状和体征出现很早之前就达到峰值。

指南规定，必须在一个以上的皮质区域观察到异常活度，才能将研究结果解读为阳性。他们还建议使用以下短语：阴性检查即"未达到稀疏淀粉样斑块"（图 14.24），或阳性即"中度至重度淀粉样斑块"（专栏 14.8）。由于淀粉样蛋白的早期沉积发生在较深的皮质层，观察到的这些放射性药物的白质结合量可能会导致诊断困难。在出现严重萎缩的情况下，解读可能比较困难。由于解读的复杂性，医师需要在解读临床检查结果之前接受专业培训。

淀粉样蛋白检查呈阳性（图 14.25）有助于确认 AD 的诊断并鉴别诊断 AD 与 FTLD。该检查具有很高的阴性预测值。据报道，淀粉样蛋白 PET 扫描对检测淀粉样斑块存在的灵敏度和特异度分别为 96% 和 100%。然而，检测呈阳性不是诊断为 AD 的决定性因素，因为 Aβ 积聚可发生在无症状患者中：从 70 岁以下患者中的 10% 增加到 80 岁患者中的 30%~40%。考虑到转诊医生可能不完全了解检查的局限性或如何解读结果，核医学与分子影像学会和阿尔茨海默病协会已经制定了适当的使用标准（专栏 14.9）。

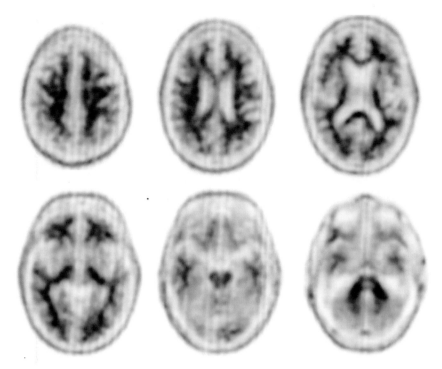

图 14.24　对照患者 ^{18}F-florbetapir PET 图像呈阴性，显示出预期的非特异性白质结合，但灰质中无明显皮质累积

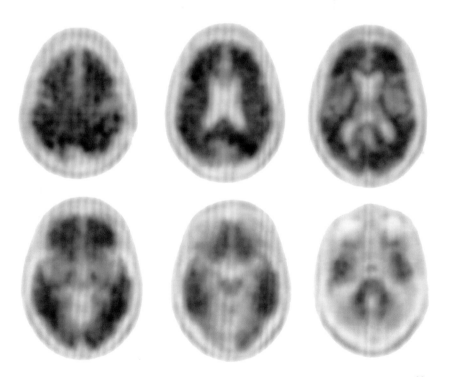

图 14.25　阿尔茨海默病痴呆的淀粉样蛋白 PET 阳性图像。在 ^{18}F-florbetapir 横轴位图像上，除了非特异性白质结合外，还可见弥漫性显著的皮质灰质活度

专栏 14.8　淀粉样蛋白 PET 成像结果

解读

　无皮质摄取

　　等同于未达到稀疏 Aβ

　　解读为阴性扫描

　　至少两个大脑区域显示皮质灰质摄取

　　　与中度至重度 Aβ 斑块相关

　　　解读为阳性扫描

　放射量：AD>MCI> 正常受试对象

　正常患者：22%~30% 显示扫描呈阳性

　　Aβ 负荷随年龄增长而增加

　AD 患者：与 MCI 患者相比，淀粉样蛋白含量更高，摄
　　取率通常更高

　MCI 患者：与认知正常的患者相比，摄取量更大，摄取率
　　更高

　　相较于摄取量较低的 MCI 患者，阳性扫描与患者较差
　　的记忆力更具相关性，但摄取水平与认知测试结果
　　并不直接相关。

AD：阿尔茨海默病；MCI：轻度认知功能损害；PET：正电子发射
体层显像。

专栏 14.9　淀粉样蛋白 PET 成像的适当使用

患者选择

- 认知障碍：客观确认的损伤
- 经过综合评估，AD 是一种可能但不确定的诊断结果
- 对淀粉样蛋白状态的了解将影响患者的治疗方式

最有用的适应证

- 不明原因的持续性或进行性 MCI
- 可能为 AD，但为非典型或混合病程
- 早发但属于进行性的痴呆

可能有用

- 用于确定将从实验治疗中受益的患者

不适当的使用情况（可能没有益处）

- 十分确定患 AD 的病例：发病年龄典型，符合核心标准
- 无症状患者
- 根据家族病史或是否存在载脂蛋白 E4 等位基因进行筛查
- 对没有淀粉样蛋白积聚特征（如 FTLD）的病例进行评估
- 非医疗用途：保险公司和就业筛查

淀粉样蛋白成像的影响

- 诊断的变化：23%~30%
- 患者处置方式变化：60%
  - 药物治疗的变化：40%
- 提高对诊断的临床信心：60%

AD：阿尔茨海默病；FTLD：额颞叶痴呆；MCI：轻度认知功能
损害；PET：正电子发射体层显像。Based on Amyloid Imaging Task
Force of the Alzheimer's Association and the Society of Nuclear Medicine
and Molecular Imaging Appropriate Use Criteria 2013 (see additional
recommended readings at end of chapter).

在欧洲，已经广泛接受淀粉样蛋白 PET 成像作为研究试验和诊断标准中评估疾病的合适生物标志物显像方案。在美国，其应用越来越广泛，但仍存在难以从保险公司获得付款的长期困难。2019 年 4 月，公布了痴呆成像 - 淀粉样蛋白扫描证据（Imaging Dementia-Evidence for Amyloid Scanning，IDEAS）多中心试验中超过 11 400 位痴呆或 MCI 患者的结果（Rabinovici GD，et al. JAMA，2019）。该试验的结果表明，淀粉样蛋白 PET 检查使 10.5% 的患者从非 AD 变为 AD，使 25.1% 的患者从 AD 变为非 AD。此外，63.5% 的痴呆患者和 60.2% 的 MCI 患者的复合终点发生变化。研究还指出，仍需要做进一步的工作来观察这些检查是否会导致临床结果的改变。

帕金森病（PD）是最常见的运动障碍，约 1.5% 的 65 岁以上人群和 2.5% 的 80 岁以上人群受到影响。随着黑质中多巴胺能神经元的退化，患者通常会表现三联征：静止性震颤、僵硬和行动迟缓。然而，诊断可能比较困难，尤其是在病程的早期，并不总是出现所有体征。帕金森综合征分为三类：分别为特发性 PD、继发性 PD（由威尔逊病等病因引起或由一氧化碳中毒和神经安定药等其他外在因素引起）以及神经系统变性综合征（非典型帕金森病或 AP），例如多系统萎缩（MSA）和进行性核上性麻痹（PSP）。在许多情况下，当患者对 L- 多巴治疗无反应时，临床上鉴别特发性 PD 和 AP 可能尤其困难。此外，进行无创性检查有助于更好地将 PD 和帕金森综合征与特发性震颤区分开。

数十年来运用经典示踪剂 ^{18}F-6- 氟多巴（^{18}F- 多巴）PET 显像一直是运动障碍的检测工具。^{18}F- 多巴作为 L- 多巴类似物，较早地进入多巴胺代谢途径。PET 显像能够评估纹状体的摄取，纹状体由后豆状核（壳核和苍白球）和前尾状核组成。据估计，PD 患者的纹状体放射性活度每年减少 2%~10%。然而，^{18}F- 多巴的使用较为复杂，有些问题尚待解决，例如有可能会低估损失。

目前已经开发出了更新的 PET 和 SPECT 示踪剂，以对多巴胺神经递质系统的不同组分进行成像（图 14.26）。这些放射性药物可根据其显像和测量多巴胺神经元完整性和缺失的多巴胺代谢的位置或机制进行分组。其他示踪剂靶向 2 型囊泡单胺转运蛋白体（vesicular monoamine transporter type 2，VMAT2）、突触前多巴胺转运蛋白（DAT）和突触后多巴胺受体（D2 和 D1）。源自可卡因的莨菪烷示踪剂已被开发用于对 DAT

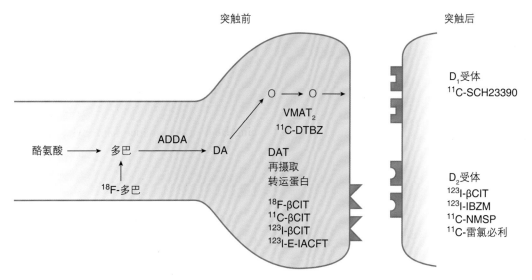

图 14.26　纹状体多巴胺的产生和代谢。本图显示了 PET 和 SPECT 示踪剂摄取的位置。AAAD：芳香族氨基酸脱羧酶；DAT：多巴胺再摄取转运蛋白；VMAT$_2$：2 型囊泡单胺转运蛋白体

活度进行显像。其中包括 ^{18}F-/^{11}C-β-CIT 和 SPECT 示踪剂，如 ^{123}I-FP-CIT［碘（^{123}I）氟潘，I-123 DaTscan］。

美国食品和药物管理局（FDA）对碘（^{123}I）氟潘的批准最初因美国缉毒局（DEA）要求将其作为附表 II 受控物质而变得复杂。碘（^{123}I）氟潘最初在美国被批准用于鉴别特发性震颤与帕金森综合征。

注射后，大脑在 10 分钟时的摄取为 7%，但在 5 小时后略微下降至 3%。活度在纹状体中累积，在 3~6 小时内保持稳定。主要排泄途径是通过尿液，在 48 小时排泄出注射剂量的 60%。粪便排泄约占剂量的 14%。碘（^{123}I）氟潘的剂量见书末附录。

专栏 14.10 列出了碘（^{123}I）氟潘的使用方案。需询问患者用药中是否有可能干扰检查的药物（专栏 14.11）。患者准备包括在注射前至少 1 小时用碘化钾（400 mg）或鲁氏碘液（相当于 100 mg 碘化物）封闭甲状腺。在检查后的前 48 小时内，患者应充分补水并经常排尿。注射放射性示踪剂后，需要延迟 3~6 个小时才能进行 SPECT 成像。

随着多巴胺能纹状体神经元的退化，苍白球下游会产生一些效应。

碘（^{123}I）氟潘通常在基底神经节中有明显摄取，在脑周围组织中的本底摄取非常低（图 14.27A）。一般来说，不可能通过 PET 或 SPECT 将豆状核分为壳核和苍白球。在整个疾病过程中，摄取减少最初发生在后纹状体，然后先向前 - 后壳核移动，再依次向前壳核和尾状核移动（图 14.27B）。这种异常通常是不对称的，尤其是在先前患有疾病的患者中。虽然不可能使用碘（^{123}I）氟潘检查结果来鉴别 PD

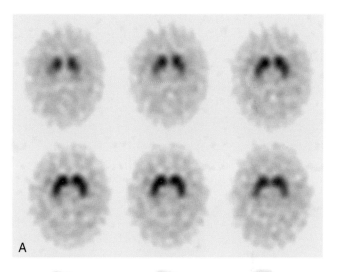

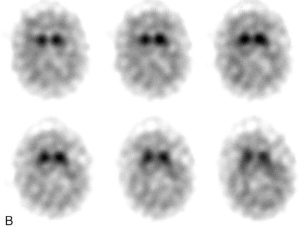

图 14.27　（A）多巴胺转运蛋白示踪剂碘（^{123}I）氟潘的正常分布显示出相对于皮质的高纹状体摄取。（B）帕金森病患者的异常 SPECT 图像显示双侧后部摄取缺失，右尾状核处开始出现活度不对称减少。最终，随着疾病的进展，尾状核活度也会消失

专栏 14.10 碘（^{123}I）氟潘（I-123 DaTscan）SPECT 成像方案

患者准备

停用干扰药物

甲状腺封闭：注射前至少 1 小时，碘化钾鲁氏碘液（相当于 100 mg 碘化物）或 400 mg 高氯酸钾

放射性药物

碘（^{123}I）氟潘 3~5 mCi（111~185 MBq）缓慢静脉（IV）输注

延迟扫描：3~6 小时

测量仪器

多探头 γ 照相机；建议进行衰减校正（例如，SPECT/CT 中的 CT）

准直器：低能量、高分辨率

能窗：峰值 159 keV ± 10%

矩阵和变焦至 3.5~4.5 mm 的像素大小和 1 mm 像素厚

摆位

仰卧位，头部位于探头视野中心，探头固定器延伸至床外，以确保照相机探头轨道紧密（11~15 cm）

采集

分步照射：3° 步距，30~40 秒 / 步，180° / 探头（360° 旋转）；也可使用连续采集

最佳图像要求至少 150 万个计数

处理

迭代或滤波反投影重建、巴特沃思或其他低通滤波器；可以根据需要使用运动校正软件；前联合 - 后联合（anterior commissure–posterior commissure，AC/PC）线与横断层轴平行对齐

在每个基底神经节周围放置感兴趣区（ROI）并在枕叶皮质或其他 DAT 浓度较低的区域放置本底 ROI 后，可使用量化软件或计算纹状体结合率

纹状体结合率 =（平均纹状体计数 – 平均本底计数）/（平均本底计数）

CT：计算机体层摄影；DAT：多巴胺转运蛋白；SPECT：单光子发射计算机体层显像。

专栏 14.11 可能会对碘（^{123}I）氟潘产生干扰的药物

可卡因

苯丙胺

  d- 苯丙胺

  甲基苯丙胺

  哌醋甲酯

CNS 兴奋剂

  苯丁胺

  麻黄碱

  哌醋甲酯

莫达非尼

抗抑郁药

  阿莫沙平

  氯苯咪吲哚

  丁氨苯丙酮

  拉达法辛

  舍曲林

肾上腺素能激动剂

  苯肾上腺素

  去甲肾上腺素

  苯丙醇胺

抗胆碱药：苯甲托品

阿片类药物

  芬太尼

抗焦虑药

  丁螺环酮

麻醉药

  氯胺酮

  PCP

  异氟烷

抗帕金森病药物：无显著干扰

  多巴胺激动剂（左旋多巴）、MAO B 抑制剂、金刚烷胺、N- 甲基 -D- 天冬氨酸受体阻滞剂

影响不明：

  5- 羟色胺再摄取抑制剂：帕罗西汀、西酞普兰

CNS：中枢神经系统；MAO：单胺氧化酶。

与非典型帕金森综合征（进行性核上性麻痹、多系统萎缩、皮质基底节变性）（这是因为黑质摄取减少的模式显著重叠），但非典型帕金森病例倾向于更早累及尾状核，并且可能更加对称。在 PD 中，症状最严重的对侧脑区的异常可能更显著（图 14.28）。放射性示踪剂结合异常减少通常可以检测出临床前疾病。

观察者间的差异对于阳性和阴性检查均有利。尽管只有 78% 的 PD 患者扫描图像呈阳性，但阴性扫描（NPV）有效地排除了诊断为 PD 的可能性，97% 的非 PD（例如特发性震颤）患者检查结果正

常。此外，在碘（^{123}I）氟潘显像后，临床医生报告显示多达 30% 的患者诊断发生改变，50%~60% 的患者临床治疗发生显著变化。碘（^{123}I）氟潘还可以帮助鉴别 DLB 和 AD，因为 DLB 的摄取量有所下降。

难治性或部分顽固性复杂癫痫发作可能需要手术治疗。癫痫发作精准定位通常需要结合头皮脑电图（electroencephalogram，EEG）、MRI、脑磁图（magnetoencephalography，MEG）和核医学成像来进行评估。这些无创检测对于指导在手术室中放置有创颅内 EEG 滤线栅和确定治疗选择具有重要意义。尽管 MRI 可以显示癫痫发作病灶部位的结构异常（例如

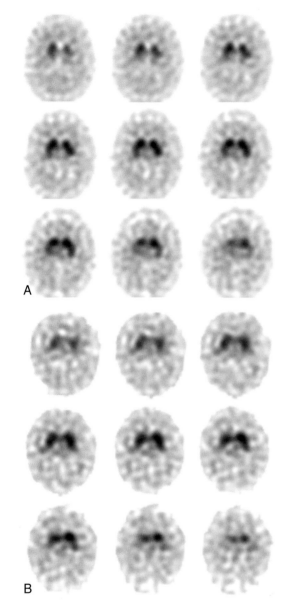

图 14.28 碘（¹²³I）氟潘 SPECT 图像最初（A）显示右后基底神经节活度轻微异常减少。（B）重复检查证实该病例存在异常，右侧显示出疾病进展，现在尾状核前方活度轻度减少，左侧壳核活度轻微减少

中颞叶海马硬化），但很少有结构显像能够完全显示异常活化的神经元的实际范围。此外，尽管 EEG 在癫痫发作定位中至关重要，但它通常不能起到决定性作用，仅能在 50% 的患者中定位到发作期病灶，且在 5%~10% 的时间内会错误定位异常区域。

PET 和 SPECT 可能在癫痫发作评估中起重要作用。在发作期状态下，激活的病灶活性增加，代表 rCBF 和葡萄糖代谢增加。然而，发作间期图像显示放射性活度正常或减少。在紧接的发作后期状态下，活度会变化，可能显示脑区活度增加和减少。因此，了解注射时患者的临床状态至关重要。最好在注射

前需要连续 EEG 监测。此外，患者可能会有一种以上的癫痫发作，因此 EEG 和临床表现能帮助确定待评估的癫痫发作是否实际发生在发作期状态期间。

尽管发作期检测是最灵敏的，但对技术要求很高（图 14.29）。患者入院并停药接受持续监测。一旦识别到癫痫发作，经过培训的人员必须在癫痫发作开始的数秒内注射放射性示踪剂。放射性示踪剂一旦被大脑摄取基本上就会被捕获，因此成像可以延迟几个小时，直到癫痫发作得到控制为止。

鉴于 ¹⁸F-FDG 的半衰期较短，发作期 PET 显像不可行。尽管发作间期 PET 图像优于发作间期 SPECT，但发作间期检测的灵敏度远低于发作期检查。需要了解最近癫痫发作的临床知识，以确保检测确实处于发作期或发作间期。发作期 SPECT 在颞叶癫痫发作中的灵敏度约为 90%，且其异常区域通常比 MRI 上的结构异常区域更为广泛。然而，这种方法对颞叶外癫痫发作的灵敏度较低，约为 50%~75%。发作间期 FDG PET 可在约 80% 的患者中识别出低代谢灶，而如果发现对应 MRI 结构异常，则该比例更高。发作间期 SPECT 可以识别约 70% 的颞叶病灶。在某些情况下，可见广泛或多灶性异常，但无可切除病变（图 14.30）。

尽管 MRI 和 CT 是诊断脑卒中的主要方法，但 PET 和 SPECT 在某些情况下也可能有用。它们可能有助于评估某些患者的脑卒中风险，指出最有可能从干预中受益的患者，甚至可以预测脑卒中的恢复。可以研究诸如远端神经元活动丧失（失联络现象）、神经元募集和通过神经元可塑性的恢复等关系。在急性脑卒中中，^{99m}Tc-HMPAO SPECT 已被用于识别哪些患者最有可能从溶栓疗法中受益，尽管这也可以通过更新的 MRI 技术实现。

功能显像还可以评估因疾病或手术改变导致动脉血液供应受损时可能出现的预期并发症。最后，使用平面脑灌注检查来帮助诊断脑死亡。

动脉血流进入大脑后，血管在大脑底部的大脑动脉环处汇合，从而使来自一侧的血液流向供应不足的区域。理论上讲，这种解剖学结构应该保护需要舍弃颈内动脉的患者（例如在血管球瘤或颅内动脉瘤治疗中），或者是出现动脉内膜切除术后闭塞或旁路术引起并发症的患者。然而，尽管这些患者中有一小部分（但数量较多）的人有完整的大脑动脉环和动脉造影上足够的交叉填充，但他们仍会出现脑卒中。评估风险的其他测试包括经颅多普勒超声和 Wada 神经系统测试。在 Wada 测试期间，在对一

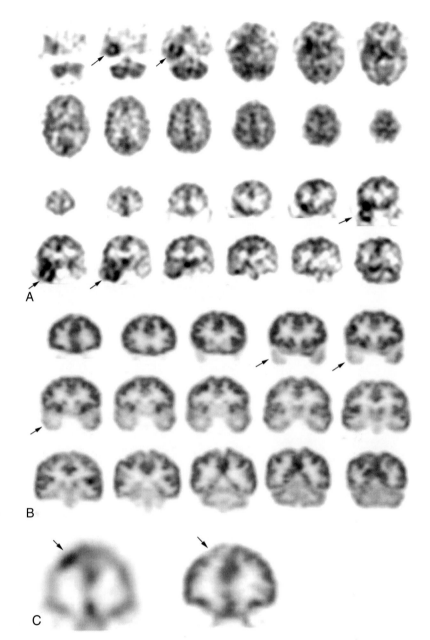

图 14.29　癫痫发作显像。（A）发作期 ^{99m}Tc-HMPAO SPECT 横轴位（上）和冠状位（下）图像显示癫痫发作期右颞叶区域灌注增加（**箭头所示**）。（B）发作间期 FDG PET 示右侧颞叶代谢较对侧减低（**箭头所示**）。（C）第二位患者的发作期 SPECT 图像显示右侧矢状窦旁区域（**左**）出现过度灌注（**箭头所示**），对应癫痫发作病灶的发作间期 PET 图像（**右**）上的低代谢区域（**箭头所示**）

半大脑通过颈动脉内输注异戊巴比妥钠进行麻醉并使用气囊导管进行临时闭合后，检查患者的言语和记忆功能。通过在术前检查中增加 ^{99m}Tc-HMPAO 或 ^{99m}Tc-ECD SPECT 扫描，可以进一步降低永久性颈动脉闭塞并发症的风险，既往报道显示发病率和死亡率降幅高达 20%。

进行临时性颈内动脉气囊闭塞时，在血管造影中静脉注射放射性药物，1 分钟后将气囊放气。在移除导管并使患者稳定之后，再进行成像。与基线

SPECT 图像相比，通过观察闭塞侧灌注的显著下降，可以有效识别有脑卒中风险的患者。这些患者通常需要接受颈动脉旁路术，因为剩余的血管不能满足将被闭合的一侧的需求（图 14.31）。

乙酰唑胺 SPECT 成像是一种针对大脑的药理学血管压力测试，可帮助既往患有脑卒中、短暂性脑缺血发作（transient ischemic attack，TIA）、动脉粥样硬化性狭窄、血管畸形或血管损害（例如烟雾病）的患者评估其发生脑卒中风险。静脉注射 1 g 碳酸酐

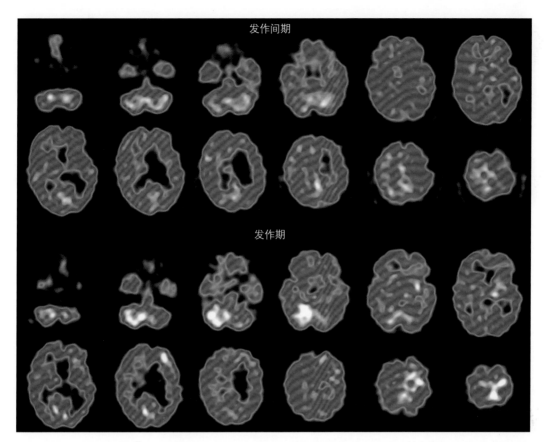

发作间期

发作期

图 14.30　发作间期 ^{99m}Tc-HMPAO SPECT 显示先天性畸形皮质大面积灌注不足。发作期图像显示额叶和顶叶大部分区域活度增加（一处可切除的病灶除外），右侧小脑因失联络现象摄取增加

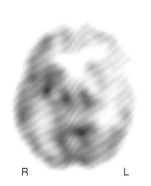
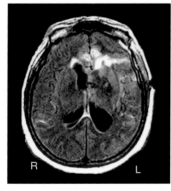

R　　L　　　　　　R　　L

图 14.31　**左**，在颈动脉气囊闭塞后注射 HMPAO 行 SPECT 显像，显示左大脑中动脉区域严重灌注不足，确定了高风险脑卒中。该患者使用 Selverstone 夹而非旁路术进行逐渐闭合的方法，接受了永久性左颈动脉闭合术。**右**，这种逐渐闭合不足以保护患者，患者的脑卒中分布与术后进行的随访 CT 的 SPECT 分布相同

酶抑制剂和抗高血压药乙酰唑胺（Diamox）后通过 ^{99m}Tc-HMPAO 或 ^{99m}Tc-ECD SPECT 成像来评估这些患者的血管储备情况。该药物通过增加二氧化碳引起血管舒张，进而使 rCBF 增加。虽然整体血流量增加，但异常血管无法扩张，血液被分流至其他血管。

这一特点将突出显示任何异常血管并会将存在梗死风险的区域更好地显示，在 SPECT 图像上表现为活度相对减少的区域（图 14.32）。关键是要比较静息状态与压力状态血流灌注的差异。

当考虑进行器官捐献并且必须使用生命支持系统时，脑死亡诊断的准确度和速度变得至关重要。虽然脑死亡诊断根据定义属于临床诊断范畴，但做出该临床诊断可能比较困难。脑死亡诊断所需的具体标准如下：

1. 患者处于深度昏迷状态，完全没有脑干反射或自主呼吸。

2. 必须排除潜在的可逆原因，例如药物中毒、代谢紊乱或体温过低。

3. 必须诊断出脑功能障碍的原因（例如外伤、脑卒中）。

4. 观察到的脑死亡现象必须在达到一段规定的时间长度（6~24 小时）后才能确定为临床脑死亡的结果。

尽管临床医生使用验证性辅助检查来增加诊断的确定性，但它们本身无法确立脑死亡的诊断结果。

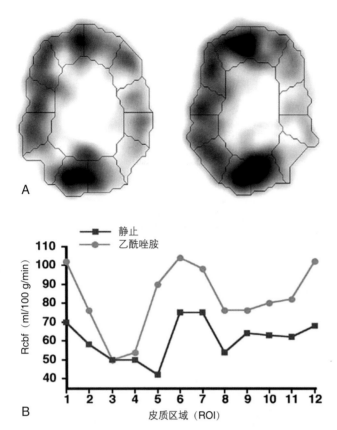

图 14.32 使用乙酰唑胺（Diamox）SPECT 进行缺血半定量分析。（A）基线 ^{99m}Tc-HMPAO SPECT 图像（左）显示左侧顶叶轻度灌注不足。使用乙酰唑胺后（右），大脑显示除左侧顶叶缺损外，血管舒张导致活度增强，而缺血引起的活度降低更为明显。（B）由放置在总 SPECT 图像上的感兴趣区（ROI）分区（按时钟位置放置，从 1 点至 12 点编号）生成的局部脑血流量曲线。给予乙酰唑胺后，计数相对于基线灌注而言有所增加，2 点至 4 点区域除外，此处给予乙酰唑胺后曲线下降，表明该区域因无法对血管舒张产生反应而具有高梗死风险

只进行一次等电 EEG 并不能确立脑死亡的诊断，至少需要进行一次重复检查。在巴比妥类药物或其他抑制药物中毒或体温过低的患者中，即使脑灌注仍然存在并且可能恢复，但 EEG 仍可能是平稳的。

在脑死亡中，脑组织的水肿、软化、坏死和自溶会导致颅内压升高。随着压力升高，最终会阻止颅内灌注。在脑动脉造影中，这种情况表现为血流不通过颈内动脉进入上方大脑。然而，导管血管造影具有侵袭性、资源密集性和非必要性的特点。放射性核素脑死亡检查是一种快速简便的替代方法，可以在床旁进行。通常建议在 EEG 和临床标准不明确或需要做出紧急决定时使用。闪烁显像不受药物中毒或体温过低的影响，且显示为无脑灌注的放射性核素血管造影异常图像比等电 EEG 对脑死亡诊断

的特异度更高。

经锝标记的放射性药物可用于评估动态血流。过去常使用 ^{99m}Tc-DTPA，因为它可以迅速从血液中清除，便于在必要时进行重复研究。但是，图像解读可能非常困难。由于缺乏解剖学标志，流经颅内静脉的颈外动脉系统的血流可能与流入皮质的内部动脉血流相混淆（图 14.33）。

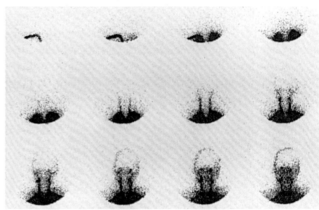

图 14.33 脑死亡。^{99m}Tc-DTPA 脑血流显像显示放射性示踪剂通过颈内动脉；但是没有脑内血流。仅可见流向头皮的颈外动脉血流

使用 ^{99m}Tc-HMPAO 和 ^{99m}Tc-ECD 的显像图像更易于解读，目前是首选技术，临床上主要运用延迟图像进行诊断，且延迟图像对弹丸式注射技术的要求不是很高（图 14.34）。输送示踪剂需要血流，并且因为摄取仅发生在存活的脑细胞中，所以若要延迟图像显示是否存在恒定的脑部摄取，则需要血流流向大脑。如果不存在 CBF，则不会发生脑部摄取。

^{99m}Tc-DTPA 要求对注射后的动脉造影阶段进行诊断级质量的显像，并在注射后以动态平面图像进行。另外，^{99m}Tc-HMPAO 通过静脉注射，虽然可以获取血流图像，但不是诊断必须。可以在床边获得延迟平面图像，无需做 SPECT。可对注射部位进行成像，以确保剂量充足且无软组织浸润。专栏 14.12 概述了脑死亡使用的放射性核素方案。

脑死亡时，可见两条流向颈总动脉的血流仅延伸至颅底水平。^{99m}Tc-HMPAO 图像中看不到大脑的显影，这一点使其成为最容易解读的影像表现。

有时会看到"热鼻征"（hot nose）这一次要检查结果。据报道，这是因为压力增加使颅内血流转向颈外动脉循环，从而导致流向面部和鼻部的血流相对增加。但是，侧位像显示活度位于沿脑干和颅后窝区域的远后方。

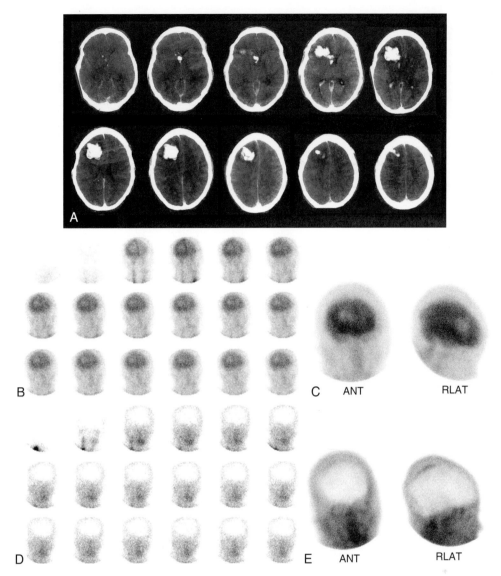

图 14.34　脑死亡评估。(A) 头部创伤受害者的 CT 图像显示右额叶实质性出血延伸至脑室内。(B) 在脑死亡评估中，初始 ^{99m}Tc-HMPAO 图像显示灌注延迟仍存在，可见皮质摄取 (C)，但伴有出血导致的缺损。(D) 72 小时后的追踪研究显示，脑死亡导致颈内动脉血流终止于头部以下。(E) 延迟皮质摄取缺失证实了这一点。任何周围活度均由颈外动脉血流产生。ANT：前位；RLAT：右侧位

PET

尽管增强 MRI 是诊断原发性脑肿瘤的最佳影像学检查，但长期以来一直使用 ^{18}F-FDG PET 作为评估肿瘤的工具，^{18}F-FDG 摄取量与代谢活性相关，因此也与肿瘤等级相关。尽管低级别胶质瘤（WHO I 级和 II 级）通常显示出与白质摄取相似的摄取，且高级别肿瘤（WHO III 级）可能难以与灰质的高本底活度相区分，但 IV 级肿瘤（多形性胶质母细胞瘤）显示摄取增加高于灰质本底活度（图 14.35）。

^{18}F-FDG PET 可用于帮助定位活体标本检查中最具侵袭性的区域。此外，因为肿瘤在放射治疗后

几个月 MRI 图像上表现为强化甚至出现结节，所以 PET 可以帮助区分肿瘤复发与治疗后变化。结合 MRI 图像的直接、前后比较对于图像解读至关重要，PET 成像与 MRI 的融合效果会更好。在高剂量放射治疗的过程中，可观察到 ^{18}F-FDG 活度增加，并且可能持续存在。尽管这种活度通常是轻度的，并且不会大于正常皮质摄取，但是可能需要系列图像来寻找任何活度增加的区域，以排除早期复发。复发性胶质瘤通常具有高侵袭性，因此可能表现出更明显的放射性示踪剂浓聚。有趣的是，在低级别毛细胞型星形细胞瘤和良性垂体肿瘤中，肿瘤放射性摄取与恶性程度不相关是重要例外，因为这两种肿瘤均

专栏 14.12　脑死亡闪烁显像：方案总结

患者准备

无

放射性药物

^{99m}Tc-HMPAO 或 ^{99m}Tc-ECD 20 mCi（740 MBq）静脉注射（IV）

注：可以使用 ^{99m}Tc-DTPA，但解读依赖于动脉灌注显像以及其与颈外动脉和静脉循环的区分。

测量仪器

γ 照相机设置：大视野

准直器：高分辨率、低能量

能峰：140 keV，窗宽 >15%

照相机格式程序设置：2~3 秒的血流图像持续 30 秒，随后立即和延迟采集多视角静态图像

计算机设置：1 秒的血流图像持续 60 秒（64×64 字节模式），然后是静态图像（128×128 帧模式）

显像方案

1. 以 IV 推注形式注射放射性药物。
2. 进行动态血流研究。
3. 立即采集前、后、右侧位和左侧位视图 750k 静态图像（可选）。注射部位成像。

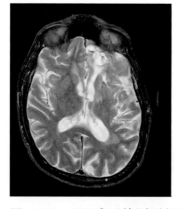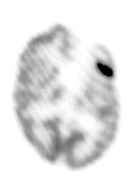

图 14.35　MRI 难以检测到复发性胶质瘤。T2 加权 MRI 显示治疗后信号变化（**左**）。复发性肿瘤在 FDG PET 显像上呈现为强摄取的病灶（**右**）

可显示 ^{18}F-FDG 浓聚量显著增加。

与全身肿瘤病例（55~65 分钟）相比，脑内 ^{18}F-FDG 显像方案注射后延迟时间通常更短（30~45 分钟）。然而，在原发性脑肿瘤评估中，有报道称使用更长的延迟时间（例如 2~4 小时）可提高灵敏度。但诸如此类的长时间延迟在繁忙的临床活动中往往不具有实用性。

尽管 ^{18}F-FDG PET 在 CNS 以外的多种恶性肿瘤检查中是一种有价值的临床工具，但由于脑组织本底活度高，近 2/3 的颅内转移性病变在 PET 上无法识别（图 14.36）。因此，MRI 仍然是检测转移性病变的标准方法。

已在研究方案中使用其他实验性 PET 放射性药物，以对除葡萄糖代谢以外的肿瘤细胞活性情况进行评估。使用 ^{18}F- 氟胸苷（FLT）评估 DNA 合成可用于在 BBB 已被破坏情况下的侵袭性增强的肿瘤。然而，胸苷代谢十分复杂，即使在较低级别的肿瘤和 BBB 保持完整的病变中，氨基酸示踪剂也已显示出潜在的高特异度和灵敏度。这些示踪剂包括 ^{11}C- 甲硫氨酸、^{18}F- 氟多巴和 ^{18}F- 氟乙基酪氨酸（^{18}F-FET）。

SPECT 示踪剂 ^{99m}Tc-HMPAO 和 ^{99m}Tc-ECD 通常不适用于颅内恶性肿瘤的诊断。尽管在肿瘤中可能观察到摄取增加，使用 ^{99m}Tc-ECD 时更常见，但这两种示踪剂通常均显示活度正常或降低。

复发性胶质瘤和颅内淋巴瘤的 SPECT 评估可以使用心脏显像剂 ^{201}Tl 和 ^{99m}Tc- 甲氧基异丁基异腈

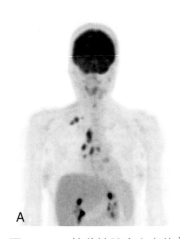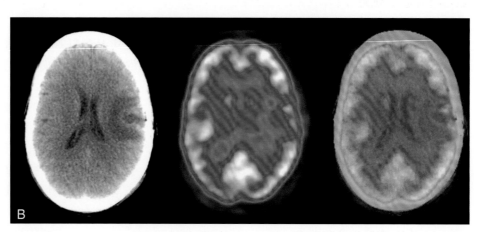

图 14.36　转移性肺癌患者的 ^{18}F-FDG 图像显示，（A）在最大密度投影图像上胸腔内病灶处有大量摄取，但 PET/CT 的脑部图像（B）中，CT 图像显示出现左脑转移，周围有水肿（**左**），PET（**中**）或融合（**右**）图像显示 FDG 少量浓聚

（图 14.37），两者均在多种肿瘤类型中累积。钾类似物 ^{201}Tl 的分布不仅取决于血流量和 BBB 破坏情况，还取决于通过 Na$^+$/K$^+$ 泵摄取的代谢活度。^{99m}Tc- 甲氧基异丁基异腈由内皮细胞转运并定位于活跃的线粒体中。^{99m}Tc- 甲氧基异丁基异腈在脉络丛中有一些浓聚，这可能使其在某些肿瘤中不太理想。

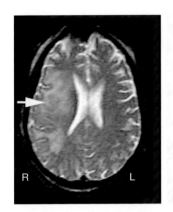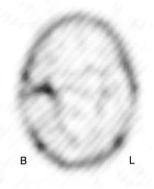

图 14.37　颅内淋巴瘤。T2 加权 MRI 显示获得性免疫缺陷综合征患者有一个肿块（**左，箭头所示**），^{201}Tl-SPECT 显像显示肿块伴高摄取（**右**）

　　SPECT 肿瘤成像包括注射 ^{201}Tl 2~4 mCi（74148 MBq）或 20 mCi（740 MBq）^{99m}Tc- 甲氧基异丁基异腈约 20~30 分钟后成像。延迟 2 小时采集 ^{201}Tl 图像有时可能有所帮助，因为肿瘤组织的消除速度预计会比正常脑或 BBB 破坏区域更慢。视觉分析通常显示肿瘤中的摄取量等于或大于头皮或对侧区域。恶性肿瘤和感染性过程的表现有一些重叠。例如，颅内脓肿通常活度增强。因为感染的摄取量通常低于恶性肿瘤，所以定量分析可能有助于提高特异度。围绕异常摄取区域画出感兴趣区，并将其与对侧正常区域进行比较。延迟图像可提高灵敏度，因为肿瘤会保持活度而本底活度减低。

　　MR 和 CT 是显示 CSF 漏、脑室 CSF 分流通畅性和脑积水的主要成像方式。然而，多年来，动态放射性核素 CSF 研究一直是复杂病例或患者不能进行 MR 检查时的诊断工具。

　　CSF 由脑室脉络丛和脑室外部位分泌，后者的分泌量较少。正常情况下，CSF 从侧脑室经 Monro 室间孔流入第三脑室（图 14.38）。再加上第三脑室脉络丛产生的额外 CSF，然后它穿过 Sylvius 中脑导水管进入第四脑室，然后通过 Magendie 正中孔和两个 Luschka 外侧孔离开脑室系统。随后，CSF 进入围绕大脑和脊髓的蛛网膜下腔。蛛网膜下腔沿大脑底部扩展至脑池中。蛛网膜下腔在大脑表面延伸。CSF 通

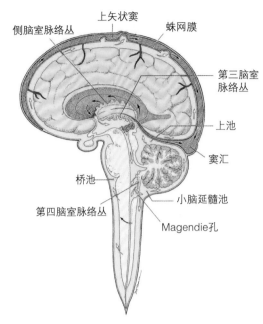

图 14.38　脑脊液（CSF）的流动图。CSF 起源于侧脑室脉络丛，通过第三和第四脑室流入基底池，在凸面上方流动，最后被上矢状窦重新吸收

过软蛛网膜绒毛的蛛网膜粒吸收至上矢状窦中。可以通过将放射性示踪剂鞘内注射至脊柱内或 CSF 分流导管的端口间隙中来评估 CSF 流量。

　　生产所用的注入 CSF 腔的放射性示踪剂必须适合鞘内给药，绝对无菌且无热原。使用 DTPA 作为载体分子非常合适，因为它不会快速代谢，会与放射性示踪剂紧密结合，且不具有亲脂性，因此在到达蛛网膜绒毛之前不易被 CSF 腔吸收。在成像时间超过数小时的情况下，^{111}In 更适合用作放射性标记，因为其半衰期较长，为 2.8 天。但是，与 ^{99m}Tc 相比，它的成像特性较差，有 245 keV（峰度为 94%）和 171 keV（峰度为 90%）两个相对较高的光电峰。由于其半衰期更长且光子能量更高，与使用 ^{99m}Tc 标记的类似化合物相比，使用 ^{111}In 时给予的放射性药物量更低，并且这种差异也可能影响灵敏度。

　　因此，对于 CSF 分流研究，首选 ^{99m}Tc-DTPA，但对于脑池显像，通常使用 ^{111}In-DTPA。如果研究检测 CSF 漏，使用 ^{99m}Tc-DTPA 成像更容易观察到。然而，如果将拭子放入鼻中以检测不易发现的泄漏，则使用 ^{111}In 可能有助于利用额外的时间进行检查，以处理用于观察泄漏迹象的拭子评估的更多复杂程序。

正常压力脑积水

　　脑积水是 CSF 产生、循环或吸收异常引起的

CSF 过度积聚而导致的脑室异常扩大。应将脑积水与真空性脑积水区别开来，后者的起因是，脑卒中或创伤性脑损伤导致脑组织收缩或萎缩且不会或不需要通过手术治疗来缩小脑室。脑积水可在出生时由先天性原因引起，也可在以后的生活中出现。导致疾病的过程可以是非交通性的，也可以是交通性的。在**非交通性脑积水**中，从脑室系统流入基底池和蛛网膜下腔的脑脊液受阻。这通常是由第四脑室处或在其上方有肿块或先天性异常而引起，通常通过 MRI 进行诊断。在**交通性脑积水**中，CSF 可从脑室内区域自由流入蛛网膜下腔。CSF 流动受阻的部位在脑室外、基底池、凸面或蛛网膜绒毛处。常见原因包括蛛网膜下腔出血、慢性硬脑膜下血肿、软脑膜炎和脑膜癌。尽管经常可以找到交通性脑积水的病因，但大约一半的病例为特发性，病因不明。

正常压力脑积水（normal-pressure hydrocephalus，NPH）是一种交通性脑积水，腰椎穿刺时 CSF 开放压正常。它可以发生在任何年龄，但最常见于老年人。NPH 在临床上表现为进行性痴呆、共济失调和失禁。在解剖学显像中，脑室系统的扩张与皮质沟和基底池的突出不成比例。通过手术置入引流管将 CSF 分流可降低颅内压并有助于缓解症状。

因为并发症导致的发病率和死亡率较高（约占病例的 1/3 或更多），所以确定哪些患者将会从分流放置术中受益非常重要。此外，并非所有患者都能通过分流术改善病情。未得到改善的患者通常患有潜在神经系统变性疾病，这能够解释发生痴呆的原因。在评估分流术利弊时，对患者是否存在神经系统变性疾病进行评估，并通过 MRI 检查判断是否有迹象表明脑室扩大可能是由 NPH 引起。在腰椎穿刺时测量开放压力，可以通过测试性移除大量 CSF 以寻求改善方法。过去，放射性核素脑池显像上的 CSF 流动模式可以预测哪些患者能够通过 CSF 分流术改善症状（灵敏度高达 88%）。然而，后来的研究表明这些模式并不具有特异性。此外，腰椎穿刺所需的药物给予可能导致并发症，如头痛（>25%~30%）、感染和需要干预的慢性 CSF 漏。现在很少进行脑池显像，但在特定情况下可能会有所帮助，包括不能接受 MRI 检查的患者。

专栏 14.13 列出了放射性核素脑池显像的示例方案。鞘内注射用放射性示踪剂必须无菌且无热原。注射可由神经科医生或外科医生进行，且患者应保持仰卧位至少 30~60 分钟。在 1 小时获取脊柱的前后

专栏 14.13　脑池显像：方案总结

患者准备
停用非甾体类药物和增加出血风险的药物。

放射性药物
500 μCi（19 MBq）^{111}In-DTPA（鞘内使用无热原）；使用 22 号针头，斜面垂直放置，缓慢注入腰椎蛛网膜下腔。
- 可测量 CSF 开放压并抽取 CSF 样本。
- 患者在注射后保持卧位 60 分钟。24 小时内限制活动。

测量仪器
γ 照相机：大视野
准直器：中等能量
计算机设置：256×256 矩阵；50 000~100 000 个计数/图像或 10 分钟/图像
SPECT/CT（可选）：
　SPECT 计算机设置：128×128 矩阵；非圆形轨道，35 秒/次停止
　迭代重建，3 次迭代，巴特沃思滤波器（截止频率 0.5，阶数 5）
　CT：120 kV，50 mAs，螺距 0.813 转 0.75 秒，FOV 50 cm；矩阵 512×512

图像采集
平面：1 小时：胸腰椎，以评估注射的充分性，然后对头部 AP 成像。
3 小时、24 小时、48 小时：头部的前视图、后视图和两侧视图
如果 24 小时的平面图像模糊不清，则进行 SPECT/CT

AP：前后位；CSF：脑脊液；CT：计算机体层摄影；DTPA：二乙撑三胺五乙酸；FOV：视野；SPECT：单光子发射计算机体层显像。

（anteroposterior，AP）位平面图像，并在 2~3 小时和 24 小时获取颅骨的 AP 和侧位图像。对于异常病例，可能需要在 24 小时进行 SPECT/CT 显像，以及在 48 小时进行使用或不使用 SPECT/CT 的平面显像。

脑池显像图像解读

正常情况下，活度在 1 小时到达基底池，在 2~6 小时到达额极和外侧裂，在 12 小时到达大脑凸面，在 24 小时到达矢状窦中的蛛网膜绒毛处（图 14.39）。由于生理上流动方向相反，放射性示踪剂通常不会进入脑室系统。放射性示踪剂最终被吸收并经肾脏排泄。如果最初放射性药物注射时出现外渗，则在最初几个小时内就可以看到膀胱显影，因为放射性药物被吸收到血液中并很快被清除至尿液中。

将放射性药物注入鞘内后，可以观察到几种流动模式，其中关键点是活度是否达到大脑凸面或是

否会反流进入脑室（表 14.9）。

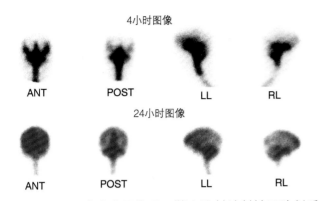

4小时图像

ANT　　POST　　LL　　RL

24小时图像

ANT　　POST　　LL　　RL

图 14.39 正常脑池显像图。鞘内注射放射性示踪剂后 4 小时和 24 小时的前位和侧位图像显示正常向上通过凸面，无脑室反流。ANT：前位；LL：左侧位；POST：后位；RL：右侧位

表 14.9	用于脑积水评估的脑池显像中的流动模式	
类型	**模式**	**原因**
Ⅰ	24 小时时凸面上存在示踪剂	• 正常 • 非交通性脑积水
Ⅱ	延迟通过凸面，但无脑室反流	• 脑萎缩 • 老龄
ⅢA	24 小时示踪剂在凸面处出现短暂性脑室反流	不明：交通性脑积水进展或恢复
ⅢB	凸面上无示踪剂，出现短暂性脑室反流	正常压力脑积水
Ⅳ	凸面上无示踪剂，出现持续性脑室反流	正常压力脑积水

　　在非交通性（梗阻性）脑积水患者中，脑池显像通常显示正常流动模式，直至基底池和凸面上方，无脑室反流。但是，如果是通过脑室造瘘术而不是腰椎穿刺术注射放射性示踪剂，则系列图像显示基底池的活度极小。

　　在交通性脑积水（包括 NPH 患者）中，脑池显像可显示一系列 CSF 流动模式。然而，大脑凸面上方的流动将异常延迟（>24 小时）或缺失。可能短暂发生（模式ⅢB）或持续存在（模式Ⅳ）活度异常反流至脑室的情况。以前有学者提出，最有可能从分流手术中获益的 NPH 患者是具有Ⅳ型脑池显像模式、持续性脑室活度且凸面上无活度的患者。但是，会出现假阳性和假阴性。

　　各种改道性 CSF 分流术（例如，脑室腹膜、脑室心房、脑室胸腔、腰部脊髓腔腹腔分流术）已用于治疗梗阻性脑积水。并发症可能包括导管阻塞、感染、血栓栓塞、硬脑膜下或硬脑膜外血肿、导管断开、CSF 假性囊肿、肠梗阻和肠穿孔。

　　通常可通过检查患者和检查皮下 CSF 间隙来得出分流是否通畅和 CSF 流量是否充足的诊断。当对该评估不确定时，使用 ^{99m}Tc-DTPA 进行放射性核素研究有助于识别异常功能。熟悉具体分流类型及其构造会有所帮助。例如，瓣膜可以允许双向或仅单向流动。近端分流分支由从脑室进入蛛网膜下腔的管道组成，远端分支将 CSF 从间隙输送至体内。

　　分流注射应由熟悉所用分流类型的医师采用无菌技术进行（专栏 14.14）。^{99m}Tc-DTPA 通常优于 ^{111}In-DTPA，因为 ^{99m}Tc 具有优越的显像特性，且进行脑积水评估时，无需延长延迟显像。有时可在检查远端通畅性之前评估近端分流分支的通畅性。对于具有特定类型可变或低压双向瓣膜的患者，首先通过手动按压颈部来阻塞远端导管。压力可能导致注射的示踪剂流入近端分支。

专栏 14.14　分流通畅性：方案总结

患者准备
　无

放射性药物
　^{99m}Tc-DTPA 0.5~1 mCi（18.5~37 MBq）

测量仪器
　γ 照相机：宽视野；低能量、通用准直器
　计算机和照相机设置：1 分钟图像，持续 30 分钟

程序
使用无菌技术，用聚维酮碘清洁剃过的头皮。
- 用 25~35 号针头穿透，分流储液腔。
- 针头固定到位后，将患者头部置于照相机下方，使储液腔位于视野的中间。
- 注射放射性药物。
- 采集系列图像 30 分钟。
- 如果没有看到任何流动，请使患者处于直立位并继续成像 10 分钟。
- 如果仍未见流动，则在 1 小时和 2 小时后获取 50k 静态图像。
- 如果在任何时候都显示有流动，则每 15 分钟获取 50k 分流和管路图像，直到确认流至分流管末梢或成像 2 小时为止，以先满足的情况为准。
- 为了确定储液腔的近端通畅性，可以在手术过程中手动阻塞远端导管，以使放射性示踪剂回流至脑室系统中。
- 对分流区域和末端的相邻组织的活度进行成像。

正常图像显示为示踪剂迅速流入脑室，随后通过分流导管向远端自发流动（图 14.40）。通常可以看到分流管路。引流至腹膜的导管显示放射性示踪剂在腹腔内自由累积（图 14.41）。在梗阻情况下，延迟图像上的活度不会通过远端分支移动，或可能汇集于导管尖端附近的一个包裹性区域中（图 14.42）。

创伤和手术（经蝶窦和鼻腔）是 CSF 鼻漏最常见的原因。非创伤性原因包括脑积水和先天性缺陷。从额窦至颞骨的任何部位都可能发生 CSF 鼻漏（图 14.43）。筛板最易断裂，可能导致鼻漏。耳漏很少见。临床上可能难以准确定位 CSF 漏。

放射性核素研究是检测 CSF 漏灵敏且准确的方法。为了最大程度地提高测试的灵敏度，耳鼻喉科医生将鼻拭子置于各鼻腔区域的前、后部，然后在 4 小时后取出并计数（图 14.44）。鼻腔与血浆的放射性活度比值大于 2∶1 或 3∶1 视为阳性。通过无菌腰椎穿刺鞘内注射放射性示踪剂（专栏 14.15）。

发生严重渗漏时最有可能确定位置。通常，在成像过程中会重现与最大渗漏量相关的患者姿势。成像时选择适当的投影位置对于确定渗漏部位十分

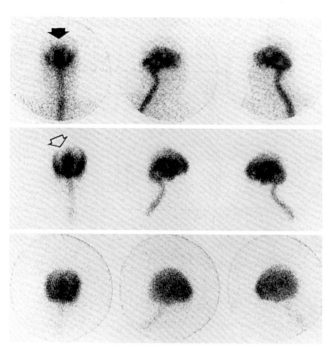

图 14.40 24 小时（**上排**）、48 小时（**中排**）和 72 小时（**下排**）的交通性正常压力脑积水的前位（**左**）、右侧位（**中**）和左侧位（**右**）投影。存在脑室反流（**黑色箭头所示**），且存在凸面上流量显著延迟（**白色箭头所示**）。72 小时的脑内活度是由室管膜摄取引起的

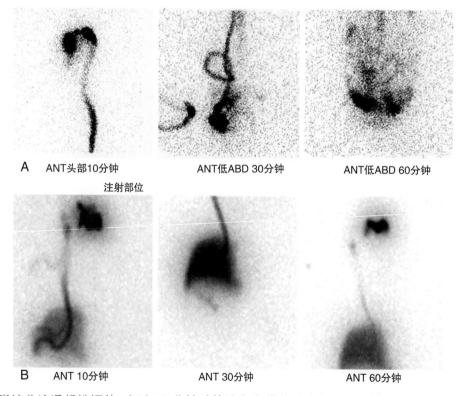

A ANT头部10分钟
注射部位

ANT低ABD 30分钟

ANT低ABD 60分钟

B ANT 10分钟

ANT 30分钟

ANT 60分钟

图 14.41 脑脊液分流通畅性评估。（A）10 分钟时的脑室腹膜分流（**左**）显示储液腔端口和分流术远端分支的活度向下移动至颈部和胸部。也可见脑室内活度。30 分钟时（**中**），活度在腹部，腹膜中有自由流动（**右**）。（B）具有正常放射性示踪剂的脑室胸腔分流通过分流进入胸膜空间，胸膜空间中活度随时间减少。ANT：前位

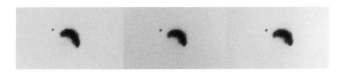

图 14.42　脑脊液分流受阻。将 ^{99m}Tc-DTPA 注射至蛛网膜下腔后，出现回流至脑室，这与近端分流分支通畅的情况一致。但是阻塞后 60 分钟内未发生远端引流

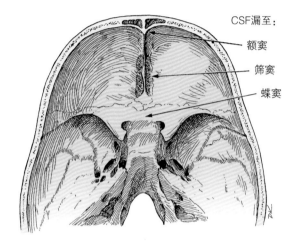

CSF 漏至：
额窦
筛窦
蝶窦

图 14.43　脑脊液（CSF）漏的常见部位

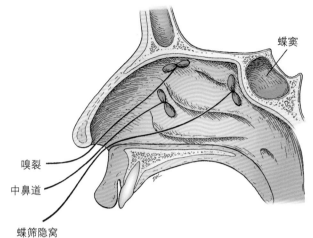

蝶窦
嗅裂
中鼻道
蝶筛隐窝

图 14.44　脑脊液漏研究中拭子的放置。耳鼻喉科医生在鼻孔前部和后部的各个位置放置经标记的棉拭子，以检测额窦、筛窦和蝶窦的渗漏情况

重要：侧位和前位成像用于确定鼻漏，后位成像用于确定耳漏。当不清楚 CSF 低压力原因，或怀疑腰部区域周围有渗漏时，应对腰部区域进行额外成像。

闪烁显像研究中 CSF 漏显示为渗漏部位活度浓聚增加（图 14.45）。但是，对于检测 CSF 漏，对拭

专栏 14.15　脑脊液漏检测：方案示例

患者准备
　腰椎穿刺前 6 小时内禁食。放置鼻拭子并标记位置（通常由耳鼻喉医生进行）。放置拭子前应对其进行称重。如果要采集脑脊液（CSF）样本，应在注射放射性示踪剂前进行。

放射性药物
　^{111}In-DTPA（鞘内使用，无热原）500 μCi（19 MBq）溶于 5 ml 10% 葡萄糖溶液中：鞘内注射，患者邻近成像台，采用无菌技术。注射后，将患者置于头低足高位，使放射性示踪剂聚集在基底区域，直至成像开始。

测量仪器
　γ 照相机：大视野；中能准直器
　计算机设置：256×256 矩阵，静态图像 50 000~100 000 个计数或 10 分钟 / 图像；根据需要变焦（例如在儿童体内）

显像方案
摆位
- 使患者呈仰卧位，并定期追踪图像活度，直到活度到达基底池（1~4 小时）。
- 一旦放射性示踪剂到达基底池，使患者处于可增加 CSF 漏的姿势：
  - 鼻漏：患者头部向前倾斜，靠在照相机正面，将照相机置于侧位。
  - 耳漏：获取后位像而非侧位像。

图像采集
- 在选定视图中每帧采集 5 分钟，持续 1 小时，然后采集前位像、左侧位像、右侧位像和后位像。
- 在原始视图中，每 10 分钟获取 50k 图像，持续 1 小时。
- 取出拭子并放入单独的检测管中。抽取 5 ml 血液样本。
- 对拭子和 0.5 ml 血浆等分样品进行计数。
- 可能会在 6 小时和 24 小时进行重复成像。
- 计算拭子与血浆活度的比率：$\dfrac{拭子计数}{血清计数} \Big/ 0.5\ ml$

解读
　如果拭子与血浆的活度比大于（2~3）:1，则 CSF 漏呈阳性。

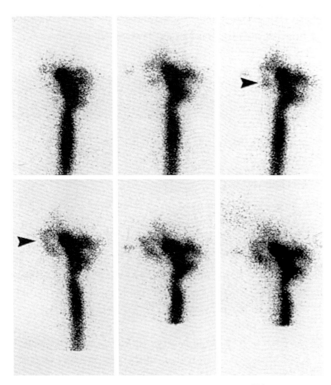

图 14.45　放射性核素脑脊液漏阳性检测。[111]In-DTPA 的左侧位像显示，随着时间的推移，源自鼻孔并泄漏到鼻和口中的放射性活度增加（箭头所示）

子进行计数比成像更灵敏。拭子也有助于确定渗漏来源（前部 *vs.* 后部）。

推荐阅读

Chaudhry A. Pearls and pitfalls of I-123 ioflupane (DaTscan) SPECT imaging. *J Nucl Med.* 2013;54:1284.

Cummings JL, Dubois B, Molinuevo JL, Scheltens P. International work group criteria for the diagnosis of Alzheimer disease. *Med Clin N Am.* 2013;97:363–368. https://doi.org/10.1016/j.mcna.2013.01.001.

Donaghy P, McKeith I. The clinical characteristics of dementia with Lewy bodies and a consideration of the prodromal diagnosis. *Alzheimers Res Ther.* 2014;6(4):46. https://doi.org/10.1186/alzrt274. http://alzres.com/content/6/4/46.

Dubois B, Feldman HH, Jacova C, et al. Research criteria for the diagnosis of Alzheimer's disease: revising the NINCDS-ADRDA criteria. *Lancet Neurol.* 2007;6:734–746.

Frey KA. Molecular imaging of extrapyramidal movement disorders. *Semin Nucl Med.* 2017;47:18–30. https://doi.org/10.1053/j.semnuclmed.2016.09.007.

Friedman E. Epilepsy imaging in adults: getting it right. *AJR.* 2014;203:1093–1103. https://doi.org/10.2214/AJR.13.12035.

Johnson KA, Minoshima S, Bohnen NI, et al. Appropriate use criteria for amyloid PET: a report of the amyloid imaging task force, the Society of Nuclear Medicine and Molecular Imaging, and the Alzheimer's Association. *J Nucl Med.* 2013;54:476–490. https://doi.org/10.2967/jnumed.113.120618.

Johnson KA, Minoshima S, Bohnen NI, et al. Update on appropriate use criteria for amyloid PET imaging; Dementia experts, mild cognitive impairment, and education. *J Nucl Med.* 2013;54(7):1011–1013. https://doi.org/10.2967/jnumed.113.12706.

Mathis CA, Lopresti BJ, Ikonomovic MD, Klunk WE. Small-molecule PET tracers for imaging proteinopathies. *Semin Nucl Med.* 47:553–575.

McKhann GM, Knopman DS, Chertkow H, et al. The diagnosis of dementia due to Alzheimer's disease: recommendations from the National Institute on Aging-Alzheimer's Association workgroups on diagnostic guidelines for Alzheimer's disease. *Alzheimer's & Dementia.* 2011;7:263–269. https://doi.org/10.1016/j.jalz.2011.03.005.

Mountz JM, Patterson CM, Tamber MS. Pediatric epilepsy: neurology, functional imaging, and neurosurgery. *Semin Nucl Med.* 2017;47:170–187. https://doi.org/10.1053/j.semnuclmed.2016.10.003.

Nobili F, Bouwman F, Drzezga A, et al. European Association of Nuclear Medicine and European Academy of Neurology recommendations for the use of brain ^{18}F-fluorodeoxyglucose positron emission tomography in neurodegenerative cognitive impairment and dementia: Delphi consensus. *Eur J Neurol.* 2019;26(2):205–e15. https://doi.org/10.1111/ene.13818.

Rabinovici GD, Gatsonis C, Aggar C, et al. Association of amyloid positron emission tomography with subsequent change in clinical management among Medicare beneficiaries with mild cognitive impairment or dementia. *JAMA.* 2019;321(13):1286–1294. https://doi.org/10.1001/jama.2019.2000.

Shivamurthy V, Tahari A, Marcus C, Subramanian R. Brain PET and the diagnosis of dementia. *AJR.* 2015;204(1):W76–W85. https://doi.org/10.2214/AJR.13.12363.

Sperling RA, Aisen PS, Beckett LA, et al. Toward defining the preclinical stages of Alzheimer's disease: recommendations from the National Institute on Aging-Alzheimer's Association workgroups on diagnostic guidelines for Alzheimer's disease. *Alzheimer's & Dementia.* 2011;7:280–292. https://doi.org/10.1016/j.jalz.2011.03.003.

Weiner MW, Veitch DP, Aisen PS, et al. 2014 Update of the Alzheimer's disease neuroimaging initiative: a review of papers published since its inception. *Alzheimers Dement.* 2015;11(6):e1–e20. https://doi.org/10.1016/j.jalz.2014.11.001.

Zukotynski K, Kuo PH, Mikulis D, et al. PET/CT of Dementia. *AJR.* 2018;211(2):246–259. https://doi.org/10.2214/AJR.18.19822.

（卢　洁　译审）

炎症和感染 第15章

长期以来，感染显像一直是闪烁显像的重要适应证。^{67}Ga- 枸橼酸盐是第一种临床使用的追踪感染型放射性药物，现今仍在使用，但发挥的作用远比过去有限。几十年来，经 ^{111}In-8- 羟基喹啉（^{111}In-oxine）标记的白细胞一直是用于感染检测的主要放射性药物。经 ^{99m}Tc-HMPAO 标记的白细胞也可用于感染检测。近年来，^{18}F-FDG 正越来越多地用于感染检测（专栏 15.1）。SPECT/CT 和 PET/CT 提高了对所有放射性药物的特异度，并改善了定位能力。

专栏 15.1 用于感染显像的放射性药物
^{67}Ga- 枸橼酸盐
经 ^{111}In-oxine 标记的白细胞
经 ^{99m}Tc-HMPAO 标记的白细胞
^{18}F-FDG
^{99m}Tc- 硫索单抗（LeuTech；已在欧洲获批）

HMPAO：六甲基丙二基胺肟。

炎症和感染的病理生理学

炎症是组织对损伤作出的应答，可使免疫系统的细胞聚集到损伤部位。组织损伤（如外伤、异物或肿瘤）会引发炎症。炎症应答导致血流量增加、血管舒张、血管通透性增加以及血管外的白细胞游走进入组织（**趋化性**）。血浆中含有蛋白质、抗体和化学介质，这些成分可调节感染部位的炎症应答（图 15.1）。白细胞对化学引诱物（如细菌产物）作出应答，从而聚集到感染部位。**感染**意味着存在微生物。虽然炎症通常意味着存在感染，但感染未必意味着存在炎症。严重免疫抑制的患者会产生无炎症的感染。

白细胞是产生炎症应答和免疫应答的主要细胞成分，可防止感染和形成新生物，并帮助修复受损组织。有核前体细胞在骨髓内分化为成熟细胞。外周白细胞包括粒细胞（中性粒细胞60%、嗜酸性粒细胞 3%、嗜碱性粒细胞 1%）、淋巴细胞（30%）和单核细胞（5%）。仅 2%~3% 的中性粒细胞处于循环血液中，可移动到有需要的部位短暂发挥作用。其余的中性粒细胞分布在组织（主要为骨髓组织，但也有脾、肝、肺、胃肠道和口咽组织）中附着于血管内皮细胞的"边缘"池中。各种刺激（包括运动、肾上腺素或细菌内毒素）可使边缘池中的细胞聚集到循环池中。

中性粒细胞会向吸引物迁移（趋化性）并进入毛细血管内皮细胞之间的组织（血细胞渗出），从而对急性炎症刺激作出响应。中性粒细胞会吞噬感染因子或异物，并在细胞质囊泡中通过酶促反应将其破坏。淋巴细胞（包括 B 细胞、T 细胞和自然杀伤细胞）在慢性期到达炎症部位。单核细胞作为组织清除剂，可吞噬受损细胞和细菌，解除化学物质和毒素的毒性。在炎症部位，单核细胞转化为组织巨噬细胞。皮质类固醇和乙醇可抑制炎症过程。

放射性药物

1977 年首次使用经 ^{111}In 标记的白细胞。使用经 ^{111}In-8- 羟基喹啉（^{111}In-oxine）和 ^{99m}Tc-HMPAO 标记的白细胞各有优缺点（表 15.1）。

^{111}In-Oxine 白细胞

放射性核素 ^{111}In 由回旋加速器产生，衰变方式为电子俘获，可发射两个 γ 光子（173 keV 和 247 keV），物理半衰期为 67 小时（2.8 天；表 15.2）。

为提供良好的图像质量，进行充分放射性标记通常需要 5000/mm³ 外周白细胞，不过有时也可在计数低至 2000/mm³ 的情况下进行检测。体外标记程序至少需要 2 个小时。由于显像门诊不具备对细胞进

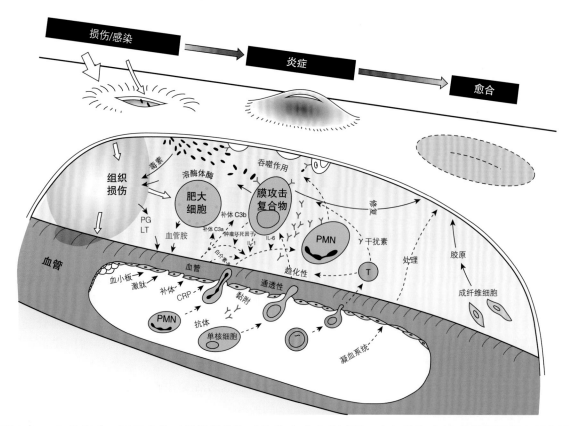

图 15.1 急性炎症。图示人体对组织损伤和感染作出响应的过程。血细胞和血清成分能否进入组织取决于血管内皮的通透性。抗体和淋巴细胞可使这些主要机制的功能增强或集中在病灶处发挥作用。如果炎症持续数天以上，巨噬细胞和淋巴细胞的作用会越来越大。**CRP**：慢性反应蛋白；**IL**：白介素；**LT**：白细胞三烯；**PG**：前列腺素；**PMN**：嗜中性多形核白细胞；**T**：T 淋巴细胞；**TNF**：肿瘤坏死因子（With permission,*Immunology at a Glance*,10th edition.J.H.L. Playfair and B.M. Chain,John Wiley & Sons,Ltd. 2013.）

表 15.1 ^{111}In-Oxine 与 ^{99m}Tc-HMPAO 白细胞的优缺点比较		
优点和缺点	^{111}In-Oxine WBC	^{99m}Tc-HMPAO WBC
放射性核素容易获得	否	是
放射性标记稳定，不会从细胞中洗脱	是	否
允许在血浆中标记	否	是
放射剂量学	较差	良好
早期常规显像	否	是
半衰期够长，允许延迟显像	是	否
显像时间	长	短
允许双核素显像	是	否
肠道清除和肾清除	否	是
图像分辨率	一般	良好

HMPAO：六甲基丙二基胺肟；WBC：白细胞。

表 15.2 ^{111}In、^{99m}Tc、^{18}F 和 ^{67}Ga 的物理特性			
放射性核素	半衰期	光电峰值（keV）	% 光子丰度
^{111}In	67 小时	173	89
		247	94
^{99m}Tc	6 小时	140	89
^{18}F	110 分钟	511	97
^{67}Ga	78 小时	93	41
		185	23
		288	18
		394	4

行放射性标记的设施，同时缺少经过培训的人员，患者血液会被送到院外的商业化放射性药品机构进行放射性标记。将血液送至放射性药房、对细胞进行放射性标记、将细胞送回显像门诊并重新输注，这一过程总共需要 3~4 小时。

通常情况下，50 ml 静脉血中的白细胞含量足以用于充分标记；对于儿童，20~30 ml 静脉血即可。必须在层流通风橱中进行放射性标记，以确保无菌环境。需要小心处理以免损伤细胞，否则会对细胞的迁移和存活产生不利影响。适当标记不会影响正常的生理功能。放射性标记可在体内保持稳定 24 小时以上。

专栏 15.2 详细阐述了放射性标记白细胞的方法。不能在血浆中进行放射性标记，因此必须将血浆分离出来并保留，以便在再输注前与白细胞一起再悬浮。将白细胞片状沉淀物悬浮在盐水中，并与 ^{111}In-oxine 一起孵育。^{111}In-oxine 络合物的脂溶性使其能够透过细胞膜扩散。络合物在细胞内解离，oxine 扩散回细胞外，而 ^{111}In 与核蛋白和细胞质蛋白结合。^{111}In-oxine 与粒细胞、淋巴细胞、单核细胞、血小板和红细胞结合。

专栏 15.2　用 ^{111}In-Oxine 对自体白细胞进行放射性标记的方法

准备

1. 患者的外周血白细胞计数应 >5000/mm^3。

程序

1. 采集自体血。

　　使用 19 G 针头的抗凝枸橼酸葡萄糖（anticoagulant citrate dextrose，ACD）抗凝注射器抽取 30~50 ml 自体血。

2. 分离白细胞：

　　借助重力沉降，使用 6% 羟乙基淀粉（一种助沉剂）分离红细胞（RBC）。

　　将富含白细胞的血浆以 300~350 g 离心 5 分钟，以去除血小板和蛋白质。

　　管底出现纽扣形白细胞沉淀。

　　抽出并保存乏白细胞血浆（leukocyte-poor plasma，LPP），以备后续洗涤和再悬浮。

3. 标记白细胞：

　　在盐水中悬浮白细胞（LPP）。

　　加入 ^{111}In-oxine，在室温下孵育 30 分钟，然后轻轻搅拌。

　　通过离心去除未结合的 ^{111}In。保存洗液——计算标记效率。

4. 制备注射液：

　　在保存的血浆（LPP）中重悬 500 μmCi 经 ^{111}In 标记的白细胞。

　　在 2~4 小时内通过外周静脉注射。

5. 执行质量控制：

　　细胞显微镜检测

　　计算标记效率：

　　　在剂量校准器中测定细胞和洗液的活度。

　　　标记效率 =C/（［C+W］×100%）

　　　其中 C 是细胞相关活度，W 是洗液相关活度。

放射性标记的纯 ^{111}In 粒细胞制剂已投入临床使用，但因为需要细胞分离密度梯度离心技术，该制剂并未显示出优于混合白细胞的临床优势，所以临床使用并不多。

因为需要在标记后立即再输注以确保细胞存活，所以无法执行标准质量控制措施（如无菌和致热原性测试）。但是，应检查最终的放射性药物制剂是否出现形态异常、结块、红细胞（RBC）污染过度的情况，并检测标记效率百分比（通常在 75%~90%）。若标记效率低于 50%，则不应将细胞给患者输注。最终制剂含有放射性标记的粒细胞、淋巴细胞、单核细胞以及部分血小板和红细胞。

输注 ^{111}In- 白细胞后，未发生 ^{111}In 明显从白细胞洗脱出来的情况。初始分布部位包括血池、肺、肝和脾。根据血细胞渗出和趋化性（表 15.3）获得定位结果。体外细胞操作的活化会引发肺摄取，而基础疾病过程可能会增加肺摄取概率。回注后 4 小时，肺和血池的活度明显降低（图 15.2）。

表 15.3　追踪感染型放射性药物的定位机制

放射性药物	机制
经放射性标记的白细胞	血细胞渗出和趋化性
^{18}F-FDG	葡萄糖代谢
^{67}Ga 枸橼酸盐	铁与乳铁蛋白和细菌铁载体的结合

标记后 24 小时，摄取量最大的是脾脏，其次是肝脏和骨髓。血池持续显影意味着被标记的 RBC 比例很高。很少见到显像剂由泌尿生殖器、肝胆和肠道清除。白细胞活性取决于其体内正常分布和是否聚集于感染灶的功能检测（表 15.4）。若预期正常摄取位点之外的部位出现摄取，则表明此部位存在感染（图 15.3 和图 15.4）。若输注的白细胞无活性，则肝肺摄取增加。

专栏 15.3 表述了 ^{111}In-oxine 白细胞的**显像方案**。使用中能准直器采集 173 keV 和 247 keV 光电峰（20% 能窗）图像。全身显像为常规检查。高计数斑点图像、SPECT 和 SPECT/CT 为可选检查。脾脏接受的辐射剂量最高，因此不可用于小儿患者。剂量测定情况详见书末附录。再输注后 24 小时常规采集图像（表 15.5）。进一步延迟显像通常无法给出更多信息。早期显像（如 4 小时）的感染检测灵敏度不如 24 小时显像，尽管患者患病严重时早期成像也可能检出感染病灶（如需要紧急干预的脓肿）。炎性肠病

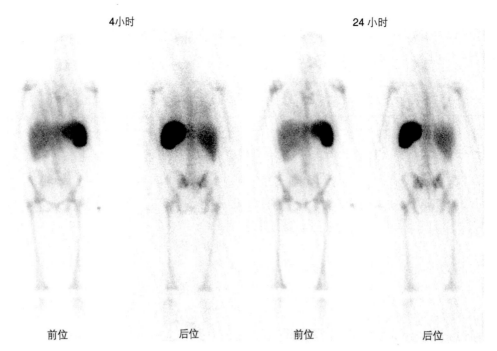

4小时　　　　　　　　24 小时

前位　　　　　后位　　　　　前位　　　　　后位

图 15.2　经 ^{111}In-oxine 标记的白细胞 4 小时和 24 小时全身扫描结果正常。前位和后位全身图像显示，脾脏摄取量最高，其次是肝脏，然后是骨髓。4 小时图像显示双肺轻度摄取，24 小时图像显示摄取清除。因为肺本底已清除，所以 24 小时图像质量更优。除本底和骨髓出现轻度弥漫性摄取，未见其他腹部显影

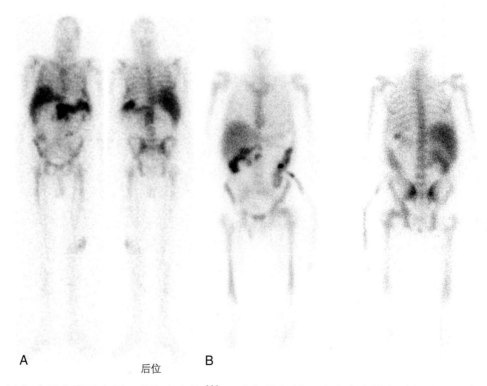

A　　　　　　　　　B
后位

图 15.3　（A）术后小囊及左膈下感染患者的 [111]In- 白细胞扫描。注意患者曾行脾切除术。（B）最近被诊断出患有胰腺癌的另一名患者，术后出现因手术床不洁造成的化脓性感染。[111]In-oxine 白细胞扫描显示，右肝下和左上象限出现腹腔内感染，并且存在边界不清的多房性左结肠旁沟积集，提示存在脓肿。注意左侧引流带存在化脓性排液。该患者腹部的 SPECT/CT 显像见图 15.4

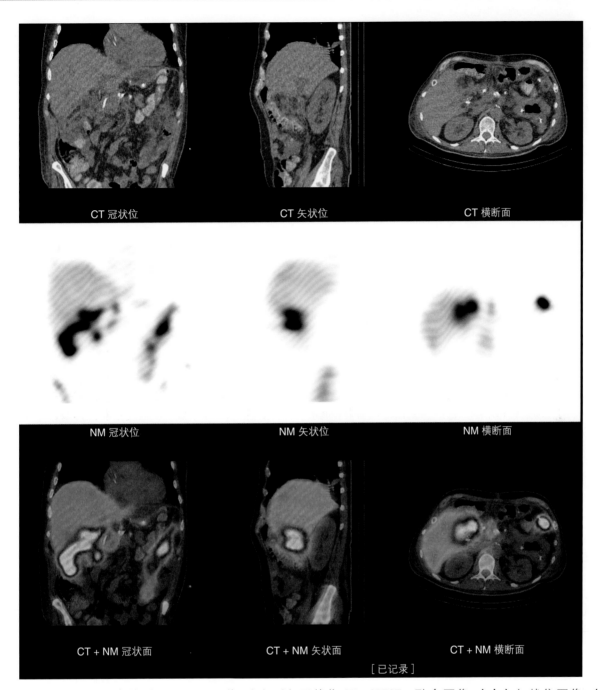

图 15.4　图 15.3B 中患者接受 SPECT/CT 显像。（左列）冠状位 CT，SPECT，融合图像；（中）矢状位图像；（右）横断面图像。这些断层图像定位更精确，显示右肝下、左上象限以及左结肠旁沟发生感染，提示出现腹腔内脓肿的可能性很大

表 15.4	追踪感染型放射性药物的正常分布						
放射性药物	肝	脾	骨髓	骨	胃肠	泌尿生殖系统	肺
⁶⁷Ga- 枸橼酸盐	***	*	*	*	***	*	
经 ¹¹¹In-oxine 标记的白细胞	**	***	**				*
经 ⁹⁹ᵐTc-HMPAO 标记的白细胞	**	***	**		**	**	*
¹⁸F-FDG	***	**	*		**	**	

HMPAO：六甲基丙二基胺肟。

表 15.5　追踪感染型放射性药物的最佳成像时间

放射性药物	时间（小时）
^{67}Ga- 枸橼酸盐	48
^{111}In-oxine 白细胞	24
^{99m}Tc-HMPAO 白细胞	1~4
^{18}F-FDG	1

HMPAO：六甲基丙二基胺肟。

专栏 15.3　^{111}In-Oxine 白细胞闪烁显像：方案概要

放射性药物
　　^{111}In-oxine 体外标记的白细胞，500 μCi（18.5 MBq）

测量仪器
　　照相机：大视野
　　能窗：窗宽 20%，光电峰值为 173 keV 和 247 keV
　　准直器：中能量

患者准备
　　抽取 50 ml 血液。对白细胞进行放射性标记（见专栏 15.2）。

流程
　　静脉注射经标记细胞，最好通过 19 G 针头直接静脉穿刺注射。接触葡萄糖溶液可能会导致细胞损伤。
　　4 小时显像对于定位炎性肠病至关重要。
　　24 小时进行常规全身显像。
　　根据需要进行局部显像：前腹部计数为 500 k，然后对其他图像进行同等时长采集。包括胸部、腹部和骨盆的前位像和后位像，以及至少 200 k 计数或 20 分钟的特定感兴趣区（例如足）的局部图像。
　　根据需要进行 SPECT 或 SPECT/CT 检查。

SPECT：单光子发射计算机体层显像；SPECT/CT：结合计算机体层摄影的单光子发射计算机体层显像。

的标准检查方法是 4 小时显像。发炎的黏膜细胞脱落，进入管腔内，并向远端移动。因此，24 小时显像检测炎症部位的方案可能会有误导性，并不准确。闪烁显像图像可反映出白细胞在体内的分布情况。正常摄取组织以外的局灶性或弥漫性摄取表示出现炎症或感染（见表 15.4）。

　　解读陷阱应特别小心（即潜在假阳性和假阴性结果）（专栏 15.4）。白细胞积聚在炎症部位（如静脉导管；鼻胃管、胃内管和引流管；气管造口术；结肠造口术；回肠造口术）。除非摄取强度高，否则应视为摄取情况正常。未感染的术后伤口可持续呈现摄取 2~3 周。若存在摄取强度高、持续摄取或摄取超出手术伤口部位的情况，则怀疑发生感染（图15.5）。愈合中的骨折部位也会出现摄取，摄取量取决于距骨折发生时间、骨折严重程度以及是否正常

专栏 15.4　白细胞显像中的陷阱解读

假阴性结果
　　椎骨骨髓炎
　　慢性轻度感染
　　寄生虫感染、分枝杆菌感染或真菌感染
　　高血糖症
　　皮质类固醇治疗

假阳性结果
　　消化道出血
　　骨折愈合
　　吞咽白细胞；口咽、食管或肺部疾病
　　手术伤口、气孔或导管位置
　　血肿
　　肿瘤
　　副脾
　　肾移植
　　假性动脉瘤

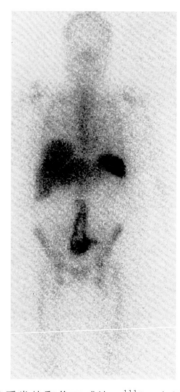

图 15.5　术后发热和伤口感染。^{111}In- 白细胞全身扫描（前位和后位）。腹部切口部位下方深处的脓肿使得切口开裂。注意下方存在高摄取。无腹腔内感染迹象

愈合。

　　^{111}In- 白细胞的主要优点是正常情况下无腹内活度。但有些情况下，腹部活度并非感染所致，而是源自副脾、脾组织植入、假性动脉瘤或非感染性血肿（图 15.6 和图 15.7）。

　　肾移植通常会积聚白细胞，可能是低度排斥反

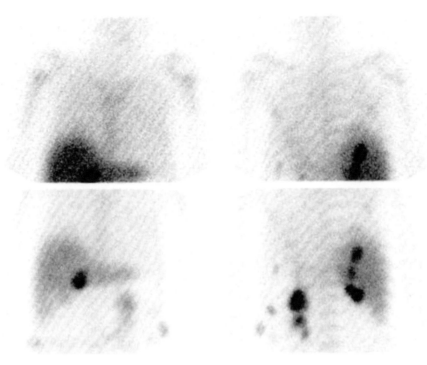

图 15.6　假阳性 ^{111}In- 白细胞扫描。该患者反复出现发热症状。胸部和腹部（前位和后位）的平面图像。此前因脾损伤接受过脾切除术，因此未观察到脾脏。腹部视图可见摄取极强的多发性病灶，所有病灶均与 CT 上疑似的副脾相关

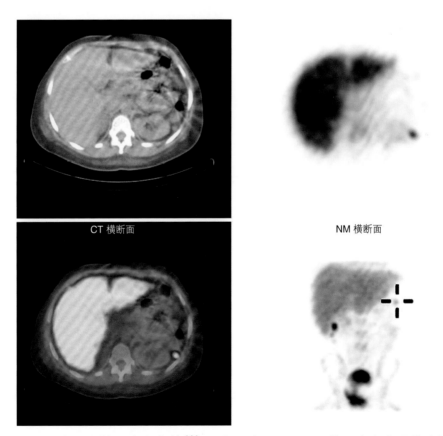

CT 横断面　　　　　　　　　　　NM 横断面

图 15.7　发热和菌血症患者的 ^{111}In- 白细胞 SPECT/CT 显像。患者有既往脾切除史。CT 显示存在多发肿块，疑为副脾。SPECT/CT 检查证实了这一点。横断面体层显像显示其中一个副脾位于左上象限

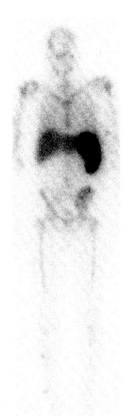

图 15.8 ^{111}In- 白细胞扫描中的肾移植摄取。患者在移植 4 周后出现病因不明的持续性发热。确切感染部位不明。左骨盆移植物中出现弥漫性摄取中度增加，为轻度慢性排斥反应（而非感染）的特征。患者出现病因不明的脾大

应所致（图 15.8）。咽炎、鼻窦炎、食管炎、肺炎或消化道出血使得细胞被吞咽或脱落，从而在肠道管腔内出现摄取。

在白细胞功能改变的情况下（如高血糖症、类固醇治疗和化疗），白细胞成像的灵敏度可能会降低。^{111}In- 白细胞闪烁显像用于检测接受抗生素治疗的患者感染情况时，关于其检测灵敏度存在相互矛盾的数据。在急性感染和慢性感染检测方面，研究未发现灵敏度存在差异。虽然慢性炎症优先吸引淋巴细胞、单核细胞、浆细胞和巨噬细胞，但这些炎症中仍有明显的中性粒细胞浸润。

^{99m}Tc-HMPAO 白细胞

钼 -99 在发生器中生成放射性核素 ^{99m}Tc。^{99m}Tc 的衰变方式是同质异能跃迁，衰变时发射一个 140 keV 的 γ 光子，物理半衰期为 6 小时（见表 15.2）。通过 HMPAO 将放射性药物 ^{99m}Tc- 依沙美肟（Ceretec）标记至白细胞上。最初，美国食品和药物管理局（FDA）批准 ^{99m}Tc-HMPAO 用于脑血流灌注显像。^{99m}Tc-HMPAO 具有亲脂性，可以穿过细胞膜。脑显像时，^{99m}Tc-HMPAO 穿过血脑屏障，被大脑皮质细胞吸收后变成亲水络合物，从而被捕获。此后，^{99m}Tc-HMPAO 被用于标记白细胞。FDA 已批准将经

^{99m}Tc-HMPAO 标记的白细胞作为 ^{99m}Tc-HMPAO 的替代物使用。

经 ^{99m}Tc-HMPAO 标记的白细胞比经 ^{111}In 标记的白细胞有更多优势（见表 15.1），前者对患者造成的辐射剂量低得多，因此可以给予的活度更大，从而获得更高的光子强度和更好的图像质量。

使用 ^{99m}Tc-HMPAO 对白细胞进行放射性标记的方法与使用 ^{111}In-oxine 标记白细胞的方法类似（见专栏 15.2）。区别在于对白细胞进行 ^{99m}Tc-HMPAO 标记可在血浆中进行，且标记的主要是粒细胞。血液中 ^{99m}Tc-HMPAO 白细胞的生物半衰期比 ^{111}In-oxine 白细胞的生物半衰期短，分别为 4 小时和 6 小时，这是因为经 ^{99m}Tc-HMPAO 放射性标记的细胞在循环系统中洗脱较慢。^{99m}Tc-HMPAO 白细胞在体内的分布与经 ^{111}In 标记的细胞相似，不同之处在于，由于会从白细胞中洗脱，^{99m}Tc- 白细胞会发生肝胆和泌尿生殖系统清除（图 15.9；另见表 15.4）。此外，通过 ^{99m}Tc-HMPAO 脑成像也可观察到经二次标记的亲水性络合物被排泄。肾脏和膀胱通常在注射后 1~2 小时显影。胆道清除和肠清除最早出现在注射后 2 小时（通常为 3~4 小时）后，且清除率随时间推移而增加（图 15.10；另见图 15.9）。

^{99m}Tc-HMPAO 白细胞的一个重要优势是对脾脏造成的辐射剂量比 ^{111}In-oxine 白细胞低得多，尤其是对儿童而言，^{111}In- 白细胞的辐射剂量约为 50 拉德，而 ^{99m}Tc-HMPAO 白细胞的辐射剂量 <2.0 拉德（参见书末附录）。

因为 ^{99m}Tc-HMPAO 白细胞的物理半衰期较短，且通过肝胆和尿液清除，所以与 ^{111}In-oxine 标记的 WBC 相比，采集图像的时间点更早（见表 15.5）。显像方案描述见专栏 15.5。应在再输注后约 2 小时进行腹部显像，以最大程度降低尿清除和胃肠清除的可能性。对于其他身体部位（如胸部和四肢），建议在 3~4 小时后进行显像，有时可能需要进一步延迟显像（图 15.11）。

与经 ^{111}In 标记的白细胞相比，^{99m}Tc- 白细胞通常可见血池显影，这是因为放射性核素会与被标记的细胞脱离。这可能会使对胸部或主要血管的判读复杂化。因为泌尿生殖清除和肝胆清除均正常，所以应谨慎判读腹腔内放射性显影。专栏 15.4 中列出了潜在的假阳性和假阴性结果。延迟显像，尤其是 SPECT/CT，通常可以改善定位准确度。

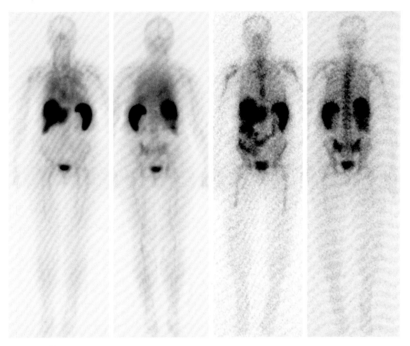

图 15.9　经 ^{99m}Tc-HMPAO 标记的白细胞 4 小时（**左图**）和 24 小时（**右图**）全身显像（前位和后位）。4 小时图像中可见相当强的血池显影，但除了肾盂轻微显影外，未见腹内活度。24 小时图像中可见相当强的腹腔内活度从肠道和尿路中通过。因为 ^{99m}Tc 的半衰期为 6 小时，所以衰变导致 24 小时比 4 小时图像质量低

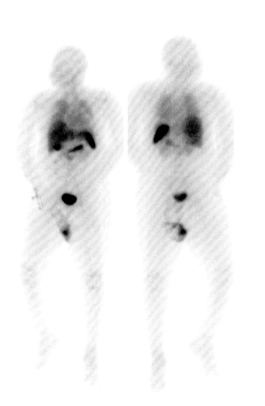

图 15.10　^{99m}Tc-HMPAO 4 小时全身图像显示，胆囊、小肠和膀胱中已有放射性示踪剂，生殖器区也伴有尿液污染

专栏 15.5　　^{99m}Tc-HMPAO 白细胞闪烁显像：方案概要
患者准备 　　显像前已更换伤口敷料
放射性药物 　　经 ^{99m}Tc-HMPAO 体外标记的 WBC，10 mCi（370 MBq）
测量仪器 　　照相机：大视野；全身显像优选双探头照相机 　　准直器：低能量、高分辨率 　　能窗：窗宽 20%，光电峰值为 140 keV
患者准备 　　抽取 50 ml 血液。
流程 　　用 ^{99m}Tc-HMPAO 对患者白细胞进行体外放射性标记。 　　通过静脉再注射标记细胞，最好通过 19 G 针头直接静脉穿刺。接触葡萄糖水溶液可能会导致细胞损伤。
显像 　　腹腔内显像或定位炎性肠病必须进行 2 小时显像。 　　4 小时或延迟更久的显像可能对周围骨骼（如足部骨髓炎）显像有利。 　　全身显像：双探头照相机，采集 30 分钟全身图像；关键部位采集 10 分钟局部图像 　　特定病例进行 SPECT 或 SPECT/CT 检查。

HMPAO：六甲基丙二基胺肟；SPECT：单光子发射计算机体层显像；SPECT/CT：结合计算机体层摄影的单光子发射计算机体层仪；WBC：白细胞。

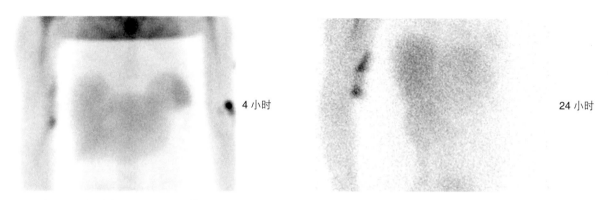

图 15.11　感染的动静脉移植物：^{99m}Tc-HMPAO 白细胞（WBC）。4 小时采集的图像（**左图**）显示，右臂动静脉（AV）移植物存在局灶性摄取。24 小时采集的延迟图像（**右图**）显示移植物的摄取进一步增加，这是感染的征兆

^{18}F-FDG

放射性核素氟 -18（^{18}F）发生正电子衰变，发射两个 511 KeV、相隔 180° 角的 γ 光子，物理半衰期为 110 分钟（见表 15.2）。FDG 是一种葡萄糖类似物。注射后，放射性标记的 ^{18}F-FDG 通过上调的葡萄糖转运蛋白转运至活化的粒细胞、巨噬细胞、单核细胞、巨细胞和 CD4 阳性 T 细胞中。FDG 的摄取程度与细胞代谢率和葡萄糖转运蛋白的数量有关。FDG 在细胞内被己糖激酶磷酸化为 ^{18}F-FDG-6 磷酸酯盐，但并不进一步代谢，就此固定在细胞内（见表 15.3）。

在感染显像方面，^{18}F-FDG PET 优于 ^{99m}Tc- 和 ^{111}In-白细胞。^{18}F-FDG PET 无需考虑与采血、放射性标记和血液制品再输注相关的问题，且显像速度更快。^{18}F-FDG PET 成像方法与肿瘤显像相似，从注射后 1 小时开始，到注射后 2 小时结束（见表 15.5）。FDG PET 图像分辨率优于单光子显像，全身显像为常规检查，而 PET/CT 组合成像为标准检查。和 ^{67}Ga 显像一样，FDG 成像的缺点是，摄取不是感染的特异性表现，炎性病因（如骨折、术后炎症、退行性疾病、对矫形器械的反应、肿瘤）也可造成摄取。因为高血糖会影响 FDG 摄取，所以对于病情控制不佳的糖尿病患者，感染检测的效果可能较差。由于脑部摄取较高和经尿路排泄，脑部和尿路的感染诊断也受限。越来越多的公开数据证明 FDG 对诊断各种炎症和感染有效，但诊断价值有限。因为缺乏金标准且较多患者缺少最终诊断，所以在已公布的研究中，准确度方面的良好数据有限。但是临床使用度似乎很高。报销也是一个需要考虑的问题。

^{67}Ga- 枸橼酸盐

放射性核素 ^{67}Ga 由回旋加速器产生；通过电子俘获衰变；发出不同光谱（93、185、288、394 keV）的 γ 射线，所有射线的丰度（每次衰变可能发出射线的百分比）均较低；物理半衰期为 78 小时（参见表 15.2）。低能光子的散射会影响图像质量，而高能光子难以进行准直，且无法被 γ 照相机的薄晶体（3/8 英寸）有效检测到。

静脉注射后，^{67}Ga- 枸橼酸盐以与运铁蛋白结合的形式在血浆中循环，运铁蛋白将 ^{67}Ga- 枸橼酸盐转运至炎症部位。局部血流量和血管通透性增加，使 ^{67}Ga 枸橼酸盐得以进入炎症感染部位（见表 15.3）。^{67}Ga 的类铁离子特性使其能够与即将死亡的白细胞所释放的乳铁蛋白（与乳铁蛋白的结合亲和力大于与运铁蛋白的结合亲和力）和细菌性含铁载体结合。^{67}Ga 自血池的清除速度缓慢。注射后 48 小时，仍有 10% 的 ^{67}Ga 与血浆蛋白结合，且全身清除速度缓慢（生物学半衰期为 25 天），导致图像本底活度相当高。感染部位会在 12~24 小时内充分摄取。前 24 小时的排泄途径主要是肾。此后，结肠是主要的排泄途径。肝脏的正常摄取量最大，其次是骨髓和脾脏（图 15.12；另见表 15.4）。

促进乳铁蛋白产生的炎性或刺激性过程会导致患有干燥综合征的唾液腺、患有结节病的泪腺和哺乳期的乳腺中摄取增加（见图 15.11 和图 15.12）。正常乳腺摄取随月经周期而变化，在产后尤为明显。儿童的胸腺摄取为正常情况，化疗后的患者也会出现胸腺摄取。术后部位可能在术后 2~3 周内出现 ^{67}Ga 摄取增加。正在愈合的骨折处（图 15.13）和频繁肌内注射造成的无菌脓肿中均会出现摄取。全身照射、多次输血（过量铁离子）或近期接受过钆增强 MRI 都会改变正常分布。局部外放疗后，唾液腺中摄取会增加。

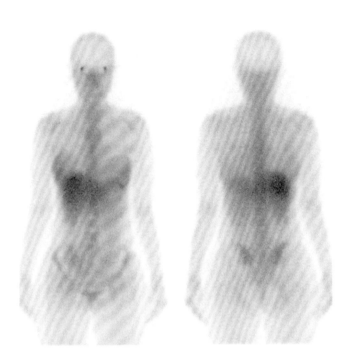

图 15.12　48 小时采集的图像中，女性体内 ^{67}Ga- 枸橼酸盐的正常分布情况。在这位身材偏瘦的患者体内，存在相当强的软组织和乳腺活度。双侧泪腺摄取正常。摄取量最高的器官是肝脏，其次是骨骼和骨髓。脾脏和鼻咽部的活度较低。存在一定程度的肠道清除

专栏 15.6 中总结了 ^{67}Ga 的显像方案。不建议使用轻泻剂 / 灌肠剂进行肠道准备，因为这可能刺激黏膜、引发炎症，从而导致 ^{67}Ga 摄取增加，相比之下失去有效性。成人的常规给药剂量为 5 mCi（185 MBq）。需要使用中能准直器，采集三个较低的光电峰值（93、185、300 keV）进行显像。虽然 24 小时图像可用于诊断，但 48 小时全身图像具有更高的本底清除率和良好的靶本底比值，是更优越、更标准的诊断手段。在摄取的定位方面，SPECT 和 SPECT/CT 用处最大。

正在研究中的或美国 FDA 尚未批准的放射性药物

^{99m}Tc-fanolesomab（NeutroSpect）于 2004 年获美国FDA 批准。它是一种鼠免疫球蛋白（Ig）M 单克隆抗体，可与人中性粒细胞上表达的表面 CD15 抗原结合。然而由于出现 2 例死亡病例，之后该药的批准被撤销。^{99m}Tc- 硫索单抗（LeukoScan）是一种经 ^{99m}Tc 标记的抗粒细胞（IgG1）鼠抗体 Fab′′片段，已在欧洲投入临床使用。Fab′′片段的免疫反应性比完整抗体低，而且因为可以快速肾清除，靶本底比值也更好。其准确度与 ^{111}In- 白细胞类似。表 15.6 列出了正在研究中的多种放射性药物，并描述了其摄取机制。

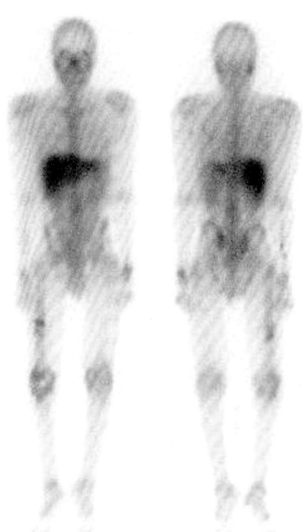

图 15.13　骨折部位的 ^{67}Ga- 枸橼酸盐摄取。该男性患者在 2 周前发生车祸，造成大面积创伤。要求针对术后发热情况进行扫描显像，并对已知发生骨折、可能发生感染的 L3 椎体给予关注。图像显示 L3 摄取非常轻微，不符合感染特征，而是符合既往骨折表现。在愈合的右股骨骨折中也观察到了中度摄取

表 15.6　正在研究中的感染用放射性药物	
放射性药物	机制
^{99m}Tc- 贝索单抗（Scintimun）	单克隆抗体与粒细胞结合
^{99m}Tc- 硫索单抗（LeukoScan）	单克隆抗体与白细胞结合
^{99m}Tc- 白介素 8	细胞因子与白细胞上的趋化因子受体结合
^{99m}Tc- 环丙沙星	经放射性标记的抗生素
经 ^{99m}Tc 放射性标记的抗菌肽	由白细胞转运
^{111}In- 生物素（维生素 B$_7$）	葡萄糖代谢必需的物质

感染闪烁显像的临床应用

骨髓炎

病理生理学

　　骨感染的最常见病因是细菌感染。微生物进入骨的途径为血源播散、从邻近感染部位扩散或生物体通过外伤和手术直接进入骨骼。急性骨髓炎和慢性骨髓炎的病因不完全相同。**急性**骨髓炎的感染途径是血源播散。**慢性**骨髓炎的病因通常为上覆软组织感染扩散，以及遭受外伤或接受手术时细菌侵入造成感染。这是一种活动性感染，含有中性粒细胞炎性成分。有时，儿童或成人首次感染后，可能在数年后感染复发，复发表现为与受累骨（通常为股骨、胫骨或肱骨）相通的窦道间歇性或持续性排液，或受累骨的上覆软组织发生感染。

急性血源性骨髓炎

　　急性血源性骨髓炎最常见于儿童。因为生长板邻近区域的干骺端毛细血管和窦状隙静脉血流相对缓慢，且吞噬细胞贫乏，所以急性血源性骨髓炎的累及部位通常为股骨长骨的红骨髓（图 15.14 和图 15.15），有时也表现为中轴骨椎间盘炎，进一步发展成椎骨骨髓炎（图 15.16A）；通常继发于远处葡萄球菌皮肤感染或黏膜感染。在成人中，血源性骨髓炎最常见于糖尿病患者。

　　最初，尿路感染、细菌性心内膜炎或静脉药物滥用引起败血症，随后恶化为血源性骨髓炎。感染很少累及长骨，因为成人的骨髓不再是红骨髓，而是黄骨髓（脂肪组织）。感染部位通常为椎体，椎体中的骨髓含有丰富血供的细胞。它始于前纵韧带附

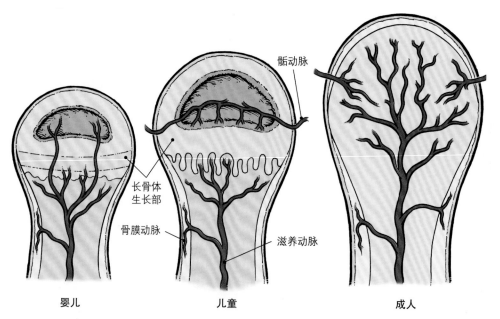

图 15.14 婴儿、儿童及成人长骨的血液供应。自婴儿期至出生 18 个月，小血管会穿过长骨体生长部进入骨骺。自出生 18 个月至儿童时期，穿通血管逐渐退化。因此，骨骺和干骺端有各自不同的血液供应。长骨体生长部闭合后，滋养动脉的分支延伸到成人骨骼的末端，滋养动脉再次成为主要血液供应来源。骨膜动脉为外皮层供血，而滋养动脉的分支为内皮层供血

近，经椎间隙直接延伸至或经连通的静脉通路扩展至邻近椎骨（图 15.16B）。因为成人椎间盘没有维管联结，所以椎间盘感染是由相邻椎骨骨髓炎导致的。

急性骨髓炎的组织病理学包括中性粒细胞炎症、水肿和血管充血。因为骨质坚硬，使得髓内压力增加，影响血液供应，导致局部缺血和血管血栓形成。

化脓性和缺血性损伤可能导致骨碎裂，变成被称为**死骨**的失活段。感染可经哈弗斯管和福尔克曼管扩散至骨膜，导致脓肿、软组织感染和窦道形成（见图 15.15）。发生持续感染时，慢性炎性细胞（如淋巴细胞、组织细胞和浆细胞）与中性粒细胞联合，随后成纤维细胞增殖，生成新骨。炎症部位周围可

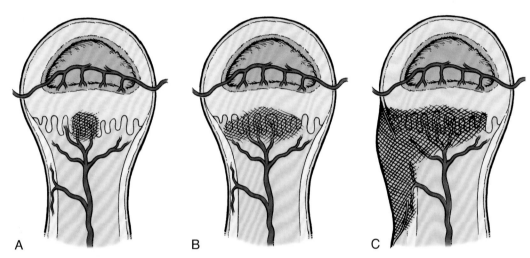

图 15.15 儿童长骨血源性骨髓炎。（A）滋养动脉内形成细菌栓塞，细菌滞留在干骺端末端供血部位中。（B）一旦感染产生，就会自髓管内向皮质和骨干扩散。长骨体生长部是阻止扩散的有效屏障。（C）随后，血管通道因感染扩张至皮质，使得骨膜抬高，乃至从皮质剥离，最终形成骨膜新生骨。骨膜与长骨体生长部软骨膜的结合可防止感染向关节扩散

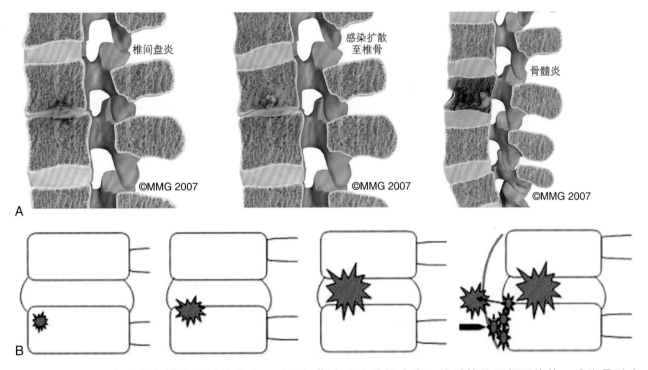

图 15.16 （A）儿童脊柱急性血源性骨髓炎。感染初期表现为椎间盘炎，然后扩散至邻近椎体，成为骨髓炎。（B）成人的血源播散感染始于椎体软骨下区。随着感染区域不断扩大，感染可能穿透椎骨表面，扩散到椎间隙。若感染进一步发展，可导致邻近椎体感染，然后扩散至韧带下和椎旁区域

能发生骨膜骨生成，形成骨包膜（又称作**包鞘**）。有时，致密的纤维囊将感染局限集中在某个区域，这种情况又称作**布罗迪脓肿**（Brodie abscess）。

从邻近感染部位扩散

骨髓炎的最常见病因是外伤、褥疮、放射治疗或烧伤造成的上覆软组织感染直接扩散。对于糖尿病和血管功能不全的患者，微生物可能会通过皮肤溃疡（通常是足部）进入软组织，引发蜂窝织炎，并进一步发展为骨髓炎。

微生物直接进入骨骼

开放性骨折、闭合性骨折的开放复位（通过手术）或异物穿透伤均可造成微生物直接进入骨骼。若在非创伤性骨科疾病手术（如椎板切除术、椎间盘切除术或关节假体植入术）期间发生围手术期骨污染，也可能引发骨髓炎。

骨髓炎的诊断

培养物活检是进行骨髓炎诊断的决定性检测方法；但它具有侵袭性，而且有时并不适用，因为未感染骨骼可能会被上覆软组织感染所污染。手部和脚部的小型骨也有发生病理性骨折的风险，通常需要进行显像才可确诊。

解剖学成像。X 线平片显示出软组织肿胀、邻近脂肪间隙模糊、髓样小梁溶解、皮质破坏和骨膜新生骨形成的特征性变化。可能要在症状发展 10~14 天后，才能通过解剖学成像检测到这些症状；检测灵敏度为 50%~75%，特异度为 75%~85%。MRI 可检测到骨髓的早期变化包括：T1 加权图像上的信号强度较低、炎性骨髓水肿使得脂肪抑制 T2 加权图像的信号强度较高以及钆增强。窦道形成和皮质中断等继发性变化进一步增加了诊断的确定性。一些造成骨髓置换并导致组织水分增加的疾病（例如愈合性骨折、肿瘤和 Charcot 关节）可能被误诊为感染。MRI 的灵敏度和阴性预测值高，但是特异度较差。

闪烁显像：三时相骨显像。对于无基础骨骼疾病（如骨折、矫形植入物和神经性关节病）的患者，三时相骨显像应为首选闪烁显像（专栏 15.7）。成人和儿童的三时相骨显像灵敏度、特异度和准确度均较高，均大于 95%（表 15.7）。若检测结果为阴性，则很可能未患骨髓炎。然而，也存在新生儿的检测结果呈假阴性的病例报告。对于有基础骨骼疾病或

有既往手术史的患者，骨显像的灵敏度仍然较高，但特异度较差（30%~50%）。在这种情况下，闪烁显像检测应首选放射性标记白细胞。

<table>
<tr><td colspan="2">**专栏 15.7**　根据临床表现进行骨髓炎的闪烁显像诊断</td></tr>
<tr><td colspan="2">正常放射显像：三时相骨显像</td></tr>
<tr><td colspan="2">新生儿：先进行三时相骨显像；若结果为阴性，继续进行 ^{99m}Tc-HMPAO 白细胞显像</td></tr>
<tr><td colspan="2">疑似椎骨骨髓炎：^{67}Ga- 枸橼酸盐或 ^{18}F-FDG</td></tr>
<tr><td colspan="2">含骨髓的骨骼疑似发生骨髓炎：骨髓显像（^{99m}Tc-SC）+ 白细胞检测</td></tr>
</table>

FDG：氟代脱氧葡萄糖；HMPAO：六甲基丙二基胺肟；SC：硫胶体。

表 15.7　骨髓炎诊断：闪烁显像和 MRI 的准确度

研究类型	灵敏度（%）	特异度（%）
三时相骨显像（X 线平片正常）	94	95
三时相骨显像（基础骨病）	95	33
^{67}Ga	81	69
经 ^{111}In-oxine 标记的 WBC	88	85
^{99m}Tc-HMPAO WBC	87	81
标记 WBC 显像（椎骨）	40	90
标记 WBC 显像（骨髓）	95	90
MRI	95	87

HMPAO：六甲基丙二基胺肟；MRI：磁共振成像；WBC：白细胞。

可诊断骨髓炎的**三时相骨显像**闪烁显像阳性结果为：①血流时相显示局灶性过度灌注，②血流相后即刻血池（细胞外间隙）时相显示局灶性活度增加，③2~3 小时延迟显像显示局灶性骨摄取增加（图 15.17）。

若上覆软组织产生蜂窝织炎和水肿，导致软组织清除缓慢，那么下肢和足部的平面显像可能难以区分软组织和骨摄取。在 12~24 小时进行延迟显像，可使本底清除时间更久，从而使清除更彻底。在区分骨摄取和软组织摄取方面，SPECT/CT 标准 3 小时延迟显像非常有用。

闪烁显像：经放射性标记的白细胞。在不同病例报告中，经放射性标记的白细胞对骨髓炎的诊断准确度有所不同，但明显优于骨显像和 ^{67}Ga- 枸橼酸盐的诊断准确度（见表 15.7）。已尝试结合骨显像来解读检测结果以提高准确度，这种做法偶尔有效（图 15.18~ 图 15.20），但是在对糖尿病足、脊柱、髋关节假体和膝关节假体的检测中，准确度没有显著

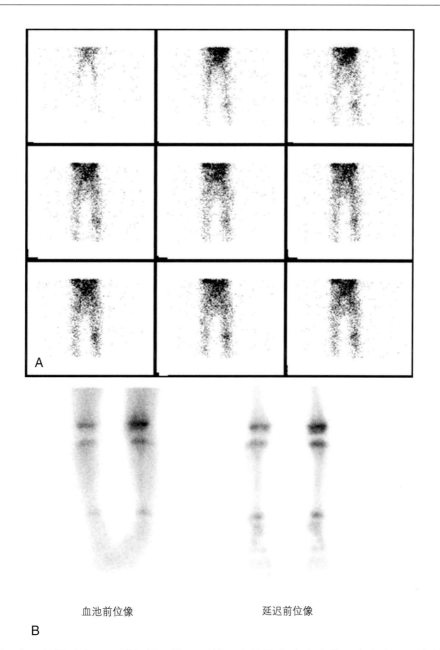

血池前位像　　　　　　　　延迟前位像

图 15.17　（A 和 B）骨髓炎：三时相骨显像呈阳性。发热伴左膝疼痛的 2 岁患者。超声检查可见积液。检测显示，左股骨远端区域的三时相骨显像呈阳性，表明有骨髓炎。（A）流向左膝的血流量增加。（B）血池图像（**左图**）和延迟图像（**右图**）显示股骨远端摄取增加，符合骨髓炎特征

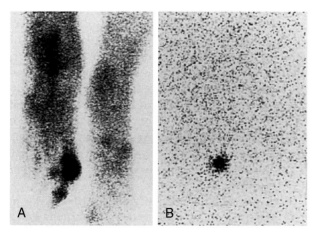

图 15.18　患有疑似第一跖骨骨髓炎的糖尿病患者骨显像和 ^{111}In- 白细胞显像。（A）骨显像。足部的 3 小时延迟骨显像图像显示，第一跖骨远端区域摄取量显著增加。血流和血池（未显示）呈阳性。由于周围血管疾病严重，骨显像显示多个趾骨的摄取量减少。（B）^{111}In- 白细胞显像显示，同一跖骨的远端区域明显摄取，符合骨髓炎症状，但几乎没有任何解剖学信息可确定这是骨感染，而不是软组织感染。足部其他区域未见摄取，而骨显像上摄取增加，这表示可能发生了退行性变化

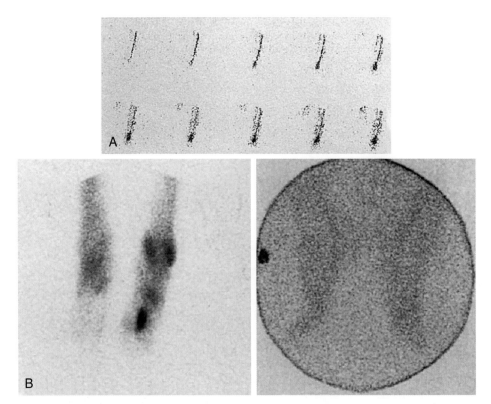

图 15.19 疑似跖骨骨髓炎。三时相骨显像的检测结果呈阳性，但经 ^{111}In- 标记的白细胞研究结果呈阴性。（A）血流相（**上图**）显示左足中段远端区域血流增加。血池图像呈阳性（未显示）。（B，**左下图**）骨显像 3 小时延迟前位像显示，第三跖骨摄取增加。（**右下图**）^{111}In- 白细胞检测显示无局灶性摄取，因此判断骨髓炎检查呈阴性。X 线平片显示跖骨骨折愈合

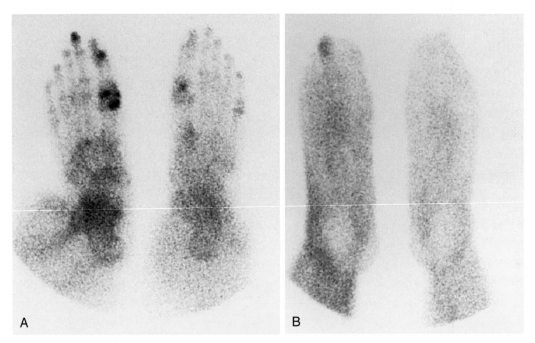

图 15.20 远端趾骨骨髓炎：骨显像和经 ^{99m}Tc-HMPAO 标记的白细胞。糖尿病伴右足第二趾骨远端化脓性排液。（A）2 小时骨显像延迟图像（足底视图）显示，右足第二趾骨远端的摄取量增加。在前两个时相，该部位也呈阳性。（B）^{99m}Tc-HMPAO 白细胞显像呈阳性，诊断为骨髓炎。骨显像中的其他部位摄取在白细胞检测中呈阴性，考虑为退行性变

改善。在某些情况下，SPECT/CT 可以提高诊断准确度（图 15.21 和图 15.22）。

用于诊断骨髓炎的白细胞闪烁显像判读的基本假设是，骨髓分布均匀、对称，对于局灶性摄取增加的区域，可诊断为感染。

但是，如果既往感染、骨折、矫形器械、Charcot 关节或其他因素改变了骨髓分布，那么也可能出现经放射性标记的白细胞局灶性摄取增加，会被误解为发生感染。在这种情况下，^{99m}Tc-硫胶体（SC）可以作为观察患者骨髓分布情况的模板。若无感染，则白细胞分布情况和骨髓显像所示的分布情况类似。若有感染，经放射性标记的白细胞检测与骨髓显像的结果将不一致（即白细胞检测中局灶性摄取增加，而骨髓检测中摄取正常或降低；图 15.23）。

已采用不同方法将白细胞和骨髓显像相结合。其中一种方法是，在第 1 天内注射 ^{99m}Tc-SC 并获得 ^{99m}Tc-SC 骨髓图像。在即将注射 ^{99m}Tc-SC 前，先抽取进行 ^{111}In-WBC 标记所需的血液。注射 15~20 分钟后进行 ^{99m}Tc-SC 显像。然后输注经放射性标记的患者白细胞。输注 24 小时后，^{99m}Tc 活度下降，采集 ^{111}In-WBC 图像。

使用经 ^{111}In-oxine 标记的白细胞和 ^{99m}Tc-SC 进行**双核素采集**，可在同一时间、同一位置进行两种显像。

在再输注 ^{111}In-白细胞后 24 小时左右以及再输注 ^{99m}Tc-SC 后 20 分钟采集图像。对不同的放射性核素光电峰的检测同时进行。对经 ^{99m}Tc-HMPAO 标记的 WBC 进行显像通常选择在不同的日期，不过在同一天进行减影显像也是可行的。

闪烁显像 -^{67}Ga- 枸橼酸盐。^{67}Ga- 枸橼酸盐通常被骨骼和骨髓吸收；因此在骨转换率增加（无论因何种原因）的部位均可观察到 ^{67}Ga 摄取增加，这一点与骨显像结果类似，且不具有特异性。因此，对于有基础骨病或植入矫形器械的患者，判读结果可能为假阳性。结合骨显像进行判读可提高特异度。使用 ^{67}Ga 闪烁显像结果结合骨显像共同确定骨髓炎的诊断标准：① ^{67}Ga 摄取量大于骨显像摄取量，或② ^{67}Ga 和骨显像的摄取分布不一致。若 ^{67}Ga 摄取量低于骨显像，则骨髓炎诊断结果为阴性（图 15.24）。若两项检测的摄取量相似，则诊断结果不明确，不能排除感染。

将两项检测结合在一起后，诊断准确度仍低于经放射性标记白细胞的诊断准确度（椎骨骨髓炎诊断除外）。专栏 15.8 列出了其他适应证。

专栏 15.8　^{67}Ga：临床适应证
严重白细胞减少症（<3000/ml 白细胞）
免疫抑制的患者
原因不明的发热
恶性外耳道炎
椎骨骨髓炎
肺部药物反应（胺碘酮、博莱霉素）
轻度慢性感染
间质性和肉芽肿性肺部疾病

闪烁显像 -^{18}F-FDG。^{18}F-FDG 在骨髓炎诊断中发挥的作用仍在不断扩展。最确定的适应证是疑似椎骨骨髓炎。在使用 ^{18}F-FDG 诊断假体感染和足部骨髓炎方面，已发表的数据数量有限且相互矛盾。

^{67}Ga、白细胞闪烁显像和 ^{18}F-FDG 均已用于监测治疗反应（如在进行新假体更换手术之前确定感染是否已得到控制）。在接受适当抗生素治疗后 2~8 周内，异常闪烁显像结果将恢复正常。

常见临床适应证

糖尿病足

由于神经病变足对疼痛不敏感，通常会导致无症状损伤、骨折、溃疡、感染以及延误诊断。上覆软组织感染会使临床医生和成像人员难以做出正确诊断。X 线检查和 MRI 可能不具有诊断特异性。

三时相骨显像的检测结果判读可能会因以下情况而变得复杂：上覆软组织感染可能导致检测的血流部分呈阳性；骨折、Charcot 关节或退行性疾病可能导致延迟图像呈阳性。虽然骨显像对骨髓炎的诊断灵敏度较高，但特异度较差（见表 15.7）。

^{111}In-oxine 和 ^{99m}Tc-HMPAO 白细胞均可用于诊断足部骨髓炎。经 ^{99m}Tc 标记的白细胞具有高分辨率，这是一个优势，因为可以更好地区分骨骼和软组织。但是两种药物的平面显像均有可能无法区分骨摄取与上覆软组织感染。在区分软组织感染和骨感染方面，SPECT/CT 可能起到重要作用（见图 15.21 和图 15.22）。

成人的骨远端通常无红骨髓，但神经性 Charcot 关节可生成骨髓并积聚白细胞。骨折也会刺激骨髓生成。

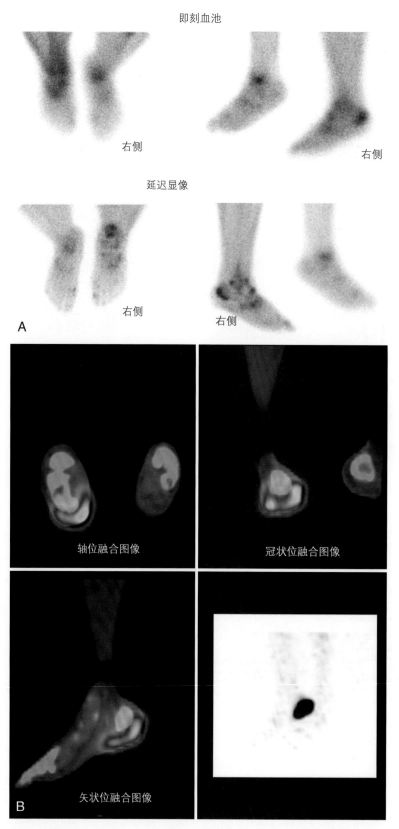

图 15.21 足跟痛的 SPECT/CT 显像。(A，**上图**) 骨显像的血流后即刻血池和延迟 (足底和侧位) 图像显示，右足跟区域的摄取出现异常增加。(B) ^{111}In- 白细胞 SPECT/CT 显示，跟骨下软组织出现高摄取，这属于软组织感染 (而非骨髓炎) 的特征

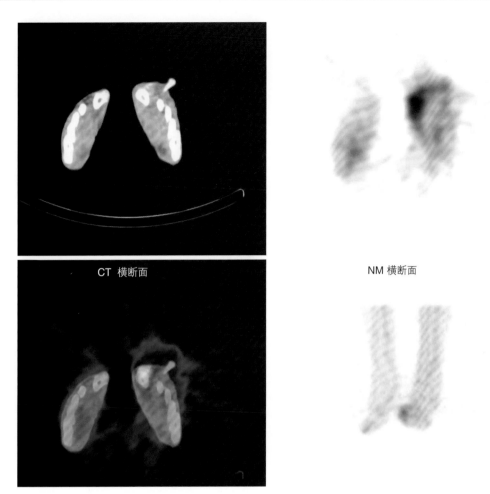

图 15.22　^{111}In-oxine 标记白细胞的足部 SPECT/CT 显像。该糖尿病患者疑似患有骨髓炎（继发于引流感染的左鉧趾溃疡）。最大强度投影（MIP）视图（**右下图**）和仅接受 SPECT 检查的体层图像（**右上图**）显示，鉧趾远端区域出现弥漫性摄取。无法区分软组织摄取与骨摄取。SPECT/CT 融合图像（**左下图**）显示，软组织和骨中均有摄取，该结果与已知软组织感染以及邻近骨骼存在骨髓炎的结果一致

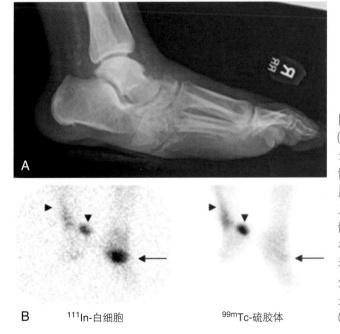

图 15.23　骨髓炎：^{111}In- 白细胞与骨髓 ^{99m}Tc- 硫胶体（SC）显像的检测结果不匹配。（A）右足侧位 X 线平片显示广泛血管钙化和足中段神经性关节病。不能排除并发骨髓炎。使用 MRI（未显示）也无法确诊。（B）^{111}In- 白细胞显像（**左图**）显示右足中段（**箭头所示**）和左胫骨远端及跟骨（**箭头所示**）出现局灶性摄取增加。在 ^{99m}Tc-SC 骨髓图像（**右图**）上，未观察到右足中段（**箭头所示**）的相应位置存在摄取，这符合骨髓炎的特征。左胫骨远端和跟骨（**箭头所示**）的活度分布与 ^{111}In- 白细胞的活度分布几乎相同，证实了这些病灶所反映的是骨髓，而不是感染。膝下截肢后确诊右足中段骨髓炎（Courtesy of Christopher Palestro,MD.）

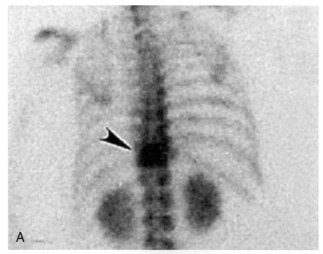

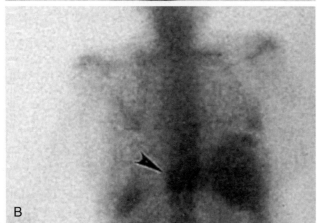

图 15.24　椎板切除术后发热，引发 T11 胸椎骨髓炎。（A）^{99m}Tc- 亚甲基二磷酸盐（MDP）骨显像，**箭头所示**为 T11 胸椎。（B）^{67}Ga。^{67}Ga 摄取量小于骨显像上显示的摄取量。判读该检测结果为骨髓炎阴性

^{99m}Tc-SC 骨髓显像联合 ^{111}In- 白细胞显像可改善对足中段和足后段糖尿病足的评估。若检测结果不匹配，说明存在感染的可能性极大（见图 15.23）。

椎骨骨髓炎（椎间盘炎）

椎骨感染最常见的感染途径是通过动脉或静脉系统进行血源播散，不过也有微生物直接侵入椎间盘引起继发性术后感染这一途径。结核感染常累及胸椎，且常累及两个以上椎体。血源性化脓性椎间盘炎通常累及腰椎。**金黄色葡萄球菌**感染（60%）是最常见的化脓性感染，其次是**肠杆菌**感染（30%）。

微生物的寄居部位取决于患者年龄。对于 4 岁以下儿童，终动脉穿透椎体终板，进入椎间隙，导致细菌引起椎间盘炎（见图 15.15）。对于成人来说，最常见的感染部位是椎体的软骨下（软骨下方）区域。该区域具有最丰富的滋养微动脉网络，类似于

儿童干骺端的血管树。感染主要表现为脊椎炎，也可产生继发性椎间盘感染。前软骨下的病灶感染可经椎体终板扩散至椎间盘。

这种变化会破坏邻近终板，累及对侧椎体，并可能扩散至邻近软组织，导致硬膜外或椎旁脓肿。

^{99m}Tc- 亚甲基二磷酸盐（MDP）骨显像常用于筛查疑似感染。椎间盘炎的常见闪烁显像模式是动脉血流量增加、血池增加以及相邻椎体末端的延迟摄取。局灶感染性骨髓炎时，三时相骨显像呈阳性，伴局灶性骨摄取。在心脏、肺和血管结构正常的情况下，可能难以评估胸椎的血流和血池图像。对于未受基础疾病、骨折、矫形器械和类似因素影响的骨，骨显像具有较高的诊断灵敏度和特异度。

^{111}In-oxine 和 ^{99m}Tc-HMPAO 白细胞用于**椎骨骨髓炎**诊断的假阴性率较高（40%~50%）。虽然检测结果呈阳性可确诊疾病，但疑似感染的部位摄取正常或摄取降低并不能排除感染（图 15.25）。摄取正常或摄取降低的情况可能是骨髓充满脓液而血流不畅、血栓形成和（或）梗死所导致。由感染引起的网状

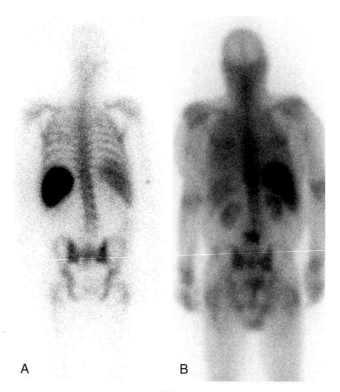

图 15.25　椎骨骨髓炎。^{111}In- 白细胞显像呈假阴性（A），^{67}Ga 显像呈阳性（B）的脊柱骨髓炎。患者既往有椎板切除术和融合术史，感染已治愈；目前出现复发性疼痛。使用 MRI 无法确诊。腰椎下段的 ^{111}In 摄取减少。^{67}Ga 显像则显示腰椎下段有强摄取。最终诊断结果为 L4/L5 区感染性骨髓炎和椎间盘炎

内皮细胞（通常为被标记的白细胞）死亡也可能是因素之一。摄取强度减低也可见于有肿瘤、梗死、压缩性骨折和佩吉特病的脊柱。

在椎骨骨髓炎的诊断方面，^{67}Ga- 枸橼酸盐优于白细胞闪烁显像（见图 15.24）。为使准确度达到最高水平，应根据所述标准（即 ^{67}Ga 摄取量高于骨显像），将 ^{67}Ga 与骨显像结合使用。可使用 ^{67}Ga 检测相关的椎间盘感染或椎旁脓肿。SPECT 和 SPECT/CT 可改善定位水平，并区分软组织感染和骨感染。

对于疑似脊椎骨髓炎诊断，^{18}F-FDG 正越来越多地被用作 ^{67}Ga 的替代品。^{18}F-FDG 的分子较小，可迅速进入灌注不良的部位。^{18}F-FDG 的骨髓正常摄取量较低。研究发现，^{18}F-FDG 显像效果优于 ^{99m}Tc-MDP 和 ^{67}Ga，且 FDG 优于 MRI。FDG 检测的阴性结果具有很高的预测性。矫形器械和术后变化会使检测结果判读变得复杂。手术或骨折后，FDG 摄取通常在 3~4 个月内恢复正常。退行性脊柱疾病可能会出现轻度至中度局灶性摄取增加。未感染的脊柱植入物周围出现自体排异反应常导致摄取增加。^{18}F-FDG PET/CT 检测优于单独 FDG PET 检测。在监测治疗反应方面，FDG 也有很大作用（图 15.26）。

假关节感染

初次髋关节或膝关节置换手术以及修正手术的术后感染率均较低，分别为 1%~2% 和 3%~5%。然而一旦发病，感染程度可能为重度。发病体征和症状通常无痛感，因此可能延误诊断。对关节穿刺抽吸物进行培养的检测法灵敏度较差。治疗假关节感染需要进行关节切除成形术，使用抗生素，最终进行关节翻修术；而假关节松动治疗仅需要进行单独的关节置换术。区分假体松动和假体感染可能在临床上具有挑战性，且难以成像。X 线平片缺乏特异性。金属产生的伪影会限制横断层面成像。

骨显像显示血流增加表明发生感染的可能性更大。大粗隆、小粗隆和假体尖端延迟摄取表明出现假体松动，而股骨假体周围出现弥漫性摄取则表明有可能出现感染。但是，这些检测结果的特异度并不高。接受骨水泥型全髋关节假体植入术后，术后摄取通常在 1~2 年内消退，而在膝关节假体植入术后，术后摄取需要长达 5 年才能消退。骨骼向内生长有助于**非骨水泥型**或多孔涂层假体的稳固。持续不断的新骨生成是固定过程的一部分，这会导致假

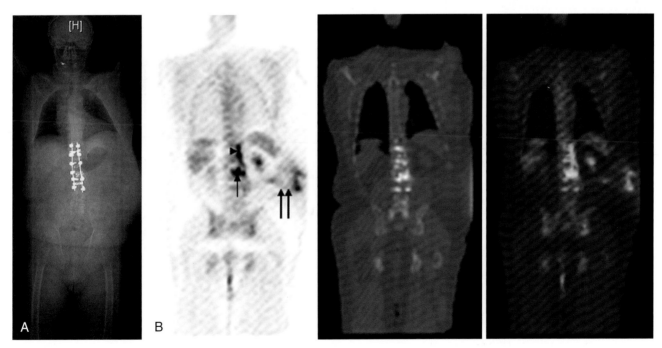

图 15.26　腰椎骨髓炎及发生感染的矫形器械：进行 FDG PET/CT 显像。（A）一名 60 岁男性在 8 年前的一次机动车事故后植入了脊柱固定器械。因近期出现左侧排液伤口，疑似矫形器械感染而转诊。（B）FDG PET/CT 检测的冠状位图像（**从左至右**：FDG、CT、FDG/CT 融合图像）显示，在左侧椎旁，存在从 T11 沿金属棒延伸至 L3 [标准摄取值（SUV）9.3] 的代谢增高现象（**箭头所示**）。摄取起自左侧腹中高代谢的开放性伤口（**双箭头所示**；SUV 7.3）。在上腰椎处（**箭头所示**）观察到局灶性代谢增高（SUV 最大值 8.7），符合骨髓炎特征（Courtesy of Christopher Palestro, MD.）

体周围的摄取以可变方式在较长时间内持续，使得图像判读变得困难。膝关节假体也会影响骨闪烁显像的效果。植入 12 个月后，半数以上的股骨假体和 3/4 的胫骨假体出现假体周围摄取。对于接受非骨水泥髋关节或全膝关节置换术的患者，如果显像正常且有系列检测可供比较，则闪烁显像最具诊断价值。在诊断受感染的关节假体方面，^{67}Ga 的准确度仅略高于骨显像。

对白细胞和骨髓闪烁显像的检测结果进行联合判读可大幅提高诊断准确度。这是因为关节假体会以不可预测的方式导致骨髓移位。若白细胞和骨髓闪烁显像的摄取不一致，则可判断出现感染（图 15.27）。将 ^{99m}Tc-SC 骨髓检测与 WBC 闪烁显像相结合可避免检测结果呈假阳性（如将骨髓移位造成的摄取诊断为感染性病灶）。据报道，这种检测方法的准确度高于 90%。SPECT/CT 有助于定位 WBC 积聚区以及区分软组织感染和骨感染。CT 可以检测出关节扩张、囊积液和肌内积液，这些均表明存在感染。

在不同报道中，^{18}F-FDG 对假关节感染的诊断准确度差异很大。部分检测的准确度较高，另一些却不理想。此外，显像的标准也各不相同。一项对白细胞 / 骨髓显像和 FDG 成像进行直接比较的研究发现白细胞 / 骨髓显像比 FDG 显像准确度更高（95% vs. 71%）。

腹腔内感染

通常情况下，首先对腹腔内的疑似术后感染进行 CT 评估，然后根据评估结果进行进一步的检测、干预和治疗。但是，对于有非局部症状且常规影像学检查结果为阴性的患者，闪烁显像可能是较为有效的检测手段。

经 ^{111}In-oxine 标记的白细胞是首选放射性药物（图 15.28 和图 15.29）。正常情况下，除了肝脏和脾脏摄取外，腹部其他正常器官不会出现摄取，也不会出现胆道、肠道或尿路清除；因此，如果出现腹腔内摄取，则通常是感染引起。据报道，该检测灵敏度 >90%。与 24 小时常规显像相比，4 小时早期显像对感染的检测灵敏度更低；但是情况紧急时，使用 4 小时早期显像可以更快地进行诊断和干预（如患有疑似脓肿、急性阑尾炎或憩室炎时）。但是，各种非感染性炎性疾病（如胰腺炎、急性胆囊炎、结节性多动脉炎、类风湿性脉管炎、缺血性结肠炎、假膜性结肠炎和肠梗死）可能会导致白细胞摄取异常。使用延迟显像有时有助于确认早期检测到的异常活度是否仍留存。随着时间的推移，摄取部位发生变化，这意味着经标记白细胞发生了腹腔内转运，这种转运可能出现在以下情况：炎性或局部缺血性肠疾病、瘘管、与肠相通的脓肿，或者在鼻窦感染或气管支气管感染部位的白细胞被吞噬（见专栏 15.4）。

因为 ^{111}In- 白细胞显像的脾脏辐射剂量较高，所以儿童通常首选经 ^{99m}Tc-HMPAO 标记的白细胞（参见书末附录）。因为在 2~4 小时内或许会出现肝胆清除和肾脏清除，这会增加检测结果判读的复杂性，所以需要进行早期显像。

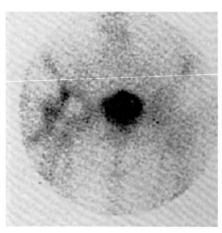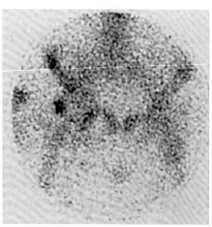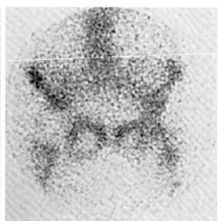

图 15.27　发生感染的髋关节假体。（左图）^{99m}Tc 骨显像显示，在右侧髋关节假体外侧摄取量增加，这一结果符合异位钙化特征。（中图）^{111}In- 白细胞研究显示，股骨头外侧存在局灶性高摄取，关节腔内存在更多弥漫性摄取，疑为发生感染。（右图）^{99m}Tc- 硫胶体（SC）骨髓显像显示，骨髓分布正常，假体的股骨头为冷区。骨髓检测和白细胞检测的结果不一致，诊断为假体感染

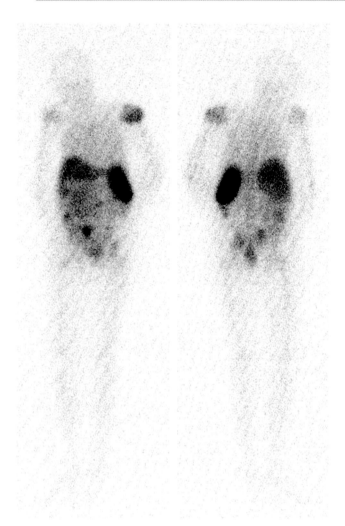

横断面

冠状面

图 15.28　腹膜炎。该患者是一名患有发热、脓毒病和腹痛的老年女性。^{111}In- 白细胞检测显示：腹部整体出现弥漫性摄取，明确提示感染性腹膜炎；并且存在摄取量较高的多发性病灶，提示存在脓肿。此外，左肩部位出现摄取，提示感染性脓毒性关节炎

图 15.29　使用 ^{111}In- 白细胞诊断肝脓肿。横断面（上图）和冠状面（下图）SPECT 显示在肝右叶出现白细胞局灶性摄取。之后对脓肿进行了引流

炎性肠病

肠道炎症是溃疡性结肠炎和克罗恩病（肉芽肿性或局限性肠炎）的共有症状。

溃疡性结肠炎通常表现为结肠和直肠持续受累，使得患者罹患结肠癌的风险增加。而克罗恩病则表现为跳跃性病变，从口腔到肛门的任何胃肠道部位都可能受累及，不过发病部位通常为回肠末端，且通常不累及直肠。使用白细胞闪烁显像可以诊断炎性肠病、确定活动性疾病分布以及检测疾病是否复发（图 15.30~ 图 15.32），而且有助于评估内镜检查难以检测到的区域，并监测治疗效果。

据报道，在炎性肠病的诊断方面，经 ^{99m}Tc-HMPAO 标记的白细胞要优于经 ^{111}In 标记的白细胞，这可能是因为 ^{99m}Tc 图像的分辨率更高，可以更好地进行疾病定位。脓肿形成是一种需要手术治疗而非药物治疗的严重并发症，可以使用白细胞闪烁显像来区分炎性肠病复发与脓肿形成。脓肿中的放射性标记白细胞呈现局灶性摄取，而在炎性肠病中，摄取部位轮廓与肠壁轮廓吻合。^{99m}Tc-HMPAO 显像应在 2~4 小时内执行。若使用经 ^{111}In 标记的白细胞进行闪烁显像，则应采集 4 小时的图像而非 24 小时的图像，因为发炎的白细胞随着肠道蠕动会从炎症部位脱落进入肠腔，从而可能会导致将远离真正炎症部位的区域误判为疾病发病区。

原因不明的发热

原因不明的发热（fever of unknown origin，FUO）

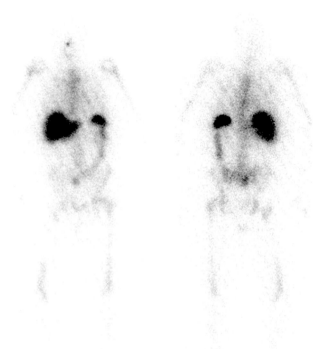

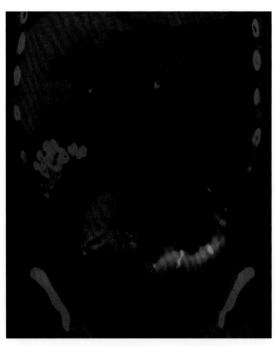

图 15.32　患者有克罗恩病病史，此前接受过小肠切除术，现在疑似出现新的梗阻。^{111}In- 白细胞 SPECT/CT 冠状面融合图像显示，在先前的小肠吻合处，出现高强度摄取，位置正好对应小肠增厚和塌缩的节段，这符合活动性炎症的特征

图 15.30　患者有溃疡性结肠炎病史，疑似复发，为确定疾病的活动性并进行疾病定位而转诊。在输注 4 小时后采集 ^{111}In- 白细胞图像，图像显示降结肠和乙状结肠部位存在摄取

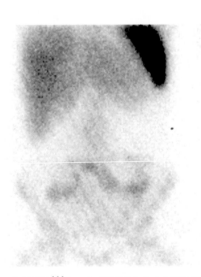

图 15.31　在注射 ^{111}In- 白细胞后 4 小时显像确定克罗恩病的发病部位。患者有数年的节段性回肠炎病史，在近 2 个月内反复发作，并且症状恶化。闪烁显像证实回肠存在活动性炎症

的定义：体温≥ 38.3℃（101℉），出现至少 2 次，至少 3 周内无法确诊发热原因，需住院至少 7 天接受大范围检查。

造成发热的原因可能是感染、炎性疾病或恶性肿瘤。在西方国家的病例中，感染占总发病原因的 1/5。

^{67}Ga- 枸橼酸盐长期以来一直用于诊断 FUO。除了定位急性感染外，它还可用于检测慢性、惰性和肉芽肿性感染以及肿瘤发热源。^{67}Ga 可能对诊断轻度感染（如真菌感染和原虫感染；见专栏 15.8）特别有用。

因为放射性标记白细胞在感染诊断方面具有高灵敏度和高特异度，考虑这两个优点，也将放射性标记白细胞用于诊断 FUO。^{18}F-FDG PET/CT 被越来越多地用于定位 FUO 患者的发热源。其优点包括不需要对患者白细胞进行放射性标记，检测持续时间短，而且能够检测感染性和非感染性的感染源。与 ^{67}Ga 一样，^{18}F-FDG PET/CT 也可以检测到肿瘤导致的发热。大多数研究为回顾性研究，对 FUO 的定义各不相同、筛选患者群体并缺乏随访；但是几乎全部的研究均得出以下结论，即通过确定 FUO 的病因或指导进一步治疗，该检测对于 42%~67% 的患者具有重要的临床效用和价值。

心血管疾病

感染性心内膜炎具有高发病率和高死亡率，通常通过血液培养阳性和超声心动图进行初步诊断。最常见的感染菌是葡萄球菌、链球菌和肠球菌，真菌感染很少见。对于使用人工瓣膜和植入式心脏电子设备的患者，其超声心动图的检测结果可能难以判读。放射性标记白细胞 SPECT/CT 和 ^{18}F-FDG PET/CT 的增益价值和准确度均优于超声心动图，这一点已在许多已发表的研究报告中得到证实。

已证明两种放射性核素显像方法均可准确诊断人工瓣膜心内膜炎（图 15.33）。两种方法也可用于检测心脏植入式器械感染。区分究竟是浅表伤口感染还是器械感染非常重要，因为二者的治疗方法不同。白细胞显像和 FDG 显像对自体瓣膜感染性心内膜炎的检测灵敏度均较低。

与放射性标记白细胞 SPECT/CT 相比，^{18}F-FDG 具有分辨率高、检测持续时间短以及无需进行细胞标记等优点。FDG PET/CT 的另一个优点是，FDG PET/CT 全身显像是检测意外脓毒性栓子的标准检测方法且十分有效。早期发表的显像研究报道称，因为正常心肌的生理摄取水平较高，导致 FDG PET/CT 对心肌的检测灵敏度较低。但是根据报道，避免术后立即检测、患者做好抑制心肌摄取的准备（包括低碳水化合物和高脂肪饮食）、检测前禁食 6~12 小时以及在输注 FDG 前静脉注射肝素，可以显著提高检测准确度。其原理是，肝素可诱导体内脂肪分解，使血液中的游离脂肪酸（FFA）水平升高至 5 倍。

对于主动脉 - 股动脉或股 - 腘动脉假体移植物产生的感染，有时可能无法通过超声、CT 和 MRI 确诊或区分感染与移植物周围的无菌积液。在这种情况下，可以通过放射性标记白细胞确认手术假体移植物是否产生感染（图 15.34~ 图 15.36）。^{111}In- 白细胞具有无血池分布的优点，而这正是 ^{99m}Tc-HMPAO 的

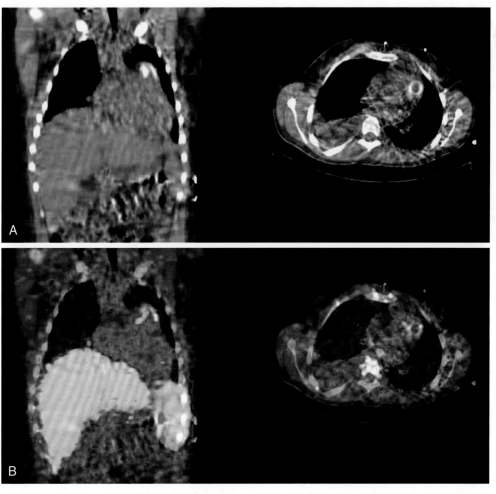

图 15.33　一名 17 岁的 DiGeorge 综合征、动脉干和右心室 - 肺动脉导管患者的肺动脉导管感染显像。该患者近期出现寒战和发热，血液培养**呈金黄色葡萄球菌**阳性。（A）冠状面和横断面（CT）图像显示肺动脉导管。（B）SPECT/CT ^{111}In- 白细胞融合图像显示，摄取情况与受感染肺动脉导管一致

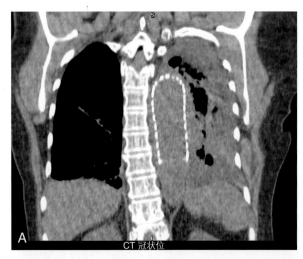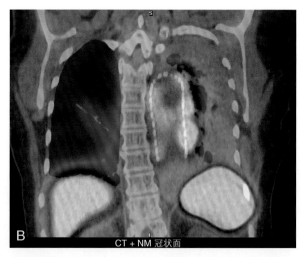

图 15.34　一名 69 岁女性患者置入支架的胸主动脉瘤感染显像。CT 显示，置入支架的胸降主动脉瘤周围软组织增厚，疑似出现感染。经 [111]In 标记的白细胞检测证实出现了广泛感染，包括置入支架的动脉瘤周围增厚的软组织。（A）冠状位 CT。（B）SPECT/CT 的融合图像

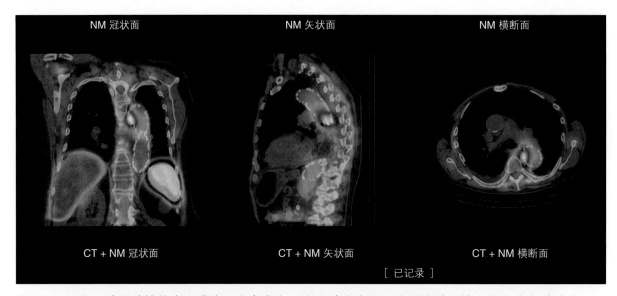

图 15.35　胸主动脉移植物产生感染。患者病史：胸主动脉夹层，随后接受血管内修复术和移植术。目前伴有发热和菌血症。经 [111]In 标记 WBC 的 SPECT/CT 显示，在主动脉移植物的中部出现局灶性摄取增加。冠状面融合图像（**左图**）、矢状面融合图像（**中图**）、横断面融合图像（**右图**）

局限之处。然而有报告显示，在 5 分钟、30 分钟和 3 小时进行 ^{99m}Tc-HMPAO 早期显像和连续显像可以减轻这一问题。

对于血管炎，通过 FDG PET/CT 有可能进行初步诊断、确定活检区域、评估疾病程度以及确定治疗方法是否有效。其局限性在于，FDG PET 仅能显示大中血管的炎症（例如，巨细胞性动脉炎、大动脉炎、结节性多动脉炎和川崎病；图 15.37）。小血管的动脉炎显像检查可能出现假阴性结果。模式识别有助于区分血管炎与感染性病因和动脉粥样硬化。

血管炎显示为血管壁均匀弥漫性摄取，而感染显示为血管腔和血管壁的边界外存在局灶性强摄取。动脉粥样硬化在发炎的血管斑块部位有中度局灶性 FDG 摄取，CT 上可见钙化。类固醇可能造成假阴性结果。

肺部感染和炎症

[67]Ga- 枸橼酸盐可在多种类型的急慢性肺部感染和炎性疾病中累积（见专栏 15.8），多年来被用于检测结节病（图 15.38~ 图 15.39）、特发性肺纤维化、**金罗维氏肺孢子虫**（*Pneumocystis jiroveci*，旧称**卡氏肺孢子虫**（*P. carinii*）；图 15.40；专栏 15.9）和由治疗

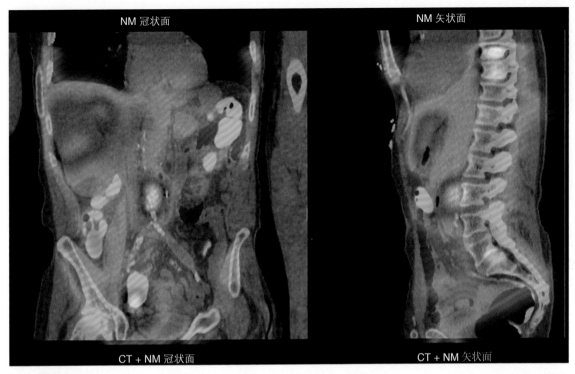

图 15.36　一名 73 岁的老年患者几年前接受主 - 髂动脉假体旁路移植手术，现在主 - 髂动脉移植物产生感染，伴腹痛和反复发热。经 ^{111}In 标记 WBC 的 SPECT/CT 显示，移植物摄取高于主 - 髂动脉分叉。右下象限摄取为炎性肠病所致。冠状面融合图像（**左图**）和矢状面融合图像（**右图**）

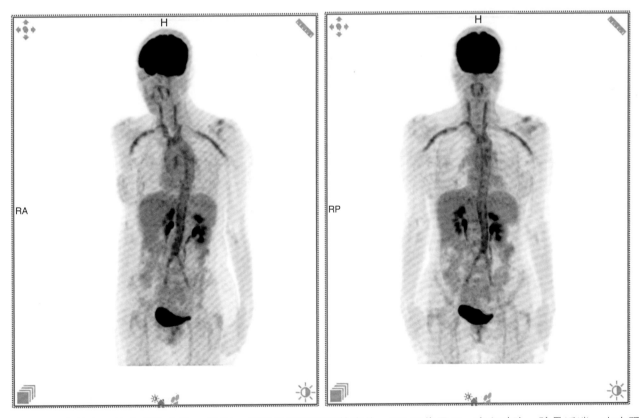

图 15.37　血管炎。该患者为女性，60 岁，出现了病因不明的发热。MIP 图像显示，在主动脉、髂骨近端、左右颈内动脉直至颈动脉杈以及延伸至腋动脉的双侧头臂动脉和颈总动脉处，FDG 摄取量显著增加。CT 显示血管壁出现弥漫性增厚。最终诊断为巨细胞动脉炎

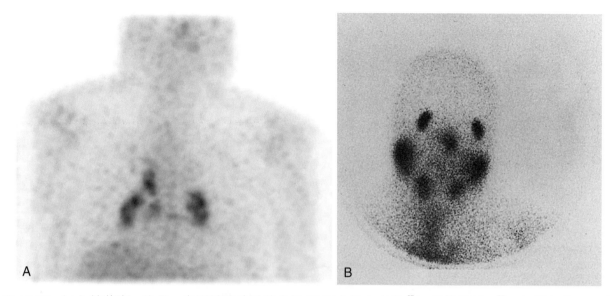

图 15.38　（A）结节病。这是一名刚被确诊结节病的 35 岁女性患者的 ^{67}Ga 显像结果。^{67}Ga 闪烁显像显示出
"λ" 征，伴气管旁和肺门腺病摄取。（B）另一名活动性结节病患者的 "熊猫" 征。其显著特征为泪腺、腮腺
和颌下腺的摄取量增加

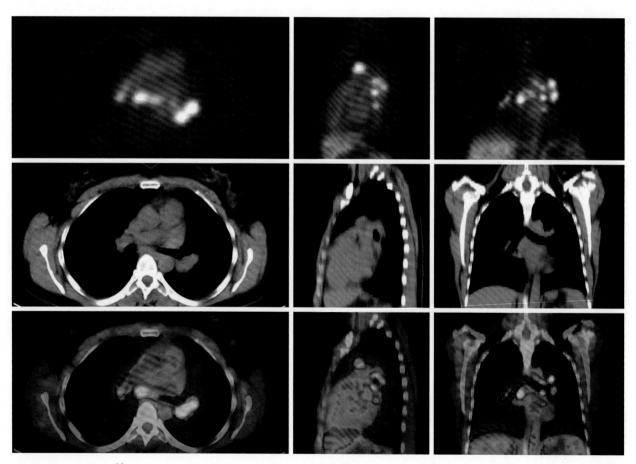

图 15.39　结节病 ^{18}F-FDG 显像。包括 FDG（**上图**）、CT（**中图**）和 FDG/CT 融合图像（**下图**）。存在纵隔和双侧
肺门淋巴结肿大

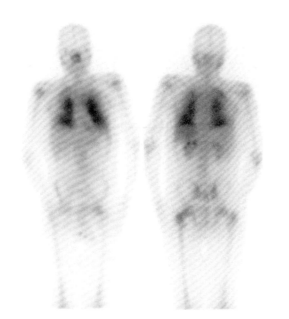

图 15.40 金罗维氏肺孢子虫（原名**卡氏肺孢子虫**）感染的全身 ^{67}Ga 显像。患者为男性，57 岁，HIV 阳性，伴双侧肺炎。可观察到双侧弥漫性 ^{67}Ga 摄取

专栏 15.9 间质性和肉芽肿性肺部疾病的 ^{67}Ga 摄取

结核病
组织胞浆菌病
结节病
特发性肺纤维化
金罗维氏肺孢子虫
巨细胞病毒
肺尘埃沉着病（石棉沉着病、矽肺）
过敏性肺炎

专栏 15.10 治疗药物的肺毒性 - ^{67}Ga 的肺摄取

博莱霉素
胺碘酮
白消安
呋喃妥因
环磷酰胺
甲氨蝶呤
亚硝基脲

药物导致的肺部疾病（专栏 15.10）。现今，以上疾病已经不太常用 ^{67}Ga 进行检测，因为已有其他更佳的诊断方法。例如，现在通常首选 FDG PET/CT，而不是 ^{67}Ga 来确诊活动性结节病和特发性肺纤维化。经放射性标记的白细胞通常不用于检测肺部感染。多种非感染性非炎性疾病均可表现为低度弥漫性的白细胞摄取，包括急性呼吸窘迫综合征、肺不张和充血性心力衰竭，因此除非呈现局灶性高强度摄取，否

则不能诊断为感染。可以使用经 ^{111}In 标记的白细胞来检测结核病和真菌感染，但是其灵敏度比 ^{67}Ga 或 ^{18}F-FDG 低。

结节病

结节病是一种病因不明的慢性肉芽肿性多系统疾病，其特征为 T 淋巴细胞、单核巨噬细胞累积和非干酪样上皮样肉芽肿，身体的任何器官（通常为肺、肝和脾）几乎均有可能发病。全身症状包括体重减轻、疲劳、虚弱、不适和发热。肺部症状包括肺门和纵隔淋巴结肿大、支气管内肉芽肿形成、间质或肺泡浸润和肺纤维化。肺外症状也并不少见，可累及皮肤、眼睛、骨骼、肌肉、中枢神经系统（CNS）和心脏。

发病初期表现通常为肺部疾病，伴呼吸困难和干咳，20% 的患者可能无症状，仅胸部平片显示存在异常。该病的临床病程可变，其中 30% 的患者症状会自行消退，40% 的患者出现郁积型或进行性恶化病程，20% 的患者发展为永久性肺功能丧失，而有 10% 的患者死于呼吸衰竭。结节病的影像表现有 4 种类型（表 15.8）。虽然平片显示为 I 型的患者通常病程可逆，但具有 II 型和 III 型影像结果的患者通常为慢性进展病程。

表 15.8 结节病胸部放射影像结果的分类

类型	放射影像结果
I	肺门和 / 或纵隔淋巴结肿大伴肺实质正常
II	肺门和 / 或纵隔淋巴结肿大和弥漫性间质性肺疾病
III	无淋巴结受累的弥漫性肺疾病
IV	肺纤维化

对该病的诊断基于临床、放射影像和组织学检查结果进行综合分析。胸部平片虽然具有特征性，但不具有诊断意义，因为双侧肺门淋巴结肿大可能见于其他炎性和恶性疾病。只有活检发现单核细胞肉芽肿性炎症过程的证据才能最终明确诊断。支气管肺泡灌洗、^{67}Ga 显像和 ^{18}F-FDG 显像已经成为衡量疾病活度的指标。尽管许多患者不需要接受特异疗法，但病情较严重的患者可以接受类固醇治疗，用以抑制疾病部位和症状部位的活化 T 细胞。

大多数活动性结节病患者的 ^{67}Ga- 枸橼酸盐闪

烁显像呈阳性。该显像的用途包括：评估肺泡炎的严重程度、指导肺活检、选择肺段进行支气管肺泡灌洗，以及区分活动性肉芽肿形成和肺泡炎与非活动性疾病和纤维化。^{67}Ga肺摄取的增加对于临床上活动性疾病的诊断灵敏度>90%。在平片显示出特征性异常之前，^{67}Ga已经可以通过肺摄取检测疾病；因此，在检测早期疾病方面，^{67}Ga显像比胸部平片更灵敏。非活动性病例的^{67}Ga显像结果为阴性，并且这些患者的活检结果几乎均为阴性。对于诊断有结节病、胸部平片异常但无活动性疾病的患者，其^{67}Ga扫描结果为阴性。^{67}Ga是衡量治疗反应的灵敏指标，优于临床症状、胸部平片和肺功能检查。

^{18}F-FDG PET/CT被越来越多地用于诊断结节病以及确定其发病程度、分布和疾病活动性。肉芽肿内的活化巨噬细胞和CD4$^+$T淋巴细胞均高表达葡萄糖转运蛋白。和^{67}Ga相比，FDG PET能更准确地评估炎症的累及范围和严重程度。可以通过FDG PET确定活动性疾病（如慢性疾病导致的骨骼或骨髓受累）尚未被发现的发病部位，指导诊断性活检并确定治疗是否有效。

在疾病早期，^{67}Ga显像和^{18}F-FDG显像通常会显示出双侧肺门和气管旁摄取（λ征；见图15.38）。肺实质摄取可能为对称性高摄取，或许与肺门和纵隔受累相关。在鼻咽部、腮腺、唾液腺和泪腺处，可以观察到明显的^{67}Ga摄取（**熊猫征**；见图15.38），但不会观察到^{18}F-FDG摄取。与结节病相反，恶性淋巴瘤患者的肺门摄取或纵隔摄取通常不对称，时常会累及纵隔前和气管旁淋巴结。结节病可表现为主动脉旁、肠系膜和腹膜后淋巴结受累，但该摄取模式在淋巴瘤中更常见。

特发性肺间质纤维化

特发性肺间质纤维化的疾病发展阶段与肺泡炎吻合，并伴有肺泡-毛细血管单元紊乱，最终导致终末期纤维化疾病。其原因尚不明晰。约70%的患者出现^{67}Ga摄取，因此^{67}Ga摄取显像已经成为监测病程和治疗反应的方法。摄取程度与细胞浸润量相关。早期数据显示^{18}F-FDG PET/CT也有相似的研究结果。研究认为，成纤维细胞可表达葡萄糖转运蛋白-1而

在该疾病中发挥核心作用。FDG摄取反映了成纤维细胞代谢增加。

肺部药物反应

已知可导致肺损伤且引起^{67}Ga摄取的常见治疗药物包括环磷酰胺、呋喃妥因、博莱霉素和胺碘酮（见专栏15.10）。在平片可显示出异常之前，^{67}Ga摄取是衡量药物性肺损伤的早期指标。^{18}F-FDG也有相似用途。

恶性外耳道炎

恶性外耳道炎是**假单胞菌**（*Pseudomonas*）引发的感染，可危及生命，最常见于糖尿病患者。因为乳突和颞骨在三时相骨显像中摄取通常为阳性这一特征，骨显像可对其进行诊断。SPECT/CT检测有助于确定感染部位（图15.41）。^{67}Ga和经^{111}In标记的白细胞显像也已用于疾病诊断和评估治疗反应。

肾脏感染和炎症

^{67}Ga显像已用于诊断肾实质感染［如肾盂肾炎、弥漫性间质性肾炎、大叶性肾病（局灶性间质性肾炎）］和肾周感染。研究证实^{67}Ga显像在区分急性肾小管坏死和急性间质性肾炎方面最为有效。急性间质性肾炎通常呈现高强度摄取，而急性肾小管坏死则具有微弱摄取或无摄取。由于早期存在尿路清除，需要延迟48小时显像。

当前，大多数显像涉及超声和CT（如CT上的特征性纹状肾图模式和急性肾周滞留），最终需要进行活检才能确诊。

^{99m}Tc-二巯基丁二酸（DMSA）已成为一项重要的肾盂肾炎闪烁显像研究方法，最常用于儿童。成人患者可使用经放射性标记的白细胞显像（图15.42）。尽管经放射性标记的白细胞具有与DMSA相似的准确度，但是因为白细胞标记需要20~50 ml血液，且对脾脏的辐射剂量较高，所以很少用于年幼的儿童。^{99m}Tc-HMPAO通过肾清除，其应用有限。在评估肾移植方面，经放射性标记的白细胞作用有限。由于持续存在低度排斥反应，无论是否存在临床感染都会出现一定程度的摄取（图15.8），尽管局灶性摄取可能具有诊断意义。

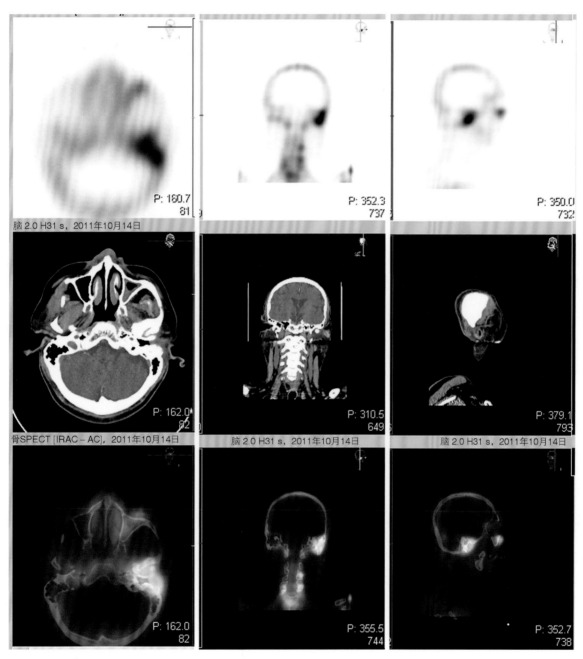

图 15.41　^{99}Tc-MDP 显像显示存在恶性外耳道炎伴骨髓炎。SPECT/CT 融合图像显示，摄取区域位于左侧乳突和颞叶，见横断面（**左图**）、冠状面（**中图**）和矢状面（**右图**）所示区域

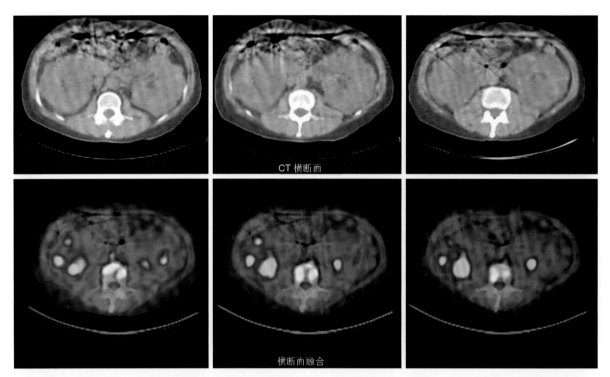

CT 横断面

横断面融合

图 15.42 经 [111]In 标记的白细胞扫描显示多囊肾感染。该患者患有肾结石、复发性尿路感染（urinary tract infection，UTI）和近期原因不明的持续性发热。低剂量 CT（**上图**）显示存在大型多囊肾。SPECT/CT 融合图像（**下图**）显示，肾囊肿中存在多个摄取增加的区域（**黄色**），诊断为感染

推荐阅读

Adams H, Keijsers RG, Korenromp IHE, Grutters JC. FDG PET for gauging of sarcoid disease activity. *Semin Respir Crit Care Med.* 2014;35:352–361.

Andor WJM, Glaudemans MD, Israel O, Slart R. Pitfalls and limitations of radionuclide and hybrid imaging in infection and inflammation. *Semin Nucl Med.* 2015;45:500–512.

Datz FL, Taylor AT. Jr. Cell labeling: techniques and clinical utility. In: *Freeman and Johnson's Clinical Radionuclide Imaging.* 3rd ed. New York: Grune & Stratton; 1984.

Granados U, Fuster D, Pericas JM, et al. Diagnostic accuracy of 18F-FDG PET/CT infective endocarditis and implantable cardiac electronic device infection: a cross-sectional study. *J Nucl Med.* 2016;57:1726–1732.

Kouijzer IJE, Mulders-Manders M, Bleeker-Rovers CP, Oyen WJG. Fever of unknown origin: the value of FDG-PET/CT. *Semin Nucl Med.* 2017;48:100–107.

Kouranos V, Hansell DM, Sharma R, Wells TU. Advances in imaging of cardiopulmonary involvement in sarcoidosis. *Current Opinion.* 2015;21:538–545.

Lawal I, Zeevaart J, Ebenhan T, et al. Metabolic imaging of infection. *J Nucl Med.* 2017;58:1727–1732.

Matesan M, Bermo M, Cruite I, et al. Biliary leak in the post-surgical abdomen: a primer to HIDA scan interpretation. *Semin Nucl Med.* 2017;47:618–629.

Mostard RLM, Marinus JPG, Drent M. The role of the PET scan in the management of sarcoidosis. *Current Opinion.* 2013;19:538–544.

Nakahara M, Ito M, Hattori N, et al. 18F-PET/CT better localizes active spinal infection than MRI for successful minimally invasive surgery. *Acta Radiol.* 2015;56:829–836.

Palestro CJ. Radionuclide imaging of musculoskeletal infection. A review. *J Nucl Med.* 2016;57:1406–1412.

Sarrazin J-F, Philippon F, Trottier M, Tessier M. Role of radionuclide imaging for diagnosis of device and prosthetic valve infections. *World J Cardiology.* 2016;8:534–546.

Signore A, Glaudemans A, Gheysens O, et al. Nuclear medicine imaging in pediatric infection or chronic inflammatory diseases. *Semin Nucl Med.* 2017;47:286–303.

Takeuchi M, Dahabreh IJ, Nihashi T, et al. Nuclear imaging for classic fever of unknown origin: metananalysis. *J Nucl Med.* 2016;57:1913–1919.

（刘增礼 华 茜 译审）

目前应用于心血管疾病诊断的无创性影像学技术包括超声心动图、CT、CT血管成像（CTA）和MRI。核心脏病学技术的价值在于：无创性，不需要应用造影剂，并且能够获得多种生理及代谢心功能参数，评估患者的预后和风险。SPECT和SPECT/CT是目前主流的显像技术（图16.1）。PET/CT在临床中的应用也日益扩大，而多门电路心血池显像（multigated acquisition，MUGA）虽然依然有重要的价值，但是在临床中应用越来越少。

心肌灌注显像

心肌灌注显像的基本生理学原理并未改变。首先，放射性药物（显像剂）必须被输送到心肌组织。然后，有活性的心肌细胞摄取显像剂。最后，大量滞留于心肌细胞内显像剂的放射性信号被显像仪器采集，获得图像。核素心肌灌注显像的图像能够显示局部心肌血流灌注情况。如果患者由于血流动力学上显

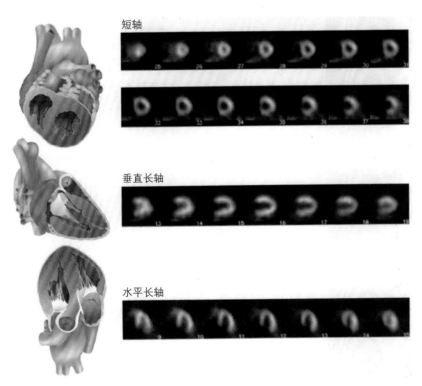

图16.1 SPECT心肌灌注图像上对应心脏三个轴位，包括短轴（横断位）和长轴（水平、垂直）的显示

著的冠状动脉疾病（coronary artery disease，CAD）或由于心肌梗死（myocardial infarction，MI）导致的细胞活力丧失而出现局部血流灌注减少，则在图像上显示为灌注稀疏缺损区或冷区，其多种临床应用都是基于这个诊断基础。

用于心肌显像的单光子放射性药物

放射性药物

目前，^{99m}Tc-甲氧基异丁基异腈和^{99m}Tc-tetrofosmin是临床常规用于心脏灌注显像的放射性药物。两种药物之间的差异相对较小（表16.1）。^{201}Tl是放射性铊显像剂引入临床应用之前最初使用的心肌灌注示踪剂，但现在只在一些特殊情况下使用，如下文所述。

^{99m}Tc-甲氧基异丁基异腈（Cardiolite）

1990年，^{99m}Tc-甲氧基异丁基异腈（Cardiolite）被美国FDA批准用于心脏显像。非注册商标的^{99m}Tc-甲氧基异丁基异腈于2008年上市。甲氧基异丁基异腈是一种亲脂性阳离子，是异腈家族的成员之一（图16.2A）。静脉注射后，^{99m}Tc-甲氧基异丁基异腈在心脏中的分布与心肌血流量成正比，并且由于其具有脂溶性特点而被动扩散至心肌细胞中。带正电荷的亲脂性分子受线粒体膜内负电荷的吸引，进入线粒体并滞留于心肌细胞线粒体内。尽管该示踪剂在冠状动脉血流流量较高时会低估心肌血流量，而在流量较低时摄取量会被高估，但总体心肌细胞摄取量仍与冠状动脉血流量成正比。所有血流灌注显像剂都存在这种显像（图16.3）。心肌摄取十分迅速，且随着肺部清除显像剂，心肌活度与本底活度的比率也相应提高。由于肾脏、胆道和肠道排泄，血液清除迅速。滞留于心肌内的放射性示踪剂可提供数小时的成像时间窗。对于静息显像，一般在给予示踪剂45~60分钟后开始进行图像采集；对于运动负荷检测，由于本底清除更快，最早可在给予示踪剂30分钟后开始进行图像采集。

^{99m}Tc-Tetrofosmin（Myoview）

^{99m}Tc-tetrofosmin（Myoview）于1996年被FDA批准用于心脏成像。它是二膦化合物的成员（见图16.2B）。与甲氧基异丁基异腈类似，tetrofosmin是一种亲脂性阳离子，定位于心肌细胞中的线粒体附近，并固定在此处。静脉注射后，它会迅速被心肌细胞摄取，并迅速从血液中清除。尽管该示踪剂在血流速度较高时摄取量也会被低估，但总体摄取量仍与血流量成正比（见图16.3）。对于^{99m}Tc-甲氧基异丁基异腈与^{99m}Tc-tetrofosmin之间的微小差异进行了描述（见表16.1），通过肝脏和肾脏清除显像剂，心-肺比值和心-肝比值随时间推移逐渐提高。由于tetrofosmin比甲氧基异丁基异腈的肝清除更快，前者

表16.1 ^{201}Tl、^{99m}Tc-甲氧基异丁基异腈和^{99m}Tc-Tetrofosmin的生理学和药代动力学特点

生理学	^{201}Tl	^{99m}Tc-甲氧基异丁基异腈	^{99m}Tc-Tetrofosmin
化学类别/电荷	元素阳离子	异腈阳离子	二膦阳离子
摄取机制	Na/K泵主动转运	被动扩散，负电位	被动扩散，负电位
心肌细胞定位	细胞质	线粒体	线粒体
细胞内状态	游离	结合形式	结合形式
制备	回旋加速器	发生器/药盒	发生器/药盒
首过摄取率	85%	60%	50%
心脏摄取百分比	3%	1.5%	1.2%
心肌清除	4-hr $T_{1/2}$	极小	极小
机体清除途径	肾脏	肝脏	肝脏
注射后显像时间			
负荷	10 min	15~30 min	5~15 min
静息	3~4 hr	30~90 min	30 min

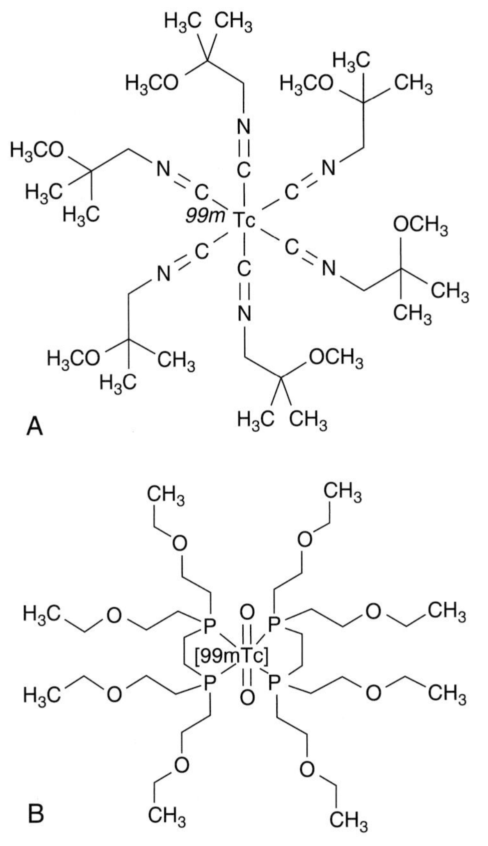

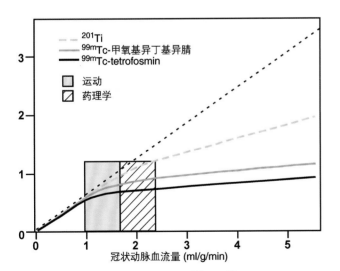

图 16.2　^{99m}Tc- 甲氧基异丁基异腈和 ^{99m}Tc-tetrofosmin 的分子结构。（A）^{99m}Tc- 甲氧基异丁基异腈是由 ^{99m}Tc 放射性核素及周围的六个异腈配体（六 2- 甲氧基异丁基异腈）组成。（B）^{99m}Tc-tetrofosmin 的化学名称为 6,9- 双（2- 乙氧基乙基）-3,12- 二氧杂 -6,9- 二磷酸十四烷

图 16.3　心肌灌注放射性药物 ^{201}Tl、^{99m}Tc- 甲氧基异丁基异腈和 ^{99m}Tc-tetrofosmin 的摄取与冠状动脉血流量的关系图。理想的心肌灌注示踪剂会在较宽的流量范围内显示出其摄取量与血流量呈线性关系（黑色对角虚线直线）。^{201}Tl、^{99m}Tc- 甲氧基异丁基异腈和 ^{99m}Tc-tetrofosmin 的摄取均与血流量成正比，但在血流流速较高时摄取量会被低估

的心 - 肝比值高于后者，因而成像时间也更早。运动负荷试验后，15 分钟就可以开始显像；静息显像可以在注射显像剂后 30 分钟时开始。

铊 -201（^{201}Tl）氯化物

　　放射性核素 ^{201}Tl 由回旋加速器生产。它通过电子俘获衰变为稳定的汞 -201 子体，物理半衰期为 73 小时。它发射出的可用于成像的光子主要是汞的 K 特征 X 射线（能量范围为 69~83 keV，丰度为 95%）和一些 γ 射线，能量分别为 167 keV（10%）和 135 keV（3%）。用于成像目的时，发射 69~83 keV 的 X 射线需设置 30% 的能窗，发射 167 keV 的射线时需设置 20% 的能窗。静脉注射后，^{201}Tl 的血液清除十分迅速（图 16.4）。其生物学行为与 K$^+$ 相似，通过 Na$^+$/K$^+$ ATP 酶跨心肌细胞膜进行主动转运。首过通过的量和摄取率均高于 ^{99m}Tc- 甲氧基异丁基异腈以及 tetrofosmin（见表 16.1）。但是，^{201}Tl γ 成像的图像质量并不理想，特别是对于体型较大的患者，因为它的汞 X 射线发射的光子能量相对较低且无单一能量光电峰，康普顿散射较高，而且给药剂量（3.0 mCi）较低（见书末附录），图像质量不理想。

　　最初摄取显像剂后的图像反映了毛细血管**心肌血流量**。不同于 ^{99m}Tc- 心肌灌注显像剂，^{201}Tl 有再分布现象，即心肌细胞和血管血池之间持续动态交换的过程。注射显像剂后几小时内，图像反映**局部血容积**的平衡状态。血流灌注正常时，初始毛细血管心肌血流量和延迟的局部血容积图像相似。负荷后早期图像上灌注减少的区域是血流灌注减少（缺血），缺乏能够摄取示踪剂的有活性的心肌细胞（梗死）所致。如果最初的灌注缺损在延迟图像上持续存在，则为心肌梗死区域。负荷显像与静息显像对比，表现为 ^{201}Tl "充填"的区域是在负荷试验表现为缺血的存活心肌。^{201}Tl 的这些独特的药代动力学特征是"再分布"现象的基础，过去用于诊断 CAD（图 16.4），但如今更常用于检测心肌存活情况。

显像方法

平面心肌灌注显像

　　二维（2D）平面显像是多年来的标准显像方法。尽管现在常规进行三维（3D）SPECT 显像，但对于无法承受 SPECT 采集的患者（例如，对于 SPECT 照相机来说体型太大、体重太重而不能躺在照相机床上或

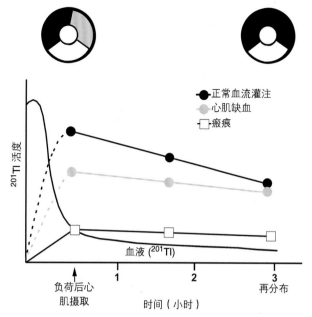

图 16.4 ^{201}Tl 药代动力学：再分布。静脉注射后，^{201}Tl 迅速从血池中清除。正常负荷心肌摄取峰值发生在10 分钟时。最初摄取后迅速开始再分布。心肌细胞与血池之间存在持续的 ^{201}Tl 动态交换。正常心肌会在3 小时内逐渐清除显像剂。在缺血的情况下，摄取减少并延迟，清除速度变得缓慢。心肌梗死时，心肌摄取显像剂很少，随时间推移显像剂分布变化很小。该图将铊的药代动力学（**下**）与闪烁显像结果（**上**）联系起来。与正常区域相比，缺血区域虽然最初灌注不足，但在3 小时后达到相同水平

患有幽闭恐惧症的患者），仍偶尔使用 2D 平面显像。平面显像图像采集包括三个标准体位：左前斜位、右前斜位、左侧位，其应用受到本底活度高以及结构重叠的限制（图 16.5 和图 16.6）。平面显像对于 CAD 的诊断一般具有较好的准确度；然而，其对局部血流灌注异常区域的定位仅具有中等程度预测病变冠状动脉血管的能力。这一点对临床很重要，因为可以指导临床对患者进行预后评估、危险度分层和指导治疗决策。

单光子发射计算机断层显像（SPECT）

　　SPECT 横断图像具有较高的对比度分辨率，沿心脏短轴和长轴以三维图像显示（图 16.7；另见图 16.1），能够很好地描绘单个冠状动脉供应的局部心肌血流灌注情况（图 16.8 和图 16.9）。在采集过程中，γ 照相机围绕患者旋转，每旋转一定角度采集一次 2-D 图像。然后以类似于 CT 的重建方式将这些图像处理为 3-D 横断面图像。由于心脏一般位于胸部左前侧方，后位采集图像组织衰减就比较大，因此选择从左后斜位（LPO）向右前斜位（RAO）180° 弧线上采集心脏 SPECT 图像。使用双探头照相机，探头处于 90° 角，可以最大程度地提高灵敏度，缩短采集时间。高分辨率准直器从两个探头获得较高放射性计数。使用标准 SPECT 系统进行图像采集需要20~30 分钟。一些新型心脏专用照相机可以在较短

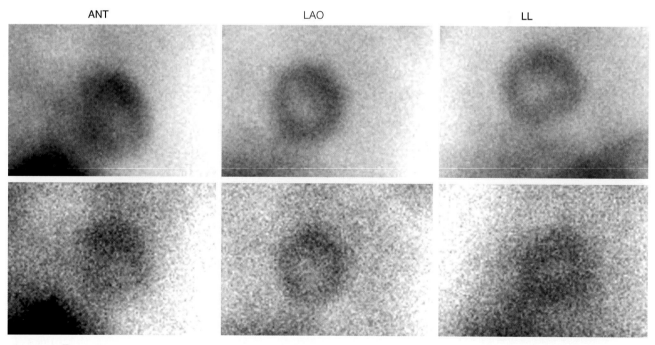

ANT　　　　　　　LAO　　　　　　　LL

图 16.5 ^{99m}Tc- 甲氧基异丁基异腈闪烁显像的正常负荷（**上排**）和静息（**下排**）平面图像。静息图像（**下排**）的本底噪声较大，因为与负荷图像（25 mCi）相比，其给药剂量（8 mCi）和心脏采集计数率较低。采集图像应确保负荷和静息三个标准体位的角度相同，以便进行准确的比较。**ANT：**前位；**LAO：**左前斜位；**LL：**左侧位

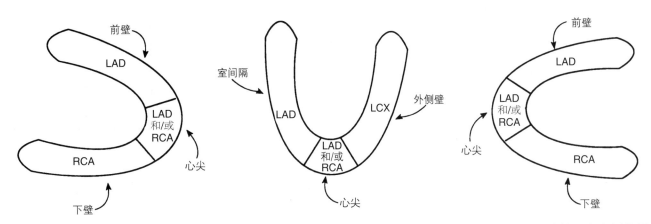

图 16.6　平面心肌闪烁显像示意图，显示了心室壁节段与冠状动脉血管供血的关系。前位、左前斜位和左侧位投影。LAD：左前降支动脉；LCX：左旋支动脉；RCA：右冠状动脉

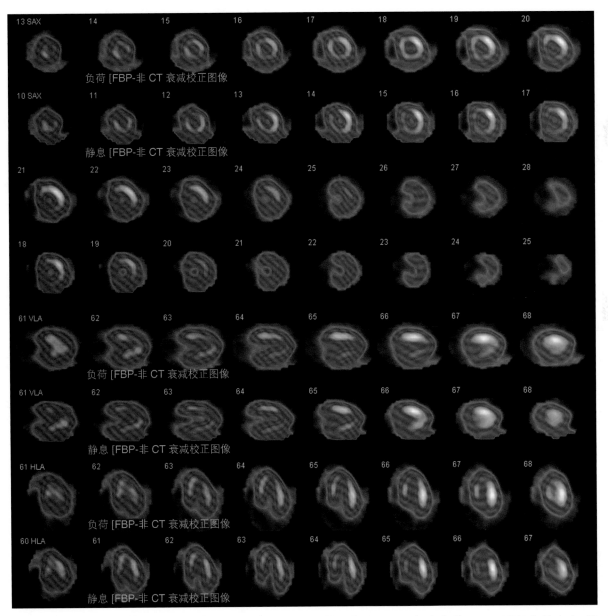

图 16.7　SPECT 正常心肌血流灌注图像。**前四行**显示的是短轴图像（一、三行为负荷；二、四行为静息），**第五行**和**第六行**为垂直长轴（矢状位）负荷和静息视图，**第七行**和**第八行**为水平长轴（冠状位）视图

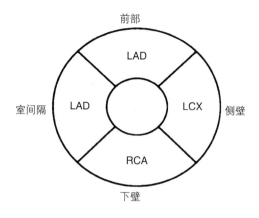

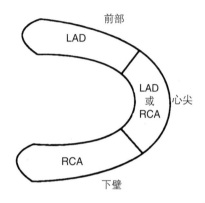

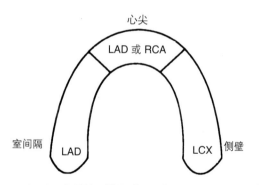

图 16.8　SPECT 心肌闪烁显像示意图，显示心室的横断、垂直长轴和水平长轴（冠状位）节段与其冠状动脉血管供应之间的关系

的时间内采集足够的放射性计数，图像分辨率较高。表 16.2 列出了典型的 SPECT 采集参数。

表 16.2　双探头照相机的典型心脏 SPECT 采集参数	
矩阵	128 × 128
帧数	64
每帧采集时间	28 sec
Zoom	1.46 cm
采集范围	90° / 探测器
方法	分步照射

　　长期以来，**滤波反投影**一直是 CT 和 SPECT 横断面图像重建的标准方法；然而，由于现代计算机运行速度快速发展，**迭代重建**技术现在已经成为这两种成像方式的常规重建方法。衰减校正使用由 SPECT/CT 系统中的 CT 生成的衰减图，或者仅有 SPECT 的旧式系统中，通过旋转 γ 源生成的衰减图进行衰减校正。使用软件滤波器可以最好地达到高频噪声和低频过度平滑之间的平衡。

　　SPECT 心脏图像重建软件沿短轴和长轴重建心脏横断面图像（短轴）、冠状（水平长轴）和矢状（垂直长轴；见图 16.7 和图 16.9）。SPECT 心肌灌注图像能够显示冠状动脉供血区域的心肌血流灌注情况（表 16.3），还能够估算血流灌注异常的程度和范围。

表 16.3　血管分布的闪烁显像模式：狭窄和阻塞	
冠状动脉	闪烁显像灌注缺损
左前降支	室间隔、前壁、心尖
左旋支	外侧壁、后壁、后下壁、心尖
右冠状动脉	下壁、后下壁、右心室壁
冠状动脉左主干	前壁、室间隔、后外侧壁

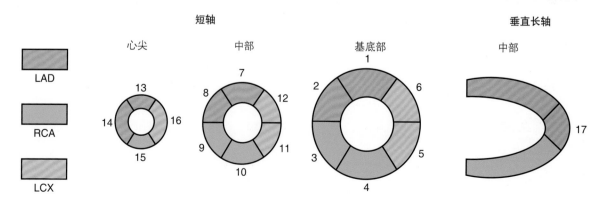

图 16.9　SPECT 显像心肌节段的划分标准。左心室心肌分为 17 个节段。该图将冠状动脉解剖结构与局部心肌节段血流灌注相关联。**LAD**：左前降支动脉；**LCX**：左旋支动脉；**RCA**：右冠状动脉

门控 SPECT 显像。15~30 mCi（740~1110 MBq）的 ^{99m}Tc- 甲氧基异丁基异腈或 tetrofosmin 相对较高的注射剂量，双探头采集心脏部位放射性计数，使得心电图（ECG）门控采集能够成为一种常规做法，以电影形式 3D 显示采集期间总心动周期中的收缩心肌层面。心电图的 R 波触发每一个心动周期的数据采集。由于计数率较低，每个心动周期采集 8 帧图像。^{99m}Tc 标记的红细胞心血池显像，采集将近 16 帧图像，8 帧的采集方式对时间分辨率（精确定位舒张末期和收缩末期）和左心室射血分数（left ventricular ejection fraction，LVEF）计算的准确度有一定的限制。半自动边界勾画软件程序能够勾画心内膜及瓣膜平面，计算 LVEF，评价室壁运动（图 16.10）。SPECT/CT 融合显像应用越来越普遍，低分辨率 CT 主要用于衰减校正和冠状动脉钙化评分，也可能偶然发现未知疾病（图 16.11）。

冠状动脉疾病的诊断和评估

在静息时通常不会观察到缺血性灌注异常。尽管在静息状态下，心外膜冠状动脉严重狭窄（≥90%）会导致供血区冠状动脉灌注压下降，但静息血流灌注量通过冠状动脉的自动调节性扩张可以维持（图 16.12）。运动负荷会增加心脏做功，以及对氧气和血流的需求。在没有 CAD 的情况下，极量运动可使冠状动脉血流量增加至先前的 3~5 倍。通过确定性狭窄血管的**冠状动脉血流储备**（血流量超过正常静息血流量的最大增幅）十分有限，因为病变血管适应性扩张的储备功能已经被用于维持静息血流量，在运动时，病变血管不能相应扩张，血流动力学不能相应增加，病变冠状动脉供血的心肌区域就会出现缺血现象，导致相应心肌区域的放射性药物的运输和心肌摄取减少。闪烁显像中心肌血流灌注不足的区域显示为灌注稀疏缺损区（"光子减少"或冷区），被邻近非缺血心脏区域的正常血流所包围（图 16.13）。高于 70% 的冠状动脉狭窄具有临床意义，因为该水平的狭窄冠状动脉血流储备常常受损（见图 16.12）。心肌灌注显像常用于评估已知狭窄冠状动脉的临床意义，特别是狭窄在 50%~70% 的冠状动脉病变。

心脏负荷

运动负荷。分级踏车运动结合 ECG 监测是长期以来诊断缺血性 CAD 的标准方法（图 16.14）。运动负荷会增加心脏的做功和需氧量。负荷程度必须足

以揭示潜在的心肌缺血（专栏 16.1）。踏车试验可以通过监测运动耐量、心率、血压和对分级运动时的 ECG 反应来评估患者的心脏功能状态。心脏负荷试验的禁忌证见专栏 16.2。

运动诱发的心肌缺血会出现特征性的 ECG ST-T

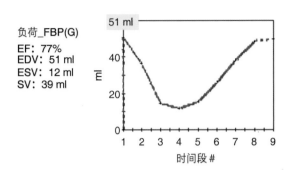

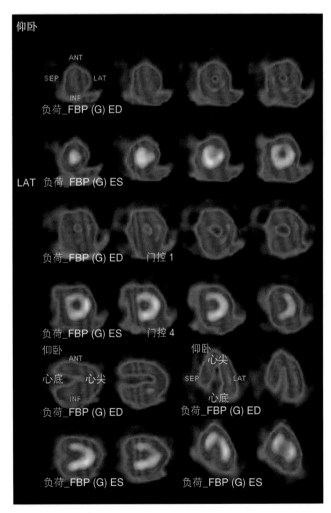

图 16.10　SPECT 门控灌注检测图像。显示了短轴视图（**顶部四行**图像）以及垂直和水平长轴视图（**底部两行**）的舒张末期和收缩末期图像。最上方显示了时间 - 活度曲线和量化的左心室射血分数（LVEF）。ANT：前部；EDV：舒张末期容积；EF：射血分数；ESV：收缩末期容积；FBP（G）：滤波反投影（门控）；INF：下部；LAT：侧部；SEP：室间隔；SV：每搏输出量

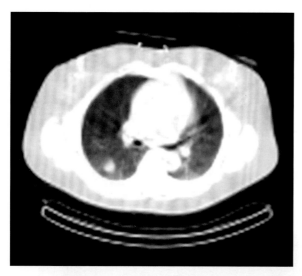

图 16.11   心脏单光子发射计算机断层显像 / 计算机断层摄影（SPECT/CT）融合图像上 CT 偶然发现的肺部病变，右肺后部性质不明确结节灶

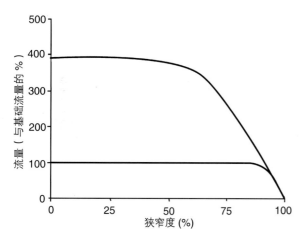

图 16.12   血流量与冠状动脉狭窄严重程度之间的关系。静息时，心肌血流量不会减少，直到冠状动脉狭窄接近 90%，才开始下降。然而，随着运动或药物负荷产生的冠状动脉血流量增加，不太严重的狭窄（50%~75%）也会导致冠状动脉血流量减少

> **专栏 16.1   运动试验：基本原理和试验终点**
>
> **生理学原理**
>
> 身体运动会增加心脏做功量
>
> 做功量增加会增加心肌需氧量
>
> 正常的冠状动脉会扩张，血流量会增加
>
> 狭窄的血管不能扩张，血流储备有限
>
> 诱发心肌缺血
>
> **心肌缺血的表现**
>
> 心电图：跨细胞膜的离子转运受损，导致 ST 节段压低
>
> 灌注显像：局部心肌血流量减少会在图像上产生缺损表现
>
> 放射性核素心室造影术：局部室壁运动异常或负荷时左心室射血分数下降

> **专栏 16.2   负荷试验的禁忌证**
>
> 急性心肌梗死
>
> 不稳定型心绞痛
>
> 严重的快速性心律失常或缓慢性心律失常
>
> 未控制的症状性心力衰竭
>
> 严重主动脉瓣狭窄
>
> 急性主动脉夹层
>
> 肺栓塞
>
> 高血压控制不良

> **专栏 16.3   运动不达标的原因**
>
> 全身情况差、运动耐量低
>
> 运动鼓励不足
>
> 关节炎、其他肌肉骨骼问题
>
> 肺部疾病
>
> 周围血管疾病
>
> 药物（β 受体阻滞剂）
>
> 心绞痛
>
> 心律失常
>
> 心功能不全

段压低（图 16.15）。足量的运动负荷对于结果判定至关重要。患者达到根据年龄预测的最大心率（220 - 年龄）的 85% 以上时，被视为已达到足够的运动负荷。心率 × 血压的乘积、代谢当量（metabolic equivalent, MET）和运动时间（分钟）也用于判断运动的充分性。运动不达标是负荷试验假阴性结果的最常见原因（专栏 16.3）。

心脏踏车运动试验对 CAD 的诊断具有一定的准确度，约为 75%，可能出现假阴性和假阳性结果。在女性患者、静息 ECG ST-T 段异常的患者、左心室肥大以及束支传导阻滞的患者、接受地高辛治疗的

患者中，其特异度比较差。这些患者通常需要进行心肌血流灌注显像以确认或排除 CAD 诊断。

运动负荷方法。患者在测试前必须禁食 4~6 小时，以防止出现胃部不适并尽量减少内脏血液分布。根据负荷试验的目的（例如，用于诊断或疗效评估）不同，可能需要停用心脏药物（表 16.4）。β 受体阻滞剂可能会抑制负荷试验达到最大心率，而硝酸盐和钙通道阻滞剂可能会掩盖负荷试验诱发的心脏缺血，从而影响负荷试验的诊断价值。除标准的 12 导联心电图外，要建立静脉通路。分级踏车运动负荷试验通常根据布鲁斯方案进

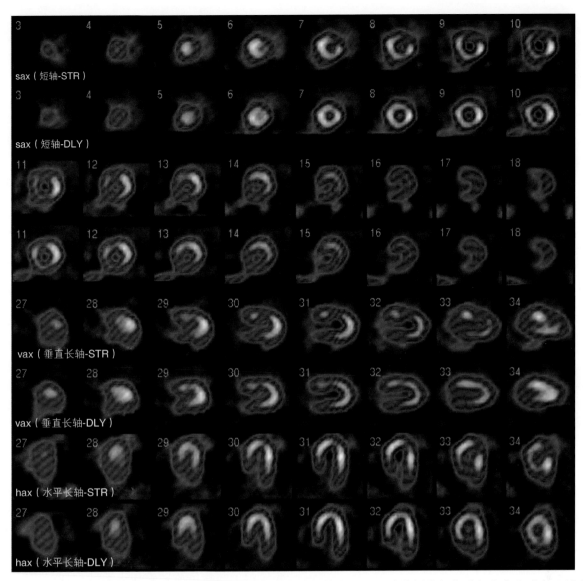

图 16.13 心肌缺血 ^{99m}Tc- 甲氧基异丁基异腈 SPECT 心肌灌注显像。左心室前外侧壁负荷时血流灌注减少（稀疏或缺损区）；静息时血流灌注接近正常。DLY：延迟；hax：水平长轴；sax：短轴；STR：负荷；vax：垂直长轴

表 16.4 会干扰负荷试验的药物：建议停药间隔	
药物	停药间隔
运动负荷试验	
β 受体阻滞剂	48~96 小时
钙通道阻滞剂	48~72 小时
硝酸盐（长效）	12 小时
药物负荷试验	
茶碱衍生物	48 小时
咖啡因	24 小时

行（表 16.5）。当患者达到最大运动量时，注射放射性示踪剂，再继续运动 1 分钟，以确保心肌充分摄取示踪剂。较早停止运动，示踪剂的摄取不能反映最大运动水平的血流灌注情况。专栏 16.4 列出了终止运动的指标。许多是心肌缺血的表现；其他是由于潜在的心脏、肺部或其他疾病。

药物负荷。当预计患者由于并发的疾病问题（如肺部疾病或下肢肌肉骨骼问题）而无法达到足量的运动时，应该应用冠状动脉血管扩张药进行药物负荷。药物负荷的缺点是缺乏运动提供的功能性心脏信息。双嘧达莫（潘生丁）和腺苷是常用的药物负荷心肌灌注显像的药物。瑞加德松（Lexiscan）于 2009 年获得 FDA 批准，是最新的 FDA 已批准的药物负荷试验药品。

冠状动脉血管扩张药可使正常血管中的冠状动脉血流量增加到先前的 3~5 倍。因为显著狭窄的冠状动脉无法相应地增加血流量，所以药物负荷会导

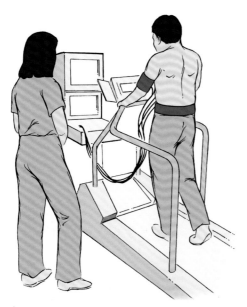

图 16.14 结合心电图、血压、心率和症状监测所进行的患者分级踏车运动

专栏 16.4 终止负荷试验的指标

患者要求
因疲劳、呼吸困难或昏厥而无法继续运动
中度至重度胸痛
晕眩、近晕厥
苍白、发汗
共济失调
跛行
室性心动过速
房性心动过速或心房颤动
二级或三级心脏传导阻滞发作
ST 节段压低大于 3 mm
与基线相比收缩压降低
收缩压升高至 240 mmHg 以上或舒张压升高至 120 mmHg 以上

表 16.5	布鲁斯运动方案及修改方案		
阶段（分钟）	总时间（分钟）	速度（英里/小时）	等级（%）
标准布鲁斯方案			
1（3）	3	1.7	10
2（3）	6	2.5	12
3（3）	9	3.4	14
4（3）	12	4.2	16
5（3）	15	5.0	18
6（3）	18	6.0	20
经修改的布鲁斯方案			
1（3）	3	1.7	0
2（3）	6	1.7	5
3（3）	9	1.7	10
4（3）	12	2.5	12
5（3）	15	3.4	14
6（3）	18	4.2	16
7（3）	21	5.0	18

修改后的布鲁斯方案开始时的速度与标准布鲁斯方案相同，但坡度为零，随后坡度略有增加，然后是速度增加。该方案适用于老年患者或预计身体执行有困难的患者。

致心肌灌注显像上出现相对灌注不足的血管供血区域与运动诱发的缺血类似。因为不涉及心脏做功，所以药物负荷并不是针对心肌缺血的负荷试验，而是针对冠状动脉血流储备检测试验。然而，对比研究显示了药物负荷试验和运动试验具有相似的显像模式以及相当的诊断准确度。

在生理状态下，内源性腺苷通常从冠状动脉内

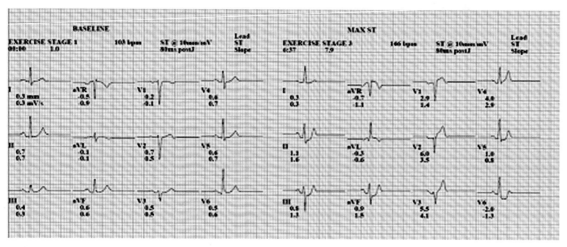

图 16.15 踏车运动心电图显示心肌缺血。基线（左）和最大负荷（右）的 12 导联心电图显示Ⅱ、Ⅲ、aVF 和 V₆ 处的 ST-T 段压低，与负荷诱发的缺血表现一致

皮细胞释放,并激活四种冠状动脉受体亚型:A1、A2A、A2B 和 A3。只有 A2A 激活会产生冠状动脉血管舒张。其他受体的激活会造成药物负荷试验的不良反应。用于负荷试验的腺苷类似物也有相同的药物负荷试验的作用。作用时间十分短暂,停止输注药物后即可迅速从体内消除,不良症状也随之消失。双嘧达莫通过阻断腺苷的再摄取,从而提高内源性腺苷血液水平来发挥其扩张冠状动脉的药理效应。瑞加德松是一种选择性 A2A 受体。

方法。因为血管扩张药的作用会被含有甲基黄嘌呤的药物和食物(例如茶碱和咖啡因)所抵消,所以应在检查前 12~24 小时停用此类药物和食物(见表 16.4)。双嘧达莫、腺苷和瑞加德松输注方案的技术细节因其药代动力学不同(表 16.6)而略有差异(图 16.16)。不同于腺苷和双嘧达莫根据体重

以恒定输注速度给药,瑞加德松以固定剂量静脉推注给药。心率轻度至中度升高和血压降低证实了该药的药理效应。

这些药物的常见不良反应包括头晕、头痛和皮肤潮红。个别情况下,患者会出现胸痛,但是,它通常不是由缺血引起的。冠状动脉盗血综合征有时可能导致真正的缺血,表现为药物输注期间 ECG ST-T 段压低,提示严重 CAD。呼吸困难和房室传导阻滞主要由腺苷引起。

尽管双嘧达莫是第一个获得批准的药剂,但如今已较少使用,因为其生理作用时间较长,通常会引起不良症状并需要用氨茶碱逆转。腺苷和双嘧达莫均可能使哮喘和慢性阻塞性肺疾病患者出现支气管痉挛。瑞加德松对于轻度至中度反应性气道疾病患者而言更安全,且总体上不良反应更少。

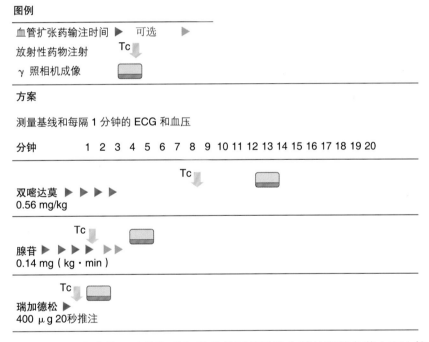

图 16.16 双嘧达莫、腺苷和瑞加德松的冠状动脉血管扩张药负荷方案比较

表 16.6 腺苷、双嘧达莫和瑞加德松的药代动力学

药代动力学	双嘧达莫	腺苷	瑞加德松
给药方式	静脉输注	静脉输注	静脉推注
剂量	0.56 mg/kg	140 μm/(kg·min)	400 μg
作用方式	阻滞腺苷再摄取,提高内源性腺苷血液水平	非选择性	选择性 A2A 激动剂
注射持续时间	4~8 分钟	4~6 分钟	10 秒推注
峰时	6.5 min	30 sec	33 sec
作用持续时间	12 min	输注停止后 6 秒	2.3 min
排出	肝脏	细胞摄取/代谢	肾脏(57%)

由于腺苷的半衰期很短（<10秒），停止输注后不良反应会迅速消退。由于双嘧达莫和瑞加德松的作用在停止输注后仍会延续一段时间，所以可能需要静脉给予氨茶碱来逆转不良反应。

多巴酚丁胺。 对于无法运动和有血管扩张药使用禁忌证（例如，有症状的哮喘）的患者，可以使用多巴酚丁胺作为替代药物。它是一种合成的儿茶酚胺，作用于 α 和 β 肾上腺素能受体，产生使心脏工作量增加的正性变力效应和变时效应。在正常的冠状动脉中，会导致血流量增加。显著狭窄时，局部血流不能相应增加，产生类似于运动和药物负荷时所见的图像表现。

方法。 最初输注多巴酚丁胺速率为 5 μg（kg·min），持续 3 分钟，然后增加至 10 μg/（kg·min），再持续 3 分钟，然后每 10 分钟再增加 5 μg/（kg·min），直到达到最大输注速率 40 μg/（kg·min）。在达到最大耐受剂量后 1 分钟注射放射性药物，然后再持续输注多巴酚丁胺 1 分钟。

多巴酚丁胺灌注显像的准确性与运动或扩血管药物负荷的准确性相似。然而，多巴酚丁胺灌注显像受限于频繁发生的不良反应，包括胸痛、心律失常以及患者无法耐受最大剂量。主要不良反应为低血压和心律失常，其与剂量有关，发生后需要停止输注药物。

显像方案。 所使用的特定负荷/静息灌注成像方案取决于所选择的放射性药物、医生偏好和临床物流运输（表 16.7；专栏 16.5）。

99mTc-甲氧基异丁基异腈和 99mTc-Tetrofosmin

单日方案。 静息和负荷检测需要分开注射放射性药物。在初始检测中，患者接受的放射性药物剂量较低［8~10 mCi（266~370 MBq）］，而第二次检测中患者接受的放射性药物剂量是第一次的几倍［25~30 mCi（925~1110 MBq）］，从而保证第二次检测不受第一次检测药物的影响（成为本底）。最常见的方法是先进行静息检测，然后再进行负荷检测，后者给药剂量约为前者的 3 倍。一些检测机构首先进行较低剂量的负荷检测。如果结果正常，则不进行静息检测。如果结果异常，则在给予较大剂量后进行静息检测。这种方法可以提高对患者的检测效率并减少患者的辐射剂量。缺点是负荷试验的计数较少，且图像质量有时不佳。

两天方案。 在体型较大的患者中，组织衰减非常明显，并且会导致图像质量不佳，图像判读困

表 16.7　负荷心肌灌注显像方案

方法	放射性药物	适用情况
2 天	99mTc-甲氧基异丁基异腈/tetrofosmin	肥胖症、图像质量
1 天	99mTc-甲氧基异丁基异腈/tetrofosmin	图像质量、效率
1 天	201Tl	心肌活性
双同位素	201Tl 和 99mTc-甲氧基异丁基异腈/tetrofosmin	图像质量、可行性、物流运输

专栏 16.5　99mTc-甲氧基异丁基异腈和 Tetrofosmin SPECT 心肌灌注显像：方案总结

患者准备
患者应在检查前禁食 4 小时。

放射性药物
10~30 mCi（370-1110 MBq）静脉注射（见以下单独方案）

SPECT 显像方案
1 天静息-负荷显像
静息：10 mCi（370 MBq）；30~90 分钟时显像
负荷：30 mCi（1110 MBq）；15~30 分钟时显像
2 天静息负荷或负荷-静息显像：30 mCi（1110 MBq）

SPECT 采集参数
患者体位：仰卧位，左臂抬起（180° 弧线）
旋转：逆时针
矩阵：128×128 模式
成像/弧线：64 帧（180° 和 45° 右前斜位；135° 左后斜位）

SPECT 重建参数 [a]
斜坡滤波器
卷积滤过：Butterworth
衰减校正：查看经过和不经过校正处理的图像
心脏轴位调节：短轴、垂直长轴和水平长轴
门控 SPECT
心电图同步数据收集：R 波触发，8 帧/心动周期

平面显像方案
准直器：高分辨率
能窗：窗宽 20%，窗位 140 keV
对于 1 天的静息和负荷检查，在静息时给予 10 mCi（370 MBq），在 30~60 分钟时成像
静息显像：示踪剂注射后 60~90 分钟开始采集图像
获取前位、45° 左前斜位和右侧位图像
每帧采集 75 万至 1 百万个计数。
等待 4 小时后，给予 30 mCi 示踪剂（1110 MBq），在 15~30 分钟时再次成像。
负荷显像：示踪剂注射后 15~30 分钟时开始采集图像
在相同的体位获取负荷和静息图像。

[a] SPECT 采集和重建参数的选择受所用设备的影响。

难，尤其是对于较低注射剂量的静息检测而言。而 2 天方案允许两项试验均使用最大剂量（25~30 mCi）给药。

铊 -201 氯化物。只需注射一次放射性药物。在负荷峰值时进行注射，之后 10~15 分钟时采集初始负荷图像，在 3 小时后采集延迟静息图像（图 16.17）。

使用 ^{99m}Tc- 甲氧基异丁基异腈和铊 -201 氯化物的双核素方案。某些研究中心采用双同位素方法，因为这样整个检测可以比 ^{99m}Tc 方案更快完成。显像开始时间更早，静息检测（^{201}Tl）后立即开始，负荷检测（^{99m}Tc- 甲氧基异丁基异腈）后 10 分钟开始。它利用的是 ^{99m}Tc（140 keV）和 ^{201}Tl（69~83 keV）的不同光电峰。首先使用 3~3.5 mCi（110~130 MBq）的 ^{201}Tl 进行静息检测，然后使用 20~30 mCi（740~1110 MBq）的 ^{99m}Tc- 放射性药物进行负荷检测。缺点是 ^{201}Tl 的分辨率较差。

质量控制和图像质量。需要进行 γ 照相机质量控制以便常规获得高质量图像，该部分内容详见第一篇"放射性探测和仪器"。由于低剂量给药、皮下注射疏忽或软组织衰减导致心肌计数不足，图像质量可能不佳。患者图像采集过程中体位移动、肝脏或肠道中放射性物质的散射会降低图像质量。应常规检查采集的原始数据，以了解患者移动和明显的组织衰减情况。每个照相机探头在 180° 中每隔几度采集的 2-D 未处理平面图像能够以循环播放影片的形式显示，以便寻找出现图像移动情况。确认患者是否移动的另一种方法是检查"正弦图"。每个投影图像垂直堆叠并压缩，在 x 轴上保持原计数密度分布，但在 y 轴上最小化。因为心脏不在照相机旋转半径的中心，所以堆叠图像中左心室的位置呈正弦变化。采集过程中患者移动会显示为正弦图的中断（图 16.18）。如果移动幅度过大，理想情况下应重新采集图像。如果由于患者配合不佳等问题无法重新采集高质量的图像，则大多数照相机计算机系统可以使用软件进行移动伪影校正。然而，这些软件程序通常只在纵轴上进行校正，但患者运动通常是多维度的。

图像质量有时会受到横膈下方的活度或散射至心脏的肠道活度的影响，从而导致伪影，有时可能会导致图像判读困难。伪影比较明显时，可以进一步延迟显像，肠道放射性摄取清除后再重新采集心脏图像。

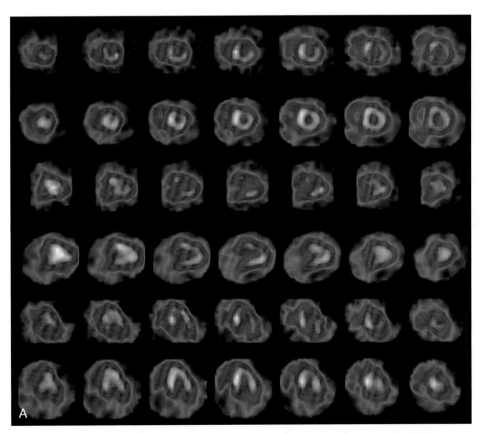

图 16.17　1 天 ^{201}Tl 检测方案显示，负荷后 10 分钟前尖壁灌注不足（**上**），3 小时后完全再分布（**下**）

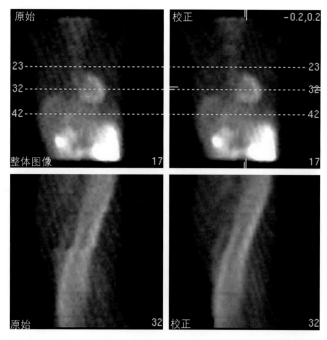

图 16.18　正弦图：检测患者运动。投影图像垂直堆叠。因为心脏不在照相机旋转半径的中心，所以堆叠图像中左心室的位置呈正弦变化。任何明显运动会显示为正弦图中断。正弦图中部有一处水平中断（**左**）。重复采集图像显示无中断，因此无明显运动（**右**）

图像解读

　　尽管冠状动脉循环的解剖结构会有变异，但主要血管的分布是比较固定的（图 16.19；另见表 16.3）。左前降支（left anterior descending，LAD）主要给大部分室间隔和左心室前壁供血。其对角支走行于前外侧壁心外膜下，隔支穿入室间隔供血。左旋支（left circumflex，LCX）冠状动脉及其缘支主要给外侧壁和外侧壁的下段供血。右冠状动脉（right coronary artery，RCA）及其分支供血于右心室、室间隔下部和左心室下壁。

　　平面图像。心脏显像的形态取决于患者的体型和心脏在胸部的旋转方向，但通常为圆形或椭圆形（见图 16.5 和图 16.6）。右心室心肌对放射性药物的摄取量比左心室心肌少得多。前位像主要显示前壁和心尖，但是下壁和室间隔会重叠。LAO 主要显示外侧壁和室间隔，但心尖和下壁可能重叠，这取决于心脏在胸腔的方向。左侧位主要显示下壁和心尖。应在同一角度采集负荷和静息图像，便于比较两种不同状态下心肌血流灌注情况。

　　SPECT 图像。应首先检查电影方式显示的旋转 2-D 原始（未处理）数据，以查看是否存在衰减和运动伪影。乳房、软组织、横膈会衰减心肌的放射性

技术，导致误判为心肌梗死。如果在电影形式的图像上观察到衰减，将有助于解读横断面图像的信息，避免误判。如果乳房在两次检测中处于不同的位置且在旋转原始数据视图中也未观察到该结果，则其形成的衰减伪影可能会被错误解读为心肌缺血。

　　心肌灌注正常时，整个左心室（left ventricle，LV）心肌摄取显像剂相对均匀（见图 16.7）。在短轴 SPECT 图像上，LV 的外观为环形。外侧壁通常比前

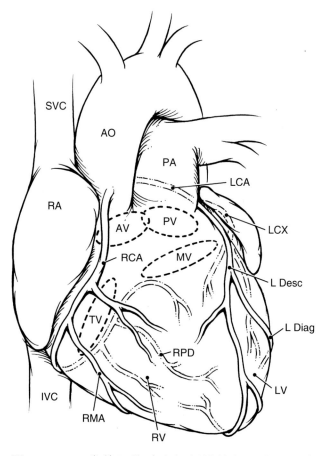

图 16.19　正常的冠状动脉解剖结构和心脏血流灌注。冠状动脉左主干分为左前降支和左旋支动脉之前长度只有 0~15mm。左前降支动脉的主要分支是对角支和间隔支。左旋支动脉（LCX）有钝缘支。右冠状动脉（RCA）单独起源，有重要分支，包括右心室后支和后降支动脉。"优势供血"指哪条冠状动脉（RCA 或 LCX）通过产生后降支和左心室后支来为左心室膈面和后间隔供血。右后降支（right posterior descending，RPD），右缘支动脉（right marginal branch artery，RMA）。可由三条主要血管中任一条的分支对心尖产生灌注。AO：主动脉；AV：主动脉瓣；IVC：下腔静脉；LCA：左冠状动脉；LCX：左旋支；L Desc：左前降支；L Diag：左对角支；LV：左心室；MV：二尖瓣；PA：肺动脉；PV：肺动脉瓣；RA：右心房；RMA：右肠系膜动脉；RV：右心室；SVC：上腔静脉；TV：三尖瓣

壁或下壁摄取更多的显像剂。在心脏基底部附近，由于室间隔膜部摄取显像剂少，加之处于瓣环平面，使心脏在垂直和水平长轴上心肌放射性摄取呈马蹄形或 U 形外观。心尖部位摄取显像剂减少（心尖变薄）是正常表现。右心室（right ventricle，RV）的心肌肌肉量较少，因此摄取量少于左心室。RV 肥大导致摄取增加（图 16.20）。心房常不可见。尽管可以观察到一些正常的肺部摄取，但是静息时肺部摄取增加最常见于重度吸烟者和患有潜在肺部疾病或心力衰竭的患者中。

运动或药物负荷后的心肌血流灌注图像与静息时的图像虽有轻微的差异，但并没有本质的明显区别。在负荷状态下，因为心肌血流量增加，导致放射性示踪剂摄取增加，图像心脏与本底比值更高，图像更清晰。RV 摄取通常也会增加，但仍远低于 LV 心肌的摄取。在踏车运动中，血流从内脏血管床转移到腿部肌肉，因此可见肝脏放射性摄取减少。而血管扩张药负荷试验常导致肝脏放射性摄取增加。

大多数 SPECT 图像上可见软组织衰减，并且在体型较大的患者中较为明显。男性患者容易出现下壁放射性摄取减少的衰减伪影（图 16.21）。主要是由于**横膈衰减**导致，特别是由于横膈下器官摄取大量显像剂并且位于心脏和 γ 照相机之间容易引起衰减伪影，其影响程度取决于患者的体型、身材和机体内部解剖结构。女性患者常因**乳房衰减**导致前壁、心尖或前外侧壁心肌放射性摄取减低，其程度取决于乳房的大小和位置（图 16.22）。脂肪组织过多或肌肉肥大的男性患者可见前壁和外侧壁衰减，在图像采集期间无法抬高手臂的患者中尤为明显。

衰减校正提高了诊断的特异度（图 16.23；另见图 16.21）。有两种方法进行衰减校正，一种比较老的方法是将一个旋转的钆 -153 γ 辐射源连接到照相机探头上，用于产生衰减图。而 SPECT/CT 融合显像系统采用 CT 图像进行衰减校正，通常在患者平静呼吸情况下，探头围绕患者旋转采集 SPECT 和 CT 图像数据。因此，会出现配准不良的情况。采集完图

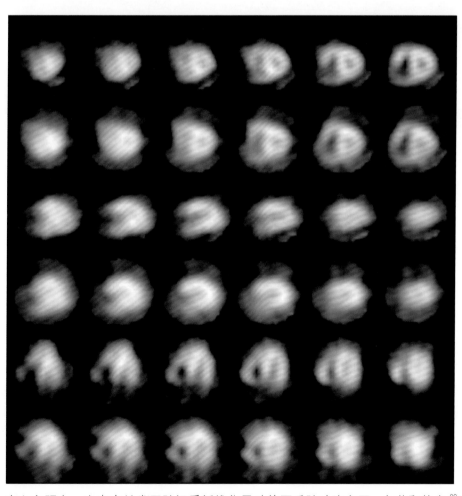

图 16.20 右心室肥大。患者有继发于肺间质纤维化导致的严重肺动脉高压。负荷和静息 ^{99}Tc- 甲氧基异丁基异腈图像显示肥大的右心室心肌有明显摄取

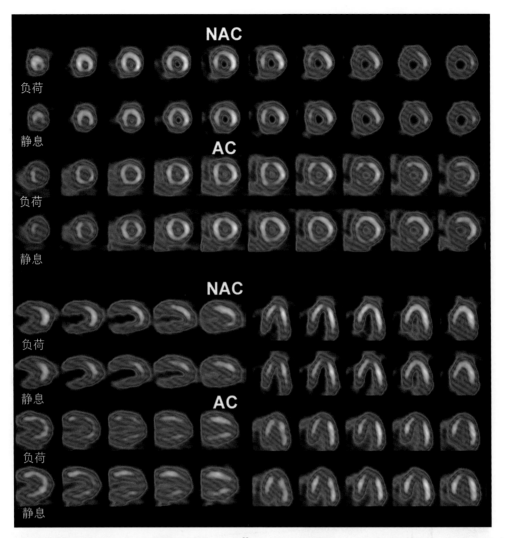

图 16.21　下壁衰减校正。双嘧达莫（潘生丁）^{99m}Tc- 甲氧基异丁基异腈 SPECT/CT 负荷与静息检测。非衰减校正（non-attenuation corrected，**NAC**）负荷和静息图像以及衰减校正（attenuation-corrected，**AC**）图像。注意到衰减校正改善了下壁放射性分布。该检测图像被解读为正常

像后，应该核查融合图像是否存在严重配准不良的问题，因为这可能会导致错误的衰减校正。

门控 SPECT 在大多数中心已成为常规检查（见图 16.10），负荷后进行门控数据采集。除了分析整体和局部心肌壁运动并计算 LVEF 外，还有助于区分真正的心肌梗死与衰减伪影。良好的室壁运动和心肌增厚率表明局部心肌计数减少是由于衰减导致而非真正的心肌梗死。

心脏外摄取始终存在，因为除了脑以外，体内所有代谢活跃的组织通常都会摄取放射性药物。视野中常见的摄取心脏显像剂的组织器官有：甲状腺、唾液腺、骨骼肌和肾脏。胆囊、胆道和肠道也常见显像剂滞留。在许多良性和恶性肿瘤中也可以出现摄取。

邻近心脏的肝脏和肠道的放射性摄取可能导致散射效应，出现心脏的下壁和邻近心肌放射性分布减低，使得图像的解读变得复杂。比如散射可能导致下壁出现局灶性热区，而邻近心脏的膈下大量放射性活度也可能由于重建时产生的伪影而产生冷区（放射性分布缺损），引起解读困难。

冠状动脉疾病诊断。表 16.8 定义了用于表征心肌状态的术语，如缺血、梗死、冬眠和顿抑心肌的定义。

缺血和梗死。主要诊断在负荷和静息状态下是否出现了心肌瘢痕组织（表 16.9）。首先，通过负荷试验检测是否存在灌注缺损情况，进而分析心肌血流灌注异常的位置、范围、严重程度以及可能的血管分布，然后将静息与负荷检测情况进行比较，寻找静息时不存在、但是负荷可以诱发的血流灌注缺损就是心肌缺血。通常将计算机定量方法与图像分

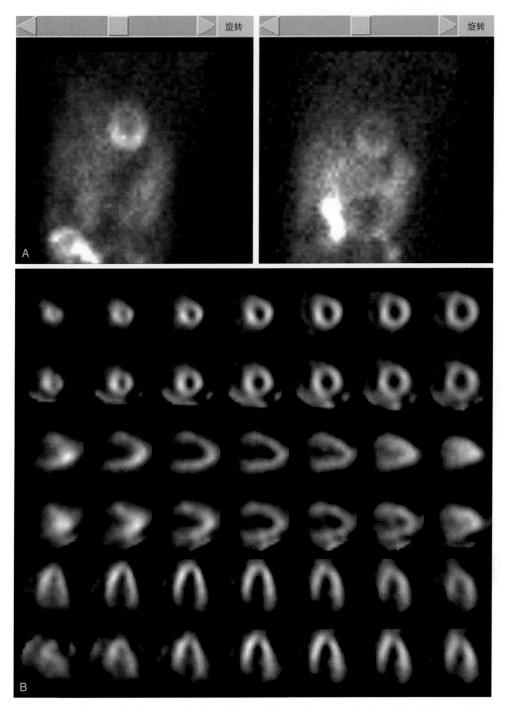

图 16.22 乳房衰减。（A）以电影形式显示的负荷（**左**）和静息（**右**）单投影图像提示了乳房衰减，表现为心脏上部活度减少。（B）患者的 SPECT 横断面图像显示前壁活度轻度至中度减少，在短轴和矢状视图中最为明显

析技术结合，可以提高解读的准确度（图 16.24）。由 CAD 引起的灌注缺损最常见于血管床的远端，而不局限于心脏基底部。真正的灌注缺损可以在多个轴位（短轴和水平长轴或短轴和垂直长轴）上看到。诊断的可靠性随病变范围大小和放射性药物摄取减低缺损程度而增加。

左束支传导阻滞。在无冠状动脉疾病的左束支传

导阻滞（left bundle branch block，LBBB）患者中可见运动诱发的可逆性室间隔血流灌注减低。心尖和前壁不受影响，考虑可能的原因是室间隔非同步舒张所致，即冠状动脉灌注达到最大时，间隔舒张与心室剩余部分的舒张充盈不同步。药物负荷没有这个问题。

多处灌注缺损。多于一处的冠状动脉血流灌注

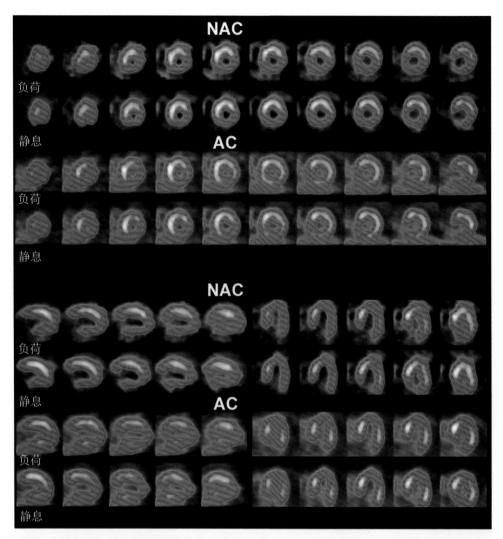

图 16.23　既往下壁梗死患者的衰减校正图像。未经校正的图像显示下壁的放射性摄取大幅减少。校正后的图像仍显示摄取减少，但程度要轻得多。心尖部可见灌注缺损区。**AC**：经过衰减校正的图像；**NAC**：非校正图像

缺损表明存在多支血管冠脉病变。随着血流灌注缺损区域的数量和范围增加，患者的预后会变得更差（图 16.25）。在负荷心肌灌注显像中，并非所有严重的冠状动脉狭窄病变都能检测出来。负荷诱发的最严重的狭窄病变处的缺血病变可能会限制心肌的运动，因此掩盖其他的狭窄病变，并且可能会低估多支血管病变，而均衡性三支血管病变可能表现为心肌灌注显像正常。

　　短暂性缺血性扩张。正常的心脏在负荷时心腔会扩张，在停止运动后迅速恢复正常大小。负荷后心室心腔扩张是不正常的，常提示多支血管病变，可能的原因是负荷时出现了广泛的心内膜下缺血或心肌顿抑导致。

　　顿抑心肌。在短暂的严重缺血并随后进行再灌注之后，局部左心室功能可能延迟恢复（**顿抑心肌**；

图 16.26）。缺血发作可能是单个事件、多个事件、短暂事件或长期事件，但并没有引起心肌细胞坏死。最常见于急性冠状动脉闭塞的患者接受溶栓或血管成形术后，受累及的心肌血流灌注减低影响的灌注分水岭区域中的心肌细胞是存活的，实现再灌注后存活的心肌细胞能够摄取放射性药物，但是，心肌局部运动不能立刻恢复，是无运动的状态。顿抑而非梗死心肌，其室壁运动随时间能够逐渐改善。负荷试验诱发的短暂性缺血性扩张和门控性负荷后SPECT 心室功能障碍是顿抑心肌的特点。

　　心肌存活（冬眠心肌）。虽然负荷和静息时局部灌注不足以及心肌功能障碍的显像结果通常是由心肌梗死引起，但也存在一些患者并无梗死，而是重度慢性缺血或冬眠心肌引起的（图 16.26）。尽管严重灌注不足，但心肌细胞保留了细胞膜的完整性和足够的代

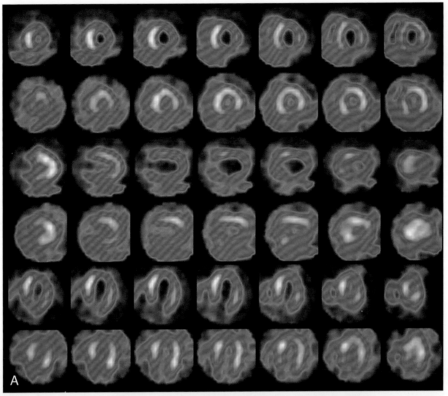

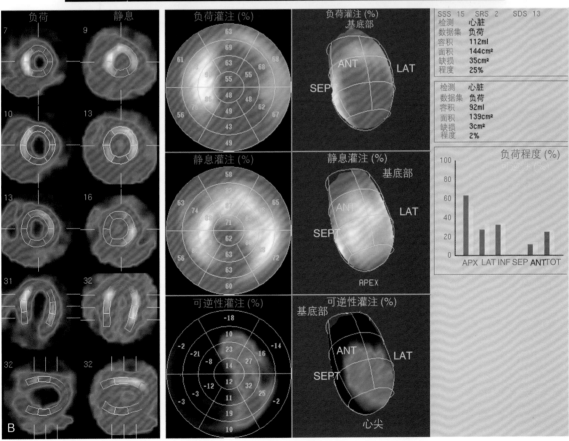

图 16.24　前外侧壁和下外侧壁缺血：双嘧达莫负荷和静息显像。（A）负荷图像（上）显示心尖 - 前外侧壁灌注不足，下外侧壁无灌注。静息图像（下）显示前外侧壁灌注明显改善，但下壁灌注仍不完全。（B）二维和三维极坐标靶心图显示确认存在明确缺血。前外侧壁和下外侧壁的可逆性百分比高达 23%~32%

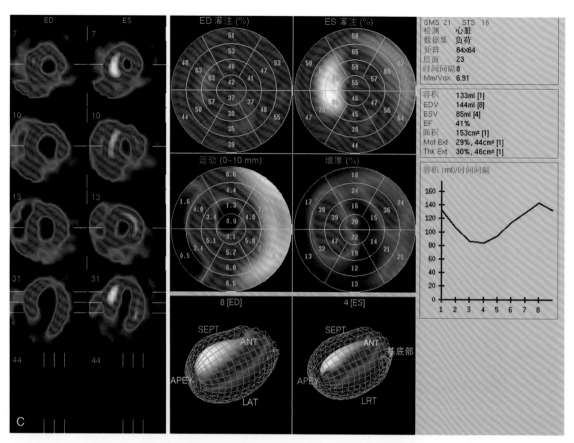

图 16.24（续）（C）同一患者的心肌壁运动和增厚图像。左栏中的图像显示间隔壁增厚（表现为变亮）和程度较低的外侧壁增厚。下壁可见增厚减少。心脏时间 - 容积曲线和计算出的左心室射血分数（LVEF；41%）显示弥漫性低动力。**ANT**：前；**LAT**：外侧；**SEPT**：间隔

表 16.8	用于描述心肌状态术语的定义
术语	**定义和扫描图像外观**
心肌缺血	由于冠状动脉狭窄引起的血流灌注不足导致氧气供应低于代谢要求
	负荷血流灌注图像显示灌注不足（放射性分布稀疏或缺损区），静息时恢复正常
心肌梗死	冠状动脉闭塞导致心肌组织坏死
	静息 - 负荷血流灌注显像均表现为灌注不足，代谢显像放射性摄取减低
透壁性梗死	坏死累及所有层（从心内膜到心外膜）
	心肌血流灌注显像检测灵敏度很高
心内膜下梗死	坏死仅累及邻近心内膜的心肌
	心肌血流灌注显像检测灵敏度较低
心肌瘢痕	梗死晚期结果；灌注显像显示为低灌注
冬眠心肌	慢性缺血伴心肌血流灌注减少，心肌收缩力下降；恢复血流后上述改变能恢复
	静息显像上没有血流灌注，心肌收缩不良
	静息 - 静息显像给予较长恢复时间或延迟再注射 ^{201}Tl 时，血流灌注出现改善
	FDG 代谢显像中心肌放射性摄取增加，灌注显像中放射性摄取减少，二者不匹配

表 16.8	用于描述心肌状态术语的定义（续表）
术语	**定义和扫描图像外观**
顿抑心肌	尽管经过一段时间的缺血后恢复了血流灌注，但心肌仍出现持续性收缩功能障碍；通常随着时间能够逐渐改善
	灌注显像正常，心肌收缩不良
	FDG 代谢显像可见放射性摄取

FDG：氟代脱氧葡萄糖。

表 16.9	负荷心肌灌注显像诊断标准：	
负荷	**静息**	**诊断**
正常	正常	正常
缺损	正常	缺血
缺损	缺损（无变化）	梗死
缺损	部分区域变为正常，有一些区域显示持续性缺损	缺血和瘢痕
正常	缺损	反向再分布 [a]

[a] 术语**反向再分布**最早是使用 ^{201}Tl 时的描述，因此也是使用该术语的原因。它表示静息时的缺损面积大于负荷时的缺损面积，但无实际临床意义。

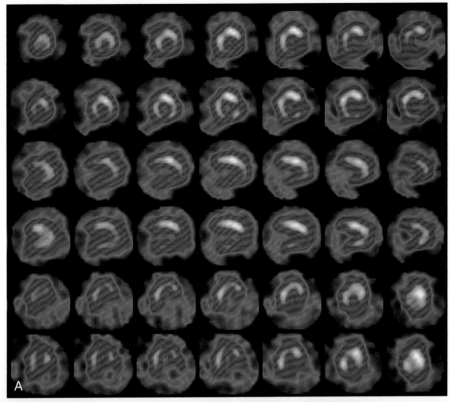

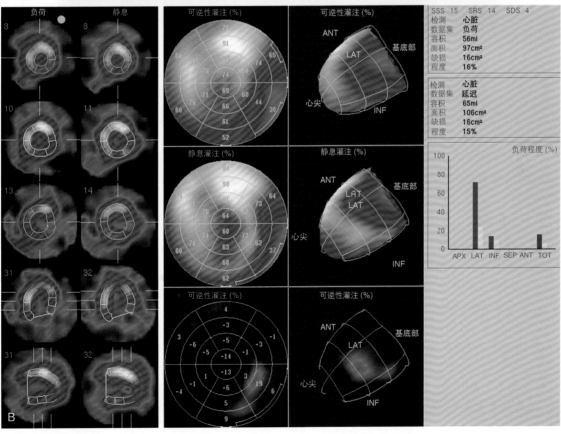

图 16.25　多支血管病变。(A) 外侧壁梗死和下外侧壁缺血。双嘧达莫负荷图像显示外侧壁无灌注，下壁灌注减少。静息图像显示外侧壁无改善，但是下壁灌注改善。(B) 该患者的靶心图和容积量化显示。靶心图中的可逆性百分比显示一个下壁区域为 19%。右栏中的图像显示了负荷范围和可逆性范围之间的差异，表示梗死的外侧壁。ANT：前；INF：下；SEPT：间隔

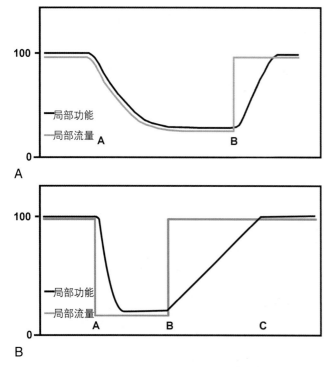

图 16.26　冬眠与顿抑心肌。（A）由于慢性灌注不足，冬眠心肌（慢性缺血）会随着时间的推移而发展，导致局部室壁运动功能障碍。通过手术干预恢复灌注后，心肌功能逐渐恢复。（B）顿抑心肌通常是由于急性缺血发作（例如血栓形成）引起，其缓解时（例如通过血管成形术）会导致迅速再灌注，功能恢复会显著延迟（Modified with permission from Dilsizian V, Narula J. *Atlas of nuclear cardiology*.2nd ed. Philadelphia:Current Medicine LLC;2006.)

谢功能，以维持细胞存活的基本需求，但是无法维持心肌细胞正常的收缩力，因此心肌收缩功能障碍。从功能和代谢的意义上讲，这些部分心肌处于"冬眠"状态。心肌存活但灌注不足的患者能够从冠状动脉血运重建术中受益，从而改善心脏功能并降低死亡率。具有冬眠心肌的患者通常有已知的冠脉病变、既往心肌梗死病史、心室功能障碍等。灌注显像显示为固定性缺损，心肌收缩功能降低。必须将真正的梗死心肌与冬眠心肌区分开来。对于考虑进行搭桥手术的患者，外科医生需要知道是否存在足够的存活心肌，来证明血运重建术的合理性。

　　^{201}Tl 用于评估存活 / 冬眠心肌。其摄取是一个依赖能量的过程，具有细胞膜的完整性；因此，能摄取 ^{201}Tl 是存活的心肌细胞，其摄取量与组织活力相关。基于 ^{201}Tl 的药代动力学性质，使用多种方案来评估心肌存活情况。有两种方法使用负荷 - 静息 ^{201}Tl 检测。如果显示固定的灌注缺损，则在 8~24 小时后

采集进一步的延迟图像，或者在再分布时重新注射 ^{201}Tl，并在 20 分钟后重复成像（图 16.27）。两种方法都通过 ^{201}Tl 的摄取来确认心肌存活情况。还可以使用第三种方法，即静息 - 静息检测。静息状态注射 ^{201}Tl 之后，在 15 分钟和 3~4 小时后或次日采集图像。心肌的摄取反映了心肌存活情况，以及是否能从血运重建术中获得益处（图 16.28）。^{18}F-FDG PET/CT 现在是最常用于评估心肌存活情况的方法，将与心脏 PET 一起讨论。

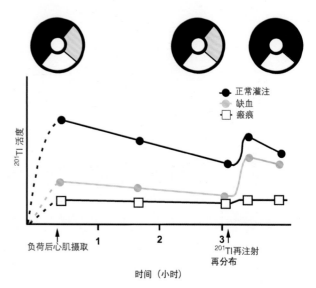

图 16.27　用于诊断冬眠心肌存活的 ^{201}Tl 再注射方法的药代动力学。常规 ^{201}Tl 显像期间，延迟图像可能显示严重或慢性缺血部位存在持续性固定灌注缺损。^{201}Tl 的血液水平较低，无法使 ^{201}Tl 充分再分布至心肌中。升高 ^{201}Tl 血液水平会使心肌摄取增加，出现再分布的闪烁显像证据，从而显示存活心肌（Modified with permission from Dilsizian V,Narula J. *Atlas of nuclear cardiology*.2nd ed. Philadelphia:Current Medicine LLC;2006.)

定量分析

　　通常使用 SPECT 采集获得的圆周断层计数剖面图生成的 2-D 极坐标靶心图显示局部心肌各节段相对血流灌注情况，其中心尖位于图像中心，心室基底部位于外周（见图 16.25B 和图 16.26B）。也可用三维显示图。负荷 - 静息靶心图的差异通常用于分析可逆性缺血。门控 SPECT 分析室壁运动和增厚率也有标准的方法（图 16.24C）。勾画心内膜和心外膜的边界，通过数学算法测定心室腔的大小变化来计算 LVEF。

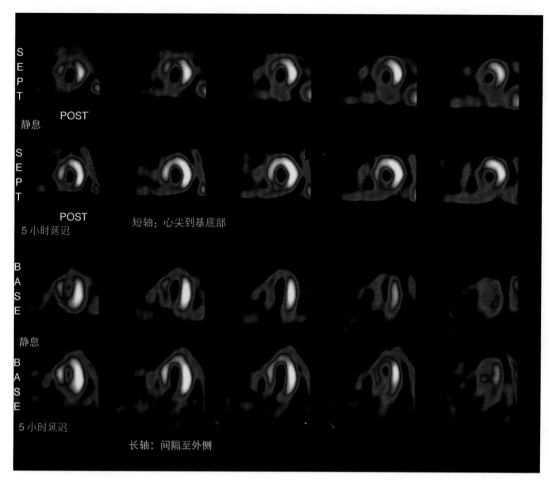

图 16.28　静息 - 静息 ^{201}Tl 再分布。患者有既往心肌梗死病史，左心室射血分数（LVEF）低，正考虑对其进行血运重建术。初始静息显像显示静息时下部和前间隔壁灌注不足；但是，5 小时后的延迟图像显示间隔以及邻近的前壁和心尖壁有存活心肌的证据。POST：后

临床情景

尽管诊断仍然是 SPECT 心肌灌注显像的重要临床应用，但危险度分层和预后评估已经在临床中发挥越来越重要的作用。

急性缺血综合征

急诊室胸痛。临床决策需要根据梗死或不稳定型心绞痛的概率和风险评估将患者分类为不同风险类别。SPECT 心肌灌注显像可以提供对于该决策过程至关重要的信息。在胸痛发作期间注射放射性药物，诊断的准确度最高，胸痛发作后数小时进行显像也可获得良好的诊断准确度。

可以在急诊室注射 ^{99m}Tc- 甲氧基异丁基异腈或 tetrofosmin，在初步评估完成后，患者状态稳定的情况下转移至核医学科进行成像。因为心肌灌注显像剂能够在心肌内滞留一定的时间，不会再分布，所以这种延迟显像依然能够反映注射药物时的心肌血流灌注分布情况。SPECT 显像结果阴性提示患者预后良好，发生心脏事件的概率低于 1.5%，而 SPECT 显像结果阳性的患者中发生心脏事件的概率高达 70%。SPECT 灌注显像对于检测事件发生后出现的透壁性梗死具有很高的灵敏度（>90%）。随着水肿消退，血流灌注一定程度恢复，灵敏度随时间推移而逐渐降低。到 24 小时，较小的梗死可能会漏诊，对较大梗死的总体监测灵敏度降低。对非透壁性梗死的灵敏度相对比透壁性心肌梗死低。

急性 ST 段抬高心肌梗死。梗死面积、LVEF 和梗死周边区不稳定心肌为预后评估提供了重要信息。梗死后次极量运动（低于目标心率）负荷 SPECT 心肌灌注显像可用于检测是否存在残留缺血，并评估缺血的程度。从安全性角度考虑，在梗死后 2~5 天，可以更早期完成药物负荷试验，而相对晚些时间完成次极量运动负荷试验才比较安全。一旦明确缺血诊断，患者需要进行积极治疗，包括冠状动脉造影

或血运重建术。如果结果为阴性，则可对患者进行保守治疗。

不稳定型心绞痛和非 ST 段抬高心肌梗死。对于高危的患者（例如心肌灌注显像阳性），建议进行早期侵入性介入治疗。SPECT 可用于不稳定型心绞痛患者的出院前危险度分层。与无心肌缺血的患者（20%）相比，心肌缺血的患者发生后续心脏事件的比例明显增高（90%）。

慢性缺血综合征患者处置。及时识别症状轻微但是高危的患者可降低冠状动脉搭桥术（coronary artery bypass grafting，CABG）或血管成形术的死亡率。高危和低危患者分别定义为每年 >3% 和 <1% 的心源性死亡率。SPECT 提供的评估患者预后的参数包括梗死心肌的范围、显著狭窄的冠脉血供区受损心肌量以及缺血的严重程度。负荷 SPECT 灌注显像结果正常提示患者预后良好，每年发生心源性死亡或心肌梗死的危险 <1%。负荷 SPECT 灌注显像结果异常与心源性死亡或心肌梗死的危险度增加有关，多支血管病变提示患者风险度增加。LVEF 降低是预后不佳的重要指标。

冠状动脉搭桥术和血管成形术的评估。由于冠状动脉血管造影术检测到的 50%~75% 的狭窄病变中有 40%~60% 的病变其临床意义尚不明确，心肌灌注显像有助于对危险度进行分层并评估哪些患者需要进行血运重建术。没有心肌缺血的患者即使血管造影有左主干或三支血管病变，其发生心脏事件的危险度仍然很低。有效的干预将对缺血患者有明显的获益。

经皮冠状动脉介入术后。临床症状和运动负荷心电图不是再狭窄的可靠指标。在经皮冠状动脉介入干预后 1 个月内出现复发性胸痛的患者中，有 30% 出现了再狭窄，负荷心肌灌注显像可识别复发性心肌缺血。

冠状动脉搭桥术后。灌注异常提示有血管吻合口远端、非血运重建的冠状动脉或侧支血管之外的自体冠状动脉旁路移植疾病或新发疾病。SPECT 显像能够明确缺血的部位和严重程度，在冠状动脉搭桥术后的早、晚期都有预后价值。术后 12 个月内发生的缺血通常是由吻合口周围移植物狭窄引起的。术后 1 年后发生的缺血通常是由移植管道或自体血管中的新狭窄引起的。

心力衰竭、冠状动脉疾病评估。成人心力衰竭可由多种原因引起，包括肥厚型心肌病、高血压或瓣膜性心脏病以及缺血性和特发性心肌病。明确的左心室功能障碍是由 CAD 还是其他原因引起，这一点对于患者进一步的治疗至关重要。如果是冠状动脉疾病引起的，血运重建可以逆转心脏的功能障碍。

缺血性心肌病导致的左心室功能障碍包括大面积或多次既往心肌梗死伴有随后心室重构，或严重心肌缺血或冬眠心肌。SPECT 对于检测心肌病患者的 CAD 的灵敏度较高，但特异度较低。许多非缺血性心肌病患者中观察到的灌注异常会导致假阳性结果。一些患者心肌纤维化病变和冠状动脉血流储备减少，会导致固定和可逆性缺损。CAD 可能导致更广泛和更严重的灌注缺损，而冠状动脉微血管疾病或非缺血性心肌病患者可能出现较小和较轻的缺损。

冠状动脉钙化筛查。钙化评分在许多中心已成为常规检查。对于 SPECT/CT 和 PET/CT，通过简单程序，很容易实现钙化评分。冠状动脉钙化积分≤100 时，心脏事件的风险较低。在这些患者中，只有 <1% 的患者负荷 SPECT 心肌灌注呈阳性。积分在 101~399 之间时，未来发生心脏事件的风险为中度，大约 12% 的患者会出现负荷 SPECT 灌注显像异常。得分 >400 为高危患者，其中约 50% 的患者存在 SPECT 血流灌注显像异常。

心肌梗死显像

心肌梗死早期可以摄取 ^{99m}Tc 骨扫描放射性药物。骨扫描显像剂 ^{99m}Tc- 焦磷酸盐可以用于心肌梗死显像，比其他 ^{99m}Tc- 二磷酸盐具有更高的软组织摄取，但是目前该方法已经很少在临床应用了。然而，心肌炎、照射后损伤、阿霉素心脏毒性和某些淀粉样病变也可出现弥漫性摄取增加。具体的原理为细胞死亡后钙流入细胞内，形成磷酸钙复合物，这些微晶沉积物充当骨示踪剂摄取的靶点。另外也会有变性大分子结合少量的骨示踪剂。

心脏淀粉样变

心脏淀粉样变表现为心力衰竭。心脏淀粉样变有两种类型，轻链（light-chain，AL）和转甲状腺素蛋白（transthyretin，TTR）。AL 型心肌淀粉样变是浆细胞系统性疾病的继发性表现，心脏受累是预后不良的一个因素。TTR 型淀粉样变相对较轻。心脏病变部位能够摄取 ^{99m}Tc- 焦磷酸盐，诊断 TTR 型心肌淀粉样变（图 16.29）。而 AL 型心肌淀粉样变则没

有 ^{99m}Tc- 焦磷酸盐摄取。据报道，^{99m}Tc- 亚甲基二磷酸盐（MDP）和 ^{18}F-NaF 也会被 TTR 型淀粉样病变心肌组织摄取，同样不能被 AL 型淀粉样病变心肌摄取。^{11}C-PiB（匹兹堡化合物 B）和 ^{18}F-florbetaben 及 florbetapir 已在心脏 AL 型淀粉样变中证明有摄取。

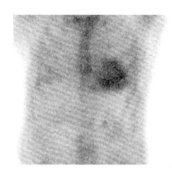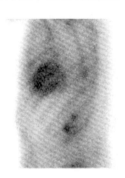

图 16.29　患有慢性充血性心力衰竭的 62 岁男性的心脏淀粉样变。超声心动图提示有浸润性心肌病。静脉给予 ^{99m}Tc- 焦磷酸盐，心肌中可见弥散性摄取大于骨骼。这与左心室中转甲状腺素蛋白相关的淀粉样病变一致

心交感神经功能亢进 -^{123}I-MIBG

心力衰竭的发病率不断上升，且 1 年内死亡率很高。植入式心脏设备（implantable cardiac devices，ICD；例如心脏复律除颤仪）和再同步治疗可以提高患者的生存率。所以选择合适的患者进行干预就非常重要，但是患者的筛选并不是一件简单的事。许多患者并没有使用 ICD 的治疗指征，而另外一些患者植入 ICD 后会出现手术并发症。

心交感神经功能亢进与致命性心律失常有关。^{123}I-MIBG 于 2013 年经 FDA 批准用于临床，有助于确定哪些患者最能从 ICD 植入术中获益。^{123}I-MIBG 是一种去甲肾上腺素类似物，其在突触前膜摄取、储存以及释放机制与去甲肾上腺素相同，但是因为不能被代谢，所以在数小时内的累积量是测量心肌交感神经元完整性的指标。^{123}I-MIBG 心肌摄取和消除参数已被证明具有临床价值，尤其是对于预后的评估。

平面显像的效果最佳。给予 5 mCi（185 MBq）的 ^{123}I-MIBG 后，在 15 分钟和 4 小时各采集 10 分钟的心脏图像。绘制心脏和纵隔的感兴趣区（ROI）。计算早期和晚期心脏 / 纵隔（heart/mediastinal，H/M）比值和心脏消除（cardiac washout，WO）率。早期 H/M 比反映了交感神经末梢的完整性。晚期 H/M 比提供了关于肾上腺素能神经递质摄取、储存和释放的神经元功能信息。WO 反映了完整的交感神经元作用模式。心交感神经功能亢进表现为 ^{123}I-MIBG 晚期 H/M 比值降低和 WO 升高。两者均与致命性心律失常和心源性死亡率增加有关。

心脏 PET 显像

PET 心肌灌注显像

PET/CT 显像仪器应用逐渐普及、^{82}Rb 发生器安装较多、较高的空间分辨率和优良图像质量以及与 SPECT 相比更好的衰减校正能力，使得 PET 心肌灌注成像的应用日益增多，特别是在肥胖患者中更有应用的优势。

放射性药物

氮 -13（^{13}N）氨水因其优越的显像特性而成为首选的 PET 心肌灌注显像药物。但是，它的物理半衰期很短，只有 10 分钟，因此需要用回旋加速器在现场生产。它通过衰变发射正电子（β^+）（表 16.10）。在生理 pH 下，氨水的主要形式是 NH_4^+，静脉注射后，它会迅速从循环系统中清除，85% 在第一分钟内离开血液，3.3 分钟后仅剩 0.4%。^{13}N- 氨水穿过心肌细胞毛细血管壁扩散，被谷氨酰胺合成酶转化为 ^{13}N- 谷氨酰胺，随后通过被动扩散进入细胞。

心肌细胞 ^{13}N 氨摄取与冠状动脉血流量成正比。在正常的冠状动脉流速下，心肌细胞对 ^{13}N 氨的摄取率为 70%~80%（表 16.10）。与其他灌注示踪剂一样，

机制	放射性核素	放射性药物	半衰期	吸收	能量（MeV）	软组织中的射程（mm）	生产方式
灌注	^{13}N	氨水	10 min	70%~80%	1.09	5.4 mm	回旋加速器
	^{82}Rb	氯化铷	1.3 min	60%	3.15	15.0 mm	发生器
	^{15}O	氧水	2.0 min	95%	1.73	7.3 mm	回旋加速器
葡萄糖代谢	^{18}F	FDG	110 min		0.635	2.4 mm	回旋加速器

表 16.10　心脏正电子放射性药物

在较高流速下，其摄取效率会下降。虽然 ^{13}N 的物理半衰期较短，但它在心肌内的生物停留时间相对较长。其在组织中射程 5.4 mm，能够获得优良的图像。

静脉给予 10~20 mCi（370~740 MBq）的 ^{13}N- 氨水，注射后 4 分钟开始显像，能够获得较好的靶器官与本底组织比值。在 CAD 心肌缺血诊断中，显像方案与 SPECT 心肌灌注显像方案相似（图 16.30）。

氯化铷 -82

市售 ^{82}Sr/^{82}Rb 发生器系统是一种相对便宜的 ^{13}N- 氨水回旋加速器替代品。^{82}Sr 母体的半衰期为 25 天（见表 16.10），因此，使用 ^{82}Rb 的设施每月更新发生器系统就可以。但仍然成本比较昂贵，因此需要有足够的心肌灌注显像检查数量才能运行。现在一些地区的放射药物生产者在指定日期将 ^{82}Rb 从一台发

生器生产后运送至多个地点使用，从而降低了患者数量较少的中心运营成本。

^{82}Rb 是一种单价阳离子，是钾离子类似物。与 ^{201}Tl 一样，^{82}Rb 通过主动转运方式被心肌细胞膜上的 Na^+/K-ATP 酶摄取，进入细胞。它的摄取率低于 ^{13}N- 氨水（60%）。心肌组织对 ^{82}Rb 的摄取及分布与心肌血流量成正比。^{82}Rb 半衰期 70 秒（见表 16.10），在药物干预之前和之后分别进行心肌灌注显像（图 16.31）。^{82}Rb 通过正电子发射（95%）和电子俘获（5%）发生衰变。除了 511 keV 的湮灭光子外，它还发射 776 keV 的 γ 射线（丰度为 15%）和 1395 keV 的 γ 射线（丰度为 0.5%）。在湮灭之前，其在软组织中的射程为 13~15 mm，导致其分辨率和图像质量比 ^{13}N 差。但其图像质量优于 SPECT 心肌灌注显像，且衰减伪影和膈下散射影响较小。

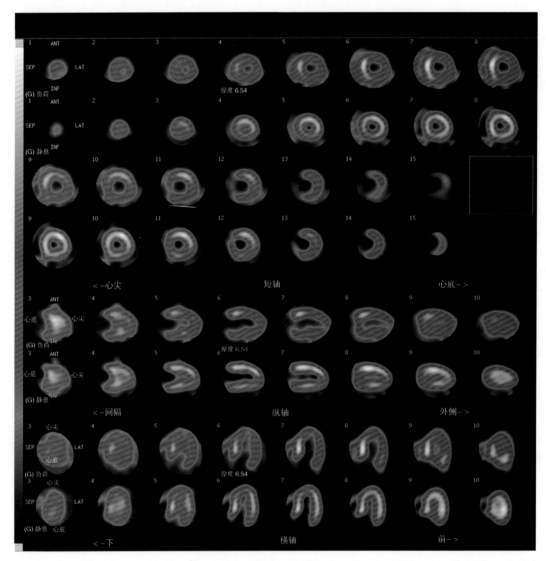

图 16.30　严重多支血管病变心肌缺血的 ^{13}N- 氨水心肌灌注显像。（A）负荷显像显示前外侧壁、外侧壁、下外侧壁和下壁广泛灌注不足。静息显像显示灌注正常。负荷图像显示与静息时相比出现心室扩张（短暂性缺血性扩张）

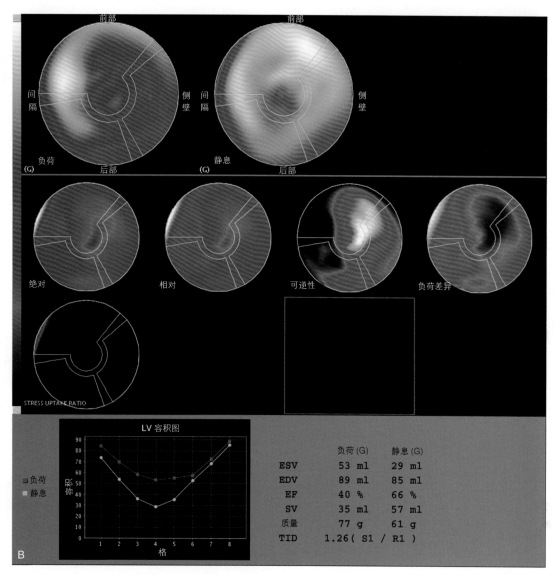

图 16.30（续）（B）显示多节段明显再灌注的靶心图。并计算和展示了负荷和静息左心室射血分数（LVEF）。ANT：前；EDV：舒张末期容积；EF：射血分数；ESV：收缩末期容积；LAT：外侧；LV：左心室；SEPT：间隔；SV：每搏输出量；TID：短暂性缺血性心室扩张

静脉输注 ^{82}Rb［40~60 mCi（1480~2220 MBq）］，持续 30~60 秒。左心室功能正常的患者延迟约 90 秒显像，而 LVEF 减低的（例如，<30%）患者延迟约 120 秒显像。在注射后 8 分钟完成成像。由于衰变迅速，需要最大限度地减少重建伪影，所以成像时间很短。在前 3 分钟内采集到约 80% 的有效计数，前 5 分钟采集到约 95% 的有效计数。可以在 10 分钟内完成成像。

氧 -15（^{15}O）水

因为 ^{15}O- 水是一种可自由扩散的灌注示踪剂，95% 由心肌组织吸收（见表 16.10），且不受代谢因素影响，是很好的用于局部心肌血流定量测量（ml/min/g）

的放射性示踪剂。与其他灌注示踪剂不同，即使在血流速度很高的情况下，其摄取仍与血流速度保持线性关系；因此，其分布反映了心肌局部及整体血流灌注。但其图像质量远低于其他 PET 心肌灌注示踪剂，因为血池中示踪剂保留于心室腔内，会影响心肌的显影。另外，其半衰期较短，仅 2 分钟，因此也需要回旋加速器生产，目前主要是用于研究。

未来心脏 PET 显像的放射性药物

^{13}N- 氨水和 ^{82}Rb 是目前仅有的获得 FDA 批准用于评估 CAD 心肌灌注 PET 示踪剂。对其广泛使用的限制包括：^{13}N- 氨水需要回旋加速器生产，^{82}Rb 发生器的运营费用高昂；半衰期短，物流运输困难。

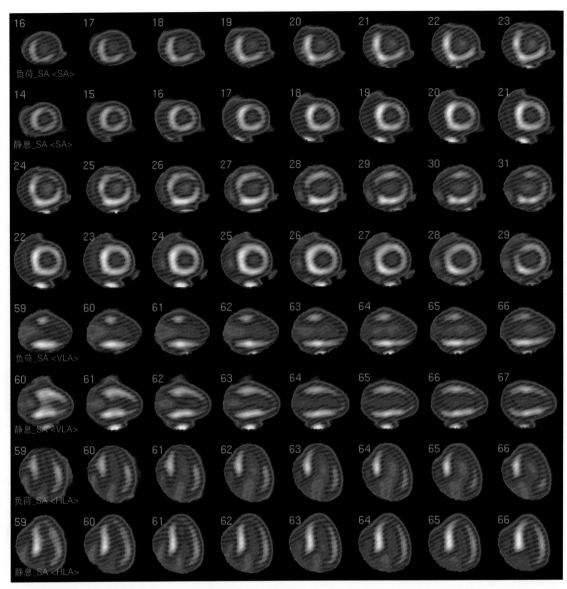

图 16.31 ⁸²Rb 负荷心肌灌注显像。在前外侧壁和心尖部心肌中可见可逆性缺血。**HLA：**水平长轴；**SA：**短轴；**VLA：**垂直长轴

在不远的将来，随着回旋加速器生产的氟化物血流灌注示踪剂的研发，这些问题都会逐渐解决。¹⁸F-flurpiridaz 是目前正在积极研究中的 PET 心肌灌注显像剂，与心肌细胞中的线粒体蛋白复合物结合。与 ¹⁸F-FDG 类似，可利用其较长的半衰期（110分钟）便于运输，不需要安装回旋加速器，能够实施运动负荷试验。¹⁸F 是临床应用的 PET 显像剂中分辨率最高的，约 2 mm，射程约 1.2 mm。

冠状动脉疾病的诊断

因为放射性药物的半衰期很短，并且与 SPECT 不同的是，图像是在负荷试验期间采集，所以目前的心脏 PET 负荷试验使用的是药物负荷而不是运动

负荷。静息基线测定之后，采用药物负荷试验来检测冠状动脉血流储备，与单光子方案相似。心脏的显像轴位重建以及 ⁸²Rb 和 ¹³N- 氨水图像的诊断标准与 SPECT 心肌灌注显像相同（见表 16.9）。

PET 与 SPECT 准确性对比

PET 心肌灌注显像剂具有更优的药代动力学特性，在血流速度较高的情况下，PET 心肌灌注显像剂在心肌组织的摄取率高于 SPECT 心肌灌注示踪剂，从而对单支血管或多支血管 CAD 具有更高的诊断灵敏度。PET 显像的优势在于：比 SPECT 更高的空间分辨率（5~7 mm *vs.*>15 mm）；更高的时间分辨率，能够进行动态序列数据采集，示踪血流动力学，心

肌血流绝对定量；对组织中放射性示踪剂探测能力更高；以及更好的对于光子散射、随机事件和光子衰减的校正方法。从而获得比 SPECT 相比更好的图像质量、解读图像和诊断的准确性，尤其是对于肥胖患者和女性患者而言，应用更有优势。PET 检测≥ 50% 的冠状动脉狭窄病变的灵敏度和特异度分别为 92% 和 85%，而 SPECT 检测的灵敏度和特异度分别为 87% 和 80%。

绝对心肌血流定量

PET 能够动态定量测定心肌内放射性示踪剂，从而估算基线时和血管扩张药诱导的充血峰值期间的绝对心肌血流量。

冠状动脉血流储备

即使局部心肌灌注显像正常时，冠状动脉血流储备减低是不良心血管事件的独立预测因素。重度三支病变患者因为缺血程度达到平衡而静息 - 负荷 PET 显像中表现为灌注正常，但是定量血流储备会减少，从而能够诊断出心肌灌注显像中漏诊的这些高危患者。与心肌灌注显像结合，能够明显提高对于冠脉病变诊断的准确性。

心肌存活 / 冬眠心肌

冬眠心肌是指 CAD 患者血流慢性受损，在静息状态持续性左心室功能障碍状态，这些患者接受血运重建术可使心脏功能部分或完全恢复。心肌血流灌注显像与 ^{18}F-FDG 心肌代谢显像结合诊断是否存在冬眠心肌，从而评估血运重建术对于患者的预后价值（见表 16.8）。在正常情况下，心脏的主要能量来源于脂肪酸代谢。^{18}F-FDG 心肌代谢显像的基本原理是：当出现严重心肌缺血和功能障碍时，存活的心肌细胞能量代谢从脂肪酸转变为葡萄糖代谢，在图像上，与正常心肌细胞相比，严重灌注不足的低运动或无运动心肌节段中 FDG 的摄取增加，称为灌注 - 代谢不匹配，诊断为冬眠心肌（图 16.32）。心肌血流灌注和 ^{18}F-FDG 葡萄糖代谢匹配性减低表明瘢痕组织形成（图 16.33）。

^{18}F-FDG

^{18}F-FDG 是心肌葡萄糖代谢的示踪剂。放射性核素 ^{18}F 的物理半衰期为 110 分钟（见表 16.10）。注射的 ^{18}F-FDG 放射性药物只有 1%~4% 被心肌细胞摄取，靶本底比值很高。FDG 的血液清除时间比灌注示踪剂要长得多，注射示踪剂［10~15 mCi（370-555 MBq）］后 45~60 分钟成像，确保心肌摄取较高的峰值以及血液和软组织较低的本底。

使用 ^{18}F-FDG 评估心肌存活情况时，较高血糖水平和胰岛素水平，低游离脂肪酸水平可促进显像剂的摄取（图 16.34）。因此，患者的准备工作包括禁食至少 6 小时后接受葡萄糖负荷，以诱导内源性胰岛素释放。血浆葡萄糖水平的暂时升高会刺激胰岛素的产生，进而降低脂肪酸水平。葡萄糖负荷的常用方法是口服葡萄糖 25~100 g，也可以静脉输注葡萄糖进行糖负荷。静脉糖负荷途径避免了胃肠道吸收时间不确定的因素，或无法口服给药等潜在的问题。然而，大多数医疗机构采用较简单的口服葡萄糖负荷方法，并根据血糖水平给予外源性胰岛素。这种方法对糖尿病患者并不是很有效，因为他们产生内源性胰岛素的能力有限，或者是他们的细胞对胰岛素作用抵抗。因此，空腹 / 口服葡萄糖负荷的方法通常是无效的。使用静脉输注胰岛素并密切监测血糖的方法可以产生令人满意的结果（专栏 16.6）。

心肌血流灌注与 ^{18}F-FDG 心肌代谢不匹配可准确预测血运重建后局部室壁运动和整体 LVEF 的改善情况。据报道，预测血运重建术后局部功能改善的灵敏度和特异度分别约为 95% 和 80%。具有 ^{18}F-FDG 摄取的心肌功能恢复的阳性预测值为 85%，阴性预测值为 92%。FDG 摄取是心脏事件最重要的独立预测因素。

心脏结节病

在结节病患者中，心脏结节病的患病率日益增多，并且预后不良。心脏结节病主要表现为心律不齐、传导阻滞、心力衰竭和猝死。因为其表现无特异性，没有有效的诊断方法，所以临床诊断困难。心内膜心肌活检可确诊结节病，然而，由于病变的不均一性以及采样误差，导致诊断的灵敏度较差（25%）。心脏的任何区域都可能成为肉芽肿病变沉积的部位，包括心肌、心内膜和心包。最常见的受累部位为室间隔（32%），其次为下壁、左心室前部、右心室和左心室外侧壁。SPECT 或 PET 灌注显像可以在某些患者中检测到左、右心室的固定缺损；然而在某些患者中也可以表现为正常。FDG PET 的应用效果明显优于 ^{67}Ga，所以目前应用的基本都是 FDG PET 显像。心脏 MR 显像可鉴别结节病的炎症活跃阶段和慢性瘢痕形成及纤维化阶段。

炎症反应活跃阶段，心脏结节病的葡萄糖代谢

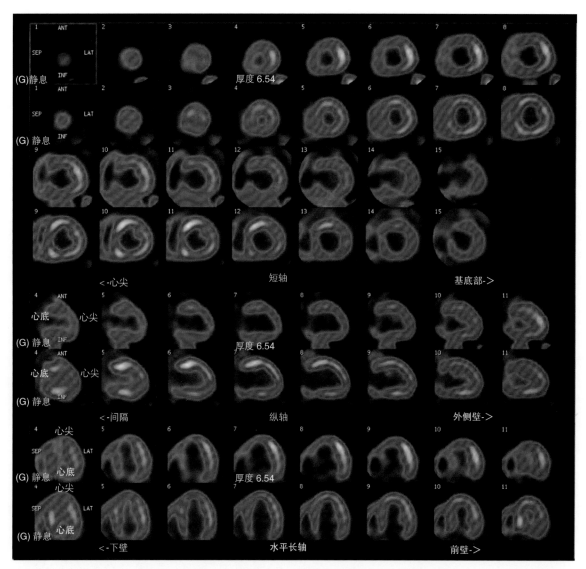

图 16.32 冬眠心肌。心肌灌注不匹配。每两排中**上排**图像为静息 ^{82}Rb，**下排**图像为 ^{18}F-FDG。前壁、间隔和心尖壁存在灌注 - 代谢不匹配。ANT：前；INF：下；LAT：外侧；SEP：间隔

明显增加，因此可以使用葡萄糖类似物 ^{18}F-FDG 进行心脏结节病的炎症显影。在健康受试者以及肿瘤患者中，整个左心室，尤其是外侧壁和基底壁的放射性摄取常常是不均匀的，切勿将其与心肌炎症混淆。^{18}F-FDG PET 显像诊断心脏结节病必须抑制正常的心肌摄取，不同机构患者准备方式各不相同，但普遍的共识是检测前一晚需要摄取低碳水化合物、高脂肪饮食，然后在较长时间（12~18 小时）内保持空腹状态，在一些医疗中心还需要给予患者肝素负荷，肝素可提高血浆游离脂肪酸水平，从而抑制葡萄糖代谢。

斑片状、局灶性 FDG 摄取模式提示心脏肉芽肿病变（图 16.35 和图 16.36），而弥散性心肌摄取表明心肌葡萄糖抑制不足。FDG PET 显像通常在灌注显像之后进行或与其联合进行。灌注正常但 FDG 异常提示早期疾病阶段，而灌注异常和 FDG 摄取增加可能是晚期疾病阶段，晚期瘢痕形成可能导致灌注异常，无 FDG 摄取。有效的治疗（通常使用皮质类固醇）可以使心肌的放射性摄取恢复正常。心脏 MR 显像，延迟强化提示心脏损伤。FDG PET 和 MR 显像之间只有轻度到中度的相关性。据报道，心脏 MR 显像比 FDG PET 显像具有更高的特异度，但其灵敏度较低。

放射性核素心室造影术

自 20 世纪 70 年代以来，^{99m}Tc-RBC 放射性核素心室造影术（radionuclide ventriculography，RVG）或多门电路（MUGA）心血池显像已应用于临床，分析整体和局部心室功能。放射性核素方法相比于超声心动图

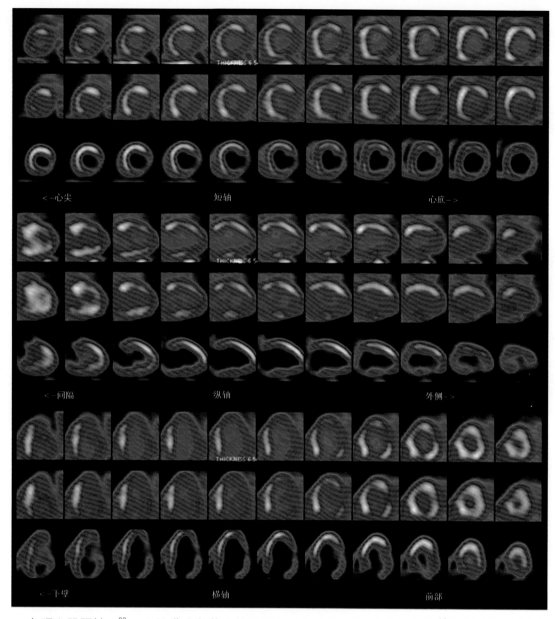

图 16.33　冬眠心肌阴性。^{82}Rb 心肌灌注负荷（**每三行中的上排**）、静息（**中排**）和 ^{18}F-FDG（**下排**）图像中匹配的缺损与心肌梗死和非存活心肌的情况一致

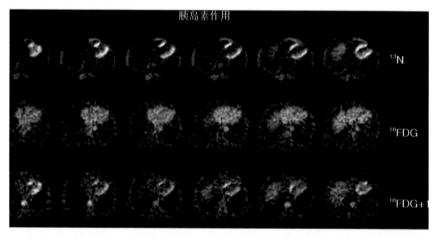

图 16.34　葡萄糖负荷对 FDG 心脏显像的重要性。糖尿病患者的 ^{13}N- 氨水图像（**上排**）和两组 ^{18}F-FDG 图像。^{13}N- 氨水图像显示心尖处有较大的灌注缺损。初始 ^{18}F-FDG 图像显示血池中有摄取，但基本无心肌摄取（**中排**）。胰岛素（Ⅰ）给药后（**下排**），FDG 在心肌中累积，并且在心尖处显示固定缺损

专栏 16.6 　^{18}F-FDG PET 显像检测心脏存活情况：方案概要

患者准备

　　患者应在午夜后禁食

　　进行静息心肌灌注显像

　　测定空腹血糖（blood sugar，BS）值

非糖尿病患者

　　如果 BS ≤ 150 mg/dl：给予 50 g 口服葡萄糖溶液 + 静脉注射 3 个单位普通胰岛素

　　如果 BS 为 151~300 mg/dl：给予 25 g 口服葡萄糖溶液 + 静脉注射 3 个单位普通胰岛素

　　如果 BS 为 301~400 mg/dl：给予 25 g 口服葡萄糖溶液 + 静脉注射 5 个单位普通胰岛素

　　如果 BS>400 mg/dl：给予 25 g 口服葡萄糖溶液 + 静脉注射 7 个单位普通胰岛素

　　葡萄糖负荷后至少 45 分钟时，以及当 BS <150 mg/dl 时，注射 ^{18}F-FDG

糖尿病患者

　　如果 BS <150 mg/dl：给予 25 g 口服葡萄糖溶液

　　如果 BS 为 151~200 mg/dl：静脉注射 3 个单位普通胰岛素

　　如果 BS 为 201~300 mg/dl：静脉注射 5 个单位普通胰岛素

　　如果 BS 为 301~400 mg/dl：静脉注射 7 个单位普通胰岛素

　　如果 BS ≥ 401 mg/dl：静脉注射 10 个单位普通胰岛素

　　每 15 分钟获取一次 BS 值，持续 60 分钟。如果 BS 升高，则按比例额外给予胰岛素。葡萄糖负荷后至少 45 分钟时，以及当 BS ≤ 150 mg/dl 时，注射 ^{18}F-FDG

放射性药物

　　^{18}F-FDG 0.22 mCi/kg（100 μCi/lb）

成像时间

　　注射显像剂 60 分钟后

采集

　　PET 采集心脏大视野图像

后处理

　　沿心脏的短轴和长轴进行图像重建，方式与心肌灌注显像类似

FDG：氟代脱氧葡萄糖；PET：正电子发射体层显像。

或其他解剖学方法的主要优势在于，LVEF 的计算不依赖于心室形状的数学假设。LV 放射性计数与其容积成正比，使得精确量化 LVEF 成为可能。常用的心血池显像有两种方法：**首次通过法**，即所有数据收集都在示踪剂推注进入血液循环的首次通过期间进行；**平衡法**，即使用 ECG 门控和保留在血池中的示踪剂采集多个心动周期的数据。后者已成为大多数医疗研究中心的标准心血池显像方法。

平衡法心血池显像

　　放射性核素标记 RBC 最常用的方法是体内标记法或体外标记法（Ultra-Tag），如胃肠一章所述（专栏 10.10）。体外标记试剂盒方法的标记效率最高，超过 97%，而改良的体内标记方法的标记效率约为 85%。使用体外标记法能有效避免红细胞标记不良的情况。

　　将 ECG 导联连接于患者身上，由 ECG 描记 R

波触发的门控信号，发送至计算机开始采集。R 波出现在心脏收缩期开始，计算机处理软件将心动周期划分为 16 帧（格）（图 16.37A），需要采集足够的帧数来捕捉心动周期的峰值和谷值（时间采样）。每个心动周期，按顺序采集数据，通过对 100~300 个心动周期采集到的数据进行成像，在保证空间分辨率的基础上有效定量分析心功能。每帧图像大约采集 250 000 个计数。平衡法门电路方案见专栏 16.7。

　　R 波门控采集的前提是患者具有正常的窦性心律，因此可以将整个检测期间每个心动周期的各相应节段的数据相叠加在一起。心律失常会导致数据叠加错误，从而导致定量分析的准确性降低。大于 10% 的室性期前收缩可导致显著的定量误差。在注射放射性显像剂之前应检查心率描记图，以确保心率正常（图 16.38）。查看心率（时相）直方图（心率差异）也有助于分析心律（见图 16.37）。增宽的

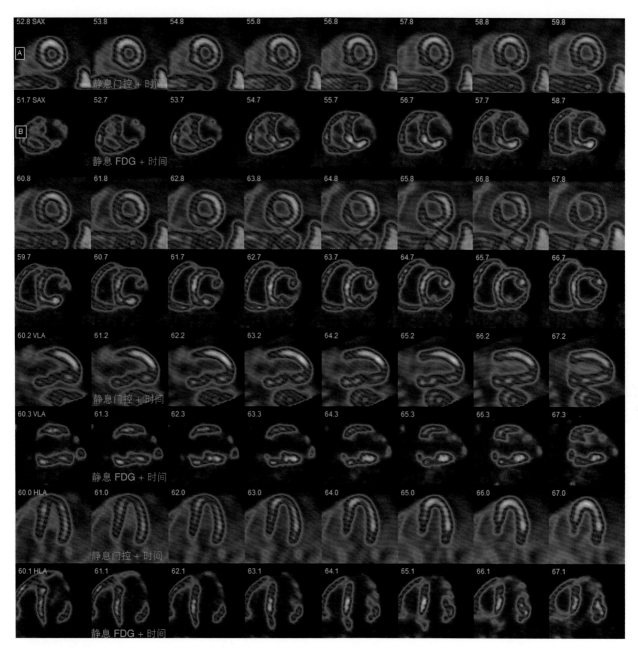

图 16.35　心脏结节病。35 岁男性，有肺结节病史伴有房室传导阻滞。超声心动图示左心室射血分数（LVEF）降低，为 45%，MRI 显示双室扩大，左心室和间隔出现斑片状纤维化。静息 ^{13}N- 氨水显像（**单数行**）显示下壁、后间隔壁和间隔基底段灌注不足。FDG 显像显示灌注不足区域的摄取以及右心室的斑片状摄取与 ^{13}N- 氨水图像不匹配

直方图提示心律不齐。门控可能的影响因素包括骨骼肌活动产生的假信号、巨大 T 波触发门控装置和起搏器伪影。

通过去除期前收缩后代偿间歇导致的异常 R-R 波触发的心跳，对期前收缩进行校正。但是由于期前收缩心率已经被计算机接受，而期前收缩后的心率被剔除。如果频发期前收缩，则采集的数据将会明显减少，图像质量会受到影响，量化的准确性也会降低。

对于静息显像，需要获取多个体位图像（前位像、左前斜位像、左侧位像）评估局部室壁运动。通过移动 γ 照相机探头来寻找最能区分左右心室的体位，以此确定左前斜位像的确切数据采集角度（即用于计算 LVEF 的角度），通常为左前斜 35%~45%。

数据分析和多门电路采集图像的解读

定性分析

对 MUGA 图像的全面分析和解读需要定性和定量评估。通过查看重复循环播放的影片图像来分析室壁运动。通过观察心室腔从舒张期到收缩期的体

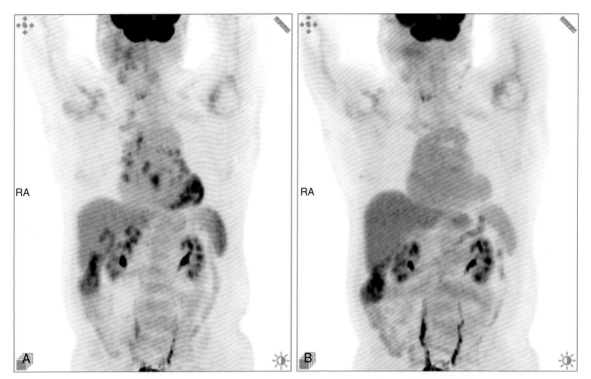

图 16.36　心脏结节病：治疗前和治疗后。**(左)** 一名 40 岁心脏肥大患者的最大密度投影（MIP）图像，右心室和左心室显示多区域局灶性 FDG 摄取增加，与临床疑似心脏结节病表现一致。**(右)** 治疗后，心脏受累区域摄取增高的 FDG 已完全消退

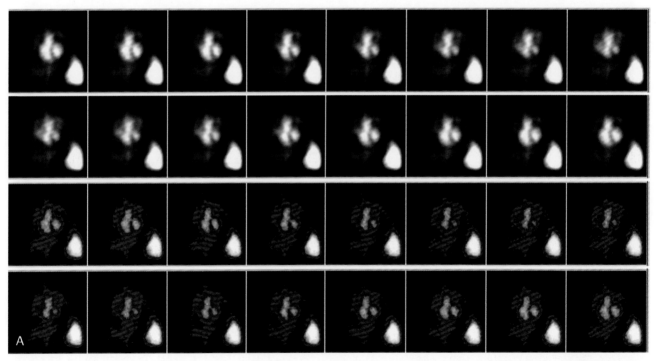

图 16.37　（A）正常多门电路采集（MUGA）图像。在左前斜位（LAO）视图中采集了 R 波门控 MUGA 显像的 16 帧序列图像。以灰度和色阶显示。注意到心动周期不同时相心腔的大小和放射性计数有变化。**第一帧**图像为舒张末期，**第 7 帧**图像为收缩末期。灰度图像和四色图像来自同一时间采集

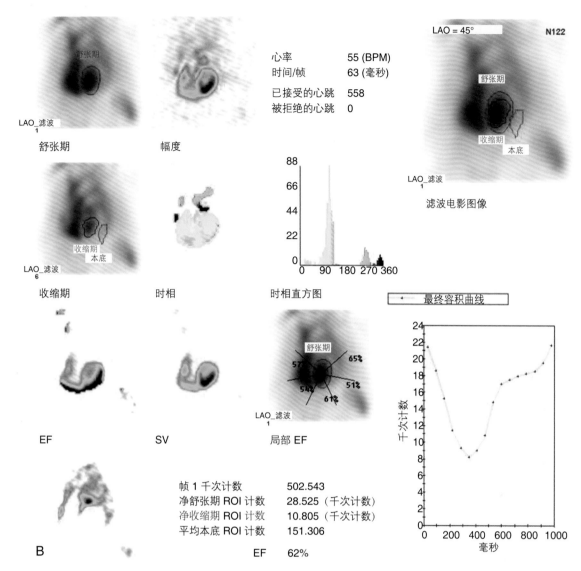

图 16.37（续）（B）经计算机处理的图像显示了舒张末期、收缩末期和本底的感兴趣区。显示了正常左心室时间 - 活度曲线（TAC）以及后期的房性反冲。显示了时相和功能图像以及速率直方图。左心室射血分数（LVEF）为 62%。EF：射血分数；ROI：感兴趣区；SV：每搏输出量

专栏 16.7　平衡法门电路血池心室造影术：方案概要

患者准备

使用心律描记图确认窦性心律正常（室性期前收缩 <10%）

放射性药物

静脉注射 ^{99m}Tc 标记红细胞 20 mCi（740 MBq）

测量仪器

准直器：低能通用或高分辨准直器

窗宽：15%~20%，窗位 140 keV

显像体位：前位像、左前斜位（LAO；最佳间隔视图）像和左侧位像

γ 照相机持续调整观察范围，以确定能够区分左心室和右心室活度的最佳 LAO 视图

每个心脏采集 16 帧，且每帧采集时间不超过 50 毫秒

静息显像，每帧采集 250 k 计数

干预期间进行的显像最佳 LAO 体位中每帧采集 100 k 计数

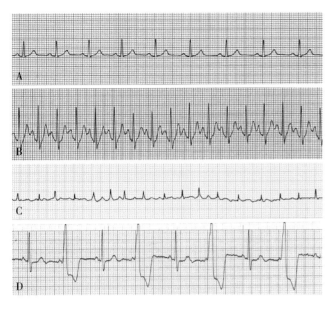

图 16.38　心电图。（A）正常窦性心律。（B）窦性心动过速。（C）房颤，伴有心律不齐。（D）二联律血管期前收缩

积缩小程度以及室壁运动是否正常评估心室收缩功能。间隔的运动及收缩通常小于其他室壁。如果心肌室壁完全没有运动被称为**无运动**，收缩运动减弱被称为**低动力状态**，而反常的室壁运动（收缩期向外膨出）则被称为反向运动。在正常受试对象中，所有室壁节段都应同时收缩，其中左心室游离壁和心尖部运动幅度最大。心室瘢痕区域通常表现为无运动或反向运动。

收缩期心肌节段图像显示为变亮，推断心肌处于收缩状态。完整的定性或视觉分析包括评估心腔大小、左右心室整体功能和局部室壁运动以及任何心脏外异常表现（例如，主动脉瘤或心包积液）。

定量数据分析

LVEF 定义为每次心脏收缩左心室排出的血液体积占舒张期总容积的百分比。确定心室计数需要勾画左心室舒张末期、收缩末期和本底区域（左心室心尖附近的新月形区域）的 ROI（见图 16.37B）。舒张末期是计数最高的那一帧，而收缩末期是计数最低的那一帧。生成经本底校正的左心室时间 - 活度曲线（TAC）。

LVEF 计算方式如下，其中的计数应基于本底进行校正：

$$射血分数 = \frac{舒张末期计数 - 收缩末期计数}{舒张末期计数}$$

正常左心室的射血分数为 50%~75%。

应将检查时间 - 活度（心室容积）曲线作为一项质量控制措施，曲线起点和终点的计数值应相同。即使在窦性心律患者中，由于心动周期长度的轻微的变异，舒张末期的计数可能减少，存在轻度的拖尾现象。在患有频发室性期前收缩（premature ventricular contraction，PVC）和快速性房颤并伴有心律不齐的患者中，曲线末端的计数下降幅度更大，拖尾现象更明显。

可以使用类似的方法根据平衡法计算右心室射血分数（right ventricular ejection fraction，RVEF），但因为右心室与右心房和 RV 流出道相重叠，绘制 ROI 比较困难。所以，结果会有一些误差。RVEF 通常低于 LVEF。二者的每搏输出量相同，但是右心室的容积大于左心室的容积。

临床应用

冠状动脉疾病

过去曾通过负荷 MUGA 显像检测局部心肌缺血和梗死病变，表现为室壁运动异常，LVEF 降低。目前，MUGA 显像仅用于超声心动图检查不成功时对 LVEF 进行量化，常用于检测心脏毒性反应。

心脏毒性评估

主要用于评估治疗乳腺癌和恶性淋巴瘤的化疗药物，如蒽环类药物［多柔比星（阿霉素）］对左心室功能造成的累积的剂量依赖性心功能受损（图 16.39），如进行性左心室功能障碍和心力衰竭。用于治疗乳腺癌的曲妥珠单抗（Herceptin）也具有心脏毒性。但其剂量不是累积性的，停药后 2~4 个月内能够逆转近期出现的心功能障碍。

阿霉素的剂量超过 450~500 mg/m^2 时会导致心脏毒性和心力衰竭，在出现严重心力衰竭之前 LVEF 逐渐下降。在用药期间需要连续监测心脏功能变化，出现 LVEF 降低时及时停药或减少药物使用剂量，可以逆转心功能受损，甚至可能会实现完全恢复正常。

对于基线 LVEF 值正常（>50%）的患者，中度毒性定义为绝对 LVEF 值降幅 >10%，最终 LVEF 值 <50%（专栏 16.8）。对于基线值异常（>30% 且 <50%）的患者，在每次给药前都要进行心功能测定。LVEF 绝对下降 ≥10% 或最终 LVEF 值 ≤30% 时应停用阿霉素。

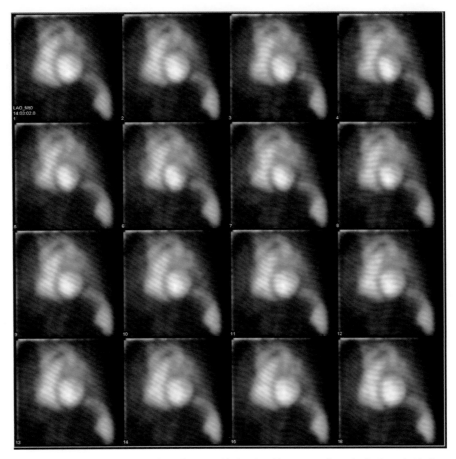

图 16.39　多门电路采集（MUGA）异常图像。16 帧序列图像显示，右心室和左心室均出现弥漫性低动力。左心室射血分数（LVEF）为 25%。**LAO：**左前斜位

如果 LVEF 下降幅度 >10% 并且绝对值下降至 <50%，则应停用（至少是暂时停用）曲妥珠单抗。

专栏 16.8　阿霉素心脏毒性监测指南
基线评估：在开始治疗之前或至少在给予 100 mg/m² 之前 后续评估：末次给药后 3 周，以推荐时间间隔进行 对于基线 LVEF 值正常（>50%）的患者： 　在给予 250~300 mg/m² 剂量后进行第二次心功能检测 　对于心脏病、高血压、接受过辐射照射、心电图异常、 　接受环磷酰胺治疗的患者，在给予 400 mg/m² 剂量后 　进行重复检测，或在没有危险因素的情况下，在给予 　450 mg/m² 剂量之后进行重复检测 　此后在每次给药前进行检测。如果 LVEF 降幅 >10% 　且降至 <50%，需停止治疗 对于基线 LVEF 值异常（<50%）的患者： 　基线 LVEF 值 <30% 时，不得开始治疗 　基线 LVEF 值 >30% 且 <50% 时，在每次给药前都要进 　行检测 　患者 LVEF 绝对下降 ≥ 30% 或最终 LVEF 值 ≤ 30% 时，应 　对患者停药

LVEF：左心室射血分数。

肺部疾病

MUGA 显像可见右心室扩大，对于新近出现呼吸困难的患者，有助于鉴别诊断左心室疾病和肺功能障碍。正常室壁运动、LVEF 和心室腔容积常常提示左心室功能正常，肺部疾病导致呼吸困难。

先天性心脏病：右向左分流

多种先天性心脏疾病引起右向左分流。可以应用 ⁹⁹ᵐTc-MAA 显像定性、定量分流情况。当存在分流时，图像显示为身体其他器官出现放射性摄取（图 16.40A），大脑皮质摄取最容易被观察到，具有诊断意义，如果未见大脑皮质摄取，则说明无明显分流。全身成像是一种量化分流的方法，通过绘制肺部和全身 ROI（图 16.40B）实现。需要注意的是，分流百分比的计算不能准确地量化实际分流百分比，但确实与其严重程度相关。计算得出的分流 >10% 时通常表明出现异常。由于理论上存在栓塞大脑毛细血管床的风险，右向左分流被认为是使用 ⁹⁹ᵐTc-MAA 的相关禁忌

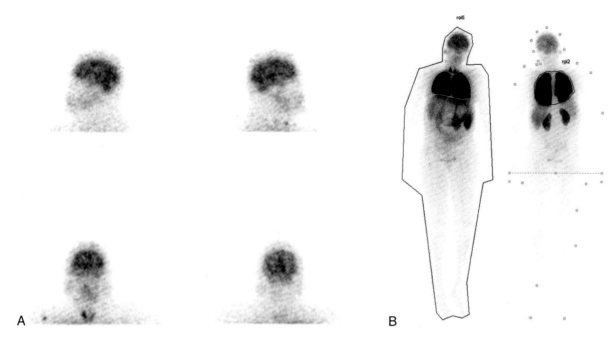

图 16.40　右向左分流。（A）可见大脑皮质摄取。（B）右向左分流的全身量化。将整个身体和肺部绘制为感兴趣区，半定量分析发现分流百分比为 15%

证，实际临床上应用并不存在这个问题，建议减少颗粒量使用。

推荐阅读

Al Jaroudi WA, Iskandrian AE. Regadenoson: a new myocardial stress agent. *J Am Coll Cardiol*. 2009;54:1123–1130.

Arumugam P, Tout D, Tonge C. Myocardial perfusion scintigraphy using rubidium-82 positron emission tomography. *Br Med Bull*. 2013;107:87–100.

Cerqueira MD, Weissman NJ, Dilsizian V, et al. Standardized myocardial segmentation and nomenclature for tomographic imaging of the heart. *Circulation*. 2002;105:539–549.

Chareonthaitawee P, Beanlands RS, Chen W, et al. Joint SNMMI–ASNC Expert consensus document on the role of 18F-FDG PET/CT in cardiac sarcoid detection and therapy monitoring. *J Nucl Med*. 2017;58:1341–1353.

De Jong MC, Genders TS, van Geuns RJ, Moelker A, Hunink MG. Diagnostic performance of stress myocardial perfusion imaging for coronary artery disease: a systematic review and meta-analysis. *Eur Radiol*. 2012;66:477–492.

Di Carli MF, Asgarzadie F, Schelbert HR, et al. Quantitative relation between myocardial viability and improvement in heart failure symptoms after revascularization in patients with ischemic cardiomyopathy. *Circulation*. 1995;92:3436–3444.

Dilsizian V, Bacharach SL, Beanlands RS, et al. ASNC imaging guidelines/SNMMI procedure standard for positron emission tomography (PET) nuclear cardiology procedures. *J Nucl Cardiol*. 2016;23:1187–1226.

Dilsizian V, Narula J, Braunwald E. *Atlas of Nuclear Cardiology*. 3rd ed. Philadelphia: Current Medicine; 2013.

Eitzman D, Al-Aouar Z, Kanter HL, et al. Clinical outcome of patients with advanced coronary artery disease after viability studies with positron emission tomography. *J Am Coll Cardiol*. 1992;20:559–565.

Henzlova MJ, Duvall Wl, Einstein AJ, et al. ASNC imaging guidelines for SPECT nuclear cardiology procedures: Stress, protocols, and tracers. *J Nucl Cardiol*. 2016;23:606–639.

Lim SP, McArdle BA, Beanlands RS, Hessian RC. Myocardial viability: it is still alive. *Semin Nucl Med*. 2014;44:358–374.

Murthy VL, Bateman TM, Beanlands RS, et al. Clinical quantification of myocardial blood flow using PET: Joint position paper of the SNMMI Cardiovascular Council and the ASNC. *J Nucl Cardiol*. 2018;25:269–27.

Nandalur KR, Dwamena BA, Choudhri AF, et al. Diagnostic performance of positron emission tomography in the detection of coronary artery disease: a meta-analysis. *Acad Radiol*. 2008;15:444–451.

Rischpler C, Nekolla SG, Kunze KP, Schwaiger M. PET/MRI of the heart. *Semin Nucl Med*. 2015;45:234–247.

Sampson UK, Dorbala S, Limaye A, et al. Diagnostic accuracy of rubidium-82 myocardial perfusion imaging with hybrid positron emission tomography/computed tomography in the detection of coronary artery disease. *J Am Coll Cardiol*. 2007;49:1052–1058.

Schatka I, Bengel FM. Advanced imaging of cardiac sarcoidosis. *J Nucl Med*. 2014;55:99–106.

Zaret BL, Beller GA. *Clinical Nuclear Cardiology: State of the Art and Future Directions*. 4th ed. Philadelphia: Elsevier; 2010.

（卢　霞　译审）

重点、易错点与常见问题　第17章

　　本章将对本书中提出的概念进行强化。医学专业的学生会从他们的导师那里获得重要的知识点，这些知识点可能不太适合主题教学，但在日常实践中却颇具实用价值。我们要学会规避在主题教学中遗漏的易错点。解释性问题需要综合多方面信息才能获得正确答案，而这些问题的提出方式不一定与教材讲授的方式完全一致。本章节内容既不涵盖所有方面，也不强调本章节的相对重要性。

放射性药物

> **重点**：放射性药物是一种带放射性的分子，由可体外探测的放射性核素和在体内有特定位置或分布的载体组成，载体可以是有生物活性的分子，也可以是药品。放射性碘、镓、铊和氧-15是例外，因为其中的放射性原子本身即具有体内定位特性。

　　问：发生器系统中母体放射性核素和子体放射性核素的半衰期之间存在怎样的关系？

　　答：在所有临床发生器系统中，寿命较长的母体会衰变为寿命较短的子体。母体放射性核素必须具有足够长的半衰期，以满足发生器的配置和分布。子体必须具有足够长的半衰期才能用于临床应用。

　　问：在发生器系统中，母体和子体放射性核素是如何实现分离的？

　　答：由于母体和子体分别属于不同的元素，可对它们进行化学分离（例如，^{99}Mo 和 ^{99m}Tc）。

> **重点**：发生器洗脱物中最常见的放射性核素污染物是母体放射性核素 ^{99}Mo。虽然 ^{99m}Tc 的同质异能素 ^{99}Tc 也存在，但不将它视为杂质或污染物，尽管从放射性标记的角度来看，大量的 ^{99}Tc 可能会产生一些问题。

　　问：应采用何种质控方法来检测放射性核素杂质？

　　答：薄层色谱法。

> **重点**：在放射性标记过程中，经标记后的 ^{99m}Tc 仍有部分以游离高锝酸盐形式存在，如果这部分占总放射性活度的 5%，则将放射化学纯度报告为 95%。

　　问：^{99m}Tc 放射性药物中允许混杂 ^{99}Mo 的法定限度是多少？

　　答：美国核管理委员会（NRC）规定，在给药剂量中，每 1 mCi ^{99m}Tc 中混杂 ^{99}Mo 不应超过 0.15 μCi。

　　问：^{99}Mo 与 ^{99m}Tc 的比例随时间会发生怎样的变化？

　　答：在任何制剂中，如果放射性核素污染物的半衰期长于经标记的目标放射性核素的半衰期，则污染物的相对活度会随时间而增加。

　　问：亚锡离子在 ^{99m}Tc 标记程序中的作用是什么？

　　答：亚锡离子用于将高锝酸盐从 +7 价态还原为较低价态，而较低价态正是多种示踪剂进行标记时所需的。

　　问：医疗事故有哪些？与以前所说的放射性药物用药不当有什么不同？

　　答：此前，NRC 将放射性药物用药不当定义为：将放射性药物给予了错误的患者、以错误的给药方式给予指定的放射性药物、给药剂量与处方剂量差值超过了允许标准。虽然这些都是值得重视的问题，需要在有关部门和机构内进行报告并记录事件情况，但目前 NRC 仅要求在发生医疗事故时才报告。医疗事故的定义为：患者全身有效剂量当量超过 5 rem 或某一器官有效剂量当量超过 50 rem。

　　问：请描述放射性物质发生泄漏时的一般应对措施。

　　答：确认泄漏发生的人员应通知附近的所有人员，并对该区域进行管制。如有可能，应遮盖泄漏物。对于轻微泄漏，可穿戴适当的一次性防护衣进行清理，直至局部辐射水平达到或接近本底。发生重大泄漏时，应屏蔽该放射性辐射源。对于同时存在重大和轻微泄漏的情况，应对可能暴露于该区域的所有人员进行检查，适当脱去被污染的衣物并清洗皮肤。所有泄漏事件都应向辐射安全负责人进行报告，辐射安全负责人主要负责监督重大泄漏事件的清理工作以及必要时向监管机构提交报告。

核医学物理学

> **重点**：正电子是指带正电的电子，因此它们也是粒子。在发生放射性衰变时，被发射出来的正电子在失去动能之前会在组织中行进 2~10 mm，具体取决于放射性核素，然后与电子发生相互作用。两个粒子相互湮灭，并以彼此呈大约 180° 夹角的相反方向发射两个能量为 511 keV 的 γ 光子。γ 光子可被正电子发射体层显像（PET）符合探测器检测到。通过著名的爱因斯坦质能公式 $E = mc^2$ 进行质量到能量的换算预测。

问：X 射线和 γ 射线之间有什么区别？

答：X 射线和 γ 射线都属于电离辐射。X 射线来源于原子核之外；而 γ 射线来源于原子核内部。对于所有形式的电磁辐射而言，X 射线和 γ 射线的相应能谱在光谱的高能端基本重叠。

问：一个电子的静止质量能量当量是多少？

答：一个电子的静止质量能量当量为 511 keV。这也是正电子（带正电的电子）的能量当量。

问：拉德、伦琴和雷姆之间有什么区别？

答：这些单位经常被相互混淆，但有重要的区别。

伦琴（roentgen）是照射量的单位，是指在标准温度和压力下，使每 1 cm³ 空气产生 1 个静电电荷单位所需的 X 射线或 γ 射线量为 1 伦琴。在国际单位制（International System of Units，SI）中，照射量以库仑每千克（C/kg）表示。1 伦琴等于 2.58×10^4 C/kg 空气。

拉德（rad）或辐射吸收剂量是吸收剂量的传统单位，1 拉德等于每克吸收材料吸收 100 尔格（ergs）的能量。戈瑞（gray，Gy）是 SI 系统中吸收剂量的单位；1 戈瑞 =100 拉德。

雷姆（rem）是人体伦琴当量（roentgen equ- ivalent man）的首字母缩写。雷姆的计算方法是将以拉德为单位的吸收剂量乘以一个因子，以校正所讨论的辐射类型的**相对生物效应**（relative biological effectiveness，RBE）。在 SI 系统中，**1 希沃特**（Sv）= 100 rem。

问：在软组织中，相同动能的 α 或 β 粒子哪一种更具穿透性？

答：α 粒子在软组织中的穿透性极差，因为其所带电荷会与组织中的电子发生相互作用进而迅速失去动能。与 α 粒子具有相同动能的 β 粒子具有更高的速度、更小的质量并带有单个负电荷。因此 β 粒子在软组织中更具穿透性，尽管其穿透性通常仍以毫米为单位测量。

问：定义两个用于表示放射性衰变的系统。

答：放射性衰变的传统单位为居里（Ci）。1 居里等于 3.7×10^{10} 次衰变 / 秒（dps）。该数字来自 1 g 镭的衰变率。（现代测量表明，1 g 镭的实际衰变率为 3.6×10^{10} dps。）而在 SI 系统中，衰变以贝克勒尔（becquerel，Bcq）表示。1 贝克勒尔等于 1 次衰变 / 秒；1 mCi = 37 MBq。

问：半衰期和衰变常数之间有何关系？

答：放射性核素的物理半衰期（$T_{1/2}$）的定义为，样品中一半原子发生衰变所需的时间。$T_{1/2}$ 以时间单位来表示，通常为秒、分钟、小时、天或年。衰变常数是指样品在单位时间内发生衰变的分数。衰变常数的单位是"每单位时间"（每秒，每小时）。在数学上，$T_{1/2}$ 和衰变常数（λ）的关系如下：$T_{1/2}=\ln2/\lambda$

问：光子经康普顿散射后，散射光子的能量与原始光子的能量相比有何差别？

答：在康普顿散射中，光子向反冲电子或康普顿电子释放能量。因此散射光子的能量相应降低。能量损失的数量随着散射角的增加而增加。

问：哪些因素会加速或减缓放射性衰变？

答：与化学反应不同，放射性衰变是一种物理常数，无法通过加热或冷却或施加其他物理化学因素来加速或减速。

问：采用什么特殊术语表示原子最外层的电子？

答：这些电子被称为价电子，决定了该元素的许多化学特性。

问：什么是电子的结合能？

答：结合能是指电子脱离原子所需的能量。靠近原子核壳层的电子比远离原子核的电子具有更高的结合能。该能量通常用电子伏特（eV）表示。每个电子壳层和亚壳层的结合能决定相应元素的特性；元素的原子序数越高，每个壳层和亚壳层的结合能就越大。

放射性探测与辅助仪器

问：举例说明电离室在核医学中的用途有哪些？

答：辐射巡测仪和某些便携式剂量仪需要使用电

离室。放射性核素剂量校准器包含一个电离室。

问：在 γ 探测器的碘化钠晶体中添加铊杂质的目的是什么？

答：铊用于"活化"碘化钠晶体。铊杂质为电子从晶体导带返回原子价带提供了"更便捷"的途径。

问：在碘化钠晶体中，光子能量和探测效率之间有什么关系？

答：在晶体尺寸一定的情况下，探测效率随光子能量的增加而降低。

问：为什么光电峰在脉冲高度光谱中显示为钟形曲线，而不是对应于 γ 射线能量的离散尖峰？

答：虽然 γ 射线具有离散能量，但检测过程中每一步都会受到统计因素的影响。与 γ 射线光电峰相对应的钟形曲线反映了这些统计变化，这导致测量到的不同事件具有略微不同的能量。脉冲高度分析器的"能量分辨率"越高，钟形曲线越窄。

问：在使用 γ 闪烁照相机时，"设置"能窗的意义是什么？

答：γ 照相机配有脉冲高度分析器，使操作员可以选择一个观察所需的能量范围，用来接受生成闪烁显像图像的光子。通常通过给定的目标光电峰能量和用于定义光电峰能量的可接受上下限度的百分比范围来描述能窗。^{99m}Tc 140 keV 光子的一个典型能窗为 20%，即 ±14 keV。

问：导致 γ 照相机质量控制中出现不均匀泛源图像的原因是什么？

答：原因包括光电倍增管电压调整不当、离峰照相机脉冲高度分析器设置不当、晶体存在缺陷或损坏、晶体和光电倍增管偶联不良以及泛源体模中放射性示踪剂混合不充分。

问：康普顿散射光子对闪烁显像图像质量有什么影响？

答：康普顿散射光子会影响图像质量！图像中包含落在能窗可接受限度内的散射光子。由于这些光子将被记录在与初级光子起源不同的空间位置，从而代表了错误的数据。因此，康普顿散射会降低图像对比度和空间分辨率。落在能窗之外的康普顿散射光子仍然需要通过 γ 照相机脉冲高度分析器电路系统才能处理。这些被拒绝的光子会产生死时间，并降低 γ 照相机的计数率。

问：闪烁显像图像需要哪些光子？

答：出现在人体目标器官并平行于 γ 照相机准直器视野轴向传播的初级（未经散射）光子是图像采集所需的光子。直觉上，人们可能会认为这些是"好"光子。所有其他光子都是"坏"光子。这些好光子还包括出现在目标探测对象或器官中但"离轴"传播的（未经散射）光子、出现在目标器官前方或后方的初级光子（本底光子）以及所有散射光子。

问：准直器的用途是什么？

答：准直器可确定 γ 照相机晶体的几何视野。准直器隔片会吸收所有的离轴光子（初级光子或散射光子），而不会使其到达晶体。

> **重点**：针孔型准直器可通过几何放大来使探测对象的分辨率低于 γ 照相机的空间分辨率。

问：低能通用准直器和低能高分辨率准直器在结构上有什么不同？

答：高分辨率准直器具有更多较小且较深的孔。

问：较差的能量分辨率如何降低空间分辨率？

答：具有较差能量分辨率的 γ 照相机在可进行脉冲高度分析的基础上降低了抑制散射光子的能力，也降低了用于准确定位事件空间的 x 坐标和 y 坐标的能力。

单光子发射计算机体层显像（SPECT）和正电子发射体层显像（PET）

> **重点**：大多数核医学显像机构使用 180° 单光子发射计算机体层显像（SPECT）采集进行心脏检测，使用 360° 单光子发射计算机体层显像（SPECT）采集对包括大脑在内的大多数其他器官进行成像。

> **重点**：对于 SPECT 成像，应选择能提供足够计数率的最高分辨率准直器，通常是高分辨率平行孔型准直器。

> **易错点**：除设备因素外，在 SPECT 和 PET 检测中，患者运动是导致图像质量下降的最重要原因。

问：放射性示踪剂的生物学半衰期在 SPECT 成像中有什么特别重要的意义？

答：在 SPECT 显像中，根据顺序采样角度采集二维数据。如果放射性药物的分布在数据采集开始和完成之间发生显著的生物学变化，则体层图像的重建会明显失真。

问：什么是滤波器？

答：滤波器是应用于 SPECT 和 PET 数据、可提高图像所需特性的特殊数学函数（例如，背景减除、边缘加深和统计噪声抑制）。斜坡滤波器用于消除或减少重建过程中出现的星形伪影。

> **重点**：使用 SPECT 和 PET，可在多个成像平面（通常是横向、冠状和矢状面）灵活地重新格式化图像数据。对于心脏成像，通常可获得心脏的短轴、垂直长轴和水平长轴视图。

> **重点**：在 SPECT 成像评估中，有两种方法可以快捷地显示患者运动情况，一种是将投影图像作为电影式循环播放图像显示，另一种是创建体层正弦图。在电影式图像显示中，若从一个投影到另一个投影图像的位置发生变化，则认为患者运动。这种图像最能显示垂直运动。在正弦图上，患者运动表现为堆叠投影剖面图中出现不连续。

> **易错点**：SPECT 易受多种伪影的影响。泛源均匀性不佳可产生环状伪影。偏离旋转中心会导致图像分辨率下降，严重时也会产生环状伪影。

> **重点**：PET 的空间分辨率是 SPECT 的 2 倍或 2 倍以上。

> **易错点**：PET 的空间分辨率受正电子在湮灭和光子发射前在软组织中的行进距离的限制。

> **重点**：通过透射衰减校正和探测器灵敏度校准的 PET 图像可进行绝对定量摄取测定。

> **重点**：碳、氮、氧和氟（作为一种氢的替代品）等正电子发射体有对任何生物化合物进行放射性标记的潜能。但是，开发和放射性标记单光子放射性药物的化学过程可能很复杂。

内分泌系统

问：舌甲状腺和舌下甲状腺组织的起源是什么？

答：甲状腺基始于盲孔的向下生长。甲状腺组织可见于沿甲状舌管从盲孔至正常腺体位置的任何位置。然而，当存在舌甲状腺组织时，正常组织通常会发育失败，即甲状腺的正常位置没有甲状腺。

问：^{99m}Tc- 高锝酸盐和放射性碘在甲状腺摄取机制方面有何不同？

答：放射性碘由甲状腺滤泡细胞摄取或吸收（捕获），并进行有机化，与甲状腺球蛋白上的酪氨酸残基结合后，储存在滤泡的胶质中。^{99m}Tc- 高锝酸盐可被捕获但不能被有机化。

问：在过去的 50 年或更长时间里，美国关于甲状腺摄取放射性碘正常百分比的范围发生了怎样的变化？

答：随着食盐加碘和含碘食品的使用，甲状腺摄取放射性碘的正常范围已大大降低。在 20 世纪 60 年代，24 小时的正常范围为 20%~45%，而现在的正常范围为 10%~30%。

> **重点**：放射性碘通过口服给药。而 ^{99m}Tc- 高锝酸盐通过静脉给药。

> **易错点**：一个潜在的严重易错点是将微居里和毫居里相混淆。

> **重点**：以下是 ^{123}I 和 ^{131}I 用于成人吸碘率、碘扫和治疗的大致剂量。混淆这些剂量可能会导致严重后果，尤其是将治疗剂量误用为诊断剂量。

^{123}I 吸碘率（50~100 微居里［μCi］）
^{123}I 碘扫（200~400 μCi）
^{131}I 吸碘率（10 μCi）
^{131}I 胸骨后甲状腺肿扫描（50 μCi）——但是，^{123}I 已代替 ^{131}I 用于此项检查，
^{131}I 治疗 Graves 病（7~15 毫居里［mCi］）
^{131}I 治疗甲状腺癌（30~200 mCi）

问：放射性碘和 ^{99m}Tc- 高锝酸盐的正常分布是怎样的？

答：放射性碘由甲状腺、唾液腺和胃摄取，由肾脏排出。^{99m}Tc- 高锝酸盐具有完全相同的摄取和清除模式，但由于其未被有机化，其在甲状腺和唾液腺中的滞留时间较短。

> **重点**：注射放射性药物后，在 15~20 分钟时采集 ^{99m}Tc- 高锝酸盐图像。口服后 4 小时采集常规 ^{123}I 甲状腺图像。进行 ^{123}I 延迟显像的目的是清除本底。^{99m}Tc 不像 ^{123}I 那样可以在甲状腺内进行有机化；因此其甲状腺消除速度较快，必须尽快进行成像。

问：导致甲状腺摄取异常降低的常见原因有哪些？

答：患者服用甲状腺激素、含碘药物、有机化阻滞剂（例如，丙基硫氧嘧啶或甲巯咪唑）以及近期静脉注射含碘放射影像造影剂是导致摄取异常降低的常见

原因。

> **重点：** 对于静脉注射碘造影剂接受 CT 显像的患者，不应在 6~8 周内接受甲状腺扫描。

问： 甲状腺扫描和甲状腺吸碘率这两种方法有何不同？

答： 甲状腺吸碘率是一项使用 γ 探测器的计数探头进行的非成像检查，而甲状腺扫描则使用 γ 照相机进行成像。

> **重点：** 在 ^{99m}Tc- 高锝酸盐或放射性碘扫描中，唾液腺的放射性分泌物偶尔会随吞咽活动滞留在食管中，并有可能会混淆图像解读。可让患者饮水，然后对颈部进行重新扫描来确定浓聚灶的性质。

问： 如何通过甲状腺吸碘率试验区分 Graves 病和亚急性甲状腺炎这两种导致甲状腺毒症的最常见病因？为什么？

答： 在亚急性甲状腺炎的初始阶段，甲状腺毒症由额外释放的甲状腺激素引起，这些甲状腺激素由发生炎症的腺体中释放。放射性碘和 ^{99m}Tc 均需要经促甲状腺激素（TSH）刺激才能被摄取。由于垂体的反馈调节，血清甲状腺激素升高将导致 TSH 受到抑制。因此，放射性碘或 ^{99m}Tc- 高锝酸盐的摄取也受到抑制。对于格雷夫斯病，尽管 TSH 受到抑制，但由于腺体具有自主性，摄取仍会增加。

问： 抗甲状腺药物丙基硫氧嘧啶（PTU）和甲巯咪唑（他巴唑）的作用机制是什么？

答： 两者都是硫脲类抗甲状腺药物，均可阻断碘的有机化。

问： 嗜铬细胞瘤和副神经节瘤的发病率增加可引起哪些疾病？

答： 所有类型的 II 型多发性内分泌肿瘤都与嗜铬细胞瘤有关，Hippel-Lindau 综合征和神经纤维瘤病也与之有关。

> **易错点：** 自主性结节不是毒性结节的同义词。患有自主性小结节（直径 <2.5 cm）的患者通常甲状腺功能正常。这些患者不能产生足以抑制 TSH 的甲状腺激素。

> **重点：** 单发冷结节患者中甲状腺癌的发生率约为 15%；单发热结节患者中甲状腺癌的发生率低于 1%。

问： 临床诊断甲状旁腺腺瘤后，常用哪种放射性药物定位？描述其特点和诊断时的药代动力学。

答： ^{99m}Tc- 甲氧基异丁基异腈可被甲状腺和功能亢进的甲状旁腺组织摄取；然而，该物质通常会被甲状腺快速清除，这就是进行早期（15 分钟）和延迟（2 小时）显像的基本原理。早期显像时，甲状腺摄取占主导地位，而功能亢进的甲状旁腺可能表现为局灶性热区摄取。延迟显像时，大部分甲状腺摄取通常已被清除，而功能亢进的甲状旁腺会残留摄取。

> **重点：** 甲状旁腺显像最常见的假阳性病因是甲状腺腺瘤。良性和恶性肿瘤是动态显像假阳性的其他潜在原因。

骨骼系统

问： 常规显像时，骨中残留的经 ^{99m}Tc 标记的骨放射性药物百分比是多少？

答： 在正常成人受试者中，示踪剂在给药 2~3 小时后，会有 40%~60% 的注射剂量残留在骨中。

> **易错点：** 进行骨显像解读时的最大易错点是无法理解其非特异性。骨显像的灵敏度极高；然而，特异度却相当低。最常见的易错点是将关节炎或既往创伤诊断为转移性病灶，或者是与之相反。建议进行相应位置的断层显像进行鉴别。

问： 对于放射性分布增高的病灶，如何在骨关节炎和转移性病灶之间进行鉴别？

答： 骨关节炎出现在四肢中具有特征性的位置。由于股骨近端以下或肱骨近端以远的转移性病灶相对罕见，应首先考虑老年患者的肘部、手腕、双手、膝关节和足部为骨关节炎。两侧关节都受累在关节炎中常见，但在转移性疾病中并不常见。下腰椎是争议最大的区域，因为此处关节炎和转移性疾病都常见。与转移性疾病相比，退行性疾病往往更常见于后位和侧位。建议进行断层显像来帮助鉴别。

问： 上皮原发性恶性肿瘤的转移性病灶在全身骨中有怎样的分布特点？

答： 根据经验，80% 的转移见于中轴骨（脊柱、骨盆、肋骨和胸骨）。其余的转移在颅骨（10%）和长骨（10%）之间均匀分布。单发肋骨高摄取病灶是转移性的可能性较低。乳腺癌患者发生胸骨转移的可能性较高。

> **重点：** 大多数上皮性肿瘤首先转移至红骨髓中。肿瘤组织中并不会出现骨代谢增高，在转移灶周围的骨中却会出现反应性骨代谢增高。

易错点：注射部位通常可见少量放射性分布；不应将其与病理现象相混淆。注射部位的显像剂外渗可能会导致近端淋巴结摄取。皮肤上不同程度的尿液污染可能叠加在骨骼结构上，并可能与转移性疾病相混淆。使用多个体位摄片有助于加以区分。

重点：在许多疾病中，骨显像对于骨转移的检测具有很高的灵敏度。对于具有溶骨性而不具有成骨性反应的肿瘤灵敏度较低，例如多发骨髓瘤、甲状腺癌和肾细胞癌。骨显像对于最先累及骨髓的肿瘤（如淋巴瘤）也不太灵敏。

问：如何减少膀胱、卵巢和睾丸受到的辐射剂量？

答：这些结构的辐射剂量主要来自膀胱中的放射性。多次排尿可降低患者的辐射剂量。

重点：肾脏显影模糊或不可见，观察者应意识到可能为超级骨显像。这可能会被误解为没有放射性示踪剂通过肾脏排泄。在因转移性或代谢性疾病导致的超级骨显像中，肾脏显影不清的原因为：（1）因为骨骼比平时浓聚了更多的示踪剂，而使经肾脏排泄的示踪剂较少；（2）由于骨骼摄取示踪剂增加，使得肾脏显影可能低于灰度阈值。通过调整灰度设置窗可以很容易地确定肾脏是否显影。

问：哪些征象可用于区分由转移性疾病引起的超级骨显像与由代谢性疾病引起的超级骨显像？

答：在由转移性疾病引起的常见的超级骨显像中，摄取增加通常局限于中轴骨以及股骨和肱骨的近端部分，即红骨髓区域。通常此处也会存在一些病灶。而在代谢性骨病中，通常整个骨骼都会受到影响，在四肢和中轴骨中均可见摄取增加。

问："闪烁"现象的原理是什么？

答：在一些接受过针对转移灶化疗的患者中，肿瘤负荷降低，与之相关的是由化疗后骨骼愈合引起的成骨细胞活跃度增加。这在骨显像中可能显示为放射性摄取反常增加或明显恶化。这种情况在治疗后可能会持续长达6个月。

问：乳房切除术后的胸腔外观如何？

答：进行根治性乳房切除术时，需从相应的前胸切除大部分软组织。术区侧肋骨的热区比对侧肋骨显得"更热"。这是由于软组织的减少导致了其对肋骨放射性的衰减作用减弱。另一种情况是，如果使用了适当的乳房假体，则患者成像结果可能表现为术区侧肋骨放射性分布减少。

问：哪些因素会导致在平面显像上骨折呈阳性的时间延长？

答：移位和粉碎性骨折以及累及关节的骨折在平面显像上往往呈长期阳性，并且老年患者的骨折愈合时间也会延长。

问：外胫夹与胫骨应力性骨折的平面显像相比有何不同征象？

答：应力性骨折病灶通常为局灶性或梭形。其放射性分布范围可与整个骨的宽度相当，但更常见的是部分延伸到骨干。外胫夹的放射性分布通常位于胫骨后内侧皮质，占骨长度的1/3或以上。在纯外胫夹中，不存在局灶性成分，且可见平行于骨长轴的浅表线性放射性分布。

问：可使用三时相骨显像对骨髓炎进行诊断。导致三时相结果呈阳性的其他原因有哪些？

答：其他原因还包括近期发生骨折、肿瘤、Charcot关节病和软组织感染伴慢性非感染性骨病。

易错点：有时在患有骨髓炎的新生儿中可见假阴性图像。有时病变表现为放射性分布减少。

肝胆

问：由美国食品和药物管理局（FDA）批准的，作为 ^{99m}Tc-HIDA 类似物的两种放射性药物在临床上有何用途？有何不同？

答：获批的示踪剂是 ^{99m}Tc-DISIDA（地索苯宁）和 ^{99m}Tc- 甲溴苯宁（Choletec）。甲溴苯宁的肝脏吸收率较地索苯宁高，分别为 98% 和 88%，而甲溴苯宁的肾脏排泄率较地索苯宁低，分别为 1% 和 9%。对于肝功能不全的患者和年幼儿童，应首选具有较高吸收率的甲溴苯宁。

重点：^{99m}Tc-HIDA 被吸收的细胞机制与胆红素相同，但不会发生结合。放射性药物随后沿胆汁分泌路径通过胆道系统进入肠道。

重点：^{99m}Tc-HIDA 放射性药物的另一种排泄途径是通过肾脏。排泄量通常较小，但会随着肝功能障碍的加重而增加。

问：对疑似急性胆囊炎的患者进行肝胆动态显像前，最需要关注的问题是什么？为什么？

答：患者最后一次进食是什么时候？如果患者在最近4小时内有进食，则胆囊收缩可能继发于胆囊收缩素的内源性刺激，那么放射性示踪剂将无法进入胆囊。如果患者超过24小时未进食，则胆囊可能一直没有获得收缩刺激，并可能因其内含有浓稠胆汁而阻止示踪剂进入胆囊。可使用辛卡利特（一种胆囊收缩素类似物）排空胆囊。

> **重点**：如果患者在研究前服用辛卡利特排空胆囊，则至少应在 30 分钟后给予 HIDA 放射性药物，以使胆囊松弛。

问：除了前面提到的，输注辛卡利特还有哪些其他常见适应证？

答：常见的适应证有：（1）区分常见的胆总管梗阻与功能性病因，作为延迟显像的一种替代方法；（2）如果高度怀疑患有急性非结石性胆囊炎的患者可见胆囊充盈，则排除此疾病（病变胆囊不会因急性或慢性疾病而收缩）；（3）确认或排除慢性非结石性胆囊疾病（胆囊运动障碍）。

问：肝胆动态显像对于检测急性胆囊炎是一种极具灵敏度和特异度的方法。在哪种临床条件下可以增加诊断急性胆囊炎的假阳性？

答：可能出现假阳性的患者有：空腹时间小于 4 小时或大于 24 小时的患者、摄入高营养的患者以及患有慢性胆囊炎、肝功能障碍或并发严重疾病的患者。

问：在肝胆动态显像期间观察到的环状征是什么？其意义何在？

答：环状征是指胆囊窝附近的肝实质活度增加。这一结果与重度急性胆囊炎有关，也与穿孔和坏疽等并发症发病率增加有关。

问：注射 ^{99m}Tc-HIDA 后可将哪个时间的胆囊尚未充盈诊断为急性胆囊炎？

答：注射 ^{99m}Tc-HIDA 后 1 小时胆囊尚未充盈即认为是不正常的。但是，除非在注射放射性药物后 3~4 小时或进行吗啡给药后 30 分钟内胆囊尚未充盈才诊断，否则无法诊断为急性胆囊炎。

> **重点**：胆囊显影延迟最常见的原因是慢性胆囊炎。严重肝功能障碍也是常见的原因（即，摄取和清除出现延迟），原因可能是药代动力学发生改变。

问：吗啡增强胆管闪烁肝胆动态显像的作用机制是什么？

答：吗啡可增加 Oddi 括约肌的张力，从而增加导管内压力。如果通畅，胆汁会优先通过胆囊管。

问：什么是急性非结石性胆囊炎？

答：急性非结石性胆囊炎常见于患有持续创伤、烧伤、脓毒血症或其他严重疾病的虚弱的住院患者。该疾病具有较高的发病率和死亡率。碎屑或炎症变化可能

会导致胆囊管梗阻。在某些情况下，急性胆囊炎是由感染、缺血或毒血症导致胆囊壁直接发炎而引起的，不会出现胆囊管梗阻。

> **重点**：肝胆动态显像对急性非结石性胆囊炎的诊断灵敏度约为 75%~80%，对急性结石性胆囊炎的灵敏度为 95%~98%。

> **重点**：如果临床高度怀疑为急性非结石性胆囊炎，但胆囊可见，使用辛卡利特可能有助于诊断。如果胆囊收缩，则可以排除胆囊炎。如果胆囊不收缩，则可能是急性或慢性非结石性胆囊炎。

问：通常通过超声检测胆总管扩张来诊断胆总管梗阻。在什么临床情况下，通过肝胆动态显像有助于诊断？

答：对于导管发生扩张之前（24~72 小时）的早期急性梗阻，以及既往患有慢性扩张性导管梗阻的患者，该方法会有帮助。

问：哪些肝胆动态显像的结果会诊断为重度胆总管梗阻？

答：结果包括：肝脏摄取迅速，肝持续显影但未见将显像剂清除至胆管。这种现象是由梗阻产生的高压导致的。

问：哪些肝胆动态显像的结果会诊断为胆总管部分梗阻？

答：结果包括：延迟显像或服用辛卡利特后，肝脏摄取良好但胆肠清除延迟或胆管清除不良。

> **重点**：对于因功能性原因导致通过延迟的患者，服用辛卡利特会导致 Oddi 括约肌松弛，胆道清除以及胆肠通过迅速。然而，辛卡利特通常对部分胆总管梗阻的患者无效果。

> **易错点**：辛卡利特的给药方法至关重要。团注给药可能导致胆囊颈痉挛以及排空无效。同样，用 1~3 分钟输注通常会导致多达 1/3 的正常受试者胆囊收缩不良。一项比较 15 分钟、30 分钟和 60 分钟辛卡利特输注方法的多中心研究显示，在 60 分钟内输注 0.02 μg/kg 是最佳输注方法（异常率 <38%）。该方法应对所有适应证均适用。

问：哪种辅助操作可提高肝胆动态显像对胆道闭锁检测的灵敏度？

答：在进行 HIDA 研究前 5 天给予苯巴比妥会激活肝酶并增加胆道排泄。成像时，血清苯巴比妥水平应处

于有效浓度范围内。

问：如何通过肝胆动态显像诊断胆道闭锁？

答：延迟至 24 小时时，仍未观察到 ^{99m}Tc-HIDA 示踪剂清除至肠道，即可诊断为胆道闭锁。因为延迟到 24 小时时，新生儿肝炎所引起的图像异常通常都已被消除，但并非总是如此。

> **重点**：胆囊充盈与胆肠通过情况具有相同的临床意义。该结果可用于排除胆道闭锁。

问：什么是胆囊切除术后综合征，其常见原因有哪些？

答：在接受胆囊切除术的患者中，有些会出现复发性胆绞痛样疼痛。原因包括：结石残留或复发、炎症性狭窄、Oddi 括约肌功能障碍或极少见的胆囊管残余物发炎或梗阻。

> **重点**：Oddi 括约肌功能障碍是指发生在括约肌水平的部分胆道梗阻，无结石或狭窄。肝胆动态显像显示存在部分胆道梗阻。最终通过内窥镜逆行胰胆管造影术（ERCP）排除结石或狭窄，从而做出诊断。

泌尿生殖系统

问：通过肾小球滤过的肾血浆流量比例是多少，由肾小管分泌的比例是多少？

答：通过肾小球滤过清除的肾血浆流量比例为 20%，通过肾小管分泌的比例为 80%。

问：肾脏摄取 ^{99m}Tc- 二乙烯三胺五乙酸（DTPA）、^{99m}Tc- 巯乙甘肽（MAG3）和 ^{99m}Tc- 二巯基丁二酸（DMSA）的机制分别是什么？

答：^{99m}Tc-DTPA，肾小球滤过；^{99m}Tc-MAG3，肾小管分泌；^{99m}Tc-DMSA，皮质近端肾小管结合。

问：皮质结合 ^{99m}Tc-DMSA 的比例是多少？
答：皮质结合 ^{99m}Tc-DMSA 的比例为 40%~45%。

> **重点**：脱水会延迟放射性示踪剂的摄取和清除。所有接受肾动态显像的患者均应补充足量的水分。

问：在肾动态显像中，什么时候计算分肾功能最好？

答：由于需要关注肾脏皮质摄取放射性药物的情况，最佳时间为初始血流灌注后、集合系统出现放射性分布前，通常为 1~3 分钟。若功能良好，3 分钟前即可见放射性分布，尤其是对于儿童。因此，总体而言，1~2 分钟的间隔可能是最佳的。

问：计算绝对肾小球滤过率（GFR）的一般方法有哪些？

答：可使用血液采样、血液采样联合尿液收集以及影像方法来计算绝对 GFR。

问：在利尿肾图中如何选择适当的肾脏感兴趣区（ROI）？

答：ROI 应包括扩张的集合系统，且最大程度地排除皮质。

问：哪些因素可影响利尿肾图的准确度？

答：补水状态、肾功能、利尿剂剂量、放射性药物的选择和膀胱容量会影响其准确度。检查前需要补充足量的水，以确保尿流顺畅和对利尿剂有充分反应。膀胱过度充盈可能导致功能性清除延迟。强烈建议对儿童和不能排尿的成人实施尿道导管插入术。由于 ^{99m}Tc-MAG3 提取效率高且图像分辨率良好，所以选择 ^{99m}Tc-MAG3 作为放射性药物。^{99m}Tc-DTPA 在肾功能良好的患者中的效果较佳。肾功能不全是利尿肾图检测的限制因素。肾脏必须能够对利尿剂产生反应。因此，在肾功能不全的情况下，必须增加利尿剂的剂量，但所需的确切剂量只能凭经验进行估计。

问：用于诊断继发于反流的瘢痕形成的最灵敏技术是什么？

答：^{99m}Tc-DMSA 皮质显像的灵敏度最高。CT 灵敏度良好，但对儿童的辐射剂量较高。超声检查的灵敏度较低。

问：如何通过放射性核素显像区分上尿路感染和下尿路感染，为什么这种区分很重要？

答：对于上尿路感染或肾盂肾炎，^{99m}Tc-DMSA 会显示肾小管功能障碍，表现为摄取减少。这是一个可逆的过程，通过适当的治疗，肾小管功能可在 3~6 个月内恢复。上尿路感染可能导致随后的肾瘢痕形成、高血压和肾衰竭。

问：放射性核素显像相较于膀胱造影的优点是什么？

答：对于反流检测，使用放射性核素检测比使用造影剂增强的排尿式膀胱尿道造影更为灵敏，且产生的辐射照射显著更少（只有后者的 1/200~1/50）。不过，在用于男童的首次评估时，造影检查的较高分辨率可用于诊断解剖学异常，例如后尿道瓣膜。

肿瘤：正电子发射体层显像（PET）

问：葡萄糖和 ^{18}F-FDG 的摄取机制有何不同？
答：在通过葡萄糖转运蛋白进行初始摄取进细胞

后，两者均可被己糖激酶磷酸化。与葡萄糖 -6- 磷酸不同，^{18}F-FDG-6- 磷酸不进行进一步代谢，而是被截留在细胞内。与葡萄糖不同的是，^{18}F-FDG 可通过肾脏清除。

问： FDG PET 对多种恶性肿瘤的检测都具有高灵敏度。FDG PET 通常对哪些肿瘤的灵敏度较差？

答： FDG PET 对原发性肝细胞肝癌、肾癌和前列腺癌的灵敏度较差。与原发性肿瘤相比，对转移性疾病的灵敏度更低。

> **重点：** 用于甲状腺癌显像时，^{131}I 或 ^{123}I 在检测高分化乳头状或滤泡性甲状腺癌方面比 ^{18}F-FDG 更为灵敏。对于已接受 ^{131}I 治疗且在随访评估中显示 ^{131}I 全身扫描结果呈阴性、但血清甲状腺球蛋白值有所升高的患者，使用 ^{18}F-FDG PET 进行恶性肿瘤检测的灵敏度较高。原因是肿瘤已去分化为更高级别的恶性肿瘤。

> **重点：** 在使用 PET/CT 的情况下，由患者或呼吸运动或器官运动（肠）引起的配准不良可能会引起潜在的假阳性解读。通常在潮气量呼吸期间采集 PET/CT 图像。然而，由于解剖学配准和衰减校正可能存在误差，进而可能导致伪影的产生。

问： FDG PET 在肿瘤分期中有哪些局限性？

答： 通过 PET 成像不能检测到微观转移，肿瘤的代谢可能会掩盖相邻受累的局部淋巴结，同时发生的感染 / 炎症可能会产生假阳性结果，并且该成像检测对颅内转移的灵敏度较低。

问： 使用 FDG PET 进行肿瘤再次分期有何局限性？

答： 手术、化疗、尤其是放射治疗后出现的炎症反应可能导致 ^{18}F-FDG 摄取增加，这可能会与肿瘤摄取相混淆。即使在治疗后经适当延迟再安排患者进行成像，也可能仍需要再次进行随访成像。如果代谢正在减少，则有助于确认为良性过程。

> **重点：** 通常推荐在化疗后 3 周进行 FDG PET/CT 成像以评估治疗反应，但对于放射治疗则至少为 2 个月，最佳时间为 3 个月。从临床角度来看，并非总能遵循这些指导原则，但了解潜在问题对于解读结果至关重要。

> **重点：** FDG PET/CT 能够帮助定位肿块内代谢最活跃的区域，以避免活检在坏死区域取样。

问： 最准确的骨转移检测方法是什么？

答： 具体视情况而定。磁共振成像（MRI）具有较高的灵敏度，通常可检测到通过骨显像未发现的病变，因为该方法可以显示骨髓变化，不必等到发展为继发性反应性皮质骨出现变化。骨闪烁显像的优势在于可以对全身进行常规成像。该方法尤其有助于检测硬化（成骨性）转移。对于溶骨性肿瘤的检测，FDG PET 扫描比骨扫描更为灵敏。有时，同时使用几种方法检测同一患者的不同病变可起到相互补充的效果。^{18}F-NaF 是一种极具灵敏度的骨显像示踪剂，但该显像剂的特异度较低。使用 PET/CT 可提高其特异度。

问： 未经衰减校正与经衰减校正的 FDG PET 图像相比有哪些区别？

答： 未经衰减校正的图像与经衰减校正的图像有很大不同。在未经衰减校正的情况下，由于来自靠近体表组织的光子撞击探测器之前发生衰减的数量较少，靠近体表的组织显像更加强烈。这就解释了为什么图像中皮肤看起来像是用炭笔勾勒出来的那样明显。充满空气的肺部显像也很强烈。由于中央区域可见的计数较少，可能会导致病变未被发现。但是，这是检测皮肤病变的首选方法。为了进行准确的定量化（标准摄取值，SUV），必须使用经衰减校正的图像。

肿瘤：除氟代脱氧葡萄糖（FDG）以外的放射性药物

问： 关于 ^{111}In-OctreoScan（喷曲肽），以下哪些陈述是正确的？

　　a. 它是一种生长抑素受体显像剂。

　　b. 对所有神经内分泌肿瘤的灵敏度均很高。

　　c. 在脾脏和肾脏中可见最高摄取。

　　d. 仅神经内分泌肿瘤具有生长抑素受体。

答： a、c。尽管该显像剂对于许多神经内分泌肿瘤（例如，类癌）的检测具有较高的灵敏度，但对其他神经内分泌肿瘤（例如，胰岛素瘤和甲状腺髓样癌）的灵敏度较差。生长抑素受体也存在于多种非神经内分泌肿瘤中，包括星形细胞瘤、脑膜瘤、恶性淋巴瘤以及乳腺癌和肺癌。

> **重点：** 目前，^{68}Ga-dotatate PET/CT 已获得 FDA 批准，可用于神经内分泌肿瘤的生长抑素显像。与 ^{111}In- 喷曲肽相比，该显像剂可为肿瘤检测提供更好的图像质量和更高的灵敏度。与其他 PET 研究一样，与 ^{111}In- 喷曲肽的 24 小时显像相比，该显像剂在注射后 2 小时即可完成显像。

重点：前哨淋巴结是恶性肿瘤淋巴引流的第一个淋巴结，也是最有可能出现转移的淋巴结。通常采用放射性核素前哨淋巴结显像检测前哨淋巴结。有时，外科医生在手术时也会使用蓝色染料以显示前哨淋巴结。

问：哪些恶性黑色素瘤患者需要接受前哨淋巴结显像检查？

答：前哨淋巴结显像适用于原发性病变厚度 >1 mm 且 <4 mm 的患者。原发性病变厚度 <1 mm 的患者复发风险低且具有良好预后。原发性病变厚度 >4 mm 的患者出现区域性转移和远隔转移的风险较高。

问：前哨淋巴结显像可提供哪些信息？

答：前哨淋巴结显像可帮助外科医生定位前哨淋巴结，然后可在手术中使用 γ 探头对其进行检测。对该淋巴结的组织进行免疫组织化学染色后，可确定是否存在转移。所得结果将用于确定是否需要对患者进行进一步的淋巴结床清扫术。如果前哨淋巴结染色结果为阴性，则无须进行进一步手术。

问：前哨淋巴结显像通常用于哪些其他恶性疾病？注射放射性药物的方法有哪些？

答：前哨淋巴结显像通常用于乳腺癌的检测。注射放射性药物的方法各不相同。一些医院采用的注射放射性药物的方法为肿瘤内注射。其他方法还有经皮下注射、乳晕周围区域注射。后者的基本原理是，所有淋巴在进一步引流至腋窝区域之前先引流至乳晕区域。

重点：在患有获得性免疫缺陷综合征（AIDS）和存在脑内肿块的患者中，^{201}Tl 可用于区分恶性肿瘤（通常为淋巴瘤）与炎症病因（通常为弓形体病）。^{201}Tl 很少被炎症区域摄取，但可被许多恶性肿瘤摄取。其预测值大于 85%。^{18}F-FDG 的摄取情况与之类似。

重点：^{111}In-ProstaScint 不再是用于转移性前列腺癌显像的常用示踪剂。^{18}F-fluciclovine（Axu-min）PET（一种氨基酸类似物）已获批用于转移性前列腺癌的显像。目前，正在对 ^{68}Ga-前列腺特异性膜抗原（PSMA）和 ^{18}F-PSMA 靶向放射性药物（两种用于转移性前列腺癌显像的 PET 示踪剂）进行研究，至少其中一种示踪剂有望在不久的将来获得批准。这些小分子放射性药物的靶标是该酶在细胞外结构域内的位点。然后通过胞吞作用使其转移到细胞内。使用该示踪剂获得的图像质量明显优于 ProstaScint，并且很可能优于 ^{18}F-fluciclovine。

胃肠系统

重点：放射性核素胃肠反流显像（"牛奶检测"）是一种检测反流的灵敏方法，因为它的采集速率较高（5~10 秒/帧）。然而，该方法对于误吸的灵敏度较差（<25%）。唾液图本质上是一种食管通过显像，期间将少量示踪剂置于儿童口腔，可显著提高对误吸检测的灵敏度。

问：胃近端和胃远端的功能作用分别是什么？

答：在进食后，胃近端（胃底）经历容受性舒张和调节，并负责排空液体。胃远端（胃窦）研磨和筛分固体食物以及负责排空固体。

问：描述固体和液体排空模式的差异。

答：液体以指数模式排空。固体排空经历两个阶段，在开始线性模式排空前有一个初始停滞期。停滞期的存在是由于将食物分解成可以通过幽门的小颗粒需要时间。

问：下列哪些因素会影响胃排空速率：食物成分组成、一天中的时间、姿势（站立、坐姿、躺卧）、压力、运动？

答：所有因素。胃排空研究应针对试餐的食物量和成分组成、一天中的时间、患者姿势、采集方法、处理方法和正常值进行统一。建议使用标准化试餐，正常值应基于该方法。

问：已发表的关于标准化固体胃排空研究的建议包括哪些内容？

答：已发表的关于标准化固体胃排空研究的共识包括摄入特定量的蛋清三明治、果酱和水。在摄入试餐后即刻、摄入后 1 小时、2 小时和 4 小时采集前位和后位像。进行衰减校正。确定排空比例的正常值：1 小时 >10%、2 小时 >40%、4 小时 >90%。

重点：当仅采集前位像时，胃排空程度可能被低估。一般认为几何平均值法是进行衰减校正的标准方法。

问：体内标记、经改进的体内（体外）标记、体外试剂盒方法——这三种标记方法的红细胞标记效率分别是多少？

答：体内标记效率为 75%，经改进的体内（体外）标记效率为 85%，市售体外试剂盒方法的标记效率 >97%。

重点：市售体外试剂盒方法（Ultra-Tag）用于 ^{99m}Tc-红细胞标记的效率极高，成为当今的首选方法。

问：在放射性核素消化道出血研究中，确诊活动性出血部位的必要标准是什么？

答：先前未出现过放射性示踪剂"热区"的部位出现放射性示踪剂"热区"，通过模式与肠道解剖学一致，活度随时间逐渐增加，并可顺行和（或）逆行移动。

> **易错点**：胃肠（GI）出血检查时，因标记不佳（游离 ^{99m}Tc- 高锝酸盐）出现放射性分布，可能会被误认为 GI 出血。

> **重点**：当怀疑存在游离 ^{99m}Tc- 高锝酸盐时，应查看甲状腺和唾液腺的摄取。如果患者近期接受了 CT 增强扫描检查，则甲状腺可能不可见。

> **重点**：在 GI 出血检查采集结束时加做骨盆侧位像或左前斜位像（LAO）可能有助于区分膀胱、直肠出血和阴茎的放射性分布。

> **易错点**：在 ^{99m}Tc- 红细胞（RBC）GI 出血检查中观察到不发生移动的固定局灶性活度可能是由副脾、血管瘤、静脉曲张或动脉瘤引起的。

> **重点**：RBC 消化道出血检查可检测到的出血速率约为 0.1 ml/min，而（对比）血管造影术可检测到的出血速率为 1 ml/min。

> **重点**：最常见的胃肠道先天性异常是梅克尔憩室，其原因是胚胎发育过程中，胚胎的脐肠系膜管关闭不全，导致该管通过脐带连接了卵黄囊和原始前肠。

> **重点**：梅克尔憩室是一种真性憩室，发生在小肠系膜对向的一侧，通常距回盲瓣约 80~90 cm，不过也可能出现在其他部位。

> **重点**：在所有梅克尔憩室的患者中，10%~30% 存在异位胃黏膜，60% 出现胃肠症状的患者存在异位胃黏膜，98% 的出血患者存在异位胃黏膜。

> **易错点**：可能导致梅克尔憩室假阳性的原因包括：尿路来源（如马蹄肾、异位肾）、炎症（如炎性肠病、肿瘤）、肠梗阻（最常见于肠套叠和肠扭转）和其他异位胃黏膜区域（如胃肠重复囊肿）均可导致的假阳性结果。

感染和炎症

问：哪些光电峰用于 ^{111}In- 白细胞成像，其各自丰度分别为多少？

答：173 keV（89%）和 247 keV（94%）

问：进行 ^{111}In- 白细胞成像应使用哪种准直器？

答：中等能量准直器。

> **重点**：在 ^{67}Ga 图像上，结节病摄取的典型图像为：（1）由于唾液腺、腮腺和鼻咽区域存在摄取，出现"熊猫"征；（2）由于气管旁淋巴结和肺门淋巴结存在摄取，出现"λ"征。FDG PET 也可见"λ"征，但不可见"熊猫"征。

问：哪类白细胞可用 ^{111}In-oxine 和 ^{99m}Tc-HMPAO 进行标记？

答：^{111}In-oxine 可与中性粒细胞、淋巴细胞、单核细胞、红细胞和血小板结合。^{99m}Tc-HMPAO 仅与中性粒细胞结合。

问：关于 ^{111}In-oxine 标记的白细胞，下列哪些陈述是正确的？

a. ^{111}In-oxine 标记的白细胞可用于评估炎性肺病。

b. ^{111}In-oxine 标记的白细胞对检测椎骨骨髓炎具有很高的灵敏度。

c. 当外周白细胞计数低于 3000/mm^3 时不应使用。

d. ^{111}In-oxine 标记白细胞是用于腹腔内感染检测的首选放射性药物。

答：正确选项为 c 和 d，解释如下：

a. 错误。对于炎性肺疾病评估，最好选择 ^{67}Ga 或 ^{18}F-FDG。

b. 其在椎骨骨髓炎检测中的灵敏度较低，假阴性率为 40%。^{67}Ga 或 FDG 可能是最佳选择。

c. 白细胞计数低于 3000/mm^3 不足以进行放射性标记白细胞研究。

d. 不通过腹腔内肝胆和泌尿生殖系统清除使得 ^{111}In 标记的白细胞成为检测腹腔内感染的理想选择，优于通过以上两种途径均可被清除的 ^{99m}Tc-HMPAO。

> **重点**：^{99m}Tc-HMPAO 是用于儿童的定位感染部位的首选示踪剂，因为 ^{111}In 标记的白细胞对脾脏辐射剂量高达 30~50 拉德（成人为 15~20 拉德）。而 ^{99m}Tc-HMPAO 对脾脏的辐射剂量小于 2.2 拉德。

问：使用 ^{111}In 和 ^{99m}Tc-HMPAO 白细胞的最佳成像时间是多久？

答：使用 ^{111}In- 白细胞通常在 24 小时时进行成像。在 4~6 小时时显像对于检测感染的灵敏度较低。对于腹腔内感染，^{99m}Tc-HMPAO 白细胞成像应在 2 小时时进行，在发生胆道和肾脏清除前。腹腔外感染可以较晚成像，通常在 4 小时时，以预留清除本底的时间。

重点：炎性肠病是 ^{111}In- 白细胞 24 小时成像的一个例外情况，该疾病应在 4 小时时进行成像，因为腔内炎症细胞脱落可能导致 24 小时时的定位不准确。

易错点：白细胞可能会在无感染的炎症部位聚集（例如：静脉导管；鼻胃管、胃内管和引流管；气管造口术和结肠造口术）。白细胞可在术后手术部位聚集 2~3 周，在愈合中的骨折部位可能会观察到低度摄取。副脾可能会被误诊为感染，并且移植肾往往会导致白细胞聚集。

易错点：在单次放射性标记白细胞显像中，咽炎、鼻窦炎、肺炎、疱疹性食管炎或 GI 出血产生的被吞咽或脱落的细胞使腹腔内肠道出现放射性活度。

易错点：放射性标记白细胞显像在用于疑似四肢骨髓炎时可能因骨髓移位而产生假阳性结果。增加骨髓显像（^{99m}Tc- 硫胶体）才可证实或排除此类诊断。在白细胞显像中骨髓炎将显示摄取增加，而在骨髓显像中将显示摄取正常或减少。两种放射性药物分布相似则表明感染呈阴性。

中枢神经系统

问：如何诊断脑死亡？

答：脑死亡是一种临床诊断，通常患者处于深度昏迷状态，并且完全没有脑干反射或自主呼吸。必须排除可逆原因（如药物、体温过低），必须诊断出功能障碍的原因（如外伤、脑卒中），观察到的脑死亡现象必须达到规定时间长度（6~24 小时）后才能将临床结果确定为脑死亡。可使用脑电图（EEG）和放射性核素脑灌注成像等确认性检查来提高诊断确定性。

问：哪些放射性药物适用于脑死亡评估？

答：^{99m}Tc-HMPAO 或 ^{99m}Tc- 半胱氨酸乙酯二聚体（ECD）均适用。首选血流灌注显像方法。可采集 15~20 分钟时的延迟图像进行诊断。

重点：脑死亡显像的血流灌注相和延迟相图像上可能会出现"热鼻"，原因在于血液会从颈内动脉分流至供应面部和鼻部的颈外动脉系统。

问：SPECT 脑灌注显像或 FDG PET 成像如何在痴呆的鉴别诊断中发挥作用？

答：此类显像用于观察放射性分布模式。多发性脑梗死性痴呆的特征是：存在多个既往梗死区域；摄取减少的区域与血管分布相对应；以及基底神经核和丘脑等深部结构发生变化。阿尔茨海默病的特征模式为双侧颞叶和顶叶灌注不足以及低代谢。皮克病或额颞痴呆的特征为额叶和颞叶摄取减少。

重点：尽管阿尔茨海默病在灌注显像上表现为双颞叶顶叶模式，但通常不对称。在疾病晚期显像中可能会出现额叶摄取减少。大脑后扣带回和楔前叶区域的摄取减少也是特征性表现。

重点：^{18}F-florbetapir（Amyvid）已获批用于评估认知功能损害患者的 β 淀粉样蛋白神经炎斑的密度。显像结果呈阴性则可排除阿尔茨海默病这一病因。但淀粉样斑块显像结果呈阳性却不能诊断为阿尔茨海默病，因为在非痴呆正常个体中也可能出现相同的阳性结果。

问：对癫痫发作患者进行脑血流灌注显像的目的是什么？PET 或 SPECT 的预期模式是什么？

答：使用 ^{18}F-FDG PET 和 ^{99m}Tc-HMPAO 或 ECD SPECT 进行的发作间期研究显示，在 FDG PET 图像上可见代谢下降，在 SPECT 图像上可见灌注减少。在癫痫发作（发作期）期间可见放射性分布增加。应在癫痫发作期注射 SPECT 示踪剂。因为示踪剂在体内位置固定，所以可以延迟成像。FDG PET 的体内代谢转运问题使其不太可能用于癫痫发作病灶检测。

心血管系统

重点：使用 SPECT 或 PET 获得的心肌灌注显像是存活心肌的相对血流"地图"。即，为了使放射性分布被记录在图像中，必须将其递送（血流）到心肌并由心肌细胞（存活心肌）摄取。

问：^{99m}Tc- 甲氧基异丁基异腈和 ^{99m}Tc-tetrofosmin 定位在心脏中的比例分别为多少？

答：^{99m}Tc 甲氧基异丁基异腈为 1.5%；^{99m}Tc-tetrofosmin 为 1.2%。

问：应常规执行何种质量控制来检测患者成像时的身体运动？

答：审查影片图像中的原始数据。对正弦图进行审查也可以确认运动情况。

> **重点**：纠正患者运动问题的最佳方法是再次进行检测。如果无法再次进行检测，则可以使用软件运动校正程序。不过，该软件通常仅可校正一个轴（即垂直方向）上的运动。而运动通常在多个维度上均有发生。

> **易错点**：软组织的光子衰减会导致心肌中可见的放射性分布降低；如果在静息和负荷条件下均可见放射性分布降低，则可能提示为心肌梗死；如果仅在负荷研究中可见活度降低，则可能提示为心肌缺血。对于女性，乳房衰减会导致心室前壁、中隔或外侧壁放射性分布减少，具体减少程度取决于乳房的大小、形状和位置。男性则表现出下壁衰减的特征，即所谓的膈肌衰减。

问：图像解读人员可通过哪些方法来确定固定的心肌放射性分布减少是病理性的（即梗死）还是仅由衰减引起？

答：审查影片图像中的原始数据以查看软组织衰减。审查门控 SPECT 有助于确定是否存在室壁运动和增厚，所得结果可能表明放射性分布减少不是由梗死引起的，而是由衰减导致的。衰减校正程序有助于区分衰减与梗死。

> **重点**：为了校正心脏衰减，必须采集透射图。可通过采集来自 γ 源（即钆-153）的透射计数完成图像采集。如今，SPECT/CT 检查中的 CT 部分最常用于衰减校正。

问：运动负荷诱发的心脏扩张在 SPECT 灌注显像中的意义是什么？

答：正常心脏在运动负荷期间会发生扩张，但门控 SPECT 图像是在负荷后采集的，此时正常心脏应已恢复至基线大小。负荷后扩张提示为心失代偿和三支血管疾病。

> **重点**：左束支传导阻滞（left bundle branch block, LBBB）患者可能存在运动负荷可诱导的可逆性间隔灌注不足。真正缺血的患者通常不存在孤立的间隔受累，也会出现尖端和前壁缺血。可以通过对 LBBB 患者进行药物负荷来避免这种情况。

> **重点**：导致冠状动脉疾病运动负荷试验结果假阴性的一个主要原因是未能达到足够的运动水平。

> **重点**：运动负荷后，肝脏中出现显著摄取通常表明运动水平不足。在运动达到峰值时，血流会从内脏血液循环分流至心脏。

问：双嘧达莫和瑞加德松的作用机制是什么？

答：双嘧达莫通过抑制腺苷脱氨酶的再摄取并因此提高内源性腺苷的作用。瑞加德松是一种选择性 A2A 冠状动脉受体。

问：一杯咖啡对药物负荷有什么影响？

答：咖啡、茶、软饮料或巧克力等食物中的咖啡因类型具有化学相关性，会阻碍药物负荷试验的效果。

问：静息时冠状动脉中的狭窄比例是多少时静息血流会受影响？

答：冠状动脉狭窄百分比大于 85%~90% 时会出现静息时血流减少。并非所有的狭窄都一样。长而不规则的狭窄段比离散的短狭窄段产生的影响更大。

问：为什么在给予 ^{99m}Tc- 甲氧基异丁基异腈或 ^{99m}Tc-tetrofosmin 后需要延迟 30~60 分钟成像？

答：尽管 ^{99m}Tc- 甲氧基异丁基异腈和 ^{99m}Tc-tetrofosmin 都可以被心肌快速摄取，但肺和肝脏也会大量摄取。肺和肝脏中的摄取随时间逐渐被清除，靶本底比值提高。肝脏对 ^{99m}Tc-tetrofosmin 的清除速度更快。

问：在门控血池研究中，选择帧数时有哪些考虑事项？

答：选择划分心动周期的帧数，需要在帧数和每帧计数之间取得一个平衡，有了足够的帧数才能获得心室时间 - 活度曲线的峰和谷值，而每帧计数需要满足统计意义上有效的计数。帧数过多会增加完成每帧给定计数所需的成像时间。对于门控心室造影术（多门控采集，MUGA），16 帧即可达到这一平衡。对于门控 SPECT 心肌灌注显像，由于计数较少，通常使用 8 帧可达到这一平衡。帧数过少，将会"磨平"峰和谷。

> **重点**：如果时间 - 活度曲线（心室容积曲线）偏离或未达到曲线初始部分的高度，则可在门控灌注或血池显像中识别出心动周期长度的变化。

肺

问：进行通气显像最常使用哪两种放射性药物？其相应的优缺点有哪些？

答：通常使用 ^{133}Xe 和 ^{99m}Tc-DTPA 气溶胶。经证明，^{133}Xe 具有呼吸生理学特征，对阻塞性气道疾病的检测极为灵敏，表现为消除延迟。缺点是消除通常比较迅速，导致可采集的视图变得有限（使用双探头照相机，两个视图），并且由于光电峰较低（81 keV）和图像计数率较低，图像质量欠佳。^{99m}Tc-DTPA 气溶胶可在所有投影中产生高计数图像；但是，这些图像仅在吸气阶段与 ^{133}Xe 图像相似。对于阻塞性气道疾病，颗粒物会受到近端支气管的阻碍，导致进入肺外周的颗粒减少，这可能会带来解读困难。

> **重点**：^{133}Xe 是脂溶性的，会被发生脂肪变态的肝脏摄取，且清除缓慢。不可将其与肺延迟消除相混淆。

问：针对肺灌注显像而推荐的最小颗粒数是多少？

答：在正常成人中，至少需要 100 000 个颗粒才能获得统计意义上具有可靠性的图像；一般剂量为 300 000~400 000 个颗粒。

问：大颗粒聚合白蛋白（MAA）颗粒的粒径范围是多少？

答：在商业制剂中，大多数颗粒的粒径为 20~40 μm（范围为 10~90 μm）。

> **易错点**：将血液抽至含有 ^{99m}Tc-MAA 颗粒的注射器中可能会产生较小的放射性栓子，这种放射性栓子在后续图像中显示为一个或多个热区。如果在给药前未能轻轻搅动使 ^{99m}Tc-MAA 颗粒重悬，可能会导致颗粒聚集在一起，并在后续图像中显示为热区。

> **重点**：可使用 ^{99m}Tc-MAA 来确认是否存在右向左分流。可通过观察大脑皮质是否存在摄取进行确认。如果在大脑中未见摄取，则不存在明显的自右向左分流。游离 ^{99m}Tc- 高锝酸盐不会存留在大脑皮质，而是分布在甲状腺、唾液腺和胃中。

问：进行 ^{99m}Tc-MAA 给药期间患者的理想姿势是什么？

答：与坐姿或站姿相比，患者以仰卧姿势接受 ^{99m}Tc-MAA 可使颗粒在肺中分布更均匀。与患者以直立姿态完成注射相比，仰卧位注射后，重力作用会导致基底部有更多的分布。

> **易错点**：在肺灌注显像的图像分析中，没有认识到放射性分布减少与放射性分布缺失的意义是一个潜在的易错点。并非每个凝块都会 100% 阻塞血液循环。需要将放射性分布减少视为肺栓塞的典型图像之一。

> **易错点**：肺通气 - 灌注显像上所见的肺门是一片光子相对缺乏的结构，这是由于局部肺实质被大血管和支气管结构推挤引起的。忽略这一点可能会导致将结果解读为假阳性（尤其是出现在后斜位图像中的缺损）。

> **易错点**：如果患者以仰卧摆位接受通气 - 灌注显像，而胸部放射片是在患者以站立姿势获得的，则可能会使结果的相关性变差。例如，直立摆位时，胸腔积液可能聚集在肺动脉瓣下的位置，或者使肺底模糊不清。若患者为仰卧摆位，则胸腔积液可能会分布在后部或聚集在裂隙中。此外，显示出的肺的高度以及心脏大小均可能存在差异。理想情况下，所有显像研究应在患者处于相同摆位状态下进行。另外，如果存在大量胸腔积液，则可能需要采集患者的多个摆位的图像，以证明缺损是由流动液体引起的。

问：什么是"条纹"征？

答：条纹征是指在近端灌注缺损的胸膜表面观察到的线性放射性分布。由于肺栓塞通常以胸膜为基底，条纹征通常提示为另一种诊断结果，即肺气肿。在肺栓塞消退过程中，很少能在血液循环恢复时看到条纹征。

问：通气不良区域出现灌注缺损的生理学基础是什么？

答：肺泡水平对乏氧的典型反应是血管收缩。血液从乏氧肺区分流走可维持氧饱和。

问：肺通气灌注闪烁显像中多发肺栓塞的典型表现是什么？

答：典型表现为多个以胸膜为基底存在显著灌注减少或缺失的楔形区。缺损大小各有不同，可能为部分节段，或整个节段，甚至可能累及整个肺叶或肺。通气图像外观与灌注图像不匹配。胸部放射片清晰，灌注 - 通气不匹配区域无浸润、肺不张或积液。

（刘志谋 译审）

放射性药物	成人给药剂量		接受剂量最高的器官	对靶器官的剂量		总有效剂量当量	
	mCi	MBq		rem	mg ray	rem	mSV
^{123}I（25% 摄取）	0.200	7.5	甲状腺	2.4	24.0	0.008	0.1
^{131}I（25% 摄取）	0.010	3.7	甲状腺	13.00	130.0	0.410	4.1
^{99m}Tc- 高锝酸盐	5	185	大肠	1.150	11.5	0.24	2.4
^{99m}Tc-MDP	20	0.74	骨皮质	0.7	7.0	0.130	1.3
^{99m}Tc- 甲氧基异丁基异腈	30	1110	胆囊	2.7	27.0	0.700	7.0
^{99m}Tc- 替曲膦	40	1480	胆囊	4.4	44.0	1.000	10.0
^{201}Tl	3	111	肾脏	5.1	51.0	2.55	25
^{99m}Tc- 红细胞	20	740	心脏	1.7	17.0	0.62	62
^{99m}Tc- 甲溴苯宁	5	185	胆囊	2.1	21.0	0.32	3.2
^{99m}Tc- 地索苯宁	5	185	胆囊	2.1	21.0	0.32	3.2
^{99m}Tc-SC 肝 / 骨髓	5	185	肝脏	1.7	17.0	0.17	1.7
^{99m}Tc-SC/ 蛋清	2	74	大肠	0.66	6.6	0.14	1.4
^{99m}Tc-DTPA 液体餐	1	37	大肠	0.48	4.5	0.08	0.8
^{111}In-DTPA 液体餐	0.2	7.4	大肠	1.8	18.0	0.2	2.0
^{99m}Tc-DTPA 气溶胶	1	37	膀胱壁	0.17	1.7	0.023	0.23
^{99m}Tc-DTPA 肾	20	740	膀胱壁	5.4	54.0	0.12	1.2
^{99m}Tc-MAG3	10	370	膀胱壁	0.33	3.3	0.065	0.65
^{99m}Tc-DMSA	5	185	肾皮质	5	51.0	0.09	0.9
^{99m}Tc-MAA	4	148	肺	8.8	88.0	0.06	0.6
^{133}Xe	20	750	肺	0.41	4.1	0.0026	0.03
^{99m}Tc- 锝气体	0.8	30	肺	0.41	4.1	0.555	5.55
放射性核素膀胱显像 ^{99m}Tc-DTPA	1	37	膀胱	0.03	0.3	0.002	0.02
^{18}F-FDG	10	370	膀胱	5.9	59.0	0.703	7.03
^{67}Ga- 枸橼酸盐	5	185	结肠	4.5	45.0	1.9	18.5
^{99m}Tc-ECD	20	740	膀胱	2.5	25.0	0.82	8.2
^{99m}Tc-HMPAO	20	740	肾脏	3.5	35.0	1.28	12.8

续表

放射性药物	成人给药剂量		接受剂量最高的器官	对靶器官的剂量		总有效剂量当量	
	mCi	MBq		rem	mg ray	rem	mSV
^{99m}Tc-HMPAO 白细胞	10	370	脾	5.6	56.0	0.63	6.3
^{111}In- 白细胞	0.5	185	脾	20	200.0	0.70	7.0
^{123}I-MIBG	10	370	肝脏	0.1	1.0	0.50	5.0
^{111}In- 奥曲肽	6	222	膀胱	6.1	60.5	2.61	26.1
^{111}In-DatScan	5	185	膀胱	1	12.0	0.39	3.9
^{68}Ga-dotatate	5	185	脾	1.95	19.5	0.373	3.73
^{18}F-florbetapir（Amyvid）	10	370	胆囊	1.43	14.3	0.73	7.3
^{18}F-flutemetamol（Vizamyl）	5	185	胆囊	5.3	53.0	0.59	5.9
^{18}F-florbetaben（Neuraceq）	8	296	大肠	1.15	11.5	0.56	5.6
^{18}F-FDG	10	370	膀胱	2.7	27.0	0.703	7.0
^{68}Ga-PMSA	4	148	睾丸	0.95	9.5	0.3	3.0
^{18}F-PMSA	10	370	肾脏	3.5	35.0	0.6	6
^{82}Rb	50	1850	肾脏	3.3	33.0	0.37	3.7
^{13}N-NH$_3$	20	740	膀胱	0.34	4.3	0.2	2.0
^{18}F-fluciclovine	10	370	胰腺	3.8	38.0	0.8	8.0
^{99m}Tc-tilmanocept（Lymphoseek）	0.5	18.5	肾脏	0.03	0.3	0.03	0.3
^{18}F-NaF	10	370	膀胱	0.18	1.8	0.19	1.9
DEXA 骨密度						0.0001	0.001
CT 扫描：胸部或腹部						0.8	8

CT：计算机体层显像；DEXA：双能 X 射线吸收法。

（刘志谋 译审）